间质性膀胱炎
基础与临床

BASIC AND CLINICAL OF INTERSTITIAL CYSTITIS

主　审　郭应禄　辛钟成
主　编　牛远杰　韩瑞发

科学技术文献出版社
SCIENTIFIC AND TECHNICAL DOCUMENTATION PRESS
·北京·

图书在版编目（CIP）数据

间质性膀胱炎基础与临床 = BASIC AND CLINICAL OF INTERSTITIAL CYSTITIS / 牛远杰，韩瑞发主编. -- 北京：科学技术文献出版社，2024.8. -- ISBN 978-7-5235-1597-6

Ⅰ. R694

中国国家版本馆 CIP 数据核字第 2024JF8397 号

间质性膀胱炎基础与临床

策划编辑：钱一梦　　　责任编辑：李　晴　　　责任校对：张永霞　　　责任出版：张志平

出　版　者　科学技术文献出版社

地　　　址　北京市复兴路15号　　邮编　100038

出　版　部　（010）58882941，58882087（传真）

发　行　部　（010）58882868，58882870（传真）

官 方 网 址　www.stdp.com.cn

发　行　者　科学技术文献出版社发行　全国各地新华书店经销

印　刷　者　北京时尚印佳彩色印刷有限公司

版　　　次　2024 年 8 月第 1 版　2024 年 8 月第 1 次印刷

开　　　本　889×1194　1/16

字　　　数　764千

印　　　张　33.25

书　　　号　ISBN 978-7-5235-1597-6

定　　　价　308.00元

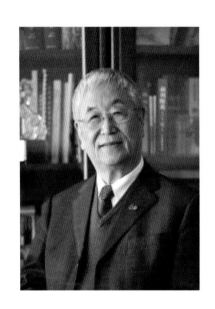

郭应禄

中国工程院院士。我国泌尿外科和男科学学科带头人，著名医学科学家、教育家。现任北京大学第一医院名誉院长，北京大学泌尿外科研究所名誉所长，北京大学泌尿外科医师培训学院院长，北京大学男科病防治中心主任，国家泌尿、男性生殖系肿瘤中心主任。

主编著作 50 余部，发表论文 500 余篇，获部委级成果 20 余项。以其开创性工作为推动中国泌尿外科事业的发展做出了卓越贡献。现致力于创立无创微能量医学事业，以期使中国在第三次生命科学革命浪潮中走在世界前列。

主审简介

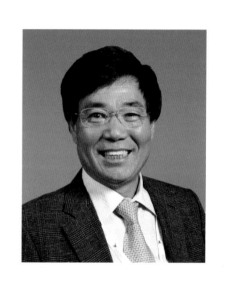

辛钟成

北京大学第一医院泌尿外科主任医师，教授，博士生导师，天津医科大学第二医院泌尿外科临床首席专家、天津医科大学第二医院泌尿外科男科亚专业主任、天津市泌尿外科研究所男性生殖与性医学实验室主任。

兼任中国医促会常务理事、泌尿生殖医学分会首届主任委员，天津市中西医结合学会生殖与性医学专业委员会主任委员，国际性医学学会顾问专家（ISSM-ICSM），亚太性医学学会（APSSM）前任理事长，《泌尿男科转化医学》(TAU) 杂志执行编辑，北京中科京附国际男科医学研究院（BZIAA）院长。

主编简介

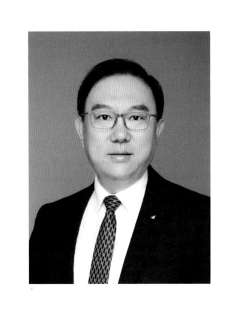

牛远杰

  医学博士，美国罗切斯特大学博士后，教授，博士研究生导师，国务院政府特殊津贴专家，中央组织部"万人计划"领军人才，国家卫生计生突出贡献中青年专家，海河医学学者，杰出津门学者，首届天津名医。现任天津医科大学总医院院长，天津市泌尿外科研究所所长，天津市泌尿外科基础医学重点实验室主任。

  兼任中国医促会泌尿男性生殖医学分会主任委员，中华医学会泌尿外科学分会常务委员、基础研究学组组长，中国中西医结合学会泌尿外科专业委员会副主任委员，天津市医学会泌尿外科学分会主任委员，天津市中西医结合学会泌尿外科专业委员会名誉主任委员，《中华泌尿外科杂志》等12本杂志编委。

  长期从事泌尿系肿瘤基础与临床研究工作，主要围绕性激素与泌尿系统肿瘤的发生、发展和演化机制开展系列研究。先后承担国家重点基础研究发展计划项目1项、国际合作项目1项、国家自然科学基金项目4项、省部级课题20余项，累计科研经费约3000万元。获国家科学技术进步奖一等奖1项、中国抗癌协会科技奖一等奖1项、天津市自然科学奖二等奖1项、天津市科学技术进步奖二等奖3项，获国家发明专利7项。主编专著5部。

主编简介

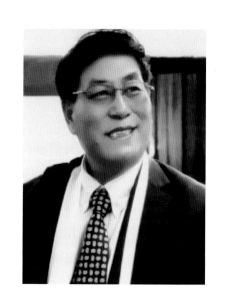

韩瑞发

医学博士，美国哈佛大学博士后，二级教授，博士研究生导师，国务院政府特殊津贴专家，天津市政府授衔泌尿肿瘤生物治疗专家，天津市泌尿外科研究所原所长，天津市重点实验室主任，国家重点学科学术带头人。现任天津泌尿外科研究所泌尿肿瘤研究方向主要研究者，天津医科大学第二医院泌尿肾病中心名誉主任。兼任《中国中西医结合外科杂志》常务编委，天津市中西医结合学会常务理事，中国中西医结合学会泌尿外科专业委员会名誉主任委员。

先后担任国家自然科学基金二审专家，国家科学技术进步奖、教育部科学技术进步奖、中华医学科技奖评审专家，CUA委员，AUA、SBUR、EAU会员。曾荣获天津市"九五、十五"科技立功奖章、天津市劳动模范、天津市优秀教师、天津市优秀留学归国人员和中国中西医结合泌尿外科专业委员会终身成就奖。

先后承担国家863计划子项目，科技部"十一五"重大创新药物专项，国家自然基金、国家博士点基金、国家教委重大项目，天津市科技发展重大攻关项目，天津市科委重大攻关项目，天津市抗癌重大专项研究22项；获国家科学技术进步奖二等奖1项、天津市科学技术进步奖二等奖1项、天津市自然科学奖三等奖1项；获中国抗癌学会、中华医学会、中西医结合学会科学技术进步奖二等奖2项、三等奖1项，获国家发明专利4项，在国内外发表论文200余篇，SCI收录论文30篇。主编专著10部，主译2部；参编、参译专著8部。培养博士研究生28名，硕士研究生29名，博士后2名。

《间质性膀胱炎基础与临床》
编委会

刘武江 广东肇庆西江医院
汤 洋 天津医科大学第二医院
许 晨 天津市人民医院
李 伟 天津医科大学第二医院
杨小清 天津医科大学第二医院 / 天津市泌尿外科研究所
杨可勋 空军军医大学
吴长利 天津医科大学第二医院
辛钟成 北京大学第一医院 / 天津医科大学第二医院
沈海山 天津医科大学朱宪彝纪念医院
宋竖旗 中国中医科学院广安门医院
张 卫 天津医科大学第二医院
张 珅 天津医科大学第二医院
张 婷 广西中医药大学附属瑞康医院
张亚强 中国中医科学院广安门医院
张建强 广西中医药大学附属瑞康医院
张蜀武 成都中医药大学附属医院
陈业刚 天津医科大学第二医院
范文燕 天津医科大学第二医院
尚芝群 天津医科大学第二医院
郄云凯 天津医科大学第二医院
周仕铁 成都中医药大学
郑万祥 空军军医大学西京医院
封玉宏 天津医科大学第二医院
赵 阳 天津医科大学第二医院
赵耀瑞 天津康汇医院
胡海龙 天津医科大学第二医院
侯广东 空军军医大学唐都医院
姜 睿 西南医科大学附属医院
袁建林 空军军医大学西京医院
倪文丽 天津医科大学第二医院
高文喜 湖北省中医院
高宏君 广西中医药大学附属瑞康医院
梁恩利 天津医科大学第二医院
韩从辉 徐州市中心医院

韩瑞发　天津医科大学第二医院 / 天津市泌尿外科研究所
程　茹　天津医科大学第二医院
谢　磊　四川泌尿外科医院
谢林国　天津医科大学第二医院
蔡启亮　天津医科大学第二医院
潘建成　天津医科大学第二医院
鞠东恩　空军军医大学西京医院

主编助理
韩　荣　天津医科大学第二医院 / 天津市泌尿外科研究所
朱识淼　天津医科大学第二医院

前　言

间质性膀胱炎（interstitial cystitis，IC）是一种病因尚未完全阐明，临床表现以严重的尿急、尿频、夜尿次数增加，耻骨上疼痛，膀胱充盈疼痛加重，排尿后疼痛减轻，尿常规检查和细菌培养阴性为特征的一组综合征。IC 对患者的精神心理、性功能和生活质量的影响不亚于癌症，其健康生活质量评分甚至低于慢性肾衰竭的透析患者。

有关 IC 的认识史应追溯到 1887 年 AJC. Skene 在《女性膀胱和尿道疾病》一书中首次提出，所谓 IC 是一种以部分或全部破坏膀胱黏膜层并逐渐扩展到膀胱壁肌层和生殖道的炎性疾病。在过去的 100 多年里，由于对 IC 疾病本质的认识不清，几乎每一位作者在撰写一篇 IC 的相关文章时，都会提出一个新的命名、新的概念和不同的诊疗观点。这些不同命名、定义和诊疗观点的多样性，不仅增加了医生与患者对 IC 认识的混乱与复杂性，而且误导了医生的诊疗思路，并使医生在治疗上产生困惑。

在 21 世纪的今天，互联网技术和多媒体信息传播的快速发展，使得患者对 IC 有了较多的了解和认识，促进了临床与基础各领域的专家学者对 IC 的关注与深入研究，并取得以下新的进展：① 流行病学研究证实，IC 已不再是绝经期女性的罕见疾病，而是一种可发生在任何年龄阶段较为常见的疾病；② 慢性盆腔疼痛综合征或膀胱疼痛综合征定义的是 IC 的临床症状，而不是疾病的本质，也不能阐明 IC 的发生、发展、病理生理变化与临床症状的相关性；③ 病因学的研究证实，IC 患者特异性抗上皮增殖因子（anti-epithelial proliferation factor，APF）过表达，黏膜上皮屏障功能障碍、通透性增加，尿液高浓度钾离子和有害毒性分子漏入间质引起平滑肌、神经去极化是 IC 疼痛和下尿路症状的初始病因；④ 肥大细胞激活与炎症介质的释放是 IC 的病因学基础；⑤ 神经源性炎症、神经递质的释放是导致 IC 周围神经和中枢神经对疼痛刺激敏化的主要介质；⑥ 获得性免疫反应、免疫细胞活化，白细胞介素 -33 等细胞因子的释放与 IC 疾病进展和膀胱挛缩紧密关联；⑦ IC 小球样点状出血与分级、病理分型与疾病表现等研究均进一步证实病在膀胱，IC 是膀胱疼痛综合征的疾病本质；⑧ 国际间质性膀胱炎协会诊疗指南的制定与更新，提高了间质性膀胱炎临床诊疗的规范性。

尽管我们今天处在能快速便捷更新与获取 IC 基础与临床相关信息的互联网时代，但在国内外还没有一部将 IC 基础与临床紧密结合起来系统介绍的专著。鉴于此，我们组织国内在这一领域基础研究造诣颇深，临床实践经验丰富的中西医专家学者编写了《间质性膀胱炎基础与临床》一书。

全书共设 30 章，插图 100 余幅。第一至第三章主要介绍 IC 认识与演变史、流行病学与症状患病率及膀胱壁组织结构与相关生理学功能；第四至第八章重点论述了 IC 的病因机制，包括肥大细胞与 IC、膀胱黏膜上皮损伤与 IC、雌激素与 IC、获得性免疫与 IC、神经生物学与 IC 疼痛机制；第九至第十五章介绍了 IC 诊断与鉴别诊断方法，包括 IC 与尿液相关分子标志物、IC 尿流动力学表现与鉴别诊断、IC 超声表现与评价、IC 成像技术与表现特点、IC 诊断指南与评价和男性间质性膀胱炎认识与诊疗原则；第十六至第二十四章为 IC 患者初始管理与辅助治疗，IC 微能量物理治疗的原理与实践，IC 指南推荐治疗药物与药效作用，中医学及中医络病学对 IC 的认识与辨证论治，中医学对女性性功能障碍的认识与方药选择，IC 灌注药物与疗效评价，膀胱壁肉毒杆菌毒素治疗疗效与评价，IC 膀胱水囊扩张术的应用与评价；第二十五至第二十七章简要介绍 IC 外科治疗方法与评价，IC 患者预防调护与健康教育，IC 与相关综合征；第二十八至第三十章我们增加了 IC 动物模型的建立与评价，IC 临床数据库的设计与应用，IC 网络资源查询与应用，以便加强对 IC 病因机制、靶向药物治疗、信息资源管理与存储方法的研究，并通过 IC 网络资源查询方法的介绍，为读者提供快速查询与获取 IC 相关文献信息的平台。

本书编写的目的是为临床泌尿外科、男科、妇科和相关领域的基础研究工作者与专业研究生提供一部集基础与临床、中医与西医相结合的 IC 诊疗专著。需要说明的是，在 IC 基础与临床研究成果日新月异的今天，本书不可能涵盖所有的成果与进展，且某些问题还存在着不同观点，故尚望泌尿外科同道和相关领域的专家在阅读过程中提出意见和建议，以便再版时修正，使之更加完善。

天津医科大学第二医院

天津市泌尿外科研究所

2023 年 11 月 8 日

目　录

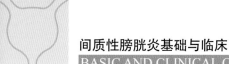

第一章
间质性膀胱炎认识与演变史

第一节　间质性膀胱炎的认识起源

有关"间质性膀胱炎"的最早描述，应追溯到 1808 年美国费城的外科医生 Philip Syng Physick（图 1–1）将一种没有膀胱结石产生慢性尿频、急迫性排尿和盆腔疼痛的症状命名为"膀胱三叉神经痛（tic douloureux）"。1836 年，Joseph Parrish 医生报告 3 例没有膀胱结石，但有严重的尿频、尿急、排尿困难和骨盆疼痛症状的患者。由于无法找到一个特定的病因，Joseph Parrish 医生把这种没有膀胱结石而产生膀胱疼痛并伴有下尿路刺激症状的疾病仍沿用他的导师 Philip Syng Physick 提出的"膀胱三叉神经痛"这一术语。需要指出的是，"膀胱三叉神经痛"这一术语是一个模糊的概念，借鉴于同时期面部三叉神经失调产生疼痛症状的概念。在那个时代，三叉神经痛代表了神经系统的刺激症状，故被认为它也适用于膀胱感觉神经分支受刺激产生的疼痛症状。随后，费城外科医生 Cooper 将"膀胱三叉神经痛"定义为"类面部神经疼痛性疾病"，但他并没有对"膀胱三叉神经痛"进行精确的临床定义。为了把三叉神经痛应用到膀胱神经的感觉系统，Joseph Parrish 把在患者身上发生的盆腔疼痛和下尿路刺激症状归因于影响膀胱神经的特发性过程。此后，费城著名外科医生 Samuel D Gross（图 1–2）提出，神经痛是膀胱最常见的疾病之一或被称为抽搐性尿失禁。顾名思义，这是一种紧张的情绪并以严重痛苦为特征的疾病。这种病的本质是什么？在当时还是一个完全无法解释的问题。这个复杂的问题至今仍是间质性膀胱炎病因与病理生理学研究的重要内容。

19 世纪早期，欧洲和美国膀胱结石的人群发病率相当高，也是慢性尿频、尿急、排尿困难和骨盆疼痛的最常见病因。这些有膀胱结石和没有膀胱结石的盆腔疼痛患者，其临床表现特征相似。Cooper 医生在一本实用外科学的词典中列举了膀胱结石的常见症状，他是这样描述的：①膀胱结石患者的症状是频繁想去厕所；②排尿时疼痛并伴有排尿困难；③膀胱颈钝痛，骨盆沉重和压迫感。由于在那个时代临床没有抗生素和麻醉药物，也没有能够鉴别是膀胱结石还是间质性膀胱炎导致的严重尿频、尿急、排尿不畅和骨盆疼痛的方法。一些被认为是膀胱结石的患者做了膀胱切开取石手术，但手术并没有发现膀胱结石的存在。这些教训促使外科医生努力进行膀胱结石的定位研究，以鉴别非膀胱结石引起的严重尿频、尿急、排尿不畅和骨盆疼痛。1818 年，Dorsey 和 Cooper 医生在《外科精要》里写道：

一旦怀疑患者有膀胱结石，千万不要忽略使用回声探测的方法来证实患者是否有结石的存在。如果外科医生在没有更充分依据判定有膀胱结石存在的情况下，不可匆忙进行膀胱切开取石手术。实际上，Cooper 的经典论述对所有谨慎的外科医生来说都有重要意义，他们将他的观点作为不变的格言。

在那个时代，回声探测方法实际上是使用一个磨光的金属导管，但它不是一个中空的导管，而是一个尖段略弯的金属探子，便于经尿道插入膀胱，探触膀胱腔的每一个角落，并通过金属探子尖部触及结石有无回声来感知结石是否存在。当时，回声探测方法已成为临床用来鉴别有无膀胱结石的有用工具。Dorsey 医生强调，这种探测方法可用来反复对疑似膀胱结石的患者进行探测，直到确信患者没有膀胱结石后，才考虑其他的病因引起的骨盆疼痛和下尿路刺激症状的可能性。Parrish 把这种没有膀胱结石产生的慢性尿频、急迫性排尿和盆腔疼痛归因于神经病变。换句话说，"膀胱三叉神经痛"这一术语给找不到膀胱结石又无明确的其他病因引起的下尿路症状（LUTS）和盆腔疼痛的患者找到一个神经性疼痛的病因。

美国宾夕法尼亚大学医院外科主任 Physick 教授在学术界拥有很高的权威。Gross 医生对 Physick 教授给予了高度评价，他写道，Physick 教授是他那个时代最杰出和最具影响力的外科医生，在美国医学界没有人比 Physick 更有名望。因为在没有膀胱结石的情况下，他对膀胱特发性炎症引起尿频、尿急、排尿不畅和骨盆疼痛的认识与论述，引起了医学界极大的震撼与关注。因为 Physick 的见解代表了美国那个时代对无膀胱结石产生膀胱疼痛和下尿路刺激症状的病因学认识，是一个时代的飞跃。

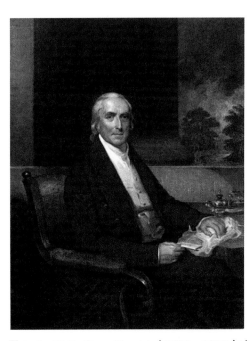

图 1-1　Philip Syng Physick（1768—1837 年）

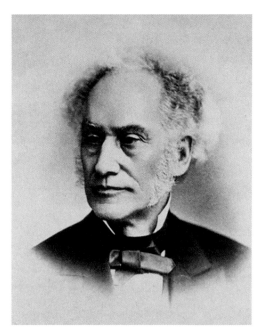

图 1-2　Samuel D Gross（1805—1884 年）

第二节　间质性膀胱炎的命名与演变

19世纪，许多出版物都提到无法解释的膀胱黏膜溃疡。1808年，Physick早期对膀胱溃疡的认识是基于对胃和其他脏器溃疡的研究，而提出的膀胱黏膜溃疡和炎症的概念。他认为膀胱溃疡和炎症能够引起与膀胱结石相似的骨盆疼痛和下尿路刺激症状。但遗憾的是，在那个年代的所有出版物中都没有查到有关膀胱溃疡的手术或尸检的文字记载。1809年，Wilmer Elmer指出，膀胱溃疡与膀胱结石的症状十分相似，最好的方法就是经尿道插入一个被称为回声探测的金属探子以判定有无膀胱结石。1836年，Louis Mercier讨论了膀胱炎症引起的膀胱溃疡，提出溃疡可先后破坏膀胱壁的每一层组织。1870年，苏格兰外科医生Lawson Tait证实，膀胱穿孔性溃疡常出现在膀胱颈部。1876年，Samuel D Gross提出，当黏膜和黏膜下结缔组织单独参与病变动态活动时，它被称为黏液性膀胱炎，这是该病一种常见的病理表现形式。1887年，Alexander JC Skene（图1-3）在《女性膀胱和尿道疾病》一书中首次描述了一种以部分或全部破坏膀胱黏膜层，并逐渐扩展到膀胱壁肌层和生殖道的炎性疾病。如果浆液性炎症累积到膀胱被膜，又称周围性膀胱炎。如果病程延长，其排尿刺激症状和疼痛程度加重，黏膜发生溃疡，逼尿肌间质组织受累，则发展为间质性膀胱炎。尽管命名不同，但这些命名只是用来表示炎症过程及所累及组织的严重程度。

1880年，Van Buren和Keyes根据膀胱壁的解剖部位，将膀胱炎症分为黏膜性膀胱炎、膀胱卡他炎、间质性膀胱炎、周围性膀胱炎和表性膀胱炎。1896年，伦敦著名外科医生哈什·芬威克描述了膀胱溃疡的形态，称溃疡为"一先令硬币大小"，就像"靶上的子弹疤"。1915年，美国巴尔的摩市约翰·霍普金斯医院的妇产科医生Guy Leroy Hunner（图1-4），在一次美国泌尿外科学会（AUA）新英格兰分区会议上首次发表了著名的学术论文《女性膀胱溃疡一种罕见类型疾病——8例报告》，描述了一组女性患者尿频、尿急、夜尿增多和耻骨上疼痛的临床表现。这组患者被随访了17年，在膀胱镜检查时发现膀胱壁上有可见的黏膜红色斑块和小血管辐射到中央苍白的瘢痕，这些发现与患者尿频、尿急和骨盆疼痛有关。后来他所描述的红色出血区域被称为"Hunner溃疡"，用以描述间质性膀胱炎（IC）的病理表现。当时，Hunner假设膀胱溃疡是继发于慢性疾病（如播散性膀胱结核）的持续性感染。现在人们普遍认为Hunner这种描述是不恰当的，因为早期的膀胱镜对膀胱的观察效果不佳，"溃疡"最有可能是瘀血点。1918年，Hunner又发表了一篇名为《难以捉摸的膀胱溃疡》的文章，更为详细地描述了更多膀胱溃疡的典型临床表现，并应用当时最先进的凯利膀胱镜描述了Hunner溃疡的一些细节。

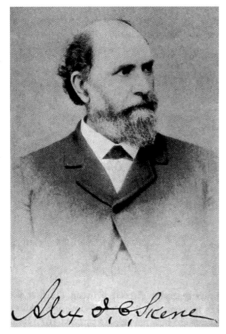 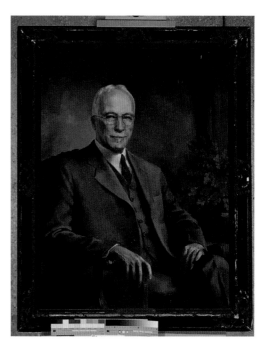

图 1-3 Alexander JC Skene（1837—1900 年）　图 1-4　Guy Leroy Hunner（1868—1957 年）

随后，Fenwick 对膀胱镜检查所见溃疡的描述提出了质疑，他指出，"不要通过放大的膀胱镜对溃疡的研究得出积极的结论，因为膀胱镜检查仍存在视觉上的局限性。膀胱镜可以在病变不同的距离上给出不同的图像，其溃疡本身的大小和外观也各不相同，特别是膀胱灌注液的膨胀量大小也可使溃疡的表现存在差异"。1929 年，彼得森和黑格在对膀胱溃疡病变这一术语的评论中指出，许多描述性术语还不能用来表示膀胱溃疡的病变性质。尽管仍有许多作者在文章中继续使用 Hunner 溃疡这一术语，但他们也都认为这不是真正意义上的溃疡型病变。1934 年，阿尔伯特·米德斯提出以"间质性膀胱炎"定义这个疾病更好。米德斯对 IC 的定义是：耻骨上疼痛，昼夜尿急、尿频，排尿疼痛，每次排尿量很少，但没有感染迹象。他在奥克兰医院将 IC 患者分为 3 组：①早期或溃疡前期组；②中期或溃疡组；③晚期或瘢痕组织形成导致的膀胱挛缩组。米德斯依据膀胱溃疡的发展过程与临床表现进行分组研究，其结果对现代 IC 基础与临床研究仍具有重要的指导意义。1937 年，芝加哥医生 RH. Herbst 等对 Hunner 溃疡这一命名进一步提出质疑，首先因为它不是真正的溃疡，其次因为它与直肠裂隙惊人的相似。由于那个时代的膀胱镜只能提供微弱的光源，镜下观察并不十分清楚，且存在视觉上的局限性，这可能使 Hunner 医生错误地认为他看到了真正的溃疡。鉴于此，RH. Herbst 医生建议使用"膀胱裂隙"（bladder fissure）一词更为合理。

1949 年，Hand 写了第一篇 IC 回顾性文章，他报告了 223 例 IC 患者在膀胱镜下水扩张前看似正常的膀胱黏膜，以及在水扩张后黏膜出现小球样点状出血，并对小球样点状出血的密度、范围与膀胱容量的相关性进行了比较研究。Hand 将间质性膀胱炎分为 3 级：1 级对膀胱容量影响很小，甚至没有影响，发生率占 69%；2 级介于 1 级与 3 级之间；3 级符合 Hunner 关于膀胱小容量 - 膀胱挛缩的描述，但只有 13% 的患者达到 3 级病变。在此基础上，美国波特兰诊所使用更详细的病变分级系统：1 级早

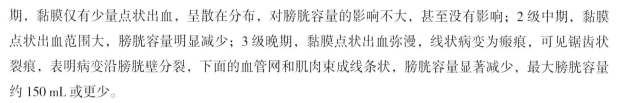

期，黏膜仅有少量点状出血，呈散在分布，对膀胱容量的影响不大，甚至没有影响；2 级中期，黏膜点状出血范围大，膀胱容量明显减少；3 级晚期，黏膜点状出血弥漫，线状病变为瘢痕，可见锯齿状裂痕，表明病变沿膀胱壁分裂，下面的血管网和肌肉束成线条状，膀胱容量显著减少，最大膀胱容量约 150 mL 或更少。

1950 年，詹姆斯·希曼认为，"间质性膀胱炎"一词似乎比其他名称更能概括该疾病的病理学特征。Folsom 指出，尽管人们意识到 Hunner 溃疡不是一种慢性溃疡，而是一种独特的炎症性病变，表现为膀胱充盈扩张引起的黏膜和黏膜下层的特征性深度裂隙。因此，Hunner 溃疡这一命名应改为 Hunner 病变。Hunner 病变具有下列典型膀胱镜表现：①有一个环状发红的黏膜区，并有小血管向中心瘢痕放射；②有纤维蛋白沉积或凝块附着于该区域；③膀胱镜水扩张时病变破裂疼痛加剧，病灶和黏膜边缘瘀血点以瀑布状渗出；④一个相当典型的、轻微的大疱性水肿常发生在膀胱水扩张释放后，并伴有不同程度的向外周延伸。由于"Hunner 溃疡"这一命名多年来一直存在，使许多临床医生在做膀胱镜检查时，对疑似 IC 的患者，他们都在努力寻找 Hunner 溃疡作为判定 IC 诊断的金标准。直至 20 世纪末，人们才知道 Hunner 溃疡在 IC 患者中是非常少见的。如果以 Hunner 溃疡作为 IC 诊断的金标准，那么有 60% 以上的 IC 患者被遗漏或得不到合理治疗。1975 年 Oravisto 提出，慢性膀胱疼痛伴尿急、尿频、尿细菌培养阴性，膀胱黏膜活检病理表现为无菌性炎症，应作为 IC 的诊断标准。1978 年 A. Walsh 提出，在麻醉下，水扩张后膀胱黏膜小球状出血（glomerulations hemorrhage）密度增加作为 IC 诊断的特征性指标。这引起了 Messing 和 Stamey（1978 年）对 IC 早期诊断的讨论，并将人们的注意力从 60 多年来一直以寻找 Hunner 溃疡作为 IC 特征性诊断转移到疾病的概念上来：①严重的尿频、尿急、排尿不畅及盆腔疼痛症状为 IC 临床表现；②强调在麻醉下膀胱镜水扩张时，膀胱黏膜小球状出血是 IC 诊断的标志；③在确定 IC 诊断前，必须排除与严重的尿频、尿急、排尿不畅和血尿相关的其他疾病。

1987 年和 1988 年，美国国家糖尿病、消化和肾脏疾病研究所（National Institute of Diabetes, Digestive and Kidney Diseases，NIDDK）制定了间质性膀胱炎的诊断标准，但这些标准是为了科学研究设计的。它们在科学研究领域中发挥了很好的作用。但专家们认为，NIDDK 的诊断标准过于严格，只有 1/3 的 IC 患者能满足 NIDDK 诊断标准，大约 60% 的 IC 患者被遗漏了。2002 年国际尿控协会提出了在未经证实的尿路感染或没有其他明确病理诊断的情况下，对膀胱充盈耻骨上疼痛并伴有白天和夜间排尿次数增加的患者，应定义为"膀胱疼痛综合征"（bladder pain syndrome，BPS）。但后来证实，只有 66% 的 IC 患者符合这个定义。2003 年 3 月，在日本东京召开的国际间质性膀胱炎研讨会上，专家们进一步强调"膀胱疼痛综合征"并不能给疾病以明确的定义，不能反映该病的病理生理特点，而且这种命名方式也会给医生的治疗思路带来误导。2004 年欧洲间质性膀胱炎研究学会（European Society for the Study of Interstitial Cystitis，ESSIC）在哥本哈根举行了 IC 专题会议，就病史标准化、症状评估、体检、实验室检查、尿动力学、膀胱镜和组织学检查结果进行了讨论，并提出了 IC 的临床分级标准：1 级，在膀胱镜检查中黏膜出现离散的小球样点状出血并伴有水肿；2 级，黏膜下大片出血瘀斑；3 级，膀胱黏膜为弥漫性小球状出血。2004 年 6 月，在世界卫生组织、国际泌尿外科学会、国际尿控协会和妇产科协会的支持下，大会采纳了国际尿控协会提出的 IC/BPS 来定义疾病。同年 10 月 29 日，

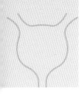

NIDDK 组织了 IC 专家委员会就间质性膀胱炎尿急、尿频、膀胱充盈性疼痛所给出的症状性诊断指标达成共识。但由于不能确定 IC 是不是 BPS 的一个亚型，故提出 IC/BPS 两个词合并使用以概括这种综合征。2008 年，在格拉斯哥国际疼痛研讨会上部分专家对 "IC/BPS" 的命名提出质疑，他们在会上指出，任何一次新的命名都应该以充足的证据为基础，既然 IC/BPS 界定的是一个疾病，那么加上膀胱疼痛综合征就是多余的（图 1-5）。

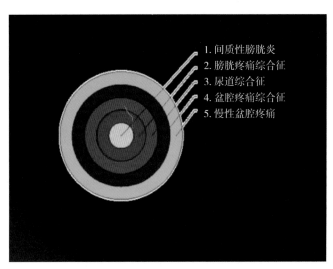

1. 间质性膀胱炎
2. 膀胱疼痛综合征
3. 尿道综合征
4. 盆腔疼痛综合征
5. 慢性盆腔疼痛

图 1-5　各种综合征与 IC 的关系

从逻辑上讲，目前最合适的命名是间质性膀胱炎，因为它是唯一一个有充分证据的命名，具体包括：① IC 具有典型膀胱镜下水扩张小球样点状出血和病理组织学特征。②膀胱黏膜表层上皮细胞 GAGs 损伤与丢失，导致黏膜通透性增加，进而使尿液中的高浓度钾离子漏入膀胱间质，引起膀胱逼尿肌过度活动等病理生理功能的改变。③ IC 膀胱黏膜分泌的特有的抗上皮增殖因子（anti-epithelial proliferation factor，APF），是抑制膀胱上皮细胞增生及导致黏膜上皮层变薄的病因与病理特征。④ IC 膀胱黏膜和逼尿肌肥大细胞密度增加、肥大细胞脱颗粒比值显著增高，并释放多种炎症和疼痛介质，是 IC-LUTS 和膀胱疼痛的神经生物学基础。⑤ IC 产生的多种临床症状涵盖了疾病的早期和晚期病理生理过程：a. 早期 IC 患者发生特征性膀胱刺激症状，膀胱镜下水扩张时出现小球样点状出血，但对膀胱最大容量影响较小；b. 中期表现为膀胱刺激症状加重，膀胱镜下水扩张时小球样点状出血连成片状或有 Hunner 溃疡，其膀胱容量显著减少；c. 晚期表现为膀胱壁发生挛缩，储尿功能障碍，膀胱最大容量低于 150 mL（正常为 350 mL 以上）和严重尿急、尿频、膀胱充盈性疼痛及相关的临床表现。这些可以重复的证据都趋向界定 IC 的疾病本质。

第三节　间质性膀胱炎国际协作组织的起源与发展

一、美国间质性膀胱炎协会的起源

2014 年在美国间质性膀胱炎协会（Interstitial Cystitis Association of America，ICA）成立 30 周年之际，Vicki Ratner 回顾了美国间质性膀胱炎协会"30 年的教训"，以及创建与发展的艰辛历程和取得的重大进步。Vicki Ratner 指出，1984 年美国间质性膀胱炎协会成立时，间质性膀胱炎被认为是绝经后妇女一种罕见的身心疾病。现在认为，IC 已不是绝经后妇女中一种罕见的疾病，而是一种困扰所有年龄女性和男性的较为常见的疾病。目前，在美国已知有数百万妇女和男性患有间质性膀胱炎（interstitial cystitis，IC）。当我们回顾国际间质性膀胱炎协会与国际间质性膀胱炎咨询委员会的起源时，Vicki Ratner 总结了她创建 IC 协会的艰辛历程。她说，1983 年她还是一名医学院三年级的学生时，患上了严重的耻骨上疼痛、尿急、尿频和膀胱灼痛。尿急、尿频和严重的疼痛感觉使她几乎无法参加社交活动，学习也无法集中注意力。她以为自己得了泌尿系感染，但所有的检查结果都是阴性，口服抗生素也未能减轻症状。为了寻求诊断和缓解严重的症状，她向泌尿科医生寻求帮助，但所有泌尿科医生都告诉她，"你的各种检查结果是阴性的，我们对你描述症状的治疗无能为力"。还有的人认为她不适合当医生，应该从医学院退学。Vicki Ratner 在医学院最后的 2 年里，是在持续的痛苦和孤独中度过的，想象着她是世界上唯一一个患有这种疾病的人。最后，Vicki Ratner 自己在医学院图书馆开始研究这个问题，偶然在"Index Medicus"发现了一个脚注，在脚注中令她惊讶的是找到了一篇准确描述与她症状相同的文章。这篇文章被命名为《早期间质性膀胱炎》，是斯坦福大学医学中心埃德·梅辛和托马斯·斯塔米于 1978 年发表的。她把这篇文章的内容告诉了所在医疗中心的泌尿科医生，但医生告诉她不要靠一篇文章给自己"戴帽子"。Vicki Ratner 花了几个月的时间说服医疗中心的泌尿科医生，最后他们决定在全身麻醉下对她进行膀胱镜检查。根据 Vicki Ratner 在文章中找到的建议，最终的诊断是基于第二次膀胱水扩张时所见的大量小球样点状出血。对 Vicki Ratner 来说，知道她所患的疾病有一个名字是一种巨大的解脱，但那时在坎贝尔泌尿学书中明确描述了间质性膀胱炎是一种女性绝经后的疾病。而那时她才 33 岁，这表明 IC 是一种绝经期女性患的罕见疾病。随后 Vicki Ratner 意识到，要想唤醒大家对这个疾病的认识，只有一个办法，即把她的故事公之于众。

1984 年，Vicki Ratner 在自己纽约公寓里开始准备成立美国间质性膀胱炎协会。在《早安美国》5 min 的电视采访中她解释了什么是 IC，描述了它的典型症状并指导有症状的患者到哪里去寻求帮助。此外，她还提到那些从纽约和美国各地与她们联系的聪明 IC 患者成为 ICA 理事会的额外志愿者。随后，有一名 ICA 的志愿者还在当地邮局租了一个小邮箱。在节目播出后，总希望能收到几封咨询信。然而，在咨询邮箱设立一周后，令人惊喜的是，这位志愿者接到了邮局的电话，告诉她 ICA 已经收到了六大袋信件，约 1 万封咨询信件。仅仅从《早安美国》一次 5 min 的电视采访节目播出后，竟产生如此之

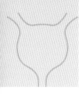
大的反响。在她们收到的原始信件中，有一名男护士向她们倾吐他患病痛苦的心声。他说："我患有严重的耻骨上疼痛、尿急、尿频和膀胱灼痛。我看过 15 名医生，14 个医生不相信我描述的疾病，推荐我到精神科治疗与护理。我已经两年没工作了，在没有药物治疗的情况下生活在痛苦之中。这种持续的、强烈的疼痛及精神上、身体上和情感上的痛苦，令我几乎筋疲力尽了，自杀的念头经常闯入我的脑海。IC 几乎夺走了我生活中所有美好的东西。这种状况造成了夫妻之间的各种麻烦。"1987 年，另一位典型的患者来信诉说，其经历了连续 3 年的膀胱疼痛、每天上 40 ～ 60 次厕所、睡眠不足，看过 12 名医生，做过大量的检查，注射数百次抗过敏药物，还进行饮食调理、抗生素治疗，但没有得到任何明确的诊断与好转的治疗效果。

Vicki Ratner 说："这是一种'罕见'的疾病吗？它可能并不罕见。因为大多数医生和患者都还不认识何谓间质性膀胱炎，甚至认为不存在这个疾病。我们知道，这些 IC 患者每 10 min 就会遭受可怕的疼痛、尿急、尿频和精神心理压力。每个患者经常要看 5 ～ 10 个医生，做过完全阴性的各种检查，但最后被告知没什么问题。她们被困在自己的家中，与朋友、家人和整个社会隔绝。有时，甚至家人和朋友也开始相信她们所描述的症状可能不真实，因为医生已经这么说了。很明显，IC 不是一种罕见的疾病，迫切需要解决的问题是让更多患者和医生了解和关注这个疾病。我们从一开始就很清楚，ICA 必须依靠媒体的科普宣传、专家讲座、典型 IC 病例分享，来提高公众对于 IC 的认识和医生对该病的关注与诊疗研究。我们获得了《纽约时报》《洛杉矶时报》《美国新闻与世界报道》NPR（国家公共广播电台）、CNN、《费城问询报》《芝加哥每日论坛报》《波士顿环球报》《美联社》，以及《女士杂志》《魅力》《职业女性》《自我》《妇女节》《女性家庭杂志》《家庭圈》《预防》《消费者报告》和《减肥者杂志》几乎所有全国性女性杂志的支持与报道。典型 IC 案例和 ICA 的工作在刊物上出版或电视节目上播放，医生和患者也都受到媒体的教育和启发，患者能根据自己的症状去找医生就诊，而医生们也相信她们诉说的症状是真实的。"

美国间质性膀胱炎协会自创建以来的各项工作，提高了患者对间质性膀胱炎的认识，也促进了泌尿外科等多学科基础与临床研究工作者的关注与研究，推动了医学各领域基础与临床科学家对 IC 流行病学、病因病理学、神经生物学等相关领域的深入研究，并做出了贡献。

二、国际间质性膀胱炎协会的起源与发展

美国间质性膀胱炎协会是国际间质性膀胱炎（IC）协会和国际咨询委员会成立的起源。第一个联系国际 IC 协会的著名泌尿科医生是塔夫茨大学医学中心的格兰纳姆·桑特博士。随后，宾夕法尼亚大学的菲尔·汉诺博士带着他的两名研究人员志愿加入国际 IC 协会。特别是宾夕法尼亚大学泌尿学会主席艾伦·韦恩博士，在推动国际 IC 协会事业的发展方面发挥了重要作用。1985 年，发表在《神经泌尿学和尿动力学》的间质性膀胱炎文章得到了韦恩和汉诺博士的支持和帮助，这一举措标志着间质性膀胱炎基础与临床研究的文章开始在泌尿外科杂志正式发表。随后，美国宾夕法尼亚大学 Kristene Whitmore、美国长岛犹太医院 Rob Moldwin、美国斯坦福大学医学中心 Christopher Payne、美国加州大

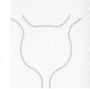

学圣地亚哥分校的 Lowell Parsons 博士和同事相继加入国际间质性膀胱炎协会，其中也包括来自妇产科和疼痛管理等其他领域的专家。国际 IC 协会的核心工作是提供 IC 宣传平台、研究经费的资助和患者的健康教育，以确保患者了解 IC 的症状特点并能得到早期诊断和有尊严的最佳护理。

随着时间的推移，国际间质性膀胱炎协会的工作得到了快速发展，促进了 IC 国际合作组织在其他国家的相继建立。现在世界各地已经建立了超过 27 个 IC 合作组织和支持团体，如美国、德国、荷兰、意大利、日本、英国以及欧洲间质性膀胱炎研究协会等，并且各国 IC 研究协会每年在不同国家都要举行国际 IC 专题会议，推动了 IC 临床诊疗与相关基础研究的深入开展。必须指出，国际 IC 研究协会和国际 IC 咨询委员会的建立与发展，得益于医学顾问委员会致力于推动 IC 患者的基础研究与临床诊疗共识。一些医学领域的著名医生也加盟到 ICA，使 ICA 能够参加许多相关的会议，也使国际 IC 协会和国际 IC 咨询委员会能够融入许多国际泌尿外科学会和相关的泌尿外科学术组织，如美国泌尿外科学会（AUA）、美国泌尿妇科学会、妇女健康研究学会、AUA 泌尿外科学会指南委员会、美国泌尿生殖疼痛委员会、女性泌尿外科学会、泌尿外科护理学会、妇产科医师协会、国际尿失禁协会、国际疼痛研究协会（IASP）以及国际前列腺增生 / 前列腺癌研究学会。IC 国际合作联盟还被列入 AUA 年会。在这些会议上，IC 国际咨询协会在 AUA 展览馆设立了一个展位，一开始泌尿科医生似乎完全缺乏兴趣，甚至表示 IC 不存在。随着 IC 基础与临床研究工作的开展与成果的展现，众多泌尿科医生、泌尿妇科医生、妇科医生、疼痛专家和相关领域的医生和研究工作者对 IC 研究和治疗产生了极大的兴趣。他们想知道 IC 研究的最新进展及当年推出的任何新疗法，并愿意开展对 IC 患者的治疗与研究。此后，IC 的文章越来越多地被纳入《泌尿学》《泌尿学杂志》等知名期刊，这些期刊发表了无数篇 IC 的文章。1999 年 IC 首次被纳入美国泌尿外科住院医师培训的标准复习课程。这一举措，推动了更多泌尿科医生关注与加盟 IC 临床与基础研究工作。

以当代视角回顾间质性膀胱炎历经一个多世纪的认识与演变史，我们真诚地感谢各个领域众多基础与临床科学家对 IC 认识、诊断、治疗做出的卓越贡献，也应该感谢国际间质性膀胱炎协会、国际间质性膀胱炎咨询委员会、各国间质性膀胱炎研究协会的倡导者、组织者以及媒体、网络、广播工作者对 IC 的介绍与宣传，唤醒了数以百万的患者对 IC 的认识，促进了医学各个领域的专家学者投入到间质性膀胱炎临床与基础研究工作之中。一个庞大的多领域 IC 研究组织和科学家团队的兴起与建立，必将为战胜与治愈间质性膀胱炎这一顽疾做出重大贡献。

（韩瑞发）

参考文献

[1] ROSAMILIA A，IGAWA Y，HIGASHI S. Pathology of interstitial cystitis［J］. Int J Urol，2003，10（Suppl）：S11-15.

[2] ANUPAM A，LAWRENCE B A，KALPNA G. Mast Cell-Mediated Mechanisms of Nociception［J］. Int J Mol Sci，2015，16（12）：29069-29092.

[3] MOUTZOURIS D A，FALAGAS M E. Interstitial cystitis：An unsolved enigma［J］. Clin J Am Soc Nephrol，2009，4（11）：1844-1857.

[4] SANT G R, KEMPURAJ D, MARCHAND J E, et al. The mast cell in interstitial cystitis: Role in pathophysiology and pathogenesis [J]. Urology, 2007, 69（4）: 34-40.

[5] HOMMA Y, UEDA T, TOMOE H, et al. Clinical guidelines for interstitial cystitis and hypersensitive bladder syndrome: The interstitial cystitis guideline committee [J]. Int J Urol, 2009, 16（7）: 597-615.

[6] TEICHMAN J M, THOMPSON I M, TAICHMAN NS. Joseph parrish, tic doloureux of the bladder and interstitial cystitis [J]. J Urol, 2000, 164（5）: 1473-1475.

[7] MEIJLINK J M. Interstitial cystitis and the painful bladder: A brief history of nomenclature, definitions and criteria [J]. International journal of urology, 2014, 21（1）: 4-12.

[8] MATILLA J. Vascular immunopathology in interstitial cystitis [J]. Clin Immunol Immunopathol, 1992, 23（3）: 648-655.

[9] NORDLING J, ANJUM F H, BADE J J, et al. Primary evaluation of patients suspected of having interstitial cystitis（IC）[J]. Eur Urol, 2004, 45（5）: 662-669.

[10] PARSONS J K, PARSONS C L. The historical origins of interstitial cystitis [J]. J Urol, 2004, 171（1）: 20-22.

[11] HANNO P M, ERICKSON D, MOLDWIN R, et al. Diagnosis and treatment of interstitial cystitis/bladder pain syndrome: AUA guideline amendment [J]. J Urol, 2015, 193（5）: 1545-1553.

[12] ROSAMILIA A, CANN L, DWYER P, et al. Bladder microvasculature in women with interstitial cystitis [J]. J Urol, 1999, 161（6）: 1865-1870.

[13] VAN DE MERWE J P, NORDLING J, BOUCHELOUCHE P, et al. Diagnostic criteria, classification, and nomenclature for painful bladder syndrome/interstitial cystitis: an ESSIC proposal [J]. Eur Urol, 2008, 53（1）: 60-67.

[14] RATNER V. The interstitial cystitis association of America: Lessons learned over the past 30 years [J]. Transl Androl Urol, 2015, 4（5）: 491-498.

第二章
间质性膀胱炎流行病学与症状患病率

第一节 流行病学与相关研究

在过去的 50 年里，间质性膀胱炎的流行病学（epidemiology）研究受到许多因素的影响，如病因机制不清、疾病命名多样、缺乏统一的定义和诊断标准、问卷调查内容标准不一、流行病学调查基于临床症状、缺乏对疾病本质调查的可评价指标等。这些因素不仅给流行病学调查带来问题与困难，而且也导致 IC 发病率在世界文献报告中存在着很大差异。近 10 年来，间质性膀胱炎的定义和诊断指标已趋向共识，即使在文献中仍沿用 IC/BPS 作为流行病学调查研究的问卷内容，但膀胱疼痛综合征所产生的各种临床症状均指向膀胱，归因于间质性膀胱炎。

间质性膀胱炎 95% 发生在 40 ～ 46 岁的中年女性，中位数年龄为 42 岁，18 岁以下或 80 岁以上女性极为少见。IC 的女性与男性的发病比例为 9 ：1，总发病率为 10.6/100 000。1988 年，美国国家糖尿病、消化和肾脏疾病研究所（National Institute of Diabetes，Digestive and Kidney Diseases，NIDDK）公布了第一个 IC 诊断标准，该标准包括膀胱疼痛、尿急、尿频和小球状出血或 Hunner 病变的存在。如果患者的膀胱容量正常、无夜尿症或对抗胆碱能药物有反应，则排除患有 IC。然而临床实践证明，当应用 NIDDK 制定临床诊疗标准时，60% 以上的 IC/BPS 病例可能被遗漏，这也是长期以来导致 IC 流行病学调查发病率较低的原因。

尽管文献中已有 IC 流行病学的调查研究，但这些结果只趋向支持那些有选择的 IC 患者或来自私人诊所的综述得出的流调数据。1975 年，Oravisto 报告了世界第一个基于人口的规范性 IC 流行病学研究。该研究调查了芬兰赫尔辛基市 100 000 人里所有确诊的 IC 患者。研究结果显示，女性 IC 患病率为 18.1/100 000，女性年新发病率为 1.2/100 000，男女总的患病率为 10.6/100 000，其中女性患者占 90%，男性患者占 10%，严重的病例占患病总数的 10%。1987 年，美国进行一项基于人口的 IC 流行病学研究并得出以下结论：①研究结果否定了间质性膀胱炎是一种罕见疾病；②在美国有 43 500 ～ 90 000 例确诊的 IC 患者；③如果对所有符合膀胱疼痛，但尿液细菌培养阴性的患者诊断为 IC 的话，那么美国 IC 的患病率会增加 5 倍，预计 IC 患者可能达到 500 000 例；④间质性膀胱炎通常在初始诊断后 3 ～ 5 年发展到最后阶段，但症状继续加重者并不常见；⑤ IC 药物治疗缓解率为 50%，缓解时间通常为 8 个月左右；⑥以往有泌尿系感染史的患者，IC 的发病率是对照组的 2 倍；⑦犹太人 IC 的患病人数占总人口的 3%，但在 IC 患者中犹太人占 14% ～ 15%；⑧间质性膀胱炎患者的生活质量比血液透析患者更差。

随着 IC 流行病学各种问卷调查研究的相继展开，基于流行病学的研究方法与问卷调查的评估指标不同，其世界文献报告的 IC 发病率差异很大。1989 年，美国健康访谈调查报告指出，当流行病学研究以 IC 患者自我诊断报告为依据时，其女性患病率可高达 510/100 000，男性为 40/100 000 ～ 70/100 000。当诊断是基于既往 IC 自我报告的诊断时，其 IC 患病率可达 501/100 000 ～ 865/100 000。然而，对没做过临床检查的 IC 问卷研究结果显示，女性患病率可高达 450/100 000 ～ 11 200/100 000，男性为 40/100 000 ～ 70/100 000，女性 / 男性比例在 5∶1 ～ 10∶1。1995 年，荷兰学者以 IC 病理学、肥大细胞计数作为临床医师问卷调查的主要依据，其研究结果显示，女性 IC 的总体发病率为 16/100 000。1997 年，Jones 和 Nyberg 公布了在美国进行的另一项基层医院家庭问卷调查的结果，其 IC 的发病人数占美国人口的 0.5%，估计在美国有超过 100 万的 IC 患者，但该报告是通过既往诊断 IC 患者的自我报告获得的所需要的数据。另一项以临床医师的经验作为确诊 IC 的调查报告，发现 IC 的患病率为 52/100 000 ～ 197/100 000。Parsons 和 Tatsis 报告了人口问卷调查 IC 发病率的研究结果，指出美国女性 IC 的患病率竟高达 2000/100 000。同年，在临床工作中，Miller 等采用 O. Leary-Sant 间质性膀胱炎症状问卷与问题指数评分，从芬兰登记的人口中选择有 IC 症状的患者，客观定义盆腔疼痛的程度、持续时间及尿急和尿频情况，并以症状评分指数（symptom score index）≥ 12 分作为 IC 诊断标准，计算出 IC 的患病率为 450/100 000。2003 年 Roberts 应用临床诊断指标作为 IC 流行病学研究，发现美国明尼苏达州女性 IC 的患病率为 1.6/10 000，男性患病率为 0.6/10 000。这个研究结果与 1975 年 Oravisto 在芬兰赫尔辛基报告的发病率非常接近。2004 年日本报告的 IC 发病率女性为 4.5/100 000，男性为 1.2/100 000。这些数据显示，亚洲女性和男性 IC 的患病率远低于欧美国家，究其原因可能与欧美女性服用外源性雌激素或避孕药有关。

需要指出的是，由于流行病学研究使用的问卷评估标准不同，可能导致单纯问卷普查的 IC 患病率被高估或低估了。直到最近，美国学者通过分析大量的病例和各种调查研究方法后，才建立以 IC/BPS 症状与定义作为流行病学研究的信息基础。通过采用 IC/BPS 症状与定义作为基本信息，对 12 752 名女性受访者进行了电话问卷调查，结果发现，6.53% 的成年女性符合 IC/BPS 诊断，其患病率约为 6530/100 000，预计美国 18 岁以上女性患有盆腔疼痛和尿急、尿频症状的人数在 330 万～ 790 万。这个结果与应用排除法诊断获得的 IC/BPS 患病率是一致的。

另一方面，间质性膀胱炎的症状患病率（prevalence of symptoms）还与种族、年龄和普查地区有关。据流行病学统计分析，美国白种人 IC/BPS 的患病率为 2.97%，其他种族患病率为 2.58%，黑种人和西班牙裔的患病率分别是 1.91% 和 2.03%。在不同地区 IC 患病率也略有差异，如美国东北人口普查区患病率为 2.22%，中北部为 2.74%，南部为 2.94%，西部是 2.64%。IC 患病率随年龄增长而增加，18 ～ 29 岁为 2.21%，50 ～ 59 岁为 3.41%，但 70 岁以上患病率仅为 1.7%。根据患者 IC 诊断时的年龄不同，其临床表现也不同，在年轻女性 IC 患者中主要以性交困难、外生殖器疼痛、尿急、尿频和排尿困难更常见，而夜尿症、尿失禁和 Hunner 溃疡在老年患者中更常见。这些 IC 症状特征与年龄的相关性，有助于更准确、更快速地对 IC 患者做出判定和诊断。2012 年 K. S. Konkle 报告兰德公司（RAND Corporation）间质性膀胱炎流行病学队列人口统计学和以临床特征的 IC/BPS 队列进行比较研究。两组的平均症状持续时间约为 14 年，临床队列和兰德公司（RAND Corporation）间质性膀胱炎流行病学队列问题指数评分分别为 9.9 和 13.2（$P < 0.001$）。兰德公司流调的数据表明，美国妇女与 IC/BPS 诊断一致的泌尿症状的患病率在 6.5%。这表明，兰德公司间质性膀胱炎流行病学社区队列与 IC/BPS 临床队列在人口统计学、症状和生活质量预测分析上非常相近。与其他慢性疼痛疾病相比，临床队列报告证明 IC/BPS 患者的功能状态和生活质量比对照组人群更差。

在我国还没有基于人口 IC 患病率的流行病学的标准化调查研究。李贵忠等首次采用 O'Leary-Sant 症状调查和问题指数对门诊有下尿路症状的患者进行了随机问卷调查。结果发现，有下尿路症状的女性患者 IC/BPS 的诊断符合率为 55%，男性为 30%，这一调查结果尚需基于人口的流调和被认可的临床诊疗标准阐明我国 IC 的人群患病率。也有学者对生育期妇女遭受不明原因的慢性盆底疼痛症状进行了诊断性评估，研究结果显示，80% ~ 85% 的受访者符合间质性膀胱炎的诊断。在男性 Ⅲ 型前列腺炎中，85% 的患者钾离子疼痛试验呈阳性，60% 的患者被认为可能是间质性膀胱炎或定义为间质性前列腺炎，但尚缺乏流行病学大数据研究结果的支持。这对我国带来的启示有：①加强我国医生和患者对间质性膀胱炎的关注，加大对其的调查研究；②加强对 IC 定义、临床表现特征、诊断标准的规范化研究，通过电视、广播、互联网等信息平台建设，为患者提供有关 IC/BPS 相关知识和诊疗信息，以提高 IC 的诊断率；③建立与完善我国间质性膀胱炎研究协会、咨询委员会及间质性膀胱炎区域合作联盟，通过组织多学科 IC 的专题学术研讨会，为确立 IC 的定义、加强基于人口的 IC 流行病学研究，阐明我国间质性膀胱炎的患病率，开展 IC 多学科基础与中西医结合多模式临床诊疗研究，提供大数据支持。

第二节　间质性膀胱炎症状患病率

一、膀胱疼痛

膀胱区或耻骨上疼痛是 IC 的主要临床表现，包括膀胱充盈时疼痛症状加重，排尿后疼痛症状减轻，并伴有尿急、尿频、夜尿次数增多，尿常规和细菌培养阴性是诊断 IC 的主要评估指标。目前已知诱发 IC 膀胱区疼痛主要包含以下影响因素：①大约 92% 的患者表现为膀胱区慢性疼痛，83% 的患者在排尿开始时感觉疼痛，当膀胱充盈达到最大容量时约 93% 的患者膀胱疼痛症状明显加重，73% 的 IC 患者描述排尿后膀胱疼痛症状可减轻或缓解，50% 以上的 IC 患者每天都出现膀胱区疼痛，其中 2/3 的 IC 患者疼痛症状严重，97% 的 IC 患者描述膀胱充盈是产生疼痛的主要诱因。② 92% 的 IC 患者在食用柑橘类水果、番茄、山楂、维生素 C、人工甜味剂、咖啡、浓茶、巧克力、碳酸类饮料、含酒精类饮料、酸性食物、高钾食物、辛辣食物后都会诱发膀胱疼痛或加剧膀胱疼痛症状，而甘油磷酸钙和碳酸氢钠

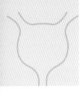

往往会改善膀胱疼痛症状。在问卷调查中，Shorter 发现 92% IC 患者至少有一种食物或饮品会诱发或加重膀胱疼痛症状，其中酸性饮料诱发疼痛占 54%，咖啡为 51%。③几乎所有 IC 患者会因膀胱区疼痛、尿频、尿急、夜尿次数增加、情绪低落、焦虑等因素而导致睡眠障碍，而睡眠障碍会加剧患者膀胱疼痛症状。④ 2019 年 M. Soledad Cepeda 发现，抑郁症患者 IC 的患病率高于普通人群，在普通人群符合纳入标准的 3 973 000 名有睡眠障碍的受试者中，2293 人（0.06%）在两年内患了 IC，在 249 200 名抑郁症患者中 320 人（0.13%）患有 IC。⑤间质性膀胱炎患者严重的 LUTS 症状、低落情绪、焦虑、抑郁症及对疾病恐惧产生的巨大精神心理压力，也会诱发或加剧 IC 患者膀胱疼痛症状或性交痛，据文献报告，61% 的 IC 患者表示精神心理压力会诱发或加重膀胱疼痛症状。

二、排尿异常

间质性膀胱炎排尿异常（abnormal urination）包括尿急、尿频、夜尿次数增加、膀胱充盈性疼痛，排尿后疼痛症状减轻及尿常规检查、尿细菌培养结果阴性是间质性膀胱炎患者最常见的临床表现特点。IC 排尿异常的症状患病率为尿急占 91.9%，尿频为 71%，因膀胱刺激症状或疼痛夜间起床次数增多发生率为 51%，47% 的患者有启动排尿困难，51% 的患者表示不能排空膀胱，65% 的患者表示用排尿来减轻膀胱疼痛症状。间质性膀胱炎患者发生血尿的症状患病率为 22%，但必须注意血尿不是 IC 患者的特征性表现，如果 IC 患者描述发生血尿时，一定要先排除膀胱感染、结石和肿瘤等相关疾病。另外，IC 患者排尿症状异常如尿急、尿频、夜尿次数增加还与睡眠障碍、焦虑、抑郁症等精神心理因素有关。男性患者还要排除前列腺疾病，如前列腺炎、前列腺疼痛综合征和前列腺癌等相关疾病。

三、女性性功能障碍

间质性膀胱炎对患者身心健康相关的生活质量产生很大的影响，性功能障碍是严重影响 IC 患者生活质量的一个重要预测指标。膀胱区疼痛、尿急、尿频、夜尿次数增加和性功能障碍被认为是目前 IC 高敏感性诊断的五联症。目前已知患有 IC 的妇女存在着较为严重的性功能障碍问题，这不仅导致患者生活质量的下降，也给夫妻性生活和情感带来困扰。女性 IC 性功能障碍几乎困扰所有的患者。根据第四届国际性医学咨询（International Consultation for Sexual Medicine，ICSM）专题学术研讨会指出，女性 IC 性功能障碍（female sexual dysfunction，FSD）包括低性欲功能障碍（low sexual desire dysfunction）、持续性唤起功能障碍（persistent sexual arousal dysfunction）、性高潮功能障碍（orgasm dysfunction）、低享乐性高潮（low hedonic orgasm）、性交困难（dyspareunia）及性交后生殖道和膀胱疼痛。

1. 外阴痛与性交痛　是严重影响间质性膀胱炎患者性功能和降低其生活质量的疾病。IC 妇女表现出的外阴疼痛是一种源于外阴周围神经敏化所致的疼痛症状，外阴痛与性交痛是生育期 IC 患者最常描述的症状。据统计，IC 患者外阴疼痛（vulvar pain）的患病率为 40% ～ 74.5%，中年妇女性交时或性交后产生深度疼痛，并诱发阴道痉挛或盆腔疼痛的发生率占 50% 以上。此外，严重的尿急、尿频、夜尿次数增加，精神心理压力过大，不能正常工作、经济负担沉重等因素，也是影响夫妻性生活质量和导致性交困难或产生性冷淡的常见原因。在性交前或性交期间 IC 患者对生殖器接触外阴、插入阴道产生外阴痛和（或）性交疼痛的以往疼痛经历的记忆，是 IC 患者对性生活产生恐惧或焦虑的原因。这些痛苦的记忆和精神心理负担及局部神经和中枢神经对疼痛敏化的增强，进一步加剧了 IC 患者对疼痛或性交疼痛的易感性。奥特姆等报告，IC 患者性交痛和性交困难的患病率为 72%，生育期 IC 患者躲避与其伴侣发生性行为约占 54%，而对照组这种情况的发生率只有 5%。这表明，IC 患者接触性外阴痛与性交引起的疼痛已成为评估 IC 性生活健康质量的重要预测指标。

2011 年，Laura M. Bogart 等调查了 146 231 名 18 岁以上有膀胱刺激症状或被诊断为 IC 的患者，并对其性功能障碍进行了比较分析。在符合纳入标准的 985 名女性中，90% 的患者报告有性功能障碍，88% 有性伴侣的 IC 患者在过去 4 周内至少有一种性功能障碍症状。依据性功能障碍症状的严重程度，将其分为轻、中、重 3 种评估指标，其总的症状患病率为：①性交时膀胱疼痛占 65.5%，性交后膀胱疼痛为 65.1%，生殖区域疼痛为 51.7%，性交时想小便的冲动为 58.0%；②害怕性交会加剧膀胱疼痛者为 66.2%，生殖区缺乏感觉的为 33.7%；③有现任性伴侣的 IC 患者由于对疼痛的恐惧而产生对生殖器插入的抵抗，从而引起盆底压力过高、阴道痉挛、阴道干燥及阴道润滑不良，导致生殖器插入阴道的阻力增加，产生性交困难或前庭黏膜的损伤。

2. 性活动与性功能障碍　性活动（sexual activity）在一个人的生活中占有十分重要的地位，尤其在婚姻家庭生活中也扮演着十分重要的角色。性功能障碍是指个体不能参与到他或她所期望的性活动中的一种状态，表现为性欲减退或缺失（loss or loss of libido）、性厌恶及性享乐缺乏（sexual aversion and lack of sexual pleasure）、生殖器反应丧失（loss of genital response）、性高潮功能障碍、非器质性阴道痉挛（non-organic vaginismus）、非器质性性交困难和疼痛（non-organic dyspareunia and pain）。据有关资料统计，女性性功能障碍发病率较高，但由于性功能障碍的妇女对性事羞于启齿，故求医者较少，但已严重影响了她们的性生活质量。性功能障碍是指性行为和性感觉障碍（sexual sensory disturbance），常表现为性心理和性生理反应的异常或缺失，是多种不同症状的总称。男性性功能障碍主要包括性欲障碍、阴茎勃起障碍和射精障碍等，据统计 40 ~ 70 岁男子中有 52% 患有不同程度的性功能障碍。女性性功能障碍的发病率也很高，患病率占成年妇女的 30% ~ 60%，其中性欲和性高潮障碍最为普遍。有些女性一生中可能从未享受过性高潮。性功能障碍的人群估计占人口总数的 19% ~ 50%，女性发生率是 43%，男性发生率为 31%。一项性行为与功能障碍的流调研究结果显示，尽管 98% 的 IC 患者都有性交经历，但在过去一年里，72% 的女性 IC 患者参与阴道性交活动的次数显著减少，其中阴道性交的年频率中位数为 36，1/4 女性 IC 患者的年性交次数为 12 次或更少。IC 患者的性功能评分，包括缺乏性欲望、性唤醒低下、阴道干燥、润滑不良、性交困难、性交疼痛和性高潮频率低，均明显低于普通人群和年龄匹配的对照组。

2011 年，Laura M. Bogart 依据女性 IC 患者性功能障碍的表现，将其分为轻、中、重 3 种表现程度，其总的症状患病率为：①对性生活缺乏兴趣为 64.2%；②难以引起性欲的占 61.3%；③不能放松享受性爱的为 60.1%；④难以达到性高潮的有 69.2%；⑤阴道干燥和润滑不良（vaginal dryness and poor lubrication）占 56.2%。在另一项评估女性性功能障碍的研究中发现，女性性功能障碍与青春期和成年期性交时对疼痛的恐惧感不同。在青春期和成年期，IC 患者对膀胱疼痛和性交疼痛的恐惧明显高于对照组。青春期 IC 患者膀胱疼痛和性交疼痛、性欲和性高潮频率为 13.9% ～ 39.8%，对照组为 8.3% ～ 21.1%，成年 IC 女性性交疼痛、性欲和性高潮频率减低的发生率为 50.2% ～ 67.2%，对照组是 13.4% ～ 18%。需要提出的是，女性 IC 患者性功能障碍症状的严重程度与患者的年龄、病史长短、夜尿次数、精神心理压力、对性交痛的恐惧、焦虑症，以及因不能正常工作带来的经济损失与负担等因素有关，是影响夫妻性生活质量、对性生活缺乏兴趣和产生性冷淡的常见原因。虽然女性 IC 性功能障碍在美国的症状患病率较高，但在世界其他国家基于民族、宗教和受教育程度的不同，大多数 IC 妇女对性事和性功能障碍的各种表现羞于启齿或出于保护个人隐私等原因，很少诉说或主动寻求医生的帮助和治疗。这提示，临床医生需要积极主动地询问女性 IC 患者有关性功能障碍的相关问题，因为女性 IC 患者在诊疗期间不会主动讨论性行为、性功能障碍等问题，也不太可能主动发起对 IC 与性功能障碍各种问题的讨论。这些问题的存在可能解释了世界文献报告中性功能障碍的患病率存在较大差异。

四、精神健康障碍与生活质量

间质性膀胱炎是一种使患者虚弱的慢性膀胱炎性疾病。IC 对患者生活质量、精神心理影响的严重程度不亚于癌症，其生活质量评分（quality of life score）还低于血液透析的慢性肾衰竭患者。IC 对患者生活质量的影响与 IC 症状分级有关。症状越严重、病史越长，其发生精神心理健康障碍、睡眠障碍、性功能障碍的概率越大，且工作能力与工作效率均显著降低。沉重的经济负担增加了 IC 患者精神心理健康障碍的发生率，并导致生活质量降低。据统计，IC 患者精神健康障碍的发生率显著高于非 IC 对照组，女性 IC 患者精神心理健康障碍的发生率为 23%，男性患者低于女性，占 13%。影响 IC 患者精神心理健康和生活质量的关键因素包括：① 87% IC 患者受严重的尿急、尿频、夜尿次数增加和膀胱区疼痛的困扰而导致失眠、睡眠质量差和焦虑；② IC 患者抑郁症的发生率为 11% ～ 28%，重度抑郁症为 5% ～ 13%，恐慌综合征为 2% ～ 9%；③已知 90% 女性 IC 患者存在性功能障碍，包括性欲减退或缺失、性厌恶及性享乐缺乏、生殖器反应丧失、性高潮功能障碍、非器质性阴道痉挛、非器质性性交困难、疼痛及对性交的心理恐惧。这些因素证实了精神心理健康障碍与 IC 疼痛症状、膀胱刺激症状、性功能障碍对生活质量的影响显著相关，并且精神心理健康障碍已被作为评估 IC 患者生活质量的重要评估指标。

第三节 工作效率与医疗保险利用率

间质性膀胱炎产生的膀胱区疼痛、尿急、尿频、夜尿次数增加、精神心理和性功能障碍六大问题，不仅导致 IC 患者身心衰弱和精神心理健康障碍，还表现在工作效率（work efficiency）与参加社会活动的能力显著降低。IC 患者在长期的疾病诊治过程中也给患者、家庭、社会医疗保险带来沉重负担，并且不能正常工作给生产带来了经济损失。据统计，IC 患者能够工作的时间只有普通人的 1/6，超过 80% 的患者旅行、就业、休闲活动和睡眠等日常生活受到不利影响，64% 的患者感到疲倦无力，50% 的患者精神不集中，57% 的患者有精神忧郁，53.7% 的患者报告有抑郁症，31% 的患者感觉人生无价值感，28% 的患者对疾病产生恐慌，17% 的患者发生精神崩溃需要进行精神心理护理。

尽管许多患有间质性膀胱炎的患者可能被误诊或仍未确诊，但 IC 患者的治疗费用是最昂贵的。1987 年 Held 等统计，每一位患有 IC 的妇女平均年花费是 7100 美元，如果包括不能正常工作造成的经济生产损失，则 IC 患者总的经济负担约 4.27 亿美元。2017 年，Amy Tung 等回顾性分析了 2009—2014 年美国医疗保健数据库中 IC 患者医疗保险（medical insurance）资源的利用率和支付的医疗费用。根据年龄、性别和地理区域以 1∶4 的比例将 IC 患者与非 IC 患者匹配，比较 IC 患者和非 IC 患者之间的医疗保健资源的利用率、直接医疗费用和共病情况（抑郁症等）的药物治疗费用。通过使用回归模型对潜在混杂因素进行调整后，对关联性医疗保险费用进行了分析评估。总计 24 836 名被确诊的 IC 患者与 99 344 名非 IC 患者相匹配。IC 患者在所有类别中使用的医疗保健资源最多，其总的医疗保健费用比非 IC 患者的支出多 7223 美元（95% IC 患者医疗费用在 6650～7796 美元），其中在门诊支出的医疗保险费用占 71%，IC 患者用于共病（抑郁症）的治疗费用是对照组的 2.61 倍。Amy Tung 等的研究还发现，有 Hunner 病变（Hunner lesion，HL）的 IC 患者经历的临床诊疗过程与没有 HL 的 IC 患者不同，对现有治疗的反应也不同。与没有 HL 的 IC 患者相比，HL 患者总的医疗保健费用多支出 6895 美元。如果长期得不到持久和有效治疗的话，预计 IC 患者的医疗保险费用、家庭与社会经济负担将更加沉重。

Eric Q Wu，Howard Birnbaum 等评估了 152 名 IC 患者诊断后第一年内的工作经济损失、直接医疗成本和间接成本。研究发现，IC 患者和非 IC 患者之间的医疗保险费用差额显著。这种医疗保险支出费用的差额被定义为 IC 患者的"超额费用"，包括直接医疗成本、间接成本和总的医疗成本。对比分析显示，IC 患者的平均直接成本比非 IC 患者个体高 130%，平均间接成本比非 IC 患者个体高 84%，总的医疗成本比非 IC 患者高 214%。研究发现，IC 患者高额的医疗费用和各种医疗保险的利用率可能与以下因素相关：①间质性膀胱炎的病因与发病机制尚不完全清楚，针对症状的治疗方法只能暂时缓解临床症状，得不到有效、持久的治疗效果，是一种症状反复发作、终身难以治愈的复杂疾病；②由于长期以来对 IC 的定义不清，缺乏统一诊疗标准，特别是在基层医院医患均缺乏对 IC 的认识，通常 IC 患者需要经历 10 多名泌尿外科医生的诊疗过程方能确定诊断，但这些 IC 患者到专科医院就诊时多已进入小膀胱容量阶段，因此延迟诊断与治疗是导致医疗保险费用超额支出的重要原因；③在西方国家 IC 患者的过度检查及确诊后 IC 患者接受未经批准的药物治疗也是 IC 患者超额医保险费用和造成家庭经济负担的因素。因此，提高医患对 IC 的关注、认识，对患者进行健康教育和共存疾病的健康管理，确立 IC 统一的诊断标准，能够对 IC 患者做出早期诊断，提高 IC 患者的治愈率；④通过对间质性膀胱炎的中医临床分型研究，采用与制定中西医结合多模式治疗方案，不仅能有效地降低间质性膀胱炎患者直接、间接和总的医疗成本，也能为我国中西医结合治疗间质性膀胱炎这一复杂疾病开创新的治疗途径。

（韩瑞发）

参考文献

[1] AGRAWAL A, TRIPATHY S, KUMAR D. Sexual dysfunction in women with interstitial cystitis/bladder pain syndrome：A case-control study［J］. Indian J Urol, 2020, 36（3）：212-215.

[2] TUNG A, HEPP Z, BANSAL A, et al. Characterizing health care utilization, direct costs, and comorbidities associated with interstitial cystitis：A retrospective claims analysis［J］. J Manag Care Spec Pharm, 2017, 23（4）：474-482.

[3] CLAYTON A H, JUAREZ V E M. Female sexual dysfunction［J］. Med Clin North Am, 2019, 103（4）：681-698.

[4] SUSKIND A M, BERRY S H, SUTTORP M J, et al. Health-related quality of life in patients with interstitial cystitis/bladder pain syndrome and frequently associated comorbidities［J］. Qual Life Res, 2013, 22（7）：1537-1541.

[5] DAVIS N F, GNANAPPIRAGASAM S, THORNHILL J A. Interstitial cystitis/painful bladder syndrome：The influence of modern diagnostic criteria on epidemiology and on Internet search activity by the public［J］. Transl Androl Urol, 2015, 4（5）：506-511.

[6] KONKLE K S, BERRY S H, ELLIOTT M N, et al. Comparison of an interstitial cystitis/bladder pain syndrome clinical cohort with symptomatic community women from the RAND interstitial cystitis epidemiology study［J］. J Urol, 2012, 187（2）：508-512.

[7] BIRDER L A. Pathophysiology of interstitial cystitis［J］. Int J Urol, 2019, 26（Suppl 1）：12-15.

[8] MCLENNAN M T. Interstitial cystitis：Epidemiology, pathophysiology, and clinical presentation［J］. Obstet Gynecol Clin North Am, 2014, 41（3）：385-395.

[9] RAIS-BAHRAMI S, FRIEDLANDER J I, HERATI A S, et al. Symptom profile variability of interstitial cystitis/painful bladder syndrome by age［J］. BJU Int, 2012, 109（9）：1356-1359.

[10] TONYALI S, YILMAZ M. Sexual dysfunction in interstitial cystitis［J］. Curr Urol, 2017, 11（1）：1-3.

[11] RAIS-BAHRAMI S, FRIEDLANDER J I, HERATI A S, et al. Symptom profile variability of interstitial cystitis/painful bladder syndrome by age［J］. BJU Int, 2012, 109（9）：1356-1359.

[12] SKOVE S L, HOWARD L E, SENECHAL J, et al. The misdiagnosis of interstitial cystitis/bladder pain syndrome in a VA population［J］. Neurourol urodyn, 2019, 38（7）：1966-1972.

[13] KIM S J, KIM J, YOON H. Sexual pain and IC/BPS in women［J］. BMC Urol, 2019, 19（1）：47.

[14] VASUDEVAN V, MOLDWIN R. Addressing quality of life in the patient with interstitial cystitis/bladder pain syndrome［J］. Asian J Urol, 2017, 4（1）：50-54.

第三章
膀胱壁组织结构与相关生理学功能

膀胱具有多种重要的生理和生物学功能，主要包括：①膀胱能够储存足够的尿液；②膀胱壁自身必须能够伸展以满足逐渐增多的尿液而不引起膀胱内压显著增高，具有良好的顺应性，以保持尿液足够的充盈时间并在合适的条件下迅速排空尿液；③膀胱壁的组织细胞结构主要由表层细胞、中间层和基底细胞层组成；④膀胱壁平滑肌和内在的神经纤维被完整的黏膜层覆盖，提供一个有效的尿液－血浆屏障作用；⑤黏膜上皮能够自分泌炎症介质，具有免疫防御功能；⑥膀胱在储尿与排尿转换过程中具有一种动态的传感器开关作用，其应激源包括膀胱充盈的壁应力、透壁压、化学物质的转运和神经信号转导作用，以完成排尿反射过程；⑦膀胱黏膜上皮 GAG 层起着降低黏膜渗透作用，它的损伤将导致尿液中有害分子及钾离子渗入间质，产生膀胱壁组织细胞一系列病理生理变化。鉴于此，本章将重点讲述膀胱黏膜上皮结构与形态学特征、膀胱黏膜上皮的组成、细胞形态学特征及细胞生物学功能、膀胱壁平滑肌的生理功能，以及支配膀胱排尿生理的神经系统等相关基础知识，以提高读者对间质性膀胱炎临床表现及病理生理改变知识的系统认识。

第一节　膀胱黏膜上皮的结构与功能特点

一、表层细胞的结构与功能特点

表层细胞的结构与功能包括：①表层细胞主要由伞状细胞构成，分布于膀胱内腔的表面，是形成尿液－血浆屏障的第一层上皮细胞；②伞状细胞的形态为多面体六角形细胞，细胞多核，直径 $100 \sim 200 \mu m$；③表层细胞随膀胱尿液充盈量增加或减少，伞状细胞能够伸展或缩小，以增加和减少其内腔顶部的表面积；④伞状细胞有特殊的不对称单元膜，表面有蛋白鞘和脂质形成的小叶及小叶内的脂质，在生理学上，膜脂质层的渗透性主要取决于每个单元小叶的渗透性，最小的渗透性小叶单元决定了膜的整体渗透性；⑤在伞状细胞膜表面 $70\% \sim 90\%$ 被蛋白斑块覆盖，大的斑块有 $0.5 \mu m \sim 12 nm$ 厚，亚单位距离中心大约为 $16 nm$；⑥uroplakins 蛋白由 UP Ia（27 kD）、UP Ⅰ b（28 kD）、UP Ⅱ（15 kD）

和 UP Ⅲ（47 kD）4 种不同分子的蛋白组成，抗体检测发现 UP Ⅰ 仅在泌尿上皮的伞状细胞表达，并作为伞状细胞分化的终末标志物；⑦ uroplakin 蛋白被认为是构成表层细胞血浆 – 尿液屏障的一部分；⑧表层细胞表面覆盖着一层葡萄糖胺聚糖（GAG），是表层细胞构成尿液 – 血液之间屏障作用的重要物质，对尿液 – 血浆维持尿液浓度、水浓度、钾离子浓度、渗透压及 pH 的各种梯度有重要作用，GAG 通过与伞状细胞之间的紧密连接，实现严格限制尿液溶质穿过表层细胞的屏障作用；当表层细胞 GAG 损伤或丢失，黏膜的渗透性显著增加，尿液中的溶质和有害分子通过表层细胞进入间质，产生间质性膀胱炎一系列的病理生理学改变和下尿路症状（图 3-1）。

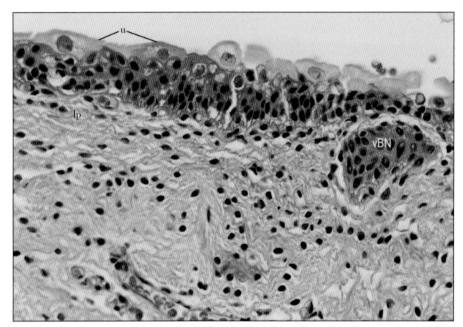

注：正常膀胱尿路上皮，表面为"伞状细胞"层（u）和中间区域（3 ～ 5 个细胞厚）。固有层（lp）由带有血管的间质和 von Brunn's nests（vBN）组成。

图 3-1　病理改变

二、中间细胞层结构与特点

中间层细胞的结构与功能特点是：①中间层细胞是位于伞状细胞下面的部分分化细胞，中间层细胞的细长胞质与基底膜相连，整个中间层细胞的表观厚度随着膀胱充盈而减低，膀胱排空后中间层细胞厚度又增加；已知人的膀胱在充盈状态下，其中间层细胞约为 4 ～ 5 层，膀胱排空后为 6 ～ 8 层；②中间层细胞的形态一般呈梨形，为单细胞核，细胞直径为 10 ～ 15 μm；在充盈状态下中间层细胞可能会滑到其他细胞层；③当膀胱腔面上覆盖的伞状细胞凋亡、损伤或脱落缺失后，中间层细胞则迅速分化、增生为伞状细胞，以修复表层上皮细胞的完整性；④尿路上皮之间有丰富的粘连和连接物质，主要包括桥粒、半桥粒，使细胞之间紧密连接。膀胱上皮细胞通过细胞桥粒和间隙连接与其他细胞相连，并被覆在伞状细胞层下的生发层上皮细胞上。

三、基底层细胞的结构与特点

膀胱黏膜上皮基底层细胞位于中间层细胞的正下方，由单层小细胞组成。其细胞的形态随膀胱排空时的立方状转变为膀胱充盈后的扁平状。基底层细胞呈锥形或多角形态的单个核细胞，细胞核呈卵圆形、细胞体积较小，直径为 5 ～ 10 μm，嵌在中间层细胞脚之间，基底部细胞的侧缘亦有许多指状突起互相嵌合。基底层细胞通过细胞桥粒与中间细胞黏附、通过半桥粒与第一层膜黏附，通过 β4 整合蛋白连接，中间层和基底层细胞都能够表达角蛋白 13，所有的上皮细胞层均表达角蛋白 7、8、18、19，角蛋白 20 仅仅在伞状细胞中表达，而基底细胞仅表达角蛋白 5、14、17。基底层细胞可能是一个多能性干细胞池，有较强的分化潜能。实验表明，膀胱上皮如与胚胎或正常成年膀胱间质细胞混合培养，可诱导分化为正常的尿路上皮。另外，若使膀胱长时间地扩张，可见上皮细胞的更新速度加快。当膀胱持续扩张 24 h 后，可见基底层细胞的分裂象明显增多，细胞标记指数较正常高 16 倍。增多的新生上皮细胞可使膀胱黏膜上皮局部增厚并可见基底层细胞向膀胱腔面表层缓慢移动，最后达到表层形成表层上皮。有学者认为膀胱黏膜上皮层细胞超过 7 ～ 8 层时被视为非典型增生，其增生的表层上皮细胞的 DNA 含量增加，上皮细胞转化为多倍体细胞。若给动物膀胱灌注致癌剂或制成膀胱黏膜溃疡模型后，也证实上皮细胞的分裂相数目增多。这些研究的结果证明，膀胱黏膜上皮基底层细胞可能是中间层细胞、表层细胞增生与分化的潜能干细胞。

第二节　膀胱黏膜上皮的生理与生物学功能

膀胱黏膜上皮的主要功能是形成渗透与屏障作用，以保证膀胱的尿液与肾脏产生的尿液成分相似。黏膜上皮还参与了膀胱充盈与排空时表层上皮表面积变化的调节，感知物理和化学刺激信号的传入，以保证膀胱在低压下储存不同容量的尿液。当膀胱上皮感知到异常的物理压力、化学刺激、细菌感染等刺激信号时，其储尿与排尿的频率随之会发生改变。然而，膀胱上皮这些生理功能、病理生理的改变都与膀胱上皮的结构和功能的完整性密切相关。本节依据目前所能阅读到的文献，简要描述膀胱黏膜上皮细胞的生理和生物学功能，以揭示膀胱上皮细胞渗透性和屏障作用功能的改变，引起膀胱排尿功能病理生理学改变的病因机制。

一、膀胱上皮的渗透性与屏障作用

膀胱上皮的渗透性认识应追溯到 1856 年 Kaupp 对尿液成分和容量的变化呈现 12 h 变化模式而不是每小时都在变化的观察。实验研究证实，这种容量变化在大鼠 3 h 的周期等容积测压图中也同样存在。在以后的研究中进一步证实，保持这种尿液成分和容量变化的规律取决于膀胱上皮细胞的渗透性。膀胱尿液的溶质渗透压为 100 ～ 1500 mOsm/kg，血浆渗透压大约在 300 mOsm/kg，膀胱上皮细胞如何能维持一定的生理渗透梯度取决于黏膜上皮细胞对尿液溶质的被动扩散、渗透压驱动扩散、主动转运和膜对所暴露溶质的惰性，以及水和电解质的平衡调节。有人认为表层上皮细胞对水和离子的通透性比其他上皮细胞低得多。也有研究认为，表层细胞具有转移钠离子的功能，一些细胞的钠通道对醛固酮敏感，一些细胞的钠通道则对醛固酮不敏感，还有一些钠的转运是通过钠－钾通道的离子交换完成。移行上皮的钠转运过程受一些因素的影响，如上皮的过度扩张或上皮细胞的完整性改变可增加钠的转运。另外，尿液中的尿激酶和激肽释放酶则有抑制钠通道的转运作用。目前，对于通过上皮转运物质的通道已了解得比较清楚，人类水的渗透性接近于 6.5×10^{-5} cm/s。这个渗透值是通过向志愿者膀胱灌入氚标记的水量被估算出来的，但应用直接测量尿路上皮的弥散渗透性研究在人类尚未开展。这是因为迄今还没有直接测量渗透压对黏膜上皮渗透作用影响的方法。

正常膀胱黏膜上皮的结构和最重要的生理功能是渗透与屏障作用，它对于保持尿液－血浆的溶质浓度、渗透压梯度，以及防止黏膜上皮下的间质组织不被尿液溶质和有毒物质的异常渗透性损伤至关重要。在正常情况下，上皮细胞对离子渗透性最低，除了主动运输之外，上皮细胞对离子的惰性，以及腔面上皮细胞膜和细胞间的紧密连接均使血液和尿液中的溶质成分很难通过尿路上皮。基于膀胱黏膜上皮细胞这些生理与生物学特性，目前科学家尚未发现有任何其他的上皮组织能够替代尿路上皮有效分隔尿液与组织间液的屏障功能（图 3-2）。

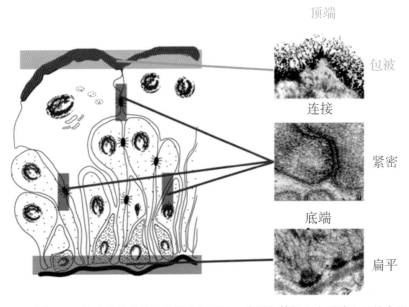

图 3-2　尿路上皮的渗透性取决于顶端、外侧和基部 3 个屏障之间的合作

本节重点介绍两种上皮细胞在维持黏膜上皮渗透屏障作用的关键蛋白。①上皮细胞水通道蛋白（aquaporins，AQPs）的表达和功能：在哺乳动物中 AQPs 是由含有 13 个基本膜蛋白的家族组成，AQP-1、AQP-2、AQP-4、AQP-5 和 AQP-8 主要运输水或甘油等小分子溶质，AQP-3、AQP-7 和 AQP-9 在上皮细胞广泛表达。大鼠和人的研究表明，在大鼠的伞细胞基底外侧膜及中间细胞和基底细胞质膜中发现了 AQP-2 和 AQP-3，但在伞细胞顶膜中没有观察到其表达。耐人寻味的是，在膀胱脱水（与灌入水相对）的动物中，AQP-2 的表达量增加了 50%，而 AQP-3 的表达量则增加了 200%，这

说明 AQP 的表达是通过水的灌入来调节的。在人体组织中，通过 RT-PCR 检测证实了 AQP-3、AQP-4、AQP-7、AQP-9 和 AQP-11 的表达。Rubenwolf 等人的研究认为 AQP-4 似乎与细胞 – 细胞接触的膜部分相关联，而 AQP-4 和 AQP-7 的部分表达在伞细胞层的顶端的腔面。尿路上皮水通道蛋白的功能尚有不同观点，有学者认为 AQPs 对尿路上皮细胞的渗透压或体积有调节作用，当细胞脱水导致高渗透压的尿液通过尿路上皮时，其溶质或离子的吸收伴随着水的重吸收，这一过程是机体对水和电介质平衡调节的重要机制。此外，在尿路上皮细胞之间发生大量水的流动时也伴随 AQP-4 或 AQP-7 流入伞状细胞顶端，然后通过一个基底外侧 AQP-2 或 AQP-3 流出。由于 AQP-3 还具有运输尿素的功能，这对于尿素或其他的溶质从尿路上皮细胞的扩散调节可能发挥着重要作用；②上皮细胞尿素通道蛋白（urea transporters，UT）的表达和功能：除了水之外，尿素和肌酸酐等溶质同样也能被输尿管和膀胱黏膜上皮重吸收或在膀胱腔尿液低渗时进入膀胱腔。尽管水和溶质的运输在一定程度上是由浓度梯度决定的，但浓度的变化梯度和运输的速度表明在自然状态下这种运输是相对简单而活跃的。UT 有两个亚属，分别是 UT-A 和 UT-B。UT-A 包括由一个单独基因编码的六个亚种，在尿液形成中有重要作用。UT-B 作为一个单独亚种存在，在红细胞和其他组织中被发现，其作用是回收尿素和浓缩尿液。UT-B 同样在上皮细胞中表达，主要存在于伞状细胞的基底侧及中间细胞和基底细胞的质膜，UT 的主要功能是驱使尿素从尿液进入上皮从而调整细胞体积和渗透压，最终保证膀胱和输尿管中尿素氮浓度为血浆中的 3～5 倍。在缺水状态时，相对来说尿素氮的浓度最高；在水分充足时，尿素氮浓度相对较低。这可以假定为尿素通过伞状细胞顶端膜或通过 UT-A 运输到基底侧的 UT-B 或渗透到类似其他细胞层的间隙空间，最终被上皮层下的毛细血管吸收进入血液。因此，UT-B 缺乏可使尿素浓度升高，引起精氨酸代谢异常和 NO 水平升高，导致 DNA 损伤和细胞凋亡（图 3-3）。

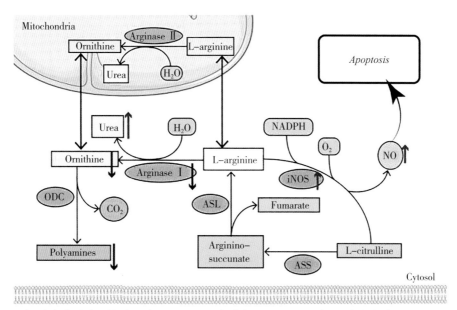

注：NADPH—烟酰胺腺嘌呤二核苷酸磷酸；NO——氧化氮；iNOS—可诱导一氧化氮合酶；ASL—精氨酸琥珀酸裂解酶；ASS—精氨酸琥珀酸合成酶；NOS——氧化氮合酶；ODC—鸟氨酸脱羧酶。

图 3-3　尿路上皮细胞凋亡中精氨酸代谢及尿素 /L-Arg/NO 通路的研究

膀胱黏膜上皮细胞层被一层亲水性高的 GAG 层覆盖，使尿液水分子与膀胱上皮细胞保持非直接接触（图 3-4）。尽管膀胱上皮 GAG 层对尿液溶质的渗透是否起到屏障作用还有争议，但实验研究发现，兔的膀胱用鱼精蛋白处理后可以增加水、钾离子、钙离子、尿素、肌酐等物质的渗透性，而用戊聚糖硫酸酯处理则产生相反的结果。这表示，鱼精蛋白破坏了膀胱上皮层的 GAG 层的屏障作用，增加了尿液溶质的渗透性，导致了尿液－组织间液之间的平衡和内环境的改变。1998 年 Nickel 与其同事比较研究了鱼精蛋白、肝素、透明质酸修复膀胱上皮 GAG 损伤对尿素、钾离子渗透性的影响，证实了膀胱上皮 GAG 损伤与缺失可导致尿液溶质渗透性改变，加剧了尿液溶质如各种离子、炎症因子、尿素、肌酐、蛋白质、抗体、微生物等有毒物质的异常渗透性损害。膀胱上皮细胞的 GAG 层的损伤，使上皮细胞结构、连接与屏障作用发生改变，这些屏障作用的改变对疾病的影响就显得甚为重要。例如，膀胱感染、间质性膀胱炎、膀胱灌注化疗与 BCG 免疫治疗都将导致膀胱上皮细胞的损伤，细胞连接异常开放，GAG 层连续性遭到不同程度的损伤后，黏膜上皮屏障作用受到破坏，使尿路上皮的渗透性异常增加，尿液溶质和炎症因子渗透到黏膜下及间质，并引发一系列膀胱间质炎症变化，进一步发展则导致膀胱平滑肌、间质细胞纤维化或膀胱挛缩，是导致膀胱储尿与排尿功能发生异常改变的病理生理学基础。

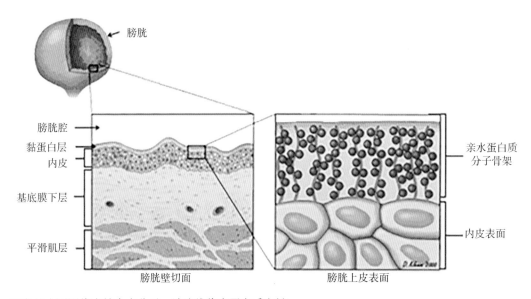

注：蓝色的小圆圈代表结合水分子，波浪线代表蛋白质主链。

图 3-4　正常膀胱移行上皮，糖胺聚糖（GAG）层覆盖移行细胞

二、上皮细胞在膀胱充盈和排空中的应答

膀胱上皮细胞除了渗透屏障作用外，在膀胱充盈和排空过程中静水压周期性变化产生的细胞生物应答反应又重新得到了关注。通常膀胱尿液容量的积累压力上升主要分 3 个阶段：第一阶段，膀胱尿液积累压力快速上升阶段；第二阶段，膀胱在储尿阶段压力保持一段相对稳定的平台时间；第三阶段，在膀胱储尿阶段之后，膀胱容量压力不断增加，膀胱压力快速上升达到极限，随之平滑肌收缩产生排尿压力。当膀胱尿液排出后膀胱腔内压力恢复到底线，这个过程周而复始。在膀胱充盈与排尿压力转

化过程中，上皮细胞的屏障功能至关重要，它必须承受这些阶段中膀胱尿液静水压力的变化。已知膀胱上皮细胞适应尿容量的增加至少有两种调节方式，主要的机制是膀胱充盈扩张时黏膜表面的展开，特别是伞状细胞在形状上经历了一个大的变化，即从膀胱排空时的立方体形态到膀胱充盈时的扁平形态的变化。在囊动力学的经典模型中（图3-5），伞状细胞形态转变被假设伴随着DFV的胞外分泌。这些将会增加伞状细胞的顶端表面积和膀胱的整个表面积，从而使膀胱适应更多的尿容量。当膀胱处于排空状态时黏膜高度褶皱，细胞形态由扁平转为立方状，细胞层次增多，黏膜变厚。胞外分泌和内化作用在伞状细胞上的响应是被机械力控制的，即膀胱充盈时黏膜皱襞被打开，膀胱排空后黏膜组织折叠形成皱襞致使机械力影响顶层和基底层细胞的张力。上皮细胞胞外分泌经过两个阶段，一个是最初的快速增加，这应该与尿液积累的第一阶段同步，然后是持续数小时的延续响应。最初的胞外分泌增加的应答是对蛋白合成、分泌的抑制和降低温度的不敏感性，它反映了先前DFV的胞外分泌。上皮细胞的早期应答开始于伞状细胞顶端张力的增长，并不是依靠压力本身。应答的速度依靠组织向外弯曲的速度，向外弯曲的速度越快，胞外分泌的速度就越快。当膀胱上皮是动态的机械状态，黏膜表面的伸张在膀胱充盈期间的早期应答甚为重要。

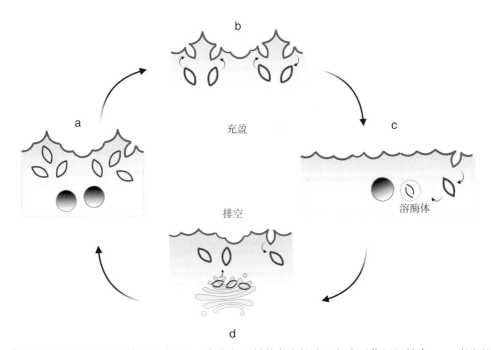

注：a—伞状细胞处于松弛/未填充状态；b—膀胱充盈刺激囊泡的胞吐与内吞作用相结合；c—囊泡的胞吐导致囊泡的增加伞状细胞顶膜，内吞的囊泡被递送到溶酶体中被降解；d—囊泡在排空后被内化，在高尔基体中形成新的囊泡池。

图3-5 尿路上皮随膀胱充盈和排空而扩张和收缩

随着上皮细胞的继续向外弯曲，继顶端张力变大之后，其基底膜的张力也在增加，这就刺激了依靠张力激化的内吞作用。这个应答与内吞作用相似，不可避免地引起了胞外分泌。在两个例子中，上皮细胞的内吞作用调节了表面积的增加和信号通路的调控，保证胞外分泌外循环所必需的蛋白和膜的恢复。尽管胞外分泌和内吞作用是被张力刺激的，但实质上是顶端表面积的增加的结果。第二阶段胞外分泌逐渐增加，即膀胱尿液积累阶段，它与第一阶段的胞外分泌应答的调控不同，这一阶段主要为蛋白合成和分泌需要包含一个新的 DFV 合成的胞外分泌或蛋白合成来维持胞外分泌的应答。第二阶段的特点是组织的向外弯曲出现在上皮细胞自分泌 EGF 受体被激活之后，调控膀胱到达最适容量与膀胱上皮的机械平衡。在这种条件下，胞外分泌的速度应该是大于内吞作用的速度，从而引起表面积缓慢、稳定地增加。在排空阶段，充盈阶段增加的膜必须快速恢复。控制这个程序的机制目前并没有完全阐明。

三、上皮细胞对化学物质的感知作用

上皮细胞化学信号传导通路：早期的研究发现，尿路上皮释放以相邻膀胱细胞和神经元为靶子的化学物质来充当传感器。通过类似于神经末梢释放递质的钙依赖的胞吐机制，尿路上皮释放许多不同的介质包括（nitrogen monoxide，NO）、三磷腺苷（adenosine triphosphoric acid，ATP）、乙酰胆碱（acetyl choline，ACH）、P 物质和前列腺素（Prostag landin，PG），如表 3-1 所示。这些从尿路上皮细胞释放的化学介质在膀胱上皮细胞基底外侧表面有张力时分泌的 ATP 和 ACH 等化学物质，会激活黏膜上皮下层的传入神经通路，并引发膀胱收缩或舒张。

表 3-1　膀胱上皮细胞与初级神经传感器功能的比较

传感器化学刺激物	尿路上皮细胞感受器受体	初级传入神经感受器受体
ATP	嘌呤受体（P2X 和 P2Y）	嘌呤受体（P2X 和 P2Y）
辣椒素和树脂霉素	TRPV1	TRPV1
Heat	TRPV1，TRPV2，TRPV4	TRPV1，TRPV2，TRPV3，TRPV4
Cold	TRPM8，TRPA1	TRPM8，TRPA1
H 离子	TRPV1	TRPV1，ASIC，DRASIC
同渗容摩	TRPV4	TRPV4
缓激肽	B1 和 B2 缓激肽受体	B1 和 B2 缓激肽受体
ACH	烟碱和毒蕈碱受体	烟碱和毒蕈碱受体
去甲肾上腺素	肾上腺素受体（α 和 β 亚型）	肾上腺素受体（α 和 β 亚型）

注：ASIC：酸敏感性离子通道；DRSIC：背根酸感应离子通道；TRPA：瞬时感受器电位锚蛋白类型通道；TRPV：瞬时效应潜能的辣椒素通道；TRPM：瞬态感受器阳离子电压通道。

四、膀胱上皮细胞受体与功能调节

目前的研究证实，上皮细胞能够对热、化学物质刺激产生反应。膀胱上皮细胞和感觉神经显示出许多共同特性和功能。通过对许多化学刺激信号传导机制的研究解释了间质性膀胱炎、膀胱灌注不同分子的化疗药物和 BCG 免疫治疗所产生膀胱刺激症状与上皮细胞损伤与增殖抑制的作用原理。

有关膀胱上皮细胞的相关受体及主要生物学作用包括以下内容。① TRPV1 受体：是膀胱上皮细胞感觉分子中瞬时效应潜能家族之一。TRPV1 通过排尿反应的输入端表达，包含在正常和膀胱疾病排尿反射调解中表达，膀胱上皮细胞和距离膀胱上皮较近的传入神经也能表达 TRPV1。在一个 TRPV1 缺陷的小鼠模型中，Brider 等人发现膀胱功能有一些改变，包括体外伸展诱发的 ATP 释放的减少和培养 TRPV1 缺陷尿路上皮细胞 NO 的降低，这标志着 TRPV1 的功能意义不仅仅在于对疼痛的感觉，还发现患有感觉性尿急的患者其膀胱三角区黏膜中的 TRPV1 表达量显著高于其他膀胱黏膜区，在间质性膀胱炎患者中 TRPV1 的 mRNA 水平与膀胱的体积和压力呈负相关，这说明在感觉性尿急和间质性膀胱炎的患者中 TRPV1 过表达与尿急、尿频和疼痛的病因学因素有关；② TRPV2 受体：TRPV2 是一个高钙渗透性非选择性离子通道，能够在感觉到 50 ℃以上的温度时被激活，TRPV2 过表达与膀胱放疗、化学和免疫灌注治疗的毒热刺激和疼痛的产生密切相关。因此，它可能作为膀胱疼痛药物的一个新的靶点。Sara 等人的研究发现，TRPV2 在正常上皮细胞和浅表性膀胱癌上皮细胞中均有表达，且表达量与肿瘤的分级和分期增加有关。TRPV2 与膀胱肿瘤发展的关联可能是其参与了上皮细胞的增殖。在小鼠实验中，TRPV2 可以被胰岛素生长因子、促有丝分裂细胞因子和抗凋亡细胞因子所激活，从而影响上皮细胞向肿瘤细胞分化，在高分级肿瘤中 TRPV2 表达水平较高，也许 TRPV2 和胰岛素生长因子在浅表性膀胱癌发生、发展的调控中起到一定的作用；③ TRPV4 受体：能够在膀胱上皮组织中表达，并在膀胱炎症状态下 TRPV4 受体通道功能明显增强；在环磷酰胺（cyclophosphamide，CYP）等诱导的化学性膀胱炎症中 TRPV4 受体的表达增强，有助于膀胱上皮的渗透效应（图 3-6）；④ TRPM8 受体：TRPM8 对较低的温度（25～28 ℃）较敏感，是膀胱上皮细胞对冷和热敏感的温度感受器；TRPM8 在膀胱肿瘤细胞中的表达会增加，表明在上皮细胞增生与恶性转化过程中 TRPM8 起作用；⑤嘌呤受体：包括 P2X2 和 P2X3，和 TRPV1 一样，都在膀胱机械应力有一定作用。在炎症应答中，通过刺激 P2X 受体可以激发疼痛感觉；⑥肾上腺素受体：膀胱上皮表达 α 和 β 两种肾上腺素受体，能激发 ATP 和 NO 等介质的释放，膀胱上皮细胞能够表达 α_1 肾上腺素受体，儿茶酚胺类激发 α_1 肾上腺素受体，膀胱过度活动症、间质性膀胱炎和良性前列腺增生临床使用 α_1 肾上腺素拮抗剂治疗取得一定的疗效，α 和 β 两种肾上腺素受体对上皮细胞的刺激能够引起 NO 的释放，患间质性膀胱炎的猫与正常健康猫相比膀胱中去肾上腺素、ATP 和 NO 等介质的释放水平明显增高，这可能作为人体间质性膀胱炎诊疗评价的生化指标；⑦缓激肽受体：包括 B1 受体和 B2 受体，缓激肽 B2 受体在膀胱黏膜上皮中广泛表达，在动物模型中这些受体能够激发炎症痛觉反应。在小鼠膀胱上皮细胞中 B2 受体可激活胞质钙容量的上升，有文献资料表明，这种胞质钙容量的积累能破坏膀胱上皮的神经递质释放，导致膀胱炎症的发生；Ruggirri 等人发现间质性膀胱炎活检样本中缓激肽 B1 受体表达增高，增加了膀胱对化学与炎症因子的应激反应而导致膀胱的过度活动。

間质性膀胱炎基础与临床
BASIC AND CLINICAL OF INTERSTITIAL CYSTITIS

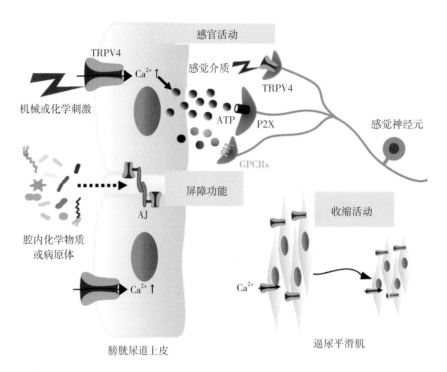

注：AJ—黏附连接；TRPV4—瞬时受体电位香草素 4 型；ATP—三磷腺苷；P2X—含 P2X2 和 P2X3 亚基的嗜离子嘌呤受体；GPCR—G 蛋白偶联受体。

图 3-6　膀胱中 TRPV4 的定位及生理功能示意

　　尿路上皮细胞的 TRPV4 能够检测导致 ATP 和其他化学介质释放的膀胱充盈活动或化学刺激物，进而引起膀胱传入神经的激活或敏化，从而增加排尿反射回路的感觉输入。有证据表明，TPRV4 可能存在于上皮下神经丛，它可能与尿路上皮 TRPV4 串联起调节和丰富感觉传导的作用。在尿路上皮细胞中，TRPV4 也与黏附连接相关，并参与尿路上皮通透性的调节。存在于逼尿肌平滑肌上的钙渗透性 TRPV4 通道，可以直接调节逼尿肌活动。

五、膀胱黏膜上皮免疫防御作用

　　1. 概述　与获得性免疫反应相反，先天免疫系统对微生物的挑战产生更快速的反应。当先天免疫系统受到损害或失调时，进行性炎症和感染的迹象在临床上变得明显。一般来说，先天免疫系统由模式识别受体，如 Toll 样受体（TLR）；血浆蛋白、趋化因子和细胞因子；细胞成分，如上皮细胞、骨髓源性吞噬细胞、树突状细胞和自然杀伤细胞；有毒分子，如活性氧和活性氮中间体；抗菌肽（AMPs）等组成。此外，通常认为泌尿生殖管腔和肠道微生物群是先天免疫的另一个来源，通过改变环境的 pH 和微生物群产物来控制泌尿道感染（UTI），可竞争性抑制类似大肠埃希菌等毒力更强的菌株感染。当先天免疫细胞遇到潜在的病原体时，它们激活细胞内信号级联，产生调节局部免疫反应的抗菌介质、细胞因子和趋化因子。膀胱上皮细胞作为物理屏障，其产生细胞因子、趋化因子，分泌抗菌蛋白和多肽，杀死入侵的病原体，先天免疫系统对预防与清除膀胱病原微生物起着关键作用。

2. 模式识别受体（pattern recognition receptors，PRR） 是指宿主 – 病原体相互作用中宿主从自身识别外部病原体并产生适当免疫反应的能力。模式识别受体就是这样一种宿主机制，它可以检测病原体或损伤相关的分子模式（pathogen-associated molecular patterns，PAMPs 或 damage-associated molecular patterns，DAMPs），并激活先天免疫应答。PRR 往往位于抗原呈递免疫细胞，如树突状细胞和巨噬细胞上。然而，PRR 也可以通过其他免疫和非免疫细胞表达。这些受体通常定位于细胞表面，但也可以定位于细胞内，位于细胞质或细胞核内体中。PRR 激活的类型是病原体特异性和位置特异性。大体上，PRR 激活启动细胞信号级联，触发涉及宿主防御的基因转录。具体来说，PRR 激活核因子 κB（NF-κB）信号转导、下游细胞因子和趋化因子的表达，以及炎症细胞募集来吞噬和清除细菌。

Toll 样受体（toll-like receptors，TLRs）是最重要和研究最彻底的 PRR 家族之一。TLRs 的特征是存在一个大的富含亮氨酸重复结构域、一个跨膜段和一个胞质 Toll/ 白介素 -1 受体（TIR）结构域，这有助于介导配体结合和细胞内信号蛋白之间的相互作用。TLRs 在微生物成分的先天识别中发挥重要作用，被认为是在 UTI 启动先天防御。当病原体进入尿道时，它们会触发受体的构象变化，激活特定的适配分子，介导不同的级联反应，包括释放趋化因子、干扰素、白介素（IL）、抗菌物质和促炎细胞因子。

TLR2、TLR4、TLR5 和 TLR11 已被证明可以调节 UTI 易感性。其中 TLR4 研究得最多，它的配体是革兰阴性菌细胞壁成分脂多糖（Lps）。TLR4 控制膀胱黏膜对 UPEC 反应的最早阶段。某些近交系小鼠菌株在 TLR4 的 TIR 域存在点突变，这使它们对内毒素产生抗性，包括对 UTI 革兰氏阴性感染的高度敏感。进一步研究表明，TLR4 在膀胱上皮细胞和先天免疫细胞上的表达是对抗侵袭性 UPEC 感染的必要条件。

TLR 信号可以激活宿主的先天免疫反应，但它也可以通过激活炎症反应损伤局部组织来发挥病理作用。TLR 信号可能在细菌性尿路感染（urinary tract infections，UTI）发生时引起肾脏损害中发挥作用。幸运的是，有先天调节机制微调 TLR 信号，以选择性确保适当的应答。这些微调包括共受体、受体折叠、翻译后修饰、切割、细胞内运输和负调节因子作用。

在人类和尿道致病性大肠埃希菌（uropathogenic Escherichia coli，UPEC）基因组中的其他证据证实了，Lps-TLR4 在 UTI 发病过程中既起到中心作用，又作为一个关键的配体 – 受体相互作用。在人类中，TLR4 基因的多态性与复发性 UTI 的发生有关。在 UPEC 中，Lps 生物合成操纵子的突变抑制了膀胱上皮细胞分泌细胞因子和趋化因子的能力。此外，某些 UPEC 基因组包含 TLR4-TIR 结构域蛋白（Tcps），抑制 TLR 信号。在一项研究中，从急性泌尿感染患者分离出的 UPEC 中，约 40% 具有这些 Tcps，而在无症状菌尿和膀胱炎患者中，这一比例为 16% ～ 21%。在实验性 UTI 中，编码 Tcps 的细菌存活较好，导致肾脏病理较差。因此，Tcps 作为细菌毒力因子可以抑制先天免疫和增加 UTI 易感性。总之，这些观察将 TLR4 表达缺陷和信号转导与 UTI 风险升高联系起来。

3. 干扰素调节因子（interferon regulatory factor，IRF） IRF-3 和 IRF-7 是 UTI 过程中 TLR 激活的转录因子。IRF-3 和 IRF-7 在 UTI 过程中发挥相反的作用。IRF-3 依赖于 TLR4 的激活，在调节抗菌反应中发挥重要作用。缺乏 IRF-3 的小鼠在实验性 UTI 中发生严重的急性肾盂肾炎并伴随大量组织损伤，黏膜和尿中性粒细胞明显堆积，组织和尿细菌负担增加。相反，IRF-7 可引起炎症反应。因此，

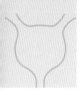

IRF-7 KO 小鼠对实验性 UTI 的反应比 IRF-3 KO 和野生型小鼠的中性粒细胞招募和 UPEC 负担更低。IRF-3 和 IRF-7 KO 小鼠之间的基因谱评估证实了 UTI 期间的过度炎症反应是由 IRF-7 驱动的。因此，IRF-3 和 IRF-7 的表达相互平衡，从而有效地限制对细菌感染的先天免疫应答。

4. 趋化因子和细胞因子 细胞因子信号转导在协调 UTI 期间的先天免疫应答中发挥着重要作用。细胞因子广义上是指细胞内产生的小蛋白，通过自分泌、旁分泌和（或）内分泌作用释放，使细胞间的通信成为可能。白细胞介素（ILs）是炎症细胞产生的典型细胞因子，对炎症细胞有作用，而趋化因子是具有趋化特性的细胞因子。有趣的是，在 UTI 背景下，首次观察到黏膜源性细胞因子的表达并对白细胞介素 6（interleukins-6，IL-6）和 IL-8 在 UTI 中的作用进行了广泛的研究。

研究表明 IL-6 通过多种机制在 UTI 的预防中发挥作用。IL-6 表达定位于膀胱尿路上皮，诱导 AMP 表达促进 UPEC 清除。此外，IL-6 调节单核细胞增殖，改变铁稳态，阻碍巨噬细胞内 UPEC 菌群的生长。当 IL-6 基因敲除小鼠进行 UTI 实验时，与野生型对照相比，IL-6 基因敲除小鼠的死亡率更高。在早期膀胱炎中，IL-6 缺乏导致 UPEC 细胞内菌群（IBC）数量增加，使 UPEC 逃避先天免疫系统，并产生慢性 UTI。这些研究表明，IL-6 信号转导可以作为治疗急性 UTI 或预防疾病复发感染的靶点。

最近的研究发现也提示 IL-6 可能是一种新的 UTI 生物标志物。小鼠 UTI 模型表明，血清和尿中 IL-6 浓度在 UTI 期间以 TLR4 依赖的方式增加。临床上，血清和尿液中 IL-6 浓度与 UTI 严重程度相关。因此，未来的前瞻性研究可以从评估 IL-6 作为急性 UTI 生物标志物膀胱炎的前瞻性标志物方面进行研究。

IL-8 的转录与 TLR4 的激活有关。IL-8（也称为 CXCL8）属于 CXC 趋化因子家族。IL-8 在 UTI 炎症细胞趋化，尤其是中性粒细胞招募中发挥重要作用。IL-8 在被感染的上皮细胞和循环细胞，以及招募的免疫细胞中均有表达。中性粒细胞向 IL-8 的移动具有梯度性，可靶向吞噬并杀死细菌。在尿路中，IL-8 促进中性粒细胞在尿路上皮的上皮间迁移，允许中性粒细胞从血液中通过组织和黏膜进入尿液。因此，IL-8 水平与尿白细胞的存在相关，并与 UTI 中脓尿有关。

IL-8 有两个细胞表面受体：CXCR1（IL-8RA）和 CXCR2（IL-8RB）。CXCR1 更特异性地结合 IL-8，而 CXCR2 特异性相对较低，可以结合多种 CXC 趋化因子。CXCR1 和 CXCR2 都在尿路上皮细胞上表达。在感染环境下，CXCR1 和 CXCR2 的表达增加，从而增强 IL-8 依赖的中性粒细胞迁移。特别是 CXCR1 被认为是体外中性粒细胞在感染细胞间迁移的必要因素，因为 CXCR1 特异性抗体较 CXCR2 抗体更能抑制这一过程。

5. 抗菌肽（antimicrobial peptides，AMPs） 宿主防御肽和蛋白质，也被称为 AMPs，具有肽链短、阳离子寡肽、蛋白质进化保守等特性。AMPs 代表了不同种类的分子，包括防御素、抗菌肽、核糖核酸酶和金属结合蛋白。在过去的十年中，AMPs 的研究领域引起了许多研究项目的兴趣。在人类中，这些多肽在经常接触致病微生物的上皮组织表达，如膀胱尿路上皮和肾集合管。此外，AMPs 在被招募到损伤和感染部位的免疫细胞中表达。来源于上皮组织的 AMPs 在人类尿道中的研究显示，其具有抗菌活性和生物学相关性。抗菌肽是临床医学中最直接的应用治疗 UTI 和其他常见感染而开发的新型抗菌药物。通过使用短链脂肪酸衍生物，如丁酸、维生素 D_3 衍生物和雌激素，诱导内源性 AMPs 产生，解决了其直接传递的局限性。最近的研究数据还表明，AMPs 可以开发为 UTI 预测或诊断。膀胱输尿管反流儿童随机干预试验的研究表明，膀胱输尿管反流儿童 α 防御素 DEFA1A3 位点的遗传拷贝数变异预测复发性尿路感染。AMPs 也被用作除了白细胞酯酶以外的辅助工具，用于诊断儿童的 UTI。尿 NGAL 水平与复发性尿路感染风险呈负相关，NGAL 已被认为是儿童尿路感染的额外生物标志物。

6. 先天免疫细胞与免疫防御机制

（1）概述：对 UTI 的先天免疫反应是通过上皮细胞和白细胞之间的密切合作协调的。膀胱、输尿管和肾盂尿路上皮细胞，以及肾集尿管的基层细胞参与了对尿路病原体的早期先天防御。主要防御机制包括：①通过 PRR 表达检测细菌；② AMP 产物；③细胞内细菌的排出；④ IL–6 等细胞因子的产生；⑤产生 IL–8 等促进吞噬细胞招募的趋化因子；⑥屏障功能；⑦调节上皮细胞脱落和再生机制。

（2）T 淋巴细胞：在皮肤和黏膜表面，如肠道和肺中发挥重要作用。直到最近，T 细胞对哺乳动物膀胱免疫的贡献在很大程度上还是未知的。随着新技术的出现，包括单细胞 RNA 测序和报告小鼠，对 T 细胞在膀胱疾病（如细菌感染、膀胱癌和慢性炎症）中的作用的理解正在加深。在这些病理状态下，许多膀胱 T 细胞反应可能对宿主有害，包括细菌或癌细胞的次优清除，或者通过调节自身炎症。最近的发现表明，T 细胞的行为可能受到驻留 T 细胞与膀胱微生物群和其他免疫刺激剂的相互作用的影响。因此，调节膀胱 T 细胞功能可能成为治疗某些膀胱疾病的免疫疗法的假定形式。

T 细胞通常通过抗原呈递细胞（APCs）表面上的抗原呈递主要组织相容性复合体（MHC）Ⅰ 或 Ⅱ 与 T 细胞受体（TCR），以及 T 细胞表面上的包括 CD8 或 CD4 的共受体的相互作用来识别抗原。T 细胞可分为 αβT 细胞或 γδT 细胞，黏膜表面主要是 γδT 细胞；T 细胞也可以根据 CD8 或 CD4 标志物的表达分为 $CD8^+$ 或 $CD4^+$ T 细胞，当被抗原 –MHC Ⅰ 复合物激活 $CD8^+$ T 细胞可以分泌细胞毒性分子，如穿孔素和颗粒酶，它们可以直接杀死受感染的或老化的组织细胞。当被抗原 –MHC Ⅱ 复合物激活 $CD4^+$ T 细胞可以分化成不同的亚型，如 Th1、Th2、Th17、Treg 等。每种亚型分泌不同的细胞因子，如 IFNγ、IL–4、IL–17A、IL–10 等。这些细胞因子可以促进邻近的免疫细胞或组织细胞执行特定功能，如杀死病原体、修复受损组织、促进或抑制炎症、杀死癌细胞，因此，$CD4^+$ T 细胞被称为辅助性 T 细胞。

当细菌通过尿道到达膀胱腔时，膀胱开始感染，细菌在尿液中繁殖，并成功地附着在膀胱上皮表面上，以抵抗排泄过程中的清除。尿路致病菌，尤其是 UPEC，表达黏附细胞器帮助 UPEC 附着和侵入膀胱上皮细胞。尽管宿主唤起了强烈的先天免疫反应来清除膀胱中的细胞外和细胞内细菌，但高发生率和复发率表明膀胱中的获得性免疫系统不能完全应对感染细菌。$CD4^+$ 和 $CD8^+$ 通过免疫组织化学和免疫荧光染色评估，发现 UPEC 感染后小鼠膀胱中的 T 细胞相对于未感染的小鼠显著增加，表明 T 细胞对感染有强烈的反应。多种膀胱 T 细胞亚型被泌尿病原体激活，其中 Th2 细胞在小鼠中占优势。当膀胱上皮细胞被细菌感染时，它们作为宿主防御活动大量脱落以减少细菌负荷。此后，CD11c+CD301b+OX40L+ 树突状细胞被激活，并根据尚未被识别的信号迁移到尿路上皮区域，以采集细菌抗原。然后，它们被运输到引流淋巴结，在那里向 T 细胞呈递抗原。这些 DC 优先激活 Th2 细胞，Th2 细胞行进到膀胱的固有层以分泌 2 型细胞因子，如 IL–4、IL–13。这些 2 型细胞因子将刺激巨噬细胞和组织细胞分泌生长因子（EGF、IGF–1 等）来快速修复和再生泌尿上皮。这种增强的 Th2 活性抑制了 Th1 活性的出现，Th1 活性对于细菌清除是重要的。因此，细菌在感染后倾向于在膀胱中存留较长的时间。CD8$^+$ T 细胞也被激活，可以迁移到膀胱中，以帮助清除泌尿病原体。趋化因子 SDF-1 不仅可以招募 CD8$^+$T 细胞，而且对固有层中的 CD4$^+$T 细胞起到定位作用，γδT 细胞在感染期间被激活。它们可以分泌 IL-17A，IL-17A 可以招募和激活中性粒细胞来清除细菌（图 3-7）。

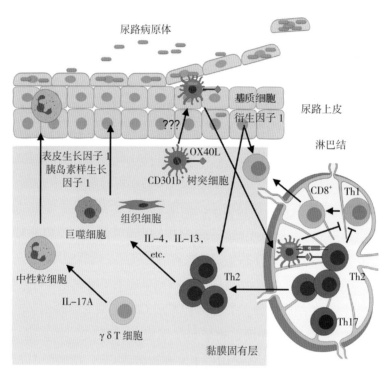

图 3-7　膀胱 T 细胞对泌尿病原体的防御作用示意

（3）中性粒细胞：研究证明中性粒细胞在根除 UTI 中起着重要作用。中性粒细胞的聚集被证明依赖于细菌 Lps，因为耐 Lps 小鼠缺乏中性粒细胞的招募作用，这与细菌在膀胱的持久性存在有关。感染前，脂多糖敏感小鼠的中性粒细胞减少时，UPEC 从尿路的清除减少。活化的中性粒细胞除了在杀死细菌中发挥重要作用外，还能引起感染尿路上皮组织的炎性损伤。中性粒细胞来源的环氧合酶 -2（COX-2）被认为是与严重复发性膀胱炎相关的炎症驱动因素。因此，中性粒细胞反应的微调对于平衡其杀菌功能和引起组织损伤的倾向是至关重要的。

（4）单核细胞和巨噬细胞：在膀胱炎症反应期间，中性粒细胞、巨噬细胞和招募的单核细胞之间存在复杂的相互作用，激活的中性粒细胞通过迁移，可募集单个核免疫细胞聚集在膀胱黏膜下层，并产生多种细胞因子和炎症介质，如肿瘤坏死因子 -α（tumor necrosis factor，TNF-α）与巨噬细胞上的受体结合，导致 Cxcl2 趋化因子的分泌；Cxcl2 与中性粒细胞上的 Ccr2 受体结合，导致 Mmp9 基质金属蛋白酶的产生，并能降解尿路上皮基底膜的细胞外基质，触发中性粒细胞迁移至细菌抗原存在的部位。

（5）自然杀伤细胞（NK）和 NK-T 细胞：在参与宿主防御 UTI 过程中起着重要的天然防御作用。驻留在组织中的 NK-T 细胞被配体 α- 半乳糖神经酰胺（α-GalCer）激活。最近的实验表明，NK 细胞是 UPEC 的关键反应者，可以识别细菌 I 型菌毛和 TNF-α 的产生。UTI 期间尿路上皮细胞分泌的基质细胞衍生因子在招募 NK 细胞和中性粒细胞至感染部位的过程中发挥着重要作用。

（6）肥大细胞（mastocyte，MC）：研究表明，MC 是革兰氏阴性细菌感染活化中性粒细胞的关键介质，肥大细胞通过细菌菌毛蛋白 FimH 产生 TNF-α。同样，MC 在 UPEC 暴露后以 fimh 依赖的方式产生 TNF-α，MC 缺陷小鼠在实验性 UTI 中显示中性粒细胞招募减少，UPEC 清除能力降低。最近的一项研究证实，MC 激活在获得性免疫的调解过程中发挥关键性作用。急性膀胱炎发生时，膀胱伞细胞脱落。经尿道接种 UPEC 后，伞细胞分泌 IL-1β 细胞因子，诱导 MC 向伞细胞深处迁移。这些 MC 局部脱粒，伞状细胞内吞含有乳糖酶的 MC 颗粒。一旦乳糖酶到达伞状细胞胞质，它就会触发裂解和活化 caspase-1，caspase-1 介导细胞溶解和脱落。

因此，MC 在协调先天免疫反应中发挥多种免疫作用。目前认为，间质性膀胱炎 MC 的密度、脱颗粒细胞比值、激活的 MC 产生的多种炎症介质、趋化因子、P 物质、组胺、类胰蛋白酶等免疫介质是 IC 患者产生严重膀胱疼痛和 LUTS 的免疫分子生物学基础。

第三节　膀胱平滑肌的结构与细胞生理功能

一、膀胱平滑肌细胞的特点与形态特征

1. 膀胱平滑肌细胞的特点　正常膀胱完全充盈呈球形，完成充盈与排空功能的膀胱平滑肌的伸缩变化的长度可达 75%。如果膀胱是由骨骼肌组成的，其最大变化长度只有 30%。那么"骨骼肌膀胱"最多只能排出 70% 的尿液，可见平滑肌特性是保证膀胱正常功能的必要条件。目前认为，膀胱平滑肌的共同的特性包括：①平滑肌是由许多小纺锤状细胞的特殊连接构成；②平滑肌细胞含有肌动蛋白和肌球蛋白，这些蛋白无规律排列在肌小节上；③每一个平滑肌细胞含有多种收缩蛋白基质并连接在相邻细胞间的连接复合体上；④平滑肌细胞保持一定的张力水平并受周围激素、微环境如一氧化氮或自主神经的活动等调节；⑤平滑肌细胞与骨骼肌细胞相比有更强的适应能力，可在更大的范围内调整其自身的长度。这提示，间质性膀胱炎由于膀胱平滑肌发生炎性损伤、纤维化和挛缩，严重影响了膀胱平滑肌的伸缩功能，并导致膀胱的储尿与排尿异常。

2. 膀胱平滑肌细胞的形态特征　膀胱壁单个平滑肌细胞的形态呈长梭形，无横纹，它是较横纹肌原始的一种肌组织。平滑肌收缩缓慢、持久，细胞核位于细胞中央，呈长椭圆形或杆状结构，平滑肌细胞收缩时，其细胞核可扭曲呈螺旋形，当平滑肌完全松弛时，长度约为 200 μm，直径 8 μm。而骨骼肌细胞宽度是平滑肌细胞的 20 倍，长度达几千倍。

平滑肌细胞具有独特的生理学特性，许多纺锤形平滑肌细胞以特殊的连接方式相互连接。每一个细胞都含有单个细胞核。尽管在显微镜下不能看到相互交叉的条纹，但平滑肌细胞含有肌动蛋白和肌球蛋白，这与骨骼肌和心肌细胞类似。此外，平滑肌细胞含有细胞内骨架纤维，这有助于向临近细胞和结缔组织传递收缩时产生的力量。虽然平滑肌内没有 Z 线结构，但有相似的结构分散在整个细胞质作为肌丝和间质纤维的附着点。细肌丝、粗肌丝与肌原纤维类似，呈斜形、交叉排列。收缩蛋白纤维

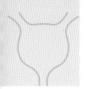

附着在细胞内的连接复合体膜上，连接复合体存在于相邻细胞之间（图3-8）。

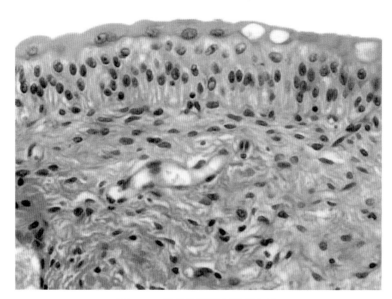

图3-8　正常的膀胱平滑肌细胞

二、平滑肌细胞膜生物电特性与离子通道

1. 平滑肌细胞膜生物电特性　膀胱平滑肌细胞膜生物电特性可从 $-50 \sim -60$ mV 的静息电位到正反馈动作电位。这种动作电位的变化在超极化后更为明显。几种不同的 K 离子通道，如慢通道、瞬时外向通道，以及一些大的和小的钙激活的 K 离子通道（larger-conductance calcium-activated potassium channels，BKCa 和 small-conductance calcium-activated potassium channels，SKCa）参与了平滑肌细胞从静息电位到正反馈动作电位的过程。动作电位升支是由钙离子通过 L 型钙离子通道的内流作用产生的。K 离子通道的开放是通过减少细胞内 ATP 产生的结果所致。这样平滑肌细胞被激活时，可以抑制其自发性活动。在膀胱平滑肌细胞中还发现几种其他的离子通道，包括连接在 P2X 受体上的非特殊阳离子通道和张力激活的阳离子通道。

尽管在毒蕈碱 M3 受体介导的膀胱收缩中 L 型通道活动的重要性还存在争议，但对于副交感神经末端释放的乙酰胆碱的反应，毒蕈碱 M3 受体可促使钙离子通过尼非地平敏感的 L 型钙离子通道进入细胞，同时促使增加的聚磷酸肌醇水解成 1，4，5- 三磷酸肌醇和细胞内钙储存的释放，共同引起逼尿肌收缩。钙离子通过 L 型钙离子通道的内流也可引发肉毒碱受体激活 BKCa 通道介导的钙离子释放并引起后超极化。K 离子通道的开放，使正电荷的 K 离子从细胞内向细胞外流从而使细胞膜电位复极化。另外，M3 受体的激活增加了聚磷酸肌醇的水解、细胞膜甘油二脂的产生；通过激活蛋白激酶 C，参与了 Ca 离子和 K 离子通道产生强力的因子的调节过程。

钙离子跨膜通道进入细胞内后，可激活多种细胞反应。作为有效的信号，细胞内钙离子浓度必须保持在低微摩尔的水平，这种作用主要是通过 ATP 泵调节实现。Ca 离子泵是一个膜依赖 Ca 离子激活的 ATP 酶，与动物细胞中控制膜电位和离子平衡的 Na^+ 或 K^+ 泵类似，属于 P 型 ATP 酶超家族成员；

因其依赖于 ATP 磷酸化，并有门冬氨酸残基的特性。

2. 平滑肌细胞刺激与收缩耦联　平滑肌细胞类似骨骼肌和心肌细胞，当细胞胞质钙离子的浓度升高时便引发细胞收缩。由于平滑肌不具有"T 小管"系统，细胞的钙离子内流增多，高浓度钙离子通过激活受体，增加三磷酸肌醇（inositol triphosphate，IP3）形成或细胞胞质内膜上的电压依赖性 Ga 离子通道的开放，启动细胞肌浆网的钙离子的释放。尽管钙离子在各种类型的肌组织中都有类似的激活作用，但与平滑肌的钙离子激活机制不同。特点是肌肉收缩的反应比骨骼肌和心肌要缓慢而持久。这种现象是因为平滑肌细胞在收缩时也可以水解 ATP。钙结合蛋白也称钙调蛋白，它在肌动蛋白和肌球蛋白之间起调节作用。由于细肌丝缺少肌钙蛋白的调节，故一直趋向收缩。缓慢和相对持久的产生张力可使平滑肌产生和维持张力所消耗的能量较少（图 3-9）。

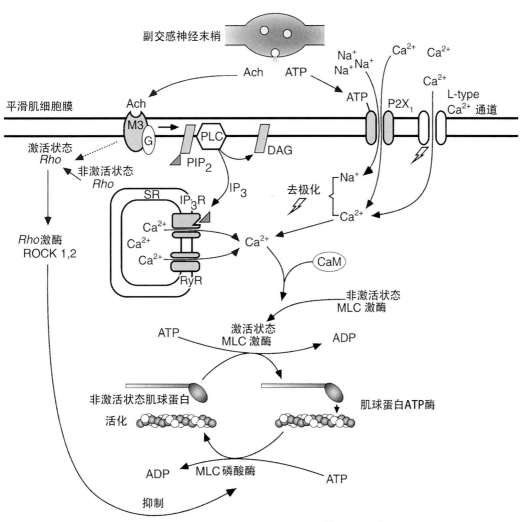

注：显示两个表面受体：乙酰胆碱（Ach）M3 受体和 P2X1-ATP 受体。M3 受体通过磷脂酶 -c（PLC）的作用，启动膜磷脂（PIP2）导致肌醇三磷酸（IP3）和二酰基甘油（DAG）的形成。IP3 启动 Ca^{2+} 从细胞内 Ca^{2+} 存储（SR）释放。Ca^{2+} 与钙调蛋白（CaM）结合激活肌凝蛋白轻链（MLC）激酶，磷酸化并激活肌凝蛋白与肌动蛋白结合。M3 受体的激活也可能激活 rho 激酶途径，使肌球蛋白轻链磷酸酶磷酸化并降低其活性。

图 3-9　膀胱平滑肌细胞中一些重要的细胞内信号通路示意

乙酰胆碱与 M3 毒蕈碱受体相互作用，通过 G 蛋白激活磷脂酶。磷脂酶激活引起三磷酸肌醇 IP3 和甘油二脂（DAG）的产生，三磷酸肌醇通过 IP3 受体引起钙离子从肌浆网内释放，甘油二脂可以调节胞质内膜上的对电压敏感的钙离子通道，ATP 通过 P2X 受体开放膜上的非选择性阳离子通道，导致去极化和电压敏感性钙离子通道的开放。这些过程引起钙离子进入，激发了更多的储存钙通过肉桂碱受体释放。胞质内游离钙浓度升高引起收缩和膜上的钙离子激活的通道开放，比如钙离子激活的 K 离子通道，这可以调节细胞反应。

动作电位导致细胞质内的钙离子浓度升高，并引起钙调蛋白与钙离子的结合。钙离子与钙调蛋白结合激活肌动蛋白轻链酶，使肌动蛋白的 II 型轻链磷酸化。轻链磷酸化引发肌球蛋白与肌动蛋白相互作用，从而产生能量。目前对肌动蛋白和肌球蛋白复合体的空间排列结构及如何产生能量尚不清楚。Chacko 等人确定了肌球蛋白重链的不同亚型，调节系统组成，以及胞质钙离子的浓度与收缩的关系。平滑肌细胞中的肌球蛋白重链是由单个基因编码的，不同的连接方法形成两种不同的重链变异体（SM1 和 SM2）。氨基末端的不同连接方式，可形成另外两个肌球蛋白重链亚型 SM-A 和 SM-B，构成了四种亚型：SM1-A、SM1-B、SM2-A 和 SM2-B。SM-B 亚型可快速推进肌动蛋白，膀胱内 SM-B 的 mRNA 水平相对高表达时可能与膀胱平滑肌活动有关。

3. 平滑肌电活动的传播特点　膀胱平滑肌不产生强直性收缩，说明肌纤维之间的电传播是很弱的。通过组织阻抗的测量支持平滑肌细胞缺少良好的电偶联活动。微弱的电偶联是正常膀胱的一个特点，这有利于膀胱充盈期防止平滑肌细胞的同步活动。然而，在肌束中存在一定程度的电偶联，因为对肌束长度的常数测量是可能的。用全细胞膜片钳记录仪或 Ca 离子成像方法皆可证明，豚鼠和人类的膀胱细胞之间存在着缝隙偶联连接。在人类逼尿肌细胞中发现，连接蛋白 43、连接蛋白 45 和缝隙连接蛋白均有明显表达。然而，在出生后随着膀胱发育，逼尿肌细胞之间的电偶联作用似乎在减弱，因为在新生鼠的膀胱中可以看到协调、高放大、低频率的收缩活动有降低趋势。而在老龄鼠的膀胱则可见低放大、高频率、极不规则的电活动，此种情况可能与平滑肌细胞之间的电传播活动受到破坏有关。一般认为，膀胱过度活动和老年人膀胱自发性逼尿肌收缩是细胞偶联特性改变的结果（图 3-10）。

4. 膀胱充盈期的平滑肌细胞　膀胱充盈时平滑肌肉被拉伸，导致非选择性阳离子通道的激活，钠和钙离子快速进入细胞，使平滑肌细胞的膜电位去极化。如果肌肉仅被轻微的拉伸，通道激活水平很低，膜电位更多地停留在去极化水平，使毒蕈碱诱导的细胞处在较低的收缩活动。如果细胞受到明显的拉伸，激活阳离子通道使细胞膜完全去极化并引发动作电位的产生。尽管单个细胞可以自发性地收缩，但是膀胱整体的收缩通常需要副交感神经的刺激。当细胞膜完全去极化后，L 型钙离子通道和肌浆网上的钙离子通道同时开放，钙离子流入细胞导致动作电位的产生，引起膀胱的收缩活动。

在细胞收缩期，肌浆网通过 ATP 酶募集的钙离子使细胞质钙离子水平升高。肌浆网中储备的钙离子在没有动作电位产生时，经咖啡因直接刺激就可释放钙离子。这可能是钙离子通道对周围细胞质钙离子浓度过于敏感所致。

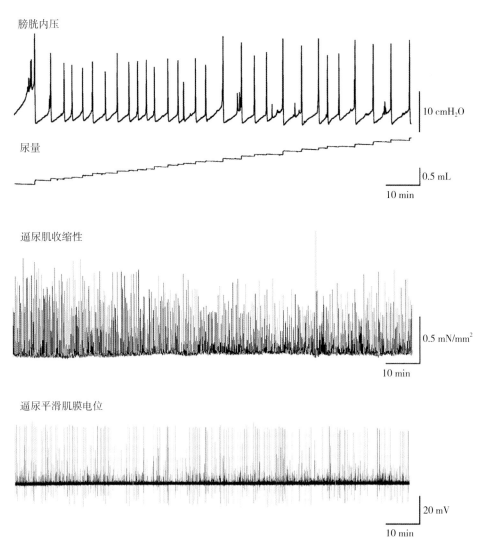

注: 体外实验小鼠膀胱充盈过程中的膀胱内压(速率: 1 mL/h)。瞬间压力上升——"排尿收缩"——导致周期性的排尿。中图等距张力记录了小鼠膀胱孤立的自发活动,不受膀胱充盈的影响。下图用细胞内微电极记录小鼠膀胱条的自发动作电位。静息电位(－44 mV)用较粗的水平线表示基线。

图 3-10　膀胱的自发活动

三、膀胱间质与间质细胞功能

最近的证据表明正常膀胱可以自发地收缩,并可能出现膀胱自发收缩促成了膀胱过度活动。在膀胱过度活动的小鼠动物模型中,发现鼠膀胱部分流出道梗阻时局部的自发收缩增加且更加协调。但目前尚不清楚是哪种细胞引发膀胱的自发活动。如前所述,通过缝隙连接的电偶联可以触发自发性收缩。有研究提出膀胱组织中内一种称为间质细胞或肌纤维母细胞在膀胱自发电活动中发挥起搏作用。在人类和荷兰鼠的输尿管、膀胱和尿道中均已经发现这种间质细胞的存在。

在人类膀胱黏膜上皮下层的间质细胞或成纤维母细胞中发现染色的游离弹性蛋白和 α 平滑肌肌动蛋白,而结合的弹性蛋白和 α 平滑肌肌动蛋白不染色。这些间质细胞通过连接蛋白进行缝隙连接,并与黏膜下层的 C 纤维神经末梢结合，这说明尿路上皮层下存在着功能连接的间质细胞网络，并受其他神经纤维调节。另外，尿路黏膜上皮层下的孤立间质细胞可被 ATP 诱导的内向电流作用，导致细胞内钙离子浓度升高。由于 ATP 被认为是膀胱伸张时分泌的，因此，间质细胞可能是位于尿路黏膜上皮与神经末梢连接的位置，起着调节充溢感觉的反馈机制。

逼尿器官上皮细胞层的间质细胞显示有自发的电活动。荷兰鼠膀胱所有肌肉束边缘都存在这些细胞并被 c-kit 染色。这些细胞对胆碱能刺激产生钙离子波动并且可以自发活动，这表示间质细胞的功能有电活动的起搏作用，或者是神经信号与平滑肌细胞传导之间的媒介物。然而，Hashitani 和他的同事们认为逼尿器官中的间质细胞更重要的作用是调节平滑肌细胞钙离子传输的瞬时启动而不是自发活动的起搏，因为在平滑肌细胞和间质细胞均可见自发性钙离子瞬时流。有研究发现，c-kit 酪氨酸激酶抑制剂 Glivec 可降低荷兰鼠膀胱的自发性收缩，说明靶向抑制位于膀胱黏膜下的间质细胞表达的受体，这一发现为膀胱过度活动症的治疗提供了一种新的思路。

第四节　调控膀胱排尿功能的神经系统

一、周围神经系统

支配与调控膀胱排尿功能的外周神经系统包括副交感神经、交感神经和躯体神经系统，其解剖定位与神经调控功能主要包括以下方面。①副交感神经（preganglionic neurons，PGN）：副交感神经节前神经元起源于脊髓的骶脊水平，位于骶髓中间的灰质侧方的骶交感神经核（sympathetic nerve，SPN）。副交感神经节前神经元发出的轴突经前根到达周围神经节并释放神经递质——乙酰胆碱，兴奋时膀胱和尿道平滑肌松弛，有利于膀胱尿液排空。人类的副交感神经压力感受器位于壁内神经节和盆神经丛。这种分布特点很重要，因为马尾神经损伤后，其传出和传入神经还可以在壁内神经节水平相互联系。②交感神经：交感神经从腰脊髓传出后释放去甲肾上腺素诱发交感神经兴奋并抑制膀胱和尿道的神经冲动传入。交感神经兴奋引起膀胱体的松弛，膀胱颈部及尿道平滑肌的收缩，有利于膀胱储存尿液。外周交感神经通过一个复杂的路径，即先通过交感神经干神经节到达肠系膜下神经节，然后通过腹下神经节到达盆神经节。③躯干神经：尿道外括约肌（external urethral sphincter，EUS）运动神经元位于内侧角的外缘，通常称为 onuf 神经核。定向横断面显示，括约肌运动神经元的树枝状束从侧角进入外侧索，从背侧进入灰质，然后在背中线进入中央管，尿道外括约肌的损伤是尿失禁的常见原因（图 3-11）。

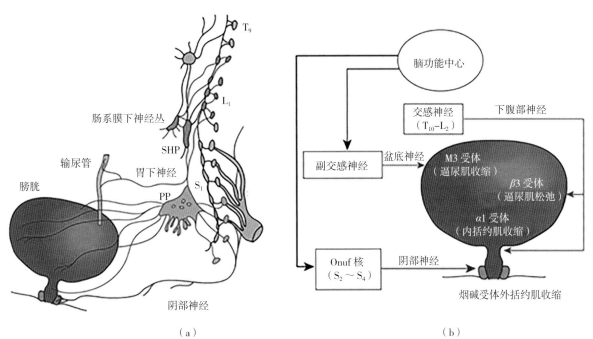

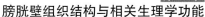

（a）　　　　　　　　　　　　　　　　（b）

注：（a）膀胱、输尿管和外尿道括约肌的传出神经支配。副交感神经纤维（绿色）起源于$S_2 \sim S_4$神经根。它们在盆腔神经中穿行并通过盆腔神经丛支配膀胱的逼尿肌。交感神经纤维（红色）产生于$T_{11} \sim L_2$节段，通过肠系膜下神经丛（IMP）并在胃下神经（HGN）中行进，支配输尿管和逼尿肌平滑肌。外尿道括约肌的体神经支配经阴部神经，起源于$S_2 \sim S_4$。（b）一个简化的示意图，显示了与膀胱控制有关的主要神经和神经递质。阴部神经通过烟碱受体引起尿道外括约肌收缩（+N）；副交感神经纤维通过作用于M3受体产生逼尿肌收缩；交感神经支配通过β_3受体抑制逼尿肌收缩，通过α_1受体激活抑制内尿道括约肌收缩。

图3-11　排尿功能的神经调控

二、周围神经传入路径

骨盆、腹下和阴部传入神经的轴突，从下尿路传导的神经信号至腰骶部脊髓。骨盆和阴部神经的初级传入神经元位于骶髓背根神经节（dorsal root ganglia，DRG），然而，腹下传入神经起源于腰脊髓后根的神经节。DRG神经元的中央轴突将下尿道的感觉信息传入位于脊髓的二级神经元（图3-12）。骨盆和阴部神经的内脏传入神经纤维进入脊髓并在Lissauer束内前行。骨盆的传入神经监视着膀胱的容量和膀胱收缩的程度，该神经包含有髓鞘（Aδ）和无髓鞘（C）的神经纤维轴突。在间质性膀胱炎肥大细胞激活释放大量的炎症介质刺激有髓鞘（Aδ）和无髓鞘（C）的神经纤维并产生神经源性炎症时，会招募C类神经纤维形成新的传入路径而引起IC患者LTUS和膀胱疼痛症状。

感知膀胱容量是储尿期特殊的神经关联。一方面，传入神经在膀胱收缩期放电是重要的反射功能，并通过加强中枢驱使保持膀胱逼尿肌的收缩；另一方面，传入神经对膨胀和收缩都有反应，也就是"连续压力感受器"，这种特殊的神经关联在猫和大鼠骨盆及腹下神经的实验中均已得到判定。在鼠的膀胱实验中也已经鉴定出只对膀胱充盈有反应的传入神经，该神经显示出只对黏膜伸展敏感的容量感受器作用。在猫的膀胱实验中，一些连续张力感受器也对膀胱伸展产生反应。在大鼠的实验研究中也有

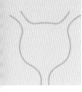

证据表明，膀胱的 C 传入纤维是容量感受器，但对膀胱的收缩没有反应，这正是容量感受器与连续张力感受器的区别之处。

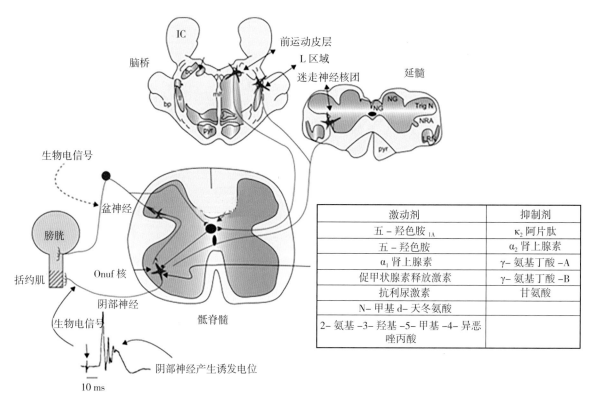

激动剂	抑制剂
五 - 羟色胺 $_{1A}$	κ_2 阿片肽
五 - 羟色胺	α_2 肾上腺素
α_1 肾上腺素	γ - 氨基丁酸 -A
促甲状腺素释放激素	γ - 氨基丁酸 -B
抗利尿激素	甘氨酸
N- 甲基 d- 天冬氨酸	
2- 氨基 -3- 羟基 -5- 甲基 -4- 异恶唑丙酸	

注：阴部横纹肌运动神经元的脊髓和棘上兴奋和抑制模型，并以阴部神经电极记录了 0.5 Hz 电刺激骨盆神经时的诱发电位。该表显示了不同受体亚型对阴部神经或尿道横纹肌所记录的诱发电位的主要影响。该模型包括 GABA 能、甘氨酸能或脑啡能抑制神经元。药理学上已经探索的兴奋性和抑制性调节途径也列在表中。

图 3-12 阴部横纹肌运动神经元的传导通路示意

有关膀胱传入神经特点的不同报告可能与种属差异及命名法不同有关。例如，Aδ 神经和 C 神经纤维的传导速率在猫为 2 m/sec，在大鼠是 1.3 m/sec。猫的 Aδ 传入神经显示为低阈值机械刺激感受器，而 C 纤维（静息 C 纤维）也是一种机械刺激感受器。后者对一些刺激的反应可能是伤害性疼痛，如 IC 患者膀胱黏膜增生现象显著增加，钾离子漏入膀胱间质和尿液中伤害性毒性分子的刺激，导致膀胱疼痛和膀胱容量刺激压力感受器对膀胱膨胀的敏感度升高，一些"静息"的传入纤维转变为机械性刺激感受器。这些改变是间质性膀胱炎重要的病因学因素与病理生理学基础。

三、脊髓和脊髓上通路

1. 脊髓通路　在脊髓，传入神经终止于二级中间神经元，它们传递信息至大脑或脊髓的其他区域，包括节前神经元和运动神经核。因为介导膀胱、尿道和括约肌反射的神经通路是双突触或多突触路径，故神经元间的机制必须起一个调节下尿道的基本功能。电生理学和神经解剖学技术在同样的脊髓区域

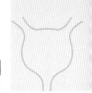

证实了接受膀胱传入神经冲动的下尿道中间神经元。

辣根过氧化物酶（HRP）标记技术在猫的实验中发现，来自尿道外括约肌的传入神经投射和肛提肌（盆底）神经投射至骶脊髓的不同的区域。尿道外括约肌传入神经终端位于脊髓背侧角的表层和背侧角的基底（V到Ⅶ层和Ⅹ层），而肛提肌传入神经映射到中央管正侧面区域并延伸到腹侧角中间。尿道外括约肌传入神经与膀胱和尿道的内脏传入神经中央轴突紧密的重叠。细胞标记实验也显示了尿道外括约肌运动神经元与副交感神经节后神经元的树突状结构相似。药理学实验证实谷氨酸是这些路径的兴奋性递质。此外，大约15%的中间神经元位于骶V至Ⅶ层的副交感神经核中间，形成了连接节后神经元的抑制突触。这些抑制性神经元释放出γ-氨基丁酸和甘氨酸。控制尿道外括约肌的反射路径既有可兴奋的谷氨酸机制，也有抑制中间神经元的γ-氨基丁酸/甘氨酸机制。

嗜神经病毒的伪狂犬病毒作为示踪剂有其特殊的用处。伪狂犬病毒注入靶器官后可进入神经轴突并从外周到达中枢神经系统。在神经系统中病毒可以复制并逆行通过突触感染神经通路中的二级和三级神经元。由于伪狂犬病毒可以穿过很多突触，因此可以连续地感染所有直接或间接与下尿道连接的神经元。通过伪狂犬病毒注入膀胱后的逆向运输，已经鉴定出了中间神经元位于骶副交感神经神经核、背侧联合和背侧角浅层。将病毒注射入尿道或尿道外括约肌，也发现了类似标记的中间神经元分布，这表示控制下泌尿道不同器官的中间神经元路径有着明显的重叠性。

排尿反射可以被位于脊髓水平的中间神经元调节，这一机制是被表皮和横纹肌的传入神经兴奋所激活的。排尿反射也可以被内脏神经的神经兴奋传入调节。膀胱膨胀唤醒的骶髓中间神经元兴奋可以被不同器官（肛门、结肠/直肠、阴道、子宫颈、阴茎、会阴、阴部神经）的传入纤维刺激所抑制。这些抑制可以是初级传入神经末端的突触前抑制，或者是突触后直接抑制二级神经元的结果。膀胱节后神经元的直接突触后抑制可以由刺激位于阴部神经内的躯体传入神经所诱发，也可以由末端肠的内脏传入神经所诱发。通过刺激骶神经根来抑制患者的膀胱过度活跃，在一定程度上反映了内脏-膀胱和躯体-膀胱抑制反射中传入神经的作用。

2.脑桥排尿中枢　不同的研究资料显示，排尿反射通常是通过脑中继中枢介导的脊髓球脊髓反射。在动物实验中脑损坏的方法是揭示丘脑水平的脑干神经元在控制排尿中副交感神经起着重要作用。通过丘脑间去掉丘脑之上的脑区域一般可以促进排尿，这是因为消除了来自脑部中枢的抑制冲动。然而丘脑下部任何部位横切后则不产生排尿。背侧脑桥背盖已被确定是正常受试者中的重要排尿控制中枢。随后被称为"Barrington氏核""脑桥排尿中枢"，或者是因为它的中间位置而又被称为"M区域"。

脑桥排尿中枢神经元除了有轴突兴奋的蓝斑和骶脊髓外还伸出轴突至室旁丘脑核，这被视为边缘系统参与了调节内脏活动。脑桥排尿中枢神经元映射到中脑导水管周围灰质，该部位调节了很多内脏活动和疼痛路径。脑桥排尿中枢与很多脊髓上的神经元联系并与其他组织一起协调排尿功能。尽管人类的神经环路还不清楚，但脑显像研究证实了排尿时脑桥区域的血流量增加。这种变化不仅反映了神经元的活动，而且表明脑桥排尿中枢在不同物种的排尿调控中的作用极为重要。

脑桥排尿中枢提供到骶节后神经元的突触联合，同时也对骶髓背侧联合区域的γ-氨基丁酸能神经元提供突触联合。前者的神经元传播神经冲动至膀胱，而后者神经元被认为在介导抑制尿道外括约肌运动神经元中起重要作用。因为有这两种功能相反的连接，故脑桥排尿中枢可促进膀胱 - 括约肌的功能协调。大鼠实验显示，脑桥排尿中枢激活的膀胱节后神经元兴奋性可以被可收缩性谷氨酸受体抑制剂阻断，这表示，谷氨酸是脑桥排尿中枢神经元兴奋的神经递质。

3. 调节排尿反射的中枢路径　大脑皮层控制排尿的功能可能需要多个路径的介导，包括前额皮质、岛叶皮质、脑桥排尿中枢直接映射或通过丘脑下部和椎体外系统的映射。研究显示，主动排尿控制依赖于额皮质和中隔 / 视前区的联系，以及旁中央小叶和脑干的联系。皮层的这些区域被破坏可直接增加膀胱的收缩活动，这是因为没有了皮层的控制。人类志愿者的脑显像研究显示，额皮质和带状前回参与了排尿的控制，并证实排尿控制以右侧大脑半球为主。

正电子发射断层成像（PET）扫描方法被用来检查人类哪些大脑区域参与了排尿反射活动。17 位右力手的男性志愿者在以四种情况下进行扫描：①排尿前 15 min 的储尿期；②排尿期；③排尿后 15 min；④排尿后 30 min。17 位志愿者中有 10 位能够在扫描过程中排尿。排尿伴随着下列结构的血流量增加，包括右侧背侧脑桥背盖、中脑导水管周围灰质、下丘脑和右侧额下回。当排尿阻止时可发现大脑右侧带状前回的血流量降低。尽管另外 7 位志愿者在膀胱充盈和试图排尿做了最大努力，但仍无法在扫描时排尿。该实验组在试图排尿失败过程中发现大脑右侧腹侧脑桥被盖的血流量增加，这与猫的研究得出的理论相一致，认为该区域是控制盆底肌肉的运动神经元。人类 PET 扫描研究还证实了两个在排尿期活跃的灰质区——额前叶皮质和带状前回。另外一项 PET 实验研究通过检测膀胱充盈期脑部活动的变化结果显示，导水管周围灰质、脑桥正中、中间带状回及两侧额叶区域活动增加。在试图排尿而失败的过程中，大脑右侧额下回的血流量增加，在阻止排尿过程中右侧带状前回的血流量降低。这个结果表明，人脑干含有特殊的控制排尿的神经细胞，提示皮质和脑桥与排尿相关的区域主要位于大脑右侧。而且这个结果与 134 例偏瘫患者左侧和右侧大脑半球对排尿频率和急迫性排尿的临床分析结果相一致。这些患者的平均排尿频率是每 24 h 9 次或 9 次以上，同时发现左侧偏瘫比右侧偏瘫患者排尿频率更高。经常抱怨尿急的左侧偏瘫患者比右侧偏瘫的患者明显增多。

PET 实验方法也在成年女性志愿者中进行，用以验证参与主动盆底运动控制的脑部结构，实验在四种情况下进行：①休息；②反复用力地收缩骨盆底；③持续用力地收缩骨盆底；④持续的腹部用力收缩。该实验结果揭示了大脑中央前回、运动皮层的最中间部分在骨盆底收缩过程中有兴奋性，中央前回的上外侧在腹部肌肉收缩时亦出现兴奋性。在此种状态下，小脑、运动神经和丘脑也出现明显的兴奋性激活。持续的骨盆底收缩使右侧扣带回前侧出现兴奋性。

有关基底神经核或丘脑损伤的患者仍保持正常的尿道括约肌功能的发现已经被普遍认可。当膀胱迫切地不自主收缩或刚开始感觉到不自主收缩时，患者可通过主动收缩横纹括约肌来中止或明显减少腹部排尿的反射效应。脑血管意外导致大脑皮层和（或）内囊损坏的患者则不能在上述情况下有力地收缩横纹括约肌。因此，这些患者的大脑 - 皮质脊髓反射环路是极为不正常的，然而这个反射环路对于主动控制横纹括约肌收缩是非常必要的。

四、骶神经的调节作用

骶神经调节作用依靠于对脊髓根传入神经轴的电刺激，转而调节在中枢神经系统的排尿和控尿反射路径。传入神经系统很可能有靶向性，因为强烈的刺激可以引出有利的效应而对横纹肌运动活性没有影响。骶神经的神经调节激活了躯体传入神经轴，而躯体传入神经轴在脊髓中调节感觉过程和排尿反射路径。尿潴留和排尿功能异常可以通过抑制保护性反射进行调节。直接抑制膀胱节前神经元可以抑制不稳定性膀胱。抑制排尿反射传入支神经元之间的信号传导也可以阻止膀胱的不稳定性活动。因此，骶神经调节作用可简单地概括为脊髓躯体传入神经抑制了感觉传导过程。阴部传入冲动可通过抑制保护性反射路径启动排尿反射。阴部传入神经冲动到达骶脊髓通过阻断上行感觉传导系统，而关闭脊髓上行介导的过度排尿活动。

骶脊髓躯体传入如何改变下尿道反射而促进排尿呢？为了了解这个机制，需要认识成人关闭括约肌和尿道保护性反射使脑传导途径有效地调节膀胱排空。脊髓损伤后因为缺少了脑部机制而出现了膀胱括约肌协同失调和无效的膀胱排空。这种情况也可发生在细微的神经系统损伤中，从而导致特发性尿潴留，如一次前列腺炎或尿道感染发作之后。至少在动物中发展到脑控制排尿之前，阴部神经通过会阴的躯体传入神经的路径刺激启动有效的排尿。这一过程是通过激活膀胱传出神经路径和关闭尿道出口的兴奋性传出路径实现的。对猫的会阴触觉刺激也可以抑制保护性反射中的膀胱－交感神经反射。我们推测对尿潴留患者骶神经刺激可以引起相似的反应，即关闭了尿道出口的兴奋性传出和促进膀胱排空。因为括约肌活动可以产生传入冲动至脊髓，进而抑制膀胱的反射活动，所以抑制括约肌反射的间接益处是可以促进膀胱活动。

骶传入神经是如何抑制膀胱过度活动的？几种反射机制可能参与了骶神经调节抑制膀胱的过度活动，当反射到骶髓的传入路径时可产生抑制动物和人类的膀胱反射（图3-13）。传入神经的冲动可能来源于括约肌、末端结肠、直肠、肛管、阴道、子宫颈和会阴表皮。如前文所述，在动物抑制膀胱反射的躯体传入神经和内脏传入神经两种机制已经被证实。最普通的机制是抑制膀胱反射路径中神经细胞之间的信息传递。据推测这种抑制主要表现在排尿反射上行支，从而阻断了膀胱的神经兴奋信息传递至脑桥排尿中枢。这种活动也可以阻止非自主性（反射性）排尿，但对于抑制自主性排尿则不是必需的。这种自主排尿的兴奋性是由脑到骶脊髓副交感神经节前神经元的下行传导途径介导的。它可以被电刺激阴部神经或机械刺激肛管和远端肠管诱导，但不能被阴茎或会阴的触觉传入途径所诱导。机械刺激肛管和远端肠管所诱导的反射机制可能在关闭膀胱反射中更有效，这是因为从脊髓来的运动神经冲动可以被直接抑制。

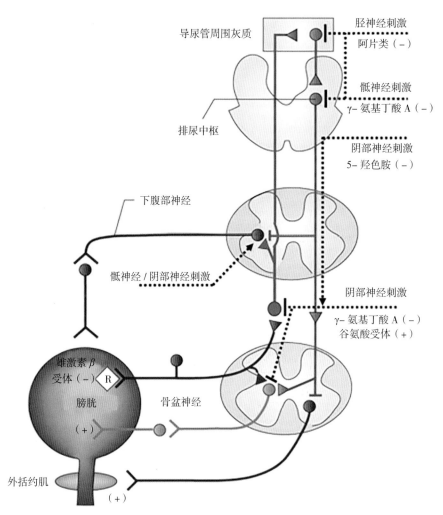

导尿管周围灰质

胫神经刺激
阿片类（－）

骶神经刺激
γ- 氨基丁酸 A（－）

排尿中枢

阴部神经刺激
5- 羟色胺（－）

下腹部神经

骶神经 / 阴部神经刺激

阴部神经刺激

γ- 氨基丁酸 A（－）
谷氨酸受体（＋）

雄激素 β
受体（－）R
膀胱
（＋）

骨盆神经

外括约肌
（＋）

图 3-13　胫神经刺激（TNS）、阴部神经刺激（PNS）和骶神经刺激（SNS）
诱导猫反射性膀胱过度活动的神经调节机制

第五节　调控膀胱排尿功能的化学信号、受体与传导通路

一、概述

　　尿路上皮细胞分泌多种信号分子（如神经营养因子、神经肽、ATP、乙酰胆碱、前列腺素、前列环素、一氧化氮、细胞因子等），能够与其他类型的细胞，包括膀胱神经细胞、平滑肌细胞、间质细胞和炎症细胞进行相互交流。ATP 可能是尿路上皮细胞在嘌呤能机械感觉转导过程中释放的主要信使，它作用于感觉神经上的 P2X3 受体，产生膀胱充盈和疼痛的信号。在生理状态下，尿路上皮表达的受体（主要包括 TRP 通道和嘌呤能受体等）对特定的刺激具有激活和调节的反应。它们可能是排尿反射传入支的基础，并参与调节膀胱充盈感觉的处理。

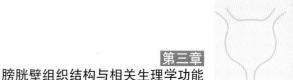

二、化学信号在排尿神经控制中的作用

膀胱储尿和排尿过程中，涉及多个复杂的神经信号通路，这些通路需要协调膀胱和尿道的活动。排尿反射是一种简单反射，也称为非条件反射，作为一种脊髓反射，属于人与生俱来的反应。通过脊髓球突系统在脊髓和脑干传递关于膀胱充盈的信号（图 3-14）。在排尿阶段，ATP 和乙酰胆碱作用于平滑肌上的 P2X 嘌呤受体 1（P2X1）和毒蕈碱样受体（M2 和 M3），这种副交感神经的共传递介导了膀胱收缩。在储尿阶段，交感神经系统抑制逼尿肌平滑肌收缩，使膀胱放松和增大。此外，尿道括约肌在交感神经和躯体神经系统的背景刺激下会收缩。膀胱内的张力刺激膀胱内的拉伸感受器（属于缓慢适应的机械感受器），从而触发排空阶段的转换。这些受体激活 Aδ 和 C 纤维（感觉传入神经），分别传递关于膀胱充盈和刺激的信号，通过骨盆、阴部和下腹部神经，从膀胱颈和尿道传导至骶脊髓

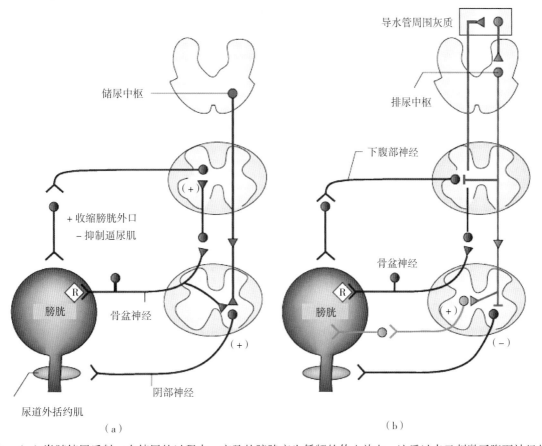

注：（a）脊髓储尿反射。在储尿的过程中，充盈的膀胱产生低频的传入放电。这反过来又刺激了腹下神经的交感神经传导到膀胱出口（膀胱底和尿道）和阴部的尿道外括约肌。这些反应通过脊髓反射通道发生，代表了保护反射，促进了抑制作用。交感神经放电也抑制逼尿肌的收缩和调节膀胱神经节的神经传递。脑桥吻侧（脑桥储存中心）的一个区域可能增加横纹尿道括约肌的活性。（b）脊髓排尿反射。在排尿过程中，经盆腔神经传入膀胱的高频刺激电流来自脑桥排尿中心（PMC）的棘球脊髓反射通路（蓝色部分）。接受刺激的副交感神经传出到膀胱和尿道平滑肌（绿色部分），抑制了流向尿道出口的交感神经和阴部的部分神经刺激（红色部分）。来自脊髓的上行输入在到达 PMC 之前可能会通过导水管周围灰质（PAG）的中继神经元。

图 3-14 控尿和排尿的神经回路

水平 $S_2 \sim S_4$。在膀胱充盈过程中常见低水平传入神经放电，在储尿期随着静水压的升高，下腹神经和盆腔神经的有髓鞘的 Aδ 传入纤维的活动增加，膀胱外周末梢的膀胱传入神经也可能通过无髓鞘的 C 纤维发出信号，这些纤维对伤害性或刺激做出反应（如化学物质、炎症、膀胱压力升高）。C 纤维不参与正常膀胱充盈过程的神经传导，但它们的激活可能会导致下尿路症状和膀胱的病理紊乱。当膀胱内压力达到 $5 \sim 15\,mmHg$ 时，人会有膀胱充盈的感觉。超过这一张力阈值后，膀胱传入性放电增加，刺激排尿反射。压力达到 $20 \sim 25\,mmHg$ 发生尿急，如果没有得到缓解，当压力超过 $30\,mmHg$ 时，就会出现排尿疼痛和（或）不适。

膀胱的 Aδ 和 C 纤维通过椎间突触（Ⅰ、Ⅴ、Ⅶ和Ⅹ）进入脊髓，包含副交感神经节前神经元和投射到导水管周围灰质（PAG）的神经元。然后信号从 PAG 传输到脑桥排尿中心（PMC），再返回腰骶脊髓到节前交感神经和副交感神经的突触。多个高级大脑中枢投射到 PAG，包括下丘脑、视前区、杏仁核中央核、终末纹状体床核和前额叶皮质。在储尿阶段，来自这些高级大脑中枢的信号抑制了 PAG，降低了 PMC 的兴奋度，从而防止不适当的排尿或失禁。然而，在排尿阶段，PMC 的激活抑制节前交感神经控制（释放括约肌的收缩，消除对逼尿肌的抑制），并使副交感神经系统刺激逼尿肌平滑肌收缩和排尿。

尿路上皮以前被认为是被动屏障，现在越来越多的研究表明，它还有其他重要的生理作用。目前的证据表明，尿路上皮具有特殊的感受和传导器，使其能够对化学或机械刺激做出反应（如膀胱压力或张力的变化，以及尿液的静水压），同时还能作为一种功能屏障对抗尿液溶质。膀胱神经附近的尿路上皮细胞和其他细胞类型（如平滑肌细胞和 ICC）之间可能存在信号交互通信。例如，在表面蛋白被激活后，有证据表明 ATP 从尿路上皮释放出来，并与膀胱壁神经细胞上的嘌呤能受体结合，从而刺激传入神经活动，导致膀胱产生感觉。尿路上皮感受器的激活会触发尿路上皮中受体介导和通道介导的活动，并导致化学介质的释放或分泌，这一系列过程通常用术语"尿路上皮相关感觉网"来描述。

2002 年的一项研究发现，位于皮下神经丛的感觉传入神经和自主传出神经，其中包括肾上腺素能神经（酪氨酸羟化酶阳性）和胆碱能神经（胆碱乙酰转移酶阳性），被观察到靠近尿路上皮分布。此外，免疫组化实验发现神经丛中包含神经肽［如降钙素基因相关肽、P 物质、促肾上腺皮质激素释放因子（CRF）、受体（如 P2X3 和 P2X2/3 受体）、辣椒素受体 1（TRPV1）］。膀胱内给予特异性 C 纤维神经的辣椒毒素类似物会对这些感觉功能神经纤维的传入放电产生影响，在神经源性逼尿肌过度活跃的人群中，皮下神经丛中 TRPV1 和 P2X3 免疫反应性密度降低。

三、尿路上皮细胞受体和离子通道的表达

在尿路上皮中发现了许多不同的受体和离子通道，其中许多与机械性或伤害性感觉相关。这些受体和离子通道包括嘌呤能（如 P2X1-7 和 P2Y1，P2Y2 和 P2Y4）、肾上腺素能（α 和 β）、M 胆碱能（毒蕈碱样：M1-M5；烟碱能：$\alpha_2 \sim \alpha_{10}$、$\beta_2$ 和 β_4）、蛋白酶活化受体、酸敏感离子通道（ASIC）（如 ASIC2a 和 ASIC3）、神经营养因子受体（p75NTR 和原肌球蛋白受体激酶 A 和 B）、CRF 受体 1 和 2（REF.

21）、瞬时受体电压通道（TRP）（包括 TRPV1、TRPV2、TRPV4、TRPM7、TRPM8、TRPA1）、神经肽受体［如垂体腺苷酸环化酶活化多肽（PACAP）Ⅰ型受体和血管活性肠多肽（VIP）受体2］、趋化因子受体（如 CXCR4、CX3CR1）。这些受体和离子通道的表达标志着尿路上皮可以对多种来源的刺激做出反应，包括：膀胱充盈时的伸展和膨胀，可溶性因子如神经生长因子（NGF）24，神经活性化合物如 PACAP25、VIP25、CRF21、乙酰胆碱2、ATP 或去甲肾上腺素2（由神经和炎症细胞释放），趋化因子（包括 CXCL1、CXCL12、CX3CL1、CCL2），它们是由炎症细胞释放的，同时炎症会引起 pH 变化（图 3-15）。

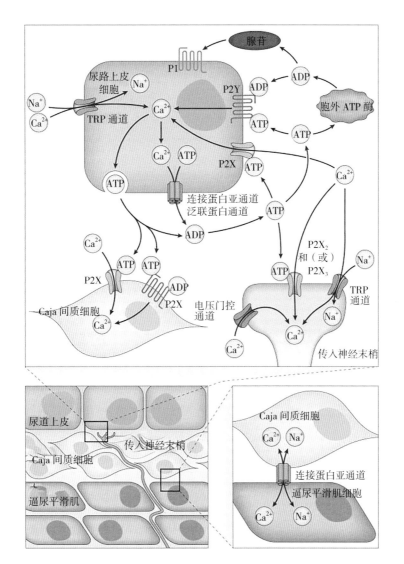

图 3-15　下尿路（LUT）的膀胱感觉神经、尿路上皮细胞、逼尿肌平滑肌细胞和卡氏间质细胞（ICC）之间的嘌呤能和 TRP 通路机械感觉传导的相互作用

四、化学信号受体与传导通道

1. 瞬时受体电位（transient receptor potential，TRP）通道　是一个非特异性阳离子通道的超家族，

利用 Ca^{2+} 渗透性的改变在膀胱可能作为拉伸和（或）化学刺激的传感器。目前已有 50 多个 TRP 通道被描述，到目前为止，在哺乳动物中已发现 28 个。TRP 通道超家族包括 7 个亚家族：TRPA1、TRPV1、TRPM8、TRPC3、TRPML1、TRPN 和 TRPP2（图 3-16）。

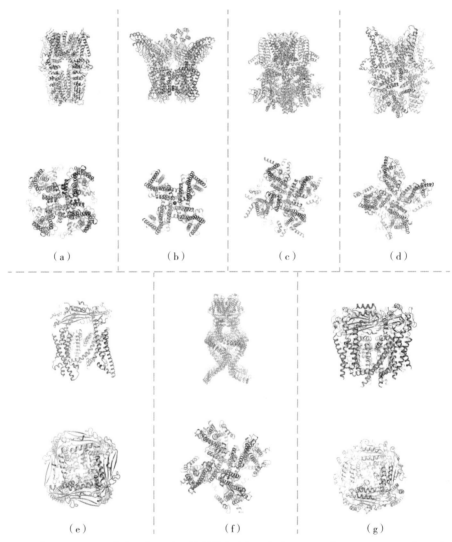

注：在每个分图中，上面的是侧视图，下面的是俯视图。（a）TRPA1（PDB ID：6PQP）；（b）TRPV1（PDB ID：7LP9）；（c）TRPM8（PDB ID：7WRB）；（d）TRPC3（PDB ID：6CUD）；（e）TRPML1（PDB ID：7SQ8）；（f）TRPN（PDB ID：5VKQ）；（g）TRPP2（PDB ID：5T4D）。

图 3-16 TRP 通道的结构

2. 色氨酸通道　来自不同亚家族的多个 TRP 通道，包括 TRPV1、TRPV2、TRPV4、TRPM7、TRPM8 和 TRPA1 在膀胱中表达，在下尿路中有特定的组织分布，可被大量外源性和内源性介质激活，并可能在排尿反射中有功能作用。这些通道的许多变化也涉及膀胱疾病，包括过度活跃的膀胱（OAB）和间质性膀胱炎 / 膀胱疼痛综合征（IC/BPS）。TRPV1 是研究最广泛的 TRP 通道之一，在膀胱功能中发挥重要的作用，其他研究表明 TRPV4 也参与正常及功能障碍的膀胱功能。

3. 锚蛋白、辣椒素和 TRP 通道　家族的成员在下尿路具有特定的分布和功能。例如，TRPA1 在整个膀胱的无髓鞘 C 纤维中表达，并与含有 TRPV1 的肽能神经纤维共定位。在尿路上皮中检测到的 TRPA1 转录物在膀胱出口梗阻患者的膀胱黏膜中表达上调，但在小鼠的功能实验结果表明 TRPA1 并不参与尿路上皮的机械感觉。TRPA1 在排尿反射的传入通路中发挥作用，膀胱 TRPA1 激动剂（如异硫氰酸烯丙酯和肉桂醛）已被证明能降低大鼠排尿阈压、相互收缩间隔、排空量，以及增加排尿频率。这些激动剂可在膀胱传入神经水平，起收缩逼尿肌和改变膀胱功能的生物学作用。

TRPV2 表达于尿路上皮、逼尿肌平滑肌细胞和尿路下上皮内的神经纤维。TRPV2 激动剂四氢大麻酚（THC）可以在 ATP 敏感的尿路上皮细胞诱导 Ca^{2+} 内流，这表明 ATP 可能会促进 TRPV2 向质膜的运输。膜片钳研究也证实 THC 诱导尿路上皮细胞电流，支持 TRPV2 在膀胱中的功能表达。TRPV2 基因敲除小鼠的胚胎体重和围生期生存能力下降，存活的成年小鼠也通常表现出低体重特征。行为分析和神经生理学研究未能证明，TRPV2 在正常或热损伤或机械刺激的必要性。目前还需要更多的工作来确定 TRPV2 在膀胱感觉中的作用，因为该受体似乎对热损伤或机械性痛觉的超敏反应是必不可少的刺激通路。

TRPCs 是钙渗透非选择性阳离子通道，涉及神经元细胞的生长、重塑、轴突引导和生长锥信号。环磷酰胺（CYP）诱导的膀胱炎可增加膀胱感觉神经元 TRPC1 和 TRPC4 的表达，也增加膀胱感觉神经元在膀胱黏膜的表达。Trpc1/c4$^{-/-}$ 基因敲除小鼠的膀胱感觉神经元数量未见增加，经 CYP 处理后小鼠的排尿频率也未见增加。

TRPM 通道家族的成员在下尿路系统中也有不同的功能。TRPM8 在尿路上皮中表达，还在膀胱上皮下的 Aδ 纤维和 C 纤维中表达。与其他 TRP 通道类似，TRPM8 在尿路上皮中的功能表达尚不清楚，因为药理操作实验表明，尿路上皮细胞对 TRPM8 激动剂几乎没有功能性反应，但 TRPM8 通过膀胱传入神经激活参与排尿反射的功能，在脊柱神经病变患者中可以观察到寒冷诱发的急性排尿反射，Ca^{2+} 成像或膜片钳实验证实尿路上皮细胞对 TRPM8 激动剂没有反应，C 纤维密度在病理膀胱条件下（如脊髓损伤）增加，因此含有 TRPM8 的 C 纤维可能是这些反射的基础。此外，通过 TRPM8 激活 C 纤维有助于豚鼠的急性排尿反射，但 Aδ 纤维的激活可能在大鼠产生这种反射。TRPM2 是非选择性钙渗透阳离子通道，由游离胞内二磷酸腺苷核糖激活，响应氧化应激和细胞死亡信号。非溃疡型间质性膀胱炎患者膀胱标本中 TRPM2 mRNA 表达增加。TRPM2 过表达导致 T24 膀胱癌细胞凋亡，这表示 TRPM2 可能是膀胱癌的潜在治疗靶点。TRPM7 在尿路上皮细胞胞质中表达，并被证实在膀胱癌细胞株中的表达高于正常尿路上皮细胞。TRPM7 在膀胱癌细胞中的表达可能作为细胞增殖的负调控因子，防止过度的机械应力，使细胞保持在一个更健康的状态。

4. 膀胱 TRPV1 和 TRPV4 的表达　TRPV1 已在所有人类泌尿生殖系统组织和小鼠中大多数下尿路结构中被检测到，但其表达模式尚存疑问，特别是在尿路上皮中。TRPV1 在人类和大鼠下尿路神经元和非神经元的组织中表达，包括尿路上皮、皮下上皮下神经丛、逼尿肌平滑肌、ICC 和感觉传入神经元。TRPV1 通道在膀胱中的表达和功能，特别是在尿路上皮中的表达和功能存在争议。Birder 等人描述了 TRPV1 激动剂辣椒素对体外培养的大鼠尿路上皮细胞释放 ATP 的作用，辣椒平素激活 TRPV1 诱导培养的大鼠和人类尿路上皮细胞钙离子和向内阳离子电流增加。通过定量 PCR、免疫组化和 western blotting 等方法已经证实 TRPV1 可以在不同物种的尿路上皮中的表达。然而，实验结果因 TRPV1 抗体的不具特异性，缺乏适当的实验对照（如使用敲除动物）受到质疑。TRPV1 在靠近尿路上皮的细膀胱传入纤维和背根神经节（DRG）的膀胱感觉神经元中表达，但不在尿路上皮细胞表达。此外，有两个独立的研究团队未观察到体外培养的豚鼠和小鼠尿路上皮细胞中存在 TRPV1 诱导产生钙离子电流。2011 年，Cavanaugh 等培育了一种 TRPV1 标记实验小鼠，该实验中小鼠能够在不干扰 TRPV1 功能的情况下，通过核 β- 半乳糖苷酶（lacZ）和胎盘碱性磷酸酶表达量推测 TRPV1 的表达。研究结果显示，TRPV1 主要表达在 DRG 的痛觉感受器，在少数脑区表达极少，在膀胱中无表达。

膀胱内注射 TRPV1 激活剂、辣椒素或树脂毒素可使传入神经元脱敏，已被用于神经源性逼尿肌过度活动（NDO）的治疗，可改善症状和不良反应，从而改善膀胱功能。NDO 患者膀胱内灌注辣椒素可降低尿频和尿失禁，增加膀胱容量，但治疗过程中产生的严重不良反应（包括膀胱疼痛、耻骨上灼烧、膀胱过度活动和潮热），会使部分患者治疗难以耐受。两项研究的结果已经揭示了 TRPV1 和 anoctamin-1（ANO1）的联合作用机制，其中 anoctamin-1 是一种钙激活的氯离子通道，在感觉神经元的疼痛增强过程中发挥重要作用，结果显示联合阻断 TRPV1-ANO1 可能是一个新的镇痛靶点。TRPV1 在膀胱功能中的作用是研究最广泛的 TRP 通道，但其他研究发现 TRPV4 也参与膀胱正常功能和功能障碍。

TRPV4 在全身不同组织和系统中也有表达，包括中枢神经系统（CNS）和外周神经系统（PNS）。在膀胱内，TRPV4 首先在基底和中间尿路上皮细胞中表达，在尿路上皮中的表达已经被研究证实。TRPV4 在尿路上皮细胞中的功能性表达是通过测量离子电流来评估的，这些电流是由 Ca^{2+} 激动剂（如 4α-PDD 或 GSK1016790A）或伸展刺激所诱导的。TRPV4 也在逼尿肌平滑肌中表达，但在尿路上皮中的转录水平比逼尿肌平滑肌高 20～36 倍，这表明它在尿路上皮中发挥着更重要的作用。TRPV4 在支配脏器的 DRG 神经元中也有表达，但缺乏功能性证据。

5. TRPV 和膀胱功能　使用药物抑制剂和 TRPV1 敲除的小鼠已经证明 TRPV1 在排尿反射中的作用。对 TRPV1 基因敲除小鼠的膀胱功能研究显示，与野生型小鼠相比，非排尿膀胱收缩频率升高，在膀胱充盈期间反射排尿减少。此外，TRPV1 基因敲除小鼠模型在急性膀胱炎症期间不会出现膀胱过度活动，这表明 TRPV1 参与了膀胱对炎症反应的反射亢进。

cyp1 诱导的急性膀胱炎（注射后 4 h 和 48 h）和慢性膀胱炎模型中，TRPV1 和 TRPV4 的表达均显著升高（$P=0.01$）；急性膀胱炎 4 h 和 48 h 大鼠尿路上皮和皮下上皮组织中 TRPV1 转录本的表达显著降低，而慢性膀胱炎大鼠逼尿肌组织中 TRPV1 转录本的表达显著升高（$P < 0.01$）。TRPV1 转录本和蛋白表达之间缺乏相关性可能使转录后和翻译后机制发生改变，包括蛋白稳定性的提高。cyp1 诱导的膀胱炎中 TRPV1 表达的增加与 TRPV1 促进膀胱炎症反应的反射亢进的假说相一致。

敲除 TRPV4 小鼠模型有助于阐明其在多种功能中的生理作用，包括排尿反射等。研究作者报道了 TRPV4 基因敲除小鼠的轻度表型效应，如对渗透和躯体感觉机械刺激的异常反应，不包括痛觉过敏，主要有渗透内环境平衡的缺失导致细胞大小变化和功能异常，血液渗透压增加导致脱水、碱中毒或酸中毒，骨量增加，与年龄相关的听力障碍，以及饮水减少，所有这些都具有致命性。尿动力学测量显示，TRPV4 基因敲除小鼠的排尿模式异常，其特征是排尿收缩频率降低，非排尿收缩频率增加，排尿间隔时间延长，总排尿量增加。TRPV4 激动剂或拮抗剂是研究 TRPV4 在膀胱功能的重要工具。给意识清醒的大鼠注射 TRPV4 激动剂 4α-PDD 后，可观察到其膀胱收缩幅度的反射性增加。GSK1016790A 是一种高选择性 TRPV4 激动剂，比 4α-PDD 强 300 倍，在小鼠和大鼠体内诱导膀胱亢进。使用选择性 TRPV4 拮抗剂 HC-067047 可降低 cyp4 诱导的膀胱炎小鼠和大鼠的排尿频率，并增加其膀胱容量。

6. TRPV1、TRPV4 和嘌呤能信号转导　研究表明，TRPV1 和 TRPV4 调节膀胱扩张时依赖尿路上皮释放 ATP。膀胱壁的末梢感觉神经元最初被认为是排尿反射的开始，然而，现在已经证实膀胱上皮参与了对膀胱充盈的感觉反应。机械拉伸可以促使泌尿道上皮细胞释放 ATP，其中泌尿道上皮细胞表面的机械感应性通道，特别是 TRPV4 和 TRPV1 通道上可能参与这一过程。在体外培养的尿路上皮细胞使用 4α pdd 进行功能性实验发现 TRPV4 参与 ATP 的释放，释放 ATP 作用可被 TRP 通道抑制剂钌红阻断。辣椒素诱发体外培养的尿路上皮细胞和膀胱黏膜释放 ATP，在同时给予 TRPV1 拮抗剂辣椒平素后消失，表明 TRPV1 在 ATP 释放中起作用。TRPV1 和 TRPV4 对 ATP 释放的影响也已在敲除小鼠中得到证实。对 TRPV1 和 TRPV4 基因敲除小鼠培养的尿路上皮细胞进行机械拉伸，ATP 的释放受到低渗刺激的抑制。Ca^{2+} 通过 TRPV 通道跨膜通量的重要性在学术界仍有争议，研究表明，TRPV 通道介导的感觉转导在尿路上皮水平可能导致 ATP 释放。随后膀胱感觉神经元（以及其他类型的细胞）上的 P2X 受体信号通路可能会对膀胱神经的排尿反射传入通路起作用。

7. ATP 和嘌呤能受体　尿路上皮细胞对物理和化学刺激做出反应，从其表层和基底外侧表面释放神经活性递质，特别是 ATP。来自尿路上皮的 ATP 和其他核苷（包括 ADP、UTP 和 UDP）可以通过多种机制释放，包括转运蛋白、离子通道、囊泡胞吐等方式。细胞外没有被核外苷酶降解的 ATP 能够刺激自分泌或旁分泌途径，有助于感觉转导至中枢神经系统。膀胱内的转导途径受到受体亚型表达及其与尿路上皮的毗邻性的影响。可能参与嘌呤能或嘧啶能信号转导的组织和细胞类型包括尿路上皮、ICC、平滑肌细胞和皮下上皮下神经纤维。

8. P2X 和 P2Y 受体　核苷及其代谢物在尿路上皮中 ATP 释放和嘌呤能受体信号转导中具有复杂的作用（图 3-17）。ADP 已被证明能引起膀胱黏膜上皮释放 ATP，而腺苷通过 A1 受体抑制 ATP 释放。尿路上皮也表达不同的嘌呤和嘧啶受体亚型，实现不同的信号转导。激活膀胱上皮 P2Y 受体可导致 ATP 释放，这表示尿路上皮上的 P2Y 受体可能参与嘌呤能神经传递。然而，间质性膀胱炎患者尿路上皮中 P2X2 和 P2X3 受体表达发生改变，在膀胱损伤或疾病中 P2X 受体可能参与膀胱感觉转导。

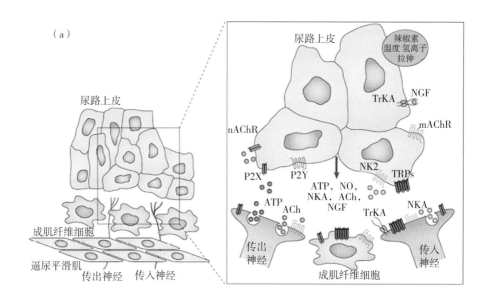

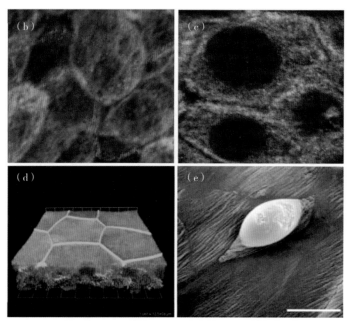

注：（a）描述膀胱传入和传出神经、尿路上皮细胞、平滑肌和肌成纤维细胞之间可能相互作用的假设模型。刺激尿路上皮受体和通道可以释放靶向膀胱神经和其他细胞介质；尿路上皮细胞也可以成为神经或其他类型细胞释放的神经递质的目标。尿路上皮细胞也可通过自分泌（即自动调节）或旁分泌（从附近的神经或其他细胞释放）机制激活。缩写：ACh，乙酰胆碱；AdR，肾上腺素能受体；BR，缓激肽受体；H^+，质子；MR，毒蕈碱受体；NE，去甲肾上腺素；NGF 神经生长因子；NR，神经激肽受体；NicR，尼古丁受体；NO，一氧化氮；P2R，嘌呤能 2 受体不明亚型；P2X 和 P2Y，嘌呤能受体；PG，前列腺素；SP，P 物质；trkA，酪氨酸激酶 A 受体，神经生长因子高亲和力受体；TRPs，瞬时电位通道。（b）尿路上皮共聚焦图像显示 TRPV1 阳性传入神经纤维（cy3，红色）位于靠近基础尿路上皮细胞（FITC，绿色）的地方；大鼠膀胱尿路上皮 TRPV1 表达。（c）图示基底细胞 TRPV1（cy3，红色）和细胞角蛋白 17（FITC，绿色）的免疫反应性。（d）3D 重建图像（共聚焦显微镜拍摄）描绘了在尿路上皮 P2X3 的定位（绿色；细胞核，蓝色）；（e）图像显示感染了 UT189 的 C3H/H3J 小鼠膀胱表面的胞内细菌"荚膜"。

图 3-17 尿路上皮细胞在尿路神经传导通路的作用

膀胱固有层（ICC-LP）的 ICC 也表达 P2X3、P2Y2、P2Y4 和 P2Y6 受体，并被认为与平滑肌细胞形成一个功能性合胞体。作为对 ATP 的反应，ICC-LP 产生 P2Y 依赖性细胞内钙离子电压瞬变，形成内向电流。这些 ATP 产生的电压瞬变可以通过间隙连接传播到平滑肌细胞，从而改变其收缩性。ICC-LP 与感觉活动耦合的机制尚不清楚，但 ICC-LP 的定位及其对 ATP 的响应表明它们在排尿反射的传入通路中起调节作用。膀胱平滑肌细胞除了与 ICC-LP 形成功能性合胞体外，还表达 P2X1 至 P2X6 受体和 P2Y 受体。P2X1 受体是嘌呤能共传递介导膀胱收缩的主要受体。P2Y6 受体也被证明能增强 P2X2 介导的膀胱收缩，这表明细胞外 UDP 和 P2Y6 受体可能在涉及平滑肌张力的病理膀胱条件下激活并发挥作用。

膀胱传入神经已被证明表达 P2X1-7、P2Y1、P2Y2 和 P2Y4 受体。接近尿路上皮基底层的感觉神经传入神经末梢在嘌呤能感觉转导中发挥作用，但目前尚未有定论。已有研究表明，P2X2 和 P2X3 受体对排尿反射传入通路产生作用。P2X3 受体的作用机制是膀胱内的机械感觉转导，膀胱内的 α、β-亚甲基-ATP 是 P2X3 激动剂，可以增强低阈值的非痛觉性纤维和高阈值的痛觉性纤维。此外，缺乏 P2X2 或 P2X2/3 受体亚基的小鼠在膀胱扩张时表现出膀胱反射减弱和盆腔传入神经活动减弱。P2Y2 受体可以增强膀胱感觉神经元敏感性已被证实。P2Y2 受体激活能够通过 G 蛋白偶联机制促进 P2X2 诱发电流，而 P2X3 诱发电流则与 G 蛋白偶联机制无关。这些结果表明，UTP 可能启动 P2X 受体信号通路，在病理性膀胱条件下促进神经元的兴奋性。

综上所述，P2X 受体的嘌呤能信号转导有助于膀胱传入神经的机械感觉传导和逼尿肌平滑肌细胞的收缩，而 P2Y 受体则有助于改变尿路上皮的 ATP 释放，调节 ICC-LP 中的钙离子电压瞬变，以及参与逼尿肌平滑肌细胞和传入神经末梢 P2X 受体的致敏作用。膀胱中参与嘌呤能和嘧啶能神经传递的细胞类型多种多样，表明嘌呤能和嘧啶能受体在排尿功能的感觉加工过程中发挥了重要作用，因此嘌呤能和嘧啶能受体成为改善排尿功能障碍的潜在靶点。

9. 机械力传导通路　细胞机械力转导（mechanotransduction），是指将机械刺激转化成为电化学活动。人体内很多感官或生理活动，包括肌肉运动知觉、触觉、平衡感和听觉等，都与这种转导形式密切相关。机械力转导的本质就是将机械或其他物理信号转化成为电信号或化学信号（图 3-18）。在这个过程中，机械门控离子通道可以响应声音、压力或肌肉运动等机械刺激，从而引起特定感觉细胞和感觉神经元兴奋性的改变。机械感受器的刺激会引起对其敏感的离子通道开放，并产生可以改变细胞膜电位的转导电流。一般来说，机械刺激在到达站点之前的传输过程中会与人体有一定的相互作用和影响。针对各种机械刺激，细胞会产生不同的反应，引起一系列的变化，如细胞膜分子的重新排列。

蛋白质和 DNA 的单分子生物力学研究，以及分子马达中机械化学耦联已经证明分子力学作为生物工程和生命科学领域的一个前沿学科，有着至关重要的意义。蛋白结构域之间在蛋白质结构动力学的基础上，通过内在的、无序的柔性连接结构连接，形成远距离结合。由此而产生的动态模式通常不能从整个蛋白质，或者单个结构域的静态结构来预测。但可以通过比较蛋白质的不同结构来推断（如分子运动数据库），也可以通过广泛的分子运动学轨迹或（和）主成分分析中的取样发现，或者可以使用通过中子自旋回波光诺学测量的光谱直接观察。目前的研究结果表明，细胞中机械力转导通道是一个复杂的"生物机器"，而且机械力转导还包括利用化学能做机械功。

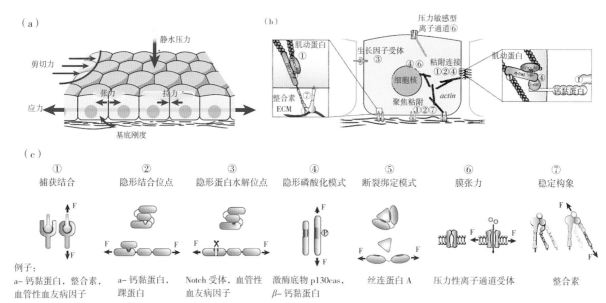

注：（a）细胞所受到的不同类型的机械力，以及细胞对其基质施加的具有不同机械性能的力；（b）细胞中机械传感器蛋白质和蛋白质复合体，其中机械转导机制的类型已被证实（虚线表示假定的机械转导机制）。局灶性粘连和黏附性连接都由多种机械感测蛋白组成，具有不同的机械转导机制。虽然只说明黏附连接，但其他细胞－细胞黏附复合物（桥粒，紧密连接）也可以类似地转导力。核膜包含几种对膜张力有反应的蛋白质和蛋白质组合（如核孔复合体）或以力依赖的方式磷酸化的蛋白质（如emerin、lamin），尽管尚不确定它们本身是否是机械传感器。虽然力敏感离子通道的门控功能是由力诱导的膜张力变化调节的，但一些离子通道也直接由通过相关肌动蛋白细胞骨架传递的力调节；（c）不同机械传感器使用不同机械转导机制。

图 3-18 机械转导原理示意

尽管机械力转导广泛存在于绝大多数生物组织中，但是其运行机制仍然在探索中。一般认为，当给予细胞机械刺激，这种刺激会通过感受器转导进入细胞内并转换成生化信号。这种刺激可以激活机械力转导感受蛋白，从而重组细胞骨架结构和介导基因表达。总之，机械力转导刺激可以转换成各种细胞生理过程，如黏着斑（focal adhesion，FA）、细胞骨架重塑和增生等。黏着斑激酶（focal adhesion kinase，FAK）是黏着斑复合物中的一种细胞骨架相关蛋白，与将机械信号转化成为生化信号有着密切的联系。当 FA 感受到机械刺激，FAK 的 Y576 和 Y577 位点被磷酸化，FAK 被激活然后催化它的下游蛋白在细胞机械刺激转导通路上，FAK 是发挥着调节细胞骨架重组，调控细胞迁移和增生等重要的作用的关键分子。到目前为止，暂时没有一种完美的设备能提供可控的可以诱发细胞机械力转导的机械刺激。之前有研究人员报道低强度冲击波刺激可以通过瞬时压力激活细胞机械刺激转导通路。生理上，低强度冲击波是一种声波，可以穿透人体组织作用于细胞，低强度冲击波的原理也使其以压力的形式作用于组织。这种压力作用于细胞可以触发细胞机械力转导通路。研究人员已经报道低强度冲击波预发的机械刺激转导与抗炎、激活细胞增殖和诱导血管生成有关。但是，关于低强度冲击波和机械力转导，以及之后的 FAK 信号通路之间的关系仍然处于探索阶段。

五、控制排尿反馈的环路

在大脑和脊髓中枢有多种反馈路径调节膀胱和尿道的协调性。中枢调节路径对下尿道的调节作用可简单视为开–关转换环路，它们在膀胱和尿道出口之间保持着对立统一的调控关系。这些转换环路的主要反馈组分中，一些反馈促进膀胱储存尿液，而另一些反馈则有利于排尿。单个反射可能以连续的方式链接在一起形成复杂的反馈机制。例如，膀胱–尿道外括约肌的保护性反射可触发括约肌在膀胱充盈时收缩，从而顺序地激活括约肌传入神经，同时抑制膀胱副交感神经路径的激活。显然，膀胱–括约肌反射路径在理论上有助于理解在储尿期的膀胱抑制活动。这些初级反射机制的改变可能导致神经源性膀胱的发生。通过电刺激骶髓神经根来激活这些反射环路，有可能通过骶神经根的神经调节作用产生治疗效果。

1. 膀胱储尿期　人类和动物如果膀胱容量低于排尿阈值时，膀胱内压通常会保持在一个较低且相对恒定的水平。膀胱对增加尿液的适应性起初是一个被动的现象，主要依赖于膀胱壁平滑肌的特性和副交感神经传出神经的静止。同时膀胱–交感神经反射产生的负反馈机制，有助于膀胱在储尿期关闭尿道出口，并抑制神经介导的膀胱收缩。下尿道的交感神经反射活动可以由尿道、膀胱的膨胀引起，从而激活传入神经。这个反射性应答在腰骶部脊髓内组成，并延伸至胸段脊髓水平以下。

在膀胱充盈期，括约肌肌电图的活动同样是增加的，这表明阴部传出神经的活动增加了膀胱出口的阻力，有助于保持储存尿液。尽管阴部运动神经可被膀胱传入的信号激活（保护性反射），然而在排尿期，运动神经的活动却会被抑制。尿道外括约肌运动神经也可被阴部神经内的尿道/会阴传入神经信号激活。这个反射部分代表了排尿控制机制。该机制通过尿道、盆底的本体感受器接收传入神经信号，进而引起尿道出口的关闭。括约肌兴奋性反射中枢在脊髓内组成。在排尿期抑制尿道外括约肌的反射活动部分依赖于脊髓，这是因为在患有慢性脊髓炎的人类和动物中该反射活动微弱或缺失，从而引起膀胱和括约肌的同时收缩，即逼尿肌–括约肌协同失调。

2. 括约肌–膀胱反射　刺激阴部神经至腰骶尾部脊髓躯体传入神经的路径可以抑制排尿功能。该反射抑制可被来源于不同部位的传入神经冲动的激活所诱导，包括阴茎、阴道、直肠、会阴、尿道括约肌和直肠括约肌。猫的电生理学研究显示，该抑制是由于抑制骶脊髓神经元间的路径，或者直接抑制冲动传入副交感神经节前神经元所介导的。

根据实验室的研究和医学文献回顾，我们相信尿道外括约肌和骨盆底横纹肌的收缩可刺激肌肉本体感受器的传入神经冲动，进而激活中枢抑制机制达到抑制排尿反射。

3. 膀胱排空期　膀胱在储尿期可以是非主动性（反射）或是主动转变为排尿期。前者在婴儿或神经源性膀胱患者中很容易被证实。当尿液超过排尿阈值时就会主动转变为排尿期。膀胱张力感受器的传入神经兴奋性增加改变了传出神经的形式，在骶副交感神经路径产生兴奋并抑制交感神经和躯干神经路径。这一时期包括初始的尿道括约肌松弛和几秒之前的膀胱收缩，膀胱内压增加，尿液流出。在排尿过程中，通过激活尿道副交感神经通路，触发一种抑制性物质——一氧化氮的释放，并阻断对尿道的兴奋性输入，从而介导了尿道平滑肌的松弛。尿液在尿道中的流动过程引发了二级反射的激活，从而促进膀胱的排空。这些反射需要不同平面上的神经轴－神经元的整合作用完成。逼尿器官和尿道副交感神经的输出信号需要更复杂的中枢神经组织参与调控，这一过程包括通过中央脑桥传导的脊髓球状突路径和棘突路径完成（脑桥排尿中枢）。

4. 尿道－膀胱反射 Barrington 为尿道神经学的发展做出了划时代的贡献。他利用敏锐的观察技巧，在麻醉猫中用导管使尿流出或对尿道进行机械刺激，发现能引起传入神经兴奋，进而促进膀胱的收缩。他指出这种简便的尿道－膀胱反射刺激方法就可以促进膀胱完全排空。Barrington 反射由两部分组成，一种是能被阴部神经内的躯体传入神经路径激活，并且被脑桥排尿中枢的神经机制促进。研究者证实了这种阴部神经反射类型存在的依据是：他们用低频电刺激人体阴部神经内的传入支或刺激猫的阴部神经支和会阴深部神经皆可激发膀胱收缩和排尿反射。另一种可能是通过骨盆腔神经内的内脏传入神经激活，并且被脊髓反射机制促进。

Dokita 等人在麻醉大鼠的实验中进一步证实了 Barrington 的发现。他们在等容量条件下连续进行尿道灌注（0.075 mL/min）并测量反射性膀胱收缩。该研究揭示了排尿反射频率在尿道灌注停止，或者在尿道内灌注利多卡因（1%）后明显降低。尿道内注入一氧化氮前体（S 硝基 N 乙酰苯丙氨酸或硝普盐 1～2 mM）可显著地降低尿道灌注压大约 30%，降低反射性膀胱收缩频率为 45%～75%，但对膀胱收缩的幅度却无影响。辣椒辣素作用于尿道内可改变尿道传入神经的敏感性，也可显著地改变排尿反射。可以推测，在大鼠尿道灌注，激活尿道传入神经是能够调节排尿反射的。这可能解释了为什么女性经常同时发生压力性尿失禁和急迫性尿失禁。Chancellor 进一步推测，在混合性尿失禁的女性患者中，尿液漏入尿道可激活传入神经，引起或增加逼尿肌的功能失调。这个理论解释了压力性尿失禁可以引起急迫性尿失禁。压力性尿失禁经过外科治疗后，大约 50% 以上混合性尿失禁的女性患者能够消除急迫性尿失禁症状。

第六节　间质性膀胱炎病理生理与膀胱功能的改变

一、概述

尽管目前对间质性膀胱炎确切的发病机制尚未完全阐明，但已有更多的证据支持与界定慢性盆腔疼痛综合征的疾病本质是间质性膀胱炎。其主要依据包括：①膀胱黏膜上皮层变薄，GAGs 损伤丢失，导致黏膜通透性异常增强，进而产生一系列病理生理学变化和相关症状的发生（图 3-19）；②膀胱黏膜层次变薄，肾小球样点状出血和 Hunner 溃疡的存在是个不争的事实；③膀胱壁肥大细胞密度、肥大细胞脱颗粒及释放的多种炎症介质与 IC 特征性临床表现密切相关；④ IC 的病理改变是膀胱壁全层受累，伴有间质纤维化，其最终的病理表现是膀胱挛缩。很明显，IC 这些病理生理学变化的相关证据，比以往任何时候都更加接近发现 IC 的病因与揭示其疾病的本质。常见的膀胱充盈及排空异常包括以下几种情况：膀胱过度活动、膀胱出口阻力下降、膀胱无力、膀胱过度充盈、膀胱排空障碍、膀胱敏感性下降，或者是上述因素的联合发生。

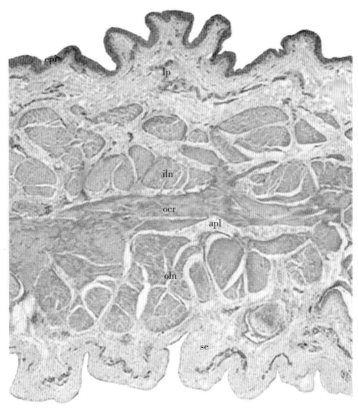

注：其特征是由伞状细胞组成的管腔层、黏膜肌层和黏膜下层消失；固有层（lp）直接位于肌膜上，肌膜由模糊的内纵层（iln）、外圆层（ocr）和最外层纵层（oln）组成，膀胱外侧覆盖有浆膜（se）。

图 3-19　GAGs 损伤丢失，膀胱膜黏膜出现过渡性上皮（epi）

1. 膀胱过度活动　在膀胱充盈 / 储尿期，膀胱过度活动的表现为膀胱阶段性非自主性收缩、膀胱低顺应性或两者相结合。膀胱非自主性收缩最常见于神经疾病或神经损伤，也可能与膀胱或尿道感染、膀胱出口梗阻、压力性尿失禁、年龄（神经退行性改变）或特发性疾病所引起的传出冲动的增加有关。Staskin 和 Mostwin 等人提出假说：从骨盆底发出的刺激降低也可以导致膀胱过度活动。膀胱充盈期的顺应性降低可能是继发于耻骨或耻骨下神经损伤或神经疾病，也可由膀胱壁弹性物质的破坏所引发。膀胱充盈 / 储存尿障碍的发生并非完全是由于膀胱过度活动，也可能是因为感染、刺激及其他的使膀胱敏感性提高的因素，以及疼痛等引起的传出冲动增加等，这些病因包括：化学性刺激、心理性或特发性原因。

2. 出口功能降低　膀胱出口阻力的降低可能是由尿道内括约肌和外括约肌的神经损伤或功能损伤所引起的。女性由于膀胱出口部位的支持组织损伤也同样可以诱发出口功能降低。神经疾病或损伤、外科或其他器械导致的损伤，以及年龄增长（尤其是老年人）皆可发生出口功能降低。在女性患者中，括约肌功能损伤所导致的尿失禁可分为不同类型，包括：①真性压力性尿失禁；②括约肌缺失（Ⅲ 型压力性尿失禁）。真性压力性尿失禁被认为与膀胱出口过度活动有关。因为骨盆支持组织的缺失导致人体在静息状态时不发病，而当腹内压增加时发生失禁。自身括约肌缺失（IDS）指在静息状态下，膀胱颈部和尿道周围组织没有功能。对 IDS 经典的理解可以通过一个外科手术过程得以解释。如果我们对 IDS 患者只实施尿道修补术则易于导致手术失败，但提高尿道闭合力和抗压力的手术则能明显提高 IDS 患者的治疗效果。目前的观点认为，大多数女性压力性尿失禁与各种盆底支持组织结构的改变及 IDS 有关。也可以这样认为，在与膀胱出口失调的相关尿失禁案例中 IDS 病因可以单独存在，但当发生出口高活动性及支持组织减少时，必然存在 IDS。

压力性尿失禁是一种由骨盆内肌肉、神经、结缔组织，或者它们共同遭到破坏而导致的一种临床综合征。在女性中，尿道周围组织的支持是非常重要的。在正常状态下尿道被肛提肌包绕，与阴道前壁的盆内筋膜相连接。因此，筋膜、肌肉及其结缔组织的破坏，神经的损伤，以及肌肉的间接损伤都可以导致尿失禁。膀胱颈部的功能同样重要，如果缺少正常的膀胱颈部闭合功能，即使有正常的尿道周围组织支持同样也可以发生尿失禁（图 3-20）。在以前的论著中，人们常忽略尿道是女性尿控功能的重要部位。膀胱颈部被认为是维持尿控的唯一部位。然而大约 50% 的可正常控制排尿的女性，在腹内压增高的情况下尿液不自主地流入尿道，这部分女性能够维持尿控的部位是中段尿道。

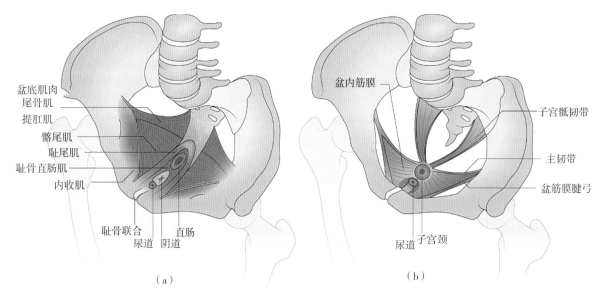

注：后尿道位于由阴道前壁（a 部分）和盆腔内筋膜（b 部分）组成的支撑组织层上。这些结构悬挂在腱弓上，与功能性肛提肌结合，形成一个"吊床"，导致尿道受压，增加腹内压力，防止尿漏。

图 3-20　女性完成正常尿控的解剖结构

尿道过度活动表明骨盆壁的支持结构功能减弱。随着腹内压的上升，膀胱颈部和尿道周围组织的位置下降。此时，如果膀胱流出道开放，压力性尿失禁就会发生。在经典的尿道过度活动的病例中，存在膀胱颈部下降和尿道发生旋转性变化。然而在膀胱颈部下降的过程中，尿道可以不发生旋转变化（此时尿道变宽变短），这是由于尿道后壁被牵拉而尿道前壁的位置固定不变而导致膀胱流出道开放。然而，尿道过度活动同样可以发生在无尿失禁的女性中。如果仅有轻微的尿道过度活动，其尿失禁是不能够被明确诊断的，除非同时伴有括约肌功能失调，才能够导致尿失禁的发生。1994 年，John DeLancey 等人提出了"悬吊假说"，即如果因过度活动而导致压力性尿失禁的话，那么尿道周围的支持组织稳定性肯定有缺失性改变。这个理论提出的要点是，如果尿道周围组织足够有效，那么当腹部压力增大时可以引起尿道有效、快速地闭合；如果尿道周围支持组织松弛，或者移动性增大，或者两者共同存在的话，那么尿道就不能够达到良好的闭合效果。

膀胱充盈 / 储尿期功能障碍的治疗方法是直接抑制膀胱的收缩，降低感觉冲动的传出，提高膀胱容量和流出道阻力。

3. 膀胱无力　疾病原因引起的膀胱排尿功能受损出现膀胱无力，进而导致膀胱充盈和排空异常。膀胱无力的病理生理学改变主要包括膀胱充盈异常和膀胱排空异常两个方面（图 3-21）。

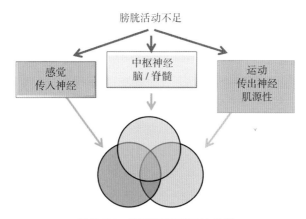

图 3-21　膀胱活动不足的机制

正常情况下，膀胱充盈时，膀胱壁的平滑肌会逐渐放松，膀胱容积增加，同时膀胱内压力也会逐渐增加。在膀胱无力的情况下，膀胱壁的平滑肌功能受损，无法有效地放松，导致膀胱容积增加的速度减慢。这就意味着膀胱在充盈过程中需要更长的时间才能达到正常的容积，从而导致排尿的延迟。

膀胱排尿时，膀胱壁的平滑肌会收缩，膀胱内压力增加，尿液通过尿道排出体外。在膀胱无力的情况下，膀胱壁的平滑肌功能受损，无法有效地收缩，导致膀胱内压力增加的速度减慢。这就意味着膀胱在排尿过程中需要更长的时间才能达到正常的排尿压力，从而导致排尿的困难。

此外，膀胱无力引起的膀胱充盈和排空异常的病理生理学改变还包括膀胱容量减小和尿液滞留两个方面。

正常情况下，膀胱的容量可以达到 300 ～ 500 mL。在膀胱无力的情况下，膀胱壁的平滑肌功能受损，无法有效地放松，导致膀胱在充盈过程中能够容纳的尿液量减少。这就意味着膀胱在充盈过程中只能容纳较少的尿液量，从而增加了排尿的频率。

膀胱无力导致尿液在膀胱内滞留，即尿液滞留现象。正常情况下，膀胱排尿时，膀胱壁的平滑肌收缩能够将尿液排出体外。而在膀胱无力的情况下，膀胱壁的平滑肌功能受损，无法有效地收缩，导致尿液在膀胱内滞留。这就意味着膀胱无法完全排空，尿液会在膀胱内滞留，增加了尿液滞留的风险，

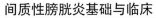

容易引发尿路感染等并发症。

4. 膀胱过度充盈 是指膀胱内尿液积聚过多，超过了正常的容量范围，导致膀胱充盈和排空异常的一种病理生理学改变。膀胱过度充盈引起的膀胱充盈和排空异常（图 3-22）的病理生理学改变主要包括膀胱壁张力增加、膀胱容量增加、膀胱排空困难和尿液滞留等方面。

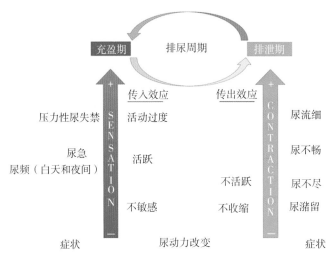

注：随着膀胱感觉传入功能异常增加，膀胱过度充盈症状更加严重。另外，膀胱传出收缩功能随之越低，膀胱排空障碍症状越严重，COUB 与膀胱过度活动（OAB）或膀胱活动不足（UAB）的区别在于，在 COUB 中，模型中的箭头朝相反的方向移动，而在 OAB 和 UAB 中，通常只有一个移动，如果另一个移动，则方向相同。

图 3-22 膀胱过度充盈 - 排空障碍综合征（COUB）模型

首先，膀胱过度充盈会导致膀胱壁张力增加。正常情况下，膀胱充盈时，膀胱壁的平滑肌会逐渐放松，膀胱容积增加，同时膀胱内压力也会逐渐增加。而在膀胱过度充盈的情况下，膀胱内尿液积聚过多，膀胱壁的张力会增加。这就意味着膀胱在充盈过程中需要更大的压力才能容纳更多的尿液，从而导致排尿的困难。

其次，膀胱过度充盈会导致膀胱容量增加。在膀胱过度充盈的情况下，膀胱内尿液积聚过多，膀胱容量会增加。这就意味着膀胱在充盈过程中可以容纳更多的尿液，从而增加了排尿的延迟。

膀胱过度充盈还会导致膀胱排空困难。正常情况下，膀胱排尿时，膀胱壁的平滑肌会收缩，膀胱内压力增加，尿液通过尿道排出体外。而在膀胱过度充盈的情况下，膀胱内尿液积聚过多，膀胱壁的张力增加，导致膀胱排空困难。这就意味着膀胱在排尿过程中需要更大的压力才能将尿液排出体外，增加了排尿的困难。

最后，膀胱过度充盈还会导致尿液滞留。正常情况下，膀胱排尿后，膀胱内应该没有残余的尿液。而在膀胱过度充盈的情况下，膀胱内尿液积聚过多，膀胱无法完全排空，尿液会在膀胱内滞留。这就增加了尿液滞留的风险，容易引发尿路感染等并发症。

5. 膀胱排空障碍 是指膀胱在排尿过程中出现异常，包括膀胱充盈异常和排空异常。膀胱充盈异常是指膀胱在排尿前不能充分充盈，或者充盈过度；膀胱排空异常是指膀胱在排尿过程中不能完全排空。

这些异常的病理生理学改变主要包括膀胱壁肥厚、膀胱容量减小、膀胱收缩力减弱等。

膀胱排空障碍引起的膀胱充盈异常主要表现为膀胱容量减小。这是因为膀胱排空障碍导致膀胱壁肌肉的肥厚和纤维化（图3-23），使得膀胱的弹性和扩张能力减弱。膀胱排空障碍引起的膀胱排空异常主要表现为膀胱不能完全排空。正常情况下，膀胱在排尿过程中能够充分收缩，将尿液排空。然而，在膀胱排空障碍的情况下，膀胱的收缩力减弱，导致膀胱不能完全排空。膀胱排空障碍还会导致膀胱颈部和尿道括约肌的功能异常，进一步影响膀胱的排空能力。

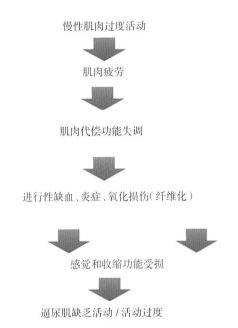

注：前期慢性膀胱肌肉过度活动可能发展为膀胱壁增厚、肌肉疲劳、肌肉结构改变（结缔组织增加）、进行性缺血、炎症和氧化损伤，导致收缩能力受损。如果膀胱感觉保持完整/增强，则可能存在膀胱过度活动/不足引起进行性的膀胱排空障碍。

图3-23　膀胱排空障碍的病理生理学改变

膀胱排空障碍引起的膀胱充盈异常和排空异常还会导致尿液滞留，膀胱不能完全排空，增加膀胱内的压力，进一步影响膀胱的充盈和排空能力。长期尿液滞留还会导致膀胱壁肌肉的萎缩和纤维化，使得膀胱的功能进一步受损。

总之，膀胱排空障碍引起的膀胱充盈异常和排空异常主要包括膀胱容量减小、膀胱收缩力减弱和尿液滞留等病理生理学改变。这些改变会进一步影响膀胱的功能，导致排尿困难和尿液滞留等症状的出现。

6. 膀胱敏感性下降　膀胱是人体内的一个重要器官，负责储存和排出尿液。膀胱敏感性的调节对于维持正常的排尿功能至关重要。膀胱神经通过传递信号来调节膀胱的敏感性，从而影响尿液的储存和排出。膀胱敏感性下降是指膀胱对尿液充盈的感知能力降低，导致膀胱充盈异常和排空异常。膀胱神经主要包括副交感神经和交感神经。副交感神经主要通过膀胱神经节传递信号，对膀胱的收缩和尿液的排出起到重要作用。交感神经主要通过腰交感神经节传递信号，对膀胱的松弛和尿液的储存起到重要作用。膀胱神经的功能异常会导致膀胱敏感性的改变，进而影响尿液的储存和排出（图3-24）。

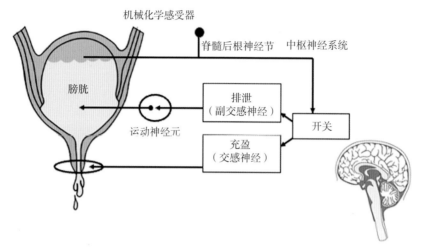

注：LUT功能是由神经通路控制的，这些神经通路维持着膀胱和尿道出口之间的相互关系。在膀胱充盈过程中，脊髓神经元的储存反射被激活，而排尿是由大脑中枢神经元的反射机制介导。膀胱充盈和贮尿过程中，逼尿肌副交感神经被抑制，尿道括约肌被激活，抑制排尿。膀胱的副交感神经传出通路，包括中枢神经系统（如脑桥排尿中枢）神经元群被抑制。当膀胱充盈持续并达到膀胱膨胀（即拉伸）的阈值水平时，膀胱机械感受器的传入活动将通路切换到排尿模式。排尿过程中，副交感神经活动被激活，导致膀胱收缩，而交感神经活动和躯体运动活动则被抑制。

图3-24　LUT排尿的储尿的功能

副交感神经通过膀胱神经节传递信号，刺激膀胱收缩和尿液排出。当膀胱内充满尿液时，副交感神经被激活，膀胱神经节释放乙酰胆碱，刺激膀胱平滑肌收缩，从而排出尿液。膀胱神经的功能异常会导致膀胱收缩力的改变，进而影响尿液的排出。

交感神经通过腰交感神经节传递信号，刺激膀胱松弛和尿液储存。当膀胱内没有尿液时，交感神经被激活，膀胱神经节释放去甲肾上腺素，刺激膀胱平滑肌松弛，从而储存尿液。膀胱神经的功能异常会导致膀胱松弛力的改变，进而影响尿液的储存。

膀胱神经还负责传递膀胱的感觉信号。当膀胱内充满尿液时，膀胱壁的压力增加，膀胱神经被激活，将感觉信号传递给大脑，引起尿意。膀胱神经的功能异常会导致膀胱感觉的改变，进而影响尿意的产生。

膀胱神经对敏感性的影响与多种因素相关，包括年龄、性别、神经疾病等。老年人由于膀胱肌肉的萎缩和神经功能的衰退，膀胱敏感性常常降低，导致尿液储存能力减弱和尿失禁的发生。女性由于生理结构的特殊性，膀胱敏感性常常较男性高，容易出现尿急、尿频等症状。神经疾病，如脊髓损伤、多发性硬化等会导致膀胱神经功能异常，进而影响膀胱敏感性。

二、黏膜渗透性改变与 LUTS 相关性

下尿路充盈、储存尿液及充分排空的功能异常，在病理生理学上，通常是由膀胱功能障碍、膀胱出口问题或两者共同障碍所致。膀胱主动收缩或膀胱顺应性降低导致的膀胱过度活动、膀胱出口阻力下降、膀胱感觉超敏、膀胱敏感性下降或是上述因素的联合发生，皆可导致膀胱绝对的或相对的充盈和（或）储存尿的功能障碍。

膀胱黏膜渗透性改变与下尿路症状之间存在一定的相关性。膀胱黏膜渗透性是指膀胱内膜细胞间隙的大小和膀胱黏膜对不同物质通过的阻力。当膀胱黏膜渗透性增加时，膀胱黏膜对尿液中的物质的阻力减小，导致尿液中的物质更容易通过膀胱壁进入组织或血液循环。下尿路症状是一组与膀胱和尿道相关的症状，包括排尿困难、尿频、尿急、尿痛等。这些症状常常与泌尿系统的炎症、感染、肿瘤等情况相关。

膀胱黏膜渗透性改变与下尿路症状之间的相关性主要表现在以下几个方面。

1. 感染和炎症　是导致膀胱黏膜渗透性改变的常见原因。这些病理生理改变可以对膀胱黏膜的结构和功能产生严重影响。细菌、真菌或病毒等微生物可以入侵膀胱黏膜，引起膀胱黏膜炎症。这种炎症导致下列几个病理生理改变：

（1）细胞损伤和损失：感染引起炎症反应，产生趋化因子和细胞因子，如肿瘤坏死因子 $-\alpha$（TNF$-\alpha$）和白细胞介素 -1β（IL-1β）。这些因子可导致黏膜细胞凋亡和损伤，使膀胱黏膜的完整性受到破坏。细胞损伤和凋亡可导致黏膜屏障功能的丧失。

（2）血管扩张和通透性增加：炎症反应引起血管扩张和通透性增加。炎症介质如组胺和白细胞介素 -6（IL-6）可以促进血管舒张和通透性增加，从而导致血清成分渗出到膀胱黏膜组织中。这些渗出的物质包括血浆蛋白、炎症介质和神经递质等，它们进一步刺激炎症反应和疼痛感觉。

（3）炎性细胞浸润：感染引起炎性细胞的浸润及炎性细胞聚集在膀胱黏膜组织中。炎性细胞如中性粒细胞、淋巴细胞和单核细胞等会释放一系列的细胞因子和蛋白酶，造成膀胱黏膜损伤。炎性细胞还释放羟基自由基和氧化物等，导致细胞氧化应激和黏膜屏障功能减弱。

（4）肌层功能紊乱：炎症反应还会影响膀胱的平滑肌层，导致膀胱的收缩和舒张功能紊乱。炎症介质，如前列腺素和白细胞介素 -8（IL-8）可以使平滑肌的收缩和舒张受到干扰（图 3-25），导致排尿困难和尿频等下尿路症状的出现。膀胱黏膜渗透性改变可以导致膀胱黏膜的炎症和感染。炎症和感染会引起膀胱内的疼痛和刺激感，导致尿频、尿急、尿痛等症状的出现。

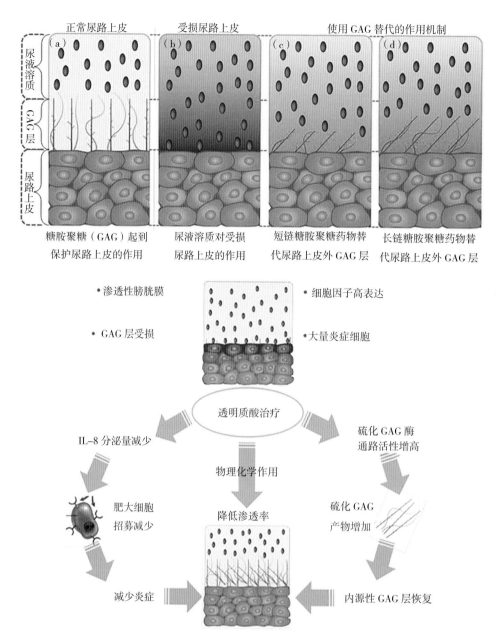

注：透明质酸降低间质性膀胱炎模型中 IL-6 和 IL-8 的分泌和通透。

图 3-25　补充糖胺聚糖（GAG）治疗膀胱疼痛综合征的作用机制

除了感染，其他类型的膀胱炎症，如特发性间质性膀胱炎（IC）和辐射性膀胱炎，也可以引起类似的膀胱黏膜渗透性改变。这些炎症引起的改变可能更为复杂，涉及上皮损伤、炎症反应、血管通透性增加和免疫失调等因素。总的来说，炎症及感染的这些病理生理的改变进一步影响膀胱黏膜的结构和功能，导致膀胱疼痛、炎症和下尿路症状的出现。

2. 膀胱过敏　膀胱黏膜渗透性的增加可能导致膀胱对某些物质过敏反应的增加。例如，某些食物或药物成分可能透过膀胱壁进入组织或血液循环，引起过敏反应，导致尿道症状的出现。一氧化氮在过敏中的作用已被证明，NO 合成酶存在于大鼠膀胱中，并清楚地表明，L- 精氨酸作为 NO 底物，可以抑制膀胱中的 Aδ 和 C 传入纤维。此外，L- 精氨酸可以抑制两种纤维对膀胱内丙烯醛的激活反应，丙烯醛是环磷酰胺的代谢物，可引起膀胱超敏反应，由这些传入神经所产生的传入神经输入的增加，可能为各种炎症性膀胱疾病所见的超敏反应提供了基础。

3. 上皮细胞损伤　膀胱黏膜渗透性改变可能导致膀胱黏膜的上皮细胞受损。受损的上皮细胞无法有效地保护膀胱壁免受尿液中有害物质的侵害，导致膀胱疼痛、红肿和糜烂等症状的出现。

（1）细胞间连接的改变：上皮细胞损伤导致膀胱黏膜上皮细胞之间的连接（如紧密连接和黏附连接）受到破坏，使得细胞间隙扩大（图 3-26）。这使得原本紧密排列的上皮细胞之间出现了更多的间隙，增加了物质通过细胞层的机会。此外，淋巴管（一种特殊的孔道），存在于上皮细胞之间并与细胞间隙相连。细胞损伤导致细胞间隙扩大，也会导致淋巴管扩张。这一改变进一步促进了物质在细胞层间的渗透。最后，上皮细胞损伤会影响管道蛋白的排列和分布。管道蛋白在细胞间连接中起到关键的作用，它们可以形成紧密连接，限制物质的通过。细胞损伤可能导致管道蛋白重新排列，使其功能受损，从而增加黏膜的渗透性。

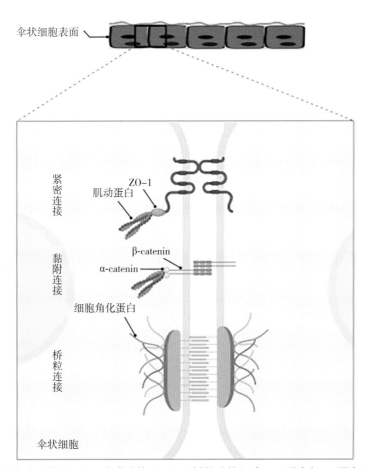

注：连接复合体由环状紧密连接（TJ）、黏附连接（AJ）和桥粒连接组成。TJ 蛋白与 AJ 蛋白（钙黏蛋白和连环蛋白）结合形成尿路上皮连接复合体。

图 3-26　伞状细胞的顶端连接复合体

（2）细胞凋亡：上皮细胞损伤引发的细胞凋亡也会导致膀胱黏膜渗透性的改变。细胞凋亡会破坏黏膜屏障的完整性，使得渗透性增加。细胞凋亡是一种程序性死亡过程，可以导致膀胱黏膜上皮细胞的减少。凋亡细胞逐渐变小、膜破裂，并最终被吞噬，从而导致上皮细胞的数量减少，出现黏膜屏障受损，破坏黏膜屏障的完整性。黏膜屏障由上皮细胞和黏液组成，它们协同工作可以阻止有害物质和细菌等渗入组织，当上皮细胞凋亡增加时，黏膜屏障受损，使得渗透性增加。细胞凋亡促进细胞外基质的重塑，会引发降解和沉积的过程，造成细胞外基质的改变。这种改变可能影响细胞外基质的功能，进而影响黏膜屏障的完整性和渗透性。

（3）黏膜水肿：上皮细胞损伤引发的炎症反应和细胞凋亡会导致膀胱黏膜的水肿。水肿进一步增加了黏膜的通透性，使得渗透性升高。水肿会导致组织间隙内液体的积聚，从而使细胞间隙增大。水肿引发的组织液积聚也会导致上皮细胞的形态改变。细胞膨胀和变形可以导致细胞之间的连接变得松弛，进一步增大物质通过的通道。水肿常常伴随炎症反应的发生。炎症反应激发免疫细胞和炎症介质的释放，这些物质会进一步增加黏膜渗透性。炎症反应也可以加剧水肿的程度，形成恶性循环。水肿还可能导致血管渗漏，即血管壁的通透性增加。血管壁渗漏会引起血浆成分和细胞外液的渗出，这些物质进一步积聚在组织间隙中，增加黏膜的渗透性。

4. 内膜屏障功能减弱　膀胱黏膜渗透性增加可能导致膀胱黏膜内膜屏障功能减弱。内膜屏障功能的减弱使得膀胱壁容易受到刺激物质的侵蚀，进一步引发炎症反应和症状的出现。

（1）渗透性增加：内膜屏障是膀胱黏膜的保护层，它在正常情况下阻止有害物质和微生物的渗入。当内膜屏障功能减弱时，其对物质的阻止能力降低，渗透性增加。这意味着有害物质和微生物更容易通过黏膜屏障进入组织。

（2）胞间连接松弛：内膜屏障功能减弱可能导致上皮细胞间连接变得松弛。正常情况下，上皮细胞间的紧密连接和黏附连接可以减少间隙，限制物质的通过。而当内膜屏障受损，这些连接变得松弛，使得细胞间隙扩大，增加了物质通过的机会。

（3）黏液层变薄：内膜屏障功能减弱会导致黏液层变薄。黏液层是由黏膜细胞分泌的黏液组成，它具有保护作用，并能阻止有害物质的侵入。当内膜屏障受损时，黏液层的分泌能力可能降低，导致黏液层变薄，使其渗透性增加。

总的来说，膀胱黏膜渗透性改变是导致下尿路症状的一个可能的因素，需要进行更多的研究来探索膀胱黏膜渗透性与下尿路症状之间的具体关系，以及相互之间的机制。对膀胱黏膜渗透性的研究有助于深入了解下尿路症状的发生和发展机制，为相关疾病的治疗和预防提供理论依据。

三、IC 与膀胱过度活动的相关因素

在膀胱充盈/储存尿期，膀胱过度活动表现为膀胱阶段性非自主性收缩、膀胱低顺应性或两者相结合。膀胱非自主性收缩最常见于神经疾病或神经损伤，也可能与膀胱或尿道感染、膀胱出口梗阻、压力性尿失禁、年龄（神经退行性改变）或特发性疾病所引起的传出冲动的增加有关。Staskin 和

Mostwin 等提出假说：从骨盆底发出的刺激降低也可以导致膀胱过度活动。膀胱充盈期的顺应性降低可能是继发于耻骨或耻骨下神经损伤或神经疾病，也可由膀胱壁弹性物质的破坏所引发。膀胱充盈 / 储存尿障碍的发生并非完全是由于膀胱过度活动，也可能是因为感染、刺激及其他的使膀胱敏感性提高的因素，以及疼痛等引起的传出冲动增加等，这些病因包括：化学性刺激、心理性或特发性原因。一个典型的例子是膀胱疼痛综合征（间质性膀胱炎）。

间质性膀胱炎（interstitial cystitis，IC）和膀胱过度活动（bladder overactivity，BO）是两种常见的膀胱疾病，它们在临床上经常被一同讨论，因为它们之间存在一定的相关性。

间质性膀胱炎是一种罕见但严重的慢性膀胱疾病，尽管 IC 的确切病因尚不清楚，但目前认为它可能涉及多个因素，包括膀胱黏膜屏障的异常、神经源性炎症及自身免疫反应等（图 3-27）。

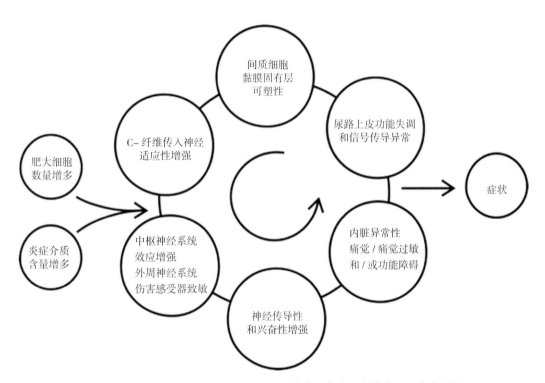

图 3-27　膀胱疼痛综合征（BPS）/ 间质性膀胱炎（IC）的病因和发病机制

IC 的病因或发病机制尚未达成共识，但许多研究表明可能涉及多个因素，包括上皮屏障功能的渗漏性改变、肥大细胞异常激活和膀胱内神经活性化合物的释放、C 纤维膀胱传入神经的激活，以及炎症介质（如细胞因子和趋化因子）的上调。炎症介质可提高中枢神经系统的兴奋性和外周感受器的致敏性，导致慢性膀胱疼痛和排尿功能障碍。

膀胱过度活动是指膀胱的肌肉过度收缩导致的尿频和尿急等症状。这种病症主要由膀胱壁肌层的神经调节紊乱引起，可能与神经源性炎症、神经递质不平衡等因素有关。

1. 共同症状　IC 和 BO 在症状上有一些共同点，如尿频、尿急、夜尿和尿道刺激等。这些症状可以对患者的生活质量造成很大困扰，尤其是频繁的尿意和尿急感。对 OAB 患者来说，常因需要避免尿失禁而迫切感到需要排尿，而 IC 患者则是为了缓解疼痛、压力或不适而排空膀胱。也因此尿急通常不被作为需要进一步评估 IC 存在的依据。首先，急迫性是 OAB 的主要症状，其发生率是 IC 的 10 倍。Abraham 等人进行了定性随访，发现 OAB 和 BPS 患者都报告了白天和夜间排尿较高的频率，但 OAB 患者没有经历持续的疼痛。在 IC 患者中，冲动有 4 个组成部分：①疼痛驱使需要小便；②需要排尿以避免疼痛加重；③经常需要小便；④突然需要小便。

2. 激发因素　尽管 IC 和 BO 的病因不同，但它们都可能受到一些相似的刺激因素的影响。例如，饮食中的刺激性食物（如咖啡因、辣椒等）、压力和焦虑等因素可能同时引发或加重 IC 和 BO 的症状。这些因素可能导致膀胱壁肌肉过度收缩，引起尿频和尿急等症状。

2007 年，美国生殖健康专业人员协会提出使用"持续性冲动"代替"紧迫性"，以避免 IC 与 OAB 混淆。在膀胱控制能力差的患者中，超过一定的容积阈值，患者的感觉和大脑反应会被放大（强烈的感觉）。膀胱充盈的异常反应比膀胱过敏反应更严重，主要是因为传入信号或中枢处理是异常的。大脑边缘、副边缘、前扣带皮层、岛叶皮层、前额叶皮层、初级和次级体感皮层等多个大脑区域参与疼痛感知，而疼痛的中枢处理通过初级躯体感觉皮层的特定位置来区分疼痛的位置和级别，身体内部的区分是在躯体感觉皮层完成的。IC 患者表现出对来自盆腔器官的疼痛传入神经的敏感性增加，以及伴随有盆腔内脏和躯体肌肉的异常传出神经支配。由于边缘传出刺激，骨盆肌肉组织经历强直性收缩，并产生进一步的疼痛感觉，在慢性刺激的地方形成了一个循环，导致疼痛持续存在。

3. 互为并发症　一些研究表明，IC 和 BO 之间存在一定的相关性，即 IC 患者中有相当一部分患有 BO。这可能是 IC 对膀胱组织的慢性炎症反应导致了膀胱壁的功能紊乱，引起了膀胱的过度活动。因此，IC 可以是 BO 的并发症之一。另外，一些研究还发现，对于患有 BO 的患者，其膀胱壁也可能存在炎症反应，这与 IC 的病理改变相似。这意味着，在一些情况下，BO 和 IC 可能共同存在，相互影响。

四、IC 储尿功能改变的病因学因素

IC 的尿动力学检查主要表现为储尿期功能障碍，具体表现为膀胱容量减少、膀胱顺应性降低、膀胱感觉敏感，部分 IC 出现不稳定膀胱。膀胱容量较小者，其尿频症状更明显。IC 患者的最大尿流率低于对照组，但并未发现膀胱出口梗阻或明显剩余尿，最大尿流率降低与膀胱容量减少有关。膀胱收缩功能绝对或相对障碍可由诱发和维持正常逼尿肌收缩所必需的神经肌肉功能暂时或永久性改变所导致。在神经功能正常的个体中排空反射受到抑制也经常发生。排空障碍也可继发于骨盆和会阴区域发出的传出冲动增加而引起的反射机制，或者是心理因素造成的。非神经因素包括膀胱肌肉功能的损伤、膀胱张力过高、中枢或外周激活药物的应用及严重的感染及纤维化。缺乏膜层屏障效应和尿激酶系统的改变，导致膀胱黏膜上皮的渗透性发生改变，钾离子流入过多并在细胞质中积聚，从而干扰尿路上皮的胞外/胞内作用机制。钾离子一旦在尿路上皮下扩散，就会使神经末梢去极化，导致膀胱过度活动和疼痛。

1. 神经因素　在间质性膀胱炎的发病机制中起着重要作用。研究表明，患有间质性膀胱炎的患者

会出现神经调节异常，包括神经源性疼痛、迷走神经兴奋性增加和神经内激素失衡等。这些异常会影响到膀胱壁的感知和调节功能，从而导致疼痛和储尿功能改变。

（1）神经源性疼痛：是间质性膀胱炎患者最常见的症状之一。研究发现，患有间质性膀胱炎的患者膀胱壁存在着疼痛感受器的过度表达和敏感性增加。膀胱传入神经具有可塑性，活跃的初级传入神经的总数不是固定的，而是取决于组织的状态。这可能是 IC 患者膀胱感觉变化的原因。在膀胱充血过程中，原本在正常状态下处于抑制状态的 C 纤维传入通路的兴奋性会增高，这是引起膀胱疼痛和尿急的机制。这一假设得到了研究结果的支持，即膀胱内辣椒素和树脂干扰素选择性抑制 C 纤维活性，可以改善这些症状。当膀胱受到刺激时，神经源性疼痛会导致疼痛信号的异常传递和处理，引起储尿功能的改变（图 3-28）。

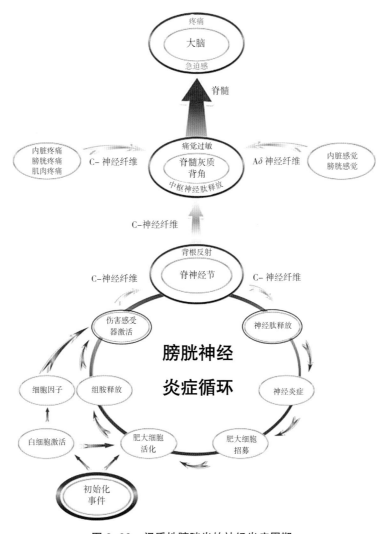

图 3-28　间质性膀胱炎的神经炎症周期

早期多因素触发白细胞和肥大细胞介质充分释放，激活 C 纤维伤害感受器，触发背根反射，从中枢（背角）和外周（膀胱）神经末梢释放神经肽。痛觉感受器背根反射引起背角的中枢痛觉过敏，所有感觉都被放大，从而产生不适。同时，膀胱周围神经出现炎症，伴随着肥大细胞的募集、激活和脱颗粒，使炎症循环永久化。

（2）迷走神经兴奋性：迷走神经是控制膀胱收缩和松弛的重要神经，其兴奋性增加可能会引起膀胱的过度活动和储尿功能的异常。研究表明，患有间质性膀胱炎的患者迷走神经兴奋性明显增加，导致膀胱过度收缩和排尿困难。①膀胱收缩过度：迷走神经通过释放乙酰胆碱等神经递质，起到调节膀胱的松弛和收缩的作用。然而，在间质性膀胱炎患者中，迷走神经的兴奋性增加，导致膀胱的过度收缩。这种收缩过度会增加膀胱内压力，使得膀胱无法正常存储尿液，从而影响储尿功能；②排尿困难：间质性膀胱炎患者常常出现排尿困难的症状。迷走神经兴奋性增加导致膀胱收缩过度，减少了膀胱的容量和伸展性。这使得患者在排尿时面临更高的膀胱内压力，需要更大的努力才能排尿成功。因此，迷走神经兴奋性增加是间质性膀胱炎患者排尿困难的一个重要因素；③频尿与尿急：是间质性膀胱炎患者常见的症状之一。迷走神经兴奋性增加会引起膀胱过度活动，使得间质性膀胱炎患者产生频繁的尿液感觉和尿液排空的冲动。这会导致患者频繁地排尿，甚至出现尿急的情况。

（3）神经内递质失衡：神经内递质对膀胱的调节功能至关重要。神经内递质的失衡可能导致膀胱收缩和松弛的失调，进而影响储尿功能。研究发现，间质性膀胱炎患者的神经内一些递质水平异常：①肾上腺素是一种重要的神经递质，其作用于膀胱和其他泌尿系统的组织中的肾上腺素受体，对储尿功能产生影响。肾上腺素通过刺激肾上腺素 β_3 受体，在膀胱平滑肌中起到松弛作用。在间质性膀胱炎患者中，肾上腺素 β_3 受体的功能异常可能导致膀胱平滑肌无法正常松弛，使得膀胱在储尿功能时不能完全伸展，出现塌陷的现象，这会导致膀胱容量的降低，进而影响储尿功能。肾上腺素可能会增加膀胱的敏感性。肾上腺素的释放会引起膀胱内壁感受器的刺激和兴奋，使得患者对尿液的感觉更加明显，这会导致膀胱的过度活动，并引发频繁的尿意，从而影响储尿功能。此外，肾上腺素可能通过调节免疫系统和炎症反应对储尿功能产生影响。一些研究发现，肾上腺素与炎症细胞的相互作用可以影响炎症细胞的活性和炎症介质的释放。炎症细胞的异常活动和炎症介质的异常释放可能导致膀胱组织的炎症反应和储尿功能的改变；②神经元特异性烯醇化酶（neuronal-specific enolase，NSE）是一种在神经细胞中广泛表达的酶。尽管 NSE 在间质性膀胱炎（interstitial cystitis，IC）储尿功能中的确切角色尚不明确，但有一些研究表明 NSE 可能与 IC 的发病机制和储尿功能相关。IC 被认为是与神经炎症相关的疾病，而 NSE 作为神经元的标志物之一，在 IC 的炎症反应中可能发挥一定的作用。研究发现，IC 患者的膀胱组织中 NSE 的表达水平增加，这与慢性炎症和神经元活性异常有关。因此，NSE 可能参与调节神经源性炎症反应，进而影响储尿功能。此外，IC 患者常常伴随着尿路疼痛和排尿困难等症状，这与神经元活性异常和疼痛传导有关。研究显示，NSE 可能参与调控神经元的疼痛传导过程，通过影响与疼痛相关的神经递质的合成和释放，如降低 γ- 氨基丁酸（GABA）和增加谷氨酸水平，从而对 IC 患者的疼痛感知和储尿功能产生影响。NSE 参与神经元的能量代谢和细胞骨架的调节，对神经元的恢复和保护可能具有重要的作用。在神经炎症和创伤引起神经元损伤时，NSE 的表达可能发生变化。因此，NSE 可能参与神经元的修复和保护过程，对恢复储尿功能有一定的影响。

神经因素通过上述机制对间质性膀胱炎患者的储尿功能产生影响。这些变化可能导致膀胱的过度敏感、收缩过度和排尿困难等症状。此外，疼痛和不适感受的存在也影响着患者的尿液排空行为和排尿习惯。因此，神经因素的影响是造成间质性膀胱炎患者储尿功能改变的重要原因之一。

2. 免疫因素　也被认为是间质性膀胱炎的重要病因之一。研究发现，患有间质性膀胱炎的患者膀胱壁存在炎症细胞浸润和免疫反应异常。免疫细胞释放的炎症介质会损伤膀胱壁组织，导致储尿功能异常。

（1）炎症细胞浸润：研究表明，间质性膀胱炎患者的膀胱壁存在炎症细胞浸润，包括巨噬细胞、淋巴细胞、浆细胞等。这些炎症细胞释放炎症介质，如细胞因子、趋化因子等，导致膀胱组织的炎症反应。炎症细胞的激活可能导致胶原纤维增生和膀胱壁的纤维化，这可能使膀胱壁变得僵硬和厚实，导致膀胱的弹性减弱，影响其储尿能力。在炎症过程中，巨噬细胞也参与组织修复和再生，它们可以清除炎症细胞和破坏的组织，并促进新组织的生成。然而，过度的炎症反应和巨噬细胞活性可能引起瘢痕组织形成，进一步影响膀胱的储尿功能。此外，炎症介质的释放可以改变神经传导和感受器的敏感性，导致异常的神经信号传递。这可能引起膀胱的过度活动和控制失常，进而影响储尿功能。这种炎症反应会导致组织的肿胀、纤维化和创伤，从而影响膀胱的储尿功能。

（2）免疫反应异常：间质性膀胱炎患者的免疫系统可能存在异常，包括免疫细胞功能紊乱和免疫调节失衡等。研究发现，患有间质性膀胱炎的患者免疫细胞的活性和功能异常，如 T 细胞、B 细胞、巨噬细胞等免疫细胞的亚群分布和功能异常（图 3-29）。临床研究表明，在几乎所有的 IC 病例中，T 细胞明显渗入膀胱。然而，这些 T 细胞如何促进 IC 的发展仍然是个谜。IC 患者中可以看到 T 细胞浸润和膀胱上皮屏障破坏，其中包括 CD4$^+$、CD8$^+$ 和 γδT 细胞在内的几个 T 细胞亚群似乎渗入膀胱并造成组织损伤，使用动物模型的研究为 T 细胞如何被募集到膀胱，以及它们如何促进 IC 进展提供了线索。表达同源趋化因子受体 CXCR3 的 T 细胞被募集到膀胱。自身抗原识别的如从受损的膀胱上皮细胞（BEC）产生的 Uroplakin Ⅱ、Uroplakin Ⅲ AT 细胞可以选择性地聚集在上皮中。IC 伴 Hunner 病变也是一种炎症性疾病，其特征为全膀胱炎伴 B 细胞异常和上皮脱落，而未伴 Hunner 病变的 IC 组织学改变很小。免疫调节失衡可能导致过度的炎症反应和自身免疫反应，进一步影响膀胱的储尿功能。

（3）炎症介质的作用：免疫细胞释放的炎症介质对储尿功能也有直接影响。在间质性膀胱炎中，炎症介质如炎性细胞因子（如白细胞介素 -1β、肿瘤坏死因子 -α 等）和趋化因子（如肥大细胞趋化因子、趋化因子受体 -3 等）被异常释放。肿瘤坏死因子 -α（tumor necrosis factor-α，TNF-α）是一种促炎细胞因子，高浓度时可引起过度炎症和膀胱损伤。IC 患者血清和膀胱组织 TNF-α 水平显著升高，此外，IC/BPS 患者尿液和膀胱组织中 TNF-α 水平均升高。肥大细胞激活与 TNF-α 的释放引起 IC/BPS 的炎症反应。在自身免疫性 IC 模型中，TNF-α 抑制剂阻断肥大细胞活化可改善膀胱炎症。炎性细胞因子的释放会引起免疫炎症反应，导致膀胱壁的肿胀和损伤。这可能导致储尿功能的异常，如尿频、尿急和膀胱容量减少。炎性细胞因子还可以干扰膀胱的神经调节机制，对神经传导和感受器的功能产生影响。这可能导致膀胱的过度活动和控制失常，进而影响储尿功能。此外，一些炎性细胞因子可以刺激胶原纤维增生，导致膀胱壁的纤维化和肥厚。这可能使膀胱壁变得僵硬，影响其弹性和储尿能力。炎性细胞因子还可以刺激神经末梢，增加疼痛感受。

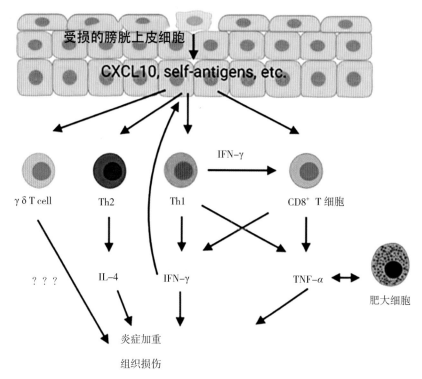

注: 不同T细胞亚型和肥大细胞之间的相互作用促进人类和小鼠间质性膀胱炎（IC）的进展。尽管IC的病因尚不清楚，但这种综合征可能是由受损的浅表上皮细胞（膀胱上皮细胞，BECs）引发的，这些细胞释放自身抗原和强大的趋化因子，如CXCL10。这些趋化因子可以招募一系列不同亚型的T细胞，包括CD8⁺、1型T辅助细胞（Th1）、Th2和γδT细胞等。自身抗原识别的CD8⁺T细胞和Th1细胞可以分泌促炎细胞因子，如IFN-γ和TNF-α。TNF-α可以激活肥大细胞释放更多的TNF-α和其他促炎细胞因子。此外，IFN-γ可以刺激上皮分泌更多的CXCL10。这些反馈循环可以放大和维持组织炎症，造成更多的局部损伤，导致膀胱病变，如膀胱疼痛综合征。Th2细胞和γδT细胞参与炎症过程的作用尚不清楚。

图 3-29　T细胞和肥大细胞对间质性膀胱炎的影响

趋化因子是一类分子信号，它们通过调控细胞运动和聚集的过程，起到引导和招募炎症细胞的作用。在间质性膀胱炎中，趋化因子能够吸引炎症细胞向炎症部位聚集。趋化因子的释放可以招募巨噬细胞、淋巴细胞和中性粒细胞等多种炎症细胞，并浸润到膀胱壁和黏膜组织中。这些炎症细胞的浸润可能会导致膀胱壁的损伤和炎症反应，从而影响储尿功能。趋化因子也可以对神经元和神经传导产生影响。它们可能干扰膀胱的神经调节功能，导致失调的神经信号传递，进而影响储尿功能。NO、MCP-1、MCP-2、MCP-3、MCP-4和RANTES等趋化因子不仅可以刺激神经末梢，增加疼痛感知，还可能导致膀胱疼痛、痛觉过敏和不适感的出现，进一步影响储尿功能。还可以吸引并激活炎症细胞，促使它们分泌炎症介质，如炎性细胞因子和肿瘤坏死因子等。这些炎症介质可能对膀胱壁的炎症反应和组织损伤产生进一步的影响，从而影响储尿功能。

值得注意的是，趋化因子的影响是复杂的，可能存在个体差异。不同类型的趋化因子可能产生不同的效应，并且它们与其他炎症细胞和信号分子之间的相互作用也很关键。这可能导致膀胱疼痛和不适感的出现，进一步影响储尿功能。这些介质的存在会引发组织炎症反应和纤维化，并对膀胱壁的结构和功能产生直接损害和影响。

（4）自身免疫反应：一些研究提出了自身免疫反应的可能性，自身免疫反应是免疫系统对膀胱组织发生异常的免疫反应并错误地攻击自身组织的过程，导致炎症和组织损伤。在间质性膀胱炎中，自身免疫反应可能导致免疫细胞攻击和损伤膀胱组织，从而引发储尿功能的改变。此外在自身免疫反应中，自身抗体可能会产生并攻击膀胱组织。IC 患者中抗核抗体（ANA）患病率的显著增加也印证了病理生理学的自身免疫理论。在 20 世纪 70 年代，IC/BPS 患者膀胱上皮表面存在 CD8$^+$、CD4$^+$ 淋巴细胞、B 淋巴细胞、浆细胞及 IgA、IgG、IgM 等免疫球蛋白等大量的循环自身抗体被称为自身抗体。自身免疫反应还可能干扰膀胱的神经调节机制，导致膀胱的过度活动或低活动，对储尿功能产生影响。

综上所述，免疫因素在间质性膀胱炎中起到重要作用，通过炎症细胞浸润、免疫反应异常、炎症介质的作用及自身免疫反应等机制，对储尿功能产生影响。这些免疫因素的异常存在会导致膀胱组织的炎症反应、纤维化，进而引起膀胱容量减少、肌肉功能异常和排尿困难等储尿功能的改变。深入理解免疫因素在间质性膀胱炎中的作用有助于开发更有效的治疗策略，并为患者提供减轻症状和改善生活质量的方法。

3. 遗传因素　可能也与间质性膀胱炎的发病相关。研究发现，患有间质性膀胱炎的患者家族中间质性膀胱炎的患病率较高。遗传相关研究表明，某些基因变异可能增加个体对炎症刺激的敏感性，从而导致储尿功能异常。

（1）遗传易感性：研究表明，个体在遗传水平上可能对间质性膀胱炎存在一定的易感性。Warren 等人的一项研究报道，IC 患者的成年女性一级亲属 IC 患病率是普通人群的 17 倍，IC 在同卵双胞胎比异卵双胞胎有更大的患病一致性，这也说明 IC 具有遗传易感性。某些基因变异或多态性可能增加个体对炎症反应或膀胱黏膜屏障的损伤过度反应的风险。这些遗传易感性因素可能影响免疫系统、炎症途径、膀胱上皮层基底膜、神经调节等方面的功能。

（2）免疫调控基因：一些免疫调控基因的变异或突变可能使个体对间质性膀胱炎具有更高的患病风险。这些基因可能参与免疫细胞功能、炎症调节、自身免疫反应等方面的调控。例如，HLA 基因（人类白细胞抗原）和基因组范围的关联研究已经表明，HLA-DQB1 位点与间质性膀胱炎的发病存在关联。

（3）基因表达和信号途径：一些研究已经发现，间质性膀胱炎患者的膀胱组织中，某些基因的表达水平与正常人群有所不同。这些基因涉及炎症、免疫应答、细胞凋亡和神经调节等方面。异常的基因表达可能导致炎症反应的加剧和膀胱组织的损伤。

（4）环境因素：如感染、药物使用、饮食习惯等也可能对间质性膀胱炎的发病起一定影响。感染可以引发炎症反应，并导致膀胱壁组织损伤。某些药物如化疗药物、抗生素等也被认为与间质性膀胱炎的发病相关。此外，某些饮食因素如咖啡因、辛辣食物等也可能加重疾病症状。

五、IC 膀胱疼痛的病因学因素

IC 引起膀胱疼痛存在多种因素，其中包括以下方面。

1. 神经源性因素　膀胱黏膜和组织的炎症刺激可以导致敏感神经末梢的活化和突触传递的异常。这些异常神经信号可能引起疼痛的感知和传导，导致膀胱疼痛的出现。在间质性膀胱炎中，炎症反应刺激了膀胱黏膜和肌层的神经末梢，导致这些神经末梢的过度活化和异常传导。这可能导致神经冲动的异常扩散和强化，进而引起疼痛的感知和传导。疼痛信号的传导是由痛觉门控机制控制的，即通过从感觉神经末梢到脊髓的传入神经元和从脊髓到大脑的传出神经元的调节来调控疼痛信号的传递。在间质性膀胱炎中，这种门控机制可能被破坏，导致疼痛信号的放大和持续传导（图3-30）。此外，慢性疼痛条件可能导致神经可塑性的改变，即神经组织的结构和功能的可适应性改变。

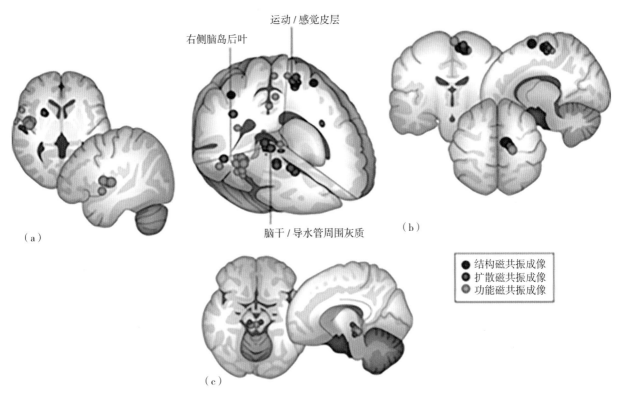

注：大脑功能改变的位置（绿色；静息状态功能MRI评估），灰质结构（红色；使用T_1加权MRI评估），白质结构（蓝色；泌尿系统慢性盆腔疼痛综合征患者与匹配的健康对照个体相比，使用弥散张量MRI进行评估）。右侧脑岛后部（a）、内侧感觉运动区（b）、脑干和导水管周围灰质（c）有重叠。

图3-30　泌尿系统慢性盆腔疼痛综合征的神经影像学表现

在间质性膀胱炎中，神经可塑性的改变可能导致神经末梢对刺激的过敏性增加，进一步加剧膀胱疼痛的感知。而炎症介质如神经生长因子（NGF）、肿瘤坏死因子（TNF）和前列腺素等可能被过度激活，并通过神经途径影响痛觉的传导和感知。这些炎症介质的释放可能导致神经末梢的敏感性增加，进一步引起膀胱疼痛的产生。在间质性膀胱炎中，还可以发现神经调节的异常，如自主神经和中枢神经系统之间的交互作用紊乱。这可能导致膀胱的神经传导和调节机制失调，进一步加剧膀胱疼痛的出现。需要注意的是，每个患者的症状和疼痛程度可能存在差异，神经源性因素在不同患者中的重要性和贡献程度也有所不同。因此，确切的神经源性病因在每个患者的病情中可能存在差异。

2. 炎症介质　炎性细胞因子和趋化因子的释放在间质性膀胱炎中起着关键作用。这些炎症介质可以刺激痛觉神经末梢，增加疼痛的感知和传导。许多研究涉及神经炎症机制，肥大细胞及其产物组胺和甲基组胺已被 Simmons 在 20 世纪 50 年代首次提出是该疾病的潜在指标。此外，半胱氨酰白三烯的最终产物白三烯 E4（LTE 4），以及嗜酸性细胞蛋白 X（EPX）、嗜酸性细胞阳离子蛋白（ECP）和嗜酸性细胞过氧化物酶（EPO）是炎症性疾病的重要介质。IC 患者的固有层的炎症细胞是通过膀胱壁中的趋化因子吸引到的肥大细胞和嗜酸性粒细胞。白三烯 D4 是肥大细胞的产物，能吸引嗜酸性粒细胞。嗜酸性粒细胞也是一种强大的炎症细胞，可释放 4 种特征良好的细胞毒性蛋白，即 EPX、ECP、EPO 和主要碱性蛋白（MBP）。此外，嗜酸性粒细胞释放这些蛋白的方式与肥大细胞释放细胞因子（如 IL-8）的方式相同。

3. 氧化应激和氧化损伤　炎症反应可能导致氧化应激，进而引起膀胱组织的氧化损伤。氧化应激和氧化损伤可以激活疼痛介质的释放，导致膀胱疼痛的发生。细胞抗氧化反应转录因子 Nrf2（nuclear factor E2-related factor 2）在稳态条件下与 kelch 样 ECH 关联蛋白 1（Keap1）结合。Nrf2 在氧化应激下与 Keap1 分离，并从细胞质转运到细胞核中。Nrf2 细胞核启动一系列抗氧化基因［如超氧化物歧化酶（SOD）、谷胱甘肽还原酶、血红素加氧酶 -1（HO-1）］的表达。Keap1-Nrf2 应激反应途径是通过调控细胞保护基因的表达而诱导的抗氧化应激的保护性反应。在稳态条件下，Keap1 形成 E3 泛素连接酶的一部分，通过泛素化和蛋白酶体降解调节 Nrf2 的表达。然而，在过度氧化应激的刺激下，Keap1 通过半胱氨酸氧化帮助 Nrf2 脱离细胞泛素化。Nrf2 随后易位进入细胞核并与抗氧化反应元件（AREs）结合，促进下游基因的表达，包括抗氧化酶［SOD、过氧化氢酶（CAT）、GSH-Px、谷氨酸 – 半胱氨酸连接酶（GCL）、NADPH 和 HO-1］，从而抑制氧化应激的产生。

4. 神经内分泌异常　IC 患者中发现了一些神经内分泌异常的情况，如降钙素基因相关肽（CGRP）的过度释放。CGRP 是一种神经肽，与炎症调节、神经传导和疼痛感知有关。在间质性膀胱炎中，CGRP 被认为对引起膀胱疼痛起着关键作用。CGRP 可以作为炎症介质在炎症反应中被释放。在间质性膀胱炎中，炎症反应会导致 CGRP 的释放增加，特别是在疼痛敏感区域，如膀胱黏膜和神经末梢。CGRP 的过度释放可能导致炎症和疼痛的进一步加剧。CGRP 还可以影响神经元的传导和调节。在间质性膀胱炎中，CGRP 可能改变神经元的兴奋性和突触传递，增加疼痛信号的传递和感知。此外，CGRP 具有血管舒张作用，可以扩张血管并促进血流增加。在间质性膀胱炎中，慢性炎症和组织损伤可能导致血管扩张和局部血流增加，CGRP 的释放增加可能进一步促进这种血流变化。CGRP 参与神经可塑性的调节。在间质性膀胱炎中，CGRP 的过度释放可能导致神经组织的结构和功能的可塑性改变，增加神经末梢对刺激的敏感性，进一步加剧疼痛的感知。最后，CGRP 通过与其受体（CGRP 受体）结合，可以激活相关的炎症途径，如蛋白激酶 A 和磷脂酰肌醇激酶 C 等。这些途径的激活可能促进炎症和疼痛的发生。

5. 氧化还原平衡和自由基　间质性膀胱炎患者可能存在氧化还原平衡失调和自由基产生过多的情况，这会导致组织的损伤和疼痛的产生。氧化还原平衡失调是指氧化应激和抗氧化防御系统功能紊乱，导致细胞内氧化 – 抗氧化平衡被破坏。在间质性膀胱炎中，活性氧自由基产生增加，氧化还原平衡失调导致细胞内活性氧自由基（如超氧阴离子、过氧化氢、羟自由基等）的产生增加。这些自由基可引发细胞氧化损伤和炎症反应，导致膀胱组织的炎症和疼痛。而氧化还原平衡失调会导致细胞内氧化损伤的累积。这些氧化损伤可能包括蛋白质、脂质和核酸等的损伤，使细胞功能受损并引发细胞的炎症与痛觉传导的异常。氧化还原平衡失调还可促进炎症反应的发生。炎症细胞（如巨噬细胞和T细胞）在间质性膀胱炎中释放过多的炎症介质，如IL-1β、TNF-α和前列腺素等。这些炎症介质可能与疼痛相关的信号通路相互作用，并促进其他炎症介质的释放，从而加剧间质性膀胱炎的疼痛。氧化还原平衡失调可能影响神经元的活性调控。过多的氧化应激使神经元兴奋性增加，导致疼痛信号的传导增加。此外，氧化还原平衡失调可能干扰神经递质的合成和释放，影响神经元之间的正常联系，进一步增加疼痛感知。最后，氧化还原平衡失调会导致细胞内抗氧化防御系统功能降低，如过氧化物酶、谷胱甘肽过氧化物酶和超氧化物歧化酶等的活性减弱。这些抗氧化酶的减少会削弱对活性氧自由基的清除能力，从而加剧氧化应激和氧化损伤。

六、结语

IC/BPS的病理生理是由多种可能的因素组成的，如慢性炎症、自身免疫性疾病、神经源性炎症、尿路上皮缺损、血管生成异常、氧化应激、神经源性疼痛、外源性尿液物质等，这些因素在IC/BPS的病理生理中起着重要作用。IC的分类需要确定新的生物标志物用于诊断，并促进IC/BPS患者的治疗。因此，几种尿液和血清标本的异常表达，包括生长因子、甲基组胺、糖蛋白、趋化因子和细胞因子，可能作为IC诊断的生物标志物。

（王　江　牛远杰）

参考文献

[1] AMBITE I, BUTLER D, CHAO S M, et al. Molecular determinants of disease severity in urinary tract infection [J]. Nat Rev Urol, 2021, 18（8）: 468-486.

[2] LOPEZ-BELTRAN A, YOUNG R H. Nonneoplastic disorders of the urinary bladder [J]. Urologic surgical pathology (fourth edition), 2020: 195-229.

[3] BIRDER L A, KULLMANN F A. Role of neurogenic inflammation in local communication in the visceral mucosa [J]. Semin immunopathol, 2018, 40（3）: 261-279.

[4] BIRINGER R G. A review of prostanoid receptors: Expression, characterization, regulation, and mechanism of action [J]. J Cell Commun Signal, 2021, 15（2）: 155-184.

[5] BECKNELL B, CHING C, SCHWARTZ L, et al. Innate immunity and urinary tract infection [J]. Pediatr nephrol, 2020, 35（7）: 1183-1192.

[6] APODACA G, CARATTINO M D, DALGHI M G, et al. The urothelium: Life in a liquid environment [J]. Physiol Rev, 2020, 100（4）: 1621-1705.

[7] DE GROAT W C, GRIFFITHS D, YOSHIMURA N. Neural control of the lower urinary tract [J]. Compr Physiol, 2015, 5（1）: 327-396.

[8] GABELLA G. Spatial lay-out of various smooth muscles [J]. J Smooth Muscle Res, 2021, 57: 19-34.

[9] BRAZZELLI M, DUBOS Y A, FORD A A, et al. Interventions for treating people with symptoms of bladder pain syndrome: A network meta-analysis [J]. Cochrane Database Syst Rev, 2020, 7 (7): CD013325.

[10] KLAUSNER A P, GOETZ L L. 20-Neurogenic lower urinary tract dysfunction [J]. Braddom's physical medicine and rehabilitation (sixth edition), 2021: 389-406.

[11] CEREA M, CIRILLI M, FILIPPIN I, et al. Intravesical drug delivery approaches for improved therapy of urinary bladder diseases [J]. Int J Pharm X, 2021, 3: 100100.

[12] GIRARD B M, GONZALEZ E J, MERRILL L, et al. Receptors, channels, and signalling in the urothelial sensory system in the bladder [J]. Nat Rev Urol, 2016, 13 (4): 193-204.

[13] BADLANI G, EVANS RJ, PARKS G E, et al. Histological evidence supports low anesthetic bladder capacity as a marker of a bladder-centric disease subtype in interstitial cystitis/bladder pain syndrome [J]. Int Urogynecol J, 2019, 30 (11): 1863-1870.

[14] CHEN Y, CHENG J, HUANG Z, et al. Single-cell transcriptomic map of the human and mouse bladders [J]. J Am Soc Nephrol, 2019, 30 (11): 2159-2176.

[15] FALL M, KIM Y H, LOGADOTTIR Y, et al. Hunner lesion versus non-Hunner lesion interstitial cystitis/bladder pain syndrome [J]. Int J Urol, 2019, 26 (Suppl 1): 26-34.

[16] AKIYAMA Y, HOMMA Y, MAEDA D. Pathology and terminology of interstitial cystitis/bladder pain syndrome: A review [J]. Histol Histopathol, 2019, 34 (1): 25-32.

[17] BSCHLEIPFER T, GONSIOR A, HORN LC, et al. Interstitielle zystitis: Diagnostik, medikamentöse und operative therapie [Interstitial cystitis: Diagnosis and pharmacological and surgical therapy] [J]. Urologe A, 2017, 56 (6): 811-827.

[18] CHUANG S M, CHUEH K S, LIN H Y, et al. Urinary biomarkers in interstitial cystitis/bladder pain syndrome and its impact on therapeutic outcome [J]. Diagnostics (Basel), 2021, 12 (1): 75.

第四章
肥大细胞与间质性膀胱炎

第一节　概述

　　有关肥大细胞的认识史，最早始于 1863 年 Von 在青蛙组织中发现的一种颗粒细胞，后被命名为肥大细胞（mast cell，MC）。1878 年 Ehrlich 在人类过敏反应疾病的早期和急性期发现过敏反应与肥大细胞的密度增加和激活反应有关，并提出 MC 是导致过敏性炎症反应的效应器。1921 年 Prausnitz 和 Kustner 证实，在过敏反应患者的血液中存在一种"reaginic"的致敏反应物质。1937 年，霍尔姆格伦和威兰德首次观察到肥大细胞富含肝素。1952 年 Riley 和 West 发现肥大细胞中存在着丰富的组胺。1953 年 Rocha Silva 证实，过敏性炎症可导致 MC 释放高含量的组胺和肝素。1967 年，Ishizaka 确定"reaginic"是"E"抗体，后被确定为免疫球蛋白 E（immunoglobulin E，IgE）。在以后的研究中发现，多价抗原与肥大细胞表面高亲和力的 IgE（FcεR1）受体特异性结合可促进肥大细胞的激活、脱颗粒并释放炎症介质，产生相关的炎症反应事件，包括血管通透性增加、平滑肌收缩、黏液分泌、白细胞浸润、持续炎症反应、组织重塑和组织纤维化等病理生理学改变。

　　在过去的几十年中，肥大细胞的功能研究进展缓慢。这是由于在体内获得肥大细胞是非常困难的，即使从骨髓、外周血或脐带血中分离并培养 MC 祖细胞，也只能获取少量成熟的肥大细胞，而且耗费大量时间和研究费用。肥大细胞相关学科的建立与应用，极大地促进了肥大细胞功能与表型研究。目前的研究证实，肥大细胞是一种多功能免疫细胞，由特定的骨髓 MC 祖细胞发育而来，随血液迁移到组织和血管周围，在组织微环境如干细胞因子、细胞因子、趋化因子、生长因子和抗原物质诱导下，MC 祖细胞分化、增殖并形成两种成熟的肥大细胞表型，即结缔组织型肥大细胞（connective tissue mast cells，CTMC）和黏膜型肥大细胞（mucosal mast cells，MMC）。1987 年类胰蛋白酶、糜酶被确定为 MC 激活的高敏感特异性标记物，而且血清中的类胰蛋白酶、糜酶水平可反映 MCs 的总体负荷和激活状态。肥大细胞的成熟、表型特征、激活、脱颗粒和介质的释放是导致膀胱组织损伤、重塑和间质纤维化的病理生理改变的关键致病机制。2008 年 Rao 和 Brown 提出，肥大细胞在获得性免疫反应过程中能迅速与微环境免疫细胞产生的细胞因子相互作用，在激活 T 细胞、抗原呈递细胞的过程中发挥重要的调节效应，从而关联并影响这些免疫细胞间的相互作用。

需要指出的是，膀胱上皮已不再被认为是单一的黏膜生理屏障，而是膀胱壁生理活动的重要组成部分，并具有特殊的感受和传递信号的特性。在间质性膀胱炎中，MC 释放的炎症因子与神经系统之间的相互作用被称为"神经免疫界面"。在 MC 获得性免疫反应过程中，重复的伤害性刺激分子和 MC 释放的多种炎症介质，可导致间质性膀胱炎患者周围神经和大脑皮层对疼痛敏化效应的增强，其疼痛的传导通路是从膀胱周围初级传入神经，通过脊髓水平的次级神经元向大脑感觉中枢传递疼痛感觉的神经生物学过程。这一概念对于理解间质性膀胱炎产生膀胱慢性疼痛的病因机制是个全新的认识，并且在核磁共振脑功能成像的研究中发现，IC 疼痛与脑皮质功能及局部血流的影像改变紧密关联（见第十四章相关内容）。

综上所述，肥大细胞计数增加、激活、脱颗粒与炎症介质的释放，在间质性膀胱炎的病因与病理生理学改变过程中起着重要作用。鉴于此，本章将系统介绍肥大细胞组织学来源与迁移、表型与分布、发育与成熟、脱颗粒与炎症介质的释放，以及肥大细胞与间质性膀胱炎临床表现的相关证据。通过对上述问题的认识，将提高公众对 IC 病因机制的认识，为间质性膀胱炎患者的治疗提供一种新的靶向药物治疗方法与研究思路。

第二节　肥大细胞的起源与迁移

有关肥大细胞的起源，最早认为它可能出现在 5.5 亿年前的一种尾索动物——玻璃海鞘（ciona intestinalis）中，这种尾索动物被认为是头索动物和脊椎动物的祖先（图 4-1）。人类系统发育学研究认为，肝脏和卵黄囊可能是肥大细胞的起源，但由于缺乏特异性标记物则很难区分肥大细胞前体细胞与多功能干细胞。20 世纪 70 年代后期，日本学者北村和他的同事对肥大细胞的起源进行了开创性研究。

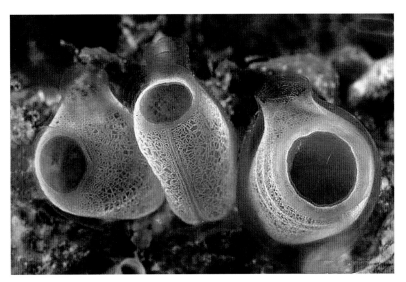

图 4-1　肥大细胞最早出现于尾索动物——玻璃海鞘

实验证实,将野生鼠骨髓移植给肥大细胞缺陷小鼠后,肥大细胞缺陷小鼠的肥大细胞得以重建。这表明,肥大细胞的祖细胞来源于骨髓造血干细胞。近 20 年的研究证实,肥大细胞 CD34[+]/CD117[+]/CD13[+] 祖细胞来源于骨髓,但肥大细胞祖细胞在骨髓中却很少。这表明,骨髓中的肥大细胞祖细胞发育成熟后会迅速释放到血液中,并通过血液循环分布于人体所有的血管及周围组织。肥大细胞祖细胞这种迁移方式取决于炎症组织微环境中的伤害分子、干细胞因子、细胞因子和趋化因子的调控,并在炎症组织中转化为富含胞质颗粒的成熟肥大细胞(图 4-2)。

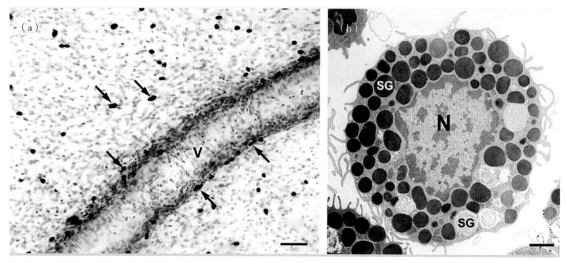

注:(a)甲苯胺蓝染色示骨髓来源的肥大细胞聚集在血管周围组织;(b)透射电镜示成熟的肥大细胞含有丰富的胞质颗粒。

图 4-2 肥大细胞的分布特点与胞质颗粒

实验研究发现,骨髓肥大细胞祖细胞经血液向外周及炎症组织转运过程中,需要 MC 祖细胞表达 $\alpha_4\beta_7$、$\alpha_4\beta_1$ 整合素、趋化因子受体 -2(chemokine receptor-2,CR2),以及黏膜组织表达血管内皮细胞黏附分子 -1(vascular endothelial cell adhesion molecule-1,VECAM-1),这些细胞因子的表达对募集肥大细胞祖细胞流入炎症组织起着重要的趋化作用。有研究发现,炎症组织中成熟的肥大细胞来源于外周组织或血管周围的肥大细胞祖细胞池。在炎症组织部位肥大细胞祖细胞受到微环境中的趋化因子、细胞因子、抗原和有害分子的诱导,可快速流入黏膜和结缔组织,并在炎症组织微环境中的 MC 祖细胞进一步发育成具有丰富颗粒的成熟肥大细胞。这表示,炎症组织中 MC 计数的增加主要是外周组织中的 MC 祖细胞流入和增殖的结果。而调节 MC 祖细胞流入炎症组织的机制,则取决于肥大细胞祖细胞表达功能性 $\alpha_4\beta_1$、$\alpha_4\beta_7$ 整合素与 VECAM-1 的相互作用。在炎症组织微环境中的抗原分子、细胞因子、趋化因子和干细胞因子的进一步调节下,肥大细胞祖细胞转化为成熟的黏膜型和结缔组织型肥大细胞。以上研究表明,间质性膀胱炎组织中的肥大细胞来源于骨髓的肥大细胞祖细胞。

第三节　肥大细胞的表型与分布

　　肥大细胞祖细胞又称肥大细胞前体细胞（mast cell progenitor cells）。肥大细胞前体细胞在离开骨髓后沿血液循环分布于人体周围血管、神经和周围组织，其分布主要以外部环境相通的交界组织为主，如尿道、膀胱、肠道、呼吸道黏膜和结缔组织。MC 通常呈弥散分布，不形成簇。在苏木精－伊红染色的组织切片中发现，正常的肥大细胞有圆形或椭圆形细胞核，染色质聚集，以及含有丰富的胞质颗粒。由于肥大细胞的形态的多变性，苏木精－伊红染色不是检测组织切片中肥大细胞特异性的可靠方法。为了确认肥大细胞的表型、特征与分布，需要用类胰蛋白酶、糜酶或 CD117 抗体标识的免疫组化染色方法对肥大细胞的表型特征进行判定。根据 MC 免疫组化染色标记、所含酶类的不同特点，又基于人类肥大细胞所含的丝氨酸蛋白酶类不同，MC 又分为类胰蛋白酶肥大细胞（tryptase-like mast cells，TIMC）和糜酶型肥大细胞（chymase-type mast cells，CTMC）。

　　肥大细胞的分布密度依赖于局部炎症组织微环境中存在的抗原、细胞因子及趋化因子的诱导，这些因子还能促进 MC 祖细胞的组成性归巢和募集作用。1990 年，Waki 等发现，血流中的 MC 祖细胞归巢是炎症组织中成熟 MC 的起源细胞。作为未成熟的 MC 祖细胞通过血流迁移到外周组织后，在特定的条件下，肥大细胞祖细胞流入炎症组织部位，并进一步分化、增殖为成熟的 MC，并合成新的介质。这也是肥大细胞在炎症组织驻留密度显著增加的原因。有研究发现，炎症组织微环境中的细胞因子、生长因子、整合素、黏附分子和趋化因子对肥大细胞祖细胞定向迁移到炎症部位起着重要作用。肥大细胞祖细胞归巢依赖于 MC 表达的 $\alpha_4\beta_7$ 整合素与内皮细胞上相应的细胞黏附分子和 VECAM-1 的结合，其中肥大细胞膜表达的 CR2 与肥大细胞祖细胞的定向迁移有关。肥大细胞祖细胞膜上表达的 $\alpha_4\beta_7$、$\alpha_4\beta_1$ 整合素与 VECAM-1、CR2 之间的相互作用也是募集肥大细胞并使其聚集在血管周围组织的主要机制。

　　肥大细胞可表达几种趋化因子受体，其趋化因子受体 -2 对肥大细胞的趋化作用是通过增加血管内皮 VECAM-1 的表达，从而介导整合素募集 MC。这表明，趋化因子是诱导 MC 祖细胞流入炎症组织的化学诱导剂。在另一方面，成熟肥大细胞及其释放的多种介质也被认为具有募集 MC 祖细胞进入炎症组织的趋化作用，其中白三烯 B4（leukotriene B4，LTB4）、转化生长因子 -β（transforming growth factor-beta，TGF-β）在募集肥大细胞祖细胞并使其进入炎症组织起主要作用。当 MC 祖细胞进入炎症组织后，受局部微环境及多种细胞因子的调节，成熟肥大细胞在炎症组织中的驻留与分布密度增加。这可能解释了骨髓来源的肥大细胞祖细胞经血液输送到炎症组织部位的调节过程。

　　应用类胰蛋白酶抗体标记的肥大细胞在 IC 逼尿肌层的分布密度为（146±25）个 /mm²，黏膜组织中的肥大细胞为（81±31）个 /mm²，而采用甲苯胺蓝染色的肥大细胞在逼尿肌的密度为 68 个 /mm²，而黏膜组织中肥大细胞的密度仅有 39 个 /mm²。这表明，甲苯胺蓝染色方法可能低估了肥大细胞在 IC

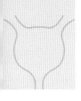

逼尿肌和黏膜组织中的分布密度。以上研究证实，应用类胰蛋白酶和糜酶抗体标记方法，对 IC 组织中的 MC 的分布密度与表型的判定具有重要价值。特别是 IC 逼尿肌和黏膜中的 MCTC 密度增高与膀胱容量呈显著负相关，即肥大细胞类胰蛋白酶 / 糜酶（MCTC）细胞亚群密度越高，膀胱容量越小。这表示，MCTC 分布密度可作为评估 IC 膀胱壁纤维化的标志细胞。

第四节　肥大细胞的发育与成熟

20 世纪 80 年代初，免疫学家发现在小鼠骨髓肥大细胞条件培养基中加入白细胞介素 –3 对肥大细胞的存活、发育与成熟具有调节作用，并推动了对肥大细胞祖细胞发育、成熟和表型特征的深入研究，确定了小鼠骨髓肥大细胞祖细胞的发育和成熟途径，提出了骨髓造血多潜能干细胞可直接分化为 MC 祖细胞并快速释放到血液中，并随血液循环驻留在血管及外周组织附近的结论。在组织炎症部位的 MC 祖细胞受多种细胞因子、趋化因子和微环境有害分子的诱导，迁移并流入各种炎症组织，并发育为含有丰富胞质颗粒的成熟肥大细胞。这表明，肥大细胞祖细胞可能是炎症组织中肥大细胞来源与增殖的种子细胞。

近年的研究证实，肥大细胞的发育与成熟受多种细胞因子、介质的影响和调控：①干细胞因子（stem cell factor，SCF）是 CD117/c-kit 受体的配体，SCF 在肥大细胞的存活、发育、增殖，促进肥大细胞黏附、迁移，以及趋化肥大细胞向结缔组织表型转化方面起着重要的调节作用，也是骨髓 MC 祖细胞发育与成熟的支持因子；②白细胞介素 –3 在条件培养基中是肥大细胞存活、发育和成熟的重要细胞因子之一，用 IL–3 与 SCF 联合培养可增加肥大细胞 IgE 受体（FcεR1）的表达和 MC 分泌颗粒的形成，这也是 MC 成熟的标志；③粒细胞 – 巨噬细胞集落刺激因子（granulocyte macrophage colony stimulating factor，GM–CSF）与 IL–3 可协同肥大细胞组氨酸脱羧基酶及组胺的合成；④白细胞介素 –6 在干细胞因子存在的条件下，可促进肥大细胞生长和存活，保护肥大细胞免受 IL–4 诱导而凋亡，并增加人体肥大细胞糜酶和组胺的表达；⑤白细胞介素 –9 是小鼠和人类肥大细胞的另一个重要的生长因子，IL–9 可促进小鼠肥大细胞流入黏膜组织和结缔组织，这也是炎症组织肥大细胞密度增加的调节因子；⑥ IL–10 能抑制啮齿类动物肥大细胞 FcεR1、IL–6 和 CD117 的表达，IL–10 与 IL–4 联合应用可导致小鼠腹膜肥大细胞和骨髓基质细胞的凋亡，表明 IL–4 和 IL–10 在肥大细胞发育与成熟过程中起着负调控作用；⑦白细胞介素 –13、白细胞介素 –15 和白细胞介素 –16 均可诱导肥大细胞增殖；⑧白细胞介素 –33 是一种来自 IL–1 家族的核细胞因子，在内皮细胞、上皮细胞和成纤维细胞，以及在体内组织炎症过程中高表达，病理组织学研究发现，IL–33 是组织细胞损伤或组织病理性纤维化的重要损伤因子，也是间质性膀胱炎发生膀胱挛缩的重要致病因子，这可能解释了 IC 膀胱挛缩的病因，并有可能成为预测 IC 膀胱壁纤维化的重要分子标记物；在另一方面，IL–33 是组织驻留免疫细胞的重要调节因子，对肥大细胞、调节性 T 细胞、Th1 细胞、CD8+ T 细胞、巨噬细胞、NK 细胞、树突状细胞、NKT 细胞、Th2 细胞、B 细胞、中性粒细胞具有调节作用；⑨在炎症反应过程中，IgE 对肥大细胞的成熟也起着重要的调节作用。研究证实，在缺乏 IgE 的小鼠中，未成熟祖细胞的募集没有改变，但成熟肥大细胞的数量在炎症组织中显著减少，这表示 IgE 的缺乏可导致 MC 凋亡数量的增加，表明 IgE 对 MC 存活和在抗凋亡过程中起着一定的调节作用。

目前认为，成熟肥大细胞具有以下特点：①成熟肥大细胞富含丰富的分泌颗粒；②成熟肥大细胞的分泌颗粒存在预先合成的多种介质，包括类胰蛋白酶、糜酶、组胺（histamine）、溶酶体酶、肿瘤坏死因子 –α、一氧化氮合酶、肝素、内皮素和激肽；③成熟肥大细胞能够在获得性免疫反应过程中合成新的介质，包括前列腺素、白三烯、细胞因子、TNF–α、白介素（interleukin，IL）、干扰素（interferon，IFN）、趋化因子（chemokine，CK）、生长因子（growth factor，GF）、GM–CSF、神经生长因子（NGF）、SCF、抗微生物肽、超氧化物和一氧化氮；④人类肥大细胞群在特定免疫或非免疫刺激下，可以产生多种细胞因子、趋化因子、神经生长因子（NGF）及神经营养因子 –3（neurotrophic factor3，NT–3），这些因子参与肥大细胞发育、分化、增殖、成熟与激活。肥大细胞是一个受炎症组织微环境和多种细胞因子调控的异质性效应细胞。

第五节　肥大细胞的激活与脱颗粒

广泛存在于组织中的肥大细胞，不论其生存、增殖、表型特征、细胞介质的合成与释放均受到先天免疫细胞与获得性免疫的调节和应答。目前认为，肥大细胞均含有贮存炎症介质的胞质颗粒。肥大细胞的激活主要是 IgE 在抗原存在的条件下与肥大细胞表面 FcεRI 受体的特异性结合，并引发肥大细胞的脱颗粒与炎症介质的释放。MC 介质释放到胞外区被称为肥大细胞脱颗粒。肥大细胞的激活、脱颗粒与炎症介质的释放是间质性膀胱炎至关重要的效应机制，也是 IC 患者产生膀胱疼痛综合征的病理生理学基础。迄今为止，有关肥大细胞的激活、脱颗粒和炎症介质释放的机制主要有以下三种途径。

一、IgE 介导的肥大细胞激活

IgE 是介导肥大细胞激活、脱颗粒和释放多种炎症介质的经典途径，其主要的调节与激活作用包括：①已知 IgEs 分为两类，即高细胞因子能性的 IgE 和低细胞因子能性的 IgE，前者在没有抗原存在的情况下可直接促进肥大细胞成熟，增加组胺的合成并促进炎症介质的释放，而后者几乎没有或根本没有这种诱导肥大细胞成熟与释放炎症介质的能力；②具有高细胞因子能性的肥大细胞表面存在 IgE 的高亲和力受体（FcεRI），IgE 与肥大细胞 FcεRI 结合，在多价抗原的刺激下被激活，并释放包括组胺在内的多种炎症介质（图 4–3）；③在组织炎症时，骨髓来源的 MC 祖细胞从循环进入炎症组织部位，在这一过程中，较高浓度的 IgE 对肥大细胞祖细胞具有正向调节作用，即 IgE 可单独诱导 MC 表面 FcεRI 的上调，并促进肥大细胞胞质颗粒的形成与介质的释放；④研究发现，肥大细胞中的组胺合成与释放是结缔组织型 MC 成熟所必需的介质，这表示，IgE 对局部组织肥大细胞成熟与表型转化起着间接调节作用；⑤IgE 与 MC 表面 IgE 受体（FcεR1）交联对促进 MC 激活、脱颗粒与多种促炎介质释放起着关键作用。

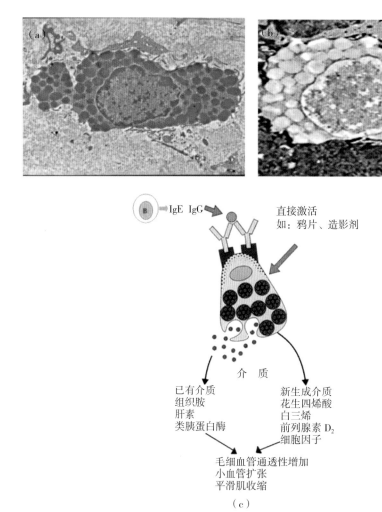

注：（a）成熟肥大细胞含有丰富的胞质颗粒；（b）肥大细胞脱颗粒成空泡样改变；（c）IgE 介导肥大细胞激活与炎症介质释放的经典途径。

图 4-3　肥大细胞激活、脱颗粒与炎症介质的释放

二、非 IgE 介导肥大细胞激活

1. 非 IgE 介导的 MC 激活剂　目前认为，MC 既依赖于 FcεRI 又独立于 FcεRI 刺激因子的激活，这表示，IgE 并非是激活肥大细胞 FcεRI 的唯一途径。研究发现，非 IgE 介导的 MC 激活剂主要包括：IgG1、补体 3α 和 5α、细胞因子、趋化因子、P 物质、三磷腺苷、干细胞因子（SCF）、雌激素（estrogen）、促肾上腺皮质激素释放激素（corticotropin releasing hormone，CRH）、降钙素基因相关肽（calcitonin gene-related peptide，CGRP）、神经生长因子（NGF）、胰蛋白酶、类胰蛋白酶及血管活性肠肽等（图 4-4）。已知被激活剂激活的肥大细胞可释放肝素、组胺、蛋白酶、磷脂酶、趋化物质、细胞因子、

IL-6、白三烯、前列腺素和一氧化氮等多种炎症介质，并加重 IC 炎症损伤与膀胱疼痛综合征的各种表现。

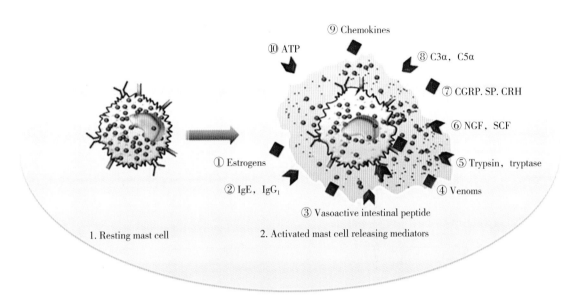

⑨ Chemokines
⑩ ATP
⑧ C3α，C5α
⑦ CGRP. SP. CRH
⑥ NGF，SCF
① Estrogens
⑤ Trypsin，tryptase
② IgE，IgG₁
④ Venoms
③ Vasoactive intestinal peptide
1. Resting mast cell
2. Activated mast cell releasing mediators

注：1. 静止肥大细胞胞质颗粒丰富；2. 肥大细胞激活剂与介质释放：①雌激素；②免疫球蛋白 E、免疫球蛋白 G；③血管活性肠肽；④毒性物质；⑤胰蛋白酶、类胰蛋白酶；⑥神经生长因子、干细胞因子；⑦降钙素基因相关肽、P 物质、促肾上腺皮质激素释放激素；⑧补体 3α、5α；⑨趋化因子；⑩三磷腺苷。

图 4-4　静止肥大细胞的激活与炎症介质的释放示意

2. 获得性免疫与肥大细胞激活　获得性免疫（adaptive immunity）是指宿主对细菌抗原具有特异性识别并加强二次免疫应答反应的能力。在间质性膀胱炎发病过程中，肥大细胞在先天免疫向获得性免疫的转变过程中起着重要的关联作用，其主要调节作用包括：①递呈抗原的树突状细胞 (dendritic cells, DC)、巨噬细胞和肥大细胞均表达 Toll 样受体（toll-like receptor, TLR）和蛋白酶激活受体（protease activated receptor, PARs），这些受体涉及腔内黏膜对病原微生物的防御，肥大细胞释放的蛋白酶在增加黏膜渗透性中起关键作用，并促进免疫细胞暴露于黏膜抗原；②上皮细胞和免疫细胞随后释放的介质在获得性免疫应答中起着重要作用，包括 T 细胞募集及 Th1、Th2、Th9、Th17 细胞因子谱的产生；③细胞因子环境是决定肥大细胞功能的重要因素，在获得性免疫过程中递呈抗原的树突状细胞、T 细胞及其相关细胞因子对肥大细胞的调节是相互作用的，其炎症组织中的细胞因子环境是决定肥大细胞的表型与功能的重要诱导因子；④ Toll 样受体 2 的配体是脂多糖（lipopolysaccharide, LPS）和细菌脂肽，TLRs 配体与 FcεRI 相互作用并参与对 APDC、Th1 和 MC 细胞功能的调节；⑤ TLR4 配体 LPS 与肥大细胞 FcεRI 交联可直接激活肥大细胞脱颗粒并释放炎症介质、肿瘤坏死因子 -α 和白细胞介素 -12，促进 Th1 细胞活化与细胞因子谱（Th1, Th2, Th9, Th17）的分泌，促进自然杀伤细胞（natural killer cells, NKC）分泌 IFN-γ 及 GM-CSF，并进一步支持肥大细胞 TLR 与配体在获得性免疫中的相互调节作用；⑥骨髓源肥大细胞（bone marrow-derived mast cells, BMDMC）通过主要组织相容性复合体 - Ⅱ

（major histocompatibility complex,MHC Ⅱ）可呈递细菌和蛋白质抗原；研究发现，只有表达 MHC Ⅱ 的 FcεRI 肥大细胞具有抗原呈递功能，而不表达 MHC Ⅱ 的 FcεRI 肥大细胞不能呈递抗原。这表示，在获得性免疫过程中抗原递呈的树突状细胞、巨噬细胞和肥大细胞，通过细胞表面 FcεRI 和 MHC Ⅱ 的相互作用，将抗原呈递给调节性 T 细胞使之活化，并分泌 Th1 多种细胞因子。这表示，在 MC 介导的炎症反应中获得性免疫起着重要的关联性调节作用（图 4-5）。

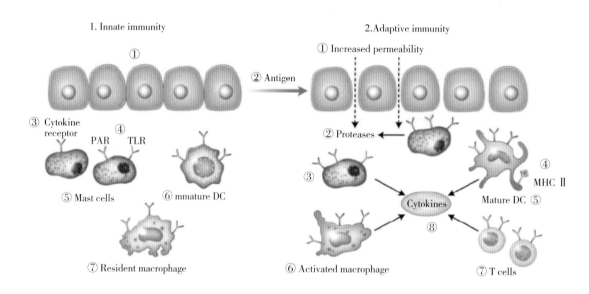

注：1. 先天性免疫：①上皮细胞；②抗原；③细胞因子受体；④蛋白酶激活受体、Toll 样受体；⑤巨噬细胞；⑥幼稚树突细胞；⑦驻留巨噬细胞；2. 获得性免疫：①黏膜上皮通透性增加；②肥大细胞释放蛋白酶；③肥大细胞；④主要组织相容性复合体Ⅱ；⑤成熟树突细胞；⑥巨噬细胞激活；⑦T 细胞；⑧细胞因子。

图 4-5 先天免疫与适应免疫肥大细胞激活关联性调节示意

三、雌激素介导的肥大细胞激活

1. 雌激素受体缺乏与 IC　间质性膀胱炎/膀胱疼痛综合征是一种女性较常见的慢性膀胱炎性疾病，在绝经前或排卵期间其膀胱疼痛、尿急、尿频和夜尿次数增加的症状往往更加严重。这说明，女性 IC 患者雌激素水平的变化与 IC 产生的膀胱疼痛综合征有关。目前的研究主要有以下观点：①膀胱上皮细胞主要表达雌激素受体β,雌激素受体α很少表达; ②2007 年 Otabek Imamov 应用免疫组织化学染色证实，雌性 WT 小鼠 ERβ 表达定位于基底细胞层；③敲除雌激素受体 β 的雌性小鼠出现类似人类间质性膀胱炎的表型，即膀胱尿路上皮表现为 IC 溃疡性病变和萎缩的病理组织学表现；④在敲除雌激素受体 β 的雌性小鼠的膀胱壁组织中发现，γδT 细胞浸润并聚集在尿路上皮萎缩和溃疡的病变组织中，这些发现支持激活的 γδT 细胞参与尿路上皮损伤的观点；⑤T 细胞的过度活化可能与小鼠雌激素受体 β 与雌激素受体 α 信号之间的不平衡有关，这表明，雌激素受体 β 信号减少可能在间质性膀胱炎的发病机制中起重要作用。

2. 雌激素对肥大细胞的激活　①女性间质性膀胱炎患者在怀孕期间其临床症状明显减轻。这表示，孕酮对肥大细胞的激活与炎症介质的释放起着抑制作用；②女性间质性膀胱炎患者在绝经前或排卵期间膀胱疼痛症状加重与雌激素水平的变化关联显著；③在豚鼠 IC 模型中雌二醇能诱导肥大细胞聚集在膀胱壁神经和血管周围；④肥大细胞表达高亲和力的 ERβ，作者以前的研究也证实了肥大细胞雌激素受体的表达（图 4-6）；⑤雌二醇与肥大细胞雌激素受体结合激活 MC 脱颗粒，释放组胺、神经肽物质（neuropeptide substance）等炎症介质，可直接刺激附近的膀胱神经，产生膀胱疼痛和 LUTS，这一发现解释了许多绝经前 IC 妇女患者在经期刺激性排尿和膀胱疼痛症状加重的原因；⑥雌二醇与肥大细胞 ERβ 受体结合刺激组胺的产生，而子宫组胺的分泌通常出现在排卵期前，这有助于解释排卵期间 IC 症状恶化的现象；⑦越来越多的证据表明，雌二醇激活肥大细胞 ERβ 产生神经肽、神经降压素、生长抑素、P 物质、乙酰胆碱等神经介质，这些神经介质是引发周围神经炎、产生膀胱疼痛综合征的病因基础；⑧已知雌二醇对肥大细胞的活化作用部分依赖于完整的神经系统，肥大细胞释放的介质、组胺和神经肽可直接刺激膀胱感觉神经纤维和脊髓神经元，从而使 IC 患者对膀胱疼痛的敏化效应增强；⑨雌二醇能增加 MC 钙离子内流，其细胞钙离子内流的浓度与 MC 介质释放呈正相关，而应用钙离子通道阻断剂或雌激素受体拮抗剂［如他莫昔芬（tamoxifen）］能抑制雌二醇诱发肥大细胞释放白三烯 C4 和 MC 炎症介质。这表示，雌激素与肥大细胞 ERβ 结合可能是激活 MC 释放炎症介质的重要途径。

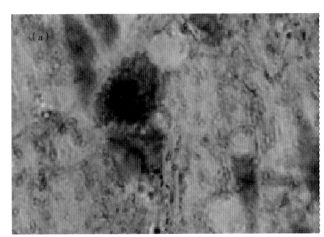 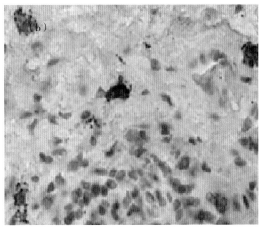

注：（a）雌激素抗体标识的 ER 阳性肥大细胞（AEC 显色）（×1000）；（b）肥大细胞类胰酶与雌激素抗体双染标识的肥大细胞（×400）。

图 4-6　间质性膀胱炎组织肥大细胞雌激素受体表达

第六节　肥大细胞与间质性膀胱炎的相关证据

越来越多的证据表明，间质性膀胱炎患者膀胱壁中肥大细胞的计数增加和脱颗粒的比值增大、MC 炎症介质的释放、免疫细胞的活化与细胞因子的释放是导致 IC 患者膀胱疼痛、排尿异常、性功能障碍和生活质量严重下降的病理生理学基础。目前认为，有关肥大细胞与 IC 的相关支持证据主要包括以下几个方面。

一、MC 计数及脱颗粒比值增加与 IC

已经证实，肥大细胞计数与脱颗粒细胞比值增加与间质性膀胱炎的临床症状的严重程度有显著的相关性，其主要证据包括：①与对照组相比，IC 患者逼尿肌和黏膜下层的肥大细胞数量显著增加（$P < 0.01$）；②应用类胰蛋白酶抗体免疫细胞化学技术研究发现，溃疡型 IC 肥大细胞数量与对照组相比增加 6 ~ 10 倍，非溃疡型 IC 患者肥大细胞数量是对照组的 2 倍；③ IC 患者膀胱逼尿肌中肥大细胞计数 > 20/mm^2，脱颗粒细胞比值大于 50%，对 IC 特异性诊断为 88%，诊断敏感性为 95%；④ IC 逼尿肌和黏膜中的 MCTC 计数增高与膀胱挛缩呈正相关，与膀胱容量呈显著的负相关关系，即 MCTC 计数越高，膀胱容量越小。这表示，MCTC 分布密度可作为评估 IC 膀胱壁纤维化的标志细胞。

二、肥大细胞激活与 IC 排尿异常

有证据表明，IC 患者尿急、尿频、夜尿次数增多与肥大细胞的计数与脱颗粒比值增加及炎症介质的释放有关。IC 患者膀胱储尿与排尿病理生理功能的改变主要包括下列因素：① IC 患者隐匿性菌感染会诱发肥大细胞聚集、激活，导致炎症介质的释放和膀胱黏膜上皮 GAG 层与黏膜屏障功能损伤，尿液中的有害分子及高浓度的钾离子更容易漏入膀胱间质，从而诱发 IC 膀胱逼尿肌和神经电生理改变，引起 IC 患者发生膀胱过度活动，产生尿频、尿急、夜尿次数增加；② IC 逼尿肌层肥大细胞的激活与组胺、类胰蛋白酶、白三烯介质的释放，可直接刺激逼尿肌收缩产生尿频、尿急、夜尿次数增加和膀胱疼痛症状加重。

三、肥大细胞激活与 IC 小球样出血

IC 患者肥大细胞激活释放多种血管活性介，如尿液中类胰蛋白酶的增加可引起膀胱壁微血管的渗漏，血管内皮生长因子（vascular endothelial growth factor，VEGF）的释放具有舒张血管和促进新生血管形成的作用。肿瘤坏死因子 –α 可导致黏膜微血管的损伤和血液渗出。这些血管活性物质与炎症介质的释放可能是 IC 小球样微血管形成和点状出血的病因学因素。

四、肥大细胞与 IC 疼痛症状

膀胱尿路上皮不再被视为被动的黏膜屏障，而是膀胱壁一种活性成分，具有特殊的感觉和信号特性。其肥大细胞与 IC 膀胱疼痛症状的主要支持依据包括：①肥大细胞的分布特点为多聚集在膀胱血管和神经周围，MC 参与神经源性膀胱疼痛与 MC 计数增加，炎症介质的释放、E- 钙黏蛋白、组胺、肿瘤坏死因子的过表达及 IC 患者异常的触觉疼痛和痛觉敏化有关。膀胱神经纤维的敏化可能通过 P 物质对神经激肽 –1（NK1R）受体的作用导致 MC 激活，组胺释放，并通过组胺 H1、H2 受体的传入产生膀胱疼痛症状，这也解释了应用组胺 H1 或 H2 阻断剂能够改善 IC 患者膀胱疼痛和下尿路症状的治疗作用。②目前认为，IC 膀胱疼痛是一种内脏神经病理性疼痛综合征，肥大细胞释放的类胰蛋白酶、组胺、P

物质、伤害性促炎分子和神经递质是导致 IC 周围神经与中枢神经对疼痛感觉敏化的主要介质。③已知肥大细胞分泌的介质对神经系统是双向作用，肥大细胞活化释放的介质可导致神经递质的释放和神经元敏化，而神经生长因子（NGF）、P 物质和神经肽类物质又可进一步刺激肥大细胞活化，这可能造成了 IC 慢性膀胱疼痛症状的恶性循环。④ IC 患者产生的膀胱疼痛综合征是基于肥大细胞分泌的介质增强感觉神经和神经元的敏化作用，其传导通路包括膀胱感觉神经、脊髓次级神经元和大脑中枢神经对疼痛敏化上调的级联效应过程。

综上所述，肥大细胞在间质性膀胱炎发生发展过程和 IC 患者病理生理功能的改变上，主要体现在 MC 计数的增加、脱颗粒、炎症介质的释放、尿路上皮细胞 GAG 的损伤与黏膜通透性增加等方面。肥大细胞中的炎症介质、组胺、P 物质、肿瘤坏死因子、类胰蛋白酶、神经递质的释放，以及对抗原呈递细胞、T 细胞的调节与细胞因子的产生是导致 IC 患者疼痛的病因基础。这说明，抑制肥大细胞激活和炎症介质的释放，将成为 IC 靶向药物治疗与研究的新领域。

（韩瑞发）

参考文献

[1] AKIYAMA Y, HANNO P. Phenotyping of interstitial cystitis/bladder pain syndrome[J]. Int J Urol, 2019, 26（Suppl 1）: 17-19.

[2] AGRAWAL A, TRIPATHY S, KUMAR D. Sexual dysfunction in women with interstitial cystitis/bladder pain syndrome: A case-control study [J]. Indian J Urol, 2020, 36（3）: 212-215.

[3] AICH A, AFRIN L B, GUPTA K. Mast cell-mediated mechanisms of nociception [J]. Int J Mol Sci, 2015, 16（12）: 29069-29092.

[4] CAYROL C, GIRARD J P. Interleukin-33（IL-33）: A nuclear cytokine from the IL-1 family [J]. Immunol Rev, 2018, 281（1）: 154-168.

[5] RIBATTI D. The staining of mast cells: A historical overview [J]. Int Arch Allergy Immunol, 2018, 176（1）: 55-60.

[6] BONNEKOH H, SCHEFFEL J, KAMBE N, et al. The role of mast cells in autoinflammation [J]. Immunol Rev, 2018, 282（1）: 265-275.

[7] CYTOCHEM J H. Mast cell function: A new vision of an old cell [J]. Journal of histochemistry & cytochemistry official journal of the histochemistry society, 2014, 62（10）: 698-738.

[8] BIRDER L A. Pathophysiology of interstitial cystitis [J]. Int J Urol, 2019, 26（Suppl 1）: 12-15.

[9] TANAKA1 S, FURUTA K. Roles of IgE and histamine in mast cell maturation [J]. Cells, 2021, 10（8）: 217.

[10] TONYALI S, YILMAZ M. Sexual dysfunction in Interstitial Cystitis [J]. Curr Urol, 2017, 11（1）: 1-3.

[11] PATNAIK S S, LAGANÀ A S, VITALE S G, et al. Etiology, pathophysiology and biomarkers of interstitial cystitis/painful bladder syndrome [J]. Arch Gynecol Obstet, 2017, 295（6）: 1341-1359.

[12] YU Y X, BLOKHUIS B R, GARSSEN J, et al. Non-IgE mediated mast cell activation [J]. Eur J Pharmacol, 2016, 778（1）: 33-43.

[13] GARDELLA B, PORRU D FERDEGHINI F, et al. Insight into urogynecologic features of women with interstitial

cystitis/painful bladder syndrome［J］. Eur Urol，2008，54（5）：1145-1151.

[14] SANT G R，THEOHARIDES T C. The role of the mast cell in interstitial cystitis［J］. Urol Clin North Am，1994，21（1）：41-53.

[15] HALLGREN J，GURISH M F. Mast cell progenitor trafficking and maturation［J］. Adv Exp Med Biol，2011，716（716）：14-28.

[16] HALLGREN J，GURISH M F. Pathways of murine mast cell development and trafficking：Tracking the roots and routes of the mast cell［J］. Immunol Rev，2007，217：8-18.

[17] WHITMORE K，SIEGEL J F KELLOGG-SPADT S. Interstitial cystitis/painful bladder syndrome as a cause of sexual pain in women：A diagnosis to consider［J］. J Sex Med，2007，4（3）：720-727.

[18] NAZIF O，TEICHMAN J M，GEBHART G F. Neural upregulation in interstitial cystitis［J］. Urology，2007，69（4）：24-33.

[19] NOVAK N，BIEBER T，PENG W M. The immunoglobulin E-Toll-like receptor network［J］. Int Arch Allergy Immunol，2010，151（1）：1-7.

[20] SHEA-DONOHUE T，STILTZ J，ZHAO A P，et al. Mast Cells［J］. Curr Gastroenterol Rep，2010，12（5）：349－357.

[21] THEOHARIDES T C，SANT G R. Bladder mast cell activation in interstitial cystitis［J］. Semin Urol，1991，9（2）：74-87.

第五章
膀胱黏膜上皮损伤与间质性膀胱炎

第一节 概述

膀胱黏膜表面始终暴露于尿液，受到不利环境的影响。排列在膀胱腔表面高度特化复层细胞主要由表层伞状细胞、中间层细胞和基底细胞组成，其主要生理功能是在膀胱壁与尿液之间形成低渗透性结构的黏膜屏障，并允许容纳和排出大量尿液，但不允许病原微生物、尿液溶质、高浓度的钾离子、有害毒性分子扩散或渗透到黏膜下组织，以保证膀胱中的尿液与肾脏产生的终尿成分相似，且为无菌状态。在过去的 10 年里，随着间质性膀胱炎病理生理学研究的不断增加，社会上对膀胱尿路上皮的屏障功能与生物学作用有了许多的新认识，主要包括：①膀胱表面黏液 GAG 层是一种低渗透性结构的黏膜屏障，在膀胱储尿期，黏液 GAG 层作为膀胱壁第一道屏障，在膀胱壁和尿液之间形成一种非接触界面，可阻止尿液中的溶质、高浓度钾离子、炎症介质、有害毒性分子不能扩散或渗透到黏膜下组织，并阻止病原体黏附在表层细胞上，其黏液中的 GAG 层发挥了核心作用；②膀胱黏膜上皮细胞还具有感觉和传感器开关转换功能，在膀胱充盈与排空尿液过程中，感知物理和化学刺激信号的传入，通过调节拉伸膀胱表层伞状上皮细胞和逼尿肌，增加膀胱壁表面积，以保证膀胱在低压下能够储存大约 500 mL 容量的尿液，并在合适的条件下能迅速排空膀胱尿液；③在病理条件下，当膀胱上皮感知到异常的物理压力、化学刺激、细菌感染和免疫炎症介质等刺激信号时，膀胱储尿与排尿动态感觉与传感器开关被中断并导致膀胱储尿与排尿的频率随之发生异常改变，这种黏膜上皮 – 间质 – 平滑肌细胞的感觉与传感器开关不受控制的异常活动，可能是间质性膀胱炎患者产生尿急、尿频、夜尿次数增多和膀胱疼痛的病因与病理生理学机制；④抗增殖因子（APF）是间质性膀胱炎上皮细胞自身分泌的一种特异性抑制黏膜上皮细胞增殖的因子，APF 的发现为解释 IC 患者黏膜屏障功能障碍、通透性异常增加提供了有力的支持，为 IC 患者尿急、尿频和膀胱疼痛等一系列病理生理改变提供了科学依据；⑤间质性膀胱炎黏膜下和逼尿肌层肥大细胞密度与脱颗粒比值增高，其肥大细胞激活脱颗粒释放的多种炎症介质、趋化因子、细胞因子 IL-1、IL-6、IL-33、P 物质和组胺是 IC 组织纤维化、小膀胱容量、严重的 LUTS 与膀胱疼痛的获得性免疫反应的结果；⑥女性复发性尿路感染被认为是间质性膀胱炎的初始病因学因素：a. 复发性尿路感染与间质性膀胱炎同属获得性免疫介导的炎症反应；b. 复发性膀胱炎不仅导致黏膜表面黏液 GAG 层的完整性受损和黏膜异常通透性增加，所产生 LUTS 和膀胱疼痛病因与病理组织学有相似的表现；c. 黏膜免疫系统受神经系统的密切控制，有作者将黏膜上皮细胞比作神经元，因为它们具有表达神经元受体和释放神经递质的能力；d. 细菌感染可促进黏膜上皮细胞神经激肽 -1 受体（NK1R）过表达，并与 P 物质（SP）受体结合，导致膀胱神经源性炎症和感觉神经与中枢神经对疼痛刺激的敏化效应增强，被认为是 IC 患者膀胱疼痛的重要分子机制。

鉴于此，本章将重点介绍膀胱壁黏液层、黏膜上皮细胞组成与结构特点、细胞的形态学与生物学功能、黏膜上皮细胞生理屏障作用及抗增殖因子抑制 IC 黏膜上皮细胞增殖与 IC 病因机制的相关性，以提高读者对间质性膀胱炎病因机制与临床表现的相关认识。

第二节　黏膜组织结构与细胞生物学功能

一、膀胱壁黏液 GAG 层与屏障作用

膀胱黏液层主要由一层亲水性高的糖胺聚糖（GAG）组成。覆盖在膀胱壁表层细胞上的 GAG 与尿液中的水分子紧密吸附，形成 GAG 与水分子紧密连接的水分子层，使尿液中的水分子和溶质与黏膜表层细胞保持一种非接触状态，并在膀胱壁和尿液之间形成一个非接触性界面，可有效组织尿液中的溶质、有害分子和致病菌直接与表层细胞接触，是保护膀胱尿路上皮功能的第一道生理屏障。

目前的研究发现，膀胱壁黏液 GAG 层对膀胱具有多种生理功能和保护作用：①覆盖在膀胱壁伞状细胞表面的糖胺聚糖（GAG）是形成膀胱壁尿液 - 血液屏障的重要物质。②膀胱黏液层对上皮通透性的调节作用是基于 GAG 的硫酸化多聚糖链对水分子有非常好的亲和力，GAG 在伞状细胞表面吸附水分子并形成紧密连接的水分子层，并在尿液和表层上皮细胞之间提供一个有效的低渗透性生理屏障，GAG 通过与伞状细胞之间的紧密连接，严格限制尿液溶质和水分子穿过表层细胞，对膀胱维持尿液浓度、水浓度、钾离子浓度、渗透压及 pH 的各种梯度起着重要调节作用（图 5-1）。③膀胱黏液层的抗黏附因子，具有阻止细菌黏附的作用，在膀胱黏液层抗细菌黏附的大鼠实验研究中发现，采用酸性溶液除去大鼠膀胱尿路上皮黏液层后，其细菌黏附密度是正常对照组的 55 倍，但采用替代 GAG 的肝素治疗修复后，其细菌的黏附比值仅为对照组的 5 倍。这表明，膀胱黏液 GAG 层可有效阻止致病菌的黏附，在预防膀胱感染中发挥了重要作用。④黏液层跨上皮溶质转移调控因子是严格限制尿液中的溶质渗透性的又一重要调控因子，这是基于跨上皮溶质转移调控因子通过紧密连接的水分子层调控膀胱壁尿 - 血之间的阳离子平衡，并保持钠钾离子平衡的完整性，因为这些溶质在尿液和血液中的浓度差很大，黏液层跨上皮溶质转移调控因子可排除 80% ～ 90% 与上皮细胞表面接触的溶质。理论上残余的 10% ～ 20% 与上皮细胞表面接触的溶质也被钠 - 钾泵和水通道调控作用排除接触，这些机制共同维持了尿液与黏膜下组织中的钠钾离子浓度之间的平衡。当间质性膀胱炎黏液 GAG 层的屏障功能损伤，异常的黏膜通透性导致尿液中高浓度钾离子顺浓度差扩散到黏膜下组织，诱发感觉神经和逼尿肌去极化

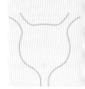

及血管、淋巴管通透性增加,是 IC 患者产生尿急、尿频、夜尿次数增多和膀胱疼痛的病理生理机制之一。

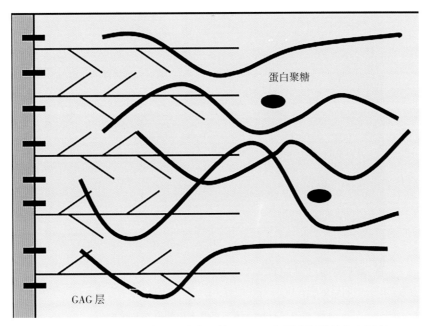

图 5-1　覆盖在正常伞状细胞表面的 GAG 层与蛋白聚糖的分布示意

二、黏膜组织结构与功能特点

　　胱壁由四层组织构成,从内向外分别是黏膜层、黏膜下固有层、平滑肌层和外膜结缔层。膀胱黏膜是覆盖在膀胱壁表面的复层上皮细胞,主要由紧密连接的表层细胞、中间细胞和基底细胞层组成,在透射电镜下,可清晰地显示黏膜组织的结构和每层上皮细胞的形态特征(图 5-2)。需要指出的是,膀胱黏膜表面始终要应对暴露在尿液恶劣环境的影响。在膀胱储尿期,膀胱壁和黏膜上皮细胞受到的显著的拉伸力、渗透压、静水压、有毒物质和微生物入侵等不良环境影响,均可能导致膀胱黏膜表层细胞、中间细胞层和基底细胞层中不同类型细胞的结构和形态发生变化,影响黏膜屏障功能及在膀胱储尿与排尿过程中感觉与传感器开关的转换功能。这有助于加强我们对膀胱储尿与排尿过程中,膀胱黏膜是如何允许容纳和排出大量尿液,而不允许尿液中的溶质成分扩散到膀胱间质的认识。此外,膀胱尿路上皮细胞还被比作神经元,因为它们具有表达神经元受体和释放神经递质的能力。这些新的发现,有助于我们提高对间质性膀胱炎患者尿急、尿频、夜尿次数增多和膀胱疼痛病因机制和病理生理改变的认识。

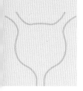

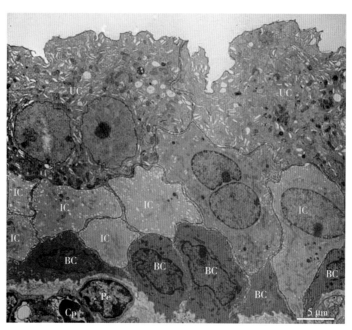

注：UC—伞状细胞；IC—中间层细胞；BC—基底细胞；Pe—周细胞；Cp—毛细血管。颜色为假颜色。

图 5-2　透射电镜下尿路上皮的形态与结构

1. 膀胱表层细胞的结构与功能　①膀胱黏膜表层细胞又称伞状细胞，细胞为多核、大六角形立方状形态，直径为 100 ～ 200 μm；②表层伞状细胞与其表面上的 GAG 层共同构成膀胱壁尿液与血浆隔开的第一道黏膜屏障，其低渗透性结构起着降低黏膜的渗透性，并严格限制尿液中的溶质、过量水、有害毒性分子和病原微生物进入黏膜下组织的作用；③膀胱黏膜表层上皮细胞是一种渗透性非常低的黏膜屏障，并能保护逼尿肌免受尿液的非生理不利环境影响，除此之外，它还具有感觉与传感器功能，可监测膀胱尿液的充盈程度，感知膀胱充盈时的腔内压力、透壁压及尿液化学物质的改变程度，在膀胱储尿与排尿转换过程中起到一种动态的传感器开关作用；④膀胱壁和黏膜表层细胞具有自身能够伸展和收缩的生物学特性，以适应膀胱储尿期逐渐增多的尿液容量，而不引起膀胱内压的显著增高，以保持膀胱有足够的充盈时间和充盈量，膀胱良好的顺应性是保持膀胱正常储尿与排尿生理功能的重要因素；⑤膀胱黏膜过去被认为是单一的功能结构，但近期研究表明其表层上皮细胞与基底膜和固有层区域富含感觉与传入神经、微血管、间质细胞及黏膜肌层的复合体的紧密连接，通过化学应激源物质和膀胱壁施加的拉伸应激反应，可引起黏膜固有层 ATP、乙酰胆碱、一氧化氮和前列腺素等化学物质的释放，调节传入神经或诱导膀胱逼尿肌膜电位去极化，它们的电兴奋性能够调节神经、逼尿肌甚至局部血管的功能，使得膀胱在储尿与排尿生理转换过程中形成一种动态的感觉与传感器转换功能，从而驱动膀胱逼尿肌的收缩或顺应性舒张，这一过程被称为"尿路上皮源性理论"；⑥膀胱壁表层细胞膜具有识别细菌抗原的多模式 Toll 样受体（TLR），能够捕捉、吞噬和内化致病菌，并通过获得性免疫反应，促进表层细胞产生抗微生物肽（AMPs）、β- 防御素、活性氧、趋化因子和细胞因子等多种炎症介质，募集与调节 PMNs、NK 细胞、树突状细胞、巨噬细胞、γδT 细胞趋化到感染的黏膜组织，并激活免疫细胞释放多种炎症介质，包括细胞因子（如 IL-1β、IL-6）、神经激肽酶受体和配体 P 物质（SP）

的过表达，这可能解释了膀胱细菌感染与间质性膀胱炎患者产生严重 LUTS、膀胱疼痛与膀胱壁感觉神经与中枢神经对疼痛敏化作用的病理生理机制；这表示，女性复发性膀胱感染产生的获得性免疫反应，可能是间质性膀胱炎患者的初始病因学因素。

2. 中间层细胞的结构与功能特点　中间层细胞位于伞状细胞下面，基底细胞正上方。中间层细胞的形态一般呈梨形，为单细胞核结构，细胞直径大约 20 μm；中间层细胞的细长胞质与基底细胞相连。整个中间层细胞的厚度随着膀胱充盈而减小，随着膀胱排空而增加。已知人的膀胱在充盈状态下，其中间层细胞为 4 ～ 5 层，膀胱排空后为 6 ～ 8 层。中间层细胞通过桥粒相互连接并与邻近的表层和基底细胞层连接。虽然它们表达紧密连接相关蛋白，如紧密连接蛋白和细胞间黏附蛋白（E- 钙黏蛋白），但它们不形成在形态上可识别的紧密连接或黏附连接。有关中间细胞层的功能研究文献较少，一般认为，为了弥补膀胱黏膜表层细胞直接被尿液中溶质、毒性分子和病原微生物侵袭等不利环境的损害以及膀胱腔面上覆盖的伞状细胞凋亡、损伤或脱落造成的缺失，中间层细胞则迅速分化、增殖为伞状细胞，以修复表层上皮细胞的完整性。有研究发现，小鼠膀胱黏膜中间层细胞有多倍体和双核细胞群体，具有伞状细胞部分分化的形态特征。这表示，中间层细胞被认为是伞状上皮细胞自我更新、损伤、修复的生发层上皮细胞。

3. 基底层细胞的结构与特点　膀胱黏膜基底细胞锚定于基底膜代替膀胱黏膜基底细胞沿着基底膜定位，位于中间层细胞的正下方，由单层小细胞组成。基底层细胞是呈锥形或多角形态的单核细胞，胞核呈卵圆形，细胞体积较小，直径为 5 ～ 10 μm，其细胞的形态随膀胱排空时的立方状转变为膀胱充盈后的扁平状。基底部细胞与邻近的细胞形成连接，其侧缘有许多指状突起互相嵌合，同时基底层细胞通过桥粒连接到上面的中间层细胞，半桥粒直接附着在基底膜上。基底层细胞可能是一个多能性干细胞池，有较强的分化潜能。实验表明，膀胱持续扩张 24 h 后，可见基底层细胞的分裂象明显增多，细胞标记指数较正常值高 16 倍。增多的新生上皮细胞可使膀胱黏膜上皮局部增厚，并可见基底层细胞向膀胱腔面表层缓慢移动，最后达到表层形成表层上皮细胞。有研究表明，基底细胞和中间细胞都是未分化的前体细胞，在成人尿路上皮发育期间，基底细胞和中间细胞都具有程序性分化为伞状细胞的能力，其中基底细胞被认为是膀胱尿路上皮分化成熟的潜能干细胞。

第三节　间质性膀胱炎黏膜损伤与病理组织学证据

一、膀胱黏液层损伤与 IC

膀胱黏液层主要由覆盖在表层细胞表面的 GAG 层构成，是膀胱尿液与黏膜下血液隔开的第一道屏障。黏液 GAG 层的屏障作用可有效阻止致病菌、尿液的溶质、有害毒性分子和尿液中高浓度钾离子扩散到黏膜间质，并防止 IC 患者产生尿急、尿频、夜尿次数增多和严重膀胱疼痛等一系列病理生理改变。有关 IC 实验性膀胱黏液 GAG 屏障作用损伤的病理组织学表现与 IC 相关的病理生理学改变的主要证据包括：作者团队应用鱼精蛋白膀胱灌注对大鼠黏膜上皮急性损伤进行了观察，结果发现，在大鼠膀胱灌注鱼精蛋白溶液 24 h 后，可见大鼠膀胱上皮细胞脱落，黏膜充血水肿和大量炎症细胞浸润等病理组织学改变（图 5-4）；Nickel 等进一步研究证实，膀胱灌注鱼精蛋白可导致膀胱黏膜上皮和 GAG 层的完整性损伤与缺失，尿液溶质中的钾离子、炎症介质、尿素、肌酐等有害毒性分子的渗透性异常增加，尿素向黏膜内的移动水平，与对照组相比增加了 3 倍；而采用膀胱灌注戊聚糖多硫酸酯（PPS）修复损伤的膀胱壁黏液 GAG 层后，其尿素的转移率降低到正常对照水平；正常人膀胱黏膜尿素转移率平均为 4.3%，IC 患者尿素转移率为 27%，Hunner 溃疡型 IC 患者尿素转移率达 34.5%，而非 Hunner 溃疡型的 IC 患者的尿素转移率为 22.8%。Hunner 病变 IC 与非 Hunner 病变 IC 患者尿素转移率的显著差异，表明 Hunner 病变型 IC 具有的独特病理组织学表现与黏膜屏障功能损伤的严重程度有关，包括全膀胱慢性炎症、黏膜上皮剥脱、获得性免疫反应及特定的临床特征，如发病年龄较大、膀胱间质纤维化、膀胱容量减少、严重的 LUTS 和膀胱疼痛。这些数据强有力地支持了 IC 患者膀胱黏液 GAG 层屏障功能的损伤，以及黏膜上皮通透性的异常增加，使尿液中的溶质、尿素、肌酐、钾离子、炎症介质漏入膀胱间质，最终导致膀胱间质进一步损伤，膀胱壁纤维化或发生膀胱挛缩等病理组织学改变。

二、IC 黏膜损伤与钾离子敏感试验

膀胱黏液层 GAG 的损伤，使膀胱壁上皮细胞结构、连接与屏障作用发生改变。这些屏障作用的改变导致尿路上皮的渗透性异常增加，并允许尿液中的溶质、高浓度的钾离子和炎症因子渗透到膀胱壁，诱发膀胱壁感觉神经和逼尿肌去极化，是 IC 患者产生尿急、尿频和膀胱疼痛的病因机制。

已知正常膀胱尿液中的钾离子浓度可高达 24 ～ 133 mEq/L（平均 75 mmol/L），膀胱壁组织间液中的钾离子浓度仅为 4 mEq/L。这表示，膀胱黏液 GAG 层结构与功能的完整性是防止尿液中高浓度的钾离子扩散到膀胱间质的屏障。为了验证黏液 GAG 层屏障功能的损伤与 IC 患者 LUTS 和膀胱疼痛的相关性，1998 年 Parsons 等人提出膀胱灌注氯化钾溶液作为检验 IC 患者黏膜通透性的指标，用以阐释尿液钾离子扩散到膀胱间质，诱导膀胱壁感觉神经和逼尿肌去极化，IC 患者产生尿急、尿频和膀胱疼痛症状的病因机制。Parsons 等根据 NIDDK 诊断 IC 的标准，对间质性膀胱炎患者进行膀胱灌注氯化钾，保留 5 min 的双盲对照试验，试验结果显示，IC 氯化钾溶液灌注组，诱发疼痛和尿急的敏感性有 75% 呈阳性反应，而正常对照组只有 4% 呈阳性反应。随后，世界多个医疗中心对钾离子敏感试验进行了推广研究，在临床确诊为 IC 的 2555 例患者中，有 1997 例 IC 患者的钾离子敏感试验呈阳性反应，比例为 78%，而对照组只有 1.5% 表现有疼痛和排尿冲动。IC 患者钾离子敏感试验阳性研究表明，膀胱黏液 GAG 层与表层细胞结构与功能损伤，使黏膜通透性增加，而 IC 患者膀胱壁黏液 GAG 层的损伤和异常的黏膜通透性，可导致病原微生物直接与表层上皮细胞接触，膀胱尿液中的溶质、钾离子、炎症介质和其他有害毒性分子漏入膀胱间质，引起感觉神经和逼尿肌去极化，膜电位活性上调，是 IC 患者尿急、尿频、夜尿次数增多和膀胱疼痛的病理生理学基础。

三、抗增殖因子与 IC 黏膜损伤

间质性膀胱炎或称膀胱疼痛综合征，是一种病因机制尚未完全阐明，以尿频、尿急、夜尿次数增多和膀胱疼痛为主要临床表现的一组综合征。在美国有 300 万～ 800 万名女性和 100 万～ 400 万名男性受到 IC 的困扰。尽管 IC 潜在的病因机制和临床病理过程尚未阐明，但越来越多的证据表明，IC 的病因机制包括黏膜上皮损伤，表层细胞黏液层 GAG 的损伤与丢失，获得性免疫产生的多种炎症介质导致黏膜通透性异常增加，尿液中的溶质、有害毒性分子、高浓度的钾离子扩散或渗透到膀胱壁，进一步发展可导致 IC 膀胱壁间质纤维化或发生膀胱挛缩。这表明，间质性膀胱炎患者的初始病因是膀胱黏膜上皮细胞损伤，细胞修复与再生功能障碍是导致 IC 发生发展的关键因素。

尽管 IC 的病因有多种理论已经被提出，且都有不同程度的证据。但目前的文献多支持抗增殖因子（APF）是间质性膀胱炎黏膜损伤、屏障功能障碍、通透性异常增加与 IC 发生发展的关键致病因子，其主要证据包括：① APF 是由间质性膀胱炎表层细胞分泌的一种分子量为 298.3 Da，对热相对稳定的唾液酸糖蛋白；② APF 抑制膀胱上皮细胞的增殖需要 APF 与细胞骨架相关蛋白 4（CKAP 4）受体结合才能发挥抑制上皮细胞增殖的生物学作用；③ APF 受体 CKAP 4 的棕榈酰化状态对 APF 的信号转导和生物学功能是重要的，研究发现，APF 与细胞膜上的棕榈酰化 CKAP4 受体结合，能激活丝裂原活化蛋白激酶和 p52/p21 的信号通路，并改变细胞间通透性的相关基因，E- 钙黏蛋白、波形蛋白和紧密连接蛋白的表达，导致 IC 上皮细胞的增殖受到抑制；④有关 APF 抑制 IC 黏膜上皮细胞增殖的主要依据包括：a. APF 能有效抑制上皮细胞增殖、修复与再生，在 IC 患者的膀胱镜检查和黏膜组织活检中常观察到黏膜上皮剥脱、层次变薄，表明 IC 患者上皮细胞的增殖受阻与 APF 过表达紧密关联；b. APF 通过抑制黏膜上皮细胞表皮生长因子（EGF）表达，进一步抑制上皮细胞的增殖、再生与修复，并降低细胞间连接蛋白的表达，膀胱黏膜跨细胞层渗透性增加，导致尿液中的溶质、高浓度的钾离子、细胞因子（如 IL-1、IL-6、IL-8、IL-33、TNF-α）、P 物质（SP）等多种炎症介质漏入膀胱壁，使 IC 黏膜感觉神经纤维密度增加，诱导感觉神经和逼尿肌去极化，膀胱壁纤维化，甚至发展为膀胱挛缩的分子免疫作用，这些病理组织学改变被认为是 APF 导致 IC 患者尿急、尿频和膀胱疼痛的主要病因学机制；⑤ APF 是一种只在间质性膀胱炎上皮细胞分泌表达的抗增殖因子，研究发现，95% 的 IC 患者尿液中可检测到 APF 活性，相比之下，对照组仅为 9%，这些研究结果表明，APF 是 IC 患者黏膜损伤、黏膜层次变薄、通透性异常增加与 IC 患者 LUTS 和膀胱疼痛的关键致病因子；⑥上述研究结果表明，APF 过表达不仅是 IC 黏膜损伤、上皮细胞层次变薄、通透性异常增加独有的致病介质，也是间质性膀胱炎诊断与疗效评估最有价值的尿液生物学标志物；⑦另外，APF 与 CKAP4 受体的直接结合发现，表明靶向抑制 CKAP4 与 APF 结合可能是未来治疗 IC 的新策略。

四、肥大细胞与间质性膀胱炎

目前的研究发现，肥大细胞在间质性膀胱炎的病理生理和发病机制中起着核心作用。IC 患者膀胱壁肥大细胞的密度与脱颗粒比值增高，肥大细胞激活并释放多种炎症介质（包括组胺、P 物质、趋化因子、

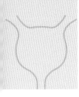

血管活性因子及神经免疫内分泌炎症介质），使 IC 患者膀胱壁黏膜上皮损伤、通透性异常增加、间质纤维化、神经源性炎症与感觉神经纤维敏化上调，并导致中枢神经对疼痛刺激的敏化效应增强。

有关肥大细胞在 IC 病因中的免疫作用依据主要包括：①所有的研究结果均表明，IC 患者膀胱壁肥大细胞数量显著增多，在溃疡型 IC 患者的膀胱壁中，每 10 个高倍视野下，黏膜下组织观察到 146 个肥大细胞，而逼尿肌组织观察到 170 个肥大细胞，在对照组的观察中，黏膜下和逼尿肌组织中每 10 个高倍视野下分别只有 51 个和 46 个肥大细胞，且 IC 患者总的肥大细胞计数中 80% 呈脱颗粒状态；②基于肥大细胞与 IC 患者的表型和临床症状的相关性，以膀胱壁组织肥大细胞计数 $\geq$ 20 个 /mm^2、肥大细胞脱颗粒比值 $\geq$ 50% 作为判定 IC 的诊断标准，其诊断 IC 的特异性为 88%，敏感性为 95%；③肥大细胞激活与脱颗粒：a. 肥大细胞可被细菌脂多糖、IgE、IgG 抗体和黏膜上皮细胞分泌的干细胞生长因子、神经生长因子、乙酰胆碱等激活；b. 肥大细胞胞质颗粒含有多种炎症介质，激活的肥大细胞脱颗粒可释放 IL-1、IL-6、IL-33、趋化因子、TNF-α、P 物质、组胺、白三烯、前列腺素、肿瘤坏死因子和神经降压肽等介质；④激活的肥大细胞释放的血管活性因子、血管内皮生长因子、TNF-α 等炎症介质的过度表达，尿中纤维蛋白溶酶含量增加，是促进 IC 黏膜新生微血管密度增加、形成肾小球样点状出血或渗血的免疫分子机制；⑤肥大细胞在正常膀胱及 IC 患者膀胱组织中与神经纤维有很近的位置关系，IC 黏膜上皮细胞的神经激肽 –1 受体与肥大细胞释放的 IL-1、IL-6 和 P 物质的相互作用，可导致 IC 患者膀胱壁感觉神经纤维与中枢神经对炎症介质的疼痛刺激呈高敏感性，这可能解释了 IC/BPS 患者膀胱或盆腔疼痛的神经源性炎症机制与疼痛病因；⑥研究证实，IC 患者膀胱壁中的肥大细胞存在雌激素受体的过度表达，并能被雌二醇激活，释放多种炎症介质和神经递质，这一结果，解释了许多绝经前女性 IC 患者为什么在月经前或服用女性激素后会出现尿频、尿急、膀胱或盆腔疼痛症状加重的病因与机制。

五、IC 黏膜损伤的膀胱镜下表现

间质性膀胱炎是一种病因机制尚未阐明，以尿急、尿频、膀胱疼痛和镜下血尿为主要临床表现的综合征。由于 IC 患者这些临床表现与膀胱多种疾病的症状相重叠，在麻醉下膀胱镜检查被认为是一种纯粹的基于症状的排除性诊断与鉴别诊断方法。近年来，随着对 IC 病因、病理组织学认识与表型分析的深入研究，AUA、EUA 指南将 IC 分为非 Hunner 病变 IC 和 Hunner 病变 IC。由于 Hunner 病变 IC 与非 Hunner 病变 IC 具有不同的炎症特征和黏膜上皮病理损伤，在麻醉下对 IC 患者进行膀胱镜检查或水扩张后，发现 Hunner 病变 IC 与非 Hunner 病变 IC 在膀胱镜下及病理组织学的表现特征不同。① Hunner 病变 IC 的膀胱镜下表现：a. Hunner 病变 IC 是一种累及全膀胱的独特性慢性炎症，组织活检表现出显著的淋巴细胞浸润（ $\geq$ 200 个 /mm^2），包括肥大细胞、淋巴细胞、巨噬细胞、浆细胞、中性粒细胞、嗜酸性粒细胞浸润和膀胱壁纤维化；b. 黏膜可见膀胱壁纤维化、小膀胱容量、严重的 LUTS 和膀胱疼痛，以膀胱壁纤维化为主要特征；②在膀胱镜下，Hunner 病变呈瘢痕样或红斑样改变，丰富的新生微血管在瘢痕中央分布，黏膜表层细胞剥脱是 Hunner 病变 IC 典型的膀胱镜下表现，但需要说明的是，在膀胱镜下不同 IC 患者的 Hunner 病变的表现特征也不尽相同（图 5-3）；③非 Hunner 病变 IC 患者的膀胱镜下表现：a. 黏膜层次变薄，黏膜下可见丰富的新发育的微血管；b. 组织活检显示，黏膜下可见散在的炎性细胞浸润、肥大细胞和黏膜下间质纤维化；c. 膀胱镜下水扩张时，由于膀胱壁的被动扩张与拉伸，黏膜下可见显著的肾小球样点状出血或片状出血，并散在分布于膀胱壁的四个象限，这是 Hunner 病变 IC 患者膀胱镜下的特征性表现，但尚不能作为 IC 特异性诊断的可靠标准。

尽管膀胱镜检查已被公认作为 Hunner 病变 IC 与非 Hunner 病变 IC 的表型鉴别诊断的有用方法，但常规膀胱镜观察可能会遗漏不典型或较小的 Hunner 病变，2021 年 Tomohiro Ueda 等人报道了使用窄带成像技术（NBI）与白光膀胱镜在 IC 表型诊断中的应用，发现 NBI 能清晰地显示间质性膀胱炎 Hunner 病变及新生血管的形成与分布，能更清晰地提供 Hunner 病变的标化图像。

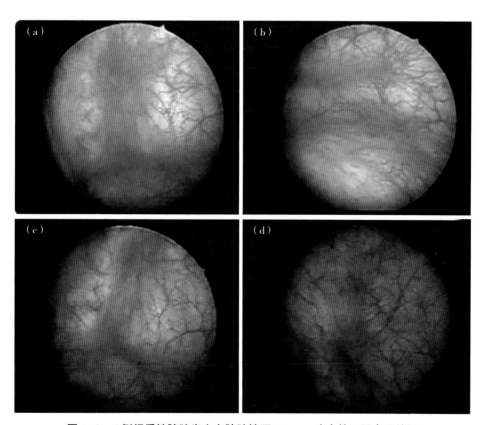

图 5-3　4 例间质性膀胱炎患者膀胱镜下 Hunner 病变的不同表现特征

第四节　结语

间质性膀胱炎（IC）是一种病因尚未阐明，以尿急、尿频、夜尿次数增多和膀胱疼痛为主要临床表现特征的一组综合征。随着对间质性膀胱炎病理生理学研究的增加，社会上对 IC 膀胱黏膜损伤与间

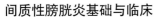
质性膀胱炎相关机制有了许多新的认识，主要包括：①潜在的感染破坏了膀胱表层细胞 GAG 层的防渗透屏障功能，黏膜通透性异常增加，尿液溶质、高浓度钾离子、炎症介质等有害毒性分子漏入膀胱间质，导致膀胱感觉神经和逼尿肌去极化，这些变化是引起 IC 患者尿急、尿频和膀胱疼痛的初始病理生理学机制；②抗增殖因子（APF）是一种在 IC 患者黏膜上皮细胞合成分泌的唾液酸化肽，APF 抑制膀胱黏膜上皮细胞增殖，降低细胞间连接复合物蛋白质和黏膜细胞表皮生长因子（EGF）的表达，导致 IC 患者黏膜层次变薄，跨细胞渗透性增加，尿液溶质、高浓度的钾离子、炎症介质和有害毒性分子扩散或漏入膀胱间质，这些变化也是 IC 患者尿急、尿频、夜尿次数增多和膀胱疼痛的关键病因机制；③研究证实，95% 的 IC 患者的尿液中检测到 APF 的生物活性，包括对正常膀胱上皮细胞和 T24 膀胱癌细胞等多种癌细胞具有相同的抑制细胞增殖作用；这些发现表明，APF 不仅是 IC 尿液特异性生物标志物，也是 IC 致病变化的潜在介质；④间质性膀胱炎黏膜下和逼尿肌肥大细胞密度增加，激活脱颗粒的肥大细胞释放多种炎症介质，如 IL-1、IL-6、IL-33、趋化因子、血管内皮生长因子、TNF-α、P 物质、组胺和类胰蛋白酶，这些炎症介质的过度表达使获得性免疫介导的 IC 黏膜上皮损伤、肾小球样点状出血、膀胱间质纤维化或小膀胱容量发生，其中 APF 和肥大细胞脱颗粒在 IC 发生发展过程中起了核心的作用；⑤间质性膀胱炎从盆腔疼痛综合征到以膀胱为中心的基础与临床研究理念的转变，使间质性膀胱炎的表型分析取得进展，研究发现，Hunner 病变 IC 具有独特的膀胱炎组织学特征，其主要病理组织学表现特征包括：a. 黏膜上皮剥脱，黏膜明显水肿，新生微血管增多和散在片状出血；b. 整个膀胱出现严重的炎症反应，包括肥大细胞、淋巴细胞、巨噬细胞、浆细胞、中性粒细胞、嗜酸性粒细胞浸润和膀胱壁纤维化；c. 黏膜可见膀胱壁纤维化、小膀胱容量、严重的 LUTS 和膀胱疼痛；⑥在膀胱镜下水扩张和膀胱组织活检显示，非 Hunner 病变 IC 的病变特点是：a. 水扩张后，黏膜下可见散在的肾小球样点状出血；b. 病理组织学可见肥大细胞、散在的炎性细胞浸润和中度黏膜下间质纤维化；c. 尿急、尿频、膀胱疼痛和性功能障碍，多见于中年女性非 Hunner 病变 IC；⑦ AUA、EAU、CUA 指南建议，将膀胱镜检查作为 IC 初步评估的一部分，以排除其他疾病；根据膀胱镜检查和膀胱活检及组织病理学变化，以区分非 Hunner 病变 IC 和 Hunner 病变 IC，但常规白光源膀胱镜观察可能会遗漏不典型或较小的 Hunner 病变，而窄带成像技术能更容易通过膀胱镜检查观察到 Hunner 病变形成的新生血管和准确地识别伴随 Hunner 病变而产生的新生血管的分布特征，并为 Hunner 病变 IC 和非 Hunner 病变 IC 患者制定不同的治疗策略提供科学依据；⑧基于 IC 患者膀胱尿路上皮 GAG 层屏障功能的损伤，黏膜渗透性异常增加，膀胱壁感觉神经敏化，慢性或间歇性感觉疼痛，黏膜病理性血管生成及膀胱间质纤维化等病理生理改变，是 IC 患者产生尿频、尿急、膀胱疼痛等膀胱的病理感觉异常的关键机制。鉴于此，2017 年在匈牙利布达佩斯举行的 ESSIC 第 17 届国际"膀胱疼痛综合征"学术年会上，基于长期的临床观察，以及临床医生和患者治疗的受益经验的支持，针对 IC 患者潜在表型、多模式诊断和治疗策略的证据，年会上提出，膀胱内 GAG 补充疗法对修复 IC 黏膜上皮的 GAG 层损伤、恢复黏膜屏障功能、减少炎症反应、改善 LUTS 和膀胱疼痛症状有重要作用，是有益的 IC 治疗方法。

（汤　洋　韩瑞发）

参考文献

[1] BECKNELL B，CHING C，SCHWARTZ L，et al. Innate immunity and urinary tract infection［J］. Pediatr nephrol，2020，35（7）：1183-1192.

[2] CHAVDA B，LING J，MAJERNICK T，et al. Antiproliferative factor（APF）binds specifically to sites within the cytoskeleton-associated protein 4（CKAP4）extracellular domain［J］. BMC Biochem，2017，18（1）：13.

[3] MATIKA C A，WASILEWSKI M，ARNOTT J A，et al. Antiproliferative factor regulates connective tissue growth factor（CTGF/CCN2）expression in T24 bladder carcinoma cells［J］. Mol Biol Cell，2012，23（10）：1976-1985.

[4] FRY C H，VAHABI B. The role of the mucosa in normal and abnormal bladder function［J］. Basic Clin Pharmacol Toxicol，2016，119（Suppl 3）：57-62.

[5] BUTLER D S C，INES A，KAROLY N，et al. Neuroepithelial control of mucosal inflammation in acute cystitis［J］. Entific reports，2018，8（1）：11015.

[6] DAVIS N F，BRADY C M，CREAGH T. Interstitial cystitis/painful bladder syndrome：Epidemiology，pathophysiology and evidence-based treatment options［J］. Eur J Obstet Gynecol Reprod Biol，2014，175：30-37.

[7] SANT G R，KEMPURAJ D，MARCHAND J E，et al. The Mast cell in interstitial cystitis：Role in pathophysiology and pathogenesis［J］. Urology，2007，69（Supplement）：S34-S40.

[8] KIM J，FREEMAN M R. Antiproliferative factor signaling and interstitial cystitis/painful bladder syndrome［J］. Int Neurourol J，2011，15（4）：184-191.

[9] WYNDAELE J J J，RIEDL C，TANEJA R. GAG replenishment therapy for bladder pain syndrome/interstitial cystitis Neurourol Urodyn［J］. Neurourology and urodynamics，2019，38（2）：535-544.

[10] LI J，YI X Y L，AI J Z. Broaden horizons：The advancement of interstitial cystitis/bladder pain syndrome［J］. Int J Mol Sci，2022，23（23）：14594.

[11] UEDA T，HANNO P M，SAITO R，et al. Current understanding and future perspectives of interstitial cystitis/bladder pain syndrome［J］. Int Neurourol J，2021，25（2）：99-110.

[12] AKIYAMA Y，HANNO P. Phenotyping of interstitial cystitis/bladder pain syndrome［J］. Int J Urol，2019，26（Suppl 1）：17-19.

第六章
雌激素与间质性膀胱炎

第一节　概述

　　膀胱尿路上皮是一种具有高度可塑性和多种细胞功能的独特细胞类型。尿路上皮是膀胱防御的第一道防线，是泌尿空间与下层血管、结缔组织、神经组织和肌肉组织之间的界面，也是病原体和防御机制之间的界面。尿路上皮至少由三层组成：与基底膜相连的基底细胞层、中间层及由被称为伞状细胞（umbrella cells）的大型六角形细胞组成的表层或顶层。伞状细胞相互之间紧密连接，其顶端表面约80%被称为尿斑蛋白（uroplakins）的结晶蛋白质覆盖，尿斑蛋白聚集成六边形斑块。在某些物种中，伞状细胞或许还有中间细胞都有向基底膜的突起。尽管在膀胱充盈和排空过程中尿量会发生很大变化，压力也会增加，但膀胱仍能保持屏障功能，这取决于伞状细胞层的几个特征。这些特征包括减少离子和溶质在细胞间移动的紧密连接复合体，以及能够减少细胞对小分子（水、尿素、质子等）渗透性的顶端膜特化脂质分子和尿斑蛋白。缺乏尿斑蛋白Ⅲa和Ⅱ（UPⅢa和UPⅡ）基因的小鼠表现出一系列异常，导致尿道屏障受损。尿路黏膜顶端表面还覆盖有硫酸化多糖糖胺聚糖（GAG）或黏蛋白层，被认为是一种非特异性抗黏附因子和抗感染的防御机制。此外，在膀胱充盈过程中，伞状细胞会变成扁平状和鳞状，这种形状变化伴随着囊泡转运（即外吞和内吞），为顶端表面增加了膜，从而增加了膀胱的整体表面积。有证据表明，这种拉伸诱导的向外分泌依赖于表皮生长因子受体（EGFR）的激活。这些过程可使膀胱在充盈过程中容纳越来越多的尿液，而不会损害屏障功能。外吞/内吞（囊泡转运）在调节一些神经递质的释放，以及调节尿道细胞中许多受体和离子通道的功能方面也可能发挥重要作用。此外，尿路上皮还存在着异质性，对不同物种的研究表明，尿路的主要部分由完全分化的尿路上皮细胞构成。对培养细胞的研究结果表明，输尿管和膀胱尿路上皮细胞在形态上存在明显差异，这证明了细胞系的不同。三叉神经的尿路上皮细胞与逼尿肌的尿路上皮细胞似乎没有明显区别。这与近端尿道形成鲜明对比，近端尿道不需要完整的"屏障"，从尿路上皮过渡到分层或柱状上皮，同时缺乏尿路上皮特异性分化标记。也有报道称尿道上皮顶端表面存在微绒毛，微绒毛的存在可能会增加细胞的表面积，参与感觉和传导功能及液体运输。综上所述，目前的证据表明至少有3种尿路上皮细胞系：①输尿管和肾盂；②逼尿肌和三叉神经；③膀胱颈和近端尿道。这些发现的功能意义尚待确定。尽管膀胱尿路上皮一直视为是被动屏障作用，但最近研究表明，尿路上皮是一种反应性结构，它表现出"传感器"（即对热、机械和化学刺激做出反应的能力）和"换能器"（即释放化学物质的能力）两种功能。有证据表明尿路上皮细胞在内脏感觉中起作用。膀胱神经（传入神经和传出神经）位于尿路上皮附近，有些位于尿路上皮内。对人体膀胱神经的超微结构研究仅发现尿路上皮和尿路下皮层中存在无髓鞘神经。肽能、P2X 和 TRPV1 免疫反应性神经纤维推测起源于腰骶背根神经节中的传入神经元，分布在整个膀胱肌肉组织及尿路上皮下方的神经丛中。在人类和动物的膀胱下皮间隙中，也检测到具有类似于肌成纤维细胞或间质细胞的形态学特征的细胞网络。这些细胞通过间隙连接广泛连接并与神经密切接触，可以对神经或尿路上皮细胞释放的神经递质（如 ATP）做出反应，这表明它们可以作为尿路上皮 – 神经相互作用的中介。因此，用于双向尿路上皮 – 神经通讯的解剖基质存在于膀胱内。研究还表明，膀胱黏膜中的传入神经和尿路上皮细胞表现出许多共同的特性，包括表达某些受体和离子通道。在尿路上皮中已鉴定的神经元"传感器分子"（受体 / 离子通道）的例子包括嘌呤受体（P2X1–7 和 P2Y1，2，4）、腺苷（A1、A2A、A2B 和 A3 受体）、去甲肾上腺素（α 和 β）、乙酰胆碱（毒蕈碱和烟碱）、蛋白酶激活受体（PAR）、阿米洛利和机械敏感上皮钠通道（ENaC）、缓激肽（B1 和 B2）、神经营养因子（p75、trkA、EGF 家族 ErbB1-3）、血管内皮生长因子（VEGF）和神经纤毛蛋白（NRP）、垂体腺苷酸环化酶激活肽（PACAP）、促肾上腺皮质激素释放因子（CRF1 和 CRF2）、雌激素（ERα 和 ERβ）、内皮素、ASIC 和各种 TRP 通道（TRPV1、TRPV2、TRPV4、TRPM8 和 TRPA1）。这些不同受体的表达使尿路上皮细胞能够对各种来源的许多"感觉输入"做出反应。这些输入包括膀胱充盈期间的拉伸增加、可溶性因子（许多存在于尿液中）如表皮生长因子（EGF），或者化学介质、肽和（或）递质，如 P 物质、降钙素基因相关肽（CGRP）、促肾上腺皮质激素释放因子（CRF）、乙酰胆碱、腺苷，或者去甲肾上腺素从神经、炎症细胞甚至附近血管释放。这些细胞在炎症介质或尿液中有害分子的刺激下，其尿路上皮细胞或免疫细胞释放的化学物质可能改变了传入神经对膀胱炎症介质的刺激，并导致膀胱疼痛和 LUTS 的敏化效应增强。这些发现可能解释了间质性膀胱炎 / 膀胱疼痛综合征的病因与病理生理学改变。尿路上皮的功能包括控制渗透性、免疫反应和细胞间的相互调节作用，这似乎在应对损伤和感染中起着关键作用。

间质性膀胱炎是一组以盆腔疼痛、尿急、尿频、夜尿次数增加、膀胱充盈疼痛加重、排尿后疼痛减轻为特征的非感染性膀胱炎性疾病。其中许多理论越来越受到 IC 膀胱症状的共同病理生理学可能性的影响。外周病因包括尿路上皮细胞和上皮细胞异常。IC 的症状可能是由于尿路上皮顶端细胞层受到破坏，也可能是由于其上覆盖的糖胺聚糖（GAG）层受到破坏，在健康的膀胱中，糖胺聚糖层起到调节阳离子通过及保护尿路上皮免受破坏性物质和细菌侵害的作用。这反过来又可能是尿路上皮分化不良所致，IC 患者尿液中的生物标志物和 GAG 与对照组不同的模式也证明了这一点。Hunner 病变是一种缺乏正常毛细血管结构的红色黏膜病变，经常被纤维蛋白凝块覆盖。Hunner 病变被认为是 IC 的特征性病变，但在新诊断为 IC 或疑似 IC 的患者中仅有 4% ～ 10% 存在 Hunner 病变。依照既往文献中报道 Hunner 病变患者的慢性疾病数量在统计学上明显高于无病变患者，因此有人提出将 IC 划分为两类：溃疡型 IC 和非溃疡型 IC。尿路感染（UTI）引起的炎症可能是导致 IC 发展的诱因。考虑到可能的共同机制及这两种疾病共存的可能性，IC 与慢性 UTI 的鉴别尤其困难。一些证据表明，血小板活化因子（PAF）是一种炎症介质，在 IC 的病理生理学中发挥着作用，并可作为一种生物标志物。此外，MAPP 研究网络发现了几种可区分 IC 和 BPS 患者的尿溶质，其灵敏度和特异度均达到 90%，其中包括硫酸依替胆烷 -3α- 醇 -17- 酮（Etio-S），这是一种硫酸化的 5-β 还原型睾酮异构体。流行病学研究证实，IC 患者女性发病率高达 95%。不同患者的 IC/BPS 表现和严重程度在时间上存在差异。通常情况下，该病症状轻微且呈间歇性，病情会逐渐加重。许多研究发现，患者的平均发病年龄为 30 多岁。有些综合征的特征甚至在儿童早期就已开始出现（刺激性排尿），在男性中的发病率可能比以前认为的要高。由于综合征的特征随着时间的推移而不断变化，从症状出现到确诊 IC/BPS 的潜伏期也不尽相同，从 1 个月到 30 年不等，平均约为 5 年。临床观察发现，女性绝经前 IC 患者膀胱疼痛症状随月经周期的变化而改变，在月经前或排卵期间，IC 患者尿频及盆腔疼痛症状明显加重，而在妊娠期间其疼痛症状及尿路刺激症状明显减轻，这与女性月经周期或孕期体内的雌激素水平变化紧密关联。许多神经免疫内分泌疾病在女性中比男性更常见。这些疾病包括间质性膀胱炎（IC）、肠易激综合征（IBS）、偏头痛、多发性硬化症、硬皮病和神经纤维瘤病。这些综合征的可能潜在特征是观察到肥大细胞的数量和（或）活化增加，骨髓来源的肥大细胞最近被证明会释放多种细胞因子，并且与神经炎症性疾病有关。

目前的研究发现，雌激素与雌激素受体与 IC 的病因机制与症状表现显著相关，其主要认识包括：①在动物实验中，雌性鼠生殖器感觉机械性刺激的骨盆神经起始刺激阈值可随发情周期的改变而改变，在发情期及发情前期，腹下神经的起始刺激阈值降低，而骨盆神经末梢的起始刺激阈值只在发情前期的第一天降低，这个发现也与膀胱疼痛随月经周期的改变而变化相一致；②女性间质性膀胱炎患者在绝经前或排卵期间膀胱疼痛症状的加重与雌激素水平的变化显著关联；③女性 IC 患者在怀孕期间其临床症状明显减轻，这表示，孕酮对肥大细胞的激活与炎症介质的释放起着抑制作用；④IC 患者膀胱壁肥大细胞密度、脱颗粒比值显著增加，MC 表达高亲和力的 ERβ，雌二醇与肥大细胞 ERβ 受体结合可刺激 MC 脱颗粒，释放组胺、神经肽物质（neuropeptide substance）等多种炎症介质，可直接刺激附近的膀胱感觉神经产生持续的膀胱疼痛和 LUTS，这一发现解释了许多绝经前 IC 女性患者在经期刺激性排尿和膀胱疼痛症状加重的原因；⑤在豚鼠 IC 模型中雌二醇能诱导肥大细胞聚集在膀胱神经和血管周围，雌二醇激活肥大细胞 ERβ 产生的神经肽、神经降压素、生长抑素、乙酰胆碱等神经介质是引发周围神经炎产生膀胱疼痛综合征的病因基础；⑥雌二醇能增加 MC 钙离子内流，其细胞钙离子内流的浓度与 MC 脱颗粒和炎症介质释放呈正相关，而应用钙离子通道阻断剂或雌激素受体拮抗剂——他莫昔芬（tamoxifen）能抑制雌二醇诱发肥大细胞释放白三烯 C4，以上结果提示，雌激素与肥大细胞 ERβ 结合可能是激活 MC 释放炎症介质的重要激活途径。

基于雌激素 – 肥大细胞 -IC 病因机制与临床表现之间相关性研究的热点问题，笔者就膀胱上皮细胞雌激素受体，雌激素与受体对 IC 调节通路，雌激素水平变化与 IC 症状的相关性及雌激素阻断剂治疗 IC 作用与评价等相关问题进行描述，以提高读者对雌激素与雌激素受体在 IC 发病机制与临床表现的相关认识。

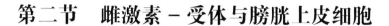
第二节　雌激素－受体与膀胱上皮细胞

一、概述

雌激素是一组结构相似的类固醇激素，源自胆固醇。雌酮（E_1）、17β-雌二醇（E_2）、雌三醇、雌酚（E_4）和27-羟基胆固醇（27HC）是内源性产生的五种主要雌激素。其中，E_2对三种已知内质网表现出最高的亲和力。雌酮在性腺和脂肪组织中产生，是绝经后妇女体内的主要雌激素，而雌三醇和雌酚仅在怀孕期间产生/循环。

雌激素的两个主要核受体ERα和ERβ由不同的基因编码，并表现出重叠、相反或独立的功能，具体取决于它们表达的细胞。ERα表达最广泛。女性生殖器和下尿路具有共同的胚胎起源，起源于泌尿生殖窦。两者都对女性类固醇激素的作用敏感。雌激素在成人一生中对下尿路的功能起着重要的作用。雌激素受体（estrogen receptor，ER）存在于阴道、尿道、膀胱和盆底肌肉中。绝经后雌激素缺乏会导致泌尿生殖道出现萎缩性改变，并与泌尿症状有关，如尿频、尿急、夜尿、大小便失禁和反复感染，因此，雌激素对人类下尿路功能有显著的影响。

膀胱主要由平滑肌（SM）和胶原纤维（collagen fiber，CF）组成。SM负责膀胱收缩，CF是膀胱细胞外基质的主要组成部分，缺乏弹性。膀胱顺应性取决于SM、CF、弹性纤维及其比值。既往研究显示去势大白兔逼尿肌肌层明显萎缩，雌激素作用后逼尿肌明显肥大。组织学研究显示去卵巢大鼠逼尿肌纤维增生和肌层萎缩。CF增生导致膀胱顺应性降低，此外，它还可能干扰电传递，增加膀胱的不稳定性，影响逼尿肌的收缩能力。

二、膀胱上皮细胞雌激素受体与分布

雌激素的作用在很大程度上是由两种不同的雌激素受体（ER）介导的，即ERα和ERβ。这两种受体都属于核受体转录因子家族，并与相同的DNA反应元件结合，它们的配体结合区是同源的，但它们的氨基末端结构域却有很大的不同。

靶向配体激活雌激素受体的途径包括与位于靶基因启动子中的雌激素反应元件的直接DNA结合，与其他DNA结合的转录因子的蛋白质-DNA相互作用，以及非基因组效应。有趣的是，ERβ可以作为ERα介导的转录活性的抑制剂，并降低细胞对雌激素的反应。

ERα和ERβ在正常膀胱逼尿肌中均有不同程度的表达，ERβ是主要的ER亚型。雌激素缺乏时，ERα表达上调，ERβ表达下调。雌激素增强后，ERα表达有向假手术组（去卵巢组的对照组称为假手术组）水平变化的趋势，但与假手术组相比无统计学差异。ERβ的表达较去势组显著升高，但未达到假手术组水平。

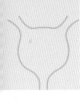

间质性膀胱炎基础与临床
BASIC AND CLINICAL OF INTERSTITIAL CYSTITIS

三、雌激素 – 受体对膀胱上皮细胞的生物学作用

雌激素对女性泌尿生殖道的生理维持和完整性起着重要作用。循环雌激素的变化已被证明对实验动物的膀胱结构和功能有显著的影响。在以前的研究中，报道了卵巢切除导致膀胱平滑肌和黏膜的血流量减少，缺氧和黏膜萎缩，而雌激素治疗使膀胱血流量增加、平滑肌肥大、黏膜增生，以及促进膀胱缺氧后的恢复。随后证明，雌激素循环两个 4 周周期对膀胱结构和功能有显著的影响。

研究结果表明，膀胱和子宫对周期性雌激素都有反应，在高雌激素时期，膀胱质量、平滑肌含量、收缩、顺应性和血流量增加，自由基损伤减少；在低雌激素时期，膀胱质量、平滑肌含量、收缩、顺应性和血流量减少，自由基损伤增加。在氧化损伤方面，平滑肌的变化明显大于黏膜。

组织学研究揭示了雌激素对膀胱功能的影响，这种影响是由雌激素受体（ER）密度介导的。ERα 和 ERβ 在雄性大鼠的附属性腺和两性下尿路等多种组织中均有表达。ERα 在肾脏、膀胱平滑肌和上皮细胞及支持细胞和间质细胞中均有表达。除了这些细胞类型外，ERβ 还见于附睾、前列腺和尿道上皮细胞。然而，ERβ 似乎是男女膀胱和尿道上皮中主要的雌激素受体类型。

第三节　雌激素与肥大细胞雌激素受体

一、概述

神经 –MC 相互作用轴：感觉神经和（或）交感神经释放的神经肽增加，导致持续性的传入神经敏化和局部炎症改变。这些过程被称为神经源性炎症（neurogenic inflammation），是由 MC 介导的。外周神经元释放的神经递质，包括血管活性肽、降钙素基因相关肽、速激肽或 P 物质，可诱导 MC 脱颗粒，并释放组胺、5- 羟色胺、类胰蛋白酶、肿瘤坏死因子 –α 和神经生长因子等促炎介质，导致局部膀胱炎。

这些炎症介质在正反馈环中作用于传入神经元，导致神经肽的释放增加，从而进一步加剧 MC 脱颗粒和炎症反应（称为神经 –MC 交互轴）。持续性传入神经刺激导致背根节和上脊髓的神经可塑性改变和中枢神经敏化，造成 IC 的症状持续。MC 颗粒中包含的另一种蛋白——几丁质酶样蛋白（YKL-40）也促进间质水肿。然而，基于最近的研究，对于 MC 在 IC 中的作用，出现了一种怀疑的观点。

二、肥大细胞雌激素受体

IC 的特点是膀胱肥大细胞增多并被激活，尽管肥大细胞表达雌激素受体，但是 IC 中只有不到 30% 的膀胱肥大细胞对孕酮受体呈阳性。生化和超微结构的结果表明，孕酮可以抑制大鼠肥大细胞分泌。

孕酮的抑制作用似乎是独特的，因为其他与它结构类似的化合物，如胆固醇，就没有明显的作用。睾酮在相同浓度下也能抑制肥大细胞分泌，而 17β- 雌二醇则能增加肥大细胞的分泌。皮质类固醇没有急性作用，但至少需要在培养基中培养 24 h，才能使任何抑制作用变得明显。

人类肥大细胞上表达的孕酮受体可能随排卵或疾病状态而变化。肥大细胞上雌激素和孕激素受体的相对数量可能会调节肥大细胞分泌的程度。在子宫和豚鼠膀胱中存在雌二醇时，肥大细胞增殖，但在怀孕期间肥大细胞数量减少。雌二醇增强大鼠肥大细胞的功能活性，而孕酮可显著抑制这种作用。

三、雌激素与肥大细胞激活

肥大细胞浸润一直被认为是 IC 的特征性疾病标志物。然而最近的其他研究表明，MC 密度增加可能不是 IC 的组织学特征。

大多数患有 IC 的绝经前妇女报告在经前或排卵时症状恶化，雌二醇增强大鼠体内腹腔肥大细胞组胺分泌和体外 P 物质（substance P，SP）触发的组胺分泌，以及原位膀胱肥大细胞分泌。此外，IC 中的膀胱肥大细胞表现出高亲和力雌激素受体的表达增加。

雌二醇治疗后膀胱 SM 密度增加，CF/SM 比值恢复正常。SM 密度的增加可以解释膀胱重量增加和收缩反应增加的原因。血液变化的作用机制很可能是荷尔蒙变化之后产生的，这种效应可能是通过组织能量供应来调节的。在对脑血管的研究中，注意到雌激素能增强线粒体的能量供应。雌激素处理后逼尿肌细胞线粒体功能增强和（或）线粒体数量增加可能是膀胱功能增强的部分原因。

四、结语

Gamper 等报道，MC 计数和 MC 脱颗粒程度在 IC 患者和膀胱过度活动者与无膀胱疼痛的非 IC 对照组之间没有显著差异，这表明 MC 在 IC 病理生理学中的功能作用也可能是值得怀疑的。鉴于 IC 中浸润性 MC 的数量与其他浸润性炎症细胞相比低得不成比例，MC 在其发病机制中不太可能起关键作用。

同时，根据目前的证据，不应完全否定 MC 在无 Hunner 病变的 IC 中的作用，因为 MC 还牵涉到以传入超敏反应和神经源性炎症为特征的其他疾病，已知这些疾病经常与无 Hunner 病变的 IC 重叠。应根据 IC 的分类和适当的对照重新探讨神经源性炎症和 MC 浸润在 IC 中的作用。

第四节　雌激素水平变化与间质性膀胱炎症状的相关性

一、雌激素水平与 IC 发病率

众所周知，自身免疫性疾病在女性中比男性更为普遍。一些疾病对女性和男性的影响比例高达 7：1。这种偏斜可能是由于雌激素和孕激素对免疫系统的影响。1949 年，Hand 等对 204 名患有 IC 的女性进行了研究，发现其中 36 名女性的膀胱疼痛综合征随月经周期的变化而波动。虽然该研究已经过时，但最近的资料也同样证明了与 IC 相关的经前疼痛发作。这表明雌激素和孕酮（月经周期中主要的波动激素）可能在 IC/BPS 的病因学和病理生理学中发挥作用，可能分别通过其在睾酮减少和前列腺素生成中起作用。类似地，在动物模型中，已经发现雌激素主要刺激 Th2 细胞和 2 型细胞因子的分泌，而雄激素主要促进 Th1 细胞的分泌。强大的 Th2 细胞反应与各种自身免疫疾病有关，如狼疮、自身免疫性肾小球肾炎、多发性硬化症，可能还有 IC。

间质性膀胱炎（IC）是一种病因不明的慢性衰弱疾病,在女性(90%)中发病率过高,它包括盆腔疼痛、尿频和尿急。尽管性别、炎症和膀胱疼痛之间的因果关系尚未完全确定，但神经性膀胱炎似乎很可能取决于荷尔蒙环境。

二、雌激素水平与下尿路症状

IC 多见于女性，表示性激素可能影响 IC 的症状。临床研究表示 IC 症状出现在围生期，性腺激素对痛觉敏感度有直接影响。IC 与纤维肌痛综合征和肠易激综合征有共病关系，两者都表现出与月经周期有关的波动。

事实上，月经周期可以调节 IC 症状的临床表现。在动物模型中，刺激腹下神经和盆腔神经都会引起神经反应，而神经反应是由发情周期所反映的。在化学性膀胱炎大鼠的膀胱中，已经发现雌激素受体 β（ERβ）显著减少。

三、雌激素水平与盆腔疼痛

研究表明，雌激素缺乏也可能通过减少雌性大鼠尿路上皮表面细胞外基质的某些成分而导致膀胱壁僵硬。目前的研究证实，外阴疼痛和膀胱疼痛之间的联系可能与阴道环境携带雌激素减少的迹象有关。

第五节　雌激素阻断剂治疗间质性膀胱炎作用与评价

一、概述

有数据表明，20% 的绝经前 IC 女性患者报道在服用避孕药时症状加重，而约 40% 的女性患者报道在月经期症状加重。一份来自间质性膀胱炎协会的调查问卷也报道了高达 40% 的患者被确诊为过敏，而一项研究表明，这个数字甚至更高。有趣的是，过敏会因女性性激素分泌而加剧。事实上，雌二醇已被证明能在体内释放并增加组胺的释放，而又被证明能增加肥大细胞的生长。此外，雌激素长期以来一直被认为会加剧自身免疫疾病，如 IC。在妊娠的最后 3 个月，当孕激素特别高时，病情会缓解，这表示孕激素抑制肥大细胞分泌组胺。这些发现特别有趣，因为膀胱肥大细胞表达大量的雌激素受体，

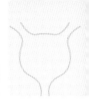

但很少表达孕激素受体，显示一种"孕激素缺乏"的状态。

二、雌激素阻断剂治疗 IC 疗效与评价

许多研究表明雌激素对提高尿道黏膜、平滑肌和肾上腺素能张力有积极作用。外源性雌激素可改变膀胱和尿道内黏多糖层的数量和质量，增加内脏平滑肌的张力和收缩力。此外，外源性雌激素可以增加盆骨交感神经密度和调节神经促生长激素，具有神经调节功能。

尿道和膀胱三角区含有雌激素受体，随着绝经期雌激素水平下降，尿道和膀胱三角区会萎缩。

局部雌激素治疗（local estrogen therapy，LET）和（或）其他在膀胱和外阴道水平具有抗雌激素活性的化合物可能最终用于缓解与 IC/BPS 相关的某些症状。

由于胚胎起源相同，外阴和膀胱具有共同的神经通路，基础研究表明雌激素调节神经密度和神经纤维的类型。此外，雌激素对痛阈、神经源性炎症和免疫反应的潜在调节作用在基因组和非基因组作用中都是高度可知的。

LET 对 IC 绝经前妇女的外阴阴道组织有营养作用，可以明显改善泌尿、膀胱和性症状。研究表明，在阴道内和前庭水平使用局部雌三醇霜治疗 12 周，可以改善泌尿和膀胱疼痛症状，也可以改善性功能的其他方面。目前尚不清楚育龄妇女出现这些干扰泌尿和性健康的体征和症状的原因。

三、结语

大多数生物标志物的研究集中在上皮的免疫炎症介质和生长因子。令人惊讶的是，目前还没有关于激素生物标志物的研究。

只有一项研究调查了 IC 患者的阴道雌二醇；然而，这项研究的对象是绝经前妇女。这项研究确实显示，通过治疗前和治疗后的有效问卷，患者的主观尿路症状和膀胱疼痛有了统计学上的显著改善。该研究中没有设立对照组，因此很难从研究中衡量治疗的真正效果。

这些结果表明，低雌激素状态的女性可能会受益。鉴于我们所了解的雌激素在维持尿道方面的作用，高质量的研究对绝经后的 IC 妇女是有保障的。

第六节　结语

在 IC 发病率稳步上升和对疾病进展过程的病原体认识日益加深的背景下，我们建议今后如果用抗胆碱药物、环状抗抑郁药或雌激素治疗不成功，应立即注意非细菌性膀胱炎（nonbacterial cystitis，NBC）或 IC 的存在可能。如果及早发现，在大多数情况下，可以尝试沿着整个可控区采取一系列治疗措施来逆转疾病进展，从而防止往往不可逆转的终末期 IC。

到目前为止，对于 IC 还缺乏确凿和普遍有效的诊断和治疗标准。至少在欧洲，大多数可能被考虑

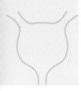

的项目甚至都没有得到有关当局的批准。

（尚芝群　牛远杰）

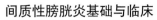

[1] AKIYAMA Y. Biomarkers in interstitial cystitis/bladder pain syndrome with and without Hunner lesion: A review and future perspectives [J]. Diagnostics (Basel), 2021, 11.

[2] AKIYAMA Y, LUO Y, HANNO PM, et al. Interstitial cystitis/bladder pain syndrome: The evolving landscape, animal models and future perspectives [J]. Int J Urol, 2020, 27 (6): 491-503.

[3] BALESTREIRE E M, APODACA G. Apical epidermal growth factor receptor signaling: Regulation of stretch-dependent exocytosis in bladder umbrella cells [J]. Mol Biol Cell, 2007, 18 (4): 1312-1323.

[4] BIRDER L A, DE GROAT W C. Mechanisms of disease: involvement of the urothelium in bladder dysfunction [J]. Nat Clin Pract Urol, 2007, 4 (1): 46-54.

[5] BIRDER L A, NAKAMURA Y, KISS S, et al. Altered urinary bladder function in mice lacking the vanilloid receptor TRPV1 [J]. Nat Neurosci, 2002, 5 (9): 856-860.

[6] BRADING A F, MCCLOSKEY K D. Mechanisms of Disease: Specialized interstitial cells of the urinary tract: An assessment of current knowledge [J]. Nat Clin Pract Urol, 2005, 2 (11): 546-554.

[7] CHENG J, HUANG H, ZHANG Z T, et al. Overexpression of epidermal growth factor receptor in urothelium elicits urothelial hyperplasia and promotes bladder tumor growth [J]. Cancer Res, 2002, 62 (14): 4157-4163.

[8] HALL J M, MCDONNELL D P. The estrogen receptor beta-isoform (ERbeta) of the human estrogen receptor modulates ERalpha transcriptional activity and is a key regulator of the cellular response to estrogens and antiestrogens [J]. Endocrinology, 1999, 140 (12): 5566-5578.

[9] HANNO P M, LANDIS J R, MATTHEWS-COOK Y, et al. The diagnosis of interstitial cystitis revisited: Lessons learned from the National Institutes of Health Interstitial Cystitis Database study [J]. J Urol, 1999, 161 (2): 553-557.

[10] LAMALE L M, LUTGENDORF S K, HOFFMAN A N, et al. Symptoms and cystoscopic findings in patients with untreated interstitial cystitis [J]. Urology, 2006, 67: 242-245.

[11] LEWIS S A. Everything you wanted to know about the bladder epithelium but were afraid to ask [J]. Am J Physiol Renal Physiol, 2000, 278 (6): 867-874.

[12] LIANG F, BOSL M C, HUANG H, et al. Cellular basis of urothelial squamous metaplasia: Roles of lineage heterogeneity and cell replacement [J]. J Cell Biol, 2005, 171 (5): 835-844.

[13] MCINTYRE T M, ZIMMERMAN G A, SATOH K, et al. Cultured endothelial cells synthesize both platelet-activating factor and prostacyclin in response to histamine, bradykinin, and adenosine triphosphate [J]. J Clin Invest, 1985, 76: 271-280.

[14] PETERS K M, KILLINGER K A, MOUNAYER M H, et al. Are ulcerative and nonulcerative interstitial cystitis/painful bladder syndrome 2 distinct diseases? A study of coexisting conditions [J]. Urology, 2011, 78: 301-308.

[15] POWELL-BOONE T, NESS T J, CANNON R, et al. Menstrual cycle affects bladder pain sensation in subjects with interstitial cystitis [J]. Journal of urology, 2005, 174 (5): 1832-1836.

[16] SUI G P, WU C, FRY C H. Electrical characteristics of suburothelial cells isolated from the human bladder [J].

J Urol，2004，171（2 Pt 1）：938-943.

[17] WANG E C Y，LEE J M，RUIZ W G，et al. ATP and purinergic receptor-dependent membrane traffic in bladder umbrella cells［J］. J Clin Invest，2005，115（9）：2412-2422.

[18] WARREN J W，HOWARD F M，CROSS R K，et al. Antecedent nonbladder syndromes in case-control study of interstitial cystitis/painful bladder syndrome［J］. Urology，2009，73（1）：52-57.

[19] WEIN A J. Classic interstitial cystitis：Unrelated to BPS［J］. J Urol，2016，196：116-117.

[20] YANG X，LI Y Z，MAO Z，et al. Effects of estrogen and tibolone on bladder histology and estrogen receptors in rats［J］. Chin Med J（Engl），2009，122（4）：381-385.

第七章
获得性免疫与间质性膀胱炎

第一节　获得性免疫的概念

传统上，宿主免疫分为先天免疫和获得性免疫。前者对病原体反应迅速且具有非特异性，而后者以较慢但特殊的方式做出反应，产生长期的免疫记忆先天免疫是由先天免疫细胞群介导的，例如髓样细胞、自然杀伤（NK）细胞和固有淋巴细胞（但在特定情况下也是非免疫细胞），以及古老的体液系统（如防御素和补体）。获得性免疫是一种相对较新的进化特征，依赖于有颌脊椎动物中的免疫球蛋白家族和细胞（如 B 淋巴细胞和 T 淋巴细胞）以及无颌脊椎动物中由富含亮氨酸重复序列（LRR）片段组成的可变淋巴细胞受体（VLR）。

在感染期间，先天免疫是首先被触发的炎症反应，完全激活的时间不超过几分钟到几小时。这一阶段对于新感染病原体的宿主防御至关重要。虽然先天免疫通常能够有效地消除病原体，但由于入侵病原体的数量很多或毒力很高，感染的初始清除可能会失败。在这些情况下，淋巴细胞和获得性免疫机制将被激活，从而允许特异性识别和消除致病原。获得性免疫的建立需要 1～2 周，对于后期宿主防御很重要。再次感染期间，因为它能够基于"记忆"更有效地对相同刺激做出反应。

先天免疫和获得性免疫的差异在于，后者具有特异性和建立长期免疫记忆的能力。先天免疫反应传统上被认为是非特异性的，没有适应能力，而获得性免疫反应利用免疫球蛋白基因家族中的基因重组过程，能非常精确地识别不同的病原体，并随后建立免疫记忆。

先天免疫非特异性的概念因模式识别受体（PRR）的发现而受到挑战。这些受体分布在多种细胞表面，履行免疫系统作用，识别微生物的特定成分。同时免疫细胞通过表达不同的 PRR 组合可以对所遇到的微生物类型做出部分特异性识别，例如，先天免疫细胞识别革兰阴性菌和革兰阳性菌之间的区别，但对于两个关系密切的菌种或菌株之间则不能鉴别。

第二节　获得性免疫的构成与功能

一、宿主获得性免疫细胞与功能

宿主的适应性免疫主要由两部分构成：一是细胞免疫，这一过程主要由 T 淋巴细胞主导；二是体液免疫，它主要由 B 淋巴细胞产生的抗体所主导。T 淋巴细胞成熟于胸腺，B 淋巴细胞起源于骨髓。淋巴细胞具有高度的流动性。在原发性淋巴器官（胸腺和骨髓）发育后，它们被运送到次级淋巴器官，包括淋巴结和脾脏，它们分别负责从淋巴和血液中捕获循环抗原。获得性免疫反应起源于这些区域，通常受制于固有免疫系统信号的影响。这些信号是由循环病原体直接提供的，或者是由迁移到次级淋巴器官的病原体激活的皮肤或黏膜抗原呈递细胞（antigen-presenting cell，APC）间接提供的。从脾脏和淋巴结中移出的淋巴细胞可以移植到身体的许多部位发挥效应功能。这种运输是由一系列黏附分子和趋化因子受体调节的，例如携带 CLA-1CCR 4 的淋巴细胞运输到皮肤，而携带 a4b7 整合素的细胞可以依附到肠道血管内皮细胞上的细胞黏附分子 -1（MadCAM-1），并优先定位于胃肠道。

胸腺中的 T 细胞由来自骨髓或胎儿肝脏的普通淋巴祖细胞发育而来。前体细胞表面血小板选择素糖蛋白 1 与胸腺上皮细胞上的黏附分子 P- 选择素相互作用促进细胞在胸腺的定植。新近到达的细胞在 IL-7 的影响下迅速扩增，IL-7 的受体信号与其他细胞因子受体（IL-2、IL-4、IL-9、IL-15 和 IL-21）共享并通过编码在 X 染色体上的通用 γ 链进行转导。这个多肽分子的突变导致 T 细胞缺失，是 X 连锁重症联合免疫缺陷病（SCID）的基础，这种早期胸腺细胞的扩增伴随着 Notch-1 和其他转录因子的诱导，将 T 细胞系的前体转化为 T 细胞系，并诱导 T 细胞受体（T cellular receptor，TCR）组装并表达，这个分化过程与抗原无关。在这个过程中，一系列的基因组重排将导致编码 TCR 的 a、b 或 g 和 d 链的功能基因的产生。在胚系水平上，TCR 基因座包含数组的 V（variable）、D（diversity）和 J（joining）段。V 和 J 段存在于所有的 TCR 位点，而 D 段仅存在于 b 和 d 的 TCR 位点。在这个有序的过程中，一个 V、一个 D（b 和 d）和一个 J 段随机拼接在一起，是由一种 V（D）J 重组酶复合物介导的。这种酶复合物由重组酶激活基因 1 和 2（RAG1 和 RAG2）编码的 2 种蛋白质组成。RAG1 和 RAG2 结合到重组酶信号序列侧翼的 V-D-J 段的边界。染色质结构调控重组信号序列的可达性。V（D）J 重组酶在这些位点上切割 DNA，形成发夹结构，封闭 DNA 的断端。紧接下来核酶 Artemis 切割 DNA 断端。核酶 Artemis 被依赖 DNA 的蛋白激酶催化亚基激活，在 5' 和 3' 断端和发夹上施加核酸内切酶活性。普遍存在的 DNA 修复酶包括 XRCC4（X 射线修复交叉互补蛋白 4）和一个介导称为非同源末端连接的过程的连接酶Ⅳ，共同引导 V、D 和 J 片段的基因组并置。参与这一有序过程的多种酶，RAG、Artemis（DCLRE1C）、DNA 连接酶 IV 和其他参与 V（D）J 重组（in- 包括 XR CC 4 样酶 Cernunnos）引起重症联合免疫缺陷病。

每一个 V-D-J "套装"是 V、D 和 J 片段重组排列的大量可能性之一。重组多样性意味着 TCR 可能与某一抗原特异性结合。除重组多样性之外，在片段连接时会加入或移除一些碱基，称为连接多样性。特别是，参与连接的末端脱氧核糖核酸转移酶，是一种模板独立的 DNA 聚合酶，在片段的连接处随机加入 1～5 个核苷酸，可以极大丰富 TCR 的多样性。另外在其原始的胚系构型中，TCR 的组成基因片段被大量 DNA 隔开。这些中间的 DNA 片段在重组过程中被切除，以环化的形式驻留在细胞核中，称为 T 细胞受体切除环（TREC）。TREC 在细胞分裂过程中不会被复制，因此它们会随着新形成的 T 细胞克隆的扩增而稀释。通过 PCR 测量外周血中的 TREC 可用于检查胸腺的 T 细胞迁移来筛查新生儿的重症联合免疫缺陷疾病。

如果基因片段重排不引入终止密码子并产生编码全长 TCR 蛋白的基因，则称为生产性重排。2 个 TCR 基因的依次生产重排致细胞表面表达 ab 或 gd TCR，标志着从 pre-T 过渡到双阳性 T 细胞；这些细胞同时表达 CD4 和 CD8。TCR 链与构成 CD3 的蛋白质（包括 g、d、e 和 z 链）以复合物的形式组装在细胞表面。停留在胸腺皮质区的双阳细胞，在 MHC 和抗原有关的阳性及阴性选择的共同作用下，过渡到单阳 T 细胞。这个过程颇为复杂。当双阳性 T 细胞的 TCR 与胸腺上皮细胞上的低亲和力自身-MHC（与自身肽复合）结合时，就会发生阳性选择，进入谱系承诺模式。双阳细胞携带不能结合 MHC- 自我的 TCR 时会被删除。相反，负选择作用于具有危害性的双阳 T 细胞时，其 TCR 与自身 MHC/ 肽结合的亲和力非常高，以确保这些反应性 T 细胞前体不允许成熟（中央耐受性）。自免疫调节因子 AIRE 具有促进删除 T 细胞克隆的功能。与胸腺上皮细胞的 HMC Ⅰ类分子作用后，双阳胸腺细胞通过阳性及负性选择成熟的 CD8 细胞，而通过 MHC Ⅱ类分子接触，则获得 CD4 单阳表型。胸腺髓质内的 CD4 和 CD8 单阳性细胞进入循环系统成为完全分化的抗原幼稚 T 细胞。

成熟的 T 细胞在与 MHC 分子复合的抗原肽的相互作用下被激活。CD8 T 细胞可以在几乎所有有核表达 MHC Ⅰ类（HLA-A、HLA-B 和 HLA-C）的细胞上与多肽（9～11 个氨基酸）相互作用。这些 MHC Ⅰ类 - 限制性肽通常是由细胞内翻译的蛋白质或内源性抗原编码的宿主基因组成，或通过感染病毒或其他病原体在细胞内复制的多肽所构成。相比之下，CD4 T 细胞的 TCR 参与携带 MHC Ⅱ类的肽（HLA-DR、HLA-DQ 和 HLA-DP 三种不同的抗原决定簇）。不像 MHC Ⅰ类的表达，MHC Ⅱ类分子存在于 APC，被先天免疫刺激诱导，包括 Toll 样受体（toll-like receptors TLR）的配体。APC 具有环境抗原和危险信号（TLR 和其他模式识别受体系统的配体）的专门采样器功能。它们大量存在于皮肤和黏膜部位，最有可能与病原体接触，并通过吞噬或内吞的方式主动提取外源蛋白。这些细胞的激活不仅导致 MHC Ⅱ类分子表达，也从皮肤和黏膜病灶游出，向其他部位包括区域淋巴结的免疫细胞提呈抗原信息。

虽然胸腺发育途径和激活机制为所有 T 细胞所共有，但由于激活而产生的效应功能有着显著的多样性。T 细胞可以通过杀死被感染的靶细胞来直接消除病原体。它们可以作为辅助细胞，提供同源（涉及直接的细胞接触）或细胞因子信号，以增强 B 细胞和 T 细胞的反应，以及引起单核吞噬细胞的激活。最终，T 细胞调节免疫反应，限制由自身反应或过度炎症免疫反应引起的组织损伤。体内最大的 T 细胞群是 CD4（ab alfa bata）TCR 群。这些细胞大多具有辅助功能，被称为 Th 细胞。激活后，Th 细胞产生一系列的细胞因子。并非每一个单独的 CD4 Th 细胞都有能力产生 T 细胞库中已知的全部细胞因子。通过对 T 细胞克隆的分析，证明了存在 2 个主要类别的 Th 细胞，Th1 和 Th2 细胞，每个生产（大部分）相互排斥的细胞因子组合。Th1 细胞的特征在于其产生 IFN-g 和 IL-2 的能力，在 IL-12、IFN-g 及 T 细胞转录因子（T-bet）中表达的 T-box 的调节下从初始 Th0 前体分化而来。相反，Th2 细胞产生 IL-4、IL-5、IL-10 和 IL-13，它们的发育是由 IL-4 和转录因子 GATA-3 驱动的。Th2 细胞因子驱动细胞介导的反应，激活单核吞噬细胞，自然杀伤细胞和细胞溶解性 T 细胞杀死细胞内微生物和遭到病毒感染的目标。Th2 细胞的因子谱促进抗体的产生，以及一些方面的超敏反应和寄生虫诱导的免疫反应，包括嗜酸性粒细胞生成。在某些情况下，T 细胞产生 Th1 和 Th2 细胞因子的可塑性超出了人们对 Th1/Th2 定义的约束，例如细胞因子表达谱有重叠，最近表明，T-box 转录因子的表达，以及 IFN-g 的产生，可以诱导在一些 Th2 细胞产生具有 Th1 特征的细胞因子。

CD8 T 细胞是循环 T 细胞的另一个主要部分，其作用是清除窝藏在细胞内的病原体（包括病毒和转化细胞）的细胞。因为 CD8 是 MHC Ⅰ 类的辅助受体，另外 CD8 胸腺细胞以 MHC Ⅰ 类分类选择，因此 CD8 T 细胞主要识别来自胞质蛋白的抗原肽。溶细胞性 T 淋巴细胞（cytolytic T lymphocyte，CTL）以接触依赖机制杀死靶宿主细胞。在宿主 MHC Ⅰ 类的背景下，CTL-TCR 识别靶细胞的外源性胞质肽，形成免疫突触。在数分钟内，CTL 刺激靶细胞凋亡细胞。这一过程是由 CTL 颗粒迅速动员到突触，随后颗粒膜与靶细胞质膜融合，然后胞吐颗粒内容物（包括颗粒酶和穿孔素）致白细胞死亡。在另一个平行的促凋亡途径中，免疫突触中的 TCR 激活驱动 CTL 上 Fas 配体的表达，作用于靶细胞膜上 Fas（CD95），再次触发细胞凋亡。一小部分 T 细胞表达（γδ）TCR，大多数是双阴性（既不表达 CD4 也不表达 CD8），但会伴随变异的 CD4 或 CD8 分子。在人类受试者中，这些代表小于 5% 的淋巴细胞存在于大多数组织中，但在胃肠道上皮组织中的比例会上升。与 ab T 细胞不同，gd T 细胞识别抗原不是在 MHC Ⅰ 类或 MHC Ⅱ 类分子的范围内，而是由 CD1 家族的非经典 MHC 分子提呈的。γδ 亚群在分枝杆菌感染的情况下扩增，人们认为这些 T 细胞可能对分枝杆菌抗原产生反应。gd-TCR 除了识别肽类抗原外，还能结合小分子，包括磷脂和烷基胺。自然杀伤 T 细胞（NKT）代表 T 细胞的另一个亚群，它像 gd T 细胞一样，识别由 CD1 家族的非经典 MHC 分子呈递的非肽类抗原。NKT 细胞是由其同时表达的 T 细胞（CD3，TCRab）和 NK 细胞抗原（CD56）来定义的。大部分 NKT 细胞的特征在于具有单一独特的 TCRa 基因，即 Va24-Ja18 和 Vb11 片断的重排组装，它们因此被称为非变异型 NKT 细胞。活化的 NKT 细胞能够快速且大量地产生细胞因子，包括 IL-4，并与变态反应性疾病有关。

急性感染或疫苗接种后，幼稚的 CD8 T 细胞进行强大的克隆扩增，并产生一个多样化效应 CD8 T（Teff）细胞群。如果被信号 1（抗原）、信号 2（共刺激）和信号 3（炎症）激活，大多数 CD8 T 细胞分化为短寿命效应细胞（short lived effector cell，SLEC）。虽然 SLEC 是异质性的，但它们通常表达 KLRG1 和（或）CX3CR1，产生细胞因子和细胞毒性分子，表达活化标志物，并获得炎性归巢特性。大多数 Teff 细胞，主要是 SLEC，在扩张达到高峰后的几周内死亡，通常抗原被清除。然而，一小部分亚类细胞被激活并进行克隆性扩增，这些细胞被称为记忆前体细胞（Tmp 细胞），有可能分化成长期记忆 CD8 T（Tmem）细胞。一些 SLEC 会持续存在，但不能进一步分化为 Tmem 细胞。这些长期存活的 Tmem 细胞，获得了通过 IL-7 和 IL-15 进行抗原非依赖性自我更新的能力和动态转录的能力，表观遗传和代谢重编程伴随着这种 Tmem 细胞分化。虽然这个概述描述了急性感染后事件的大致特征，但在分化的每个阶段都有相当大的细胞和群体异质性。此外，如果抗原未被清除，则出现耗竭的 CD8 T（Tex）细胞而不是 Tmem 细胞。记忆 T 细胞是由幼稚 T 细胞的效应细胞后代形成的。幼稚的 CD4$^+$ T 细胞表达 TCRs，允许在感染或免疫佐剂的情况下与 MHC Ⅱ 结合的肽紧密结合，在次级淋巴器官中快速增殖约一周，增加约 1000 倍，从而产生大量的淋巴母细胞，称为效应细胞。效应细胞在数量达到峰值时会停止分裂，大约 90% 的细胞在接下来的几周内死亡，这段时间被称为收缩期。在收缩期存活的细胞被认为是记忆细胞，它是静止的细胞，保留有抗原经历过的细胞的 CD44hi 表型，并持续数月，但下降缓慢，半衰期为 0.05。记忆 CD4$^+$ T 细胞群由缓慢的 IL-15 驱动的稳态增殖维持，记忆 CD4$^+$ T 细胞的数量一般要少于记忆 CD8 T。

二、宿主适应性体液免疫

宿主适应性体液免疫是由浆细胞产生的抗体介导的，浆细胞是在 T 细胞和其他细胞（如树突状细胞）的信号指导下从 B 细胞发育而来。B 细胞来源于骨髓中的造血干细胞。B 细胞谱系的形成受几个转录因子控制，如 PU. 1、IKAROS（IKAROS 家族锌指 1）、E2A、EBF（早期 B 细胞因子 1）、PAX5（配对盒基因 5）和 IRF8（干扰素调节因子 8）。在骨髓 B 细胞通过几个不同的发展阶段，获得其抗原特异性。在未成熟阶段，B 细胞离开骨髓，完全发育到成熟或幼稚阶段，细胞表面出现的 IgM 和 IgD 整个发育过程是在没有与外源抗原接触的情况下完成的。因此，它被称为抗原无关的 B 细胞发育。任何影响前 B 细胞受体组分或与其传导的信号通路的基因发生突变均会导致无丙种球蛋白血症和 B 细胞缺乏的免疫缺陷。

编码免疫球蛋白的基因用高度类似于 TCR 基因的方式组装而成。重链由 4 个链段（VH、D、JH 和 CH）组装而成，轻链由 3 个链段（VL、JL 和 CL）组装而成。有 9 种不同的重链类型（IgM、IgD、IgG1 ~ IgG4、IgA1、IgA2 及 IgE）和 2 种轻链类型（k 和 l）。重链基因位于 14 号染色体上，k 和 l 基因分别位于 2 号和 22 号染色体上。

B 细胞发育的第二阶段发生在与抗原相遇并激活后，称为抗原依赖期。根据激活的细胞所接受的各种接触和细胞因子刺激，它将成为一个记忆细胞，在将来再次被激活；或者它将成为一个产生大量抗体的浆细胞。T- 非依赖性抗原激活途径是指一些抗原在没有 T 细胞的情况下引起抗体形成，这类抗原被称为 T 非依赖性（TI）抗原。在小鼠模型上可以清楚地看到这种现象，在人类宿主也存在类似的 B 细胞活化机制。某些特定的分子如一些植物凝集素（如美洲商陆有丝分裂原），这些被称为 TI 1 型的抗原，可单独诱导成熟的 B 细胞增殖和产生抗体。另一个重要的信号系统是树突状细胞 -B 细胞直接相互作用，涉及跨膜激活因子和在活化的 B 细胞上表达 CamL 相互作用因子（TACI，也称为 TNFRSF13B）。TACI 配体之一，一种增殖诱导性配体（APRIL，也称为 TNFSF13），可广泛在白细胞中表达。另一个 TACI 配体，B 细胞激活因子（BAFF，也称 TNFSF13B）在树突状细胞和髓细胞中表达。结合上述信号，该系统可以独立于 T 细胞促进免疫球蛋白同种型转换。这一过程可能是对一些多糖抗原快速反应的基础，以便在招募有效的 T 细胞帮助之前提供足够的免疫。

T 依赖性抗原：绝大多数针对蛋白质和糖蛋白的抗体应答需要 T 细胞的参与，这些抗原被称为 T 依赖性抗原。成熟的 B 细胞通过次级淋巴器官循环，包括淋巴结、脾脏和黏膜相关淋巴组织。在淋巴结中，B 细胞集中在初级滤泡的皮质中，与滤泡树突状细胞接触。T 细胞位于副皮质区。在次级淋巴组织中，低分子量抗原可直接扩散到 B 细胞区。更大的分子需要通过细胞运输。抗原与 IgM、IgG 和补体形成复合物，结合到特异的巨噬细胞、滤泡树突状细胞，甚至 B 细胞本身的表面上，所有这些细胞都有 IgG、Fc 和补体片段的受体。抗原可以通过免疫球蛋白受体交联、与细胞其他表面分子相互作用和细胞因子的分泌来刺激 B 细胞。这表明，B 细胞被激活需要以上两种主要类型的信号。如上所述，信号 1 是通过免疫球蛋白受体的交联传递，这种交联导致细胞内信号通路被激活，使细胞能够与 T 细胞相互作用，从而接收信号 2。B 细胞作为具有活性 APC 的细胞，其表面能与 MHC Ⅱ 类一起表达肽。这些肽来自于 B 细胞表面时免疫球蛋白受体结合后内化加工的抗原。当 B 细胞接触一个以前被激活的 CD4 T 细胞时，T 细胞能够提供同源（直接细胞接触）的帮助，并激活 B 细胞，进一步分化为记忆细胞或浆细胞。

研究表明，T 细胞和 B 细胞之间的同源相互作用，类似于 T 细胞和树突状细胞之间的相互作用。B 细胞表达许多与树突状细胞相同的共刺激分子，如 CD40、B7-1（CD80）和 B7-2（CD86）。T 细胞和 B 细胞形成的免疫突触是相似的，所涉及的信号通路也是相似的。这种最初的相互作用发生在次级淋巴组织中初级卵泡和 T 细胞区之间的边缘。激活的 B 细胞有两个途径。它们要么立即成为分泌低亲和力抗体不发生体细胞突变的短期浆细胞，要么进入次级淋巴组织的滤泡建立生发中心（GC）。GC 在次级淋巴器官 B 细胞滤泡中发育，以响应抗原激发。成熟的 B 细胞不断地在次级淋巴器官中循环，以寻找感染的迹象，并在到达滤泡后，在滤泡内迅速移动，以调查这些区域的抗原。遇到抗原时，B 细胞最初聚集在 B 细胞滤泡和 T 细胞区域的交界处，寻找 T 细胞。这种移动是通过抗原激活后趋化因子受体 CCR7 的快速上调来实现的。在 T 区 –B 区与 T 细胞的同源接触（T-B）边界驱动 B 细胞的初始增殖，是 GC 反应的诱导所必需的。值得注意的是，TNF 受体家族成员 CD40（由 B 细胞组成性表达）和其配体 CD40 L（CD154）（由活化的 Th 细胞表达）之间的相互作用对于 GC 的形成至关重要。因此，GC 被认为严重依赖于 T 辅助细胞。除了表达 CD40L，活化的 TH 细胞还分泌细胞因子，通过特定的细胞表面受体传递信号，促进 B 细胞增殖和分化。细胞因子信号在触发导致免疫球蛋白类别转换重组（CSR）的分子事件中起核心作用，从而产生表达 IgG、IgE 和 IgA 的 B 细胞。一般情况下，通过细胞因子受体传递的信号会导致细胞内酶活化诱导胞苷脱氨酶（AID）优先靶向到位于 g，e 以的 5' 端的转换重组序列，以及免疫球蛋白重链恒定基因。在靶转化重组序列和近端 M 重链转化重组序列中，脱氧胞苷残基在 AID 作用下去甲基化，再用尿嘧啶 DNA 糖基化酶（uracil-DNA glycosylase，UNG）切除产生的脱氧尿嘧啶碱基。这最终触发了转化重组序列之间的重组，使下游重链基因立即在免疫球蛋白重链可变区基因 3' 的初始位置重组，并以 IgG、IgE 或 IgA 的形式表达。免疫球蛋白同型转换的过程可以在 B 细胞初始活化之后的几天内开始。因此，虽然 CSR 可以发生在 GC 中，但它并不局限于这一阶段的 B 细胞反应。

在初始激活后，增殖的 B 细胞母细胞沿着两条独立的迁移和分化途径之一继续增殖。一方面，应答的 B 细胞从 T-B 边界迁移到滤泡外区域，在那里它们被诱导快速扩增并分化为浆母细胞和浆细胞。这些瞬时抗体分泌细胞是抗原特异性抗体最直接来源，在较慢的 GC 应答建立之前提供快速保护；另一方面，抗原参与的 B 细胞仍然驻留于 B 细胞滤泡中。通常，只有 1 ～ 6 个克隆被发现定植于 B 细胞滤泡中，因此在小鼠和人类受试者中，GC 被认为是寡克隆性。

GC 是抗原感受性 B 细胞的多样化发生和亲和力成熟的主要场所。当 B 细胞在 GC 中增殖时，它们的免疫球蛋白可变区（IgV）基因通过体细胞超突变（SHM）过程获得高突变率（每一代每对碱基 1023 to 1024 量级）。这个过程是与 DNA 链断裂，并在目标 IgV 区引入单核苷酸进行交换。像 CSR 一样，SHM 也需要 AID 的活性，据研究，其主要表达在 GC 暗带。在这种情况下，AID 靶向重链和轻链 IgV 基因的脱氧胞苷碱基去甲基化，这是再一次由 UNG 切除。突变是由一个易错的聚合酶"填充"DNA 序列中产生的间隙而引入的，并导致 B 细胞受体亲和力和特异性的随机变化。表达与免疫抗原结合增加的变异体的 GC B 细胞克隆被选择性地扩增，而由于抗原结合受损导致的变化则会诱导 GC B 细胞凋亡。这反映在 GC B 细胞抗原结合区域，与静默突变相比，替换突变更多、更富集，以及随着反应的进展，分泌抗体的平均亲和力不断增加。

构成亲和力成熟的选择过程一直被认为是在空间和功能上涉及 GC 暗区和亮区的有序事件。根据循环折返模型，可以得出中心母细胞在退出细胞周期之前在暗区经历细胞分裂和 SHM，重新表达表面免疫球蛋白，并迁移到亮区形成中心细胞。在亮区，对抗原亲和力增加的突变 GC 克隆优先选择与保留在 FDC 上的抗原和 TFH 细胞提供的存活信号的相互作用。募集 T 辅助细胞和来自 FDC 的潜在阳性信号为对抗原的高亲和力细胞提供了竞争优势。选择的中心细胞随后返回暗区进行进一步的增殖和选择，而凋亡细胞被一种特殊的巨噬细胞亚群吞噬，这种巨噬细胞存在于 GC 中，被称为易染体巨噬细胞，这些小体代表了被吞噬的 GC B 细胞的降解成分。

用双光子显微镜实时成像研究了 GC B 细胞在光区和暗区之间发生交替的增殖依赖性迁移的模型。表明在明区和暗区的 GC B 细胞都具有高度的运动性和形态相似性，呈现出不规则的、不断变化的形状。与以前的观点相反，细胞分裂和细胞死亡在两个区域中以相似的速度发生。因此，暗区和亮区 GC B 细胞的形态和有丝分裂特性比以前认为的更近似，并划分为中心母细胞和中心细胞来表示不同。同时活体双光子显微镜的方法提供了第一个直接证据表明 B 细胞能够在暗区和亮区之间转运，但这种交换的程度仍然存在争议。此外，GC 动态可视化分析的一个有趣的发现是，一些原始滤泡 B 细胞进入正在进行的 GC 反应，表明 GC 是开放的结构，可以被不相关的 B 细胞克隆。与这一发现一致，高亲和力 B 细胞和记忆 B 细胞已被证明加入已建立的 GC 反应。滤泡 B 细胞进入 GC 被认为是介导抗原转运和沉积于 GC 的机制之一。

多因素参与 GC 的形成和终止，GC 反应的动力学高度地依赖于免疫抗原的性质。使用半抗原蛋白进行免疫的研究表明，GC 最早在免疫后 4 ～ 5 天出现，并持续 2 ～ 3 周。另外，在免疫复合物或低水平慢性感染的长期抗原沉积驱动下，初次免疫 / 感染病毒颗粒后 GC 反应可持续数月。因此，抗原的可获得性被认为在维持 GC 反应中起着重要的作用。随着摄取、降解或被抗原特异性抗体隔离等原因，抗原水平会下降，GC B 细胞面临着抗原介导的生存压力增加。由于 GC B 细胞本质上易于凋亡，所以在不接收存活信号时，GC B 细胞的寿命缩短，并导致其原位凋亡。

Hunner 病灶的特征之一是淋巴细胞聚集，其中包含了大量的能产生抗体的浆细胞，有些证据显示免疫球蛋白在局部沉积，提示获得性免疫细胞在 Hunner 病变中发挥显著作用。Akiyama Y 基于一项前瞻性队列研究，Hunner 病变患者与膀胱过度活动症患者及健康对照比较，CD20 和 CD79A 标记 B 细胞及 CD4$^+$ T 细胞在 Hunner 病灶黏膜下聚集，同时 IgA 与 IgG 在尿液中明显升高。B 细胞刺激因子 BAFF 在 Hunner 病灶中表达升高。BAFF 主要来源于中性粒细胞和单核细胞，具有诱导 B 细胞生存和促进成熟的作用，是使得炎症区域的浆细胞数量保持在高水平的重要因素之一。浆细胞细胞表面 CXCR3 表达升高，同时 Hunner 病灶患者膀胱上皮细胞 CXCR3 配体过量分泌，也可造成浆细胞在黏膜下聚集。在更为近期单细胞 RNA 测序的研究中，Liao Peng 等发现在 B 细胞群中，43% 为异常激活的细胞，这一发现提示局部有强烈的体液免疫反应，但是 IC 组与对照组相比，浆细胞的 IgA、IgG 及 IgM 无明显差异，只是尿中 IgE 有升高，而在另一项研究中 Gamper M 等发现尿中 IgA 和 IgG 有升高。在 Fei Su 等的研究中，IC 患者群 Hunner 病灶组的 B 细胞亚型主要为浆细胞，无幼稚型 B 细胞；非 Hunner 组，浆细胞与幼稚型 B 细胞并存，两组都有高浓度 IgG 的 B 细胞。与健康对照相比，IgG1/IgA1 比值明显升高，这表明有抗体类型转换发生。超过 30% 的 HIC 患者的 B 细胞是轻链限制型，经常伴随着 B 细胞克隆扩张的免疫炎症过程可能是 Hunner 病变的病理生理基础。

第三节　获得性免疫反应与间质性膀胱炎

Hunner 病灶中也有大量的 T 淋巴细胞。Christmas TJ 等发现间质性膀胱炎患者膀胱活检组织中存在的膀胱上皮和黏膜下层 T 细胞（CD4$^+$ 和 CD8$^+$）含量明显高于正常对照组。间质性膀胱炎和细菌性膀胱炎患者活检中的 T 细胞数量无差异。然而，γδT 细胞的存在与间质性膀胱炎显著相关。Christmas TJ 和 Gamper M 等通过免疫组化研究，清楚观察到 CD4$^+$T 细胞比 OAB 组及健康对照明显升高。Fei Su 使用单细胞 RNA 测序技术共检测到 15 888 个细胞，T 细胞（37.2%）是主要的免疫细胞群，表现出高度的异质性，这些细胞包括 6 个 CD8$^+$ T 细胞群，根据效应分子基因的不同表达模式，被定义为 GZMK+、GZMK+GZMB+、GZMB+ 细胞毒性 T 淋巴细胞，表达 IL-1B 提示效应表型。CD4$^+$1 型辅助性 T 细胞（Th1；TRAC+，FOXP3-，CD4$^+$）、调节性 T 细胞（Treg；FOXP3+）、2 个 NK 细胞（NKG7+）和 3 个双阴性 T 细胞（DNT）记录了 T 细胞群体的基因转录谱，包括细胞毒性 CD8$^+$ T 细胞、Th1 细胞和 Treg 细胞。此外，还检测到活化表型的 Th1 细胞和表达与 I 型 IFN 反应标签相关的基因，这些细胞和基因虽然是病原体清除所需的，但同时也可能导致组织损伤。与此相反，尿路感染免疫反应严重偏向 Th2 免疫反应，这主要是对膀胱组织进行修复。Th1 细胞通过 TCR 信号通路被高度激活，可能与膀胱上皮细胞自身抗原损伤导致的抗原暴露有关。Treg 是免疫稳态的核心，它们的表型异质性反映了它们所调节的环境和靶细胞的不同。有数据表明，IL-6 刺激 NHIC/HIC 的 Treg 导致其失去了免疫抑制。

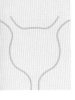
根据以前的研究，在 IL-6 存在的情况下，Treg 失去了它们的抑制能力，并转化为不稳定的 Treg 来对抗病原性疾病，如果这种调节机制失败也会导致慢性炎症出现。CD8[+] 效应细胞在 HIC 中的作用虽然尚未阐明，但在风湿性关节炎中有比较详细的阐述。GzmB 可降解关节软骨中的蛋白多糖成分，导致 RA 关节软骨被破坏，GzmK 诱导滑膜成纤维细胞激活促炎途径，包括 IL-6、CCL2 和 ROS 的产生。GzmK 的蛋白酶活性也可促进 ECM 降解，导致炎性细胞浸润和组织破坏。在风湿性关节炎滑膜及滑膜液中，在细胞数量上，GzmK+GzmB+CD8 > GzmK+CD8 > GzmB+CD8，GzmK+GzmB+CD8 T 细胞颗粒介导的细胞毒性潜能较差，因为 GzmB 和穿孔素的丰度较低，同时 GzmK 尚未发现能裂解驱动细胞使之凋亡的半胱天冬酶。与 GzmB+CD8 T 细胞相比，GzmK+GzmB+CD8 T 细胞也表达较低丰度的细胞毒性标志物，如 CD57 和 CX3CR1，并且增殖能力低，且具有耗竭和衰老的基因特征。研究发现，GzmK+ 和 GzmK+GzmB+CD 8T 细胞优先表达 CCR2、CCR5 和 CXCR3，而 GzmB+CD 8T 细胞则表达 CX3CR1，细胞缺乏 GzmK 和 GzmB CD8[+]T（原始 CD8 T 细胞）表达 CCR7，GzmK+ 和 GzmK+GzmB+CD8 T 细胞不同于 GzmB+CD8 T 细胞，其具有独特的迁移潜力。因此，GzmK+GzmB+CD8 凭借数量优势及功能特征在 CD8[+] 细胞群中发挥核心作用。

在 Liao Peng 等的研究中收集了 15 例 IC 和 5 例对照的膀胱标本进行单细胞测序。总体上 IC 膀胱标本包括，T 细胞、B 细胞、浆细胞、巨噬细胞、中性粒细胞和肥大细胞。在 CD4[+] T 细胞包括两 Th 细胞簇，其中主要的就是调节性 Treg 细胞（FOXP3、CTLA4 和 IL-2RA）和 Tfh 细胞（MAF、CXCL13、ICOS 和 PDCD1），以及 Th17、NKT 细胞，属于中心免疫记忆 T 类型的效应记忆 CD4[+] T 细胞。T 细胞亚群比例分析显示 Tregs 显著增加，Th17 细胞减少，而且 Treg 细胞中未检测到抗炎症因子 IL-10，提示 IC 有免疫调节的异常。两个 CD8[+] 效应 T 细胞群（CD8[+] Tef）高表达 CD8A 和细胞毒基因（GZMA、GZMK、GZMB、NKG7 和 PRF1，属于 CD8[+] Tef 高表达细胞毒标志物，以 GZMK+CD8[+]T 细胞群细胞表达 GZMK 最高，GZMA 和 GZMB 次之。活化的 CD8[+] T 细胞（Act CD8[+]T）定义为 TRAC、TRBC1 和 ACTB 等活化基因的表达，但其细胞毒活性水平相对较低。慢性感染中耗竭的 CD8[+] T 细胞效应功能有限。CD8[+] T 的耗竭是通过耗竭标志物如 NR4A2、ISG20、TANK 和 CAPZB 在 3 个 CD8[+] T 簇中的表达来标记。正如预期，相较于对照组 IC 组中耗竭基因的表达水平更高，这提示 CD8[+] T 细胞在这种慢性疾病中的功能障碍。

Akiyama 等将患者分为 HIC 与 BCG 膀胱炎组，两者在临床症状及病理表现包括淋巴细胞浸润、淋巴滤泡或聚集体的频繁形成、上皮剥落、新生血管增加、基质水肿和纤维化均有高度相似性。对 HIC，Hunner 病灶及非病灶区，以及 BCG 膀胱炎的活检样本进行 mRNA 测序，通过对基因本体论（GENE Ontology）/GO Slim 分析和京都基因与基因组百科全书（kyoto encyclopedia of genes and genomes，KEGG）通路富集地分析，鉴定出 3682 个与 HIC 特异的差异表达基因。参与先天性和获得性免疫应答的生物途径在 Hunner 型间质性膀胱炎中上调。通过定量 PCR 分析发现 Th1/Th2 和 Th17/Th2 免疫应答相关基因的表达水平比值显著升高，形成所谓的 HIC 的 Th1/17 极化免疫反应。

在本研究中，我们发现 Th1/17 极化免疫反应的特征是 INF-γ 的显著表达，这增强了 cGAS-STING 胞质 DNA 的感应通路。有证据表明，免疫反应向 Th1/17 轴的偏斜是导致炎症和自身免疫性疾病的进展，其中主要的促炎细胞因子 IFN- 和 IL-17 协同发挥作用。Th1 和（或）Th17 免疫反应的趋势与干燥综合征、系统性狼疮红斑狼疮、银屑病、多发性硬化症、炎症性肠病、类风湿性关节炎和 I 型糖尿病有关。

　　髓细胞系的中性粒细胞和巨噬细胞在 IC 中发挥重要作用。Fei Su 等共鉴定了 4489 个髓样细胞，并将其分为 7 个在转录上不同的亚组：老年中性粒细胞（S100A9+/S100A8+/CXCR4+）、幼稚的中性粒细胞（S100A9+/S100A8+/SELL+）、肥大细胞（KIT+/TPSAB1+）、3 种组织内巨噬细胞（TRM；CD68+/MRC1+）和树突状细胞（HLA-DRA+/CCR7+）。有的巨噬细胞通过 NF-κB 分泌促炎性细胞因子 TNF-α，可介导类风湿关节炎和 IBD 组织病理学变化。另一些巨噬细胞 NLRP3 上调，NLRP3 炎症小体的组装可促进 IL-1β 和 IL-18 的成熟和分泌，从而驱动炎症反应。促炎性中性粒细胞主要见于 HIC（14.8%）和 NHIC（72.9%）。老年中性粒细胞高表达促炎细胞因子抑瘤素 M，其在炎症诱导和细胞外基质（ECM）调节中发挥关键作用。由于组织内巨噬细胞和中性粒细胞在迁移过程中有很强的联系，巨噬细胞释放的趋化因子能增加中性粒细胞的产生和募集，抑制中性粒细胞的凋亡，从而延长其在膀胱中的寿命。特别是成纤维细胞通过表达趋化因子配体形成正反馈维持炎症环境。为了描绘髓系细胞功能在 IC 病灶的差异，特别强调粒细胞和巨噬细胞的作用。Liao Peng 鉴定出 6 种细胞类型，包括中性粒细胞（CXCR2 和 FCGR3B）、炎性 CD14⁺ 巨噬细胞（CD14 和 CD68）、M2 样巨噬细胞（C1QA 和 VSIG4）、传统树突状细胞（cDC）（CLEC9A 和 FLT3）、浆细胞样树突状细胞（pDC）（CLEC4C 和 LILRA4）和肥大细胞（TPSAB1 和 KIT）。IC 膀胱髓样细胞中以中性粒细胞为主（51.20%），据 DEG 的 KEGG 分析显示，与对照组相比，在抗原处理和递呈及类风湿关节炎途径中发生了显著的富集。假时间分析描绘了从 CD14⁺ 巨噬细胞到 M2 样巨噬细胞的主流发育轨迹。在分化过程中，促炎基因（IL-1β、S100A8 和 NL RP 3）在 CD14⁺ 巨噬细胞中上调，但随着时间的推移逐渐下调。同时，吞噬基因和调节受体（CD163、FOLR2、STAB1、C1QA 和 MSR1）在 M2 样巨噬细胞中逐渐上调。与对照组相比，炎性 CD14⁺ 巨噬细胞的功能与炎症反应的产生有关，如 IL-6 和 NF-κB 的产生信号调节。然而，M2 样巨噬细胞主要通过 MHC II 类分子调节免疫。此外，M2 样巨噬细胞的 DEGs 主要在自身免疫性疾病如多发性硬化症和格林 – 巴利综合征。巨噬细胞极化和 M1/M2 平衡在抗微生物防御、哮喘和过敏、纤维化、伤口愈合和自身免疫中发挥重要作用。

第四节　间质性膀胱炎膀胱挛缩的病因机制

　　纤维化是一种病理生理过程，其本质是细胞稳态被破坏，细胞外基质过度沉积。这种情况会影响人体的多个器官或局部组织实体，如心血管、肺道、消化系统（肠、肝）、腹膜、皮肤，以及上尿路和下尿路和生殖器结构（如阴茎）。所有纤维化的改变最终都可能导致器官或组织功能的严重衰竭，并且目前没有有效的药物或疗法可以治疗这种情况。对于 HIC 患者来说，膀胱纤维化导致容量极大减少，储尿功能明显受损。一般来说，纤维化疾病的特征是炎症反应会导致细胞外基质（ECM）成分（胶原纤维、纤连蛋白、蛋白聚糖和整合素）的产生和有害性积累。巨噬细胞、T 细胞和粒细胞的迁移也是这些疾

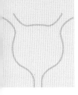
病的一个显著特征，同时促炎介质的产生增加导致局部成纤维细胞数量增加。在纤维化疾病的进展，临床表现为急性恶化和缓解歇性阶段不断交替进行，直至器官功能衰竭。

几十年来人们一直对伤口愈合领域感兴趣，在人类胎儿中观察到无瘢痕愈合，这与成人的愈合方式迥异。在缺乏免疫细胞的无胸腺裸鼠小鼠中也观察到了这种现象。尽管免疫系统与瘢痕形成之间的联系仍然难以捉摸，但人们普遍推测胎儿未成熟的免疫系统具有愈合能力，随着个体暴露于环境并获得经典的免疫功能，这些能力就会丧失。也有人假设，当婴儿被共生微生物群落定植并暴露于病原体时，来自微环境的信号可能导致免疫系统优先考虑阻止细菌，并以延迟愈合和增加瘢痕为代价。然而，这些可能需要更深入地研究。免疫系统的细胞在维护屏障免受外部入侵方面发挥着无可争议的作用，但证据表明，当皮肤/黏膜受伤时，它们通过形成瘢痕来帮助恢复屏障功能。

组织损伤后的炎症反应在组织的正常和病理愈合中都起着重要的作用。例如，急性损伤后，先天免疫系统立即被激活，启动局部炎症反应，这包括从循环中募集炎症细胞。这种快速反应始于到达损伤部位的血小板的脱颗粒及损伤诱导的肥大细胞的脱颗粒。当组织损伤时，局部免疫细胞，特别是常驻的巨噬细胞，会被释放的促炎介质以及损伤相关分子模式的分子（Damage Associated Molecular Patterns，DAMPs）所激活。慢性持续性损伤，如 Hunner 病灶组织中 HIF 表达升高，局部的缺氧环境也促进炎症反应，缺氧刺激会促使包括巨噬细胞在内的多种细胞产生对炎症反应重要的介质。在对这些信号的反应中，白细胞趋化因子的水平显著上升，进一步增强白细胞的募集。在人类泌尿生殖道中，炎症介质可触发常驻成纤维细胞的增殖或内皮细胞或上皮细胞转化为肌成纤维细胞。本节重点论述免疫细胞对 HIC 膀胱纤维化的影响。

一、中性粒细胞

中性粒细胞是血液循环中最丰富的白细胞，它很快渗入损伤部位，是最早期的主要白细胞。伴随着中性粒细胞的流入，循环单核细胞进入伤口并分化为成熟的组织巨噬细胞。局部的肥大细胞数量也会增加，因为大多数浸润的肥大细胞都起源于邻近组织。在创伤修复的晚期炎症阶段，T 淋巴细胞会出现在创伤床上，可能影响创伤的愈合和重塑。随着炎症的消退和白细胞的减少，伤口经历了一个漫长的重塑和愈合过程。研究表明炎症期的一系列事件对最终的伤口愈合结果有深远的影响，瘢痕形成和纤维化可能源于炎症细胞的活动。研究发现，中性粒细胞首先出现在伤口部位。这些细胞的募集是在活化的血小板脱颗粒并释放 TGF-β1 和 PDGF 后立即开始。从内皮细胞释放的 TNF-α、IL-1 和 IL-8 也会刺激中性粒细胞募集，导致选择素介导的对趋化剂梯度的滚动黏附。在下一阶段，通过整合素 β$_2$ 与内皮细胞紧密黏附，然后通过内皮组织迁移。必要时，中性粒细胞会沿着成纤维细胞穿过 ECM 屏障，通过上皮细胞迁移进入伤口。中性粒细胞开始吞噬入侵的细菌和受损的坏死细胞以清除伤口，为通过瘢痕形成进行体内平衡再生做好准备。然而，胎儿伤口愈合时不会形成瘢痕，胎儿中性粒细胞在生理上与成人中性粒细胞不同，因为这些细胞不如成人细胞熟练，因此产生的细胞因子较少，对炎症反应的贡献较低。当中性粒细胞的丝氨酸蛋白酶、弹性蛋白酶分泌到微环境中时，增加周围细胞中 IL-8 的表达。IL-8不仅负责白细胞的募集，还可能触发内皮细胞转化，从而促进内皮衍生的成纤维细胞/肌成纤维细胞的存活和增殖，最终导致纤维化。

人类中性粒细胞具有很强的能力，然而，当它们不当地被激活时，会释放活性氧（reactive oxygen species，ROS）、蛋白酶和其他破坏组织的分子，这在炎症性疾病中会引起组织损伤。此外，活化的中性粒细胞可以释放多种细胞因子和趋化因子，这些细胞因子和趋化因子几乎可以调节免疫系统的每个元素。除了这些重要的免疫调节过程外，活化的中性粒细胞还可以释放、暴露或产生新表位，这些新表位有可能破坏免疫耐受并导致自身抗体的产生，从而使许多人类自身免疫性疾病呈现其特征。例如，在血管炎中，针对蛋白酶3或髓过氧化物酶的抗中性粒细胞胞质抗体（anti-neutrophil cytoplasmic antibody，ANCA）是中性粒细胞来源的自身抗原，活化的中性粒细胞是血管损伤的主要效应细胞。在其他自身免疫性疾病中，这些中性粒细胞来源的新表位可能来自许多过程，包括颗粒酶和ROS的释放、由于活化或凋亡导致的质膜成分性质的变化，以及通过中性粒细胞外陷阱（neutrophil extracellular trap，NET）的释放。NET是含有染色质的细胞外结构，染色质装饰有颗粒酶（包括瓜氨酸化蛋白），这些结构能够作为新表位，从而引发自身免疫反应。中性粒细胞可以分泌多种细胞因子、趋化因子和脂质介质，许多免疫细胞（如单核细胞、树突状细胞、T淋巴细胞和B淋巴细胞）都会对这些细胞因子、趋化因子和脂质介质做出反应。例如，中性粒细胞是B细胞活化因子（B-cell activating factor，BAFF）和A增殖诱导配体（A proliferation-induciny ligand，APRIL）的来源，它们都是TNF超家族的成员，均参与B淋巴细胞稳态的基本过程。

二、巨噬细胞

据20世纪70年代初和80年代的研究表明，巨噬细胞是伤口愈合的关键，巨噬细胞能够产生刺激血管生成和纤维增生的因子。后来使用转基因小鼠高选择性和特定的消耗伤口中的巨噬细胞，证实了巨噬细胞在伤口愈合的关键作用。两组分别使用具有巨噬细胞限制表达人白喉毒素受体的小鼠菌株，在损伤形成前用毒素介导巨噬细胞选择性耗竭。以这种方式耗尽巨噬细胞后的小鼠伤口表现出了延迟伤口闭合、肉芽组织形成和血管生成减少、胶原合成减少等状况，以及包括VEGF和TGF-β在内的生长因子水平也显著降低。此外，巨噬细胞的耗竭会导致肌成纤维细胞水平的降低，肌成纤维细胞是一种对伤口愈合很重要的收缩细胞。

巨噬细胞与白细胞在几乎任何炎症部位的迁移相似，单核细胞向伤口的募集涉及内皮细胞活化、细胞间相互作用和通过内皮细胞迁移到血管外空间的连续步骤。最初，单核细胞可能被损伤后迅速产生的因子招募，如凝血级联反应的分裂产物、血小板脱颗粒释放的因子和活化的补体成分。但大多数单核细胞的浸润发生较晚，单核细胞的优先浸润实际上是对局部产生的趋化梯度的响应，这种趋化梯度特别有利于这些细胞。伤口内产生的一组重要的趋化因子是趋化因子，一组相关的小蛋白，显示高度保守的半胱氨酸氨基酸残基。趋化因子可以由许多类型的细胞产生，并且单个趋化因子可以优先招募特定的群体。大量研究检测了趋化因子在愈合伤口中的表达和功能，趋化因子表达的一般模式与白

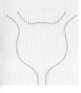

细胞（包括单核细胞）进入伤口的运动相关。趋化因子在白细胞募集中的作用是复杂的，目前已鉴定出 40 多种趋化因子。

在静息状态下的巨噬细胞只产生低水平的促炎介质。当暴露于促炎细胞因子、干扰素、LPS 或其他微生物产物或 DAMPS（如热休克蛋白、高迁移率族蛋白和细胞外基质分子片段）时，巨噬细胞将会获得促炎或"经典激活"表型。激活后，促炎性巨噬细胞会自行产生大量的介导物和细胞因子，包括白细胞介素 -1、白细胞介素 -6、白细胞介素 -12、TNFα 和诱导型一氧化氮合酶。巨噬细胞也产生趋化因子，包括趋化因子，以及募集额外的白细胞。

根据体外研究表明，巨噬细胞能够从促炎症转化为"替代性激活"或修复表型。替代表型的部分特征在于抗炎介质的表达，如 IL-1R 拮抗剂、诱饵 IL-1 受体 II 型和 IL-10，以及生长因子的产生如 TGF-β₁、血管内皮生长因子（vascular endothelial growth factor，VEGF）和胰岛素样生长因子（insulin-like growth factor，IGF）-1。巨噬细胞向另一种表型的转变被认为是愈合伤口从炎症向增殖转变的必要条件。已知巨噬细胞表现出多种表型，并且会随着时间的推移而改变。有些研究表明，M1 样细胞，其特点是产生 TNF-α、IL-1 和 IL-6，在修复的早期阶段是常见的；而 M2 样细胞，具有较少的促炎细胞因子和升高的替代激活标志物，包括 CD206 和精氨酸酶 1，其在修复的后期阶段是常见的。然而，在体内的表型表现远远比所描述的更为复杂，它们并不完全遵循先前描述的在体外巨噬细胞的分类。例如，人们发现巨噬细胞群体同时表现出"替代活化"的巨噬细胞标记，如甘露糖受体，以及与经典活化表型相关的细胞因子（TNF-α、IL-6）表达的巨噬细胞。在任何一个时间点，伤口床可能包含多个可分辨功能的巨噬细胞表型或杂合的巨噬细胞表型。

巨噬细胞在伤口中一个非常重要的功能是促进非炎症性清除中性粒细胞的能力。中性粒细胞在早期伤口中大量存在，对有效去除细菌污染具有至关重要的作用。然而，大量的证据表明，中性粒细胞对修复有负面影响，具有广泛的降解能力，不仅可能是因为这种细胞能够破坏正常组织。中性粒细胞蛋白酶，如弹性蛋白酶和组织蛋白酶 G，可以降解细胞外基质的大部分成分，同时还能够分解如凝血因子、补体、免疫球蛋白和细胞因子等多种蛋白质。由于细胞外基质是浸润细胞的支撑支架，中性粒细胞对细胞外基质的修饰在细胞的修复过程中具有重要的意义。中性粒细胞也产生大量的氧自由基，从而能够诱导相当大的氧化应激伤口。超氧化物和双氧水等介质会导致额外的组织损伤，使之延迟修复过程，改变愈合结果。大量的中性粒细胞主要通过细胞凋亡被清除。通过吞噬作用清除凋亡细胞，泡腾作用可防止这些细胞的继发性坏死，被认为是完全修复的基础。

巨噬细胞吞噬是在伤口中去除中性粒细胞的最有效手段。巨噬细胞以多种方式协助清除损伤部位的中性粒细胞。巨噬细胞对中性粒细胞及其产物有反应，并可诱导中性粒细胞凋亡。也许更重要的是，巨噬细胞识别并积极摄取凋亡的中性粒细胞，从而帮助解决伤口炎症。一些研究表明，中性粒细胞的吞噬作用会影响巨噬细胞的表型，使其从促炎症表型转变为促生长、修复表型。

综上所述，尽管间质性膀胱炎病因机制尚未完全阐明，但越来越多的证据表明，女性复发性尿路感染介导的获得性免疫反应被认为是间质性膀胱炎能够发展的病理生理学基础。

（汤 洋）

参考文献

[1] AKIYAMA Y, HARADA K, MIYAKAWA J, et al. Th1/17 polarization and potential treatment by an anti-interferon-γ DNA aptamer in Hunner-type interstitial cystitis [J]. Science, 2023, 26 (11): 108262.

[2] AKIYAMA Y, LUO Y, HANNO P M, et al. Interstitial cystitis/bladder pain syndrome: The evolving landscape, animal models and future perspectives [J]. International journal of urology, 2020, 27 (6): 491-503.

[3] BONILLA F A, OETTGEN H C. Adaptive immunity [J]. J Allergy Clin Immunol, 2010, 125 (Suppl 2): 33-40.

[4] DEETS K A, VANCE R E. Inflammasomes and adaptive immune responses [J]. Nature immunology, 2021, 22 (4): 412-422.

[5] GASTEIGER G, D'OSUALDO A, SCHUBERT D A, et al. Cellular innate immunity: An old game with new players [J]. Journal of innate immunity, 2017, 9 (2): 111-125.

[6] GATTO D, BRINK R. The germinal center reaction [J]. J Allergy Clin Immunol, 2010, 126 (5): 898-907.

[7] HUANG E, PENG N, XIAO F, et al. The roles of immune cells in the pathogenesis of fibrosis [J]. International journal of molecular sciences, 2020, 21 (15): 5203.

[8] KOH T J, DIPIETRO L A. Inflammation and wound healing: The role of the macrophage [J]. Expert reviews in molecular medicine, 2011, 13: e23.

[9] KUMAR V, HERTZ M, AGRO A, et al. Type 1 invariant natural killer T cells in chronic inflammation and tissue fibrosis [J]. Frontiers in immunology, 2023, 14: 1260503.

[10] MUROYAMA Y, WHERRY E J. Memory T-cell heterogeneity and terminology [J]. Cold spring harbor perspectives in biology, 2021, 13 (10): a037929.

[11] NETEA M G, SCHLITZER A, PLACEK K, et al. Innate and adaptive immune memory: An evolutionary continuum in the host's response to pathogens [J]. Cell host microbe, 2019, 25 (1): 13-26.

[12] PENG L, JIN X, LI B Y, et al. Integrating single-cell RNA sequencing with spatial transcriptomics reveals immune landscape for interstitial cystitis [J]. Signal transduction and targeted therapy, 2022, 7 (1): 161.

[13] SU F, ZHANG W, MENG L, et al. Multimodal single-cell analyses outline the immune microenvironment and therapeutic effectors of interstitial cystitis/bladder pain syndrome [J]. Advanced science (Weinheim, Baden-Wurttemberg, Germany), 2022, 9 (18): e2106063.

[14] THIEBLEMONT N, WRIGHT H L, Edwards S W, et al. Human neutrophils in auto-immunity [J]. Seminars in immunology, 2016, 28 (2): 159-173.

[15] VASSE G F, NIZAMOGLU M, HEIJINK I H, et al. Macrophage-stroma interactions in fibrosis: Biochemical, biophysical, and cellular perspectives [J]. The journal of pathology, 2021, 254 (4): 344-357.

[16] VERDON D J, MULAZZANI M, JENKINS M R. Cellular and molecular mechanisms of CD8$^+$ T Cell differentiation, dysfunction and exhaustion [J]. International journal of molecular sciences, 2020, 21 (19): 7357.

[17] WYNN T A, RAMALINGAM T R. Mechanisms of fibrosis: Therapeutic translation for fibrotic disease [J]. Nature medicine, 2012, 18 (7): 1028-1040.

[18] YOSHIMURA N, OGUCHI T, YOKOYAMA H, et al. Bladder afferent hyperexcitability in bladder pain syndrome/interstitial cystitis [J]. International journal of urology, 2014, 21 (Suppl 1): 18-25.

[19] ZHU J, YAMANE H, PAUL W E. Differentiation of effector CD4 T cell populations (*) [J]. Annu Rev Immunol, 2010, 28: 445-489.

第八章
神经生物学与间质性膀胱炎疼痛机制

第一节　概述

一、疼痛及相关的定义

国际疼痛研究协会（International Association for the Study of Pain，IASP）明确区分了疼痛和伤害感受这两个术语。疼痛是"一种不愉快的感觉和情感体验，与实际或潜在的组织损伤相关，或用这种损伤来描述"，而伤害性感受现在被重新定义为"编码和处理伤害性刺激的神经过程"。以前，这两个词的使用差别不大。现在已经注意到疼痛是一种主观体验，而伤害感受是一种生理的感觉过程。神经病理性对疼痛的定义基本保持不变：由于影响体感系统的损伤或疾病的直接后果而引起的疼痛。痛觉过敏和异常性疼痛是常见的疾病症状，以保护脆弱的组织。然而，对疼痛的敏感性增强可能会导致在最初引起疼痛的原因消失很长一段时间后疼痛仍然存在，这时疼痛不再是一种症状，而是一种疾病。在早期的定义中，痛觉过敏被认为是"由外周组织的伤害性或普通非伤害性刺激引起的疼痛感觉强度增加的状态"。异体痛觉是对非伤害性刺激的一种疼痛。伤害性感受系统的正常功能使保护性行为反应得以实现和加强，当潜在或症状已经发生的有害刺激激活外周神经时，外周神经会将信息传递到脊髓，脊髓再将信息传递到大脑时，进而产生相应的保护功能。这一机制让生物对威胁保持警惕，并帮助其逃离危险和从伤害中恢复。

如对剧烈疼痛刺激的退缩或回避。在受伤的情况下，受影响的组织的脆弱性会增加。伤害性系统通过降低局部伤害性阈值和促进伤害性反应来适应这种放大的脆弱性，从而确保足够的组织保护。这些与适应行为相关的因素就是异常性疼痛和痛觉过敏。因此，无论是痛觉过敏还是异常性疼痛本身并不是病因或反应不足的标志，而可能是一个适当保护性转变，通过调节疼痛阈值以防止产生进一步的组织损伤。痛觉过敏在许多疾病中普遍存在，例如，炎症（如类风湿性关节炎）中发生的痛觉过敏与原发性痛觉过敏相似，被认为是伤害感受器致敏的结果；神经性疼痛（如带状疱疹）中发生的轻触痛觉过敏与继发性痛觉过敏相当，被认为是中枢敏感化的结果（MacFarlane et al.，1997）。

二、伤害性感受及伤害感受器

伤害感受是由周围神经纤维亚群（称为伤害感受器）检测到的强烈的热、机械或化学刺激的过程（Basbaum et al.，2000）。伤害感受器的细胞体位于身体的背根神经节（dorsal root ganglion，DRG）和面部的三叉神经节中，并且具有分别支配其靶器官、脊髓的外周和中央轴突分支的能力。只有当刺激强度达到有害范围时，伤害感受器才会被激发，这表明它们具有生物物理和分子的特性，使它们能够选择性地检测并对潜在的有害刺激做出反应。伤害感受器主要有两类（Meyer et al.，2008）。

第一类包括中等直径的 Aδ- 纤维，共有较薄的髓鞘，传导速度为 2 ～ 20 m/s。一部分 Aδ- 纤维在上皮层形成游离神经末梢，并对有害刺激做出反应，介导急性、定位良好的"第一"或快速疼痛。Aβ 伤害感受器形成了另一组独特的有髓鞘的高阈值机械感受器。这些神经元的传导速度高于 Aδ- 纤维，并且对低阈值刺激基本上不敏感，Aβ 纤维是大直径有髓纤维，具有快速导电（> 20 m/s）的特性，能够产生轻触、压力或毛发运动的感觉。由于独特的分子标记尚未被发现，Aδ/Aβ 伤害感受器的比例仍然模糊，在动物模型中，Aβ 伤害感受器占伤害性 A 纤维的 18% ～ 65%。

第二类伤害感受器包括小直径无髓鞘的"C"纤维，可传递定位不良的"第二"或缓慢疼痛。C 纤维是周围神经中的主要传入纤维，是传导速度小于 2 m/s 的无髓鞘纤维。无髓鞘的 C 纤维也是异质的。与有髓鞘传入的传入细胞一样，大多数 C 纤维是多模态的，也就是说，它们是一种既热又机械敏感（CMH）的群体（Perl，2007）。特别令人感兴趣的是热反应性，但机械不敏感，无髓鞘传入（所谓的静默性伤害感受器），仅在损伤的情况下产生机械敏感性（Schmidt et al.，1995）。与 CMH 相比，这些传入对化学刺激（辣椒素或组胺）的反应更灵敏，并且当炎症的化学环境改变其特性时，它们可能会发挥作用。这些传入的亚群也对各种引起瘙痒的瘙痒原有反应。值得注意的是，并非所有的 C 纤维都是伤害感受器。有些对冷却有反应，特别有趣的是，一个无髓鞘传入者群体对毛茸茸的皮肤的无害抚摸有反应，但对热或化学刺激没有反应。后一种纤维似乎负责介导令人愉快的触感（Olausson et al.，2008）。

Aβ 和 C 纤维都可能对强烈的热、冷、机械和化学刺激做出反应，这被称为"多模态"。Aβ 激活会引起强烈、尖锐、刺痛的感觉，而 C 纤维激活会导致钝感、长时间的灼烧感。由于 Aβ 纤维的传导速度高于 C 纤维，因此 Aβ 纤维被认为是会传达"第一次疼痛"的感觉，而 C 纤维会引起"第二次疼痛"灼热感。Aβ 和 C 纤维都存在于皮肤和其他浅表器官中，而 C 纤维是包括肌肉和关节在内的深层结构的主要提供者，然后，这些感觉神经元在脊髓背角的不同板层区域与二级神经元形成突触连接。二级神经元有 3 种类型，包括伤害感受性神经元（NS）、宽动态范围（wide dynamic range，WDR）神经元和低阈值神经元（LR）。NS 对高阈值有害刺激有反应，WDR 对感觉刺激有反应，而 LR 仅对无害刺激有反应。这些二级神经元继续通过脊髓丘脑和网状脊髓束将其信号传递到丘脑。丘脑处理躯体感觉信息，丘脑内的神经元投射到大脑的各个区域，包括初级和次级躯体感觉皮层、脑岛、前扣带皮层和前额叶皮层。大脑皮层是整合疼痛感知（强度、持续时间、位置）的地方。疼痛的传递可以在整个通路中以不同的位置进行调节。在脊髓本身内，存在兴奋性和抑制性中间神经元，可以改变疼痛信号。在背根神经节内，各种感觉神经受 TrkA、TrkB、TrkC 受体或 c-Ret 受体调节。事实上，在整个疼痛通路中有许多受体和神经递质能够调节疼痛信号，但超出了本章节的范围。还有下行抑制束参与减轻疼痛。导水管周围灰质（periaqueductal gray，PAG）和中分解大核代替枕状大核（nucleus raphe magnus，NRM）是脑干中协同工作以阻断疼痛传递的区域。

伤害感受器的神经解剖学和分子表征进一步证明了它们的异质性，特别是对于 C 纤维（Snider 和 McMahon，1998）。例如，C 型伤害感受器的所谓"肽能"群体释放神经肽、P 物质和降钙素基因相关肽（calcitonin generelated peptide，CGRP）；它们还表达对神经生长因子（nerve growth factor，NGF）有反应的 TrkA 神经营养因子受体。伤害感受器的非肽能群体表达 c-Ret 神经营养因子受体，该受体由神经胶质细胞源性神经营养因子（glial cell line-derived neurotrophic factor，GDNF），以及神经图林和青蒿素靶向。很大一部分 c-Ret 阳性群体还结合了 IB4 异凝集素并表达 Mrg 家族的 G 蛋白偶联受体（Dong et al.，2001），以及特异性嘌呤能受体亚型，特别是 P2X3。伤害感受器也可以根据其对热（TRPV1）、冷（TRPM8）、酸性环境（ASIC）和大量化学刺激物（TRPA1）敏感性的通道的差异表达来区分（Julius et al.，2001）。如上所述，这些功能和分子异质的伤害感受器的类别与检测不同疼痛模式的特定功能相关。

三、疼痛传输途径简要描述

传入感觉神经负责向大脑发送各种类型的信息。这些信息的起点是感觉末端器官，它们由皮肤和组织内的刺激调节受体组成。当各种受体被刺激物激活时，它们会被激活，并在感觉神经内产生电脉冲或动作电位。动作电位被传导到脊髓背根神经节内的神经细胞体。神经与脊髓神经形成突触，脊髓神经通过脊髓丘脑束和脊髓臂旁束将动作电位信号传递给大脑。脑信号转导网络包括臂旁延髓、丘脑、杏仁核、边缘系统和躯体感觉皮层，这些区域通过突触连接来处理和解释这些感觉信息。

四、疼痛的敏化

伤害感受器致敏的典型特征包括具有持续活动的细胞的数量增加、持续活动水平的增加、刺激 – 反应特性的变化，以及感觉神经节中递质和受体表达的变化（科尔岑伯格 等，1999）。这些传入属性的变化取决于多种因素，包括损伤的类型、部位及损伤后的时间。最近还发现，组织损伤部位的各种分子和损伤传入的靶点都有明显的变化，这可能导致感觉神经元的变化。这些变化包括但不限于炎症介质、信号分子、降钙素基因相关肽、缓激肽、前列腺素、5- 羟色胺、组胺、H^+、ATP 和神经营养因子（Reeh et al.，2001；Koltzenberg et al.，1999；Malin et al.，2006；Li et al.，2008；扬科斯基 等，2009）。这些变化的组合可能是热痛和机械痛的各个方面的基础，包括持续性疼痛、痛觉过敏和对正常无害刺激的疼痛感知（异常性疼痛）。

五、疼痛的自我调控

疼痛的调节是一个内源性过程，该过程被认为具有生存优势。第二次世界大战时期的麻醉师 Beecher 用科学的方法鉴定了部分遭受严重战伤的士兵，发现他们很少或根本没有疼痛。这表明身体具有一种内源性机制，可以解离和调节（增强或减少）疼痛的传递。导致这种现象的机制包括节段性抑制、内源性阿片类药物系统和下行抑制性神经系统。此外，认知和应对策略在改变疼痛感知方面也起着作用。节段抑制更广为人知，最初由 Melzack 和 Wall9 描述为"门控理论"，推断出传递有害刺激的传入神经元（Ad 和 C 纤维）与脊髓背角神经元之间的突触可以被阻断。当感知触觉（无毒刺激）的大有髓鞘神经纤维（A-delta Ad）刺激脊髓中的抑制性神经时，就会发生这种情况，而脊髓中的抑制性神经又通过抑制小的无髓鞘 C 纤维传入的传递来抑制疼痛信号的传递。这就解释了为什么揉搓伤口会减少疼痛感。经皮神经电刺激控制疼痛的机制就是基于这一理论。当在中枢神经系统（PAG、腹侧髓质）和脊髓（Ⅰ层和Ⅱ层）中发现鸦片衍生物的受体时，就会出现内源性阿片类药物系统。随后鉴定出三组内源性化合物，包括脑啡肽、内啡肽和强啡肽。这些内生化合物与疼痛通路中的阿片受体结合并调节疼痛信号。最后，下行抑制性神经系统通过使用神经递质血清素和去甲肾上腺素来控制有害信号的传递。边缘系统投射到 PAG 和髓质，然后在脊髓背角形成突触。释放自 NRM 合成的血清素和由蓝斑合成的去甲肾上腺素，以抑制背角中的疼痛信号。这些神经转运器通过以下方式减少疼痛的传递：①直接抑制传递疼痛的背角细胞；②抑制兴奋性背角神经元，以增强／加剧疼痛的传递；③激发背角中的抑制神经元。总的来说，它们的作用是抑制疼痛通过疼痛通路的传递。

第二节　神经源性炎症与膀胱疼痛

膀胱黏膜的神经源性炎症的形成是一个复杂的过程，表型为小动脉血管扩张和毛细血管后小静脉血浆外渗引起的水肿、白细胞和血小板黏附、肥大细胞脱颗粒等，由炎性肽的释放引发；P 物质（substance P，SP）、降钙素基因相关肽和神经激肽 A（neurokinin A，NKA）是从传入神经元末梢释放引发的，是对各种刺激（包括抗原、细菌或病毒感染、感觉神经直接刺激或其他刺激）的反应。这一过程的特点是血管、免疫和神经系统之间的复杂的相互作用，导致所有膀胱壁成分（包括尿路上皮、平滑肌、神经、血管和其他类型的细胞）的改变，从而引起功能障碍性排尿和疼痛。

神经元中的 SP 和肥大细胞中的组胺在神经源性炎症中具有双重介导作用。事实上，损伤可以直接或通过邻近肥大细胞释放组胺引起感觉神经末梢的激活。产生的动作电位会顺时针传递到脊髓的后角，并传播到同一神经元的其他分支，这些神经元会从其末梢或静脉曲张处释放 SP。释放出的 SP 有助于局部血管扩张，以及诱导邻近肥大细胞释放组胺，从而引起炎症的局部暴发并进一步激活其他感觉神经末梢。膀胱传入纤维，尤其是肽能 C 纤维，表达许多受体，这些受体使它们能够检测机械性（如膀胱扩张）、化学性（如 pH、渗透压）和有害的（如过度膨胀、刺激）刺激。其中，TRP 通道

（TRPV1、TRPA1、TRPM8 等）、嘌呤能受体（P2X2、P2X3 和几种 P2Y 受体）和营养因子受体（TrkA、Tr kB、GRFα1 和 GRFα3）被认为不仅在正常膀胱功能中发挥重要作用，而且在包括神经源性炎症在内的病理条件中也发挥重要作用。激活这些受体的刺激有可能导致传入神经元释放肽。例如，对豚鼠膀胱组织的研究表明，辣椒素激活 TRPV1 可以释放 SP 和 CGRP。肽在膀胱壁的释放能触发炎症反应，包括血浆外渗或血管扩张（即神经源性炎症）。脊髓中肽的释放与中枢敏化和持续性疼痛有关。

临床上，膀胱黏膜的神经源性炎症可能存在于一定比例的间质性膀胱炎（IC）、前列腺炎、尿道炎、慢性盆腔痛及放射性膀胱炎、脊髓损伤的患者中。患者会经历盆腔/膀胱区疼痛和排尿功能障碍，以尿频、尿急和夜尿增多为典型特征。患者中神经源性炎症的参与推测由以下因素支持：①组织推断：其呈现神经源性炎症的许多特征性表现，例如肥大细胞增加、血管生成；②功能推断：膀胱水扩张，推测消耗 C 纤维的神经肽，导致排尿功能的改善和疼痛得以缓解。

传入神经过度兴奋性增加与神经密度增加有一定相关性，神经源性炎症与传入神经兴奋性增加和初级传入神经元致敏有关，如猫间质性膀胱炎、避水应激的大鼠、脊髓损伤和其他炎症模型（例如环磷酰胺、膀胱刺激物滴注）所示。据报道，控制神经元兴奋性的 K+ 和 Na+ 离子通道的表达和功能发生了许多改变，包括 Kv1.4（A 型 K+ 通道）的减少，以及抗 TTX 的 Na+ 通道 Nav1.8 和 Nav1.9 的变化。虽然传入神经过度兴奋性发展的确切机制很复杂，但传入神经过度释放 CGRP、SP 和 NKA 可能起作用。据电生理学研究表明，CGRP 增强了中小直径 DRG 神经元中的抗 TTX 电流，而 SP 增加了 DRG 神经元子集中的动作电位数量。SP 和 NKA 激活传入神经上的 NK 受体。特别是，NK2 受体激活通过降低触发动作电位的阈值来调节 K+ 和 Ca2+ 通道，这些通道影响膀胱传入神经元（主要是 C 纤维）的兴奋性。除了过度兴奋性增加外，还有证据表明膀胱壁神经密度也会增加。在 IC 患者的人体组织中，PGP9.5 和 SP 神经纤维染色明显多于正常患者的组织，尤其是在尿路下皮层内。此外，在脊髓损伤或多发性硬化症导致的 NDO 患者中，TRPV1、PGP9.5 和 P2X3（通常与 TRPV1 共定位）的免疫染色增加，尤其是在上皮下皮/固有层区域。有趣的是，该队列中的膀胱内 RTX 滴注对一部分患者的膀胱功能有积极影响。在这些患者的活检中，人们观察到治疗后 P2X3、TRPV1 和 PGP9.5 神经纤维的密度降低，并推测生长因子在这些塑性变化中起作用。因此，与神经源性炎症相关的疾病可导致初级传入神经元（尤其是 C 纤维）的长期功能和解剖学变化。这包括致敏，具体表现为激活阈值的降低和对有害刺激的反应的放大，以及发芽。外周致敏会导致异常性疼痛，当无害刺激（如膀胱充盈）发生时也能产生疼痛，并引发痛觉过敏，当有害刺激发生时可产生夸张和延长的反应。总之，这些外周变化会导致尿急、排尿频率增加和疼痛。

另外浸润肥大细胞在 IC/BPS 中的作用不容忽视。周围神经神经肽的释放增强导致持续的传入神经致敏和局部炎症改变，肥大细胞也参与介导这些过程。外周神经元释放的神经递质（包括降钙素基因相关肽、速激肽和 P 物质）诱导肥大细胞脱颗粒和肥大细胞释放促炎介质［如组胺、血清素、类胰蛋白酶、肿瘤坏死因子（tumor necrosis factor，TNF）α 和神经生长因子（NGF）］。随后，这些炎症介质在正反馈回路中对传入神经元产生反应，从而持续并加剧神经肽和肥大细胞活化的进一步释放（即神

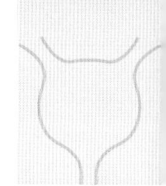

经－肥大细胞相互作用轴）。持续的传入神经刺激导致背根神经节和脊髓上部的神经可塑性发生了改变和中枢神经致敏，这导致 IC 症状持续存在，尤其是用于解码无 Hunner 病灶患者的症状。众所周知，肥大细胞与其他以传入性超敏反应和神经源性炎症为特征的疾病有关，这些疾病经常与无 Hunner's 病灶 IC 的疾病重叠。有报道称 IC 患者的 NGF 水平升高，与健康受试者相比，IC 患者的尿液和血清 NGF 水平均显著升高，但是这些与临床特征无关。此外，据 Homma 等报道，尽管 NGF 水平与症状参数无关，但无 Hunner's 病灶的 IC 患者膀胱的 NGF mRNA 水平比非 IC 对照组的膀胱升高更多。

第三节　间质性膀胱炎膀胱疼痛与周围神经敏化

Hunner's 病灶病理变化与膀胱免疫异常密切相关，此类患者通常有长期的中度或重度膀胱区疼痛。免疫系统通过释放分子介质使痛觉感受器神经元敏化，这在痛觉中起关键作用。组织损伤和炎症与疼痛感的增加密切相关。伤害感受器外周神经末梢拥有受体和离子通道，这些能够检测炎症过程中释放的分子介质。激活后，动作电位被传导到 DRG 内的痛觉感受器细胞体，并随后传递到脊髓和大脑以处理疼痛。在炎症过程中，伤害感受器神经元产生动作电位的阈值降低，导致疼痛敏感性或"痛觉过敏"。慢性疼痛伴随炎症性疾病，包括类风湿性关节炎和炎症性肠病。最近的研究旨在确定参与慢性疼痛的特异性免疫细胞和介质。随着组织免疫反应的解决，疼痛趋于减轻，这突出了免疫系统在神经元敏化中的重要性。

伤害感受器神经元表达免疫细胞衍生的细胞因子、脂质、蛋白酶和生长因子的受体。激活后，这些受体介导信号级联反应，通过磷酸化或其他机制改变离子通道（包括 TRPV1、TRPA1、Nav1.7、Nav1.8 和 Nav1.9）的门控特性，导致神经元放电增加。新兴研究已经开始阐明特定免疫介质在不同疾病背景下介导疼痛敏感性中的作用。在卡拉胶诱导的炎症性疼痛和神经性疼痛小鼠模型中，中性粒细胞迁移到组织中，通过产生细胞因子和前列腺素 E2（PGE2）来维持疼痛。在切口性伤口损伤中，非中性粒细胞 CD11b+ 髓样细胞（可能是巨噬细胞）负责疼痛致敏。肥大细胞在伤害感受器致敏方面也起着关键作用。电子显微镜检查显示伤害感受器神经末梢与黏膜组织中的肥大细胞密切相关。激活后，肥大细胞脱颗粒并释放细胞因子（IL-5、TNFα、IL-6、IL-1β）、5-HT、组胺和 NGF，这些细胞因子通过伤害感受器上的受体起作用，从而导致疼痛敏感。肥大细胞除了在急性炎症期间引起疼痛外，还会在慢性炎症中积聚，并导致慢性疼痛的产生。巨噬细胞是遍布全身的前哨髓系细胞，单核细胞是血源性髓系细胞，在组织损伤期间会突出地募集到炎症部位。巨噬细胞和单核细胞在慢性疼痛疾病中的作用已被广泛证实。这些细胞产生许多炎性细胞因子、生长因子和脂质，这些细胞可以直接作用于伤害感受器神经元以增加疼痛。T 细胞还通过释放 IL-17A 和 IFN-γ 在神经性疼痛中发挥作用，它们可以在神经末梢使伤害感受器敏感化。

已有研究表明，激活的肥大细胞与伪狂犬病毒（PRV）Bartha 株引起的啮齿类动物神经源性膀胱炎有关。此外，临床研究表明 IC 膀胱活检固有层中肥大细胞数量增加，尿中组胺代谢物增加。虽然肥大细胞在 IC 中的中心作用尚不清楚，但在 IC 发病机制的体内模型中获得的结果表明存在一个含有 SP 的外周神经和肥大细胞的正反馈回路：中枢神经系统中膀胱相关回路被激活时，会启动 SP 在膀胱内的周围神经释放，导致 SP 介导的肥大细胞活化。因此，肥大细胞脱颗粒通过作用于尿路上皮而引起膀胱炎症。组胺不仅通过引起炎症反应来加剧 IC 的症状，而且还与盆腔疼痛有关。事实上，由组胺和组胺受体介导的疼痛反应在动物和人类模型中都有描述。尽管调节组胺介导的疼痛的特定细胞类型（可能是肥大细胞、嗜碱性粒细胞、中性粒细胞或树突状细胞）或组胺能神经元尚未被鉴定，但已有证明，在肥大细胞缺陷的 KitW-sh/KitW-SH 小鼠中使用 PRV 诱导的骨盆疼痛模型，肥大细胞是组胺介导的盆腔疼痛所必需的。

第四节　间质性膀胱炎膀胱疼痛与中枢神经敏化

膀胱和（或）盆腔疼痛是 IC 患者的最显著特征。同样，神经源性炎症的动物模型也表现出盆腔敏感性／膀胱痛觉过敏。例如，患有病毒诱导的膀胱炎的小鼠会出现触觉异常性疼痛和盆腔敏感性，暴露于慢性避水应激的大鼠会出现与膀胱冷输注时内脏运动反射增加相关的膀胱痛觉过敏，抗原致敏的豚鼠通过表现出舔腹行为来表示疼痛，对膀胱内卵清蛋白滴注有反应。在病毒诱发的神经源性膀胱炎模型中，触觉异常性疼痛和盆腔敏感性增加具有性别依赖性，在雌性中更为明显，与 IC 人群相似。

持续和（或）重复的外周损伤导致外周改变（传入神经激活阈值降低，传入神经兴奋性增加）可导致脊髓和大脑回路的改变，这种现象称为中枢敏化。这是中枢神经系统（central nervous system, CNS）的一种状态，其特征是敏感性增强、反应异常和伤害感受系统增益增加。中枢敏化的机制很复杂，涉及神经元和非神经元细胞（如小胶质细胞、星形胶质细胞）。患有间质性膀胱炎的猫在脊髓中接受盆腔传入输入的区域中，星形胶质细胞的标志物 GFAP 的表达增加，并且有证据表明与神经胶质细胞反应状态的标志物巢蛋白共表达。反应性神经胶质细胞已被证明通过释放使脊髓神经元敏感的信号来维持内脏疼痛。IC 患者的脑白质改变与症状的严重程度有关。此外，参与膀胱控制、膀胱感觉和疼痛的大脑中枢的活动，如运动和感觉皮层、前扣带皮层、杏仁核、脑岛也发生了变化。因此，黏膜的神经源性炎症不仅会在外周产生持久的变化，还会在中枢神经系统中产生持久的变化，这些变化可能导致持续的疼痛状态。

疼痛体验取决于伤害感受器信息从外周伤害感受器神经元到脊髓中二阶中间神经元的有效传递。脊髓背角是这些神经元之间发生突触的部位，并严格控制疼痛强度。越来越清楚的是，免疫细胞及其介质在突触前部位（DRG 神经元中枢末梢）和突触后部位（中间神经元）的背角内的作用在疼痛敏感性中起着重要作用。虽然外周敏化增加了脊髓的伤害性输入，但这些输入引发的脊髓事件会导致"中枢敏化"，这一过程对疼痛的持续性至关重要，并导致疼痛的慢性化。在神经损伤或慢性疼痛的情况下，伤害感受器神经元通过其中枢神经末梢表达炎症介质并将其释放到脊髓中，包括神经递质（如 CGRP）、细胞因子（如 CCL2、CX3CL1、TNFα）、生长因子（如 CSF-1）、ATP 和酶（如

Caspase-6）。这些介质与小胶质细胞交流并激活小胶质细胞，小胶质细胞是中枢疼痛致敏机制中的关键免疫细胞。小胶质细胞是脊髓和大脑的常驻先天免疫细胞，充当神经元活动的哨兵。小胶质细胞属于髓系细胞，与外周巨噬细胞有相似之处，如能够产生 TNFα、IL-1β 和 PGE2，同时，小胶质细胞也产生神经营养因子，包括脑源性神经营养因子（BDNF），这些因子能够增强初级伤害感受器神经元和二级疼痛介导的中间神经元敏感性。在慢性疼痛期间，T 细胞也会浸润脊髓，并在神经元敏化中发挥作用。奇怪的是，T 细胞和小胶质细胞在脊柱致敏中的作用可能具有性别特异性的。在雄性小鼠中，外周炎症后小胶质细胞中的 p38 激活诱导其 BDNF 表达，BDNF 激活并致敏突触后神经元以诱导机械痛觉过敏，而在雌性小鼠中，这一过程主要由浸润 T 细胞介导。小胶质细胞信号还能够激活常驻星形胶质细胞和少突胶质细胞，这两种神经胶质细胞类型是炎症介质的来源。外周损伤的原发性传入伤害感受器神经元将 CX3CL1 释放到脊髓中，以 p38 MAPK 依赖性方式激活小胶质细胞，从而产生 TNFα。相反地 TNFα 激活脊髓星形胶质细胞，以 JNK MAPK 依赖性机制产生 CCL2。CCL2 通过 CCR2 激活中枢神经元，最终导致神经性疼痛。星形胶质细胞还分泌 CXCL1，CXCL1 激活癌痛模型中表达 CXCR2 的脊髓背角神经元。最近研究表明，脊髓少突胶质细胞通过产生 IL-33 导致神经性疼痛，IL-33 能够激活小鼠的小胶质细胞和星形胶质细胞。因此，脊髓中 T 细胞、小胶质细胞、星形胶质细胞和少突胶质细胞之间的串扰介导神经元回路的中枢敏化，从而产生慢性疼痛。

中枢敏感化也可能在慢性盆腔疼痛的建立和维持中发挥作用。例如，IC 是一种以膀胱和盆腔疼痛，以及排尿频率增加为特征的疾病，它已被发现与其他盆腔疼痛疾病及盆腔以外的疾病有关，如纤维肌痛和偏头痛。一项有关 IC 与纤维肌痛的关系的研究发现，纤维肌痛和 IC 患者在所有测量点上均表现出比对照组更大的压痛，纤维肌痛患者对压痛点的反应更大。这表明，与纤维肌痛患者类似，IC 患者也显示广泛的异常性疼痛，这表明在这两种疾病在中枢神经系统疼痛处理途径上的功能障碍。

（汤　洋）

参考文献

[1] BASBAUM A I, BAUTISTA D M, SCHERRER G, et al. Cellular and molecular mechanisms of pain ［J］. Cell, 2009, 139（2）: 267-284.

[2] GONZALEZ E J, MERRILL L, VIZZARD M A. Bladder sensory physiology: Neuroactive compounds and receptors, sensory transducers, and target-derived growth factors as targets to improve function ［J］. American journal of physiology, 2014, 306（12）: 869-878.

[3] KANAI A, FRY C, IKEDA Y, et al. Implications for bidirectional signaling between afferent nerves and urothelial cells-ICI-RS 2014 ［J］. Neurourology and urodynamics, 2016, 35（2）: 273-277.

[4] KRUGER L, LIGHT A R, EDITORS. Translational pain research: from mouse to man ［M］. Boca Raton（FL）: CRC Press/Taylor & Francis, 2010.

[5] LATREMOLIERE A, WOOLF C J. Central sensitization: A generator of pain hypersensitivity by central neural plasticity ［J］. Journal of pain, 2009, 10（9）: 895-926.

[6] LEE G I，NEUMEISTER M W. Pathways and physiology［J］. Clin Plast Surg，2020，47（2）：173-180.

[7] LOVICK T A. Central control of visceral pain and urinary tract function［J］. Autonomic neuroscience：Basic and clinical，2016，200：35-42.

[8] SNEDDON L U. Evolution of nociception and pain：Evidence from fish models［J］. Philos Trans R Soc Lond B Biol Sci，2019，374（1785）：20190290.

[9] YAM M F，LOH Y C，TAN C S，et al. General pathways of pain sensation and the major neurotransmitters involved in pain regulation［J］. International journal of molecular sciences，2018，19（8）：2164.

第九章
间质性膀胱炎诊断与鉴别诊断方法

第一节 概述

多年来，由于 IC 临床症状评估困难，发病机制不清，一直都没有公认的适用于临床诊断的金标准。欧洲泌尿外科学会（European Association of Urology，EAU）2008 年将间质性膀胱炎（interstitial cystitis，IC）的诊断标准简化，其标准主要涉及症状及膀胱镜检查。症状主要包括疼痛和 LUTS，疼痛是 IC 诊断的特征性症状，其临床表现特点为疼痛程度随膀胱充盈量增加而加重；排尿后疼痛症状逐渐减轻。IC 患者的疼痛多位于耻骨上膀胱或盆腔区域，同时伴有腹股沟、会阴、阴道、直肠及骶骨处牵涉性疼痛。尽管多数患者排尿后疼痛有所缓解，但疼痛很快又重新出现。EAU 标准中膀胱镜检查的目的是寻找 Hunner 病变（Hunner 溃疡）；麻醉下水扩张、膀胱黏膜随机活检可以排除膀胱原位癌或其他局部病理病变。Hunner 溃疡是 IC 的特征性改变，一旦发现即可作为 IC 的诊断依据。无溃疡的 IC 患者在常规膀胱镜检查中虽然黏膜表现正常，但行麻醉下水扩张后就可能出现黏膜红斑，称为红斑症阳性。接受化疗药物的肿瘤患者、透析患者和尿流改道手术后新膀胱长时间未充盈的患者膀胱都可能发现小球样点状出血，因此红斑症本身并无特异性，当合并有尿频、疼痛等临床症状才有诊断意义。但这个标准还是没有客观的症状及病理诊断指标。2013 年 EAU 指南提出，IC 的诊断应基于膀胱相关的疼痛、压力和不适感，伴随有至少一项其他症状，如日间和（或）夜间尿频；根据症状的原因排除可能混淆的其他疾病；视患者的病情行膀胱镜水扩张或活组织检查。在 EAU 间质性膀胱炎诊疗指南中推荐临床症状评分表、PST 试验、膀胱镜检查及病理组织学检查可作为 IC 诊断的辅助手段，欧洲间质性膀胱炎研究学会（ESSIC）在指南中推荐了间质性膀胱炎的分类标准。

2011 年 AUA 指南将 IC 定义为：一种膀胱区域的不愉悦感受（如压力感、疼痛感、不适），同时伴有尿频、尿急等下尿路症状，且症状持续 6 周以上，没有感染或其他疾病的病理证据。提出 IC 的诊断应包括：①详细的病史、体格检查、实验室检查，以此来评估 IC 的特征性症状，并且排除其他疾病；②应当记录 IC 患者排尿情况的基线和疼痛水平，以便评估临床治疗效果；③对于复杂的病例应当考虑行膀胱镜检查和（或）尿动力学检查作为辅助诊断方法；对于不复杂的病例则没有必要进行这些检查。

综上所述，目前 IC 患者的诊断仍是一种排除性诊断过程。对尿频、尿急、夜尿次数增多和膀胱或盆腔疼痛患者需要进行完整的病史询问，包括性生活史、体格检查、尿培养、PST 疼痛敏感试验、膀胱镜检查或水扩张试验，若除外泌尿系感染和其他病理病变，可初步诊断 IC。随着临床医生对 IC 疾病的认识和对诊断研究的不断探索，目前除典型的临床症状与病史、详细的体格检查及相关实验室检查外，其他辅助诊断方法的结合应用，如尿流动力学、PUF 评分等调查问卷、钾离子敏感实验（potassium ion sensitivity test，PST）、血尿生物标志物、膀胱镜水扩张及膀胱组织活检等辅助方法的合理应用，也可进一步提高 IC 的诊断与鉴别诊断水平。

第二节　临床表现与症状特点

一、临床表现特点

患者的症状可能随年龄的增长而发生变化，IC 患者的典型临床表现为严重的尿频、尿急、夜尿次数增多和膀胱或盆腔疼痛。膀胱或盆腔疼痛是 IC 患者典型的临床症状，通常表现为慢性或持续性膀胱或盆腔疼痛，特点是膀胱充盈量增加时耻骨上疼痛（压力或不适感）加重，排尿后疼痛会有所缓解，同时可能伴随尿道、外阴、阴道、直肠、腰骶部、腹股沟区或大腿内侧等处的疼痛。有时患者会用排尿来减轻膀胱或盆腔疼痛，但排尿后疼痛很快就会复发。尽管 IC 患者约 92% 会出现排尿频率的增加，约 84% 存在尿急或膀胱疼痛及性交痛，但这些症状也可在其他疾病中发生。这表明，在判定 IC 之前，应与其他相关疾病进行排除与鉴别，方可做出较为合理的临床诊断。

在男性患者中 IC 的发病率较低，男女比例约为 1∶10。然而，经过 20 年的流行病学调查研究发现，男性 IC 的患病率要明显高于既往的观察结果。在疾病的临床症状表现方面与女性 IC 患者相同，但患有 IC 的男性患者不太可能将会阴疼痛作为最令人烦恼的症状，主要陈述严重的 LUTS 和耻骨上压痛。早期临床症状可能从轻度排尿困难或尿急开始，随着病情进展，会发展到严重的尿频、夜尿、耻骨上疼痛。检查时，耻骨上压痛、会阴压痛和内提肌压痛/痉挛是常见的。需要指出的是，男性Ⅲ型前列腺炎又称前列腺疼痛综合征，在临床症状上很难与 IC 区别，但重要的是，男性Ⅲ型前列腺炎或前列腺疼痛综合征不会有膀胱黏膜小球样点状出血或不会发现 Hunner 病灶。因此，当男性患者疑似 IC 时，临床医师应该意识到，男性Ⅲ型前列腺炎或前列腺疼痛综合征应与 IC 疾病进行鉴别，仔细的询问 IC 患者的病史，鉴别与 IC 相关疾病的不同临床表现特点与病因机制，被认为是 IC 临床诊疗中的重点。

二、体征与诱发因素

IC 患者的体格检查应该主要针对膀胱，同时也要注意排除其他引起相似症状的原因。体格检查可发现某些局部疾病，这些疾病可能来自于浅表结构、盆底结构、阴部神经、膀胱或尿道。盆腔检查时应特别注意是否有膀胱压痛；可以用棉签进行外阴触痛检查，与外阴疼痛综合征相鉴别；盆底受累在 IC 患者中很常见，对盆底肌肉进行触诊，可以发现疼痛触发点或特定的不适区以及膀胱和尿道周围的盆底肌有无异常压痛点。

有关 IC 患者诱发或加重膀胱或盆腔疼痛的主要因素包括富含钾的食物，如柑橘、番茄产品、香蕉、巧克力、碳酸饮料、含咖啡因的饮料、酸性食物和酒精等辛辣食物可诱发或加重膀胱或盆腔疼痛。性交或穿紧致内裤时亦可为诱发或加剧疼痛的生活因素。如果患者在不变的环境中试图阻止排尿行为，也会诱发疼痛，而在排尿后疼痛多会缓解或减轻。这表明，仔细地询问 IC 患者的生活与性生活史，有助于 IC 的诊断与鉴别。

第三节 IC 症状评分系统与评价

一、NIDDK 诊断评分系统

最早用于 IC 规范性诊断的标准是 1987 年由美国国家糖尿病、消化疾病和肾脏疾病协会（national institute of diabetes digestive and kidney disease，NIDDK）制定的（表 9-1），但由 NIDDK 制定的 IC 诊断主要是用于科学研究，且该标准过于严格，大约使 60% 符合临床 IC 诊断的患者被遗漏，并导致这些患者不能得到正确的诊断和治疗。

表 9-1 NIDDK 间质性膀胱炎诊断标准

确诊间质性膀胱炎时，患者必须在膀胱镜检查时见到肾小球样点状出血或 Hunner 溃疡；必须具有膀胱疼痛或尿急表现。寻找肾小球样点状出血的条件是：在麻醉下膀胱扩张压力为 80 ~ 100 cmH_2O，持续 1 ~ 2 min。进行评估前膀胱应该扩张两次。肾小球样点状出血应该散布于膀胱壁的 3/4 范围以上，而且每 1/4 范围必须有 10 个以上的出血点，出血点不应是膀胱镜损伤所造成的。有以下之一则排除间质性膀胱炎诊断：

1. 以气体或液体为介质进行膀胱扩张时，膀胱容量 > 350 mL。

2. 当扩张达 100 mL 气体或 150 mL 液体后仍未出现急迫性排尿感。

3. 灌注时出现周期性不自主膀胱收缩。

4. 症状 < 9 个月。

5. 无夜尿增多表现。

6. 抗生素、胆碱能抑制剂或解痉剂、肌松剂治疗后症状缓解。

7. 清醒时每天排尿 < 8 次。

8. 3 个月内诊断过细菌性膀胱炎或前列腺炎。

9. 膀胱或尿道结石。

10. 活动性生殖器疱疹。

11. 子宫、宫颈、阴道、尿道肿瘤。

間质性膀胱炎基础与临床
BASIC AND CLINICAL OF INTERSTITIAL CYSTITIS

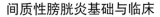

续表

12. 尿道憩室。

13. 环磷酰胺及其他类型的化学性膀胱炎。

14. 结核性膀胱炎。

15. 放射性膀胱炎。

16. 良、恶性膀胱肿瘤。

17. 阴道炎。

18. 年龄＜18岁。

二、PUF 诊断评分系统

IC 问题指数、盆腔疼痛和尿急尿频评分（PUF 评分表），是由 Parsons 等专门针对 IC 患者的多种症状表现而设计的，并通过对泌尿和妇科患者等大量人群的调查研究中证明了 PUF 评分表对 IC 患者诊断的有效性（表 9-2）。PUF 评分包括症状评分和困扰评分两部分，其问卷包括了 IC 的大部分症状。1/3 的问题是关于尿频，并将白天排尿次数和夜间排尿次数被单独列出；1/3 的问题是关于尿急；1/3 的问题是关于盆腔疼痛，这些疼痛可以在盆腔的任何部位，包括下腹部、膀胱、阴道、阴唇、尿道、会阴、睾丸、阴茎和阴囊。PUF 评分旨在筛查疑似的 IC 患者。据 PUF 评分指标，美国大约 23% 有盆腔疼痛、尿频和尿急症状的女性患者被诊断为 IC，但做出 IC 诊断还要借助其他检查方法，谨慎做出诊断与评估。Lubeck 等人认为 PUF 评分表作为对 IC 症状评估的重要手段仍具有较高的可靠性。Parsons 等人对 PUF 评分与钾离子敏感性试验（PST）之间的相关性进行了研究，发现 PUF 评分为 10 ~ 14 分的 IC 患者中 PST 阳性率为 74%，15 ~ 19 分者 PST 阳性率为 76%，20 分及以上者 PST 阳性率为 91%。张卫、韩瑞发等人在研究中也发现 PUF 评分和 PST 呈正相关关系。因此，PUF 评分在临床应用中可作为 IC 诊断、鉴别诊断、病情严重程度及治疗效果评价的重要指标之一。

PUF 评分表能比较客观真实地反映患者的基本临床症状，并且以量化的形式帮助临床医师很好地识别 IC 患者，为临床医师制订相应的临床决策提供依据。

表 9-2 间质性膀胱炎 PUF 评分表

		0	1	2	3	4	症状评分	困扰评分
1	日间排尿次数？	3 ~ 6	7 ~ 10	11 ~ 14	15 ~ 19	20+		—
2	a. 夜间排尿次数	0	1	2	3	4+		—
	b. 夜间排尿是否困扰你？							—
3	目前是否有性生活？ 是 ___ 否 ___						—	—
4	a. 如果有，是否现在或以前在性生活过程中或结束后有疼痛？	从不	偶尔	经常	总是			—
	b. 如果有疼痛，疼痛是否会让你避免性生活？	从不	偶尔	经常	总是			—

138

续表

		0	1	2	3	4	症状评分	困扰评分
5	是否感到膀胱或盆腔内（阴道、阴唇、下腹部、会阴、阴茎、睾丸、阴囊）疼痛	从不	偶尔	经常	总是			—
6	a. 疼痛的程度？		轻度	中度	重度			—
	b. 疼痛困扰你么？	从不	偶尔	经常	总是		—	
7	排尿后是否仍然尿急？	从不	偶尔	经常	总是			—
8	a. 是否经常尿急？		轻度	中度	重度			—
	b. 尿急困扰你么？	从不	偶尔	经常	总是		—	
症状评分（1，2a，4a，5，6a，7，8a）：								—
困扰评分（2b，4b，6b，8b）：							—	
总分：症状评分 + 困扰评分（总分值范围 1 ～ 35）：								

三、UWIC 症状评分表

Wisconsin 大学 IC 症状评分表（University of Wiscosin Interstitial Cystitis）是 1994 年 Keller 等人提出的，UWIC 评分表包括 7 个 IC 症状及 18 个与 IC 无关的症状，能很好地区分膀胱相关症状和其他症状，能客观反映 IC 患者的症状严重程度。该评分表于 1998 年开始用于间质性膀胱炎的临床症状评估，但因为缺乏循证证据，所以直到目前尚未能被广泛应用（表 9-3）。

表 9-3　UWIC 症状评分表

症状	评分（0 ～ 6 分）：0 分表示没有，6 分表示严重
1. 膀胱不适	
2. 膀胱疼痛	
3. 其他盆腔疼痛	
4. 头痛	
5. 背痛	
6. 头昏	
7. 窒息感	
8. 胸痛	
9. 耳鸣	
10. 夜尿	
11. 关节痛	
12. 踝关节肿	
13. 鼻塞	
14. 流行性感冒	
15. 腹部痉挛痛	

续表

症状	评分（0～6分）：0分表示没有，6分表示严重
16. 手脚麻木或刺痛感	
17. 恶心	
18. 白天尿频	
19. 视物模糊	
20. 心悸	
21. 因为膀胱问题难以入睡	
22. 咽喉痛	
23. 尿急	
24. 咳嗽	
25. 膀胱烧灼感	

四、O'Leary Saint IC 症状评分指数

O'Leary 等通过对 400 例 IC 患者长达 10 年的随访总结和统计分析提炼出了 ICSI/ICPI 评分表并验证了其可靠性和有效性。它涉及了尿频、尿急及膀胱疼痛症状，却未涉及除膀胱以外的其他部位的盆腔疼痛症状及与性活动相关的症状，因此它也具有一定的局限性。Srinian 等研究发现 ICSI/ICPI 评分表与 UWIC 评分表相互之间有较强的关联性，也均与 IC 患者之间有很强的相关性（表 9-4）。

表 9-4　O'Leary Saint IC 症状指数表（ICSI/ICPI 评分表）

IC 症状指数	IC 问题指数
在过去的 1 个月中	在过去的 1 个月中，以下各项症状在多大程度上成为问题？
问题 1：在毫无预警时感觉强烈排尿感？	问题 1：白天频繁排尿？
_____0. 没有	_____0. 没问题
_____1. 少于 1/5	_____1. 很小的问题
_____2. 少于一半	_____2. 小问题
_____3. 约一半	_____3. 中等问题
_____4. 大于一半	_____4. 大问题
_____5. 几乎总是如此	
问题 2：两次排尿时间间隔小于 2 h？	问题 2：夜间起夜排尿？
_____1. 少于 1/5	_____0. 没问题
_____2. 少于一半	_____1. 很小的问题
_____3. 约一半	_____2. 小问题
_____4. 大于一半	_____3. 中等问题
_____5. 几乎总是如此	_____4. 大问题

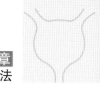

续表

IC 症状指数	IC 问题指数
在过去的 1 个月中	在过去的 1 个月中，以下各项症状在多大程度上成为问题？
问题 3：是否夜间需要起床排尿？ _____ 0. 没有 _____ 1. 很少 _____ 2. 相当常见 _____ 3. 几乎总有 _____ 4. 总有	问题 3：毫无预警排尿？ _____ 0. 没问题 _____ 1. 很小的问题 _____ 2. 小问题 _____ 3. 中等问题 _____ 4. 大问题
问题 4：是否有膀胱疼痛或灼热经历？ _____ 0. 没有 _____ 1. 很少 _____ 2. 相当常见 _____ 3. 几乎总有 _____ 4. 总有	问题 4：您是否感觉到膀胱有灼热。疼痛、不适和压迫感？ _____ 0. 没问题 _____ 1. 很小的问题 _____ 2. 小问题 _____ 3. 中等问题 _____ 4. 大问题
在表格中填入每项得分 总分 _____	在表格中填入每项得分 总分 _____

五、ESSIC 分类分级标准

2008 年，欧洲间质性膀胱炎研究学会（ESSIC）将 IC 定义为：持续 6 个月以上的与膀胱相关的慢性盆腔疼痛、压迫感或不适，并伴有至少一种其他泌尿系统症状，如尿频、尿急等，同时排除其他相关疾病，如感染、恶性肿瘤、放射性或药物性膀胱炎、膀胱过度活动症（overactive bladder，OAB）、膀胱出口梗阻（bladder outlet obstruction，BOO）、尿道憩室、尿路结石、盆腔器官脱垂、阴部神经卡压、子宫内膜异位、肠易激综合征和憩室病等。同时，ESSIC 还依据膀胱镜检查结果及活检结果对 IC 进行分类与分级，提出了 ESSIC 分类分级标准（表 9-5）。

表 9-5　ESSIC 关于 IC 分类分级标准

	膀胱镜检查与水扩张			
	未做	正常	肾小球分级[a]	Hunner 病变[b]
活检				
未做	XX	1X	2X	3X
正常	XA	1A	2A	3A
不确定	XB	1B	2B	3B
确定[c]	XC	1C	2C	3C

注：a. 膀胱镜检查：肾小球分级 2 ～ 3 级；b. 膀胱壁溃疡伴有或不伴有肾小球样出血点；c. 组织学显示炎症浸润和（或）逼尿肌肥大细胞增多症和（或）肉芽组织和（或）肌束内纤维化。

六、ICDB 研究入选标准

由于 NIDDK 标准过于严格，1997 年，NIDDK 收集了 424 例 IC 患者的资料并建立了多中心间质性膀胱炎数据库（interstitial cystitis database，ICDB），它在 NIDDK 诊断标准的基础上制定了更加贴近临床的诊断标准。90% 的临床专家表示：根据 ICDB 标准诊断为 IC 的患者确实患有该疾病，但是仍有 60% 诊断为 IC 的患者不符合 NIDDK 标准，多数专家认为，用于科学研究制定的 NIDDK 间质性膀胱炎诊断标准，不适合临床使用，更倾向使用 ICDB 作为临床 IC 诊断的标准（表 9-6）。

表 9-6　ICDB 研究入选标准

入选标准
1. 给参试者提供足够的相关信息。
2. 在研究过程中愿意接受全身麻醉或局部麻醉下行膀胱镜检查。
3. 年龄为 18 岁以上。
4. 尿急、尿频或疼痛症状持续 6 个月以上。
5. 每日排尿次数大于 7 次，或者有尿急、疼痛表现。
6. 没有泌尿生殖系结核病史。
7. 没有尿道肿瘤史。
8. 没有膀胱恶性肿瘤、异常高分化、原位癌。
9. 男性不存在前列腺癌病史。
10. 女性近 3 年内没有卵巢、阴道、宫颈肿瘤病史。
11. 女性近期不存在阴道炎、线索细胞、滴虫病或真菌感染。
12. 最近 3 个月内未患细菌性膀胱炎。
13. 近 3 个月未患过活动性疱疹。
14. 近 3 个月未因泌尿系感染而应用过抗生素。
15. 从没有接受过环磷酰胺治疗。
16. 不存在放射性膀胱炎。
17. 不存在神经源性无功能膀胱。
18. 没有经尿流动力学证实的膀胱出口梗阻。
19. 男性近 6 个月内未患过细菌性前列腺炎。
20. 近 3 个月内未患过膀胱、输尿管、尿道结石。
21. 近 3 个月内未患过尿道炎。
22. 最近 3 个月未实施过尿道扩张、麻醉下膀胱镜检查、膀胱内测压、膀胱活检。
23. 未进行过膀胱扩大成形术、膀胱切除术、膀胱神经截断术。
24. 没有小于 12 号尿管直径的尿道狭窄。

七、问题与评价

目前已发表的应用于 IC 的临床症状评分问卷较多，各有优缺点，但任意一种调查问卷都不能作为 IC 明确诊断的依据，它们的主要用途是对疑似 IC 患者进行筛查或排除性诊断。随着对 IC 认识的加深，我们希望开发出一种人工智能 IC 调查问卷或症状评分系统。通过简单的问卷或评估指标，就能把 IC 与其他泌尿系疾病做出鉴别与排除，同时问卷调查和症状评分还可以用于监测临床不同治疗方法与方案的治疗效果，并能指导 IC 患者个体化治疗方案的选择与建议。

第四节　实验室检查与尿液分析

一、尿液常规与生化分析

IC 患者应进行常规尿液分析和尿培养，以排除其他疾病，如细菌性膀胱炎、结核性膀胱炎、阴道炎等。JUA、CUA、EAU 和 BJOG 推荐对高龄和有吸烟史且出现镜下或肉眼血尿的患者进行尿瘤细胞学检查，以排除泌尿系恶性肿瘤的可能性。

尿钾、尿肌酐水平测定在 IC 的诊断与治疗中也具有较大的意义。基于膀胱黏膜上皮渗漏性理论，有人认为 IC 患者的膀胱黏膜上皮渗透性增加，尿液中的溶质如钾离子将会穿透膀胱黏膜，从而使尿液中高浓度的钾离子（60 ～ 130 mEq/L）沿着浓度梯度扩散到膀胱间质中导致尿液中钾离子浓度减低。同时，通过口服多硫戊聚糖钠（pentosan polysulfate sodium，PPS）等肝素类聚物来修复缺损的 GAG 层后，患者尿液中的钾离子浓度又会升高至恢复正常。Parson 等研究发现 IC 组 24 h 尿液中的钾离子浓度明显低于健康对照组；膀胱灌注 GAG 修复剂后，IC 患者尿钾、尿钾 / 尿肌酐浓度显著高于未经治疗的 IC 患者尿液钾 / 尿肌酐浓度，进一步验证了 IC 黏膜的完整性损伤，特别是表层上皮细胞 GAG 层的损伤与丢失，是导致 IC 黏膜通透性异常改变的主要原因，这种改变使得尿液中的毒性分子与炎症介质漏入膀胱间质，诱发逼尿肌与膀胱壁神经纤维去极化，这种病理生理过程是导致 IC 患者产生 LUTS、疼痛和膀胱壁纤维化的基础。有研究显示，通过尿液钾浓度 / 尿肌酐水平的测定，比单一尿钾测定具有更好的稳定性，更能准确反映膀胱黏膜上皮的完整性损伤与通透性程度的评估，为临床医师提供进一步诊断依据，同时尿钾及尿钾 / 尿肌酐水平的测定，也可作为 IC 预后的检测指标，指导治疗选择与疗效评估。

二、钾离子敏感实验

1. 钾离子敏感试验的原理与方法　钾离子敏感试验（potassiumion sensitivity test，PST）的原理是基于膀胱黏膜上皮渗漏理论，IC 患者膀胱黏膜通透性增加，尿中钾离子通过不完整的黏膜屏障顺浓度梯度扩散到膀胱间质引起肌肉和神经的去极化，从而导致膀胱疼痛。该方法最早在 1994 年由 Parsons 等介绍，它为临床医师提供了一种确定盆腔疼痛是否来源于膀胱的有效定位诊断工具。

Parsons 提出用高浓度的 0.4 M 氯化钾溶液（400 mEq/L）进行膀胱内灌注来比较感觉神经对钾离子的反应能力，若出现疼痛或原有症状加重则敏感试验阳性。具体做法是在患者清醒和没有麻醉的情况下，以两种不同溶液灌注膀胱，溶液 1 为生理盐水 40 mL，溶液 2 为 0.4 M 的氯化钾溶液 40 mL，受试者于测试时均不知是何种溶液，实验程序为先灌注生理盐水再灌注氯化钾溶液，每一种溶液分别灌注，均保持 5 min。患者对前后两种溶液灌注时对膀胱产生的疼痛反应程度作对比并记录。随后按 Parsons 的疼痛敏感指标对患者尿急、疼痛的严重程度进行（0～5 分）的评分，0 分代表无症状，5 分代表极度疼痛，总分大于或等于 2 分为阳性。

在行钾离子试验时患者可能体验到由高浓度钾离子引起的强烈疼痛，为了减轻钾离子灌注引起的疼痛，Daha 等提出了改良式 PST 试验，即膀胱压力图测试方法。具体试验步骤包括：①先以生理盐水灌注，排空膀胱后，再以 0.2M 氯化钾以每分钟 50 mL 的速度灌注；②随后检测患者最早出现尿急时的灌注容量及膀胱的最大容量；③结果：对照组的膀胱最大容量不受钾离子影响，IC 组 92% 的患者因氯化钾产生的疼痛作用使其膀胱灌注最大容量大约下降 30% 以上，其敏感性和特异性分别达 73% 和 83%；④改良的 PST 试验似乎是诊断 IC 的一种较舒适和可以量化的检查方法。另外，有研究者在行 PST 试验时，为了减轻患者疼痛，在 PST 试验后在膀胱中灌注肝素钠和利多卡因以缓解患者疼痛。

2. 钾离子敏感试验的评价指标　一般认为 PST 的阳性率可达 70%，其缺点是 30% 的 IC 患者得不到确切诊断，4.5% 的非 IC 受试者出现阳性。从一项 1500 多例关于钾离子试验的相关报道来看，PST 试验在 IC 的筛选诊断中的敏感性大约为 80%，但是 PST 诊断的特异性到目前为止尚存在争议。PST 试验在正常无症状的人群中很少有阳性的表现，但膀胱逼尿肌过度活动的患者中约有 25% 患者的 PST 试验为阳性，Ⅲ型前列腺炎患者中也有 50%～84% 为阳性，尿路感染及放射性膀胱炎患者的 PST 试验均为阳性。而 Persons 等报道的 PST 试验在 IC 患者的特异性为 97%，这可能是基于试验。

3. 对照组均为无膀胱刺激症状的健康人群，按照 NIDDK 标准诊断的 IC 患者中有 25% 对 PST 不敏感。尽管 PST 不能确诊 IC 患者，但作为膀胱疼痛定位和检测 IC 患者黏膜的通透性改变的方法，仍被认为是一种重要的辅助诊断工具。

三、尿液与间质钾离子浓度测定方法

1. 尿液钾离子浓度测定方法　尿液钾离子测定是常规尿液生化检查的一项内容。尿液标本收集后，应在 2 h 之内完成检测，以免细菌污染、尿液内化学物质及有形成分发生变化。如不能及时送检，要置于冰箱或加防腐剂保存，并在检测前恢复到室温并混匀。如果需要检测 24 h 尿液样本，保存样本的容器内应加入防腐剂，一般每 100 mL 尿液加入 0.5 mL 二甲苯。

目前钾离子检测的主要方法有火焰光度法、离子选择电极法（ion selective electrode，ISE）和酶法。钾测定决定性方法（参考方法）是放射性核素稀释 – 质谱法（ID–ms）和中子活化法。目前临床上测定钾应用较普遍的方法是 ISE 法和酶法，其适合大型自动化分析仪。

2. 尿液钾离子浓度改变　尿中正常呈高钾状态（平均 60～130 mEq/L），而膀胱间质的钾浓度只有 4.0 mEq/L。当罹患 IC 时，膀胱黏膜上皮通透性增加，尿液中的钾离子将顺浓度梯度渗透到膀胱间质中，从而引起一系列病理生理改变的症状，并因尿液钾离子漏入间质，可导致尿液钾离子浓度的降低，这

也是评估 IC 黏膜通透性改变的评价指标。Parsons 等人检测 37 例 IC 患者的 24 h 尿液中钠、钾、肌酐浓度，结果显示，IC 患者尿中钾离子浓度、尿钾浓度 / 尿肌酐比值同对照组相比显著降低。同期对 37 例患者经过 4 个月的膀胱灌注肝素治疗，尿中钾离子浓度较治疗前显著升高，结果表明，尿液中钾离子浓度的增加进一步证明了 IC 膀胱黏膜上皮天然防渗透结构与功能的修复有关。虽然 PST 评分和尿钾水平测定都是反映膀胱黏膜上皮通透性的状态，但尿钾水平测定得优势是能够减少 PST 试验时患者的痛苦。需要注意的是，改良式尿钾水平测定的不足之处是该方法定因受饮水量、食物等其他因素的影响，在反映膀胱黏膜上皮通透性改变和膀胱疼痛上不如 PST 试验评分更为准确。

3. 钾离子渗漏及病理生理改变　健康人的膀胱黏膜上皮层细胞的低渗透性是膀胱黏膜能够将尿液与黏膜下血液分开的天然屏障；而 IC 患者膀胱黏膜上皮的完整受到严重损伤，黏膜层次变薄、GAGs 明显丢失，这些黏膜上皮结构与功能的异常改变，是导致膀胱黏膜上皮的通透性异常增加的原因，尿液中的高浓度钾离子、尿液毒素、炎症介质、炎性细胞因子、趋化因子、P 物质等化学物质漏入膀胱间质，导致神经和肌肉去极化，膀胱壁神经源性炎症和间质纤维化是导致 IC 患者小容量膀胱、严重的 LUTS 和胱疼痛或盆腔疼痛等一系列症状的病理生理学基础。

四、问题与评价

目前的研究发现，尿液钾离子渗透是 IC 患者膀胱黏膜完整性损伤和 GAGs 丢失、黏膜通透性增加、钾离子和尿液毒性分子漏入膀胱间质产生 IC 多种症状的初始病因基础。尽管钾离子敏感试验（PST）是确诊 IC 黏膜通透性改变与定位膀胱疼痛源的具有较高灵敏度和特异度的检查项目，但由于 PST 试验在放射性膀胱炎和化学性膀胱炎、前列腺疼痛综合征均可能出现阳性结果，并且存在一定的误诊率和漏诊率，因此，目前 PST 试验还不能作为 IC 诊断的唯一的诊断指标。对于如何提高 PST 对 IC 诊断的灵敏度和特异性，减少误诊率和漏诊率还有待于进一步研究与实践。

（谢林国　张　卫）

参考文献

[1] CLEMENS J Q, ERICKSON D R, VARELA N P, et al. Diagnosis and treatment of interstitial cystitis/bladder pain syndrome［J］. J Urol, 2022, 208（1）: 34-42.

[2] DOBBERFUHL A D. Pathophysiology, assessment, and treatment of overactive bladder symptoms in patients with interstitial cystitis/bladder pain syndrome［J］. Neurourology and urodynamics, 2022, 41（8）: 1958-1966.

[3] EAU Guidelines. Edn. presented at the EAU Annual Congress Milan 2023. ISBN 978-94-92671-19-6.

[4] GIBERTI C, GALLO F, CORTESE P, et al. Combined intravesical sodium hyaluronate/chondroitin sulfate therapy for interstitial cystitis/bladder pain syndrome: A prospective study［J］. Therapeutic advances in urology, 2013, 5（4）: 175-179.

[5] GOIN J E, OLALEYE D, PETERS K M, et al. Psychometric analysis of the university of wisconsin interstitial cystitis scale: Implications for use in randomized clinical trials［J］. J Urol, 1998, 159（3）: 1085-1090.

[6] KELLER M L, MCCARTHY D O, NEIDER R S. Measurement of symptoms of interstitial cystitis: A pilot study［J］.

Urol Clin North Am，1994，21（1）：67.

[7] O'LEARY M P，SANT G R，FOWLER FJ J R，et al. The interstitial cystitis symptom index and problem index［J］. Urology，1997，49（5A Suppl）：58-63.

[8] PARSONS C L，DELL J，STANFORD E J，et al. Increased prevalence of interstitial cystitis：Previously unrecognized urologic and gynecologic cases identified using a new symptom questionnaire and intravesical potassium sensitivity［J］. Urology，2002，60（4）：573-578.

[9] PARSONS C L，GREENE R A，CHUNG M，et al. Abnormal urinary potassium metabolism in patients with interstitial cystitis［J］. J Urol，2005，173（4）：1182-1185.

[10] PARSONS C L. Prostatitis，interstitial cystitis，chronic pelvic pain，and urethral syndrome share a common pathophysiology：Lower urinary dysfunctional epithelium and potassium recycling［J］. Urology，2003，62（6）：976-982.

[11] PARSONS C L. The role of a leaky epithelium and potassium in the generation of bladder symptoms in interstitial cystitis/overactive bladder，urethral syndrome，prostatitis and gynaecological chronic pelvic pain［J］. BJU international，2011，107（3）：370-375.

[12] PARSONS C L. The role of the urinary epithelium in the pathogenesis of interstitial cystitis/prostatitis/urethritis［J］. Urology，2007，69（4 Suppl）：9-16.

[13] VAN D E MERWE J P，NORDLING J，BOUCHELOUCHE P，et al. Diagnostic criteria，classification，and nomenclature for painful bladder syndrome/interstitial cystitis：An ESSIC proposal［J］. Eur Urol，2008，53（1）：60-67.

[14] 李文广，张卫，韩瑞发. 钾离子敏感试验与间质性膀胱炎 PUF 评分的相关性研究［J］. 中华泌尿外科杂志，2009，30（4）：268-270.

[15] 中国中西医结合学会泌尿外科专业委员会，湖北省中西医结合泌尿外科专业委员会，高文喜，等. 中西医结合诊疗间质性膀胱炎专家共识［J］. 中国中西医结合外科杂志，2022，28（6）：757-762.

第十章
间质性膀胱炎与尿液相关分子标志物

第一节　概述

间质性膀胱炎是膀胱功能障碍中最常见的疾病。目前，IC 的病因尚不完全清楚，其可能的机制包括感染、有毒物质吸收、黏液层缺乏糖胺聚糖、缺氧和遗传。

到目前为止，IC 的诊断尚无金标准。一些侵入性检查，如活组织检查、尿动力学检查和膀胱镜检查被应用来帮助诊断疾病。然而，目前仍缺乏便于准确诊断和客观随访的工具。识别 IC 诊断标志物包括尿液膀胱镜检查、有无水胀和（或）膀胱活检，以及基于生物流体的分析。然而，膀胱镜检查具有侵入性、费用昂贵、痛苦等缺点，而细胞学检查是非诊断性的。膀胱镜检查不能区分患者和正常患者，因为大多数 IC 患者的膀胱镜表现是正常的。钾敏感试验也用于诊断，它是基于 IC 患者放入膀胱时是否对钾溶液比水更敏感的反应。然而，该试验预期效果并不理想，其对 IC 诊断时缺乏特异性。此外，尿动力学评估也作为一种非必要的诊断方法。

以生物体液（如尿液、血浆、唾液、粪便提取物和痰等）为基础的代谢组学是一种经常被用来发现非侵入性或微创性的其他疾病的生物标志物测试，如癌症和糖尿病。美国国立卫生研究院生物标志物定义工作组将生物标志物定义为"作为对治疗干预的正常生物过程、致病过程或药理学反应的一种客观测量和评估的特征"。因此，生物标志物被认为是识别特定病理的病因、建立预后、开发新药、获得特定治疗效果的信息，以及跟踪疾病进展的重要工具。从使用成像技术获得的数据到血清、脑脊液或尿液中存在的生化元素，大量假定的生物标志物都在这一范围内。

目前，尿液被认为是最有潜力的潜在生物标志物来源之一。它含有大量的多肽，包括神经生长因子（nerve growth factor，NGF）和脑源性神经营养因子（brain-derived neurotrophic factor，BDNF），它们的浓度反映了健康和疾病中正在进行的生理过程。此外，尿液作为生物标志物来源的一大优点是可以很容易地大量获得，且不会对患者造成侵入性损伤。

尿液是分析任何膀胱相关疾病（包括 IC）的最有可能的选择，因为尿液标本反映了膀胱尿路上皮细胞（bladder urothelial cells，BUC）的组织学和分子修饰，涉及上皮黏附、细胞分化和膀胱通透性等多个方面。

一些生长因子，包括血小板衍生的内皮细胞生长因子（platelet-derived endothelial cell growth factor，PD-ECGF）、血管内皮生长因子（vascular endothelial growth factor，VEGF）和 NGF 在 IC 患者膀胱中的表达增加。

由于 NGF 存在于尿路感染、膀胱出口梗阻、尿路结石等多种下尿路疾病中，故不能作为 IC 的特异性生物标志物，但其尿液水平与 IC 患者的 VAS 评分密切相关。这一证据表明，NGF 评估可以用来评估膀胱损伤的程度和评估治疗反应。

几种促炎性趋化因子和白细胞介素可作为 IC 的生物标志物：肿瘤坏死因子 -α、粒细胞集落刺激因子和表皮生长因子受体、白细胞介素 -1、白细胞介素 -2、白细胞介素 -6、白细胞介素 -8。

炎症介质包括肥大细胞、组胺、甲基组胺、IL-6、CRP、CXCL10、CXCR3、TNFSF14、Th 趋化因子、HIP、PAP、酪胺、2- 羟基戊二酸、AIBG 和 ORM1。这些炎症标志物在膀胱炎中都会出现升高的现象。蛋白多糖（GP-51、CD44 和 Tamm-Horsfall 蛋白）被证明是膀胱防御机制的重要组成部分。尿氨己糖胺（尿酸和糖胺聚糖）则被认为是通透性的调节剂。

在 IC 中发现多种增殖因子，包括 PD-ECGF、VEGF、NGF、EGF、HB-EGF 和抗增殖因子（antiproliferative factor，APF）的水平都有所升高。

我们需要对尿生物标志物进行更详细的分析，作为鉴别诊断 IC 和 OAB 的无创性诊断工具。尿炎性标志物在 OAB 和 IC 中均升高。

近年来，对 OAB 患者尿液中趋化因子的研究发现，MCP-1 和一些促炎细胞因子如 TNF-α、粒细胞集落刺激因子和表皮生长因子受体均升高。

此外，IC 还涉及膀胱尿路上皮细胞的异常分化程序，导致几种蛋白多糖、细胞黏附和紧密结合蛋白，以及细菌防御分子如 GP51 的合成发生改变。这些发现为寻找潜在的尿液生物标志物簇来检测 OAB 和频率紧迫症患者的 IC 提供了理论基础。尿道炎介质已被研究为识别 IC 的非侵入性标志物。

与生物标志物相关的是，由于诊断 IC 的临床标准千差万别，即使一个完美的 IC 生物标志物也不一定与临床诊断相符，IC 的标志物可能有几种不同的用途。首先，标志物可以作为 IC 的客观诊断标志物，但如上所述需要注意。其次，标志物可以识别具有不同病理生理的 IC 患者的特定亚群，然后可以选择这些患者进行针对这些病理生理的集中治疗。此外，标志物可以反映疾病的活动性，并可以作为跟踪治疗反应的客观结果衡量标准。因此，研究可用于临床的尿液生物标志物具有重要意义。总体来说，膀胱疾病的尿蛋白生物标志物前景广阔，但临床实用价值最高的最佳生物标志物仍有待发现。

第二节　间质性膀胱炎与白细胞介素

一、IL-6 表达与 IC

1. 概述　白细胞介素 -6（interleukin-6，IL-6）是一种细胞因子，在机体对损伤的协同防御反应中起着重要作用。它调节不同器官系统的适应以及它们之间的相互作用。IL-6 受体与信号转导分子 gp130 有关，gp130 介导其他几种细胞因子的作用，包括癌抑素 M（oncostatin M，OM）、白血病抑制因子（leukemia inhibitory factor，LIF）和纤毛神经营养因子（ciliary neurotrophic factor，CNTF）。IL-6 在不同疾病状态下的表达已被证实，IL-6 可能在感染、自身免疫和恶性肿瘤的发病机制中作为某些方面的中介。在临床上，IL-6 作为疾病活动的标志是有价值的。抑制其生物活性在某些疾病状态下具有潜在的治疗效益，它可能在其他条件下作为一种治疗剂。

2. IL-6 结构与生物活性　IL-6 最初被鉴定为一种 T 细胞衍生因子，可以诱导 B 淋巴细胞最终成熟为免疫球蛋白分泌细胞。该基因是从 HTLV-T 转化的 T 细胞中克隆而来，IL-6 cDNA 的核苷酸序列预测蛋白为 184 个氨基酸。IL-6 基因位于人类第 7 号染色体上，它包含 5 个外显子和 4 个内含子。IL-6 基因结构和序列与粒细胞集落刺激因子（granulocyte colony-stimulating factor，GCSF）、LIF 和 OM 具有显著的同源性。

IL-6 mRNA 在大多数静止状态的正常细胞中不表达，但可被各种刺激诱导。大多数细胞类型都能表达 IL-6。在骨髓来源的细胞中，单核巨噬细胞是 IL-6 的重要来源，但淋巴细胞、中性粒细胞、嗜酸性粒细胞和肥大细胞也可以被诱导表达 IL-6。IL-6 可由其他细胞因子、生长因子、激素、神经肽、白三烯和微生物产物诱导。在宿主对感染的防御反应中，IL-6 在被感染细胞和免疫系统细胞中被细菌脂多糖、病毒 RNA 和病毒蛋白等微生物产物及响应感染而产生的细胞介质诱导。

IL-6 蛋白有 2 个潜在的 N- 糖基化位点和 4 个半胱氨酸残基。非糖基化的细菌源重组 IL-6 具有生物活性，且与糖基化形式的 IL-6 在生物活性上没有明显的定性差异。哺乳动物细胞分泌的 IL-6 至少以 5 种不同的亚型存在，分子量在 23～30 kDa。除了通过糖基化进行转录后修饰外，IL-6 也可以被肉芽肿化和磷酸化。在血浆中，IL-6 蛋白与不同的载体蛋白相关，包括 α_2- 巨球蛋白、补体因子 C3b 和 C4b、C 反应蛋白、白蛋白和可溶性 IL-6 受体。在常规检测中，这些复合物中的一部分并未显示出 IL-6 的免疫反应性或生物活性。

在讨论 IL-6 的生物学效应时，重要的是考虑它与其他细胞因子的相互作用。在细胞因子网络中，IL-6 表达的诱导是其他细胞因子的功能。作为宿主防御反应的一部分，IL-6 触发下游调控事件并激活不同器官系统中的效应因子功能。此外，IL-6 受体的特性表明，它利用信号转导分子 gp130，参与介导包含 LIF、DM 和 CNTF 在内的至少 3 种细胞因子的作用。基于这种共同的受体成分，这些细胞因子在大多数细胞类型中具有相似的生物活性。

3. IL-6 的表达调节与 IC　IC 是一种异质性综合征，具有不同的炎症严重程度和临床表现。重度炎症 IC 患者会随着年龄增大出现麻醉下膀胱容量变小、黏膜破裂、膀胱血管增多等症状。一些尿细胞因子水平，包括 IL-6，据报道在具有严重炎症的 IC 膀胱中增加。

IL-6 是机体对损伤的防御反应的中枢调节因子。它是一种由大多数细胞类型产生的高水平细胞因子，并达到高循环水平，很容易被生物或放射免疫分析检测到。在多种疾病状态下，如自身免疫性疾病、恶性肿瘤和感染，IL-6 已被证明是一种临床有用的疾病活动指标，可能还有预后。

4. IC 尿液中的 IL-6 与临床意义　IL-6 由多种免疫细胞产生，包括 T 辅助性 2 型（T helper type 2，Th2）细胞、肥大细胞和巨噬细胞，这些细胞在炎症反应中发挥了关键作用，如 Th2 免疫反应的诱导、抗体的产生和肥大细胞的招募。尿 IL-6 水平高与 IC 24 患者夜间排尿频率相关。

尿炎症介质已被研究作为非侵入性标志物来鉴定 IC。先前显示患有严重炎症的 IC 患者尿 IL-6 水平升高，并且与疼痛评分呈正相关。该研究初步表明，在 IC 患者中观察到促炎细胞因子和趋化因子（包括 IL-1b、IL-6、TNF-α 和 IL-8），以及血清 CRP 和 NGF 水平增加。细胞因子和趋化因子在几种慢性炎症性疾病的发病机制中起着至关重要的作用。虽然已经报道了这些蛋白质在尿水平中增加，但这些细胞因子 / 趋化因子以及血清中 CRP 和 NGF 水平的上调概况表明 IC 与全身性慢性炎症性病症有关。

来自 IC 患者的尿液样本显示细胞因子和趋化因子水平显著增加，包括 IL-6 和 IL-8。增加的组织细胞因子和趋化因子水平可诱导传入致敏，这会导致 IC 患者的膀胱疼痛症状。最近一项调查溃疡型和非溃疡型 IC 之间尿趋化因子的研究显示，溃疡型 IC 中 CXCL-10、CXCL-1、IL-6 和 NGF 显著增加 5 ～ 20 倍。

目前对 IC 的致病介质知之甚少。临床研究试图在尿液中发现 IC 标志物，其中包括细胞因子如 IL-6，迄今为止尚未成功。IL-6 是促炎细胞因子，其可在刺激后从大多数细胞释放并维持炎症。

因为 IL-6 可以由膀胱的大多数细胞产生，尤其是上皮细胞、内皮细胞、肥大细胞、成纤维细胞、淋巴细胞和逼尿肌细胞，当受到刺激时便可被产生，所以假设其可以用作炎性疾病活性的标志物。

几项研究报告了 IC 患者尿 IL-6 水平升高。然而，由于升高的 IL-6 水平不是特异性的，因此它可能是膀胱癌、细菌性膀胱炎和 IC 的指标。还有一些研究表明 IL-6 水平与症状严重程度之间存在相关性。因此，IL-6 水平被用作疾病活动性的指标。Lotz 等人发现，IC 患者的尿 IL-6 水平比对照组高 5 倍，与疼痛严重程度直接相关。

有研究调查了 GAG 替代疗法的反应，该反应显示使用 GAG 替代疗法后，IC 症状得到改善和 IL-6 水平降低。Peters 等在成功的卡介苗（BCG）治疗后，发现 9 名患者中有类似的减少。

在一些研究中，检查了既往接受过治疗的患者的尿液。这可能是这些研究中报告的尿 IL-6 水平低的原因。然而，这些患者可能患有具有相似症状的不同病因的疾病，或者他们处于疾病的不同阶段。IC 治疗的不同反应率支持这些假设。

总之，一些 IC 患者尿 IL-6 水平升高，在使用 GAG 替代治疗后消失。然而，IL-6 的存在似乎与对治疗本身的反应无关，因为在具有阳性和阴性 IL-6 水平的患者之间没有发现差异。因此在我们看来，尿 IL-6 水平既不是有效的诊断标志物，也不适合预测对治疗的反应。对于未来，一个重大进展将是确定患者是否患有不同病因的疾病。

二、IL-33 与 IC

1. 概述 IL-33 是 IL-1 超家族的成员之一，是一种"警报蛋白"，由坏死细胞死亡的受损细胞以活性形式分泌。

肥大细胞是变态反应性疾病的主要效应细胞类型之一。它们分泌多种介质，包括辅助性 T 细胞因子 2。由于肥大细胞表面有高亲和力的 IgE 受体（FcεRI），它们可以捕获循环中的 IgE。与 IgE 结合的肥大细胞在遇到抗原时会脱颗粒，产生大量组胺、肝素和蛋白酶。由于 IL-33 是先天免疫的重要介体，而肥大细胞在获得性免疫反应中起着重要作用，两者之间的相互作用可能将先天免疫与获得性免疫联系起来。

2. IL-33 结构与生物活性 IL-33 促进肥大细胞与层粘连蛋白、纤维粘连蛋白和玻璃体粘连蛋白的黏附。也可促进内皮细胞黏附分子的表达，如细胞内黏附分子 -1 和血管细胞黏附分子 -1，从而增强肥大细胞与血管壁的黏附。IL-33 能通过激活 ST2/MyD88 通路刺激肥大细胞增殖；通过激活 Bcl-xL 等生存蛋白提高肥大细胞的存活率；促进肥大细胞前体细胞的生长、发育和成熟。IL-33 还参与成熟肥大细胞的激活和不同促炎细胞因子的产生。

3. IC 患者尿液 IL-33 表达与评价 IL-33 与肥大细胞的相互作用在临床泌尿外科领域具有重要的临床意义。上皮功能异常和肥大细胞可能在间质性膀胱炎的发病机制中起重要作用。间质性膀胱炎患者尿 IL-33 水平明显升高。此外，间质性膀胱炎患者膀胱内的肥大细胞数量明显增多。因此，抑制 IL-33 升高引起的肥大细胞活化和脱颗粒是治疗间质性膀胱炎的一个潜在的治疗靶点。

三、其他

IL-8 是一种趋化因子，可吸引中性粒细胞和 T 淋巴细胞。Wheeler 等报道部分间质性膀胱炎患者 IL-8 升高，并在尿液中检测到白细胞酯酶阳性。Peters 等注意到活动期间质性膀胱炎患者尿液 IL-8 升高，而卡介苗治疗后缓解期内患者尿液 IL-8 水平较低。

最近，IL-17 已成为一种新的炎性细胞因子，可能与多种自身免疫性疾病相关。对于伴有 Hunner 病变的 IC，Logadottir 等人报道了 IL-17 在伴有 Hunner 皮损的 IC 患者膀胱中信使 RNA（mRNA）和蛋白过表达。在银屑病中，已经开发出抗 IL-17 的治疗方法并应用于临床。IL-17 是否有可能成为治疗 IC 的新生物标志物和治疗靶点尚需进一步研究。

第三节　趋化因子表达与间质性膀胱炎

一、概述

趋化因子是通过其主要氨基酸序列和成熟蛋白中特定结构中的半胱氨酸残基的排列来定义。它们形成二硫键，维持趋化因子单体的结构，趋化因子单体由一个中央的三链β折叠片、一个上覆的 C 末端 α 螺旋和一个在受体激活中起关键作用的短非结构化 N 末端组成。最接近 N 末端的两个半胱氨酸的精确构型的变化允许趋化因子分为四个亚家族：CC、CXC、CX3C 和 XC。在 CC 趋化因子中，这些半胱氨酸直接并列，而 CXC 趋化因子在它们之间具有单个可变氨基酸。唯一的 CX3C 趋化因子在这两种半胱氨酸之间有 3 个氨基酸，而 XC 趋化因子在人类中有两种形式，在小鼠中有一种形式，缺乏基序的第一和第三半胱氨酸。在许多物种中已经定义了大量的 CC 和 CXC 趋化因子基因；并非所有物种都存在于所有物种中，或者有时是一个物种的所有成员；存在非等位基因亚型，如人 36 的 CCL3L1 和 CCL3 及小鼠 5 的 Ccl21a、Ccl21b 和 Ccl21c；等位基因和拷贝数变异创造了相当丰富的遗传多样性，影响了许多疾病的易感性和严重程度。

二、趋化因子的来源与分类

虽然趋化因子最初是根据特定功能命名的，但在 2000 年引入了一个系统的命名法，其中包括一个亚科名称（即 CC、CXC、CX3C，或 XC），后跟字母 L（表示"配体"），然后是根据基因首次分离时间的数字 8、9。来自不同物种的同名趋化因子通常是功能性直系同源物 2，但该规则并非一成不变：例如，人 CCL8 与人 CCR2 受体结合，而小鼠 CCL8 是 CCR8 配体，小鼠 CCL3 在功能上更像人 CCL3L1 而不是人 CCL3。所有趋化因子都是用 N 端信号肽产生的，一旦趋化因子引导到内质网进行分泌，该肽就会被去除。两种趋化因子，CX3CL1 和 CXCL16 具有扩展的 C 末端，包含黏蛋白样和跨膜结构域。这些特性会使 CX3CL1 和 CXCL16 趋化因子保持在细胞表面，但可以通过蛋白水解裂解以将趋化因子部分释放到细胞外空间。其他趋化因子，如 CCL6、CCL9 和 CCL23，具有延伸的 N 末端，可被蛋白水解去除以增强受体激活能力。从 CCL23 变体上切割的 N 端肽可以激活甲酰肽受体样 1（formyl peptide receptor-like1），这是一种未归类为 cCKR 的 G 蛋白偶联受体（GPCR）。可变剪接的转录本可以产生具有不同特性的趋化因子变体，例如，已经描述了 6 种形式的人 CXCL12 具有不同的 C 末端和不同的生物学特性。

三、趋化因子生物活性与 IC

趋化因子表达是浸润和细胞黏附到发炎组织中的必要先验事件。趋化因子的这种先天特征可以作

为其 IC 表型表征的生物标志物的基础。先前在膀胱活检研究中已经检测到 CXCR3 受体结合趋化因子
（CXCL-9 至 CXCL-11）的 mRNA 表达增加。

四、IC 尿液趋化因子表达与评价

CXCL-10 是血管生成的有效抑制剂，而 VEGF 在血管生成中起着关键的刺激作用。对照组中血管
内皮生长因子的增加可解释为对 CXCL-10 增加的抵消性同源反应。一项临床前研究证实，CXCL-10
是治疗 IC 的可靠药物靶点，通过特异性抗体阻断，CXCL-10 可改善化学诱导的膀胱炎。根据一些研
究结果，可以发现溃疡型和非溃疡型 IC 病例中介导疼痛的趋化因子可能有所不同。CXCL-10 在介导
溃疡型 IC 的疼痛症状方面似乎占主导地位，而 MCP-1 和其他趋化因子可能通过影响痛觉纤维来介导
非溃疡型 IC 的疼痛症状。

第四节　血管内皮生长因子表达与间质性膀胱炎

一、概述

目前认为血管生成在慢性炎性疾病中起主要作用，并且血管生成成分如 VEGF 已被证明有助于疾
病的严重程度分级。最初，基于其产生组织水肿的能力，VEGF 被描述为血管通透性因子。随后被理
解为是刺激内皮细胞增殖、存活和血管形成的多功能血管生成调节剂。基于最近的研究发现，VEGF
在慢性炎性疾病的病理学中是至关重要的。Lee 等人表明，在哮喘患者中检测到高水平的 VEGF，并且
VEGF 水平与疾病的严重程度相关。

二、VEGF 结构与生物学活性

血管内皮生长因子（vascular endothelial growth factor，VEGF）代表一个结构和功能相关的蛋白质
分子家族，包括 VEGFA、VEGFB、VEGFC、VEGFD 和胎盘生长因子（PlGF）。这些因子的生物活性
形式由同源二聚体或异二聚体组成，其结合在细胞表面表达的结构和功能上相关的酪氨酸激酶（TK）
受体，包括 VEGFR1、VEGFR2 和 VEGFR3。在受体被其各自的配体激活后，靶向细胞引发级联信号
事件。

VEGF 家族代表一系列与 TKs 结合的蛋白质分子，用于调节一系列细胞过程，包括血管生成、血
管通透性、血管存活和淋巴管生成。VEGFR1 和 VEGFR2 在血管内皮细胞中表达，VEGFR1 可能作为
诱饵受体，对抗 VEGFR2 的功能。VEGFR3 主要局限于淋巴管内皮细胞（LEC）并介导淋巴管生成。
VEGFA 中和抗体被开发用于阻断配体，VEGFR2 中和抗体和小分子被开发用于阻断 TK 介导的信号，
目前尚缺乏针对 VEGFR1 的药物。

来自动物和人类肿瘤的大量实验证据表明，相对于相应的健康组织，VEGF 在生长中的肿瘤组织中高度表达。似乎基因改变和微环境变化都有助于 VEGF 的高表达。特别是，肿瘤缺氧是 VEGF 表达的强大驱动力。VEGF 引起的肿瘤血管异常特征常见于各种实体瘤中。由于肿瘤血管的病理特征，VEGF 能够促进肿瘤生长、侵袭和转移。

研究表明，VEGF 是一种关键的血管生成因子，其分泌受到严格调节以形成功能性血管网络。在病理状况如癌症或糖尿病的血管生成中，高水平的 VEGF 已被证实会导致血管形成渗漏和出血，这些血管周围的周细胞覆盖不足。周细胞是包围微血管的一种特殊细胞，它们通过基底膜中的间断点接触内皮细胞。在血管生成过程中，周细胞从已有的血管中解离形成新的血管，而这些血管最初缺乏周细胞；随后，周细胞的快速补充会促进稳定微血管的形成。周细胞被认为具备为微血管提供结构支持并调节血管功能。当血管失去周细胞时，它们会变得扭曲和出血。因此，VEGF 的异常活性导致周细胞覆盖不足，从而导致形成渗漏和出血的血管。

VEGF 对血管细胞的作用已得到最深入的研究，在膀胱中，据报道，在水扩张的肾小球患者中 VEGF 染色增加，但在未显示点状出血的患者或对照组中则没有。VEGF 信号也是膀胱对 BCG 的反应的一部分。VEGF 及其受体在上皮细胞生物学中的作用知之甚少，最近才有报道。我们最近发现，VEGF 信号不仅是膀胱对 BCG 反应的一部分，而且似乎在尿路上皮细胞中也有活性，而不仅限于血管内皮细胞，并且代表蛋白酶激活受体（PAR）激活下游的关键反应。VEGF 在膀胱炎症中的信号传导作用的这种新认识得到了新出现的证据的支持，即各种 VEGF 的水平通常在炎症部位升高，并且浸润淋巴细胞和其他炎症细胞代表 VEGF 的额外来源。

三、VEGF 表达与 IC 小球样出血

间质性膀胱炎是一种缺血性病理改变，在 Hunner 病变的 IC 患者中报道了血管内皮生长因子（VEGF）（一种诱导新血管形成的促炎性生长因子）水平升高。我们证明了与正常膀胱相比，在具有 Hunner 病变的 IC 患者的膀胱中，存在 VEGF 蛋白的过表达和微血管密度的增加。

在泌尿科慢性盆腔疼痛综合征（urological chronic pelvic pain syndrome，UCPPS）中，重要的可能是 VEGF 与缺氧和缺血的关系，缺氧和缺血是血管生成的刺激因素。据报道，与对照组相比，IC 患者充盈期间膀胱会出现相对缺血，且 IC 患者膀胱上皮下血管密度降低。

之前有研究还表明新血管形成和 IC 之间存在重要联系，因为 IC 患者活检样本中的新血管显示新生内皮的周细胞覆盖水平显著较低，这与高水平 VEGF 和未成熟血管形成之间的已知相关性一致。此外，最初作为血管通透性因子（VPF）发现的 VEGF 是最有效的内源性血管通透性因子，并且可以介导血管通透性的失调。血管通透性在 UCPPS 中很重要。

在 IC 中报告了 VEGF 水平升高，并且在肉毒杆菌毒素 A 注射和水扩张后 VEGF 水平降低，表明 VEGF 可能涉及该疾病的发病机制。在血管生成期间，内皮细胞被大分子如 VEGF 引导到血管区域中。VEGF 结合并激活两种酪氨酸激酶受体（VEGF-R1 和 VEGF-R2）并且在炎性细胞的迁移和炎症诱导

的淋巴管生成和血管生成中起作用。在 UCPPS 中重要的可能是 VEGF 与缺氧和缺血的关系，这是血管生成的刺激因素。据报道，与对照组相比，IC 患者膀胱充盈期间出现相对缺血，IC 患者膀胱皮下血管密度降低。与人类 UCPPS 平行，部分膀胱出口梗阻导致的慢性膀胱缺血动物模型导致 VEGF 表达增加。与无症状患者相反，来自膀胱过度活动症（尿频和尿急）患者的膀胱上皮细胞对牵张刺激的反应是缺氧诱导因子（HIF）1a 和 2a 增加 1.5 倍，VEGF 增加 3 倍以上。类似地，在 IC 患者的伞状细胞中 HIF-1a 和 VEGF 的表达增加。最后，在低氧环境中刺激的巨噬细胞也分泌可溶性 VEGF-R1。确定导致 UCPPS 缺氧 / 缺血的因素可以发现潜在的治疗靶点。

在鼠应激模型中，除了 VEGF 释放外，膀胱血管通透性也增加。这种关系或许能够解释 IC 患者应激恶化的关联。促肾上腺皮质激素释放激素（CRH）刺激肥大细胞释放新合成的 VEGF，导致血管舒张。这种作用是通过 CRH 受体 2（CRHR2）介导的，VEGF 水平升高可以解释这种关联。

研究结果表明，血管内皮生长因子在固有层的表达是显著高于 IC 患者比对照组患者。此外，VEGF 表达与 IC 疼痛程度相关。VEGF 表达与疼痛严重程度的相关性表明 VEGF 可能调节 IC 中的疼痛程度，并且该适应证得到 Saban 等的报告的支持。他们报道了通过 BCG 滴注膀胱腔来诱导小鼠膀胱炎症时，蛋白酶激活受体激活肽被激活，导致膀胱中的神经元细胞和上皮细胞中 VEGF 受体表达增加。他们的工作表明 VEGF 可能通过炎症性膀胱中的神经元细胞和上皮细胞调节内脏高敏感性。因此，VEGF 可能在调节 IC 的疼痛中起重要作用。事实上，VEGF 与疼痛严重程度的相关性可能仅反映了炎症的严重程度。到目前为止，在 IC 中连接慢性炎症和 VEGF 表达的分子机制还没有被很好地理解。在慢性炎性疾病中，转录因子 NF-κB 已被证明发挥核心作用并调节几种炎性基因的表达，包括 VEGF。在 IC 中也记录了 NF-κB 表达增加。因此，IC 中炎症与 VEGF 之间关系的一个可能的解释是 NF-κB 活性上调可能诱导部分 VEGF 表达。

在 IC 患者的膀胱活检中，VEGF 和未成熟血管形成均有所增加，并且 VEGF 表达与疼痛程度相关。总之，这些观察结果表明，VEGF 可能在 IC 患者中促进疼痛并刺激膀胱不成熟血管的形成。这种增加的未成熟血管化可能在这些患者的肾小球中具有潜在的作用。

四、IC 尿液 VEGF 表达与评价

这些生物标志物的非侵入性性质将允许在各种环境和研究中进行频繁和经济的测试，并且如果需要，最终在临床环境中进行测试。这些生物标志物除了提供对潜在疾病机制的洞察的潜力之外，还可能可用作开发新干预措施的靶点，这一点有待未来进一步评估。事实上，美国食品和药物管理局批准的靶向其中一些蛋白质（如 VEGF）的药物目前已在临床使用。这些标志物一旦经过充分验证，就可以提供客观的相关性，并结合患者报告的症状和增强策略，用于多路复用不同的表型信息，以预测 UCPPS 患者亚组的症状进展和响应治疗。这些和其他生物标志物的持续表征集中在纵向研究设计中与临床症状的关系的验证和进一步评估。

第五节　肿瘤坏死因子与间质性膀胱炎

一、概述

炎症的增加可能导致炎症介质的增加，炎症介质包括 IL-6 和 TNF。TNF 和 IL-6 主要由巨噬细胞产生。TNF 是一种主要由巨噬细胞合成的多肽，可以刺激胶原酶、血管生成、趋化性和恶病质。

TNF-α 作为一种由免疫细胞释放的促炎细胞因子，在自身免疫性疾病的急慢性炎症状态中起着至关重要的作用。

二、肿瘤坏死因子结构与生物活性

TNF-α 存在两种形式：膜结合和可溶性形式，每种形式都可能发挥独特的生理作用。人类 TNF-α 是一个 157 个氨基酸前体分子，前面有 76 个氨基酸前体序列（小鼠为 79 个）。这个前序是高度保守的，似乎是用来锚定膜中的前体多肽。TNF-α 最初是作为 II 型膜蛋白产生的，TNF-α 前序列的 -44 ～ -26 氨基酸组成疏水跨膜区，-76 ～ -50 残基组成胞质内区。TNF-α 的成熟形式缺乏任何蛋氨酸残基。经过处理（裂解）的 TNF-α 以总分子质量为 52 kDa 的同型三聚体存在于溶液中，这是结合和交叉连接受体的形式。

TNF-α 的生物学功能多种多样，作用机制较为复杂。这种蛋白质一方面能抵抗某种类型的感染，另一方面又能引起病理并发症，其作用是相互矛盾的。这可能与激活的各种信号通路有关。

TNF-α 在体内具有多种治疗作用，包括免疫刺激、抗感染、抗肿瘤、睡眠调节和胚胎发育。另外，由于 TNF-α 循环，寄生虫、细菌和病毒感染变得更具致病性或致命性。

TNF-α 可能通过激活中性粒细胞和血小板来促进抗感染、增强巨噬细胞 /NK 细胞的杀伤能力和免疫系统的刺激。TNF-α 还可能在许多自身免疫性疾病中发挥病理作用，如移植物抗宿主排斥反应和类风湿关节炎。此外，TNF-α 还表现出抗恶性细胞的细胞毒性，尤其是与干扰素联合使用时。

TNF-α 也参与了生理睡眠调节。使用外源性的 TNF-α 还可以增加睡眠，而抑制 TNF-α 则会减少自发睡眠。

TNF-α 可诱导坏死细胞或凋亡细胞死亡。坏死以细胞肿胀、细胞器破坏和细胞溶解为特征。细胞凋亡被认为是一种保守的、生物化学驱动的细胞死亡过程，具有独特的形态特征。凋亡的特点是细胞收缩，形成凋亡小体，以及典型的核小体间 DNA 碎片的形成。TNF-α 也可以通过激活 NF-κB 使得细胞存活。

三、肿瘤坏死因子与间质性膀胱炎

尿路上皮炎症的发生涉及肥大细胞释放的 TNF-α。TNF-α 是这些肥大细胞释放的可溶性因子中的主要成分，它在介导尿路上皮反应中起关键作用。还需要注意的是，其他因素可能增强或调节 TNF-α 的活性。由于肥大细胞的涌入通常与膀胱病理有关，所以肥大细胞即使处于静止状态，也可能足以激活尿路上皮细胞 NF-κB。核因子 B（NF-κB）是炎症信号转导的核心因子，有研究表明，在尿路上皮细胞培养中，NF-κB 在脂多糖或 TNF-α 的作用下被激活。因此，静息的肥大细胞可能会使膀胱对其他轻微的炎症刺激做出反应，从而导致膀胱高反应性状态的形成。而静息的肥大细胞对尿路上皮细胞 NF-κB 的特异性激活表明，在没有脱颗粒或 TNF-α 的情况下，肥大细胞也可以分泌促炎分子。

膀胱内注射脂多糖可引起小鼠膀胱内 NF-κB 依赖的炎症，诊断为间质性膀胱炎的患者的膀胱活检显示 NF-κB 在尿路上皮细胞中有核定位，这是 NF-κB 活性的指标。因此，NF-κB 活性在转录水平上代表尿路上皮炎症的标志。抑制 NF-κB 信号传导或阻断 TNF-α 抑制尿路上皮反应，这一发现表明 TNF-α 介导至少部分尿路上皮细胞对肥大细胞的反应。

通过把 NF-κB 信号通路作为尿路上皮炎性反应的主要介质，为间质性膀胱炎的治疗提供了一个潜在的靶向途径。

四、肿瘤坏死因子检测与临床意义

有研究表明，溃疡型 IC 患者的膀胱尿路上皮中 TNF-α 高表达，IC 患者的血清中 TNF-α 水平明显高于对照组。IC 患者血清中 TNF-α 等促炎细胞因子表达增加，提示除肥大细胞激活外，它们可能在 IC 发病机制中作为炎症介质发挥重要作用。此外，在被诊断为 IC 的患者的尿液和膀胱洗液样本中发现 TNF-α 水平升高。根据之前发表的自身免疫性膀胱炎动物模型研究，TNF-α 抑制剂通过阻断肥大细胞的激活而有效减少了实验性 IC 膀胱炎症。在这个范围内，抗 TNF-α 的药物，如阿达木单抗（adalimumab）和赛妥珠单抗（certolizumab pegol），可以通过抑制 TNF-α 和减少肥大细胞激活来减少 IC 膀胱炎症和减轻其症状。

在动物 IC 模型中，肥大细胞介导的炎症反应主要受 TNF-α 分泌的控制，在溃疡型 IC 患者的膀胱尿路上皮中高表达。因此，通过抑制 TNF-α 抑制肥大细胞的激活，有效地减轻了实验性自身免疫性膀胱模型中的膀胱炎。有证据表明，抑制 TNF-α 的药物可能对膀胱炎有效，使用后症状减轻。

TNF-α 介导的肥大细胞转运也可能对 IC 的发病机制和临床治疗有一定的意义。肥大细胞向固有层的运输可能会增加 C 纤维附近的肥大细胞的数量，C 纤维是介导感觉性疼痛的神经纤维，在固有层中最密集。肥大细胞的激活可以刺激 C 纤维，从而导致疼痛。阻断肥大细胞向固有层的迁移，也阻断肥大细胞的激活，将使 C 纤维的肥大细胞激活最小化。因此，抗肿瘤坏死因子治疗可以通过维持肥大细胞与 C 纤维的距离和稳定肥大细胞处于静止状态来减轻神经源性膀胱炎的 C 纤维信号转导。

第六节　神经生长因子与间质性膀胱炎疼痛机制

一、NGF 表达与 IC 疼痛

1. 概述　神经生长因子（NGF）作为连接炎症和改变的疼痛信号之间联系的关键角色已经引起了相当大的关注。NGF 广泛表达于多种细胞，包括尿路上皮细胞、平滑肌细胞和肥大细胞，并能激活肥大细胞脱颗粒和增殖。

尿路 NGF 由尿路上皮和平滑肌产生。有研究表明，内脏上皮细胞是 NGF 产生的主要来源，NGF 可能调节成人内脏感觉和运动神经元的功能。临床和实验数据表明膀胱组织和尿液中 NGF 水平的增加与下尿路疼痛的炎症状态之间存在直接联系。膀胱内灌注 NGF 已被证明诱导大鼠膀胱的过度活动。

尿路上皮细胞也能产生 NGF，但在正常情况下，其分泌量很低。尿路上皮 NGF 的分泌似乎受雌激素和缓激肽的调节，但膀胱在缺血、炎症和应激条件下也会增加 NGF 的分泌。

膀胱兴奋可由前列腺素 E_2、血清素、组胺、缓激肽、腺苷等促炎因子，以及化学刺激时释放的神经营养因子如 NGF 等引起。感觉神经的激活在这种病症中起关键作用，通过向中枢神经系统传递信号来诱发疼痛的感觉，并通过释放化学物质，如速激素，来诱发或增强周围的炎症机制。

2. NGF 分子结构与生物活性　20 世纪 60 年代，NGF 被 Rita Levi-Montalcini 和 Viktor Hamburger 发现。这种蛋白质现在被认为是一个著名的营养因子家族神经营养因子（NT）的起始成员。这些高度保守的蛋白在外周组织和中枢神经系统中产生，对神经元的生存、神经元连接的建立，以及突触结构的调节都至关重要。和 NGF 一样，其他一些 NT 家族的蛋白质，包括 BDNF 和神经营养因子 3、4 和 5（分别为 NT3 和 NT4/5），所有的 NT 首先被合成为前原蛋白。这些未成熟蛋白经过蛋白水解裂解和广泛的翻译后修饰。NT 的成熟形式与高亲和力原肌球蛋白受体激酶（tropomyosin receptor kinase，Trk）受体或低亲和力受体 p75 结合。这些受体的二聚化和磷酸化导致信号通路的下游激活，包括 ERK 和 Akt 通路。这些途径的激活最终导致细胞质蛋白和膜受体活性的短期变化，长期则导致基因表达的改变。

最值得注意的是，内脏器官，如膀胱和结肠是 NGF 的主要来源，它们的功能对其内容的变化高度敏感。

3. NGF 与 IC 疼痛机制　关于 NTs 在调节神经元可塑性方面的相关性已经讨论了很多，它们现在被明确认为是重要的疼痛介质，特别是在慢性疾病的情况下。最近，NT 在内脏功能方面引起了越来越多的关注。已经广泛证明，内脏器官，如膀胱和结肠等内脏器官，是 NGF 和 BDNF 的重要来源，这些 NT 的组织浓度在内脏功能障碍中增加，尤其是与慢性疼痛相关时。

在动物和人类身上的几项研究也清楚地表明，NGF 是疼痛和痛觉过敏的关键介质。

在患有 IC 和膀胱癌的患者中，其尿液中检测到 NT，包括 NGF、NT-3 和胶质细胞系衍生的 NT。在患有特发性感觉性尿急和 IC 的女性的膀胱活检中也存在 NGF 表达增加。因此，由膀胱中神经营养蛋白地增加和神经营养蛋白向传入途径中神经细胞体的转运增强所介导的靶器官 – 神经相互作用可能有助于 IC 中膀胱疼痛的出现。

4. IC 尿液 NGF 检测与评价 第一个证明尿液中存在神经营养因子的研究始于 1999 年。作者报告了 4 例 IC 患者尿中存在 NGF、NT–3 和胶质细胞系源性神经营养因子（GDNF）的高水平的情况。此后，大量研究表明，患有影响下尿路的各种病理状况的患者的尿液中存在其他 NTs，包括 IC 和膀胱过度活跃症（OAB）。现有的研究大多集中在 NGF 和 BDNF 上，实验动物的研究支持它们在影响膀胱的许多条件的病理生理学中发挥关键作用，因为它们使膀胱传入神经敏感，这一机制与尿急、尿频和膀胱疼痛的出现有关。此外，至少在 NGF 方面，IC、特发性逼尿肌过度活动（IDO）和良性前列腺增生（BPH）引起的膀胱出口梗阻（BOO）患者的尿路上皮和逼尿肌中均发现了高水平的 NTs。

在膀胱中，NGF 的水平可能因病理情况而异。Lowe 及其同事的早期研究表明，患有特发性感觉急症和间质性膀胱炎（IC）的妇女的膀胱活检中出现了 NGF 高表达。尿样中 NGF 浓度升高。在 OAB 患者的尿液样本中也发现了高 NGF 水平。最近的一项研究比较了健康人与 OAB 患者尿中 NGF 的浓度。作者发现 OAB 患者尿中的 NGF 水平显著升高，并且尿中 BDNF 浓度也较高。

毫无疑问，NGF 是下尿路中研究得最充分的 NT，无论是在对组织的生理作用方面，还是作为公认的生物标志物方面。在大多数 OAB 或 IC 患者中，尿 NGF 水平（与肌酐浓度相对正常）明显高于健康对照组。此外，OAB 患者在经过生活方式干预、使用抗毒蕈碱药物、注射肉毒杆菌毒素和进行骶神经调节后尿 NGF 浓度显著降低。同样，在 IC 患者中，行膀胱镜下水扩张、口服聚硫酸戊聚糖、注射肉毒杆菌毒素和透明质酸治疗后，尿 NGF 显著下降。这些结果清楚地表明两点：①症状的严重程度与尿 NGF 水平有关；②尿 NGF 随治疗的不同而不同。这是生物标志物的两个可取特征，表明尿 NGF 可能足够敏感，有助于下尿路疾病的诊断和预后。

关于能否使用尿神经营养因子补充膀胱疾病的诊断或作为预测或预后的生物标志物目前还存在争议。

在其他方面也限制了尿 NTs 作为膀胱疾病的生物标志物的使用，包括技术问题。目前仍缺乏尿液收集和取样的统一方案，以及用于测量尿 NTs 的标准化分析试剂盒。商业试剂盒在可变性方面也需要改进，以达到临床使用所需的价值。此外，现有的研究规模较小，仅限于单个中心，许多研究没有安慰剂作对照。重要的是，在几种膀胱疾病中，包括 OAB、BPS、尿石症、尿路感染、尿路上皮肿瘤，以及留置导尿管或清洁间歇自导尿患者中均发现尿 NTs 增加。这引起了人们对这些尿液生物标志物的真正特异性和敏感性的质疑。在许多情况下，如 IC，诊断是基于患者报告的症状和检查收集的数据。

虽然 NGF 和 BDNF 作为泌尿系生物标志物仍有争议，但研究人员在 OAB、IC 和 CP/CPPS 患者的尿液样本中发现了高水平的 NTs，而且这些 NTs 与症状严重程度相关，并在治疗有反应的患者中消退。这表明，如果建立了收集和分析尿液样本的标准化程序，并且大型多中心安慰剂对照研究为其真正的敏感性和诊断价值提供了额外的支持证据，则尿中 NGF 和 BDNF 可能作为假定的生物标志物。

二、P 物质表达与 IC 疼痛

1. 概述　肥大细胞起源于骨髓,已知参与过敏和 1 型超敏反应的肥大细胞也可被非免疫刺激触发,如激肽,神经肽,如神经紧张素(NT)、生长抑素(SRIF)、P 物质(SP)、神经肽 Y 和神经递质乙酰胆碱(ACh)。

被激活的肥大细胞释放的血管活性、痛觉性和促炎分子可导致神经敏感化和神经递质或神经肽的分泌,如 ACh 和 P 物质,从而进一步刺激肥大细胞。这种恶性循环被认为是导致 IC 疼痛症状的原因之一,并表明 IC 可能是一种内脏疼痛综合征,其中包含神经性疼痛的成分。

2. P 物质来源与生物活性　P 物质(substance P,SP)是由 von Euler 和 Gaddum 发现的。SP 是在小直径感觉 C 纤维神经末梢合成的,并与多种炎症条件有关,并且能够调节超敏反应。在大鼠和人类中,SP 也被证明能触发 MCs 分泌。

SP 作为一种较大的蛋白质,其在核糖体中合成,然后通过酶作用转化为活性的十一肽。多肽广泛分布于脊椎动物的中枢和外周神经系统。在中枢神经系统中,SP 被认为参与各种行为反应和调节神经元的生存和退化。SP 还调节心血管和呼吸功能,并参与激活呕吐反射。在脊髓中,SP 参与疼痛感知和神经传导伤害性刺激,同时调节自主反射,包括排尿反射。在外周系统中,SP 定位于初级感觉神经元,以及胃肠道、呼吸道和泌尿生殖系统所固有的神经元。

尽管 SP 被描述为一种起源于神经的肽,但对啮齿动物的研究表明,它是由炎症细胞(如巨噬细胞、嗜酸性粒细胞、淋巴细胞和树突状细胞)产生的。SP 增强淋巴细胞增殖和免疫球蛋白的产生,并增强淋巴细胞、单核细胞、巨噬细胞和肥大细胞的细胞因子分泌。SP 诱导的炎症介质(如细胞因子、氧自由基、花生四烯酸衍生物和组胺)的释放会增强组织损伤,并进一步刺激白细胞招募,从而增强炎症反应。

3. P 物质表达与 IC 疼痛机制　SP 是感觉神经末梢分泌的一种神经肽,参与疼痛的病理生理学过程和免疫调节。SP 也被认为能触发人 MC 分泌,而雌二醇增强了这种作用。因此,IC 中膀胱 MCs 表达高亲和力雌激素受体尤为重要。

Saban 等研究显示,分离的豚鼠膀胱对 SP、神经肽 Y、VIP 和缓激肽有组胺释放反应。

在体外实验中,神经递质 ACh 和 SP 可激活大鼠膀胱肥大细胞。膀胱膨胀可减少 IC 症状,减少大鼠膀胱内 SP 阳性神经,而膀胱内辣椒素可剧烈刺激 SP 的神经元释放,缓解膀胱过敏患者的疼痛。

IC 患者的膀胱肥大细胞对多种促分泌剂(如 IgE 和抗原,以及 P 物质和乙酰胆碱)的反应也更强。

此外,在 IC 患者膀胱活检的黏膜下层中,肥大细胞附近含有 SP 的神经纤维也增加了。电子显微镜也显示了膀胱神经元和肥大细胞之间的密切解剖关系。大鼠膀胱肥大细胞可在体外被神经递质 ACh 和 SP 分子激活,这些分子先前已被证明能够在体外刺激下丘脑肥大细胞。值得注意的是,膀胱扩张可减轻 IC 症状,并耗尽大鼠膀胱中的 SP 阳性神经,而膀胱内注射囊泡素可急性刺激 SP 的神经元释放,缓解过敏性膀胱疾病患者的疼痛。

大多数患有 IC 的绝经前妇女报道称,她们的症状在经前或排卵时恶化。这种腹部压痛通常表现为盆腔炎或子宫内膜异位症,并导致进行了不必要的腹腔镜检查和子宫切除术。雌二醇增加了体内和体外 SP 触发的大鼠腹膜肥大细胞组胺分泌，以及原位膀胱肥大细胞分泌。此外，IC 中的膀胱肥大细胞表现出高亲和力雌激素受体的表达增加，但只有少数孕激素受体的表达，这表明某种形式的激素失衡。最后，雌激素可以诱导豚鼠膀胱肥大细胞的增殖。这些发现与女性性激素调节的结果一致。

4. IC 尿液 P 物质检测与评价 许多患 IC 的绝经前妇女在经期症状会恶化。雌二醇可促进体外由 SP 诱发的大鼠腹膜肥大细胞组胺分泌和原位膀胱肥大细胞分泌。IC 的膀胱肥大细胞表现出高亲和力雌激素受体的表达，雌激素诱导豚鼠膀胱肥大细胞的增殖。这些发现证实了女性性激素调节免疫过程。

目前的研究结果证实了早先关于未接受治疗的 IC 患者膀胱内 SP 阳性神经纤维增多的报道，也与之前发表的 IC 患者膀胱内神经纤维增多的报道一致。此外，Lundeberg 等报道，典型 IC 患者有较多的神经纤维，此类患者的膀胱冲洗液中含有 MCs 和组胺与神经纤维的数量有很好的相关性。他们认为 MCs 数量的增加依赖于膀胱神经支配的增加。

尽管 IC 患者膀胱内有炎症浸润，但 SP 阳性神经纤维似乎只与 MC 有接触。事实上，初步证据表明，人膀胱 MC 对 SP226 有反应，尽管人淋巴细胞没有这种受体。此外，IC 中只有膀胱 MC 表达高亲和力雌激素受体，这一发现具有重要意义，因为雌二醇会增强 SP 诱导的 MC 分泌。

膀胱 MC 上的 SP 阳性神经纤维增多，SP 可触发 MC 分泌，两者均与痛性炎症综合征有关，这表明 MC 与 SP 相互作用在 IC 的病理生理过程中起重要作用。在 IC 的病理生理机制中，MC 与 SP 的相互作用是通过与膀胱 MC 相连的 SP 阳性神经纤维的增多、SP 可触发 MC 分泌的事实，以及两者与痛性炎症综合征的关系而提出的。

因此，能够抑制 SP 释放和（或）阻止膀胱 MC 中 SP 激活的药物可能被证明至少在治疗 IC 相关的疼痛方面是有用的。

三、组胺表达与 IC 疼痛

1. 概述 肥大细胞是过敏反应的关键细胞，IgE 与肥大细胞表面特异性的受体相结合，触发多种生物活性化学物质的分泌。这些物质包括预先形成的分子，如肝素、组胺、蛋白酶、磷脂酶、趋化物质和细胞因子，以及从头合成的分子，如白三烯、前列腺素和血小板活化因子。

肥大细胞也可以释放激肽、血管活性肠肽和 TNF，和组胺一样都是有效的血管扩张剂，会加重炎症。此外，组胺、亲和素、前列腺素和 TNF 是伤害性的，可以进一步刺激周围神经末梢。除了 IgE 和抗原外，激肽和 P 物质以及神经递质乙酰胆碱也可能触发肥大细胞的分泌。许多这样的分泌物是由支配含有肥大细胞的反应器官（如膀胱）的神经元释放的。间质性膀胱炎患者膀胱中 P 物质阳性纤维增加，尿激肽水平也增加。

组胺（histamine）是储存在肥大细胞和血源性嗜碱性粒细胞分泌颗粒中的主要介质。

2. 组胺分子结构与生物活性 组胺是引起血管舒张和血管通透性增加的重要化学介质，甚至可能参与过敏反应。它还作用于多种生理功能，如细胞分化、增生、造血和细胞再生。组胺的合成氨基酸组氨酸通过 L- 组氨酸脱羧酶（HDC）发生脱羧，该酶在神经元、壁细胞、胃黏膜细胞、肥大细胞和嗜碱性粒细胞中表达；组胺的降解是由酶二胺氧化酶（DAO）和组胺 N- 甲基转移酶（HNMT）介导的，它们催化组胺脱氨。HNMT 在中枢神经系统中表达，在中枢神经系统中可能发挥关键的调节作用。

组胺的多效性作用是由 4 种组胺受体（histamine receptors，HR）介导的，即 H1R、H2R、H3R 和 H4R，它们是 G 蛋白偶联受体。这些受体的活性构象和非活性构象在平衡中共存。这些受体的激动剂稳定活性构象，而拮抗剂稳定非活性构象。

炎症介质是由激活的细胞产生的分子，可强化和延长炎症因子反应。组胺是一种强效的炎症介质，常与过敏反应有关，能够促进血管和组织改变，具有较高的化学引诱活性。组胺与嗜酸性粒细胞 H4R 结合，除了能促进肌动蛋白丝重排外，还可诱导巨噬细胞 -1 抗原（Mac1）和 ICAM-1 黏附分子表达增加。这些事件有利于嗜酸性粒细胞从血液迁移到炎症部位。在肥大细胞中，组胺与这一受体的结合促进细胞内钙的释放，并促使肥大细胞补充到组织。

如上所述，组胺的多效性效应是四种不同受体存在的结果，它们属于同一 G 偶联蛋白家族，并触发不同的信号级联，这些受体分布在不同的组织和细胞中。因此，除了在炎症过程中的经典作用，组胺被认为是免疫调节的关键角色。

由于组胺受体的不同性质，组胺的多效性作用使这个简单的分子对免疫系统发挥广泛和相反的作用，突出了微调控制的重要性，促进体内环境的平衡，平衡重要的炎症反应，以保护宿主并实现免疫调节。

3. 组胺的产生与 IC 疼痛机制　20 世纪 50 年代末，首次提及肥大细胞释放的组胺与间质性膀胱炎有关，因为组胺会导致疼痛、红斑、血管扩张和纤维化。

在逼尿肌肥大细胞增多的间质性膀胱炎患者中，组胺的主要代谢产物 1，4- 甲基咪唑乙酸的尿液排泄量显著增加。肥大细胞含有储存不同介质的颗粒，这些介质在各种类型的刺激后释放。由于组胺是一种主要的肥大细胞介质，并且与疼痛、充血、血管舒张、炎症和纤维化（间质性膀胱炎的所有显著症状）有关，所以考虑了通过肥大细胞激活释放的组胺与间质性膀胱炎患者的刺激症状之间的可能存在的相关性。

4. IC 尿液组胺检测与评价　间质性膀胱炎患者尿液中肥大细胞产物（如组胺、甲基组胺和 IL-6）水平升高；然而，关于这些标志物如何与间质性膀胱炎的客观发现（如膀胱镜检查和组织学发现）相关联，以及肥大细胞活性与患者症状的关系，这些都知之甚少。

众所周知，肥大细胞会对机械刺激（如脱水）产生脱颗粒反应。肥大细胞释放的主要因素之一是炎症介质组胺。研究表明，肥大细胞脱颗粒并释放组胺发生在刺激后的前 5 ～ 20 min。因此，急性肥大细胞激活会导致组胺的显著释放，这可能在尿液中检测到。

然而，我们的研究表明，只有间质性膀胱炎患者在接受水降压（急性刺激）时，尿液中的组胺含量才会立即升高。这一初步发现表明，在脱水前和脱水后立即测量尿组胺与尿肌酐的比值可能成为辅助诊断间质性膀胱炎的重要客观参数。

任何治疗间质性膀胱炎的方法都可能降低尿组胺水平，这使得与对照组进行比较的意义不大。研究的患者越多，微小的差异就越有统计学意义。尿样的保存至关重要，因为组胺会被氧化，然后迅速甲基化。因此，除非尽快冷冻或处理尿液，否则尿液很可能会降解。

尿甲基组胺（methylhistamine）水平也可以反映全身而不仅是局部（膀胱）组胺的释放和代谢。在已有的研究中，间质性膀胱炎患者并未显示出存在可能导致尿甲基组胺水平升高的系统问题（例如过敏反应、哮喘）。因此，甲基组胺可作为间质性膀胱炎的一种潜在诊断标志物，用于辅助该疾病的诊断。

有研究表明，IL-6、甲基组胺和组胺三种标志物，在间质性膀胱炎患者中均高于对照组，IL-6 和组胺有显著差异。甲基组胺和 IL-6 联合检测可作为间质性膀胱炎的敏感、特异标志物，其敏感性为 70%，特异性为 72.4%。在这三个标志物中，没有一个标志物能够单独有效地区分患者组和非患者组。与 AFP 相比，这三种标志物灵敏度和特异度均较差。AFP 水平在患者中显著高于对照组，其敏感性为 94%，特异性为 95%。然而，APF 的验证数据有限，许多研究已经注意到肥大细胞产物的升高，包括甲基组胺和 IL-6。

间质性膀胱炎的症状往往是非特异性的，并可能与其他情况相混淆，如膀胱过度活跃。如果间质性膀胱炎的诊断不确定，可以使用诸如 IL-6 和甲基组胺水平的预测指标，可与其他标志物如 AFP 结合起来，用于诊断和选择患者进行附加治疗。

第七节　类胰蛋白酶与间质性膀胱炎

一、概述

活化的人类肥大细胞分泌预先形成的颗粒来源的介质，这些介质包括组胺、蛋白多糖及被称为类胰蛋白酶和糜蛋白酶的中性蛋白酶。同时，肥大细胞还会产生新的介质，如前列腺素 D2、白三烯 C4 和血小板活化因子。这些介质有可能作为肥大细胞参与病理过程的临床标志物。例如，血浆组胺反映了过敏反应期间肥大细胞、嗜碱性粒细胞的激活状态，同时也可能指示全身肥大细胞增多症受试者中存在的大量肥大细胞。然而，组胺会迅速从循环中清除。

有研究开发了一种免疫测定法来测量类胰蛋白酶，从而可以将这种酶作为评估肥大细胞颗粒释放的临床有用标志物。

二、类胰蛋白酶来源与生物活性

类胰蛋白酶是一种中性蛋白酶，已知是迄今为止定义的两种类型的人类肥大细胞中每一种的分泌颗粒的主要蛋白质成分。首先，是 T 肥大细胞，其含有类胰蛋白酶，但不含有糜蛋白酶，类胰蛋白酶主要在肺（特别是肺泡）和肠黏膜中，其含有中性蛋白酶，并在皮肤和肠黏膜下层中占主导地位，通过皮肤、肺和肠组织检测到的所有肥大细胞，以及全身性肥大细胞增多症受试者的皮肤病变中都存在类胰蛋白酶。尽管类胰蛋白酶在人类嗜碱性粒细胞中的含量相对较少，但也没有在外周血、肺、皮肤和肠组织以外的其他类型细胞中检测到它。它定位于分泌颗粒，最初是通过与从人体肺组织中分散的、经过免疫激活的肥大细胞所释放的组胺一起显示的。胰蛋白酶和组胺也出现在敏感受试者皮肤与过敏源激发部位上的皮肤腔液中，以及在与过敏源而非组胺激发后的鼻腔灌洗液中。胰蛋白酶作为 134 000 Mr 的活性四聚体储存和释放，可能与肝素或硫酸软骨素蛋白多糖结合，共同存在于肥大细胞的分泌颗粒中。得到的大分子蛋白酶－蛋白多糖复合物使类胰蛋白酶稳定在其活性四聚体形式，并可能部分限制其从组织释放位点的扩散。类胰蛋白酶与肝素的分离允许类胰蛋白酶亚基彼此解离，形成无活性的单体亚基。胰蛋白酶通常对存在于血浆和尿液中的胰蛋白酶或糜蛋白酶抑制剂不敏感。

三、类胰蛋白酶与 MC 表型及意义

间质性膀胱炎的确切病因和发病机制尚不清楚。然而，免疫系统与局部过敏反应的参与被认为是至关重要的。此外，大多数关于人类和动物的研究都集中在肥大细胞在发病机制中的中心作用，因为有研究表明抗组胺药在治疗中具有有益作用。研究表明在间质性膀胱炎中，肥大细胞在逼尿肌、固有层和黏膜下层出现了明显的聚集和活化现象。临床研究表明，肥大细胞介质包括组胺、胰蛋白酶和 IL-6 水平增加。神经－免疫相互作用在间质性膀胱炎发病机制中的关键作用已被证实。

肥大细胞活化可产生前列腺素、白三烯、血小板活化因子（PAF）等次生介质和多种细胞因子，如 IL-1、IL-3、IL-4、IL-5、IL-6 等粒细胞巨噬细胞集落刺激因子（GMCSF）、巨噬细胞炎症蛋白（MIP）-1β、MIP-1α 和 TNF-α。肥大细胞由于多种炎症介质的合成和释放，可在各器官中产生病理生理变化，从而导致不同疾病的发生。成熟的肥大细胞在形态和功能方面表现出强烈的物种和器官特异性。它们的功能反应性也严重依赖于微环境。因此，肥大细胞根据局部组织条件适应并释放介质。肥大细胞由两种表型组成：含有胰蛋白酶但不含糜蛋白酶的黏膜肥大细胞和含有两种蛋白酶的结缔组织型肥大细胞。

肥大细胞参与过敏反应时，伴随脱颗粒现象，导致释放组胺、细胞因子、血管活性介质、伤害性介质和肽。肥大细胞已被证实存在于 IC 患者中。肥大细胞的密度已被证明与黏膜下膀胱炎症的程度密切相关。虽然 Lynes 等人的研究显示膀胱肥大细胞与 IC 患者的症状程度没有相关性，但一项更大规模的研究显示，与夜尿症增加相关的固有层肥大细胞计数增加。在对 IC 患者、细菌性膀胱炎患者和对照组的比较中，发现 IC 患者尿路上皮和黏膜下层的肥大细胞数量最多。肥大细胞可以通过组织学和尿中胰蛋白酶、组胺和甲基组胺水平的升高来识别。仅仅靠肥大细胞数量的增加来解释神经改变的原因有一定的问题，因为这一发现主要见于 IC 患者的上皮脱落或 Hunner 溃疡，而似乎不能解释缺乏上皮剥脱的患者的发现。非溃疡型 IC 患者膀胱中的肥大细胞计数与对照组没有差异。肥大细胞可能与 IC 患者的一部分有关，肥大细胞释放细胞因子、炎症分子和血管活性物质可能导致乙酰胆碱（ACh）和 SP 的释放，这些可能会加剧神经源性炎症，并开始一个类似于内脏疼痛或神经源性炎症的过程。根据间质性膀胱炎数据库（ICDB）研究的数据，固有层血管密度和肉芽组织的增加被认为与胰蛋白酶阳性染色（肥大细胞）有关。同样，这些变化通常与尿路上皮剥脱有关。

类胰蛋白酶作为人类肥大细胞标志物的特异性已在先前的研究中通过免疫组织化学技术显示。因

为类胰蛋白酶是一种预先形成的介质，与组胺和蛋白多糖一起储存在肥大细胞的分泌颗粒中，肥大细胞的脱颗粒，无论是通过免疫激活还是非免疫激活，都伴随着这种酶的释放。胰蛋白酶免疫细胞化学是鉴定膀胱肥大细胞最精确的技术。

总之，类胰蛋白酶是人类肥大细胞的一种区分标志物，当在血清或血浆中检测到它时，表明肥大细胞是一种活跃的参与者。单独的败血症和心肌梗死（伴有或不伴有低血压）都不会导致血清中类胰蛋白酶的持续可检测水平升高，尽管相关的过敏事件通过血清或血浆类胰蛋白酶升高来反映。可检测的类胰蛋白酶水平可能持续至少几个小时，这取决于初始升高的幅度和抗原刺激的持续时间。循环中类胰蛋白酶的水平似乎有希望作为评估乳腺细胞介导的疾病的诊断相关性。

四、IC 尿液类胰蛋白酶检测与评价

研究关注了肥大细胞（MC）在 IC 患者膀胱中的重要性，多数文献提示肥大细胞密度在 IC 患者中会增加。IC 患者尿 MC 特异性标志物胰蛋白酶和组胺代谢产物甲基组胺水平显著升高，可作为可靠的诊断指标。MC 激活可以解释 IC 的许多特征，如疼痛和炎症，因为 MC 分泌大量的血管活性、炎症性和痛觉性分子可以激活局部神经末梢。此外，IC 患者的神经纤维增生、MC 相关物质 P（SP）阳性神经末梢的增加，以及神经肽 SP 可触发 MC 分泌，均表明 MC 可能在神经源性膀胱炎和排尿疼痛症状的发展中起重要作用。

在人膀胱活检中发现肥大细胞介质组胺水平升高，反映了肥大细胞数量的增多。然而，最近的一项研究发现 IC 患者的尿中组胺没有升高，这并不奇怪，因为如果尿液保存不当，则会导致组胺被氧化然后很快被甲基化。除非尿液被冷却、冷冻或快速处理，否则组胺可能会进一步降解。

逼尿肌肥大细胞增多症的 IC 患者尿液中主要组胺代谢产物 1，4- 甲基咪唑乙酸（1，4-MIAA）的排泄量升高，而甲基组胺在 IC 患者 24 h 尿液中也显著升高。但这种升高仍可解释为全身性膀胱综合征而非膀胱综合征。同样，独特的肥大细胞标志物类胰蛋白酶也升高278。蛋白水解酶和胰蛋白酶对肥大细胞都是特异性的，会在活动性、系统性过敏反应和肥大细胞增多症患者血浆中升高。然而，全身性胰蛋白酶不太可能在尿液中完整地存活。因此，IC 的一些症状和膀胱镜检查结果可能由血管舒张、促炎和伤害性肥大细胞介质的释放引起，尤其是细胞因子和类胰蛋白酶，这可能导致直接的组织损伤和疼痛。

IC 最不寻常的特征是通过超微结构标准显示的膀胱肥大细胞的激活，并通过 IC 患者 24 h 尿液中甲基组胺和独特的肥大细胞类胰蛋白酶水平的增加来证实。

虽然尿甲基组胺水平可以反映全身和局部（膀胱）组胺的释放和代谢，但在胰蛋白酶的情况下却不是这样。因此，尿胰蛋白酶和甲基组胺升高，结合临床表现，可用于诊断 IC 的存在。

第八节　糖胺聚糖与间质性膀胱炎

一、概述

膀胱本身是泌尿生殖系统的一部分，负责储存尿液直到排尿行为发生。膀胱组织包括多层系统，包括黏膜层、黏膜下层、肌层和浆膜层。黏膜层（移行上皮或尿路上皮）是膀胱腔最邻近的一层。这一层被糖胺聚糖（glycosaminoglycans，GAG）层包裹，作为一个屏障，防止电解质、细菌和其他尿液溶质到达膀胱上皮。GAG 层由多糖分子、胶原蛋白、弹性蛋白、纤维连接蛋白和层粘连蛋白组合而成，对维持泌尿系统的功能完整性很重要。

二、GAGs 分子结构与类型

糖胺聚糖是由己糖胺基（hexosaminyl）和醛基残基交替形成的一种线性共聚物，硫酸角蛋白是由己糖胺基和半乳糖基残基交替形成的。除尿路外，糖胺聚糖通常不是自由链，而是蛋白聚糖的组成成分。蛋白聚糖是含有一个或多个共价结合的糖胺聚糖链的蛋白质，蛋白多糖的蛋白质部分被称为核心蛋白质。在碳水化合物的性质上，蛋白聚糖与糖蛋白不同，在蛋白聚糖中是糖胺聚糖，在糖蛋白中是支链低聚糖。需要注意的是，如果一个蛋白多糖除了携带糖胺聚糖外还携带低聚糖，那么它也可以是糖蛋白。

由于糖胺聚糖在糖酸残基上的羧酸基团和在被硫酸酸化残基上的硫酸盐基团，它们带负电荷。对糖胺聚糖与有机阳离子相互作用的模型的研究表明，糖胺聚糖的高电荷产生了一个有序的水分子。事实上，糖胺聚糖的许多反应都是由这个水层的有序和无序驱动的。因为每个带电基团可以排列几个水分子，所以一个糖胺聚糖链可以被几百个水分子水合。这个水层在糖胺聚糖附近直接产生一个高度亲水的环境。

糖胺聚糖是一种硫酸化的带负电荷的多糖，几乎存在于人体的每一个细胞中。GAG 主要有两种类型。非硫酸化 GAG 包括带负电荷最少的透明质酸（hyaluronic acid，HA）；硫酸化 GAG 包括硫酸软骨素（chondroitin sulfate，CS）、硫酸皮肤素（dermatan sulfate，DS）、硫酸角蛋白（keratan sulfate，KS）、硫酸乙酰肝素（heparan sulfate，HS）和肝素（heparin）。硫酸化的分子大小和类型因组织而异。由于这一特点，GAG 在许多病理条件下起着重要的作用。

三、GAG 与黏膜渗透

膀胱是一个肌肉器官，允许尿液在需要时间歇性地储存和排出。尿路上皮是不渗透的，在尿液和下面的膀胱之间起着重要的屏障作用。尿管内表面的伞状细胞层表面覆盖着 GAG。磺化的 GAG 黏液层保护膀胱的移行上皮免受尿液中的刺激物（包括微晶体、蛋白质、钙、有毒代谢产物和致癌物）的刺激。GAG 的存在也是必要的，能够抑制细菌黏附和感染，并防止肿瘤细胞的种植。

GAG 是覆盖尿路表面的尿路上皮基膜的组成部分，对 GAG 层的破坏则破坏了尿路的屏障功能。肾小球的肾滤过是在肾小球滤过膜中进行的，GAG 在肾小球基底膜的分子结构中起着关键作用。肾小球基底膜具有选择性的通透性，对血浆中的中小型溶质表现出很高的膜通透性，同时保持大分子的相对不通透性。

尿路的渗透性与高硫酸糖胺聚糖的水化特性密切相关。在上尿路，这些分子主要负责肾小球基底膜的选择性渗透性，但在尿路上皮，它们主要负责其不渗透性。尿路上皮的生长和分化无疑也受到细胞表面和基质蛋白多糖的调控，这些相互作用可能对我们理解如间质性膀胱炎和膀胱癌等疾病很重要。

糖胺聚糖是极亲水的大分子,因为多糖链上存在羧基和硫酸基,使它们在水基溶液中能很好地溶解。它们在膀胱表面的存在确保了水与移行细胞表面的结合，防止尿液迁移到上皮细胞膜上，并起到抗黏附表面的作用。事实上，正常的膀胱尿路上皮有一层糖共轭层，能够起到抗黏附和促进通透性屏障的作用。

由于它们的负电荷，独特的整体构象和吸水时的凝胶状性质，这些硫化的 GAG 被认为是为尿路提供了一层保护涂层。由于这些 GAG 通常是从膀胱壁脱落的，所以尿液中 GAG 水平被认为反映了尿液 GAG 涂层的数量。Parson 和 Hurst 等的研究表明，间质性膀胱炎患者尿液 GAG 水平会降低。

四、IC 尿液 GAG 检测与评价

尿液 GAG 由 80% 的硫酸软骨素、20% 的硫酸肝素、少量的硫酸皮聚糖（1% ～ 2%）和微量的 HA 和 KS 组成。证据表明，尿液 GAG 可能来源于全身，也可能起源于肾脏和（或）尿道。当 GAG 定位于细胞外时，其变化可能反映了体液（如血和尿液）的变化。

Salvaggio 等提出，尿 GAG 排泄可能是一种有价值的标志，提示膀胱损伤的发生。间质性膀胱炎是一种病因不明的慢性膀胱炎性疾病。由感染、原发性神经源性炎症、肿瘤药物或放射、膀胱创伤或自身免疫反应引起的泌尿系损伤被认为是所有膀胱病理的中心。输尿管损伤引起的尿液和膀胱交界处 GAG 层的丢失表明膀胱防御机制已被破坏。不管损伤的实际原因如何，炎症过程在每个病例开始后都是以相似的方式发展起来的。尿路上皮丧失其屏障功能后，药物和毒素与上皮下层接触，从而引发更深层次的炎症。尿液成分从受损的尿路上皮渗漏到膀胱壁间质后的一系列事件导致肥大细胞激活和组胺释放。损伤后，尿路上皮通常会自我修复，但未经治疗的炎症会通过上皮细胞分泌一种抗增殖因子，阻止尿路上皮 GAG 层的自发愈合。

对间质性膀胱炎患者的尿 GAG 水平进行的研究，结果并不一致。有研究表明间质性膀胱炎患者尿中 GAG 排泄量减少。同时，Lokeshwar 等表明，在他们的研究中，尿酸含量和 HA 水平与间质性膀胱炎的严重程度相关。Erickson 等发现间质性膀胱炎患者的尿液 HA 水平高于健康对照组。魏等人证明，总 GAG 与硫酸化 GAG 的比例增加，尿液中 HA 水平略高，这表明间质性膀胱炎患者的 GAG 层发生了变化。

尿糖胺聚糖作为间质性膀胱炎的诊断标志物，许多研究比较了 IC 和健康对照尿中 GAG 水平，包括总 GAG 和单个 GAG，检测内容包括硫酸软骨素、硫酸肝素和透明质酸。结果各不相同，不同的研究人员发现 IC 患者尿液中的 GAG 水平普遍会出现升高、降低或与对照尿样相似三种情况。没有研究者发现 IC 和对照尿 GAG 水平有足够清晰的分离，从而能够允许使用 GAG 作为诊断标志物。

尿 GAG 水平受检测方法的影响很大，因此多中心研究就最佳检测方法达成一致是很重要的。它们不太可能成为 IC 的诊断标志物，但可能发展为疾病活动性的标志物。

第九节　问题与展望

大量研究表明，尿液生物标志物对膀胱疾病（如膀胱癌 bladder cancer，BC）的诊断具有较高的敏感性和特异性，证实了利用尿脱落上皮作为分析手段诊断膀胱疾病的可行性。如果该方法准确可靠，不仅可用于膀胱疾病的诊断，还可用于人群疾病的筛查。然而，将尿液生物标志物应用于临床还需要进一步的研究。要进一步完善生物标志物组合并验证组合的可行性，促进尿液生物标志物分析的进展，使其尽快应用于临床工作。

（尚芝群　牛远杰）

参考文献

[1] AKIYAMA Y. Biomarkers in interstitial cystitis/bladder pain syndrome with and without Hunner Lesion：A review and future perspectives［J］. Diagnostics（Basel），2021，11.

[2] AKIYAMA Y，DAICHI M，KATOH H，et al. Molecular taxonomy of interstitial cystitis/bladder pain syndrome based on whole transcriptome profiling by next-generation RNA sequencing of bladder mucosal biopsies［J］. J Urol，2019，202（3）：290-300.

[3] CARMELIET P，JAIN R K. Angiogenesis in cancer and other diseases［J］. Nature，2000，407：249-257.

[4] CARMELIET P. Angiogenesis in health and disease［J］. Nat Med，2003，9（6）：653-660.

[5] COELHO A，OLIVEIRA R，ANTUNES-LOPES T，et al. Partners in crime：NGF and BDNF in visceral dysfunction［J］. Current neuropharmacology，2019，17（11），1021-1038.

[6] FERRARA N，GERBER H P，LECOUTER J. The biology of VEGF and its receptors［J］. Nature medicine，2003，9（6），669-676.

[7] GALLI S J. New concepts about the mast cell［J］. N Engl J Med，1993，328（4）：257-265.

[8] ISLAM S A，CHANG D S，COLVIN R A，et al. Mouse CCL8，a CCR8 agonist，promotes atopic dermatitis by recruiting IL-5$^+$T（H）2 cells［J］. Nature immunology，2011，12（2）：167-177.

[9] JAIN R K. Molecular regulation of vessel maturation［J］. Nature medicine，2003，9（6）：685-693.

[10] JOUKOV V，PAJUSOLA K，KAIPAINEN A，et al. A novel vascular endothelial growth factor，VEGF-C，is a ligand for the Flt4（VEGFR-3）and KDR（VEGFR-2）receptor tyrosine kinases［J］. EMBO J，1996，15（7）：1751.

[11] KEYZER J J, DE MONCHY J G, VAN DOORMAAL J J, et al. Improved diagnosis of mastocytosis by measurement of urinary histamine metabolites [J]. N Engl J Med, 1983, 309: 1603-1605.

[12] LEUNG D W, CACHIANES G, KUANG W J, et al. Vascular endothelial growth factor is a secreted angiogenic mitogen [J]. Science, 1989, 246 (4935): 1306-1309.

[13] PINTO R, LOPES T, BÁRBARA FRIAS, et al. Trigonal injection of botulinum toxin A in patients with refractory bladder pain syndrome/interstitial cystitis [J]. European urology, 2010, 58 (3): 360-365.

[14] PLAUT M, PIERCE J H, WATSON C J, et al. Mast cell lines produce lymphokines in response to cross-linkage of Fc epsilon RI or to calcium ionophores [J]. Nature, 1989, 339: 64-67.

[15] SCHWARTZ L B, METCALFE D D, MILLER J S, et al. Tryptase levels as an indicator of mast-cell activation in systemic anaphylaxis and mastocytosis [J]. N Engl J Med, 1987, 316: 1622-1626.

[16] SENGER D R, PERRUZZI C A, FEDER J, et al. A highly conserved vascular permeability factor secreted by a variety of human and rodent tumor cell lines [J]. Cancer Res, 1986, 46 (11): 5629-5632.

[17] SERAFIN W E, AUSTEN K F. Mediators of immediate hypersensitivity reactions [J]. N Engl J Med, 1987, 317: 30-34.

[18] STEERS W D, TUTTLE J B. Mechanisms of disease: The role of nerve growth factor in the pathophysiology of bladder disorders [J]. Nature clinical practice. urology, 2006, 3 (2): 101-110.

[19] STELLER H. Mechanisms and genes of cellular suicide [J]. Science, 1995, 267: 1445-1449.

第十一章
间质性膀胱炎尿流动力学表现与鉴别疾病

第一节　概述

　　尿流动力学检查是研究尿液运输、储存和排空的科学，即尿液从肾脏输送到膀胱及其在膀胱中储存和排空的病理生理过程的医学科学。目的是解答患者的储尿和排尿有关的问题。目前，尿流动力学检查主要用于评估下尿路功能。下尿路有两个主要功能：低压储尿和自主排尿。低压储尿对于保护肾脏和确保控尿是必需的，自主排尿即在社会条件合适的情况下排空膀胱而不必担心尿失禁及膀胱过度充盈。尿流动力学检查包含对尿路功能及功能障碍的评估。

　　尿流动力学检查是评估下尿路症状和功能的方式之一，其目的是重现患者的症状，并通过尿动力学检查确定产生症状的原因。什么时候需要做或为什么要做尿动力学检查，需要临床医生有相关专业知识。根据患者的症状及疾病不同，需从尿动力学检查中所得到的信息也不同，如对于排尿困难患者需要知道其逼尿肌收缩力、下尿路梗阻程度等信息，对于尿失禁患者，需要了解其腹压漏尿点压、有无逼尿肌过度活动等信息。同时，尿动力学检查又是在非自然状态下进行的检查，受到尿道内导管的留置、排尿体位、检查环境及检查时间等影响，并非所有的症状都能在尿动力学检查中体现出来（如检查过程中未诱导出排尿反射），也并非所有的异常结果都有意义。因此，对于尿流动力学检查结果，需结合患者的病史、症状、体征及其他辅助检查手段综合解释。

　　间质性膀胱炎（Interstitial cystitis/Painful bladder syndrome，IC）没有公认的尿动力学诊断标准。在尿动力学检查过程中可能会有明显的不适，因此IC患者的检查结果是不稳定的，由于膀胱感觉功能的主观性质，充盈期膀胱压力容积测量过程中的膀胱感觉可能是正常的或明显异常的，充盈过程中疼痛与IC一致。大多数患者的充盈过程中膀胱压力和顺应性正常。逼尿肌过度活动也可见于IC患者。盆底肌功能障碍可能表现为静息尿道压过高，因疼痛引起的盆底肌肉功能障碍相关的括约肌松弛不良导致功能性膀胱出口梗阻，也可表现为盆底肌肉不松弛导致的膀胱收缩力低下。尿动力学评估可能有意义的指征包括：怀疑男女患者中存在出口梗阻、可能存在逼尿肌收缩力差或其他可解释患者最初对一线治疗失败的原因的情况。

第二节　尿流动力学原理与方法

尿流动力学是泌尿外科的一个分支学科，依靠流体力学和电生理学原理和方法，检测尿路各部分的压力、流率及生物电活动，了解尿路排送尿液的功能和机制，以及排尿功能障碍相关疾病的病理生理学变化。

尿流动力学检查包含有创检查项目和无创检查项目。有创检查项目在检查过程中需将一根或多根导管或任何其他换能器插入膀胱和（或）其他体腔内，或插入探针或针头，例如充盈期膀胱压力 - 容积测定、压力流率测定、尿道压力测定、EMG 测量。无创检查指检查过程中无导管进入体内，如尿流率测定，残余尿测定等。国际尿控学会推荐尿流动力学检查案：采集患者的病史（应包括明显的症状和症状评分以及所用药物）、相关临床检查、3 天的排尿日记、能反映平常排尿情况的尿流率测定及残余尿测定、充盈期膀胱压力 - 容积测定、压力流率测定，如果条件允许，所有的检查应在患者最喜欢或最常用的姿势下进行，如舒服的坐位或站立位。除了上述标准检查方案外，根据患者病情，还可选择肌电图检查、神经电生理检查等项目。对于神经源性膀胱患者，影像尿动力学检查是评价其上 / 下尿路功能障碍及病理生理改变的金标准，常用的尿流动力学检查项目原理及方法如下。

一、尿流率测定

尿流率测定（uroflowmetry）是指单位时间内排出体外的尿液的量，单位为 mL/s。正常排尿过程是在逼尿肌收缩和膀胱出口松弛协同下完成，尿流曲线表现为连续、钟形、平滑的曲线（图 11-1）。该检查是对排尿功能的客观及综合的反应，最大尿流率（Qmax）为尿流率中最灵敏的参数，因最大尿流率受总排尿量影响，根据国际尿控学会（International Continence Society，ICS）规定只有排尿量大于150 mL 才有意义，对于逼尿肌压力正常患者，即使存在膀胱出口梗阻，也可能出现 Qmax 正常（高压高流形），其降低可以是逼尿肌无力或膀胱出口梗阻或两者共同作用。当尿量在 150 ～ 400 mL 时，成年男性 Qmax 最低值为 15 mL，女性为 20 mL。国际尿控学会推荐尿流率测定报告形式为：最大尿流率 /排尿量 / 残余尿。患者的体位、情绪等均会对排尿造成一定的影响，因此在检查过程中，需患者保持最舒适的排尿体位，最大限度地减小患者的焦虑及紧张感。根据患者的报告结合患者的排尿日记或自我感觉，检查是否有代表性，在报告中记录患者的排尿体位，如果结果不具有代表性或结果有异常，特别是出现排尿量及最大尿流率明显减小、残余尿量增加等情况，建议重复测量。

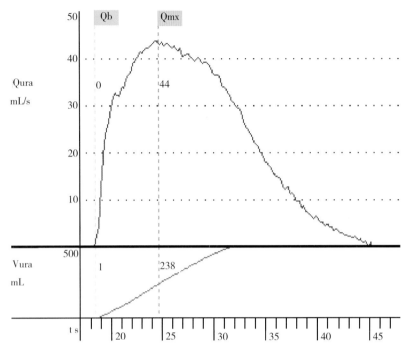

注：Qura—尿流率（mL/s）；Vura—排尿量（mL）。

图 11-1　尿流率测定

二、残余尿量测定

残余尿量测定（post-void residual volume，PVR）是指在完成排尿后膀胱内剩余的液体量。排空百分比（voided percentage，Void%）是对排尿功能或效率的数值描述，即排尿量占膀胱总容量的比例。计算公式：［排尿量/（排尿量 + 残余尿量）× 100%］。结果中应指定用于测量体积的技术（如超声或导管）。正常排尿反射为正反馈调节，膀胱应完全排空，肾脏持续性向膀胱内排送尿液，受检查时间延迟等因素影响，膀胱残余尿并不完全为零，儿童和成人残余尿定点值为 10 mL，通常将经重复测量后残余尿大于 50 mL 视为异常，残余尿只有在影响肾功能或引起下尿路症状的情况下才有临床意义，残余尿量受膀胱收缩力、膀胱收缩时间及膀胱出口综合影响，单纯残余尿量测定无法区分残余尿是来自于膀胱功能异常还是下尿路梗阻。

三、膀胱压力容积测定

ICS 膀胱压力容积测定（Cystometry）定义：测定膀胱充盈过程中压力与容积之间的关系。其原理为经尿道（或其他途径如耻骨上，可控性尿流改道途径）导管持续灌注膀胱，实时同步记录膀胱内压（intravesical pressure，Pves）及腹压（abdominal pressure，Pabd），逼尿肌压（detrusor pressure，Pdet）为膀胱压与腹压的差值，即 Pdet=Pves-Pabd。模拟膀胱生理状态下充盈期的压力 - 容量变化。充盈期开始于膀胱灌注开始，结束于患者或检查者发出排尿指令或出现尿失禁。用于评价膀胱在充盈过程中的顺应性、稳定性、容量、感觉功能及在出现漏尿时逼尿肌情况和压力（图 11-2）。

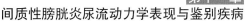

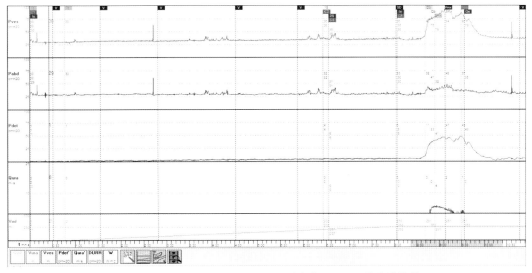

注：Pves—膀胱压；Pabd—腹压；Pdet—逼尿肌压；Qura—尿流率；Vinf—膀胱灌注量。

图 11-2　尿流动力学检查图

1.膀胱感觉

（1）初次充盈感（firstsensation of bladder filling，FS）：膀胱充盈过程中患者首次意识到膀胱充盈的感觉。

（2）正常排尿感（normal desire to void，ND）：膀胱充盈到患者可能随时排尿但又可以根据需要被延迟的程度。

（3）初次排尿感（first desire to void，FD）：充盈过程中患者首次出现排尿感觉时刻。

（4）强烈排尿感（strong desire to void，SD）：膀胱充盈到患者产生持续的排尿欲望但又没有担心尿液漏出。

（5）急迫排尿感（urgency，UD）：指膀胱充盈到患者产生强烈的排尿欲望并伴漏尿的恐惧程度。

（6）正常膀胱感觉：正常膀胱的 FD 出现在膀胱充盈达到 50% 最大膀胱容量（maximum cystometric bladder capacity，MCC）时候，ND 出现在约 75% MCC 的时候，SD 出现在约 90% MCC 的时候。

（7）膀胱感觉增高（膀胱感觉过敏）：提早出现的 FS（低于 100 mL）和 ND、降低的 MCC（低于 250 mL）。

（8）膀胱感觉减退：延迟出现的 FD 与 ND，但不出现 SD 与 UD。

（9）膀胱感觉缺乏：完全丧失感觉。

2.逼尿肌活动性 / 功能

（1）正常逼尿肌功能：正常逼尿肌在充盈过程中压力没有或有很小的增高，无自主收缩或当体位改变、咳嗽及听见流动水声时诱发的收缩。

（2）逼尿肌过度活动（detrusor overactivity，DO）：在充盈过程中出现的逼尿肌收缩。这种收缩

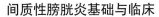

可以是自发性的，也可以是诱发的。有的可以被抑制，有的无法被抑制。可以是病理性的，也可以是生理性的。当无明显病因和诱因出现的逼尿肌收缩称为特发性/原发性逼尿肌过度活动（idiopathic / primary detrusor overactivity）；有证据表明当收缩与神经系统疾病（病史、体征及辅助检查）有关时称继发性神经源性逼尿肌过度活动（neurogenic/secondary detrusor overactivity）；如果由确定的非神经源性疾病（如梗阻、肿瘤、结石等）引起的称非神经源性继发性逼尿肌过度活动。逼尿肌过度活动的特点可以是期向性过度活动，也可以是终末期逼尿肌过度活动（出现在膀胱测压容积时，逼尿肌无抑制收缩且不能被抑制，常伴随膀胱完全排空）。理想状态下，患者的症状应在尿流动力学检查过程中重现，膀胱过度活动应伴随着尿急或急迫性尿失禁，有时在没有症状的情况下出现甚至较明显，尤其是在神经源性逼尿肌过度活动可以在诱导过程中出现。在健康无症状志愿者中，也会出现膀胱过度活动。相反，对于未能检测到逼尿肌过度活动时，不能排除其可能存在，高达 50% 的急迫性尿失禁患者在检查中不会出现逼尿肌过度活动。逼尿肌无抑制收缩的一些其他参数是预测神经源性膀胱上尿路功能损害的因素，最大逼尿肌压力越大，对上尿路功能损害的危险性越大；收缩时间越长，对上尿路功能损害的风险越大。当发生终末型逼尿肌收缩而不是期相性收缩时，与阻塞相关的逼尿肌过度活动经干预后（如前列腺电切）解决的可能性更高。在行尿流动力学检查过程中，对逼尿肌过度活动的解释要结合患者的症状和体征。逼尿肌过度活动是膀胱测压的一个重要发现，能够解释一些储尿期症状、判断对上尿路功能损害的危险因素并预测部分疾病经治疗的预后。

3. 膀胱顺应性（bladder compliance，BC） 膀胱充盈过程中容量变化与压力变化之间的关系，$C = \Delta V / \Delta Pdet$，单位为 mL/cmH$_2$O。测量起点多位于膀胱开始灌注时，此时膀胱压力及容量多为零，终点为达到膀胱测压容积时或在任何导致漏尿的逼尿肌收缩开始前。定义正常的膀胱顺应性范围较困难。女性非神经源性膀胱患者中，ICS 推荐低顺应性膀胱为低于 30 mL/cmH$_2$O，正常顺应性为大于 40 mL/cmH$_2$O。而在男性患者中，男性的推荐值尚未明确定义。也有文献建议正常成年人参考范围为 20 ~ 40 mL/cmH$_2$O。膀胱顺应性的测量受许多因素影响，膀胱灌注速度过快，会出现逼尿肌压力升高，当逼尿肌压力升高时，可以停止或减慢灌注速度；若逼尿肌压力下降，则为灌注速度影响，此时应低速灌注。逼尿肌过度活动，特别是持续低幅度的，可能会与低顺应性混淆，如果停止灌注，压力能够恢复到基线，则不是顺应性受损。膀胱输尿管反流（VUR）及膀胱憩室，检查过程中出现尿液漏出，会显示膀胱顺应性增大。膀胱顺应性受损常见于各种神经损伤疾病（如脊髓损伤、脊柱裂），多由于膀胱出口阻力增加（如逼尿肌尿道外括约肌协同失调）引起，也可见于长时间的膀胱出口梗阻（如良性前列腺增生）或膀胱结构变化（如放射性膀胱炎、间质性膀胱炎、膀胱结核），在临床应用中，当膀胱充盈过程中出现顺应性受损时，往往要结合实际逼尿肌压力，若储尿期逼尿肌压力超过 40 cmH$_2$O，这通常表明会对上尿路损害。伴随储尿期逼尿肌压力升高的膀胱顺应性受损是导致上尿路功能受损的尿流动力学上的危险因素，需要治疗来阻止其对肾脏的损害。

4. 漏尿点压（leak point pressures，LPP）

（1）逼尿肌漏尿点压（detrusor leak point pressure，DLPP）：在没有腹压增加的情况下发生漏尿的最低逼尿肌压力。逼尿肌漏尿点压是对膀胱出口或尿道括约肌阻力的反映。尿道阻力越大，DLPP 越大。

从临床角度，逼尿肌漏尿点压对于评估神经源性膀胱（逼尿肌过度活动、逼尿肌尿道括约肌协同失调等）及非神经源性低顺应性膀胱（膀胱术后、放射性膀胱炎、膀胱结核）等起到重要作用，逼尿肌漏尿点压越高，由于膀胱内压增高传递到肾脏引起上尿路功能损害的概率越大。当 DLPP 大于 40 cmH$_2$O 时，会导致肾盂积水或输尿管反流。目前，在治疗低顺应性膀胱时，若要达到合理的可实现的低压，这在大多数情况下需要低于 40 cmH$_2$O。可以通过降低膀胱出口阻力来降低 DLPP，如对逼尿肌尿道外括约肌协同失调（DESD）患者行尿道括约肌切开手术。

（2）腹压漏尿点压（abdominal leak point pressure，ALPP）：在没有逼尿肌收缩的情况下，增加腹压导致漏尿时的膀胱内压力。ALPP 可以衡量括约肌强度或括约肌抵抗腹压变化的能力。适用于压力性尿失禁患者。因为没有压力性尿失禁的患者在任何生理腹压情况下都不会出现漏尿，所以，没有正常的 ALPP。ALPP 可以通过 Valsalva 动作（valsalva leak point pressure，VLPP）和咳嗽（cough leak point pressure，CLPP）测量。通常情况下，VLPP 比 CLPP 值低，留置尿管的直径也会影响 ALPP 值。在 150 mL 时并在每增加 50 mL 时进行检测，直到出现压力性尿失禁为止，如果没有压力尿失禁出现，则拨出尿管，通过测量腹压来确定 ALPP。压力性尿失禁分为尿道过度活动型（urethral hypermobility）压力性尿失禁及尿道固有肌缺陷型压力性尿失禁（intrinsic sphincter deficiency，ISD），当 ALPP < 60 cmH$_2$O 表明存在尿道括约肌功能障碍，当 60 cmH$_2$O < ALPP < 90 cmH$_2$O 时表明存在合并尿道括约肌功能障碍，当 ALPP > 90 cmH$_2$O 时表明无（或很小部分）尿道括约肌功能障碍。

四、压力 – 流率测定

压力 – 流率测定（pressure-flow studies，PFS）是指排尿过程中膀胱内压力与容量（流率）的关系。

1. 检查方法　压力流率测定开始于允许排尿时，当被检查者感觉排尿完成时结束，在检查过程中记录膀胱压（Pves）、腹压（Pabd）和逼尿肌压（Pdet），同时记录尿流率。正常排尿过程是逼尿肌与膀胱出口共同协调完成，在发出排尿指令后，尿道括约肌舒张，膀胱出口阻力减小，膀胱逼尿肌收缩，两者协调，在正常的时间范围内，将膀胱内尿液排出体外，膀胱内无残余尿。

功能正常的膀胱能通过增加收缩力来克服出口的阻力。逼尿肌功能减弱时，可表现为逼尿肌收缩力减弱和（或）逼尿肌收缩时间缩短，多伴随尿流率下降、排空膀胱时间延长和（或）不能完全排空膀胱。逼尿肌无收缩是指在尿动力学研究期间无法观察到逼尿肌收缩（即 Pdet 没有增加），导致无法排尿，被检查者通过增加腹压可以有少量尿液排出。逼尿肌无收缩可以是神经源性的，也可以是非神经源性，如果当检查结束后，被检查者可以正常排尿，则应考虑逼尿肌无收缩是因膀胱收缩受抑制的可能性。在排尿过程中，盆底肌及尿道括约肌保持松弛，直至排尿结束，当尿道压增高，尿道阻力增大，会出现尿道梗阻。尿道阻力的增大可表现为功能性，也可表现为机械性。神经系统正常的患者在排尿过程中由于括约肌不能完全松弛或间断收缩导致的间歇性排尿和（或）尿流率波动性变化称为功能失调性排尿（Dysfunctional voiding），这种形式的尿道梗阻同样可导致逼尿肌收缩无力或无收缩；有神经系病变的患者，可出现逼尿肌与尿道括约肌协同失调（detrusor sphincter dyssynergia，DSD），即逼尿肌收缩时同时伴有尿道括约肌收缩，导致排尿困难；非神经源性患者，当出现膀胱颈平滑肌无法完全松弛时，称原发性膀胱颈梗阻（primary bladder neck obstruction，PBNO），影像尿动力学检查及肌电图检查有助于对功能性排尿障碍的诊断。影像尿流动力学（video urodynamics VUDS）是将常规尿流动力学与 X 线或超声相结合来诊断下尿路功能障碍的方法，它能精确地评估排尿功能及排尿功能障碍，在尿路结构和功能同时评价的时候显得尤其重要。

2. 压力 – 流率分析　是判断逼尿肌收缩力及尿道梗阻的手段。通过计算逼尿肌的收缩力和尿流率的关系判断收缩力的大小和梗阻程度。对于男性患者，膀胱收缩指数（bladder contractility index，BCI）=Pdet Qmax+5Qmax，当 BCI > 150 时，提示膀胱收缩力强；当 100 < BCI < 150 时，逼尿肌收缩力正常；当 BCI < 100 时，提示逼尿肌收缩力弱。膀胱出口梗阻指数（bladder outlet obstruction index，BOOI）=Pdet Qmax−2Qmax，当 BOOI > 40 时，表明膀胱出口梗阻，当 20 < BOOI < 40 时，表明膀胱出口可疑梗阻，当 BOOI < 20 时，表明膀胱出口无梗阻。由此而衍生了一系列列线图，其中比较常用的有 Schäfer 列线图 /ICS 列线图等（图 11-3 至图 11-6）。

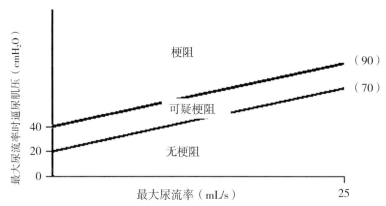

注：以最大尿流率为横坐标，将最大尿流率时逼尿肌压力为纵坐标，根据膀胱出口梗阻指数将图形分成 3 个区域，分别代表为梗阻区、可疑梗阻区及无梗阻区，当最大尿流率时逼尿肌压力点落在不同区域，分别代表下尿路梗阻程度。

图 11-3　判断膀胱梗阻图形

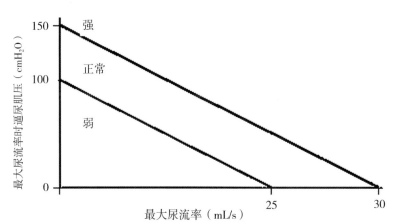

注：以最大尿流率为横坐标，将最大尿流率时逼尿肌压力为纵坐标，根据膀胱收缩力指数将图形分成 3 个区域，分别代表收缩力强、正常及减弱，当最大尿流率时逼尿肌压力点落在不同区域分别代表膀胱收缩力强度。

图 11-4　判断膀胱收缩力图形

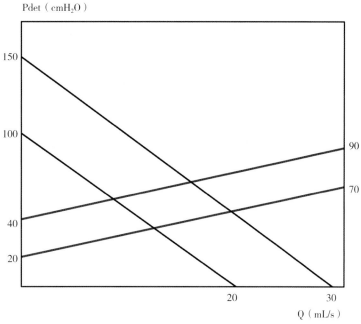

注：将膀胱梗阻指数及膀胱收缩强度图形结合为一个图形，通过压力流率检查过程中最大尿流率时逼尿肌压力点落在相应的区域可分别代表下尿路梗阻程度和逼尿肌收缩力强度。

图 11-5　ICS 列线图

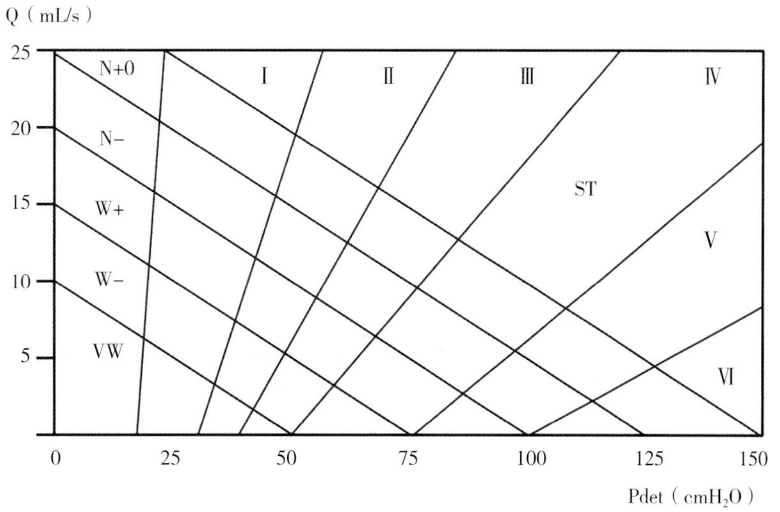

注：Pdet muo（最小尿道开口逼尿肌压力）和 Pdet Qmax（最大尿流量时的逼尿肌压力）与相应的尿液流速一起绘制到列线图中（膀胱出口阻力的 2 点测定）。两点之间的线表示线性化的被动尿道阻力关系（linPURR），列线图中 linPURR 的位置表示患者膀胱出口阻力的大小。列线图将膀胱出口阻力区分为 7 级（等级 0 和 Ⅰ = 无膀胱出口阻力）；Ⅱ～Ⅵ级表示 BOO 级数增加。linPURR 的长度（端点）表示逼尿肌收缩强度，可以是非常弱（VW）、弱（W）、正常（N）或强（ST）。

图 11-6　Schäfer 列线图

　　女性膀胱出口梗阻诊断较男性更困难，解剖差异使许多女性可以通过盆底肌松弛来排空膀胱，有些女性会通过腹部紧张来增加排尿。很难通过建立列线图诊断女性排尿困难，针对男性的列线图不适合女性。轻度的逼尿肌压力增高或尿流率下降，对于男性来说没有重要意义，对于女性可能是膀胱出口梗阻。学者们为了能通过最大尿流率及最大尿流率时逼尿肌压力判断女性下尿路梗阻，从最初 1998 年 Chassagne S 等选择 Qmax ≤ 15 mL/s 同时 Pdet Qmax ≥ 20 cmH$_2$O，至 2000 年 Lemack 等选择 Qmax ≤ 11 mL/s 同时 Pdet Qmax ≥ 21 cmH$_2$O，最近的文章中，Defreitas 等认为选择 Qmax ≤ 12 mL/s 同时 Pdet Qmax ≥ 25 cmH$_2$O 作为女性膀胱出口梗阻的诊断具有更高的敏感性和特异性。1999 年，尼蒂等表明在尿动力学中增加透视成像（即影像尿流动力学检查）有助于诊断女性 BOO。如果逼尿肌持续收缩，不论收缩力大小，同时有膀胱颈和远端尿道存在阻塞的放射学证据，则可诊断为膀胱出口梗阻，除了诊断 BOO 之外，还可以定位梗阻部位。女性膀胱出口梗阻与非膀胱出口梗阻的 Qmax 和 Pdet Qmax 之间有很大的重合，单纯通过压力和流率来判断女性下尿路梗阻是不精确的，需同时结合影像尿动力及临床证据。

五、影像尿流动力学

影像尿流动力学（videourodynamics，VUDS）包括尿流动力学参数和时时同步的下尿路透视成像，它能精确的评估排尿功能和功能障碍。VUDS 的作用包括梗阻的定位、检测体格检查未见的失禁，以及评估膀胱输尿管反流。它在神经源性下尿路功能障碍（neurogenic louer urinary tract dysfunction，NLUTD）的情况下特别有用。VUDS 是评估膀胱颈功能和（或）功能障碍的唯一方法。VUDS 还可以协同肌电图检查确认括约肌功能障碍，或者在肌电图检查显示异常时给出诊断。此外，在某些情况下，存在已知的解剖异常，影像尿动力可以确定该异常是否在排尿功能障碍或尿动力学参数中起作用，如膀胱或尿道憩室、膀胱输尿管反流（图 11-7）。

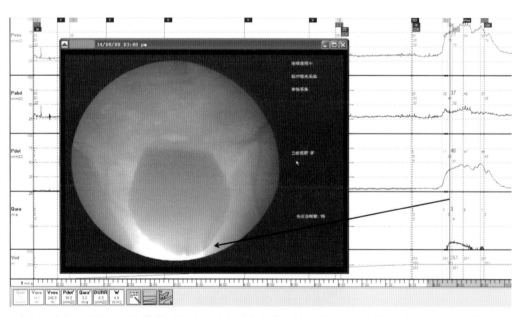

注：图为老年女性，尿频、尿急伴排尿困难，尿流动力学检查提示最大尿流率低，膀胱收缩力增高，同步时时影像检查可见排尿时膀胱颈未开放，提示梗阻部位位于膀胱颈。

图 11-7　影像尿流动力学检查同步尿流动力学检查与时时影像

第三节　间质性膀胱炎尿流动力学表现

一、间质性膀胱炎患者尿流动力学检查前准备

患者在做尿流动力学检查之前，要详细询问患者病史，评估患者症状，包括记录至少 3 天排尿日记，完成 10 点视觉模拟评分量表，并填写 O'Leary-Sant 间质性膀胱炎症状指数（ICSI）及 O'Leary-Sant 间质性膀胱炎问题指数（O'Leary-Sant interstitial cystitis problem index，ICPI）。进行体格检查及常规泌尿系统检查，其中包括泌尿系统超声检查、残余尿量及膀胱尿道镜检查、尿细胞学检查来排除泌尿系统其他疾病，如膀胱癌、泌尿系结石或解剖性膀胱出口梗阻，这些疾病症状可能与 IC 相似。行尿常规检查和尿细菌培养及敏感性试验，以排除尿路感染。最后，对患者进行神经系统评估，排除任何影响下尿路功能的神经学缺陷。在尿动力学检查之前，停用有可能影响下尿路功能的药物至少 48 h。尿动力学评估内容，包括：①测量自由尿流率和残余尿；②充盈期膀胱压力 – 容积测定；③压力流率测定。在此基础上，还可选择神经电生理检查及影像尿动力学检查。

二、间质性膀胱炎患者尿流动力学分析

间质性膀胱炎患者的初始充盈感、正常尿意、强烈尿意、膀胱容量、排尿量及最大尿流率较正常患者均降低。Kuo Y C 等分析了 214 例间质性膀胱炎患者尿动力学数据发现初始充盈感平均值为 123.0 mL，在初次排尿感时平均值为 195.7 mL，在强烈尿意时 241.8 mL，膀胱测压容积平均为 297.8 mL，平均排尿量为 268.9 mL，残余尿为 27.1 mL，平均尿流率为 13.2 mL/s，最大尿流率时逼尿压平均值为 21.7 cmH_2O。也有研究显示 IC 患者尿动力学检查的初次尿排尿感时膀胱容量降低（平均 81 ± 64 mL）和最大膀胱感觉容积降低（平均 198 ± 107 mL）。笔者单位对 25 例 IC 患者进行尿流动力学检查分析显示膀胱测压容积平均值为 147.8 mL，明显低于正常值。这些尿流动力学检查结果与患者症状如排尿次数、夜尿次数和尿急症状及间质性膀胱炎症状评分（ICSI）、间质性膀胱炎问题评分（ICPI）有很好的相关性，当 ICSI 大于 12 分时，膀胱初始充盈感、初始排尿感、强烈尿意时膀胱容量及膀胱测压容积、排尿量均小于 ICSI 小于 12 分患者，同样，当 ICPI 值大于等于 12 时，这些数据也小于 ICPI 小于 12 分的患者。

初始排尿感和膀胱测压容积与检查前 4 周的最大和最小疼痛评分呈负相关，而与就诊时基线检查的疼痛评分无相关性。尿动力学检查中，初始排尿感时膀胱容量及膀胱测压容积，与排尿日记所获得的平均排尿量和最大排尿量之间有相关性。

钾离子敏感试验的阳性患者中，初始充盈感、初始排尿感、强烈尿意时膀胱容量及膀胱测压容积均小于钾离子试验阴性患者。膀胱镜检查肾小球样出血患者，随着分级的升高，其相对应的容量也会逐渐减少。

排尿期可见最大尿流率降低，尿流率的降低与膀胱容量的减小及膀胱出口梗阻有关，大约 60% 的 IC 患者会出现膀胱出口梗阻，影像尿流动力学有助于评估下尿路梗阻的原因和部位。IC 患者膀胱出口梗阻常见原因为失调性排尿、尿道外括约肌松弛障碍、膀胱颈开放障碍等（图 11-8，图 11-9）。

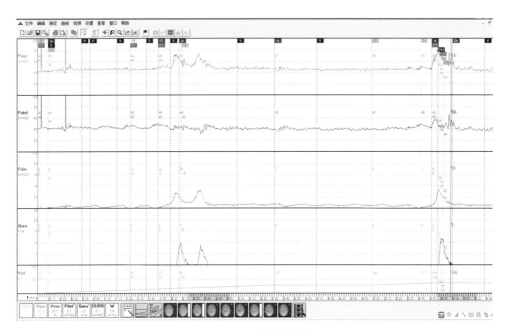

图 11-8　尿动力学检查

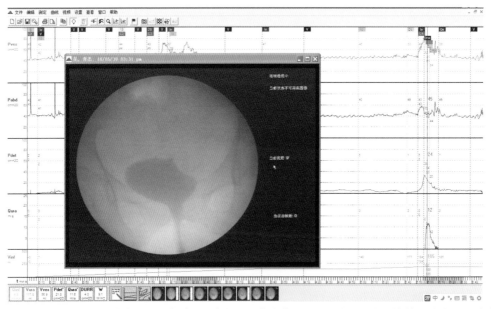

注：59 岁女性患者，储尿期疼痛伴尿频 5 年余，尿常规、细菌培养、泌尿系彩超、膀胱镜等相关检查排除感染、肿瘤、结石等病变，诊断间质性膀胱炎，行尿流动力学检查，膀胱初始充盈感膀胱容量 61 mL，正常尿意时膀胱容量 78 mL，强烈尿意时膀胱容量 80 mL。储尿期可见逼尿肌过度活动，伴尿失禁，最大尿流率 12 mL/s，最大尿流率时逼尿肌压力：20.3 cmH$_2$O，影像尿动力检查提示膀胱颈开放，膀胱顺应性 20 mL/cmH$_2$O。

图 11-9　影像尿流动力学检查

IC 患者尿流动力学表现特点，尿流率上多表现为尿流率下降及排尿量减少，多无残余尿，储尿期症状多表现为初始尿意、正常排尿感及强烈尿意时膀胱容量下降，可合并或无膀胱逼尿肌过度活动存在。膀胱顺应性在初期多正常，随疾病进展，可出现膀胱顺应性下降。排尿期最大尿流率降低。IC 是感受与膀胱相关的慢性盆腔疼痛、压迫感或不适，同时伴随至少一种其他下尿路症状，如持续性急迫性排尿感或尿频。膀胱的高敏感性表现为在初始尿意、正常尿意及强烈尿意时膀胱容量会下降，如果这种情况同时合并逼尿肌过度活动，可能会出现尿失禁的现象，当膀胱容量下降达不到尿流率时最小膀胱容量或同时合并下尿路梗阻时会表现出尿流率下降。

第四节　尿流动力学用于间质性膀胱炎的鉴别诊断

IC 是通过其相应的临床症状并排除其他相关疾病而得到诊断，需与之鉴别的疾病为引起相似症状的下尿路疾病，如泌尿系统疾病：膀胱肿瘤、膀胱炎、男性前列腺炎、膀胱结石、输尿管结石、膀胱过度活动症等。女性生殖系统疾病：痛经、子宫内膜异位症等。肠道系统疾病：肠易激综合征等。盆底疼痛：肌肉痛、神经痛等。其中有的疾病可通过常规检查手术明确诊断，如肿瘤、结石、感染；而有的功能性疾病需借助其他手段鉴别诊断。需要通过尿动力学检查诊断和鉴别诊断的疾病有：

一、膀胱过度活动症

膀胱过度活动症（overactive bladder，OAB）为一种以尿急为特征的综合征，常伴有尿频和夜尿症状，可能伴有尿失禁，没有其他病理改变。在尿流动力学检查中，膀胱过度活动症根据储尿期逼尿肌有无收缩分为 DO 和非 DO 两种类型，合并 DO 者患者主诉尿急或尿失禁，充盈期膀胱逼尿肌收缩，非 DO 为患者主诉尿急或尿失禁，但充盈期无逼尿肌收缩。膀胱过度活动症和 IC 可能在 15% ~ 19% 的患者中共同存在，在临床症状上，都存在尿频、尿急等症状。Hsu CC 等研究发现，间质性膀胱炎组与非逼尿肌过度活动组相比，最大尿流率、残余尿量、最大膀胱容积更低，最大尿道闭合压力更高。然而，间质性膀胱炎组和逼尿肌过度活动组之间的尿动力学参数没有显著差异。间质性膀胱炎和膀胱过度活动症都会影响生活质量，但尿动力学检查并不能有效区分间质性膀胱炎和逼尿肌过度活动。当充盈期膀胱压力 - 流率测定检查中在灌注时发现逼尿肌过度活动（DO），会指导临床医生开始使用抗胆碱能药物进行治疗。膀胱镜检查发现肾小球样出血点、Hunner 溃疡和（或）取膀胱活检病理有助于 IC 和 OAB 的鉴别诊断（图 11-10）。

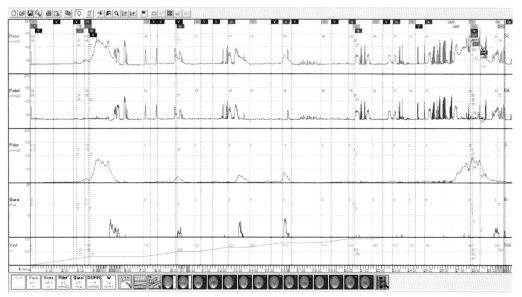

注：女性患者，尿频、尿急、尿失禁1年余，无储尿期疼痛不适，尿流动力学检查提示储尿期逼尿肌过度活动，同时伴随尿流由尿道口流出，表明膀胱过度活动。

图 11-10　示尿流动力学检查

二、慢性前列腺炎

慢性前列腺炎主要临床症状表现为疼痛，常见部位为会阴、睾丸、耻骨区、阴茎，还有部分位于尿道、肛周、腹股沟、腰骶部及下背部等，与IC的疼痛部位大部分重合，同时合并尿频、尿急等下尿路症状，与IC不易鉴别，大多数关于Ⅱ类和Ⅲ类慢性前列腺炎的尿动力学检查参数都提示了梗阻，如尿流率降低（Qmax和Qave）、排尿压力增加（Pdet Qmax）和PVR高。膀胱出口梗阻是最常见的尿动力学发现，压力流率测定和影像尿流动力学检查证实梗阻的位置通常在膀胱颈和尿道括约肌。Ammar Ghobish等发现与正常对照组相比，慢性前列腺炎组最大流率（Qmax）、平均尿流率（Qave）和排尿量（Vura）分别为（12.8±5.9）mL/s、（7.4±3.4）mL/s 和（238.9±110.8）mL，显著低于正常对照组［（21.3±4.2）mL/s、（12.2±3.4）mL/s 和（381.3±144.4）mL］。IC多表现储尿期尿流动力学表现异常，如膀胱感觉过敏，也有部分患者合并下尿路梗阻。两者的鉴别诊断包括进行前列腺液检查，若检查结果提示白细胞升高，且细菌培养呈阳性，则更可能诊断为慢性前列腺炎。

第五节　结语

尿动力学研究在评估IC中的主要价值在于识别可能混淆诊断和阻碍治疗进展的其他功能性膀胱病变。它们可以提供IC患者排尿功能障碍的信息，并有助于检测膀胱出口梗阻、逼尿肌收缩力，可以解释患者最初一线治疗效果不佳的情况。IC患者的膀胱测压通常表现出正常的逼尿肌功能，但会出现膀胱容量下降和膀胱感觉过敏。膀胱顺应性可以是正常的，因为膀胱感觉过敏会阻止膀胱充盈到足以显示顺应性下降的程度，随着疾病的进展，膀胱顺应性将会下降。再现患者症状的膀胱充盈疼痛对于 IC 具有诊断价值。另外，有文献报道，尿流动力学检查与患者症状严重程度有相关性，并可帮助判断患者治疗效果。许多人对尿动力学研究的必要性提出异议，指出大多数患者可以根据临床表现成功治疗。膀胱出口梗阻在女性 IC 患者中很常见，可能与疼痛引起的盆底功能障碍导致尿道括约肌松弛障碍有关。有学者建议，如果患者有排尿功能障碍的典型症状应进行专门的治疗，尿动力学评估对于选择治疗方案会提供有意义的信息。

（朱国辉　赵耀瑞）

参考文献

[1] CAMERON A P，GAJEWSKI J B. Bladder outlet obstruction in painful bladder syndrome/interstitial cystitis［J］. Neurourology and urodynamics，2009，28（8）：944-948.

[2] DEFREITAS G A，ZIMMERN P E，LEMACK G E，et al. Refining diagnosis of anatomic female bladder outlet obstruction：Comparison of pressure-flow study parameters in clinically obstructed women with those of normal controls［J］. Urology，2004，64（4）：675-679.

[3] GHOBISH A. Voiding dysfunction associated with "chronic bacterial prostatitis"［J］. European urology，2002，42（2）：159-162.

[4] HAYLEN B T，DE R D，FREEMAN R M，et al. An International Urogynecological Association（IUGA）/International Continence Society（ICS）joint report on the terminology for female pelvic floor dysfunction［J］. Neurourology and urodynamics，2010，21：5e26.

[5] HSU C C，LIANG C C，CHANG S D，et al. Comparison of urodynamic results and quality of life between women with interstitial cystitis and overactive bladder［J］. Taiwan J Obstet Gynecol，2020，59（1）：39-42.

[6] KUO Y C，KUO H C. The urodynamic characteristics and prognostic factors of patients with interstitial cystitis/bladder pain syndrome［J］. International journal of clinical practice，2013，67（9）：863-869.

[7] SAINI R，FITZGERALD J P，GONZALEZ R R，et al. Urodynamic findings in chronic prostatitis and chronic pelvic floor pain［J］. Current prostate reports，2008，6（4）：177-181.

[8] SASTRY D N，HUNTER K M，WHITMORE K E. Urodynamic testing and interstitial cystitis/painful bladder syndrome［J］. International urogynecology journal，2010，21（2）：157e61.

[9] 黄健，张旭.中国泌尿外科和男科疾病诊断和治疗指南 2022 版［M］.北京：科学出版社，2022.

[10] 廖利民.尿动力学［M］.北京：科学出版社，2019.

第十二章
超声在间质性膀胱炎诊断中的应用

第一节 概述

间质性膀胱炎（interstitial cystitis，IC）是一种病因不明，以尿频、尿急、夜尿增多及膀胱区慢性疼痛为主要临床特征的一组综合征。目前，有关 IC 诊断的主要临床依据包括：①严重的尿急、尿频、夜尿次数增多、膀胱或盆腔疼痛和性功能障碍为 IC 诊断的高敏感性五联症，其疾病症状至少持续存在 6 个月；②尿常规检测 22% 的患者可有镜下血尿，但白细胞计数和尿液细菌培养均为阴性；③ PUF 评分是 IC 症状量化诊断的可信指标，PUF 评分 ≤ 15 分为 IC 疑似病例；④钾离子敏感试验是判定盆腔疼痛综合征疼痛源来自膀胱的定位诊断；⑤膀胱镜检查和水扩张试验小球样点状出血和 Hunner 病变是诊断 IC 的特征性病理改变；⑥潜在的细菌感染、黏膜表层上皮的完整性损伤和 GAG 丢失，是黏膜低渗透生理屏障功能改变的病因，通透性异常增加，尿液中的毒性分子和高浓度的钾离子漏入膀胱间质，导致膀胱壁逼尿肌和膀胱壁感觉神经去极化是 IC 患者产生严重 LUTS 和疼痛的病理生理基础；⑦病理组织学研究发现，IC 膀胱黏膜层和逼尿肌肥大细胞密度 ≥ 20/mm^2，脱颗粒比值 ≥ 50% 具有诊断意义；⑧肥大细胞脱颗粒释放多种炎症介质、细胞因子、趋化因子、P 物质、组胺和类胰蛋白酶，是 IC 膀胱壁纤维化、膀胱神经源性炎症和疼痛的分子机制，其中 IL-33 在组织和尿液高表达，可作为预测膀胱壁纤维化、小容量膀胱的重要生物标志物。

需要提出的是，对 IC 初始患者在临床诊断过程中，仅仅依靠患者严重的 LUTS 和膀胱或盆腔疼痛的症状及尿常规检测白细胞或细菌培养阴性结果，尚不能对 IC 做出明确的诊断，这是因为 IC 患者尿急、尿频、夜尿次数增多和慢性膀胱或盆腔疼痛症状与许多泌尿生殖系统疾病、妇科疾病、盆底疾病和肠道功能障碍性疾病的症状重叠，如急慢性尿路感染、膀胱过度活动症、腺性膀胱炎、免疫性膀胱炎、放射性膀胱炎；尿路结石、膀胱异物、膀胱良恶性肿瘤，膀胱出口梗阻、神经源性膀胱；子宫内膜异位症、子宫脱垂、膀胱阴道膨出症、子宫肌瘤、宫颈癌等诸多相关疾病都可导致尿急、尿频和膀胱或盆腔疼痛症状。这提示，IC 的诊断是排除性诊断与鉴别诊断过程。为初始尿急、尿频、夜尿次数增多和慢性膀胱或盆腔疼痛的患者选择一种快速筛查与排除相关可见性疾病的检查方法，已成为 IC 临床排除性诊断不可或缺的步骤。

彩色多普勒超声是一种便捷、无创、无痛、实时动态、快速、无辐射、安全有效的检查方法。近年来，超声检查在女性膀胱过度活动症（OAB）和膀胱炎性疾病引起的 LUTS 鉴别诊断应用研究中取得许多新的认识。尽管超声检查在 OAB 或膀胱炎性疾病的应用中，除了发现膀胱黏膜和膀胱壁增厚之外，通常没有特异性表现。但超声检查可减少或替代 LUTS 患者有创的尿流动力学和膀胱镜检查的初始应用。重要的是，超声检查虽然在 IC 诊断过程中不能直接诊断为 IC，但通过排除泌尿系统、妇科良恶性疾病，能给临床医生在 IC 初诊过程中提供一个参考性的诊疗方向。

迄今，超声检查在 IC 诊断中的应用尚没有一个诊断标准和临床应用共识，但 IC 患者膀胱壁纤维化、Hunner 病变、膀胱壁增厚、膀胱挛缩、小容量膀胱的形成、膀胱储尿功能障碍及严重 LUTS、膀胱或盆腔疼痛和膀胱壁缺血性改变特点，使应用超声研究与探索 IC 膀胱壁病理组织结构与储尿功能改变，以及应用超声造影、弹性成像和三维超声等新技术，成为未来 IC 诊断与鉴别诊断的重要工具。

第二节　正常膀胱壁的超声表现

在正常情况下，经腔道（直肠/阴道）或经腹壁二维超声检查可清晰显示膀胱的轮廓、膀胱壁的厚度和黏膜的结构，并可通过电子尺测量膀胱的容量。在膀胱空虚的状态下，膀胱壁呈中强回声光带，其膀胱壁由黏膜层（含黏膜下层）、肌层、浆膜层（含浆膜下层）三层结构组成。膀胱壁的厚度为 0.1～0.3 cm，同时显示膀胱腔内为无回声液性暗区。超声检测难以分辨膀胱的黏膜层和黏膜下层，只能分辨出强回声的黏膜层、浆膜层和中等回声的肌层。采用经腔道超声扫查，能更清晰地显示膀胱壁的三层结构和膀胱后壁及三角区的病变。膀胱黏膜层呈强回声，在膀胱充盈状态下呈一条细线，肌层回声比黏膜层略低，且略厚，浆膜层很薄，经腹超声扫查难以清楚显示，将标记到"采用经腔道内超声扫查后"（图 12-1）。

膀胱壁各处厚度一致，任何部位有局限性增厚都可能是异常的病理改变。膀胱容量测定有多种计算方法，较为精准的膀胱容量测定方法是膀胱面积相加法，适用于各种状态下的膀胱容量测定，但其费时、操作复杂，难以应用于临床工作。实用的膀胱容量计算方法是椭圆体公式，即膀胱容量 =0.5× 左右径 × 前后径 × 上下径（图 12-2）。正常成年人的膀胱容量为 350～500 mL，排尿后膀胱腔内无回声应消失。排尿后不能排空的尿量即为膀胱残余尿量，残余尿量应在排尿后立即进行超声测定。在正常情况下，残余尿量应少于 10 mL。如果排尿后膀胱内的尿量超过 30 mL，应考虑存在病理性膀胱排空障碍。

超声对于膀胱的扫查方法与途径包括：①经腹壁扫查法，在耻骨联合上方做纵向和横向扫查，要左右侧动或移动，经腹壁探测法是临床中最常用的检查方法，常采用仰卧位，如必要时可配合左、右侧位；②经腔道扫查法，经直肠或经阴道探查膀胱，患者取截石位，探头做 360° 扫查（箭头），在膀胱适当充盈状态下，仔细观察膀胱四壁的结构及病变的声像图特征（图 12-3）。

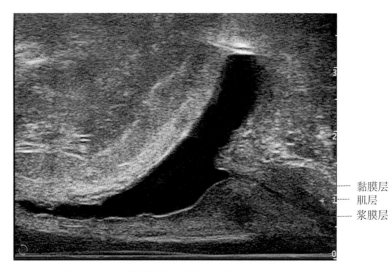

黏膜层
肌层
浆膜层

图 12-1　正常膀胱超声图像（经阴道扫查）

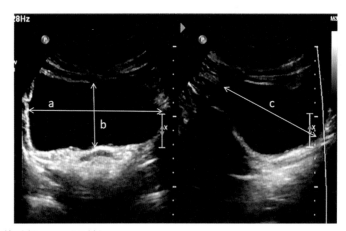

注：a—左右径；b—前后径；c—上下径。

图 12-2　膀胱容积的测定

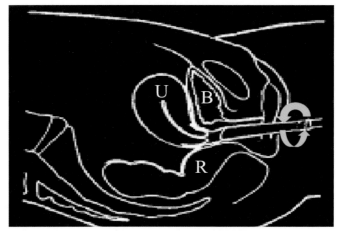

注：B—膀胱；U—子宫；R—直肠。

图 12-3　经腔道扫查膀胱及尿道示意

第三节　间质性膀胱炎的超声表现

IC 早期的声像图并无明显异常表现，超声检查的目的是排除有无引起 LUTS、疼痛或血尿的其他泌尿系统疾病。IC 晚期病变由于间质的广泛纤维化与挛缩可导致膀胱壁增厚。膀胱壁改变的主要超声表现：①膀胱壁弥漫性或局限性增厚、僵硬；②黏膜层水肿不光滑，即使 Hunner 溃疡存在，超声检测也无特征性表现；③膀胱容量缩小及形态不规则（图 12-4）；④膀胱内可见点状强回声漂浮物；⑤ IC 病变严重者，整个膀胱壁全部增厚，尤以膀胱两侧及前壁明显增厚，甚至累积输尿管口导致输尿管扩张或肾盂积水。

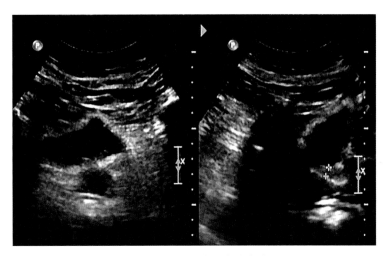

图 12-4　间质性膀胱炎的声像图

尽管近年来超声在 IC 的诊断应用中取得了一些新的进展，但这些进展主要得益于超声技术的不断创新与发展：①高频超声的应用，高频超声具有更高的分辨率和更好的组织穿透能力，可以更清晰地显示膀胱壁的细微结构，这使得高频超声在 IC 的诊断中具有更高的敏感性和特异性。②超声造影及彩色多普勒技术的应用，超声造影技术可以通过向膀胱内注入造影剂来增强膀胱的超声图像，从而更准确地显示膀胱壁的病变，这种技术可以检测到膀胱壁的微小血管变化，对于 IC 的诊断和病情评估具有重要价值。有研究者纳入 30 例诊断为 IC 的女性患者和 30 例健康女性（作为对照），检查了作为膀胱动脉血供应的主要来源的子宫动脉远端的双侧髂内动脉血流情况。通过彩色多普勒超声以单盲方式测量髂内动脉的收缩期峰值速度、舒张末期速度、阻力指数和流量。研究发现与对照组相比，IC 患者的膀胱动脉血流量较低，膀胱血液供应减少，进一步证实了 IC 是一种缺血性疾病。③弹性成像技术的应用，随着弹性成像技术的不断发展和完善，该技术在 IC 的诊断中得到了应用，研究结果显示，弹性成像技术可用于评估膀胱壁纤维化的硬度，这有助于区分 IC 与其他膀胱炎性疾病；另外，Abe Takahashi 等使用实时组织弹性成像比较 IC 患者与健康女性之间的盆底肌肉弹性，研究结果显示，IC 组静息时横纹尿道括约肌和脂肪组织作为参考部位的应变比显著高于健康女性组。④三维和四维超声的应用，三维和四维超声技术可以重建膀胱的三维或四维图像，更直观地显示膀胱的形态和结构。这些技术可以更准确地评估膀胱壁的厚度和膀胱容量的变化，对于 IC、小膀胱容量的诊断与 LUTS 病情的评估具有重要意义。

需要指出的是，尽管超声新技术在 IC 的诊断中取得了一些进展，但由于 IC 的病因机制复杂，尚缺乏 IC 特征性病理组织学证据和超声在 IC 诊断中的规范性诊疗程序与共识，这提示，超声 IC 临床诊疗与应用研究依然存在着一定的局限性和挑战。因此，在 IC 的诊断过程中，临床医生仍需要综合考虑 IC 患者临床症状、体征、PUF 评分，膀胱镜检查、钾离子敏感试验和尿液分析及其他检查结果进行评估分析，方可做出准确的诊断和制定相应的治疗方案。

第四节　超声对间质性膀胱炎相关疾病的鉴别诊断

一、超声在 IC 排除诊断中的价值

由于 IC 的诊断是排除性诊断，因此需要排除泌尿系感染、膀胱肿瘤、腺性膀胱炎、膀胱子宫内膜异位症等其他疾病。氯胺酮的滥用导致氯胺酮性膀胱炎并不少见，其病理组织学表现为膀胱溃疡和膀胱壁纤维化，临床出现尿频、尿急、血尿等泌尿道症状并伴有肾损伤。

许多妇科疾病也可引起类似的盆腔区疼痛不适。因此，诊断前应当详细地询问病史，进行体格检查和必要的尿培养及膀胱镜检查，以排除泌尿系感染及其他相关疾病。IC 是一种累积膀胱黏膜和膀胱壁弥漫性炎症损害，通常无特异性声像图表现，且与各类膀胱炎或膀胱功能性疾病的超声表现相重叠，需要仔细鉴别，并进一步排查，提供一个有利于诊断 IC 的方向。

1. 急慢性膀胱炎　表现为尿频、尿急、尿痛等膀胱刺激症状。但常有终末血尿，且尿中有大量白细胞，尿培养可发现细菌。超声显示膀胱黏膜粗糙不光滑，回声增强，呈粗细不均的颗粒状或断续状，可表现为整个膀胱壁增厚，但一般厚度＜5 mm（图 12-5）。

2. 腺性膀胱炎　是膀胱黏膜上皮增生或化生性病变。好发于膀胱三角区、膀胱颈部及输尿管口周围。超声检查可发现膀胱颈或膀胱三角区壁增厚、表面欠光滑，回声欠均匀，基底较宽，不累及肌层。彩色多普勒超声显示未见明显血流信号。根据病变的形态、大小、范围及其与膀胱壁的关系，腺性膀胱炎的声像图表现可分为 3 种类型：①结节型，膀胱壁局限性结节状隆起，表面较光滑，均匀的中等回声（图 12-6）；②乳头型，膀胱壁局部呈乳头状或息肉样增生，基底窄，振动探头或轻压腹壁病变有漂动感，病变回声较强；③弥漫增厚型，膀胱壁不同程度增厚，壁不光滑，回声强弱不均（图 12-7）。超声检查诊断腺性膀胱炎的特异性不高，但是具有很高的检出率，不仅能够直接显示病变的部位、大小及侵犯程度，还能够显示继发性损害及并发症，可以为临床医师确定治疗方案提供可靠依据，是腺性膀胱炎首选的检查方法。

3. 膀胱肿瘤 膀胱内可见一乳头状或菜花状中、强回声向腔内凸出肿物，肿瘤基底部常较宽，肿物大小不一，表面不光滑，不随体位移动，膀胱壁局限性增厚，膀胱壁三层结构紊乱或连续性中断或层次不清晰（图 12-8）。CDFI 显示，肿瘤基底部有细条状血流，彩色多普勒频谱显示有动脉频谱，RI > 0.60。

4. 膀胱子宫内膜异位症 膀胱后壁可见团状低回声，向腔内隆起，肿物基底较宽，膀胱壁局限性增厚，黏膜光滑完整。彩色多普勒显示病变内无血流信号（图 12-9）。结合临床表现及病史分析有助于鉴别病因。

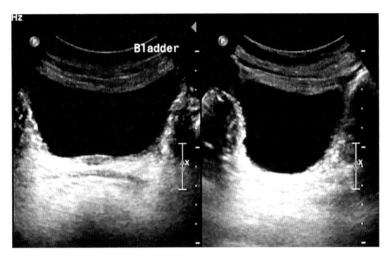

图 12-5 慢性膀胱炎声像图

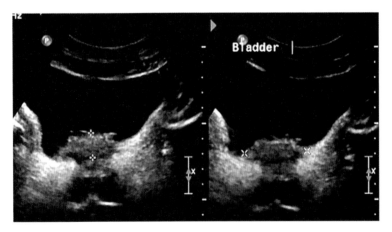

图 12-6 结节型腺性膀胱炎声像图

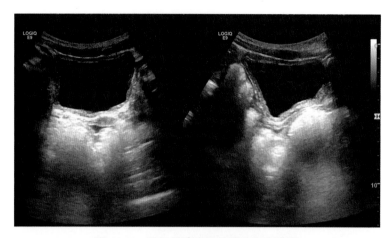

图 12-7　弥漫增厚型腺性膀胱炎声像图

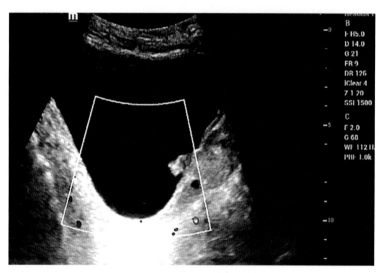

图 12-8　膀胱肿瘤声像图

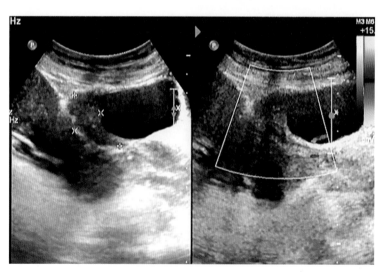

图 12-9　膀胱子宫内膜异位症声像图

二、超声鉴别 LUTS 相关疾病的要点

1. 尿道狭窄 其超声检查可以直接了解狭窄的部位、形态、范围、程度，以及狭窄所导致的梗阻程度，是尿道狭窄最简洁而准确的检查方法。长期炎症损害，可以使尿道黏膜增厚、回声增强，毛糙；尿道内径减小，弹性减弱，僵硬；尿道周围组织纤维化瘢痕形成，层次不清，回声增强。狭窄近端尿道呈不同程度的扩张。

2. 尿道息肉及肿瘤 以当前高分辨率的超声影像显示能力，无论经直肠腔内探头，或高频表浅探头，对后尿道及前尿道的肿物，只要体积稍大的，都可以显示。表现为尿道内异常突起物，多呈软组织回声类型。超声检查容易确定尿道肿物的位置，但对于肿物良恶性的鉴别仍存在困难。

超声在 IC 排除性诊断中的价值主要体现在以下几个方面：①识别膀胱内病变，通过超声检查，医生可以观察到膀胱内是否存在炎症、增生组织或其他异常病变，这些病变可能与 IC 表现重叠，也可能是其他疾病引起的。②排除其他疾病，超声可以帮助医生排除其他可能导致类似症状的疾病，如膀胱结石、肿瘤等。这些疾病的症状可能与 IC 相似，因此需要通过超声检查进行鉴别。③判断膀胱炎症的临床结果，超声可以观察膀胱炎症的临床结果，如是否存在尿潴留、输尿管狭窄或扩张、肾积水等。这些临床结果可以为医生提供更全面的信息，有助于确诊或排除 IC。④评估膀胱周围组织病变，彩色多普勒超声检查还可以确定膀胱周围组织是否有相应的病变，如盆腔炎、附件炎等。这些病变可能与 IC 有关，也可能是独立存在的。

第五节 问题与展望

超声检查诊断 IC 的特异性有限，但可以了解膀胱的容量、残余尿量、膀胱壁增厚的程度，亦可排除膀胱肿瘤、膀胱结石等相关病变，结合尿常规、尿细菌培养及其他影像学方法，鉴别 IC 引起 LUTS、膀胱疼痛及排尿困难等相关的病因学因素。特别对尿急、尿频、夜尿增多、膀胱或盆腔疼痛或患复发性尿路感染的中老年女性，应警惕患有 IC 的可能性，同时需进行系统的妇科和泌尿系统的各项检查，对疾病病史与病程、性生活史、生活质量等进行评估，方可避免误诊、漏诊延误诊断与治疗。

总之，超声在 IC 排除诊断中的价值主要体现在识别膀胱内病变、排除其他疾病、判断膀胱炎症的临床结果及评估膀胱周围组织病变等方面，为临床医生提供有助于 IC 诊断的参考依据。

（田 晶）

参考文献

[1] ABE-TAKAHASHI Y, KITTA T, OUCHI M, et al. Examination of pelvic floor muscle elasticity in patients with interstitial cystitis/bladder pain syndrome using real-time tissue elastography [J]. Int Urogynecol J, 2022, 33 (3): 619-626.

[2] DAVIS N F, BRADY C M, CREAGH T. Interstitial cystitis/painful bladder syndrome: Epidemiology, pathophysiology and evidence-based treatment options [J]. Eur J Obstet Gynecol Reprod Biol, 2014, 175: 30-37.

[3] ÖZÇAĞLAYAN Ö, AKGÜL M, YAZICIC, et al. Is bladder blood flow an etiologic factor for the bladder pain syndrome? [J]. Neurourol urodyn, 2019, 38 (4): 1135-1141.

[4] VAN DE MERWE J P, NORDLING J, BOUCHELOUCHE P, et al. Diagnostic criteria, classification, and nomenclature for painful bladder syndrome/interstitial cystitis: An ESSIC proposal [J]. Eur Urol, 2008, 53 (1): 60-67.

[5] 高文喜, 韩瑞发, 郭凡, 等. 中西医结合诊疗间质性膀胱炎专家共识 [J]. 中国中西医结合外科杂志, 2022, 28 (6): 757-762.

第十三章
成像技术与间质性膀胱炎

第一节　概述

　　间质性膀胱炎（interstitial cystitis，IC）是一种与膀胱相关的膀胱疼痛综合征（bladder pain syndrome，BPS）。严重的尿急、尿频、夜尿次数增多、盆腔疼痛和性功能障碍是 IC 临床表现的主要特征。尽管 IC 的病因机制尚未完全阐明，但越来越多的证据表明，膀胱是 IC 产生下尿路症状（lower urinary tract symptoms，LUTS）和疼痛来源的终末器官，也就是说 IC 的病变在膀胱。病理组织学研究进一步证实，潜在的细菌感染或复发性尿路感染可诱发获得性免疫反应，导致膀胱产生多种病理性损伤和病理生理改变：①感染与免疫可导致膀胱表层上皮的完整性损伤，膀胱尿路上皮的糖胺聚糖（glycosaminoglycan，GAG）层损伤缺失，黏膜生理屏障作用改变，通透性增加，尿液中的毒性分子和高浓度钾离子漏入膀胱间质导致逼尿肌和神经去极化，是 IC 产生严重的尿急、尿频、夜尿次数增多的病理生理学机制；②肥大细胞的趋入和脱颗粒释放的多种炎症介质、细胞因子、组胺等可导致膀胱间质炎症、纤维化或膀胱挛缩；③膀胱区疼痛的原因除了膀胱壁神经源性炎症外，其自主神经系统功能障碍诱发周围神经和中枢神经对疼痛刺激的敏化效应增强，也是导致 IC 慢性疼痛的主要机制。

　　目前对 IC 的诊断主要依据患者的临床表现和有创的膀胱镜检查及组织活检，但这些检查方法对明确 IC 的诊断所提供的证据有限。鉴于此，近年来，影像领域的专家试图用断层成像技术，包括计算机断层扫描（computed tomography，CT）及磁共振成像（magnetic resonance imaging，MRI）技术来评估 IC 膀胱壁组织结构和（或）膀胱疼痛在中枢神经系统中的定位与改变，以揭示 IC 疼痛与中枢神经系统敏化效应增强的相关性。

第二节　成像技术基本原理与应用

一、计算机断层扫描技术

计算机断层扫描（CT）是一种断层成像技术，已被用于检测 IC 患者与治疗相关的膀胱壁增厚，识别扫描区域下隐藏的病变，并排除膀胱结石和恶性肿瘤等疾病。然而，CT 使患者暴露于高剂量的电离辐射（X 射线）中，并且对检测膀胱壁纤维化或膀胱挛缩缺乏敏感性与特异性，临床应用局限较大，故不建议作为 IC 初始诊断的工具。

二、磁共振成像技术

磁共振成像（MRI）是一种安全的成像技术，无电离辐射，可进行全身器官的断层成像及多平面成像，并提供更高的对比度和空间分辨率，这使其成为泌尿系疾病首选的检查方法之一。MRI 在检测膀胱壁病变部位方面优于 CT。多种 MRI 技术，如动态对比增强（dynamic contrast-enhanced，DCE）、弥散加权成像（diffusion-weighted imaging，DWI）、功能性磁共振成像（functional magnetic resonance imaging，fMRI）被尝试用来评估 IC 膀胱壁的结构改变。

1. 常规 MRI　传统的磁共振 T_1 和 T_2 加权 MRI 中精细的软组织对比主要来自于内在组织弛豫时间 T_1（自旋 - 晶格弛豫时间）和 T_2（自旋 - 自旋弛豫时间）的差异。然而膀胱壁较薄，容易受到不自主呼吸运动和肠道伪影的干扰，从而影响图像质量；且膀胱壁内层和尿液信号相等，使得很难将两者区分。例如在 T_2 加权图像中，尿液的高信号掩盖了部分尿路上皮层的信号，导致膀胱壁厚度被低估。由于与 IC 相关的膀胱壁病变通常局限于尿路上皮，T_2 加权图像很容易遗漏 IC 病理表征的重要细节。此外，膀胱壁常出现化学位移伪影和尿液振动伪影。因此，膀胱壁的形态、位置和组织学的变化限制了常规 MRI 在 IC 诊断和治疗中的应用。

2. 动态对比增强 MRI（DCE-MRI）　是通过静脉注射钆对比剂使组织强化显影。膀胱壁在影像上分为三层：内层 [包括黏膜（尿路上皮）和黏膜下层（固有层）]、固有肌层和膀胱周围的脂肪。膀胱壁内层增强扫描可见早期明显强化，固有肌层呈渐进性强化。注射后几分钟对比剂进入尿液，随后在膀胱内持续积累，最终导致膀胱腔和膀胱壁之间的对比度下降。

3. 弥散加权成像（DWI）　近年来，DWI 已被用于 IC 的诊断，因为 IC 膀胱壁的 DWI 信号高于正常膀胱壁信号。因此，DWI 可用于辅助诊断 IC 及广泛的慢性盆腔疼痛，帮助评估是否需进行侵入性检查，如膀胱镜检查和膀胱活检，它也可以用于监测临床试验的效果和治疗的效果。

4. 功能性磁共振成像（fMRI）　是一种神经影像学技术，可以显示大脑的功能活动，对于了解疾病如何影响大脑神经网络、感知疼痛及探究其潜在的神经机制具有重要价值。在 IC 的研究中，fMRI

被用来研究患者在感知膀胱症状（如疼痛、压力感、尿急等）时大脑活动的变化。一些研究表明，IC 患者在 fMRI 扫描中显示出不同于健康人群的大脑活动模式。这些差异可能涉及与疼痛相关的大脑区域，比如前额叶、中央后回、前中央旁小叶等。研究人员发现 IC 患者在静息状态下大脑感觉和运动网络方面显示出振荡和连接的异常变化。这提示，断层成像技术（CT 及 MRI）可用于评估盆腔或膀胱的组织结构变化或膀胱疼痛在大脑相关区域功能的改变，并可用于评价 IC 的治疗效果。

第三节　磁共振成像技术原理与进展

磁共振成像（MRI）利用核磁共振（nuclear magnetic resonance，NMR）的原理，依据所释放的能量在物质内部不同结构环境中的衰减不同，通过检测外加梯度磁场所发射出的电磁波，即可得知构成这一物体原子核的位置和种类，据此可以绘制物体内部的结构图像。

具体来说，当处于静磁场中的原子核受到一定频率的电磁波作用时，原子核系统将在它们的磁能级间产生共振跃迁，这个过程就是核磁共振。氢是人体中含量最多的元素，它的原子核只有一个质子，是最活跃、最易受磁场影响的原子核。因此，磁共振成像采集的是氢原子核的信号。快速变化的梯度磁场的应用，大大加快了核磁共振成像的速度，使该技术在临床诊断、科学研究中被广泛应用，极大地推动了医学、神经生理学和认知神经科学的迅速发展。

随着科技的不断发展，磁共振技术也在不断进步，近年来出现了更多的新技术和新应用，为医学诊断和治疗提供更好的支持。

一、弥散加权成像

弥散加权成像（DWI）可以显示水分子的扩散运动，在神经科学、神经肿瘤和脑卒中等领域得到了广泛应用，尤其是在脑卒中的诊断和预后评估中具有重要的价值。通过测量水分子的扩散系数，可以判断脑组织的微观结构变化，从而对脑卒中导致的脑损伤进行早期诊断和监测。此外，DWI 技术还可以用于研究脑功能和认知过程，例如通过观察大脑不同区域的水分子扩散系数变化，可以了解大脑的神经活动和信息处理过程。

二、弥散张量成像

弥散张量成像（diffusion tensor imaging，DTI）在 DWI 的基础上发展而来，通过测量水分子的扩散方向和程度，可以反映组织的纤维束结构和走向。DTI 在神经科学和神经疾病的研究中得到了广泛应用，例如在脑白质病变、多发性硬化等疾病的诊断和研究中具有重要价值。

总之，DWI 和 DTI 都是基于扩散原理的磁共振成像技术，可以用于检测组织中水分子的扩散运动，从而推断出组织的结构和功能变化。这些技术在医学影像学和神经科学等领域具有重要的应用价值。

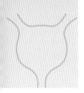

三、功能性磁共振成像

功能性磁共振成像（fMRI）是一种无创的神经影像学技术，用于研究大脑的功能活动。它利用了血流动力学相应的原理，即当大脑的某些区域被激活时，该区域的血流量会增加。fMRI 可以检测这些血流变化，从而推断大脑的活动状态。

在 fMRI 中，通常使用血氧水平依赖性（blood oxygenation level dependent，BOLD）序列来检测大脑中的磁场变化。当大脑某一区域被激活时，该区域的血液氧合状态发生变化，导致该区域的磁场发生变化，从而影响 fMRI 信号。通过分析 fMRI 信号的变化，可以推断大脑的功能活动。

除了 BOLD 序列外，fMRI 还包括技术：①弥散加权 fMRI 技术，可以用于研究白质纤维束的走向和完整性，对于诊断脑白质病变、多发性硬化等疾病具有重要意义；②静息态 fMRI 技术，可以在患者处于放松状态、不进行任何特定任务的情况下，观察大脑的功能连接性和网络结构；③任务态 fMRI 技术，可以通过观察大脑在完成特定任务时的功能活动，来研究大脑的认知和行为过程。

fMRI 是一种强大的神经影像学技术，可以无创地研究大脑的功能活动和结构变化。随着技术的不断发展，fMRI 在神经科学、神经疾病等领域的应用将越来越广泛。

四、磁共振波谱成像

磁共振波谱成像（magnetic resonance spectroscopy，MRS）是一种能够检测活体组织中代谢物代谢状况的无创技术。与传统的磁共振成像不同，MRS 主要关注的是组织或器官内的代谢物浓度，而不是组织的结构或形态。MRS 可以检测到组织中的多种代谢物，例如水、脂肪、乳酸、氨基酸和核苷酸等。通过分析这些代谢物的浓度和比例，可以推断出组织的功能状况。在脑部疾病的诊断中，MRS 常被用于检测脑肿瘤、脑梗死和神经退行性疾病等病症，也可以用于评估脑部发育和代谢情况。在前列腺癌的诊断中，MRS 可以用于检测癌组织中的代谢物变化，帮助医生确定治疗方案。

五、分子磁共振成像

分子磁共振成像是一种新兴的成像技术，它利用磁共振原理对活体组织中的特定分子进行成像，以反映组织的生理和病理状态。这种技术可以检测组织中的特定代谢物、标志物或药物，从而提供关于组织功能和疾病进程的详细信息。分子磁共振成像技术通常需要使用特定的标志物，这些标志物可以与目标分子结合，并在磁共振成像中显示出特定的信号。这些标志物可以是抗体、多肽、核酸或小分子配体等，能够与目标分子进行特异性结合。分子磁共振成像技术可以用于多种疾病的诊断和监测。例如，在肿瘤诊断中，分子磁共振成像可以检测肿瘤组织中的特定代谢物或标志物，从而帮助医生更准确地诊断肿瘤并评估其恶性程度。此外，分子磁共振成像还可以用于心血管疾病、神经退行性疾病和感染性疾病等其他领域的研究和诊断。

六、磁共振弹性成像

磁共振弹性成像（magnetic resonance elastography，MRE）是一种无创、无痛、无辐射的影像技术，通过测量组织内部的弹性模量来评估组织的硬度或软度。MRE 利用磁共振成像技术，结合振动装置在体外对组织施加振动，并在不同位置检测组织的位移变化，从而计算出组织的弹性模量。这种技术在医学研究和临床诊断中具有重要的应用价值，有助于提高疾病的诊断准确率和治疗效果。

MRE 最早被应用于肝脏疾病的诊断，特别是肝纤维化和肝硬化等病症的评估。通过测量肝脏组织的弹性模量，MRE 可以区分不同程度的肝纤维化，并评估肝硬化的程度。此外，MRE 还可以用于乳腺、肾脏、前列腺等其他器官和组织的研究和相关疾病的诊断。除了临床应用外，MRE 还可以用于基础医学研究，如研究生物材料的弹性和本构关系，评估药物的疗效和毒理学反应等。

七、多模态磁共振成像

多模态磁共振成像（multi-modal MRI）是一种将多种成像模式相结合的磁共振成像技术。它通过将 MRI 与其他成像技术（如 CT、PET 等）相结合，以获得更多的组织结构和功能信息，提高诊断的准确性和可靠性。多模态 MRI 的应用广泛，包括神经影像学、心血管影像学、肿瘤影像学等领域。在神经影像学中，多模态 MRI 可以结合结构 MRI、DTI、fMRI 等技术，以更全面地评估大脑的结构和功能。在心血管影像学中，多模态 MRI 可以结合冠状动脉造影、心肌灌注成像等技术，以评估心脏的结构和功能。在肿瘤影像学中，多模态 MRI 可以结合 DWI、MRS 等技术，以评估肿瘤的恶性程度和生物学行为。

总体而言，磁共振成像技术的进展不仅在临床医学中取得了显著的成就，而且在科学研究、新技术应用和医疗健康管理等领域都展现出广阔的前景。这些进展不仅提高了诊断和治疗的水平，也为医学科研和医疗技术的未来发展奠定了坚实基础。

第四节　正常膀胱壁磁共振成像与结构特点

充盈的膀胱在轴位上呈圆形、横置的椭圆形或四角圆钝的类方形，在矢状面上为类三角形。膀胱内尿液富含游离水，呈均匀长 T_1（低信号）和长 T_2（高信号）；膀胱周围脂肪组织在 T_1 加权成像（T_1 weighted-imaging，T_1WI）上呈高信号，T_2 加权成像（T_2 weighted-imaging，T_2WI）上呈中等信号；膀胱壁表现为厚度一致的环状影，壁薄，与肌肉信号类似，T_1WI 上信号高于腔内尿液信号，而 T_2WI 上低于尿液信号。有时 T_2WI 上由于化学位移伪影，于膀胱壁一侧出现线状高信号影，而对侧膀胱壁则出现线状低信号影，可能被误认为膀胱壁增厚或病变。

膀胱壁由黏膜、黏膜下层、肌层和浆膜层构成。总体来看，正常膀胱壁在 T_1WI 上表现为等信号，在 T_2WI 上表现为低（内）和中等（外）信号。其中黏膜层在 T_2WI 和 DWI 上均不显示，在 DCE-MRI

上呈现早期增强，呈线状高信号。而肌层组织则在 T_1WI 和 DWI 上呈较均匀的等信号，T_2WI 上呈低信号；DCE-MRI 上呈低信号，并逐渐增强。由于黏膜层在 T_2WI 上不显示，因此，T_2WI 图像显示的膀胱壁厚度与 DCE-MRI 图像显示的外层厚度几乎相等，即 T_2WI 图像仅能显示肌层。对肌层受浸润情况的评估是评价膀胱病变的重要指标，因此要准确诊断膀胱疾病，需要多个 MRI 序列图像结合。

第五节　间质性膀胱炎磁共振成像与结构改变

　　MRI 是一种安全的成像技术，不依赖电离辐射对内脏器官进行断层成像。MRI 可以提供更高的软组织对比度和空间分辨率，因此成为泌尿科首选的影像学检查方式之一。MRI 具有多平面成像的优势，在检测膀胱壁顶部和底部的病变方面明显优于 CT，另外，弥散加权成像（DWI）及动态对比增强 MRI（DCE-MRI）磁共振成像有助于评估膀胱壁的形态学改变、局部血流情况及可能出现的神经结构变化。有关 IC 膀胱壁 MRI 的主要表现包括以下几点。①膀胱壁厚度增加：IC 患者的膀胱壁发生炎症或水肿，高分辨率 MRI 可以显示增厚的膀胱壁，并可测量膀胱壁厚度；②膀胱壁高渗透性改变：IC 的组织病理学通常与膀胱壁高渗透性有关，通过膀胱内导管注入 MRI 对比剂钆喷酸（gadopentetic acid，Gd-DTPA）时，对比剂渗漏导致周围膀胱壁 MRI 信号增加，特别是穹顶区域，反映了膀胱壁损伤的程度、持续时间，也是 IC 特异性的 MRI 表现；③局部血流改变：增强 MRI 能够检测到 IC 患者膀胱尿路上皮对对比剂的摄取显著增加，并且主要出现在膀胱穹顶区域，正常膀胱上皮形成紧密的连接屏障，而 IC 患者的膀胱上皮缺失、黏膜溃疡、黏膜破裂、紧密连接异常和渗漏、细胞间隙扩大、细胞空泡化和尿路上皮脱离，可能会增加 MRI 对比剂 Gd-DTPA 的摄取（图 13-1）；④组织水肿：DWI 有助于观察 IC 膀胱壁的水肿情况，膀胱壁的水肿和炎症可能会影响水分子扩散，DWI 上膀胱壁信号增高，但 ADC 信号不会降低（图 13-2）；⑤盆底肌张力过高：表现为肛提肌缩短、耻骨直肠肌后角增宽及 H 线（骨盆正中矢状位耻骨联合下缘到直肠后壁耻骨直肠肌附着点的连线）缩短，本质上反映了盆腔肌组织前后径缩短（图 13-3、图 13-4）。因此，尽管有些研究提到 MRI 可以显示一些神经结构改变，但它们还不能作为该疾病的直接诊断标准。对于 IC 的确诊，临床症状、膀胱镜检查及排除其他疾病仍然是主要的诊断手段。

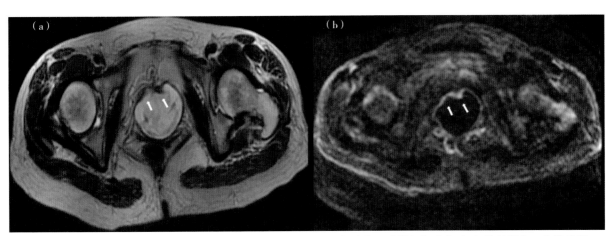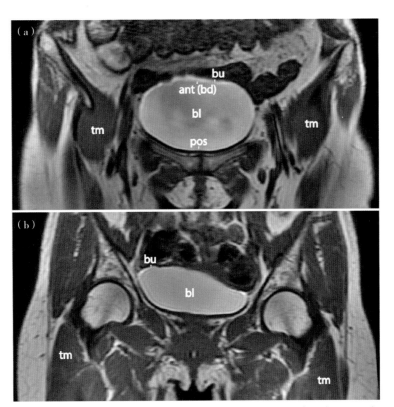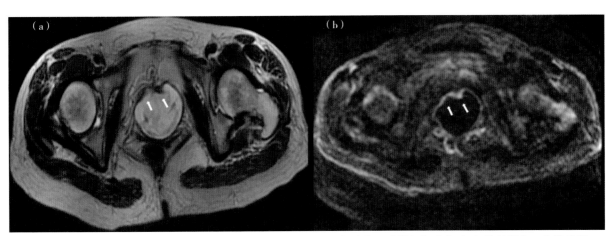

注：IC患者穹顶区域膀胱尿路上皮信号强度增高。bl—膀胱；bu—膀胱尿路上皮；tm—大腿肌肉；ant（bd）—前部区域或膀胱穹顶；pos—后部区域。

图13-1　IC患者膀胱（a）和正常膀胱（b）的动态增强磁共振图像

注：T$_2$加权成像（a），IC患者膀胱右前壁局限性增厚，表面欠光滑；弥散加权成像（b）信号增高，弥散受限。

图13-2　IC患者T$_2$加权成像（a）与弥散加权成像（b）

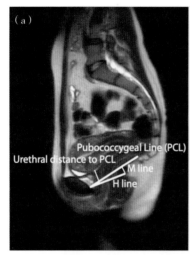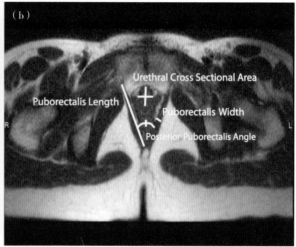

注：在正中矢状位图像上，H线：耻骨联合下缘至肛直肠连接处的连线。耻骨尾骨线（pubococcygeal line，PCL）：耻骨联合下缘至末节尾骨关节的连线。M线：肛直肠连接处至耻骨尾骨线的距离。尿道和阴道长度遵循解剖结构，图中未标明。尿道到耻骨直肠线的距离测量从膀胱颈到H线的距离。在尿道中段轴位图像上，显示双侧耻骨直肠肌的长度（puborectalis length）和宽度（puborectalis width）。耻骨直肠肌后角（posterior puborectalis angle）：在左右耻骨直肠肌与直肠后方汇合处测量。

图 13-3　矢状位（a）和轴位（b）磁共振成像的盆底测量

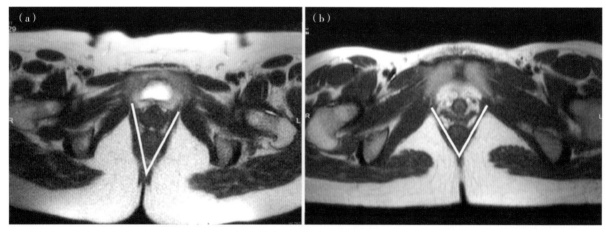

注：与正常人（a）相比，IC患者（b）双侧耻骨直肠肌缩短，使肌肉的后止点前移，耻骨直肠肌后角变宽。

图 13-4　骨盆轴位磁共振图像

第六节　磁共振功能成像对间质性膀胱炎疼痛的中枢定位研究

IC神经影像学进展同样值得关注。近年来，有证据表明IC的病理生理学改变涉及疼痛和内脏神经感觉信号处理中的中枢紊乱，其中与泌尿生殖道相关的感觉信息处理异常导致膀胱、盆腔疼痛和排尿功能障碍，这种病理生理学改变与其他功能性躯体综合征相同，如肠易激综合征（irritable bowel

syndrome，IBS）、慢性疲劳综合征（chronic fatigue syndrome，CFS）和纤维肌痛。MRI 功能成像对 IC
疼痛的中枢定位研究主要包括：①弥散张量成像（DTI）通过测量水分子在组织中的运动方向和速度，
提供了神经纤维束走向及其微结构的信息，有报道采用 MR 弥散张量成像观察 IC 患者脑白质各向异性
分数（fractional anisotropy，Fa）的改变，发现 Fa 值与 IC 症状严重程度相关，同时，不同区域的 Fa 值
会出现增加或减少。②动脉自旋标记（arterial spin labeling，ASL）磁共振具有非侵入、采集时间短的优点，
可以为 IC 治疗相关的临床决策提供信息。纤维肌痛是 IC 患者常见的并发症，有研究表明合并纤维肌
痛可能对 IC 患者的神经功能产生影响，并且在脑部灌注和感觉敏感度方面存在明显差异。ASL 扫描伴
有纤维肌痛的 IC 患者表现为更高的脑部灌注。③基于体素的 MRI（voxel-based MRI）是一种分析脑部
或其他组织结构的成像方法，该方法允许对体积数据进行分析和量化，可用于研究患者可能存在的神
经元改变或脑 - 膀胱连接方面的变化。研究发现，患有 IC 的女性患者大脑多个区域的灰质体积显著增
加，包括右侧初级体感皮层、双侧顶上小叶和右侧辅助运动区，可能与疼痛、情绪（焦虑）和泌尿系
统症状有关。

综上所述，由于 IC 病因的不确定性、症状表现的多样性和异质性，该病一直是临床诊治的难题，
也一直经历着认知与概念革新，随着欧洲间质性膀胱炎研究学会提出诊断分类，IC 已由既往的经验性
诊断转变到如今相对规范细化的诊断分型。影像学检查手段，特别是磁共振成像因其无创、无辐射及
软组织分辨率高的特点而受到临床广泛关注。目前对于 IC 的认识，已从单纯将膀胱作为终末器官的一
类疾病发展到可能为一种全身性疾病的反应，对于 IC 的研究不仅仅局限于膀胱，神经影像学研究也有
了一定的进展，为 IC 神经系统药物治疗奠定了一定的基础。随着对 IC 不断深入的研究、医学影像学
检查新技术的不断开发及应用，影像学将会在 IC 的基础研究领域、早期诊断及治疗等方面有更广泛的
应用前景。

（赵　阳）

参考文献

[1] ACKERMAN A L，LEE U J，JELLISON F C，et al. MRI suggests increased tonicity of the levator ani in women
with interstitial cystitis/bladder pain syndrome［J］. Int Urogynecol J，2016，27（1）：77-83.

[2] AKIYAMA Y，LUO Y，HANNO P M，et al. Interstitial cystitis/bladder pain syndrome：The evolving landscape，
animal models and future perspectives［J］. Int J Urol，2020，27（6）：491-503.

[3] CLEMENS J Q，ERICKSON D R，VARELA N P，et al. Diagnosis and treatment of interstitial cystitis/bladder
pain syndrome［J］. J Urol，2022，208（1）：34-42.

[4] CLEMENS J Q. Afferent neurourology：A novel paradigm［J］. Neurourol urodyn，2010，29（Suppl 1）：
S29-31.

[5] DANIELE P，CESARE R，BRIGHT O H，et al. Role of diffusion-weighted magnetic resonance imaging in the
diagnosis of bladder pain syndrome/interstitial cystitis［J］. Urology，2020，141：55-59.

[6] ETTINGER-VEENSTRA H V，LUNDBERG P，PÉTER A，et al. Chronic widespread pain patients show
disrupted cortical connectivity in default mode and salience networks，modulated by pain sensitivity［J］. J Pain Res，

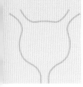

2019，12：1743-1755.

[7] HOMMA Y, AKIYAMA Y, TOMOE H, et al. Clinical guidelines for interstitial cystitis/bladder pain syndrome [J]. Int J Urol，2020，27（7）：578-589.

[8] KAIRYS A E, SCHMIDT-WILCKE T, PUIU T, et al. Increased brain gray matter in the primary somatosensory cortex is associated with increased pain and mood disturbance in patients with interstitial cystitis/painful bladder syndrome [J]. J Urol, 2015, 193（1）：131-137.

[9] KILPATRICK L A, KUTCH J J, TILLISCH K, et al. Alterations in resting state oscillations and connectivity in sensory and motor networks in women with interstitial cystitis/painful bladder syndrome [J]. J Urol, 2014, 192（3）：947-955.

[10] RABIE E, FAEGHI F, IZADPANAHI M H, et al. Role of dynamic contrast-enhanced magnetic resonance imaging in staging of bladder cancer [J]. J Clin Diagn Res, 2016, 10（4）：TC01-TC05.

[11] SHIROTAKE S, KANEKO G, NISHIMOTO K, et al. The combination therapy of prednisolone and tacrolimus for severe painful bladder syndrome/interstitial cystitis [J]. Can Urol Assoc J, 2012, 6（2）：E46-49.

[12] TAKEDA K, KAWAGUCHI T, SHIRAISHI T, et al. Normal bladder wall morphology in Gd-DTPA-enhanced clinical MR imaging using an endorectal surface coil and histological assessment of submucosal linear enhancement using [^{14}C] Gd-DOTA autoradiography in an animal model [J]. Eur J Radiol, 1998, 26（3）：290-296.

[13] TOWNER R A, WISNIEWSKI A B, WU D H, et al. A feasibility study to determine whether clinical contrast enhanced magnetic resonance imaging can detect increased bladder permeability in patients with interstitial cystitis [J]. J Urol, 2016, 195（3）：631-638.

[14] CVERMA S, RAJESH A, PRASAD S R, et al. Urinary bladder cancer: Role of MR imaging [J]. Radiographics, 2012, 32（2）：371-387.

第十四章
间质性膀胱炎诊断指南与评价

慢性盆腔疼痛综合征（CPPS）是指在没有被证实的感染或其他明显的局部病理证据能够解释疼痛的情况下，发生在盆腔的慢性疼痛，并被认为通常与消极的认知、行为、性或情感后果有关。2011年一些专家认为 CPPS 患者的疼痛感知集中在单个器官时，应使用终末器官术语，如膀胱疼痛综合征（BPS）。膀胱疼痛综合征是指在膀胱区域出现持续或复发性疼痛，并伴如疼痛恶化伴膀胱充盈和白天和（或）夜间尿频，没有被证实的感染或其他明显的局部病理。膀胱疼痛综合征通常与消极的认知、行为及性功能障碍的症状有关。基于膀胱镜检查伴水扩张和组织活检发现膀胱黏膜小球点状出血、Hunner 溃疡、间质肥大细胞密度与脱颗粒比值增高及膀胱壁纤维化或膀胱发生挛缩等病理生理学改变都指向疼痛病因在膀胱。2022 年欧洲泌尿外科学会（European Association of Urology，EAU）更新了《慢性盆腔疼痛的 EAU 指南》，将 IC 纳入原发性膀胱疼痛综合征（primary bladder pain syndrome，PBPS）进行评估和管理。2022 年美国泌尿外科学会（AUA）专家组使用 MEDLINE® 数据库对与 IC 的诊断和治疗相关的文献进行了系统评价，筛选出 2013 年以后的 53 项研究添加到证据库，并对《IC 的诊断和治疗指南》进行了更新，此外，还编写了新的声明，为患有 Hunner 溃疡的患者提供膀胱镜检查的指导。需要指出的是，尽管命名、定义还存在争议，但盆腔或膀胱疼痛综合征都依据疼痛症状命名，而不是疾病的本质。更多的专家认为，如果膀胱疼痛综合征和间质性膀胱炎（IC）定义的是一种疾病，那么再冠上 BPS 就是多余的，因为它只强调疼痛症状，而不能解释 IC 疾病本质与发生、发展的病理生理过程。

第一节　欧洲泌尿外科学会间质性膀胱炎诊断指南与评价

欧洲泌尿外科学会（EAU）在 2022 年的《慢性盆腔疼痛的 EAU 指南》里对间质性膀胱炎导致的慢性盆腔疼痛的治疗和评价进行了更新。指南按照疼痛的部位和器官对慢性盆腔疼痛的分类进行了更新，间质性膀胱炎（IC）被归类到原发性膀胱疼痛综合征（PBPS）子类中，且考虑到 IC 是讨论发生在膀胱部位的慢性盆腔疼痛的第一主题，因此，本节将重点介绍 EAU 指南中关于 PBPS 的诊断、相关推荐和评价。

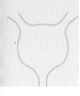

一、原发性膀胱疼痛综合征的定义

PBPS 被定义为在膀胱区出现持续性或复发性疼痛，并伴有至少一种其他症状，如随着膀胱充盈、白天和（或）夜间尿频加重，且没有被证实的感染或其他明显的局部病理改变。PBPS 通常存在认知、行为、性或情感方面的负面后果，也可能存在下尿路和性功能障碍的症状。PBPS 被认为代表了一系列不同的疾病，可能有特定类型的炎症作为患者亚群的特征，膀胱镜检查加水扩张试验和组织活检可用于确定 PBPS。

二、流行病学与病因学因素

1. 流行病学　最近的研究显示，PBPS 的患病率存在很大差异，其患病率为 0.06% ～ 30%，发病率为 5% ～ 50%。没有明显的种族和民族差异。女性发病率占 90% 以上，平均年龄 42 岁，男女发病比例为 9 : 1。在患病年龄上，越来越多的证据表明，18 岁以下的儿童也可能患病，因此，不能根据年龄排除 PBPS 可能性。IC 分两种病理类型，即 Hunner 病变和非 Hunner 病变，前者膀胱镜检出率很低，故 Hunner 病变不能作为 IC 或 PBPS 诊断的唯一标准。

2. 病因学因素　IC 与潜在的反复无症状膀胱感染有关，致病微生物和获得性免疫反应导致尿路上皮的完整损伤，GAG 丢失、黏膜通透性增加、肥大细胞侵入，脱颗粒比值增加，释放大量的炎症介质、细胞因子、趋化因子、神经激肽及配体 P 物质可导致膀胱神经源性炎症，是产生膀胱疼痛的主要分子，尿液中高浓度钾离子进入膀胱间质诱发膀胱平滑肌和神经下位去极化被认为是 IC 触发 LUTS 和疼痛的主要病因学因素。然而，PBPS 可能是一种系统性疾病的局部表现。尽管如此，儿童期和青春期的尿路感染在成年后的 PBPS 患者中明显更常见。抗原缺陷细菌菌株诱导慢性盆腔疼痛的实验支持细菌假说。病变和非病变 PBPS 的膀胱镜和活检结果与尿路上皮 GAG 层的缺陷一致，这可能会使黏膜下结构暴露于有害的尿液成分，并由此产生细胞毒性分子的损伤效应。

基础和临床研究表明，交感神经占优势的自主神经功能障碍可能与 PBPS 有关。据报道，PBPS 相关伴发症状与疾病包括纤维肌痛（fibromyalgia，FM）、慢性疲劳综合征（chronic fatigue syndrome，CFS）、肠易激综合征（irritable bowel syndrome，IBS）、外阴疼痛、抑郁、惊恐障碍、偏头痛、干燥综合征、颞下颌关节紊乱、过敏、哮喘和系统性红斑狼疮等。最近的研究表明，非 Hunner 病变型 PBPS 患者的 FM、偏头痛、颞下颌关节紊乱和抑郁明显多于 3C 型 PBPS 患者，这也显示出分型的必要性。

三、诊断要点与评估

1. 实验室检查

（1）微生物检查：对于所有怀疑 PBPS 的患者，建议进行尿试纸条检测和尿培养（包括无菌脓尿的结核病培养），高危人群也建议进行尿液细胞学检查。

（2）膀胱镜和膀胱活检：①尽管膀胱镜检查在 PBPS 诊断和随访中的价值仍存在争议，但专家小组认为，客观的检查发现对于诊断、预后和排除其他可治疗的疾病非常重要；② 3C 型 PBPS 内镜下可见黏膜区域红斑、小球样点状出血及向中央瘢痕放射的小血管或被小血栓或纤维蛋白沉淀物覆盖的 Hunner 病变，Hunner 瘢痕随着膀胱体积的增加而产生裂隙或产生典型的瀑布式出血；③在麻醉状态下，3C 型 PBPS 与膀胱容量减少有很强的相关性，在初次膀胱镜检查中，PBPS 非 Hunner 病变表现为正常的膀胱黏膜，加氢膨胀后出现团聚块被认为是 IC 阳性诊断的一个参考指标；④膀胱活检有助于鉴别 Hunner 溃疡型 IC 和非溃疡型 IC，还可通过组织学检查排除原位癌和结核性膀胱炎等疾病。

2. 诊断性评估　诊断时必须有临床病史和检查，且进行完整的病史采集和评估。在此基础上 PBPS 的诊断性评估包括以下证据和推荐意见（表 14-1）。

表 14-1　PBPS 诊断性评估证据与推荐意见

证据	证据水平
PBPS 没有已知的单一病因	3
PBPS 中的疼痛与膀胱镜或组织学检查结果无关	2a
3C 型 PBPS 只能通过膀胱镜检查和组织学检查确诊	2a
PBPS 的病变 / 非病变疾病比率在不同研究之间差异很大	2a
在以人群为基础的研究中，PBPS 样症状的患病率很高	2a
PBPS 的发生机会高于其他疼痛综合征	2a
PBPS 对生活质量有不良影响	2a
存在评估症状严重程度和表型差异的可靠工具	2a
推荐意见	推荐等级
对有膀胱痛的患者行全身麻醉下的硬膀胱镜检查，以分型，排除易混淆疾病	强
根据 EAU 的定义，在初步排除特定疾病后，按亚型和表型诊断有症状的患者	强
系统评估 PBPS 相关的非膀胱疾病	强
评估与 PBPS 相关的负面认知、行为、性或情绪后果	强
使用经过验证的症状和生活质量评分工具进行初始评估和随访	强

第二节　美国泌尿外科学会间质性膀胱炎诊断指南与评价

一、评估原则与建议

2022 年 AUA 指南在诊断上强调了以下临床原则和专家建议。①基本评估：包括仔细的病史询问、体格检查和实验室检查，以记录具有 IC 特征的症状和体征，并排除感染或其他易混淆的疾病；② IC

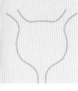
是一种慢性疾病，症状应至少存在 6 周，并记录尿培养为阴性；③应记录每天排尿的次数、持续排尿的感觉及疼痛、压力或不适的位置、特征和严重程度；④女性应注意疼痛与月经的关系、有无会阴痛和性交痛，男性也应注意询问有无性交困难、排尿困难、射精疼痛及排尿异常；⑤所有患者都应该进行简要的神经系统检查以排除隐匿性神经问题，并对膀胱排空不全进行评估以排除隐匿性潴留；⑥对于血尿患者应进行相应的血尿原因排查，特别对有膀胱癌高风险因素，如吸烟的患者应进行相应的排除性检查，对尿检阴性的患者也建议进行尿培养，以检测出较低水平无症状菌尿或纳米菌的存在，但采用试纸或显微镜检查很难做出识别与判定。

二、建立基线排尿症状和疼痛程度评估

建立 IC 基线数值以便评估后续治疗效果、提供诊疗指导。

1. 为了评估以后的治疗反应，至少应该建立排尿日记和膀胱最大容量，以确定 IC 具有特征性的低膀胱容量的尿频排尿模式。

2. 应用泌尿生殖道疼痛指数（GUPI）、间质性膀胱炎症状评分（ICSI）或视觉模拟评分（VAS）来评估疼痛，以便收集有关疼痛／不适的位置、强度、特征等信息，并确定加剧或缓解疼痛或不适的因素（如存在疼痛的膀胱充盈或疼痛的紧迫感），这些信息有助于诊断 IC，并提供可用于评估治疗的基线，用上述指数／评分评估疼痛是临床诊疗的基本原则。

3. 膀胱镜检查　①尽管目前对 IC 的诊断尚无公认的膀胱镜检查结果，但专家建议，对疑似 IC 的患者，膀胱镜检查是唯一可明确诊断 IC 的有效方法，如小球样点状出血、红斑症和 Hunner 溃疡为特征性诊断表现，因此对怀疑有 Hunner 溃疡的患者应尽早进行膀胱镜检查；②当对血尿、LUTS 的患者疑有膀胱癌、膀胱结石或膀胱内异物等疾病时，膀胱镜检查可视为重要的鉴别诊断方法；③ 50 岁以上的 IC 患者中 Hunner 病变的发现概率较高，专家认为对 50 岁以上的男性和女性进行膀胱镜检查是合理的；④对于那些常规治疗失败、从未做过膀胱镜检查以评估是否存在 Hunner 病变的患者，也应该考虑膀胱镜检查；⑤对于以前膀胱镜检查报告异常的疑似病例，可以直接进行膀胱镜检查。但是专家小组认为，对每个 IC 疑似患者进行膀胱镜检查是不可取的，因为年轻患者的 Hunner 病变发生率很低，且益处和风险比低。

4. 尿动力学检查　①尿动力学检查对 IC 的诊断也没有公认的标准，但尿动力学检查可以排除出口梗阻、逼尿肌收缩无力，以及解释 IC 患者行为或药物治疗无效的原因；②原则上不建议将尿动力学作为临床诊断与鉴别诊断的选项，因为大约 65% 的 IC 患者尿流动力学检查有膀胱过度活动表现。

第三节　加拿大泌尿外科学会间质性膀胱炎诊断指南与评价

一、病史采集

所有患者均需进行全面的一般病史采集，这对于确定 IC 的典型诊断症状和其他潜在的病因至关重要（推荐等级 C，证据强度 4 级）。IC 患者从初始就医到明确诊断通常历经大约 7 年的延迟诊断时间，这提示，对于患者既往疾病诊疗史的采集有助于疾病的诊断与治疗决策。尽管没有尿路感染（UTI）是 IC 诊断时的先决条件，但多达 50% 的患者陈诉有尿路感染的既往病史。对于其他病史的完整了解主要包括既往有无盆腔手术或放射治疗史，有无可能导致 IC 病因的非类固醇抗炎药物、环磷酰胺和氯胺酮服用史，有无子宫内膜异位症、性功能障碍、自身免疫性疾病和外阴疼痛等既往史和过敏史，病史不仅对诊断很重要，而且对多学科治疗与管理也具有的重要参考价值。

二、临床表现特征

疼痛是 IC 患者的主诉症状，其特征包括以下几点。①疼痛部位：常定位耻骨上疼痛，包括骨盆区域、会阴、阴道、阴唇、腹股沟等部位，膀胱充盈疼痛症状加重，排尿后疼痛症状减轻是 IC 特征性表现；②排尿异常：如尿频、尿急、夜尿次数增多、排尿紧迫感，膀胱最大容量显著减少（≤ 200 mL）；③女性性交痛和性功能障碍：是 IC 有价值的症状诊断性指标，也是严重影响患者性与生活质量的重要原因。需要指出的是，IC 是排除诊断性疾病，主要与以下疾病相鉴别（表 14-2）。

表 14-2　IC 与相关疾病的鉴别要点

疾病	鉴别或诊断
子宫内膜异位症	月经期间疼痛加重（与前几天相比）
非感染性膀胱炎	放射病史，非类固醇抗炎药物、环磷酰胺和（或）氯胺酮用药史
外阴病	疼痛只在排尿、尿液接触外阴时出现和（或）性交痛
膀胱过度活跃	对抗毒豆碱的反应良好，患者排尿是为了避免大小便失禁而不是为了缓解疼痛，没有明显的膀胱疼痛
阴部神经卡压	坐位时疼痛更严重
前列腺相关疼痛	射精时或射精后疼痛，前列腺触诊疼痛
盆底疾病	触发点、筋膜或肌肉疼痛或压痛，触诊时痉挛

三、体格检查

所有患者都需强制性体检,包括腹部和盆腔检查,重点是寻找肿块,判断膀胱有无膨胀、疝气和压痛。肌肉骨骼和重点神经学检查也可能有用（推荐等级 C，证据强度 4）。虽然对于 IC 患者没有特殊的体检发现，但在男性和女性中，耻骨上压痛和膀胱颈压痛是临床常见的体征。对男性，触诊阴囊和肛门之间的会阴区域可能会引起压痛；对女性，触诊阴道前壁，沿着尿路一直到膀胱颈亦可能触发疼痛。一项针对 70 例女性的研究发现，87% 的患者在骨盆检查期间经历触痛，表明 IC 与盆底功能障碍有关。无论男女，触诊盆底肌，寻找压痛、痉挛、紧张肌束和（或）疼痛触发点，对于诊断和治疗建议都很重要；盆底或直肠痉挛对盆底物理治疗可能有很好的治疗反应。会阴功能低下或过敏及肛门反射减弱或消失，可能提示阴部神经卡压综合征。

男性的直肠指检（DRE）是必要的，注意前列腺特征及前列腺和盆底肌肉的离散点压痛。如果疼痛似乎更多地与前列腺有关，可以初步考虑。尽管男性 IC 和前列腺疼痛综合征 / 慢性盆腔疼痛综合征的诊断可能有重叠，但前列腺痛和膀胱痛的区别可能有助于治疗策略的制定。女性盆腔检查若发现外阴疼痛、阴道炎、阴道壁脱垂、附件肿块、压痛或点状压痛，肿块和尿路触诊时出现脓液，提示尿路憩室的可能性。

四、超声与盆腔成像

在怀疑有其他临床疾病时，腹部超声检查或盆腔影像学检查可作为主要的可选择诊断与鉴别诊断项目（推荐等级 C，证据强度 4），但如果 IC 是唯一的诊断，其检查结果往往无异常发现。对于患者有镜下或肉眼血尿的患者，应完成腹部超声或盆腔成像检查，以鉴别和排除其他病理性疾病。

五、频率容量图

指南推荐所有患者都应使用频率容量图来区分多尿症和 IC 所预期的典型小膀胱容量（推荐等级 C，证据强度 3）；如有需要可选择排尿后残余尿量测定（推荐等级 C，证据强度 4）。一项对 47 例患有 IC 的成年女性的研究发现，患者的排尿量为 86 ～ 174 mL，平均排尿量不到 100 mL，而无症状女性的平均排尿量为 289 mL。白天排尿的平均次数则从正常女性的 6 次，升高到了 17 ～ 25 次。排尿日记有助于确定膀胱储尿症状的严重程度，并可用于与行为和药物干预相关的阳性结果的鉴别。当具有排空不良的病史时，指南建议测量排尿后残余尿量。

六、实验室检查

指南推荐实验室检查内容、推荐等级、证据强度主要包括：①建议所有患者作常规尿液分析、细菌培养（推荐等级 C，证据强度 4 级）；②细胞学为可选择检查项目（推荐等级 C，证据强度 4 级）；③生化检查，包括简要筛查患者的血糖、白细胞、血尿、尿液亚硝酸盐和渗透压；④尿液白细胞缺失也不排除 IC 的可能性，如果发现尿路感染的迹象，则需要进行培养和药敏试验，如果无菌脓尿持续存在，可能还需要检测沙眼衣原体、解脲支原体、棒状杆菌、念珠菌和结核支原体。据报道，IC 患者镜下血尿发生率高达 41%，只有 2/60 患者出现肉眼血尿，如果患者发现镜下血尿，特别是肉眼血尿患者存在发生尿路上皮癌的危险因素时，提示尿液细胞学检查的必要性。

七、IC 症状评分

所有 IC 患者都需要进行症状评分（推荐等级 C，证据强度 3 级）。IC 患者症状评分有助于确定基线症状的严重程度和跟踪对治疗干预的反应。5 个针对 IC 的给药症状的自我评分包含了不同程度的评估，这些自我评分包括：间质性膀胱炎症状评分（ICSI），间质性膀胱炎问题评分（ICPI），威斯康星间质性膀胱炎评分（UW–IC 量表），疼痛、紧迫感、频率评分（PUF 评分）及膀胱痛 /IC 症状评分（BPIC–SS）。其中 UW–IC 量表虽然得到了很好的验证并且内容全面，但尚未在临床实践中被采用。合并的 ICSI/ICPI 又称"奥利里·桑特症状和问题指数"，主要由 4 项症状和问题指数组成，重点是过去一个月的排尿紧迫性、频率、夜尿增多症和疼痛情况。它符合变异性、重复测量的可靠性、内部一致性和结构效度及响应性的标准，且研究者在更大样本的 IC 患者中做了进一步重新评估该工具的研究。

PUF 评分没有经过广泛的验证过程，但含有其他与盆腔疼痛和尿失禁相关的条目。Kushner 等在 220 例临床患者中检验了 PUF 评分和 ICSI/ICPI 区分 IC 和其他尿路疾病的作用，以上 3 个量表在 IC 诊断与鉴别中具有重要作用，并且 PUF 分数为 13 或更高者，对 IC 诊断与鉴别更有效。BPIC–SS 的开发是为了识别出 IC 患者的中、重度疼痛程度，以便纳入临床试验。在分析了患者对问卷的反应和测试了问题的有效性后，研究人员提出了 8 个敏感度和特异度都很高的条目。作者得出结论是，BPIC–SS 评分为 19 或更高的患者应该纳入临床试验中。需要注意的是，这些症状评分都没有足够的特异性来作为 IC 唯一的诊断指标，而只能作为辅助诊断的工具。根据目前的文献，ICSI、ICPI 或更新版的 BPIC–SS 和（或）PUF 评分可作为 IC 患者症状严重程度分级和跟踪治疗干预反应的评估指标。

八、膀胱镜检查

膀胱镜检查指南推荐等级 C，证据强度 4 级。在大多数 IC 患者中，单独进行膀胱镜检查，在没有水扩张试验的条件下，其结果预计为正常表现。大约 16% 的 Hunner 溃疡或病变可以在麻醉下（有或没有水扩张试验）被发现。Hunner 溃疡病变与更严重的症状和异常的尿动力学和感知能力有关。终末性血尿和出血点的典型表现只有在麻醉下进行正式的水扩张试验后才能被可靠地发现。然而，有证据表明，出血点对 IC 的诊断既不敏感，也不特异。因此，膀胱镜检查仅应被视为一种工具，用于排除膀胱癌 / 原位癌和识别 Hunner 病变，这些信息可能影响患者的治疗决策。确定膀胱充盈和排空过程对盆腔疼痛的影响，并客观评估"功能性"膀胱容量，以便进行适当的盆腔检查，对所有患者的推荐等级 C，证据强度 3 级。IC 合并膀胱癌是罕见的，其症状与 IC 相容。Tissot 等发现，在被诊断为 IC 的 600 例患者中有 1% 的病例患有膀胱癌，大多数（5/6）IC 合并膀胱癌的患者的年龄在 60 岁以上，除 2 例外，

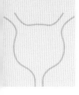
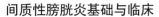

其余患者均有镜检血尿或肿瘤细胞学检验阳性。对于有 IC 症状且没有膀胱癌或其他盆腔疾病危险因素的年轻女性，膀胱镜检查被认为是可选择的项目。这有助于非泌尿科医生能够在疾病阶段更早地进行初始治疗，可能会更有效。开始治疗之前建议进行膀胱镜检查以帮助做出诊断也是合理的，特别是病史、体格检查、尿液分析或细胞学有任何迹象表明，膀胱镜检查有助于识别 Hunner 病变、盆底肌功能障碍（盆底检查很容易添加到膀胱镜检查中）及排除其他疾病，并指导治疗策略时。

九、钾离子敏感试验

钾离子敏感试验（不推荐等级 C 级，证据强度 3 级）是指向膀胱灌注氯化钾以检测膀胱黏膜通透性，该试验的原理是膀胱黏膜上皮损伤、糖胺多聚糖（GAG）层的完整性遭到破坏、上皮细胞防渗透屏障功能失调，尿液高浓度钾离子漏入膀胱间质，诱发膀胱神经和肌肉去极化，导致 LUTS 和疼痛。Parsons 等最早描述了膀胱内滴注 0.4 mol/L 氯化钾溶液，通过主观认知和主观疼痛反应包括比较性膀胱测压试验等，评估 IC 膀胱黏膜通透性的损伤程度。

Chambers 等发现，85% 的 IC 患者钾离子敏感试验为阳性反应（但特异性仅为 50%）。在病史和膀胱镜检查基础上，钾离子敏感试验不能提供额外信息。其他作者发现，钾离子敏感试验与膀胱镜检查结果或尿动力学上的膀胱容量都没有相关性，甚至干扰了有症状的 IC 患者的诊断。大约 25% 的膀胱过度活动症（OAB）及几乎所有的放射性膀胱炎、IC 和 50% ～ 84% 的慢性盆腔疼痛综合征（CPPS）患者，钾离子敏感试验都发生阳性反应。在没有症状的男性中亦发现有 36% 的测试者呈假阳性。因此，钾离子敏感试验价值还没有得到广泛的验证，而且这种测试在预测 GAG 补充治疗的疗效方面也不可靠。重要的是，这是一项费用昂贵，并在测试过程中和之后都会使患者感到疼痛的测试。基于这些原因，指南不再建议应用钾离子敏感试验作为 IC 的评估标准。

十、膀胱内麻醉挑战试验

作为可选择性麻醉挑战试验（推荐等级 C 级，证据强度 3 级），如碱化利多卡因试验，将 10 ～ 20 mL 的麻醉药混合物（200 mg 利多卡因与 8.4% 的碳酸氢钠混合）注入排空的膀胱，灌注液体保持 10 ～ 15 min，然后经导尿管排出；这项测试可以在膀胱镜检查后轻松进行，既可以减轻患者的痛苦，也可以提供诊断信息并指导未来的治疗。如果患者从输液中得到缓解，就能更加确定疼痛源自膀胱部位。为了将源于膀胱的疼痛与盆腔其他器官的疼痛区分开来，Taneja 等用 20 mL 的 2% 利多卡因膀胱内治疗了 22 例女性盆腔疼痛患者，68% 的患者疼痛减轻 50% 或更多，进一步证实疼痛源于膀胱，所有无反应者随后被诊断为非膀胱疾病导致的盆腔疼痛。指南建议，由于该试验没有诱导患者疼痛症状发作的风险性，当患者盆腔疼痛或者不能确定疼痛是否源于膀胱时，可以考虑膀胱内麻醉挑战试验。

十一、膀胱水扩张试验

指南建议膀胱水扩张试验为患者可选择检查项目，推荐等级 C 级，证据强度 3 级。在全身麻醉下膀胱水扩张试验（HD）可将患者分成有 Hunner 溃疡的患者和无明显黏膜小球样出血点的患者。HD 诊断技术通常是在全身麻醉或局部麻醉下，在 70 ～ 100 cmH$_2$O 下对膀胱进行至少 2 min 的重力充盈。最大麻醉量依据流入的液体倒退到滴注室或在压迫膀胱镜的情况下发生尿路渗透确定。虽然麻醉下膀胱容量严重减少（＜ 400 mL）确实与疼痛有关，但超过 50% 的 IC 患者的容量达到 800 mL，将灌注液排出后出现终末性血尿和黏膜下小球样点状出血被认为是 IC 的特征表现，也是 NIDDK 诊断标准的先决条件之一。

尽管美国国立卫生研究院（NIH）最初采用点状出血的 HD 表现作为诊断 IC 的标准，但大约 8% 诊断为 IC 的患者没有点状出血。研究发现，膀胱黏膜小球样点状出血的严重程度与症状和炎症的组织学证据相关性较差。当 Waxman 等在 20 例输卵管结扎时同意接受 HD 的正常女性中发现 45% 有点状出血，这提示，小球样点状出血在 IC 患者中的特异性受到了质疑。由于相关研究对其实用性的评价存在矛盾，在某些情况下将 HD 用于 IC 诊断可能是合适的。这些情况可能包括：当患者不能耐受局部麻醉下的膀胱镜检查并接受全身麻醉时；当患者采用其他治疗方案治疗失败，HD 用来评估疾病严重程度可能为诊断提供有用信息时。

十二、尿流动力学检查

在 IC 诊断指南中，尿流动力学检查（urodynamic study，UDS）不推荐作为常规评估项目（不推荐等级 C 级，证据强度 3 级）。膀胱内压测定图（cystometrogram，CMG）已被一些人倡导用于 IC 的诊断。根据 NIDDK 标准，发现容量＞ 350 mL、首次感觉必须排尿时的容量＞ 150 mL 或存在 DO 是诊断典型 IC 的排除因素，然而，人们认识到，大约 65% 被诊断为 IC 的患者会表现出 DO，因此，急迫性尿失禁或 DO 的共存不应排除 IC 的可能性。来自 IC 数据库研究的有关 UDS 的其他发现包括首次感觉必须排尿时的容量［平均（81±64）mL］和最大感觉需排尿容量（平均 198±107 mL）的减少。虽然这些 UDS 参数确实与频率、夜尿和紧迫感有很好的相关性，但它们与全身疼痛、HD 的膀胱镜检查结果（除了 Hunner 病变的存在）或治疗干预的结果没有很好的相关性。自我测量排尿体积的频率容量图，侵入性更小，更具成本效益；自我测量排尿体积对评估的膀胱容量与 IC 患者的测得的最大膀胱容量和首次感觉必须排尿时的容量相关。如果计划在局部麻醉下进行膀胱镜检查，则可以在患者清醒的情况下评估功能性膀胱容量及其与患者疼痛的关系。

在某些情况下（有排尿症状并存，并怀疑膀胱出口梗阻或由于高度盆底功能障碍导致的排尿功能障碍）可能是有用的。总体而言，对于怀疑患有 IC 的患者，不推荐在标准诊断评估中进行 UDS 检查。

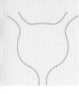

十三、膀胱组织活检

由于在膀胱组织活检中没有发现 IC 特殊的病理特征，故指南不推荐将组织活检作为常规评估指标（不推荐等级 C 级，证据强度 3 级）。这是因为 IC 与慢性炎症相关的表现没有特异性，且与其他病因重叠，与在水扩张试验时观察到的膀胱镜检查结果相关性较差。但在临床诊断为 IC 的患者中，30% ~ 43% 可能具有正常的组织学表现。然而，今年的研究已经发现：①IC 有特定类型的病理结果和症状相关，如黏膜剥脱（即 Hunner 病变）和黏膜下小球样点状出血与疼痛的高度相关性；②在 IC 数据库对患者进行的多因素分析中，类胰蛋白酶染色的肥大细胞计数与脱颗粒比值的显著增高，尿路上皮的完整性丧失、固有层肉芽组织和血管密度与夜尿症有关；③但对照组与 IC 患者 Giemsatin 染色切片的固有层或逼尿肌的肥大细胞计数没有显著差异，由于特定的病理特征和症状之间可能存在关联，因此在未来的研究中包括膀胱活检和病理分类。常规的膀胱活检不推荐用于 IC 的诊断，但可以在研究试验中或在临床指征需要排除原位癌或其他特殊疾病时考虑实施膀胱黏膜组织活检。当活检用于研究或排除原位癌时，如果怀疑是局灶性病变或肿瘤细胞学异常，则应从最异常的区域开始进行检查，并应遵循 HD 操作流程和注意事项进行组织活检，以避免增加膀胱穿孔的风险性。

（杨小清　牛远杰）

参考文献

[1] CLEMENS J Q, ERICKSON D R, VARELA N P, et al. Diagnosis and treatment of interstitial cystitis/bladder pain syndrome [J]. J Urol, 2022, 208（1）: 34-42.

[2] DENSON M A, GRIEBLING T L, COHEN M B, et al. Comparison of cystoscopic and histological findings in patients with suspected interstitial cystitis [J]. J Urol, 2000, 164（6）: 1908-1911.

[3] ERICKSON D R, MORGAN K C, ORDILLE S, et al. Nonbladder related symptoms in patients with interstitial cystitis [J]. J Urol, 2001, 166（2）: 557-561; discussion 561-562.

[4] FURUYA R, MASUMORI N, FURUYA S, et al. Glomerulation observed during transurethral resection of the prostate for patients with lower urinary tract symptoms suggestive of benign prostatic hyperplasia is a common finding but no predictor of clinical outcome [J]. Urology, 2007, 70（5）: 922-926.

[5] HANNO P. Is the potassium sensitivity test a valid and useful test for the diagnosis of interstitial cystitis? against [J]. Int Urogynecol J Pelvic Floor Dysfunct, 2005, 16（6）: 428-429.

[6] HUMPHREY L, ARBUCKLE R, MOLDWIN R, et al. The bladder pain/interstitial cystitis symptom score: Development, validation, and identification of a cut score [J]. Eur Urol, 2012, 61（2）: 271-279.

[7] KUSHNER L, MOLDWIN R M. Efficiency of questionnaires used to screen for interstitial cystitis [J]. J Urol, 2006, 176（2）: 587-592.

[8] NICKEL J C, SHOSKES D, IRVINE-BIRD K. Clinical phenotyping of women with interstitial cystitis/painful bladder syndrome: A key to classification and potentially improved management [J]. J Urol, 2009, 182（1）: 155-160.

[9] OTTEM D P, TEICHMAN J M H. What is the value of cystoscopy with hydrodistension for interstitial cystitis? [J].

Urology，2005，66（3）：494-499.

[10] PARSONS C L，BAUTISTA S L，STEIN P C，et al. Cyto-injury factors in urine：A possible mechanism for the development of interstitial cystitis［J］. J Urol，2000，164（4）：1381-1384.

[11] PARSONS C L. The role of a leaky epithelium and potassium in the generation of bladder symptoms in interstitial cystitis/overactive bladder，urethral syndrome，prostatitis and gynaecological chronic pelvic pain［J］. BJU Int，2011，107（3）：370-375.

[12] PETERS K M，CARRICO D J，KALINOWSKI S E，et al. Prevalence of pelvic floor dysfunction in patients with interstitial cystitis［J］. Urology，2007，70（1）：16-18.

[13] PETERS K M，KILLINGER K A，MOUNAYER M H，et al. Are ulcerative and nonulcerative interstitial cystitis/painful bladder syndrome 2 distinct diseases？ A study of coexisting conditions［J］. Urology，2011，78（2）：301-308.

[14] SÁNCHEZ-FREIRE V，BLANCHARD M G，BURKHARD F C，et al. Acid-sensing channels in human bladder：Expression，function and alterations during bladder pain syndrome［J］. J Urol，2011，186（4）：1509-1516.

[15] TANEJA R. Intravesical lignocaine in the diagnosis of bladder pain syndrome［J］. Int Urogynecol J，2010，21（3）：321-324.

[16] TEICHMAN J M H，PARSONS C L. Contemporary clinical presentation of interstitial cystitis［J］. Urology，2007，69（4 Suppl）：41-47.

[17] YILMAZ U，LIU Y W，ROTHMAN I，et al. Intravesical potassium chloride sensitivity test in men with chronic pelvic pain syndrome［J］. J Urol，2004，172（2）：548-550.

第十五章

男性间质性膀胱炎的认识与诊疗原则

第一节　概述

在东亚国家关于 IC 的定义为：膀胱高敏感性，通常伴或不伴有膀胱疼痛。中国泌尿外科和男科疾病诊断治疗指南对 IC 的定义是：感受与膀胱相关的慢性盆腔疼痛、压迫感或不适，同时至少伴有一种下尿路症状，如持续性急迫性排尿感或尿频。AUA 指南建议 IC 的症状持续时间应该超过 6 周，ESSIC 和 EAU 指南则指出症状持续时间为 6 个月。有关 IC 的流行病学研究发现，男：女发病率为 1：9，具有较大差别。已知女性下路感染率是男性的 5 倍，这可能与男性和女性尿道的解剖结构、会阴区污染的环境因素有关。但在男性患者中，Ⅲ型前列腺炎 / 前列腺疼痛综合征的发病率占 90%，其中 85% 的Ⅲ型前列腺炎患者经尿道钾离子敏感试验阳性。这也是早期把 IC 归类为盆腔疼痛综合征的原因。有作者提出，对该疾病基础与临床研究的不断深入，必将持续改变我们对男性 IC 的认识并造成治疗理念的转变。

2019 版《中国泌尿外科和男科疾病诊断治疗指南》首次收入了关于 IC 的临床诊疗指南，对国内泌尿外科 IC 的临床诊治提供了指导意见，填补了我国关于此疾病的空白。但我们必须认识到，目前国际上已有 27 个间质性膀胱炎研究协会或咨询医疗机构，而我国至今没有 IC 学术组织，更缺乏男性和女性 IC 流行病学调查与统计报告，无法从宏观层面对该疾病进行进一步研究。在中西医结合治疗研究领域也未能对 IC 进行症候分型与辨证论治的结合治疗研究。临床实践中对该疾病的充分认知和 IC 临床翔实数据的积累，必将提高对 IC 的认识，促进规范性诊疗策略的制定与不断完善。

第二节　流行病学与发病率

对于 IC 流行病学调查的研究经历了繁复的认知过程。大多数学者认为 IC 的发病率与种族、年龄及性别等有关，而相关研究也证实了这种理论。之前的研究更多的是对女性患病率的关注，据报道美

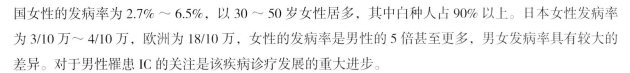

国女性的发病率为 2.7% ～ 6.5%，以 30 ～ 50 岁女性居多，其中白种人占 90% 以上。日本女性发病率为 3/10 万～ 4/10 万，欧洲为 18/10 万，女性的发病率是男性的 5 倍甚至更多，男女发病率具有较大的差异。对于男性罹患 IC 的关注是该疾病诊疗发展的重大进步。

随着临床医师对 IC 认识的提高，其发病率逐年增长。最新的研究表明：美国的流行病学调查显示女性发病率为 197/10 万，男性与女性发病率比约为 1：4.8，韩国女性发病率为 261/10 万，日本女性发病率为 265/10 万，全球发病率在女性中为 52/10 万～ 500/10 万，男性中为 8/10 万～ 41/10 万，与男性相比，女性的发病率明显更高。

根据上述的研究数据，我们可以看到 IC 的男女发病率不同，尤在中年女性中多发，男性 IC 曾被视为少见病。随着对 IC 研究的深入，男性患者的发病率较以往增多。研究人员发现男性 IC 患者的数量被低估，其潜在男性患者群体的患病率要显著高于现阶段我们的认知。其主要原因是表现为非典型下尿路症状的 IC 常被误诊为其他疾病。研究发现，约半数男性 IC 患者初次就诊时被诊断为前列腺炎，约 2/5 男性 IC 患者被诊断为前列腺增生。一份对中国 IC 患者情况的研究显示：954 例有下尿路症状的患者中 427（44.8%）例患有 IC，其中男性患者约占 37.4%。随着学者对于 IC 临床研究的深入，诊疗指南的进一步完善，IC 的男性发病率必将进一步提高。

目前，国内尚缺乏男性 IC 相关的流行病学数据。在新时代背景下，随着互联网医疗大数据库的不断丰富与积累，我国 IC 的流行病学调查将取得历史性的飞跃。同时，我们也应该看到，随着男性发病率的增加，对病因与发病机制的不断深入研究，必将提高临床医师对 IC 的病因病机认识和规范性诊疗水平。

第三节　病因与病理

IC 的病因目前尚不明确，关于其病因与发病机制的研究有多种假说，但都缺乏明确的临床表现依据，尚未有一个统一的标准。其假说主要围绕膀胱黏膜感染因素、表面的葡萄糖氨聚糖（GAG）缺失、肥大细胞密度增加与脱颗粒比值增高、神经源性炎症、精神心理障碍及周围神经与中枢神经对疼痛敏化效应增强等病因机制。尽管 IC 的病因及发病机制尚有许多争议，但是大量的研究证据表明 IC 可能是一种或多种病因学因素共同导致的一组综合征。

目前，多数学者认为膀胱黏膜的完整性损伤、GAG 层缺失、肥大细胞密度增加和激活与脱颗粒比值增加是 IC 的主要病因与病理机制。GAG 层主要成分包括硫酸软骨素、硫酸肝素、透明质酸、硫酸皮肤素、硫酸角质素等，其作用是保护膀胱黏膜，阻止尿液渗透。膀胱黏膜上皮 GAG 层的减少或缺失，使尿液中的毒性或非毒性成分穿过黏膜进入膀胱肌层，导致炎症反应，并刺激神经纤维产生疼痛症状。钾离子敏感试验阳性可以充分证明膀胱黏膜通透性增加。目前通过膀胱灌注的方式外源性补给 GAG 层、修复膀胱黏膜的替代治疗得到了多数学者的支持，也取得了良好的临床效果。但也有学者持反对意见，Nickel 等通过扫描电镜发现 IC 患者尿路上皮黏膜紧密连接变宽，通透性与对照组无明显区别。GAG 层缺乏学说仍需要更多的实验理论支持。

肥大细胞是免疫细胞的一种，激活后能够释放组胺、白三烯、细胞因子、5- 羟色胺等炎症介质，导致微血管充血舒张及膀胱感觉神经高敏感性，引起渗血及疼痛症状。Cervigni 等首次提出肥大细胞增多和激活是 IC 的重要致病原因。Yamada 等发现，IC 患者的膀胱黏膜内肥大细胞激活的密度相比正常人而言明显增高，溃疡型 IC 患者的肥大细胞激活密度比非溃疡型 IC 患者的密度高。越来越多的研究表明，肥大细胞在 IC 的发病机制和病理生理中起着重要的作用。

自身免疫反应在 IC 病因及发病机制中占据重要的地位。越来越多的研究人员认为，IC 是一种自身免疫性疾病，源于膀胱慢性炎症后继发的自体免疫过程。Oravisto 等提出 IC 与自体免疫性疾病有关，溃疡型 IC 膀胱黏膜下广泛的 T 细胞和 B 细胞浸润比非溃疡型严重，但这些表现无特异性，临床组织病理学表现与其他免疫变态性疾病没有明显的差异。同时，大量的研究报道，IC 患者自身存在免疫性抗体，许多 IC 患者体内可检测出抗核抗体。但是，迄今为止研究人员尚未发现 IC 患者特有的自身抗体。

神经源性因素是 IC 的重要病因。研究表明，相对于正常人而言 IC 患者的膀胱神经纤维更加密集，处于应激状态下的感觉神经释放 P 物质、神经激肽 A、降钙素等物质，引起局部炎症和痛觉过敏；同时，导致肥大细胞活化，引起血管扩张及黏膜损害。膀胱水扩张治疗 IC 的原理是膀胱扩张后对传入神经末梢的破坏，减少了膀胱壁内的感觉神经分布密度，从而降低膀胱的敏感性，达到治疗该疾病的目的。

针对 IC 患者慢性盆腔疼痛的症状，Song 等认为 IC 与细菌感染有关，但迄今为止研究人员尚未找到微生物方面的证据，且抗生素治疗未取得明显的疗效。Domingue 等研究发现，IC 表现为广泛的黏膜下炎症和神经周围浆细胞及淋巴细胞浸润。根据显微镜下不同的病理表现，分为溃疡型病变和非溃疡型病变。溃疡型 IC 的镜下表现似乎支持感染学说，但非溃疡型 IC 的炎性反应并不明显。目前，对于感染是否是 IC 的发病机制仍然存在争论。

Wesselmann 等认为 IC 疼痛部位不明确，可能是一种慢性内脏疼痛综合征，该病患者焦虑、抑郁、沮丧甚至绝望等不良心理状态往往要比正常人群比率更高。而疾病导致尿路刺激症状、下腹部疼痛等症状则会进一步影响患者的生活质量，加重其心理负担，形成一个不良心理状态的恶性循环。但是，研究人员尚未发现精神心理因素对于 IC 明确的致病机制。

第四节　诊断与鉴别诊断

IC 的诊断是长期以来困扰泌尿外科医生的一个难题，由于许多临床医生对 IC 的不认识、缺少特异性临床表现和规范性诊疗标准，许多患者平均需要经过 5 ～ 7 年，历经 5 位医生后才能被明确诊断。这也是该疾病得到正确诊断率偏低的原因。目前，美国及欧洲泌尿外科指南建议，临床上 IC 是一个排除性诊断过程。但由于 NIDDK 排除诊断标准过于严苛，大约 60% 具有 IC 临床症状的患者被遗漏（表 15-1）。

表 15-1　间质性膀胱炎 NIDDK 诊断与排除标准

诊断标准：

（1）膀胱区或下腹部、耻骨上疼痛伴尿频

（2）麻醉下行膀胱内灌注后膀胱镜检见膀胱黏膜下点状出血或 Hunner 溃疡

排除标准：

（1）清醒状态下，膀胱容量＞ 350 mL

（2）以 30 ～ 100 mL/min 速度注水 150 mL 后仍未出现急迫性排尿感

（3）膀胱灌注时出现周期性不自主收缩

（4）病程＜ 6 个月

（5）夜尿增多

（6）抗生素、胆碱能神经抑制剂或解痉剂、肌松剂有效

（7）清醒时白天排尿少于 8 次 / 天

（8）3 个月内有细菌性膀胱炎

（9）膀胱或下尿路结石

（10）活动性生殖器疱疹

（11）子宫、宫颈、阴道、尿道肿瘤

（12）尿道憩室

（13）环磷酰胺及其他化学性膀胱炎

（14）结核性膀胱炎

（15）放射性膀胱炎

（16）良、恶性肿瘤

（17）阴道炎

（18）年龄＜ 18 岁

1. 泌尿系症状　尿频、尿急是 IC 患者最常见的症状。

2. 疼痛症状　疼痛常常是 IC 患者就诊的主要原因。疼痛主要是位于下腹部，常表现为膀胱充盈时疼痛，排尿后缓解。且疼痛常常会因为一些因素加重或缓解。研究发现，茶、咖啡、含乙醇和碳酸的饮料、柑橘及果汁和辛辣食物往往会使症状加重。避免摄入对膀胱具有刺激的食物，多食蔬菜水果，保持维生素供给，对于疼痛症状的缓解具有一定的帮助。

3. 辅助检查　完善尿常规及尿细菌培养、排尿日记、尿流动力学、钾离子敏感试验等检查，直肠指检前列腺触痛并引起盆腔疼痛是男性 IC 特征性表现。必要时行麻醉下膀胱水扩张后可能出现膀胱黏膜点状出血、红斑或称红斑症阳性及 Hunner 溃疡等膀胱镜下表现时具有诊断意义。研究表明，红斑症并不是 IC 患者的特异性表现，当合并有 LUTS 时才有诊断意义（图 15-1）。

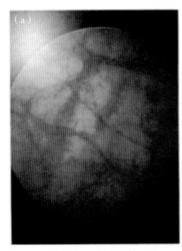 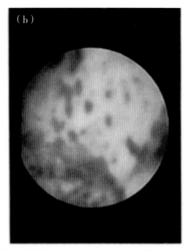 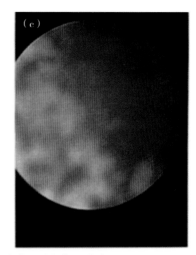

注：（a）麻醉下膀胱镜检查发现黏膜血管脉络清晰；（b）反映黏膜层及黏膜下层变薄，膀胱压 7.8 kPa 1 min 以上可见膀胱黏膜红斑出现；（c）随着时间延长红斑渐扩大至成片累及整个膀胱。

图 15-1　麻醉下膀胱水扩张红斑症阳性

4. 鉴别疾病与排除方法　①在 IC 诊断过程中应排除膀胱感染、慢性前列腺炎、膀胱出口梗阻、OAB 和膀胱癌等疾病；②若临床医师误将 IC 诊断为其他疾病，不但可能导致症状没有任何改善，而且可能加重疾病的进展或引起医疗不良事件；③医生在 IC 诊断过程中应了解尿急、尿频、夜尿次数增多、膀胱疼痛和性功能障碍是 IC 临床诊断的高敏感五联症，尿常规检查与细菌培养阴性是 IC 疑似诊断的主要判定指标；④ IC 的疼痛以下腹部及盆底疼痛为著，膀胱充盈疼痛加重、排尿后疼痛减轻是 IC 疼痛的特点，LUTS 严重程度与膀胱最大容量显著减少程度呈正相关；⑤膀胱镜检查及水扩张后可见膀胱黏膜小球样点状出血显著增多，亦可见黏膜红斑或瘀斑及 Hunner 溃疡；⑥Ⅲ型前列腺炎 / 前列腺疼痛综合征患者直肠指检时前列腺触痛剧烈，在膀胱镜检查时，前列腺疼痛综合征患者可见轻度的前列腺体肿胀、充血，但膀胱黏膜及膀胱最大容量没有异常改变；⑦顽固性男性下尿路症状也应警惕 OAB 的可能性，OAB 和 IC 均以尿频、尿急为特点，但是 IC 患者的尿急症状往往源于缓解膀胱充盈导致的下腹部或膀胱区的疼痛，而 OAB 患者尿急常源于担心尿失禁。

如果 IC 患者出现血尿（镜下或肉眼），需要与膀胱癌相鉴别。泌尿系彩超、盆腔 CT、尿脱落细胞学检查、膀胱镜检查可作为鉴别的主要手段。当难以通过影像学检查明确诊断时，可疑组织活检可以提高诊断效率。

除此之外，尚需要与各种细菌引起的膀胱炎症及膀胱憩室合并的感染相鉴别。对于下腹部疼痛，还需要考虑到膀胱结石及输尿管下段结石。

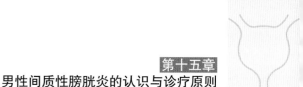

第五节　间质性膀胱炎治疗原则与方法

IC 的发病机制尚未完全清楚，临床上还没有一个统一的治疗标准。目前，有关 IC 治疗的主要方法仍以缓解症状和改善生活质量为目的，尚没有治愈疾病的有效方法。总的治疗原则包括口服药物治疗、神经调节治疗、药物灌注治疗、微能量物理治疗和中西医结合辨证论治、选方用药。需要指出的是，手术治疗往往只是作为所有保守治疗方法失败后的最后选择。多学科、多模式联合分层治疗是目前 IC 治疗的主流模式。

AUA 诊疗指南对 IC 的治疗提出六线诊疗层次。①一线治疗：疼痛管理、患者健康教育与行为矫正；②二线治疗：物理治疗、药物治疗（包括口服药物及膀胱内灌注治疗）；③三线治疗：麻醉下膀胱镜水扩张试验、Hunner 溃疡电灼术或经尿道电切（Transurethral resection，TUR）；④四线治疗：神经调节术；⑤五线治疗：环孢素 A；⑥六线治疗；⑦尿路伤皮：GAG 层缺失为膀胱灌注补充外源性 GAG 作为修复 IC 膀胱黏膜的屏障功能提供了治疗理论依据。目前，针对 IC 黏膜 GAG 层缺失的主要替代药物或治疗方式有硫酸软骨素、硫酸肝素和透明质酸及肝素钠 + 利多卡因 + 碳酸氢钠三联药物膀胱灌注，通过修复膀胱黏膜缺失的 GAG 降低了异常渗漏并增强了屏障保护作用，改善 IC 患者 LUTS 和疼痛症状，提高了患者的生活质量。三药联合膀胱内灌注对 IC 的疗效显著，对于中重度或难治性患者取得了满意的临床治疗效果。关于 IC 其他的治疗方法，在本书的其他章节已有详尽的论述，故本章不再赘述。

第六节　问题与展望

随着男性 IC 的患病率逐年增加，临床医师应对男性 IC 病因、发病机制、临床表现与鉴别特点有更深的认识和研究。除了对 IC 疾病的本质认识与诊疗研究外，我们尚需关注男性 IC 患者产生的精神心理障碍、睡眠障碍、性功能障碍、焦虑与抑郁症等严重影响患者生活质量的相关问题。这提示，加强 IC 患者的心理疏导、情志护理，提高患者对疾病的认知并进行健康教育，也是 IC 患者临床预防与调护的重要内容。

需要指出的是，我们对于 IC 的认识还处于初级阶段，对 IC 的发病机制、病理生理改变与临床表现的相关机制也未完全阐明。这表明，IC 病因、发病机制和临床诊疗研究不仅仅是泌尿外科基础研究与临床面对的巨大挑战，也是细胞生物学、分子免疫学、神经生物学、流行病学、病理生理学及中医络病学等多学科相关领域的专家应共同面对与探索研究的重大科学问题。

（刘利维）

参考文献

[1] OFFIAH I, MCMAHON S B, O'REILLY B A. Interstitial cystitis/bladder pain syndrome：Diagnosis and management［J］. Int Urogynecol J, 2013, 24（8）：1243-1256.

[2] NICKE J C. A new approach to understanding and managing chronic prostatitis and interstitial cystitis［J］. Rev Urol, 2010, 12（1）：67-68.

[3] PARSONS J K, PARSONS C L. The historical origins of interstitial cystitis［J］. J Urol, 2004, 171（1）：20-22.

[4] ROSAMILIA A. Painful bladder syndrome/interstitial cystitis［J］. Best Pract Res Clin Obstet Gynaecol, 2005, 19（6）：843-859.

[5] SONG M H, LIM J S, YU H Y, et al. Mesenchymal stem cell therapy alleviates interstitial cystitis by activating Wnt signaling pathway［J］. Stem Cells Dev, 2015, 24（14）：1648-1657.

[6] VAN DE MERWE J P, NORDLING J, BOUCHELOUCHE P, et al. Diagnostic criteria, classification, and nomenclature for painful bladder syndrome/interstitial cystitis：an ESSIC proposal［J］. Eur Urol, 2008, 53（1）：60-67.

[7] WESSELMANN U. Interstitial cystitis：A chronic visceral pain syndrome［J］. Urology, 2001, 57（6）：32-39.

[8] 陈强，周述银，张茂，等.间质性膀胱炎/膀胱疼痛综合征水扩张联合不同药物灌注疗效评估[J].武警医学，2014，25（12）：1205-1208，1211.

[9] 戴轶，沈宏.间质性膀胱炎治疗的研究进展［J］.华西医学，2009，24（9）：2489-2492.

[10] 黄健.中国泌尿外科和男科疾病诊断治疗指南［M］.2019版.北京：科学出版社，2020.

[11] 柯鑫文，张雁钢，冯少勇，等.间质性膀胱炎/膀胱疼痛综合征的研究进展［J］.中华临床医师杂志（电子版），2014，8（11）：2133-2137.

[12] 李相奇，南锡浩，李伟博，等.间质性膀胱炎诊断与治疗的进展［J］.牡丹江医学院学报，2020，41（4）：125-129.

[13] 李旭东.膀胱疼痛综合征/间质性膀胱炎的治疗策略及进展［J］.现代泌尿外科杂志，2017，22（6）：404-409.

[14] 吕坚伟，宁晔，沙建军，等.男性间质性膀胱炎18例临床诊治分析［J］.中华泌尿外科杂志，2012，33（5）：356-359.

[15] 王旭，邓晓敬.膀胱疼痛综合征/间质性膀胱炎的研究进展［J］.临床和实验医学杂志，2018，17（20）：2235-2238.

[16] 杨兵.间质性膀胱炎的诊断和治疗探讨（附3例报告并文献复习）［J］.安徽医学，2011，32（3）：304-306.

[17] 杨洋，张中元，吴士良.表现为男性间质性膀胱炎的膀胱癌4例诊治分析并文献回顾［J］.中华临床医师杂志（电子版），2019，13（11）：860-863.

[18] 周兴祝，唐庆来，王杜渐.ⅢA型前列腺炎合并间质性膀胱炎的诊治体会（附5例报道）［J］.中华男科学杂志，2012，18（10）：943-944.

[19] 刘铁军，赵盟杰，沙可夫，等.Ⅲ型前列腺炎与间质性膀胱炎鉴别的临床研究[J].中华男科学杂志，2009，15（2）：140-143.

第十六章
间质性膀胱炎患者初始管理与辅助治疗

第一节　概述

　　间质性膀胱炎（interstitial cystitis，IC）是主要以疼痛不适为主，伴发尿频、尿急的膀胱慢性疾病，严重影响患者的生活质量。目前尚无统一的最佳治疗方案，原因在于不同患者的 IC 症状差异很大，尚无统一的诊断标准，临床主要依靠排除法进行诊断，由于病因不清，多数学者认为 IC 包括了一种或多种尚未界定的疾病，因此无法针对特殊的病理生理变化开展相应的治疗。此外，该病治疗结局的观察指标也不统一，妨碍了学者们对研究结果的解读及推广应用。

　　IC 治疗的目标是恢复正常膀胱功能、防止症状复发和提高生活质量。2011 年美国泌尿外科学会（AUA）提出 IC 的治疗总原则，即先行保守治疗和多学科联合治疗，然后过渡到微创治疗，最后才考虑尿流改道伴或不伴膀胱切除。

　　治疗的所有阶段都要密切关注疼痛的处理情况，治疗无效时应该及时终止并更换新的治疗方案，治疗开始越早，效果越好。目前国内外常见的治疗方法包括行为治疗、药物治疗、膀胱内治疗及外科治疗，但初始管理与辅助治疗对整个病程的影响及转归有着极其重要的作用。

第二节　患者教育

　　首先应让患者正确地认识该疾病的发生、发展过程及病因发病机制，明确疾病本身的慢性病性质，了解疾病本身对生活质量的危害等，树立战胜疾病的信心。其次应对患者进行正常膀胱功能的科普，让患者回忆和寻找哪些因素会加重膀胱疼痛，哪些生活因素或治疗措施能减轻膀胱及排尿症状，教育患者增加有利因素，避免不利因素，也是症状控制的一部分。

　　美国间质性膀胱炎协会是一个获得信息和教育支持的重要途径，其网址是 http：//www. ichelp. org/，成立于 1984 年，是非营利性组织，为患者和临床医生提供宣传、研究资助和教育。此外，ICA

还审查许多网站、在线数据库、电话热线、教育视频、健康杂志、期刊文章和支持小组并建议其为患者服务，以教育患者做出正确的健康决策。ICA 不仅为全国和世界各地的支持团体提供患者位置和联系信息，而且还链接到多种形式的在线支持。患者可以通过微视频、抖音、微信、Facebook、Twitter、聊天室或博客寻求到帮助，从而显著增加教育资源和患者的互动。

第三节　社会心理支持

社会心理支持首先来自于医务工作者。IC 患者需要医生和护士提供大量支持和同情。许多患者在某次就诊之前，可能已经经历过各种科室、各种医生和各种医治方法，此时医生的情感认同和心理支持就显得非常重要。如果面对既没有时间倾谈，也不同情他们的医生时，患者可能会变得抑郁和绝望，甚至是自杀。此时医务工作者的态度将在患者的情感应对机制中发挥关键作用。如果患者回家感觉医生不倾听、不理解或似乎没有同情心，那么患者会严重抑郁并且很可能会去找其他医生，形成恶性循环。这对患者和整个医疗保健系统都是灾难性的。

社会心理维度分析显示 IC 疾病严重影响患者生活方式和计划自己未来的能力，不仅是对患者本人，对患者的整个家庭都会带来情绪方面的影响，正确评估家庭、社会心理支持对疾病的影响至关重要。

及时正确的诊断对于 IC 患者的疾病控制也非常重要。这意味着社会网络可以及时为患者及其家庭开始适当的治疗计划和适应性过程。IC 的误诊是很常见的，并且在很多情况下，患者不得不接受晚期诊断，这可能导致他们感到绝望。这种情况使他们的痛苦更加严重，随之而来的是孤独感和对医疗保健系统的不信任。此外，IC 症状的特性会影响患者的性生活。对夫妻而言，这可能会加剧夫妻感情的不和谐，对家庭关系产生负面的影响。近年来，正确诊断所需的时间和误诊的数量似乎有了显著改善；但是，仍然需要做更多的工作来提高医生迅速诊断 IC 的能力。此外，鉴于 IC 的慢性退行性病程，早期诊断而非晚期诊断所带来的临床益处是无可争议的。

当医生向患者报告他们的诊断时，他们往往只强调临床方面，忽略了情绪和社会心理方面的意义。医生似乎很少或根本不关注如何使患者接受诊断及心理适应，导致患者对医生的抱怨和不理解，往往促使患者将这种不满的情绪向家庭转移。

一旦诊断确立，家庭成员将在疾病治疗及其医疗保健方面发挥重要作用。目前尚无治疗 IC 这种少见疾病的医疗中心或专业的门诊，患者常常需要奔赴上级医院，交通费用及任何其他额外费用就需要从家庭预算中支出。由于疾病的影响，患者本人可能无法继续坚持工作，使得他们的家庭收入减少，更加剧了这种负担。这些都需要家庭成员给予强大的心理安慰和支持。有必要在全国建立一个专门治疗少见疾病的正规医院就诊网络，以加强社会医疗系统对这些患者的服务能力。

第四节　共存疾病的治疗

IC 的临床表现与慢性盆腔疼痛（CPP）类似，都具有定位不明确的疼痛、性交痛、膀胱充盈痛或排尿异常等症状，且易发生在经前及性交后。要正确诊断 IC 需详细询问病史，了解疼痛时是否伴有尿频、尿急或夜尿次数增多；辅以尿细菌培养、尿细胞学检查、尿流动力学检查、钾离子敏感试验（PST）、膀胱镜检查和膀胱组织活检。此外，还需和尿路感染、膀胱结石、泌尿系统恶性肿瘤、嗜酸性膀胱炎等泌尿系统疾病及引起盆腔疼痛的消化系统疾病、女性生殖器官疾病等相鉴别，同时要考虑多种疾病共存的可能。因此在制订详细的治疗计划前，对这些共存疾病的准确诊断和治疗就显得尤其重要。

第五节　饮食控制与评价

2014 年修订的 AUA 指南把饮食控制和行为控制纳入了一线治疗方案。有研究表明，超过 50% 的患者食用酸性食物后，疼痛症状会加重或再次出现。同时有研究证明，避免饮用酸性饮料、咖啡、酒精、茶水、苏打水，避免食用巧克力、辛辣的食物及人工甜味剂可以缓解患者症状。虽然目前尚缺乏饮食调整对 IC 患者症状改善的对照研究，也并非所有患者经过饮食调整后症状均能得到缓解，但由于该法简单、易行，所以推荐饮食调整为患者自我护理治疗的首选方法。

目前关于饮食调控对于 IC 的临床研究证据级别较低，临床应用只能作为参考，美国间质性膀胱炎协会曾发布 IC 医疗食谱，食谱的内容主要来源于患者的描述。结合中国人的饮食特点，以下 IC 患者的饮食禁忌可供参考。

蔬菜、水果类：忌食洋葱、苹果、番茄、杏仁、金瓜、香蕉、柑橘、葡萄、蔓越莓、桃子、梅子、李子、石榴、菠萝、草莓等蔬菜和水果及原汁，可以吃其他蔬菜及自家种植菜类、哈密瓜、西瓜、香瓜、西洋梨。

牛奶及乳制品类：忌食过期的奶酪及奶油、发酸的奶制品、未冰冻的酵母乳、巧克力。

鱼、肉类：忌食罐头食品，烟熏、腌制、特殊调制的鱼子酱、鸡肝、腌牛肉等，可以吃新鲜鱼、肉。

饮料类：忌喝酒精饮料、碳酸饮料、蔓越莓汁、地下水、葡萄酒、山泉水，可以喝矿泉水、非酸性的茶、一些草药茶。

其他种类：忌食豆腐、豆类、黑麦面包、酵母面包、加香料食物、色拉酱、人工防腐剂、口味重食物、咖喱、味素、人工原料颜色等、香烟、油炸垃圾食物、冷的食物，可以吃稻米、比萨、马铃薯、蒜头调味品，应少量多餐、增加纤维促进有规律的排泄。

ICA 收集的资料表明，调节饮食对于症状的控制效果是因人而异的，这个结论也符合临床患者的体会。总体来说，酸性食物、腌制品、熏制品和刺激性太强的食物和饮品尽量少用或不用。找到适合自己的饮食习惯还需要患者个人不懈地去摸索和调整，有时这还是一个相当漫长的过程，而且需要很强的自制力，因为任何一种习惯的调整都绝非易事。具体到每个人的饮食情况都不太一样，我们希望每位患者能够摸索出适合自己的饮食规律来，从而达到减轻症状和避免 IC 复发的目的。

第六节　行为治疗与评价

行为治疗属于一线治疗措施。多数学者认为，并不是所有的患者在确诊的第一时间就应该进行药物或者手术治疗，患者如果仅仅有一些早期症状，如有尿频、尿急症状，但是疼痛不是很明显，同时对其生活质量没有造成明显影响的，可以进行相应的行为治疗，密切观察，定期复查。治疗方法包括适当减少液体摄入量；记录 24 h 的液体出入量；记录排尿延长时间；适当控制饮食；积极锻炼，增强盆底肌的功能；调整心态，正确面对疾病等。有随访研究，得出结果认为合适的行为治疗，对于后期的康复和症状的改善有着积极的影响。行为治疗包括膀胱训练（Bladder Training，BT）、控制饮水量等疗法。频繁排尿会使膀胱长期处于低容量的状态，成为造成膀胱容量减小的原因之一。定时排尿、延时排尿能扩大膀胱容量、降低膀胱敏感性，从而使尿频、尿急症状得以缓解。超过一半的 IC 患者在接受行为调节治疗后，症状得到改善。

行为治疗在国外属于补充和替代医疗（complementary and alternative medical，CAM）。有时即使难治性 IC，同样可能在 CAM 治疗中获益。CAM 包括膀胱再训练、饮食调节、放松及压力管理技术、针灸、瑜伽、认知行为疗法（cognitive behavioral therapy，CBT）等。据文献报道，这些疗法中许多可用于减轻疼痛和改善其他以疼痛为主要表现的慢性疾病患者的生活质量，如类风湿性关节炎、纤维肌痛、背痛、痛觉障碍和外阴疼痛等。因此，相应地这些疗法也用于以疼痛为主诉的 IC 的治疗。

一、膀胱训练

排尿通常可减轻与 IC 相关的疼痛和尿急。IC 患者为了减轻疼痛而频繁排尿，每次排出尿量减少，到最后即使疼痛解除仍无法恢复已经形成的排尿习惯。病程较长的 IC 患者或已有 Hunner 溃疡形成的患者常常表现为膀胱容量减少和膀胱顺应性降低。膀胱训练（BT）就是一种通过增加排尿间隔时间来治疗频繁排尿的行为疗法。延迟排尿，从而增加膀胱容量和减少不适。通过辅助治疗，在与膀胱充盈有关的疼痛明显减少的前提下，BT 治疗尤其有效。

最常见的 BT 形式是定时排尿。患者被指定在特定时刻排尿，通常在忍无可忍的前一刻排尿。该方法被证明在膀胱过度活动症（OAB）或压力性尿失禁（SUI）患者中是有效的。然而对 IC 患者，尚有局限性。IC 患者适合逐渐增加排尿间隔时间，通常是 5～30 min。Chaiken 等对 42 例难治性 IC 患

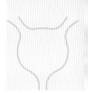

者随访 2 年的结果表明，每 3 ～ 4 周增加排尿间隔时间 15 ～ 30 min，71% 的患者尿频、夜尿及紧迫性排尿症状减少一半以上。

膀胱行为治疗是一个耗时及令人困扰的过程，需要患者坚持不懈的努力。这一过程因患者对治疗的怀疑而变得更加复杂。患者会有不服从和不满的情况。医生必须以正式书面的形式说明和解释计划，定期随访，对患者的关注和鼓励也可以帮助患者坚持行为治疗。成功与否取决于患者如何看待随时间的推移而取得的进步，以及他们对 IC 的慢性病性质的接受度和是否乐观地配合治疗。

二、心理行为治疗

慢性疾病，尤其是那些伴随疼痛的疾病，可能对患者生活质量产生深远的影响。无望和无助通常引发复杂的情感，对慢性疾病的治疗带来重要的影响。其中，灾难性情感以过于关注和反复思考为特征，是一种紧急应对行为的失常，患者往往认为自己已经达到疾病的末期，无可救药。对 CPP 患者，灾难性情感是一种重要的疼痛严重程度的预警及生活质量（quality of life，QOL）水准下降的指标。近期的病例对照研究表明，紧张、焦虑、压抑及灾难化与 BPS 特异的症状及降低的生活质量有密切关系。精神心理支持或药物辅助可以帮助患者快速适应或调整这种心理状态。治疗的总体目标是增强患者对疾病的信心。

自我效能感，即认为一个人能够在某种情况下取得成功的信念，受患者的心理健康、认知思维模式、应对机制及周围支持的可用性或程度的影响。强烈的自我效能感可以提高应对技巧，增强患者能力，并带来更好的生活质量。相反，随着患者自我效能感和控制能力的下降，他们感到更加无助和孤立。因此，再怎么强调社会支持对患者的影响也不过分。社会支持理论证明，具有较强社会关系的患者具有积极的健康行为结果。

除了心理支持治疗，患者的自我效能感还可以通过多种途径来提升。例如，使用一些自助性疗法、自身物理治疗、饮食改变、自助治疗尿路感染及自助膀胱内灌注、自助导尿等，这些都可以让患者拥有充足的信心，培养起对自身医疗状况的掌控感。

第七节　认知行为疗法

认知行为疗法（CBT）是包括由认知（思想）成分和介入行为成分组成的类别广泛的不同治疗方案，旨在帮助患者制定更好的应对策略，改变他们的慢性疼痛信念，减少他们的灾难性思维，并最终增强他们的能力。教导患者去认识一个不合理的或灾难性的想法，然后学会用一种理性的想法来代替它；同时结合行为治疗，可以帮助他们减轻疼痛或特定的痛苦症状。尤其当患者与治疗师面对面地交流并定期练习思维识别和替换及有益的行为介入时，认知行为疗法更容易成功。尽管 CBT 不如其他治疗方法标准化，很难研究其疗效，但许多研究显示，CBT 通过减少疼痛、无助、残疾和心理痛苦来增

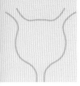
加慢性疼痛患者的感知控制。Sinclair 等将 90 例患有类风湿性关节炎的妇女纳入旨在教授疼痛应对疗法的干预性 CBT 项目，CBT 后的应对行为、疲劳与整体心理健康、自我效能感、疼痛等得到显著改善。Eccleston 等的综述研究了 52 个随机对照试验（RCT），对实施 CBT 或其他行为治疗慢性疼痛的效果进行了分析。结果认为，CBT 对疼痛、痛苦、残疾和情绪有积极影响，干预后的效果甚至可以持续到 6 个月后。

性治疗被认为是缓解 IC 症状的另一种可能的治疗方法。然而，文献综述表明，缺乏对性治疗和 IC 之间关系的良好对照研究。已有的研究表明，用于性治疗的技术，包括 CBT，与减少的慢性前列腺炎 / 慢性盆腔疼痛综合征（CP/CPPS）症状和其他性疼痛障碍呈正相关。Nikel 等专门开发了针对男性 CPPS 的 CBT，其理论基础是人们对于特定的疼痛是压制性或乐观性的反应与过去的自身经历有关，该程序帮助患者评估由症状引起的痛苦、当他们感到痛苦时发生的思想及与这些想法相关的情绪和行为反应之间的关系。该 CBT 项目是第一次全面针对 CP/CPPS 患者的症状和生活质量改善的循证医学支持的生物 – 心理 – 社会变量（即灾难性情绪、社会互动、不适应性休息作为疼痛应对策略）的研究。目前，正在进行一项试点研究，以评估 CBT 计划如何改善作为主要结果的生活质量，以及如何减少作为次要结果的对任何残疾和疼痛严重程度的感知。

明确 IC、疼痛和性功能障碍之间的关系对于在启动和实施治疗方面发挥关键作用的临床医生具有重大意义。已有研究证明，疼痛管理的心理学方法能降低慢性疼痛患者的疼痛强度并改善其应对能力，并且在外阴痛的实例中，能减少灾难性思维并改善妇女的性功能。

在 2000 年之前，只有两项已发表的研究证明了性治疗与 CBT 联合治疗的有效性。从那时起，后续研究的总体结果显示即使在短期治疗和群体形式的研究环境下进行 CBT 治疗也可显著改善疼痛和心理性功能。

第八节　意象导引

意象导引是使用语言来引导一个人的思想焦集到想象中的视觉、听觉、触觉甚至嗅觉，以便引发放松的生理效应。一些理论试图解释意象导引产生的生理和心理效应。门控理论认为，一次只有一个脉冲可以沿着脊髓传到大脑，如果这条通路被意象导引产生的思想所占据，疼痛感觉脉冲就不能传递到大脑，从而减少疼痛感觉。另一种理论认为，意象导引可通过释放内啡肽，激活副交感神经系统，从而降低血压，降低脉搏和呼吸频率，增加痛阈。无论其机制如何，意象导引在许多情况下都能减轻疼痛，如癌症疼痛、慢性下腰痛和术后疼痛。

在一项研究中，30 例患有 IC 的妇女被随机分成两组：一组听专门为 IC 患者设计的 25 min 意向导引光盘（CD），每天两次，持续 8 周，另一组被要求在同一时间间隔内休息。在研究结束时，在总体反应评价中，治疗组超过 45% 的患者有中度或显著的改善，平均疼痛评分从 5.50 提高到 2.57，$P=0.039$，而通过排尿日记记录的尿急症状显著降低（从 16 下降到 12，$P=0.02$）。此外，治疗组 IC 症状明显减轻，IC 症状评分和问题评分（IC–SIPI）问卷显示：问题评分从 11.13 降到 9.45，$P=0.006$，症状评分从 13.4 降到 11.6，$P=0.004$。相比之下，非治疗组在治疗前后疼痛水平（从 4.9 降到 4.4，$P=0.187$）、尿急症状（从 9.8 降到 9，$P=0.684$）或其 IC–SIPI 评分（问题评分 11.6 ～ 9.85，症状评分 12.26 ～ 10.71）基本保持不变。

虽然还需要进行更大样本的 RCT 来证明意向导引的作用，但目前的研究已证明意向导引是一个有希望减少其他难治性慢性疼痛条件下的压力和疼痛的选择。

第九节　哈他瑜伽

几个世纪以来，人们普遍认为哈他瑜伽可以用来减轻压力，所以在 IC 人群中具有潜在的用途。哈他瑜伽使用体位和深呼吸技术，在患有多种慢性疾病的患者中显示出有益的治疗效果。通过结合 200 多个单独的运动，所有运动都具有各种患者自创的特异动作，因此它几乎适用于任何患者的不同的身体状况及不同的医疗状况。85% ～ 87% 的 IC 患者具有盆底肌高张力症状，这种症状可用瑜伽来治疗。骨盆肌高张可通过特殊的体位，即"瑜伽体式"来改善，瑜伽体式经过多个世纪的进化，在保持身体健康和心态的平和方面发挥着神奇的作用。这种体位可促进肛门提肌和尿道及肛门括约肌上层的松弛。脊柱、盆腔、骨盆或骶髂关节的旋转或功能障碍可造成额外的肌肉骨骼损害并加重慢性泌尿系统疾病，如 IC、前列腺炎、慢性睾丸炎、外阴痛和慢性附睾炎。瑜伽体式已经被设计用来治疗骨盆中的那些结构性功能障碍和改善慢性泌尿系统疾病。

哈他瑜伽并不能替代传统的治疗如医学和物理治疗，开始任何运动或瑜伽课程之前需注意这一点。然而，已有研究显示规律地练习瑜伽可增加内啡肽的释放，提高肌肉力量、有氧能力，控制疼痛和减少压力和疲劳，也有报告显示其可以提高心理能力及促进健康的情感。

第十节　膈式呼吸

膈是将肺和胸腔与腹腔脏器分开的一种肌肉。深吸气时，膈扩张（降低），从而最大限度地帮助吸收氧气；而当呼气时，膈放松（抬高），使得肺排出二氧化碳。为了完成膈式或胸式呼吸，练习者需平躺，保持双腿并拢，双臂置于两侧，放松身体；然后深慢吸气，同时让腹肌最大限度地向外运动；屏息一会儿；然后深慢呼气，让腹肌最大限度地向内运动。此刻扩张和回缩的部位应只集中在腹部，而不运动胸部。

膈肌呼吸，单独使用或与瑜伽一起使用，可以大大减轻压力和焦虑。在有压力的时候，我们的潜意识倾向于吸气并屏住呼吸。膈肌呼吸的最显著的治疗优势在于呼气，其呼气持续时间是吸气的两倍。

呼气可"通知"身体它可以通过改善"紧张或松弛"状态来放松和恢复身体的基本功能。

膈式呼吸要求患者慢慢地深吸气,以便每次呼吸时都能够进行更深层次的放松。膈肌呼吸常用于治疗低通气、焦虑或口吃障碍。Mendelowitz等的一项小型研究中,对19例IC和盆腔功能障碍患者进行坐浴治疗,同时给予2 mg地西泮(每日3次)和膈肌呼吸和进行性放松治疗。治疗3个月后,患者报告疼痛和尿急症状明显减轻。

第十一节 矛盾松弛

对盆腔器官的支持主要来自于肛提肌,在IC和CP/CPPS患者中,这些肌肉通常具有高张力从而导致疼痛和尿路症状。某些类型的慢性骨盆疼痛在骨盆腔内可能表现为一种自我持续、自我追加的紧张状态。紧张、焦虑、压力或疼痛引起的盆底肌张力增高,导致肌紧张、痉挛和触诊时肌筋膜触发点敏感,这更应该称作盆腔功能障碍,在患IC的男性和女性中普遍存在。矛盾松弛(PR)是一种通过手动疗法使骨盆肌收缩和放松的技术,可减少肌肉的静息张力,打破疼痛和痉挛的循环。

Anderson等使用PR技术和肌筋膜疼痛触发点松弛治疗(MFRT)技术治疗138例CP/CPPS患者,72%的患者在总体反应评价中获得中度到显著的改善,超过50%的患者在尿道症状评分或盆腔疼痛的症状调查(PPSS)中有25%或更大程度的降低。在大于50%改善水平的患者中,中位疼痛和尿路症状评分分别降低了69%和80%。当重复使用该技术或采用的技术适当时,PR练习可明显降低盆腔肌的张力,并使IC和合并盆腔功能障碍的患者症状明显缓解。

第十二节 针刺疗法

针刺疗法是一种通过神经调节达到有益效果的替代疗法。针刺刺激内啡肽的产生,通过刺激 α-δ 纤维而减轻疼痛,同时抑制无髓感觉C纤维。对12例难治性CP/CPPS患者的初步研究显示:患者每周至少接受两次针刺疗法,共治疗6周,92%的患者症状指数(NIH-CPSI)总分下降幅度大于50%;83%的患者有大于75%的客观上的总体改善,NIH-CPSI总分下降;随访33周,有效率没有变化。美国国立卫生研究院(NIH)资助了一项针对CP/CPPS的针刺疗法与假针刺疗法的随机研究,90例患者被随机分成两组,接受每周两次30 min的治疗,持续10周,另外24周随访;使用NIH-CPSI作为观察指标,发现针刺疗法的效果是假针刺疗法的两倍,更多的针刺疗法患者完全消除了症状,并且在治疗后20周,针刺疗法组比假针刺疗法组患者具有更好的长期效果。

最近,Lee等评估针刺疗法、运动和建议的效果,他们将CP/CPPS患者分成3组,第一组,接受治疗建议和锻炼;第二组,接受治疗建议、运动和假针刺疗法;第三组,接受治疗建议、锻炼和针刺疗法。结果显示接受针刺疗法治疗的患者与接受假针刺疗法治疗的患者相比，疼痛明显减轻，NIH-CPSI 得分明显降低。系统回顾和荟萃分析评价针刺疗法在三臂随机临床试验中的镇痛作用，比较针刺疗法与不针刺和安慰剂针刺得出的结论是，虽然针刺疗法具有微弱的镇痛作用，但不能肯定是否是试验的选择性偏倚造成的。其他研究也显示，针穿透皮肤，无论是否在穴位，确实具有一定的生理作用。

第十三节　结语

间质性膀胱炎是一组病因尚未完全阐明，以尿急、尿频、夜尿次数增多、严重的膀胱区疼痛和性功能障碍为主要临床表现的综合征。IC 对患者的精神心理压力与生活质量的影响不亚于癌症患者。需要指出的是，目前还没有一种方法或药物能够治愈 IC。2011 年美国泌尿外科协会（AUA）、欧洲间质性膀胱研究协会均提出，将初始管理与辅助治疗作为 IC 患者的一线治疗方法，即先行保守治疗，后实施多学科联合治疗。在 IC 患者初始管理与辅助治疗过程中，应针对 IC 患者个体临床表现，采取不同的初始管理与辅助治疗措施。

目前有关 IC 患者初始管理与辅助治疗方法主要包括：社会心理支持、共存疾病的治疗、饮食调控、膀胱训练、针刺疗法、心理行为治疗、哈他瑜伽、意象导引、膈式呼吸、矛盾松弛等辅助疗法，其中行为与认知行为治疗、饮食调控、心理行为治疗、针刺疗法和共存疾病的治疗适合于所有 IC 患者的初始管理与辅助治疗选择。特别是行为与认知疗法在临床实践中已使许多 IC 患者在治疗实践中获益。尽管行为治疗对 IC 患者在治疗中正发挥着越来越重要的辅助治疗作用，但必须指出，有关行为治疗适合哪些特定的 IC 患者，其确切的临床效果与作用机理，尚缺乏深入研究与大数据资料的支持。

（刘武江）

参考文献

[1] ALI A，ALI N S，MALIK M B，et al. An overview of the pathology and emerging treatment approaches for interstitial cystitis/bladder pain syndrome［J］. Cureus，2018，10（9）：e3321.

[2] ANDERSON R U，SAWYER T，WISE D，et al. Painful myofascial trigger points and pain sites in men with chronic prostatitis/chronic pelvic pain syndrome［J］. J Urol，2009，182（6）：2753-2758.

[3] BERGERON S，KHALIFE S，GLAZER H I，et al. Surgical and behavioral treatments for vestibulodynia：Two-and-one-half year follow-up and predictors of outcome［J］. Obstet gynecol，2008，111（1）：159-166.

[4] CARRICO D J，PETERS K M，DIOKNO A C. Guided imagery for women with interstitial cystitis：Results of a prospective，randomized controlled pilot study［J］. J Altern Complement Med，2008，14（1）：53-60.

[5] COHEN L，PARKER P A，VENCE L，et al. Presurgical stress management improves postoperative immune function in men with prostate cancer undergoing radical prostatectomy［J］. Psychosom Med，2011，73（3）：218-225.

[6] DANIELS A M，SCHULTE A R，HERNDON C M. Interstitial cystitis：An update on the disease process and treatment［J］. J Pain Palliat Care Pharmacother，2018，32（1）：49-58.

[7] HANNO P, NORDLING J, FALL M. Bladder pain syndrome [J]. Med Clin North Am, 2011, 95 (1): 55-73.

[8] JEFFERSON L L. Exploring effects of therapeutic massage and patient teaching in the practice of diaphragmatic breathing on blood pressure, stress, and anxiety in hypertensive African-American women: An intervention study [J]. J Natl Black Nurses Assoc, 2010, 21 (1): 17-24.

[9] LEE S H, LEE B C. Electroacupuncture relieves pain in men with chronic prostatitis/chronic pelvic pain syndrome: Three-arm randomized trial [J]. Urology, 2009, 73 (5): 1036-1041.

[10] MADSEN M V, GOTZSCHE P C, HROBJARTSSON A. Acupuncture treatment for pain: Systematic review of randomised clinical trials with acupuncture, placebo acupuncture, and no acupuncture groups [J]. British medical journal, 2009, 338: a3115.

[11] MALDE S, PALMISANI S, AL-KAISY A, et al. Guideline of guidelines: bladder pain syndrome [J]. BJU Int, 2018, 122 (5): 729-743.

[12] MCKERNAN L C, WALSH C G, REYNOLDS W S, et al. Psychosocial co-morbidities in interstitial cystitis/bladder pain syndrome (IC): A systematic review [J]. Neurourol urodyn, 2018, 37 (3): 926-941.

[13] OH-OKA H. Clinical Efficacy of 1-year intensive systematic dietary manipulation as complementary and alternative medicine therapies on female patients with interstitial cystitis/bladder pain syndrome [J]. Urology, 2017, 106: 50-54.

[14] RIPOLL E, MAHOWALD D. Hatha Yoga therapy management of urologic disorders [J]. World J Urol, 2002, 20 (5): 306-309.

[15] ULGER O, YAGLI N V. Effects of yoga on balance and gait properties in women with musculoskeletal problems: A pilot study [J]. Complement Ther Clin Pract, 2011, 17 (1): 13-15.

[16] VERGHESE T S, RIORDAIN R N, CHAMPANERIA R, et al. Complementary therapies for bladder pain syndrome: A systematic review [J]. Int Urogynecol J, 2016, 27 (8): 1127-1136.

[17] WREN A A, WRIGHT M A, CARSON J W, et al. Yoga for persistent pain: new findings and directions for an ancient practice [J]. Pain, 2011, 152 (3): 477-480.

第十七章
微能量物理治疗间质性膀胱炎的应用研究

第一节 概述

一、微能量医学的提出

2011 年，美国科学促进会（American Association for the Advancement of Science，AAAS）提出生命科学、工程学和物理学融合医学将成为继细胞分子生物学和基因组学之后的"生命科学的第三次革命"。2015 年，中国工程院郭应禄院士在此基础上提出"迎接生命科学第三次革命，重视微能量医学发展"，大力推动融合医学，发展微能量医学生物学基础与研究和设备研发的倡议。2018 年，郭应禄院士又将微能量医学概念进一步深化，并正式提出"无创微能量医学"的概念，即利用体外设备产生热能、机械波或电磁波效应，来预防和治疗疾病的新兴医学。无创微能量医学涉及声、光、电领域，如冲击波、超声波和电磁波、激光等，强调作用于生物体细胞的能量，在不对细胞造成不可逆损伤的同时，对生物体受损靶器官或组织产生修复和再生的作用，同时强调其治疗的安全性和有效性。

由于没有药物的全身不良反应及外科手术的侵入性损伤，微能量医学的治疗更为安全，同时经由众多基础研究和临床试验结果证实效果明确。目前微能量医学的治疗作用已获得广泛认可，成为集生命科学、医学、物理学、计算机科学和工程学技术，利用外部设备产生机械波、电磁波和其他形式的能量用来预防和治疗疾病或改善亚健康状态的新兴学科，具有重大的转化医学价值。

二、微能量医学的发展

20 世纪 80 年代德国学者开发了体外冲击波碎石（extracorporeal shock-wave lithotripsy，ESWL）技术，使很多患者免受开放手术取石的创伤，但由于 ESWL 治疗肾结石的能量强度较高，并有一定的组织损伤，其安全性存有争议。直到 2010 年，以色列学者将 ESWL 能量降低约 90% 制造出低强度体外冲击波治疗（low-intensity shockwave therapy，Li-ESWT）设备，可发射 16 Hz 至 20 MHz 的双向冲击波。

Li-ESWT 是由短期极高的正振幅、长期的低振幅和负振幅组成，通常在 0.25 ～ 0.09 mJ/mm² 的能流密度（energy flow density，EFD），向受损组织传递微能量。临床研究发现，Li-ESWT 可在一定程度上恢复勃起功能障碍（erectile dysfunction，ED）患者勃起功能和修复阴茎病理损伤。因此，Li-ESWT 已作为 ED 一线治疗方法被编入欧洲 ED 诊疗指南。进一步研究证实，Li-ESWT 具有抑制炎症、缓解疼痛、促进骨折和软组织愈合等临床治疗效果。医用冲击波的发展历程见图 17-1。

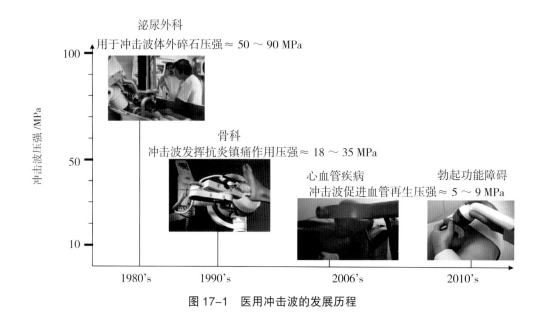

图 17-1　医用冲击波的发展历程

2018 年，中国工程学、物理学及生命科学专家团队经过多年共同研究，利用分子生物学实验安全性、有效性评价，不断优化，开发出具有中国自主知识产权的微能量 ED 治疗设备——低强度脉冲式超声波（low intensity pulsed ultrasound，LIPUS）（图 17-2）。该设备具有脉冲式发射的功能，结合安全范围的脉冲周期、治疗频率和时间，可有效地利用超声波机械力的生物效应，同时又避免了连续超声导致的温度效应和组织损伤负效应。目前 LIPUS 已经在微能量医学中被临床广泛使用，目前的 LIPUS 设备参数设定的能量强度为 0 ～ 400 mW/cm²；脉冲重复周期为 1000 μs；占空比 1∶4，调制波形的脉冲持续时间为 200 μs；超声频率为 1.5 MHz。LIPUS 由于其可靠的治疗效果和更好的安全性，已在炎症反应、神经损伤、肾脏损伤、ED、骨折、骨关节炎等临床领域的研究中得到不断深化与实践。

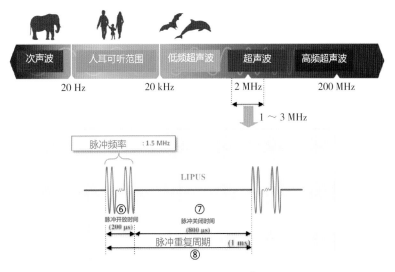

图 17-2　LIPUS 波形及参数

脉冲电磁场（pulsed electromagnetic field，PEMF）设备通过磁场与电路相互作用，从而产生一种被称为电磁感应的电动势。细胞通常具有复杂的电荷系统，这是 PEMF 发挥作用的潜在目标。PEMF 可以通过感应耦合产生的生物电场实现传递能量并调节细胞生物行为的作用。PEMF 基波（突发）频率为 0～300 Hz，脉冲频率约 4 kHz，磁场幅值从几毫特斯拉到几十毫特斯拉，具有间歇发射、方波或梯形波形、安全性高等特点。作为一种微能量治疗方法，PEMF 设备可用于促进骨愈合、骨质疏松症的治疗和预防，还可以改善血管生成情况、促进血液循环和治疗软组织损伤、帕金森病等疾病（图 17-3）。

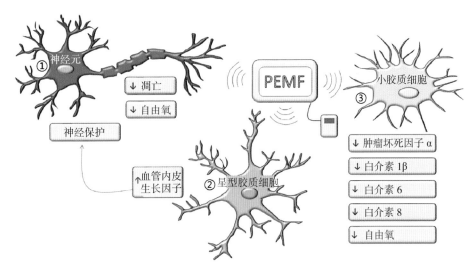

图 17-3　脉冲电磁场（PEMF）治疗作用基本原理

三、微能量医学治疗 IC 的研究进展

间质性膀胱炎（IC）是一种以严重的尿急、尿频、夜尿次数增加和盆腔疼痛为特征的临床综合征。

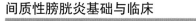

IC 患者严重的 LUTS 和盆腔疼痛对患者精神心理、生活质量（QOL）影响的严重程度不亚于癌症患者。由于对 IC 的病因尚不清楚，缺乏对疾病本质的认识与研究，临床主要以药物治疗缓解症状为目的，尚缺少有效的治疗手段。病理生理学研究证实，IC 患者膀胱黏膜完整性损伤、黏膜层次变薄、糖胺聚糖（GAG）损伤丢失，黏膜通透性增加，尿液钾离子和毒性分子漏入膀胱间质，激活肥大细胞脱颗粒，释放多种炎症介质，导致黏膜小球样点状出血、红斑、Hunner 溃疡，膀胱壁间质炎症反应，间质组织细胞纤维化和膀胱容量缩小，是 IC 患者产生严重 LUTS 和盆腔疼痛等一系列症状的病理生理学基础。Shen 首次报道了 Li-ESWT 微能量治疗大鼠 IC 模型的实验研究和随后应用 Li-ESWT 治疗人 IC 的临床研究，两项研究结果显示，Li-ESWT 微能量治疗能够有效改善 IC 患者疼痛与 LUTS。同期发现，LIPUS 治疗 IC 患者盆腔疼痛、抑制炎症与抗过氧化反应、修复损伤的膀胱组织、促进神经血管再生等研究成果，均提示，Li-ESWT 或 LIPUS 微能量治疗 IC 具有的潜在的临床应用前景和价值。

第二节　微能量治疗间质性膀胱炎的基本原理和机制

一、概述

随着临床与基础专家学者对 IC 病因学与发病机制的深入研究，目前对 IC 发生、发展的病因机制有了许多新的认识，其主要研究进展包括：①感染与获得性免疫反应导致膀胱黏膜的完整性损伤和屏障作用遭到破坏，尿液中的钾离子和毒性分子漏入膀胱间质，是 IC 患者产生 LUTS 和膀胱疼痛的病理生学基础；②获得性免疫反应和肥大细胞激活脱颗粒释放的细胞因子、多种炎症介质可导膀胱间质产生炎症和组织纤维化，其中 IL-33 已被证实与膀胱壁纤维化、膀胱储尿容量减少或膀胱壁挛缩有关；③肥大细胞密度增加、脱颗粒比值增大，释放的多种炎症介质、P 物质、组胺、类胰蛋白酶可导致膀胱壁感觉神经炎及周围神经、中枢神经系统对疼痛刺激因子的敏化增强，也是 IC 患者产生膀胱或盆腔疼痛的神经生物学因素；④基于 IC 患者严重的 LUTS、膀胱或盆腔疼痛、间质炎症反应与组织纤维化，膀胱容量缩小是疾病的主要临床表现和病因机制。

目前 IC 临床前研究常用的动物模型包括：①化学药物诱导模型；②自体免疫模型；③心理和生理应激／自然疾病模型。Li 等通过建立小鼠实验性自身免疫性膀胱炎（experimental autoimmune cystitis，EAC）的动物模型，模拟出人 IC 的病理生理学改变与临床特征，研究 Li-ESWT（能流密度 0.09 mJ/mm^2/400 脉冲），在小鼠 EAC 模型中的治疗作用，比较 Li-ESWT 治疗前后两组 EAC 模型小鼠的症状和病理改变情况，结果显示，经过 3 周 Li-ESWT 治疗后 EAC 模型小鼠盆腔疼痛刺激症状显著缓解，排尿次数明显减少，平均单次尿排出量增加；病理组织学研究发现，Li-ESWT 治疗后的 EAC 模型小鼠膀胱黏膜损伤部分恢复，膀胱间质炎性细胞浸润及 TNF-α 和神经生长因子（NGF）的表达水平显著减低。这提示，Li-ESWT 微能量治疗 IC 主要基于以下物理生物学效应：①从宏观结构看，微能量作用于机体，对器官、组织和细胞产生垂直的正压力和平行的剪切力，这些能量也会作用在细胞的微结构上产生调节效应；②微能量能被细胞外基质、细胞膜、细胞骨架和遗传物质捕获，或被特定的化学基团捕获，进而起到调节细胞的代谢、组织修复等生物学作用。

二、微能量治疗的物理学效应

1. 机械效应　是超声波和冲击波对细胞最重要的生物学效应。机械效应主要是通过将机械力转化为细胞内生化信号，参与激活和调控各种细胞信号通路、细胞基因表达、细胞因子分泌及细胞增殖分化等细胞生物学行为，但具体机制尚不完全清楚。目前普遍认为参与机械力传递的细胞结构包括整合素、离子通道、特异性细胞骨架蛋白、细胞连接分子和某些机械敏感蛋白复合物。

2. 电磁效应　电磁波对相关细胞内信号通路的激活往往与离子的结合与运输相关，而钙离子在其中发挥重要的作用。体外研究表明 PEMF 可以调控细胞离子活动，如钙离子与钙调蛋白的结合，钙离子与钙调蛋白结合触发的包括 NO 合成的下游信号通路，在组织损伤修复中发挥重要作用。此外，因为参与组织损伤修复的细胞通常是带电的，电磁波作用还可能促进相关细胞激活和向损伤区域的迁移。

3. 其他效应

（1）热效应：超声波和冲击波可以通过机械波振动产生热能，而电磁波则利用非电离辐射引起局部升温。尽管适当的热能可以调节细胞相关因子的表达和细胞代谢等生物学行为，但这些作用都较为微弱，常忽略不计。

（2）空化效应：有研究认为微能量的机械力作用于细胞可产生两种不同类型的声空化。①稳定的空化：产生的气泡会出现大量的声学循环，每个气泡的半径在一个平衡值左右变化；②瞬时空化：是指形成的气泡以不稳定的方式振荡并膨胀到其共振尺寸的 2 ～ 3 倍，然后剧烈坍塌。两种类型的空化都被认为能够对靶组织产生生物学效应，但瞬时空化可能对细胞造成损伤。传质强化效应也来自于空化效应，是指能量传导增加了液体介质的运动，促进了信息传递和反应速率。一般来说，液体介质的运动主要发生在细胞膜、细胞质和边界层 3 个主要区域，振动气泡的产生主要围绕声场的微流，并将试剂引导至细胞中酶的活性位点，酶激活产物被释放到介质中，产生多功能物理生物学效应。

三、微能量治疗 IC 的生物学作用

1. 抗炎镇痛作用　慢性盆腔疼痛是 IC 的主要症状之一。而抑制 COX-2 是目前抑制炎症和疼痛的主要策略。为明确 LIPUS 对 COX-2 表达的影响及相关机制，Iwabuchi 等利用 LIPUS 治疗白介素 -1β（IL-1β）预处理的关节软骨细胞，在无 IL-1β 条件下培养 24 h。用实时定量 PCR 和蛋白印迹法检查 COX-2 的表达。结果表明，LIPUS 显著降低了 IL-1β 诱导的细胞 COX-2 mRNA 和蛋白水平。一项体内实验使用 LIPUS 治疗膝关节炎症小鼠发现，与对照组相比，用 LIPUS 治疗 3 周的小鼠关节组织损伤和 COX-2 阳性细胞均显著减少。

随着研究的深入，更多微能量抑制炎症的效果和作用机制获得报道。为验证 LIPUS 对急性炎症的治疗效果，2014 年 Nakao 等使用频率为 1.5 MHz、强度为 30 mW/cm^2 的 LIPUS 处理脂多糖（LPS）诱

导的小鼠成骨细胞。结果显示 LIPUS 显著抑制了细胞 CXCL1 和 CXCL10 等炎症因子的分泌。而 LPS 诱导的 ERK、p38 激酶、MEK1/2、MKK3/6、IKK、TBK1 和 p-Akt 的炎症相关通路关键蛋白在 LIPUS 处理的成骨细胞中也同时降低。在瞬时转染实验中，进一步证明了 LIPUS 能够显著抑制炎症启动关键调控蛋白 TLR4-MyD88 复合物的形成，证明了 LIPUS 抑制 TLR4 信号转导对 LPS 刺激的成骨细胞发挥抗炎作用。另外 LIPUS 和 Li-ESWT 还有下调 NF-κB 依赖基因的表达，抑制 NF-κB 的活性及降低细胞内肿瘤坏死因子 α（TNF-α）、白介素 -6（IL-6）和白介素 -10（IL-10）等炎症因子表达的作用。

微能量治疗 IC 研究首先由中国台湾学者在 2018 年进行了报道。Chen 等将腹腔注射 150 mg/kg 环磷酰胺制作的 IC 大鼠随机分组，施加或不施加 Li-ESWT 处理后，收集大鼠尿液和膀胱标本进行生化、组织病理学、免疫学和免疫印迹分析。结果显示，Li-ESWT 抑制了环磷酰胺处理大鼠膀胱的促炎介质和细胞因子表达，以及细胞外基质的合成。更有意义的是 Li-ESWT 治疗逆转了环磷酰胺诱导的膀胱壁炎症细胞浸润，并显著增加了受损膀胱尿路上皮完整性。以上结果表明，LIPUS 和 Li-ESWT 能够抑制 IC 炎症和疼痛相关因子表达，发挥抗炎作用（图 17-4）。

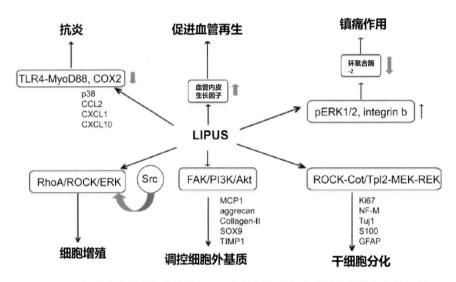

图 17-4　低强度脉冲式超声波（LIPUS）抑制炎症和疼痛的生物学和分子机制

2. 调控多种生长因子表达，促进神经血管再生　血管内皮细胞具有较强的修复受损血管的作用，而动物实验发现 LIPUS 处理能够更快地恢复处理部位血运。体外分离内皮细胞施加微能量处理，能更清楚地观察到被激活细胞更早发生增生、分化，形成管长更长和分支点更多的血管网状结构。

最近研究表明，LIPUS 可降低 YAP 的丝氨酸磷酸化水平，导致细胞核内活性 YAP 的水平升高，增强 YAP 靶基因的表达，调节肌动蛋白的成核和稳定性、胞质分裂和细胞周期进程。因此，LIPUS 可通过 YAP 信号通路促进成肌细胞（C2C12）增生。另有研究发现 LIPUS 还可促进 YAP 转位到小鼠胚胎成纤维细胞（3T3-L1）的细胞核，上调细胞 CNN2 表达，降低 *PPARγ* 基因的表达，而不增加碱性磷酸酶和 *Osterix* 基因的表达，促进细胞发生迁移和血管生成，而不发生成脂和成骨分化（图 17-5）。Hanawaetal 等通过检测 LIPUS 对人脐静脉内皮细胞中 VEGF 表达的影响，证实了 LIPUS 可显著上调人内皮细胞中 VEGF 的 mRNA 和蛋白的表达，并通过体内实验验证了 LIPUS 明显改善心脏缺血区毛细血管密度的作用。

微能量治疗对受损的神经组织的再生的影响，直到最近才为人们所重视。微能量处理可显著促进神经轴突再生，恢复神经传导功能，同时减少成纤维细胞和内壁胶原组织以降低内壁瘢痕，促进 NGF、脑源性神经营养因子（brain-derived neurotrophic factor，BDNF）、神经营养因子 3（neurotrophin 3，NT3）和神经营养因子 4（neurotrophin4，NT4）等表达，降低损伤神经中缺氧诱导因子 -1（HIF-1）、活性氧（ROS）和炎性细胞因子的含量，从而显著减少神经元样细胞和小胶质细胞的死亡和凋亡，而达到促进损伤神经重构的作用。

3. 调节内源干细胞增生分化修复受损尿控结构　近年来，存在于哺乳动物器官中，参与组织修复的内源干细胞（endogenous stem cells，ESCs）受到了广泛的关注。微能量治疗可通过调控多种细胞信号通路激活内皮干细胞、肌源干细胞和施万细胞等内源干细胞修复受损组织，从病因上治疗疾病（图 17-5）。

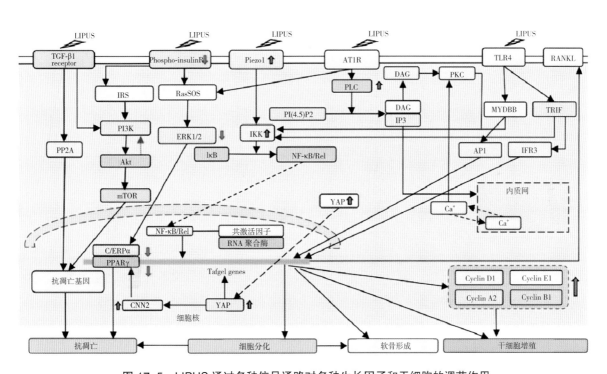

图 17-5　LIPUS 通过多种信号通路对多种生长因子和干细胞的调节作用

为了验证微能量处理对内源干细胞的调控作用，Tang 等用微能量声脉冲（MAP）治疗转基因肥胖大鼠（zucker fat rat，ZFR）。首先，对 10 只新生 ZFR 和 10 只新生正常雌性大鼠腹腔注射 5'- 乙炔基 -2'- 脱氧尿苷（EdU），标记追踪组织内源干细胞，并在其 8 周龄时，分别对不同组大鼠进行或不进行 MAP 治疗（0.033 mJ/mm^2，3 Hz，500 次脉冲，每周两次，持续 2 周）。治疗结束后分离尿道和盆底肌细胞，与 Pax-7、整合素 α-7（integrinα-7）和磷组蛋白 H3（H3P）共孵育，流式细胞仪检测并计算 EdU、integrin α-7 和 Pax-7 的表达和共表达水平，以及 EdU+ 细胞向骨骼肌卫星细胞分化的百分率。结果表明，ZFR 盆底肌和尿道内的 EdU+ 细胞和骨骼肌卫星细胞明显减少。而 MAP 处理则显著增加 EdU、integrin α-7 和 Pax-7 阳性细胞数量。EdU+/integrin α-7+ 和 EdU+/Pax-7+ 的共表达增加，表明 MAP 促进了 EdU+ 细胞和骨骼肌卫星细胞分化修复受损组织，而恢复膀胱和尿道对尿液的控制。

越来越多的证据证明 LIPUS 和 Li-ESWT 在体内和体外都能激活和促进施万细胞的增生、分化，进而对神经的再生产生巨大的促进作用。这可能是微能量治疗 IC 损伤神经再生的重要机制。一项使用 Li-ESWT 治疗由双侧海绵状血管和阴部神经血管损伤引起的 ED 大鼠模型的研究表明，Li-ESWT 能够将 ESCs 招募到治疗区，并激活 ESCs，使其恢复神经血管损伤。体外研究还发现 Li-ESWT 和 PEMF 可以通过促进施万细胞的增生和分化修复受损的神经纤维和轴突。与对照组相比，Li-ESWT 可促进血管内皮细胞在体外形成管状网络结构，相较对照组，Li-ESWT 处理组的管长和分支点分别增加 42% 和 43%。

4. 调节细胞外基质成分　细胞外基质对于维持正常的器官和组织的形态和功能非常重要，尤其是膀胱。2015 年，Lei 等学者设计并实施了一项 LIPUS 和 Li-ESWT 促进糖尿病大鼠的勃起功能恢复的对照研究，结果显示 LIPUS 与 Li-ESWT 均显著恢复大鼠勃起功能。而对大鼠的组织学研究结果显示糖尿病大鼠阴茎组织平滑肌含量、平滑肌与胶原比值、背神经和海绵体内 nNOS 阳性神经纤维数量、Ⅰ型胶原与Ⅲ型胶原比值和弹性纤维数量明显减少，LIPUS 和 Li-ESWT 处理则明显改善上述指标，显示出微能量对细胞外基质的显著调节作用。

LIPUS 处理体外细胞的研究发现，LIPUS 能够明显上调细胞外基质中胶原蛋白聚集体、Ⅱ型胶原、Sox9 和金属蛋白酶组织抑制剂 -1 的表达，而抑制了基质金属蛋白酶 -3 的分泌。进一步研究发现，抑制 PI3K/Akt 可显著抑制 LIPUS 激活的上述生物学效应，证明上述结果可能与 LIPUS 激活 PI3K/Akt 通路有关。

四、微能量机械力转导的生物学机制

微能量治疗能够发挥上述众多生物调节作用，机械效应最为关键，但其作用机制目前还有待深入研究。其中作为"作用起始点"，同时也是作用关键点和研究难点的机械力信号如何转导为细胞可识别生化信号的机制还未完全明确。近年来，学者们对微能量机械力转导的分子机制进行了努力探索，但相关分子机制较为复杂。目前为止，已经确定受微能量机械力调控的细胞信号通路，其中以机械离子通道、整合素通路、细胞形态改变激活的通路研究最为深入和广泛。

1. 整合素通路　机械信号传递到局部组织细胞还可改变细胞外基质成分，并诱导细胞中的相关调节蛋白，如 talin 和 kindlin 蛋白，与细胞骨架蛋白和整合素的胞内区结合，诱导整合素构象从折叠状态转变为伸展状态，从而增加与细胞外基质中的配体亲和力，增加整合素 - 配体结合。与整合素结合的配体（如纤维蛋白、层粘连蛋白、玻璃蛋白）还可进一步诱导细胞膜表面整合素的构象变化和聚集，从而激活与整合素细胞内区域结合黏着斑激酶（FAK）、Src 激酶、整合素连接激酶（ILK）等多个蛋白激酶和下游 MAPK、PI3K/AKT、ERK 等信号通路，将微能量机械力转导为细胞内生化信号，调节细

胞生物学行为（图 17–6）。

2. 机械敏感离子通道　在机械信号激活机械敏感相关通道的研究中发现，适当强度的机械力刺激使细胞骨架蛋白拉动离子通道，导致通道开放和通道调控离子内流。另外微能量机械力还能刺激连接蛋白 43 及其半通道释放 ATP，激活 P2Y1 嘌呤受体，进而触发 LC–IP3–IP3R 级联反应，释放 Ca^{2+} 传递信号。而近年研究发现 Piezo1 离子通道的特殊桨叶、连接柱能作为机械力传感器和机械传递装置，调节央孔结构的打开或关闭，从而引起细胞内阳离子，特别是 Ca^{2+} 浓度的变化，从而调节细胞的行为参与微能量激活干细胞过程（图 17–6b）。细胞内 Ca^{2+} 的增加可以通过调节 Ca^{2+} 依赖的酶活性和激活下游信号通路来影响细胞生长因子的合成和基因表达，如调节 Wnt、ERK、AKT 等信号通路促进细胞增生分化，CBP/CREB 通路进行痛觉调控，NF–κB 通路抑制炎症反应和保护神经等，其他机械敏感离子通道包括 MSCL、YAP 等。

3. 细胞形态改变激活的通路　现有研究认为微能量刺激还可导致细胞形变，相关信号通过细胞骨架（Actin）传递到细胞核，调节相关基因表达，如 *BDNF*、*S100*、*eNOS*、*VEGF* 等基因，促进神经再生。细胞形态改变导致的细胞膜通透性变化，也是微能量可能的转导机制之一（图 17–6c）。

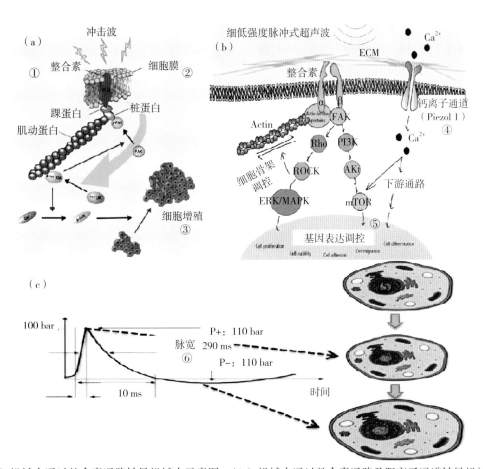

注：（a）机械力通过整合素通路转导机械力示意图；（b）机械力通过整合素通路及阳离子通道转导机械力示意图；（c）机械力激发细胞形变示意图。

图 17–6　微能量机械力细胞内转导机制

第三节 微能量技术治疗间质性膀胱炎的方法及效果评价

一、概述

2013年EAU指南提出IC的诊断应基于膀胱相关的疼痛、压力和不适感，伴随有至少一项其他症状，如日间和（或）夜间尿频；根据症状的原因排除可能混淆的其他疾病；视患者的病情行膀胱镜水扩张或活组织检查。在EAU的IC诊疗指南中提到评分表、临床症状、钾离子敏感试验（PST）、膀胱镜检查和病理检查均可作为IC诊断的辅助手段，并在指南中推荐了ESSIC的IC分类标准。

IC的诊断主要是排除性诊断。尿频、尿急、尿痛患者需要进行完整的病史询问、体格检查、尿培养、膀胱镜检查，若排除泌尿系感染和其他病理病变，可初步诊断IC。随着IC诊断的不断研究及探索，目前除典型的病史询问、详细的体格检查及相关实验室检查外，尿流动力学、PUF评分等调查问卷、钾离子敏感试验、血尿生物标志物、膀胱镜水扩张及膀胱组织活检等用于辅助诊断的手段。IC治疗的目标是恢复正常膀胱功能、防止症状复发和提高生活质量。2011年美国泌尿外科学会（AUA）提出IC的治疗总原则，即先行保守治疗和多学科联合治疗，然后过渡到微创治疗，最后才考虑尿流改道伴或不伴膀胱切除。治疗的所有阶段都要密切关注疼痛的处理情况，治疗无效时应该及时终止并更换新的治疗方案，治疗开始越早，效果越好。目前国内外常见的治疗方法包括行为治疗、药物治疗、膀胱内治疗以及外科治疗。

二、Li-ESWT治疗IC临床研究

近年来，利用Li-ESWT治疗IC动物模型的研究取得了良好效果且被证明具有较高的安全性，并对IC的病理组织损伤具有一定的修复与抗炎止痛作用，促进了Li-ESWT、LIPUS等物理微能量治疗IC的康复治疗研究与实践。鉴于此，本节将重点介绍Li-ESWT治疗IC有关的几个问题。

1. Li-ESWT治疗IC适应证　Li-ESWT治疗IC纳入临床研究的适应证包括：①女性IC患者，年龄在20岁以上；②尿急、尿频、夜尿次数、膀胱充盈疼痛加重、排尿后疼痛症状减轻的病史6个月以上；③尿常规检查和细菌培养阴性；④诊断明确：膀胱镜检查，水扩张试验可见膀胱黏膜层次变薄，小球样出血点、黏膜红斑或Hunner溃疡；⑤IC患者接受常规治疗6个月，其LUTS和疼痛症状未见明显改善。

2. Li-ESWT治疗IC禁忌证　①急慢性尿路感染、膀胱结石、子宫内膜异位症、膀胱出口梗阻及膀胱肿瘤的患者；②有精神心理严重障碍，不能控制自己的行为与配合医疗护理者；③患者或亲属拒绝签署Li-ESWT治疗知情同意书；④在12个月内患有癌症或在康复中的患者；⑤神经源性膀胱和服用如抗抑郁药、抗焦虑药或治疗精神病药物的患者；⑥正在服用血液稀释剂，国际标准化比率＞3或患有凝血功能障碍疾病的患者。

3. Li-ESWT 临床治疗参数设置　Li-ESWT 临床治疗参数尚未确立统一标准，目前动物研究和临床研究结果显示，能量流密度在 0.09 ~ 0.25 mJ/mm²，共计 2000 次冲击，频率 3 脉冲每秒的治疗可显著改善 IC 症状和病理改变，同时未发生明显不良事件。

4. 治疗步骤和注意事项　①治疗步骤：患者仰卧位，膀胱充盈。冲击波发生器均匀涂抹超声传输凝胶轻放置于膀胱上方 5 个治疗区。治疗仪器发射冲击波聚焦区穿透深度在 20 ~ 150 mm（图 17-7a），使得冲击波可以从耻骨上区放射至膀胱内。常用治疗参数选择能量流密度在 0.09 ~ 0.25 mJ/mm²，频率 3 脉冲每秒，每个治疗区 400 次冲击，共计 5 个治疗区，2000 次冲击。治疗区 1 点和 2 点位于耻骨上横折上方 2 cm，以腹部中线对称，相距各 5 cm 处，3 和 4 点位于 1 和 2 点上方 2 cm 处，5 点为 1 ~ 4 点中心（图 17-7b）。每 400 次脉冲改变冲击波发射器的位置；每周一次，共计 4 次。②注意事项：治疗前应与患者充分沟通治疗方法及可能的不良事件；临床研究中治疗能量流密度选择一般为 0.25 mJ/mm²，但应注意观察和询问患者是否发生疼痛不适，及时调整参数；治疗前后监测患者生命体征、治疗后皮肤淤血和瘀斑、血常规、尿常规、血生化等指标；治疗后注意随访患者症状改善情况，以及是否发生血尿等不良事件。一旦不良事件发生应及时处理并记录分析是否与治疗有关。

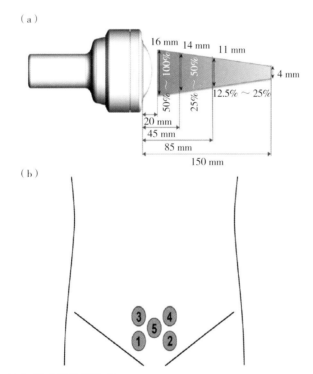

注：（a）发生器特性；（b）冲击波治疗位点。

图 17-7　Li-ESWT 治疗 IC 的发生器特性及治疗部位

5. Li-ESWT 治疗 IC 效果与评价指标　在完成 Li-ESWT 每周一次共计 4 次治疗后，随访并记录患者 IC 相关症状改善情况，改善效果的评价指标包括：①盆腔疼痛和尿频、PUF 评分，评估 Li-ESWT 治疗 IC LUTS 改善率；②视觉模拟疼痛量表（visual analogue scale，VAS 0 ~ 10），评估疼痛症状；

③膀胱症状的全球反应评估（global response assessment，GRA），以7分制（显著更差、中度更差、轻度更差、相同、略有改善、中度改善和显著改善）评估IC患者的泌尿系统症状自治疗开始以来的变化情况；④膀胱最大容量测定及尿流动力学检查，以评估膀胱的功能；⑤检测尿液样本细胞因子，包括IL-1α、IL-1β、IL-1、IL-12、IL-33、VEGF、TGF-α、TNF-β、组胺、SP、类胰蛋白酶、CCL11、PDGF-AA等，评价Li-ESWT治疗IC的抗炎镇痛作用。初步临床研究证实，Li-ESWT治疗IC临床研究结果显示，每周接受Li-ESWT与安慰剂组相比，治疗后4周患者排尿症状和疼痛显著降低，尿量增加，尿液中IL-4、VEGF、IL-9显著降低。长期结果还有待进一步随访研究。

第四节　问题与展望

微能量医学是结合生命科学、医学、物理学、计算机科学和工程学技术的融合医学，利用无创微能量来预防和治疗疾病或改善亚健康状态的新兴学科，具有重要的转化医学价值。目前在基础研究和临床实践中发现Li-ESWT等手段能够发挥抗炎、镇痛及修复病理损伤组织的作用治疗IC。上述作用可能是通过多种细胞转导机制，将微能量设备发射机械力信号转化为细胞可识别的生物学信号，进而激活下游众多信号通路实现的。由于微能量手段的局部治疗方式，没有药物治疗的全身性不良反应，安全性更高，同时改善IC症状效果明显，更重要的是其对于IC导致的病理损伤具有一定的修复作用。因此，微能量治疗IC前景更加受到关注。当然微能量治疗IC的临床应用转化还存在需要解决的实际问题，目前的微能量IC治疗临床研究开展尚不够广泛，大样本、高质量的研究对于选择合理的治疗参数是必要的，另外微能量联合药物早期治疗IC的效果和对IC预后的影响同样需要重点研究与关注。目前微能量治疗疾病相关研究多关注症状治疗的表征结果，对于机制研究还不够深入。相信随着上述研究的持续开展，微能量治疗有望成为IC多模式治疗的有效组成方案。

（潘建成　辛钟成）

参考文献

[1] ANDERSON D，LAFORGE J，ROSS M M，et al. Male sexual dysfunction［J］. Health Psychol Res，2022，10（3）：37533.

[2] CHEN Y，CAI Q，PAN J，et al. Role and mechanism of micro-energy treatment in regenerative medicine［J］. Transl Androl Urol，2020，9（2）：690-701.

[3] CHUANG Y C，MENG E，CHANCELLOR M，et al. Pain reduction realized with extracorporeal shock wave therapy for the treatment of symptoms associated with interstitial cystitis/bladder pain syndrome：A prospective，multicenter，randomized，double-blind，placebo-controlled study［J］. Neurourol urodyn，2020，39（5）：1505-1514.

[4] LI W，PAN Y，YANG Q，et al. Extracorporeal shockwave therapy for the treatment of knee osteoarthritis：A retrospective study［J］. Medicine（Baltimore），2018，97（27）：e11418.

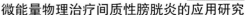

[5] LI X K, ZHONG Y, ZHOU W Q, et al. Low-intensity pulsed ultrasound (LIPUS) enhances the anti-inflammatory effects of bone marrow mesenchymal stem cells (BMSCs) -derived extracellular vesicles [J]. Cell Mol Biol Lett, 2023, 28 (1): 9.

[6] LIN G, REED-MALDONADO A B, WANG B, et al. In situ activation of penile progenitor cells with low-intensity extracorporeal shockwave therapy [J]. J Sex Med, 2017, 14 (4): 493-501.

[7] LIU T, SHINDEL A W, LIN G, et al. Cellular signaling pathways modulated by low-intensity extracorporeal shock wave therapy [J]. Int J Impot Res, 2019, 31 (3): 170-176.

[8] LU Z, LIN G, REED-MALDONADO A, et al. Low-intensity extracorporeal shock wave treatment improves erectile function: A systematic review and meta-analysis [J]. Eur Urol, 2017, 71 (2): 223-233.

[9] NISHIDA T, NAGAO Y, HASHITANI S, et al. Suppression of adipocyte differentiation by low-intensity pulsed ultrasound via inhibition of insulin signaling and promotion of CCN family protein 2 [J]. J Cell Biochem, 2020, 121 (12): 4724-4740.

[10] PENG D, TAN Y, REED-MALDONADO A B, et al. Molecular mechanism of action of low-intensity extracorporeal shockwave therapy for regenerating penile and peripheral nerves [J]. Turk J Urol, 2020, 9.

[11] SHEN Y C, TYAGI P, LEE W C, et al. Improves symptoms and urinary biomarkers in refractory interstitial cystitis/bladder pain syndrome patients randomized to extracorporeal shock wave therapy versus placebo [J]. Sci Rep, 2021, 11 (1): 7558.

[12] SOKOLAKIS I, DIMITRIADIS F, TEO P, et al. The basic science behind low-intensity extracorporeal shockwave therapy for erectile dysfunction: A systematic scoping review of pre-clinical studies [J]. J Sex Med, 2019, 16 (2): 168-194.

[13] TAKAHASHI T, NAKAGAWA K, TADA S, et al. Low-energy shock waves evoke intracellular Ca^{2+} increases independently of sonoporation [J]. Sci Rep, 2019, 9 (1): 3218.

[14] TANG L, WU T, ZHOU Y, et al. Study on synergistic effects of carboxymethyl cellulose and LIPUS for bone tissue engineering [J]. Carbohydr Polym, 2022, 286: 119278.

[15] 郭应禄, 辛钟成, 李辉喜, 等. 迎接生命科学第三次革命重视微能量医学发展[J]. 北京大学学报(医学版), 2015, 47 (4): 559-565.

[16] 郭应禄. 创建微能量医学担当第三次生命科学革命使命 [J]. 北京大学学报（医学版）, 2019, 51 (4): 609.

第十八章
指南推荐的间质性膀胱炎治疗药物与药效作用

第一节　概述

2022 年 AUA 更新的《IC 的诊断和治疗指南》，在治疗推荐上更强调了 IC 的临床治疗需基于每个患者的特征进行个体化治疗，将治疗分为行为 / 非药物治疗、口服药物治疗、膀胱灌注治疗、手术治疗和大手术治疗，而不再将治疗分为一线到六线。在疾病管理方面，2022 年 AUA 指南强调了以下临床原则和专家建议：①专家意见：治疗决定应在共同决策后做出，并告知患者风险、潜在好处和替代方案。除了 Hunner 溃疡的患者外，最初的治疗通常应该是非手术治疗；②临床原则：治疗的效果应该定期重新评估，无效的治疗应该停止，并启动多模式疼痛管理方法（如药物、压力管理、手动治疗）；由于疼痛管理对生活质量的重要性，应持续评估其有效性；如果疼痛管理不充分，则应考虑采用多学科方法，并适当转介患者；③IC 治疗的替代方案的特点是，大多数治疗可能使一部分患者受益，但没有一种治疗能可靠地使大多数或所有患者受益；④虽然一些患者可选择健康教育、行为矫正或物理治疗，对初始 IC 患者可选择单独治疗，但其他患者将受益于同时进行的口服和（或）膀胱内药物灌注治疗作为联合治疗决策的一部分，临床医生应就所有适用的治疗选择向患者提供详细的信息，并说明他们的风险和好处；⑤对于特定的患者来说，缺乏从特定治疗中获益的情况并不少见，倘若进行一项具有临床意义的治疗试验，但没有效果时，那么应该立即停止治疗，然后考虑其他有效的替代治疗方案；⑥如果常用治疗方法不能改善 IC 临床症状，那么临床医生应该重新检查对 IC 的诊断是否正确，并考虑是否存在产生症状的其他不明疾病，这些考虑可能需要额外的诊断检查和（或）转介给相应专业的专家。

2022 年《慢性盆腔疼痛的 EAU 指南》对 IC 的治疗药物进行了系统的比较，并总结了对 IC 有显著治疗作用和有限治疗作用的药物种类。2016 年加拿大泌尿外科学会（CUA）指南重点强调了 IC 治疗的主要目标是应该最大限度地控制 IC 症状并提高患者的生活质量，同时避免不良事件和治疗的并发症，

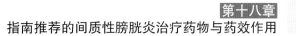

但医生和患者都必须认识到目前还没有治愈 IC 的根治性治疗方法。因此，治疗的目标必须是现实的，并在医生和患者之间达成共识。IC 可能发展到涉及膀胱以外的症状，识别和治疗相关疾病，如抑郁症应尽早转诊到相关领域的专家或组织多学科专家会诊，制定多模式治疗方案是至关重要的管理模式。指南专家组强调，IC 的治疗应针对每个患者进行个体化治疗，重点关注患者的具体症状或表型，并认识到遵循单一路径不适用于 IC 的治疗。该指南将 IC 的治疗分成了保守治疗、生物理疗技术治疗和药物治疗三大类来进行了推荐，并强调多模式治疗的重要性。

第二节　指南推荐的行为与非药物治疗原则

一、AUA 指南推荐的行为与非药物治疗临床原则

2022 年 AUA 指南推荐的行为与非药物治疗的临床原则包括以下几点。①加强健康教育让患者了解正常的膀胱功能、IC 的已知和未知的相关知识、现有治疗替代方案的益处与风险和负担、尚未发现单一疗法对大多数患者有效的事实、可接受的症状控制和可能需要的包括联合疗法的多种治疗选择；②应该让患者意识到 IC 是一种典型的慢性疾病，需要持续和动态的治疗，充分的症状控制是可以实现的，但可能需要对多种治疗方案进行试验，以确定对患者的有效治疗方案；③应告知患者，鉴于 IC 的慢性病性质，典型的病程包括症状缓解或恶化的可能性；④可以改善症状的自我护理实践和行为改变，应该被讨论并在可行的情况下作为临床治疗原则，临床经验和有限的文献资料表明，改变某些行为可以改善 IC 患者的一些症状；⑤行为调整策略可能包括：a. 让患者意识到某些特定的行为或饮食会加剧膀胱疼痛症状，b. 通过限制液体或额外补充水分来改变尿液浓度和（或）尿量，c. 避免某些已知常见的刺激膀胱疼痛的饮料和食物，并使用排除性饮食来确定哪些食物、饮料及非处方药品如营养食品、甘油磷酸钙和吩唑吡啶等可能导致膀胱刺激症状加重；⑥应用疼痛触发点和过敏区的技术（如在膀胱或会阴上施加热或冷治疗）可能有效；⑦管理 IC 发作的策略如瑜伽、冥想、想象及盆底肌肉放松和膀胱冲动抑制训练对患者有益，其他可能加重某些患者症状的可控行为包括某些类型的运动、盆底肌肉锻炼、性交、穿紧身衣和便秘。

二、指南鼓励患者实施压力管理与实践

心理应激一般与疼痛敏感度升高有关，IC 患者有效应对家庭、工作和（或）过去精神与情感创伤的经历是症状管理的重要组成部分。对具体应对策略的建议超出了本指南的范围；然而，临床医生和患者应该认识到压力是导致 IC 症状恶化的原因，临床医生应鼓励和帮助患者进行压力管理或寻求心理咨询师的适当支持与调护。①经过适当培训的临床医生，应向出现盆底压痛的患者提供适当的手动物

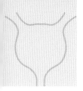
理治疗技术，例如解决盆腔、腹部和（或）臀部肌肉疼痛，延长肌肉痉挛，释放疼痛瘢痕和其他结缔组织限制，避免增强盆底功能练习如 Kegel 练习（推荐证据强度为 A 级）；②许多 IC 患者表现出盆底肌肉的压痛和（或）带状，以及其他软组织异常。尚不清楚这些肌肉异常是原发疼痛的诱因（引起相关的继发性膀胱疼痛），还是由 IC 的原发膀胱痛引起的继发现象。当出现这种软组织异常时，手动理疗可以缓解不适的症状，包括解决骨盆、腹部和（或）臀部肌肉疼痛触发点的手法治疗，以延长肌肉痉挛；释放疼痛瘢痕和其他结缔组织的粘连限制。在缺乏适当专业知识的情况下，不推荐以加强盆底肌功能修复为目的的常规盆腔物理治疗形式；③在对患者进行风险和益处咨询后，临床医生可能会开出药理止痛剂（如尿液镇痛剂、对乙酰氨基酚、非类固醇抗炎药、阿片类 / 非阿片类药物），IC 的药理学疼痛管理原则应类似于其他慢性疼痛情况的管理原则。

IC 是一种慢性疼痛综合征，IC 对 IC 患者的有效药物治疗少之又少。这些治疗药物包括尿液止痛剂、非甾体抗炎药、麻醉药以及用于其他慢性疼痛情况的各种非麻醉性药物。需要注意的是，这些治疗方法都不是专门针对 IC 的，故只靠疼痛治疗药物通常不足以治疗 IC 的多种临床表现。药物与其他治疗方法相结合的多模式方法可能是最有效的治疗方案。重要的是，在可能的范围内也要让患者接受与膀胱相关的潜在症状的治疗。由于全球阿片类药物危机，建议谨慎使用慢性阿片类药物，只有在与患者知情共享决策并进行定期随访以评估疗效、不良事件、依从性和滥用或误用的可能性之后才可使用，应优先使用非阿片类药物。

三、EAV 指南推荐的行为与非药物治疗管理原则

1. 健康教育与行为管理　2022 年 EUA 指南将患者的健康教育、膀胱训练、压力管理技巧及心理支持纳入保守治疗范畴，并从以下两个方面进行了推荐：①建议所有患者应接受健康教育（证据强度 A 级）和进行饮食调整（证据强度 B 级）。②根据最佳证据原则，初始管理应侧重于保守策略。这些措施包括患者教育、饮食和生活方式的改变及对所有患者实施膀胱训练。仅通过建议和支持，包括患者教育、饮食和生活方式的改变以及实施膀胱训练的建议和支持治疗等，45%～50% 的患者的症状可能会有显著改善，这在两个精心设计的随机试验中得到了证明。博世等开发了一个实用的 IC 标准建议核对表，以确保与患者讨论所有医疗保健主题，多达 90% 的患者在摄入某些食物或饮料后疼痛症状恶化。根据调查研究，触发疼痛常见的食物因素包括咖啡、茶、柑橘类水果、碳酸和酒精饮料、香蕉、西红柿、辛辣食物、人工甜味剂、维生素 C 和小麦制品。只有一项关于饮食对 IC 的影响的安慰剂随机对照试验（RCT）表明，两者没有任何显著的联系。饮食调整，如稳定摄入水以稀释尿液和减少便秘，以及排除性饮食试验已被倡导。目前还没有标准化的与 IC 饮食方案，但通常的做法是指导患者在 1 周到 3 个月的时间内不吃列入清单上的所有食物，然后有条不紊地一次重新引入一种食物，通过 3 天等待期确定潜在的有害食物。

2. 膀胱功能训练　膀胱训练被推荐给有活动能力的患者，推荐等级为 B 级。膀胱训练可以与其他

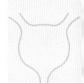

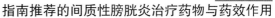

生活方式干预措施一起开始，其目标是减少排尿频率，潜在地增加膀胱容量，并减少因疼痛而引起的急迫性排尿。定时排尿或预定排尿是指按规定的时间间隔排尿，而不理会正常的排尿冲动。通过冲动抑制策略，可以使用分心、倒数或放松、深呼吸等技巧，使患者通过逐渐增加从感觉排尿冲动到实际排尿的间隔来延迟排尿。目前还不清楚最合适的方案，但这些都是非常无害且需要消耗时间的技术。这种行为矫正计划的有效性得到了前瞻性数据的支持，这些数据显示 45% ～ 88% 的患者症状得到了改善。

3. 压力管理技巧和心理支持 由于 IC 是一种慢性疾病，因此，减少 IC 对患者生活质量与精神心理压力的影响应作为具体治疗的一个组成部分。压力管理技巧和心理支持主要被推荐给有压力或心理障碍的患者，推荐等级 B 级。据统计，有相当数量的 IC 患者报告经历了抑郁、焦虑、痛苦和不同程度的残疾。众所周知，医患关系应该提供情感上的支持，已知压力会加剧患者的症状，减压策略包括锻炼、洗澡、减少工作时间、冥想、瑜伽和引导想象都可能是有益的。

女性 IC 患者性功能障碍较为常见，指南建议应对 IC 患者性功能障碍进行系统的治疗并改善性功能障碍的有关问题，因为性功能障碍不仅对患者的精神心理健康产生严重的负面影响，而且促进 IC 的症状恶化，并影响临床治疗效果。有关 IC 患者性功能障碍的管理策略主要包括心理咨询、生物物理治疗、辅助药物、荷尔蒙和非荷尔蒙治疗药物，我国采用中医药辨证论治，依据证候分型，选方用药，调补兼备的治则治法已成为泌尿生殖疾病中西医诊疗共识。

综上所述，基于大量文献的支持和无不良事件，保守治疗包括患者的健康教育、饮食调整、膀胱训练和精神心理压力管理等措施，已被推荐为 IC 患者的一线治疗方法。

第三节　指南推荐的口服治疗药物

一、概述

2022 年 AUA 指南认为阿米替林（amitriptyline）、西咪替丁（sertraline）、羟基锌或戊聚糖多硫酸盐可作为口服药物（按药物英文名称字母顺序排列；不含等级）治疗 IC。2022 年 EUA 指南推荐了对 PBPS 有显著治疗作用的口服药物，其中具有显著治疗作用的口服药物包括抗组胺、阿米替林、戊聚糖多硫酸盐和免疫抑制剂；此外指南还认为一些口服药物对 PBPS 具有有限治疗作用，包括西咪替丁、前列腺素、L- 精氨酸、羟丁酸和度洛西汀。加拿大卫生部正式批准的两种治疗 IC 的方法是口服戊聚糖多硫酸钠（PPS）和膀胱内注射二甲基亚砜（DMSO）。所有其他讨论的治疗方法都是标签外的用途。但是指南对 PPS 和标签外用途的口服药物均进行了讨论并总结了其治疗作用。接下来将逐一对指南推荐的药物进行说明。

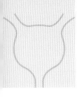

二、指南中讨论并推荐的口服治疗药物

1. 阿米替林　是一种三环类抗抑郁药，属于三环类抗抑郁药物家族。它的药理作用主要是通过增加脑内 5- 羟色胺和去甲肾上腺素的水平，调节神经传递过程，达到抗抑郁的效果。阿米替林的主要作用机制是通过对 5- 羟色胺和去甲肾上腺素的再摄取的抑制，增加这两种神经递质在突触间隙的浓度。此外，阿米替林还对多种神经递质受体产生拮抗作用，包括组胺 H1 受体、乙酰胆碱受体等。

阿米替林已被证明在改善 IC 的症状效果方面优于安慰剂。一些报告表明口服阿米替林后 PBPS 症状有所改善。观察性研究表明，使用阿米替林可以改善 IC 的症状。两项 RCT 证明阿米替林比安慰剂有好处。Van OPhoven 等报告说，与安慰剂相比，接受阿米替林治疗的患者的 O'Leary-Sant IC 症状和问题指数评分较基线有显著改善（$P=0.05$）。总体而言，治疗组与安慰剂组中分别有 63% 和 4% 的患者在 4 个月的随访中被认为有显著改善。不良反应很常见，研究报告治疗组和安慰剂组的不良反应分别为 92% 和 21%。最近，Foster 等报告说，与安慰剂相比，阿米替林在治疗中的总体反应评估方面有统计学意义上的显著改善，但改善仅出现在 50 mg 更高剂量组（治疗组和安慰剂组反应评估有改善的患者比例为 66% vs 47%，$P=0.01$）。值得注意的是，只有不到 50% 的患者耐受 50 mg 的剂量，两组患者都接受了标准化的教育和行为矫正咨询，这可能是安慰剂组治疗反应率高的原因之一。同时应该关注到，阿米替林的不良反应很常见，分别出现在 88% 的治疗组和 72% 的安慰剂组患者中。虽然不会危及生命，但对生活质量有很大的潜在影响（如镇静、嗜睡、恶心）。现有数据表明，从低剂量（如 10 mg）开始，如果耐受，逐渐增加到 75 ～ 100 mg 是一种可接受的剂量方案。

2. 西咪替丁（可选，推荐等级 B 级）　西咪替丁是一种选择性 5- 羟色胺再摄取抑制剂（SSRIs），属于抗抑郁药物的一类。其药理作用主要是通过抑制神经元对 5- 羟色胺的再摄取，增加 5- 羟色胺在突触间隙的浓度，从而加强 5- 羟色胺的神经传递效应。

西咪替丁与阿米替林的区别主要在于其药理特点和体内代谢方式不同。西咪替丁是一种选择性的 5- 羟色胺再摄取抑制剂，主要作用于 5- 羟色胺的再摄取途径，而不像阿米替林那样对多种神经递质受体产生拮抗作用。这使得西咪替丁在治疗中更具特异性，减少了与其他神经递质受体的交互影响。此外，西咪替丁的体内代谢方式也不同于阿米替林。阿米替林主要通过肝脏的 CYP2C19 代谢为其活性代谢产物，而西咪替丁则主要经过肝脏的 CYP3A4 代谢酶代谢。这一差异可能导致在一些特定的患者群体中，药物的代谢和排泄过程有所不同。

西咪替丁已被报道在临床上可显著改善 IC 症状，小型观察性试验和一项安慰剂 RCT 显示，服用不同剂量的西咪替丁可以改善 IC 的症状。Thilagarajah 等随机选择 36 例患者服用西咪替丁 400 mg 或安慰剂进行治疗，每日两次，与安慰剂组比较，西米替丁治疗组患者症状显著改善。西咪替丁对耻骨上疼痛和夜尿的改善效果最好。没有不良反应的报道。

在治疗剂量上，2016 年 CUA 指南推荐在保守治疗失败后，西咪替丁 400 mg，每天两次口服是治疗 IC 的一种选择。

3. 羟嗪和羟基锌（推荐等级 C 级，过敏表型患者的选择）　羟嗪（Hydroxyzine）是一种第一代 H1

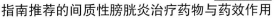
受体拮抗剂，属于抗组胺药物的一类。其药理作用主要通过对组胺 H_1 受体的拮抗作用来实现。组胺是一种神经递质，通过与 H_1 受体结合，引起一系列生理反应，包括血管扩张、平滑肌收缩、血管通透性增加等。羟嗪通过与组胺 H_1 受体结合而阻断组胺的作用，抑制组胺介导的生理效应。羟嗪的拮抗作用使其在治疗过敏反应和其他组胺介导的症状方面具有应用潜力。此外，羟嗪还具有镇静、抗焦虑和抗恶心的效果，这与其对中枢神经系统的镇静作用有关。这些药理作用使羟嗪在临床上被广泛应用于治疗过敏性疾病、皮肤瘙痒、焦虑和恶心等症状。

羟嗪用于治疗 IC 的研究很少，结果也相互矛盾。但观察性研究令人鼓舞，一项观察性研究报告称，与基线相比，羟嗪治疗使得 IC 患者的症状评分和疼痛减少了 40%。羟嗪的不良反应在治疗 IC 患者所有组中都很常见，主要包括胃肠道症状和疼痛。药物似乎是安全的。根据 3 级证据，在保守治疗失败后，羟嗪被认为是一种选择（可能适用于有过敏史的患者）。

羟基锌是一种含有锌的羟嗪盐类，口服羟基锌已被证明与安慰剂相比在临床上对症状有显著改善。一些研究表明，报告临床显著改善的患者有全身性过敏；这类患者可能更有可能对羟基锌有反应。研究报告有 11 例常见 AEs，一般不严重（如短期镇静、虚弱）。一项 RCT 将分别单独使用安慰剂、羟基锌、PPS 与组合使用羟基锌和 PPS 进行了比较，羟基锌组和安慰剂组在症状改善方面没有显著差异（23% VS 13%）。然而，与单独使用 PPS 相比，在 PPS 中添加羟基锌确实提高了成功率（40% VS 28%）。

4. 戊聚糖多硫酸盐（可选，推荐等级 B 级）　戊聚糖多硫酸盐是一种多糖化合物，通常作为药物的成分使用。在关节炎治疗中，戊聚糖多硫酸盐被用作一种缓解关节炎症状的药物，其机制可能涉及减轻关节组织的炎症和抑制疼痛的发生。

在 IC 的治疗方面，聚硫戊聚糖是 FDA 批准的唯一治疗 IC 的口服药物，也是迄今为止研究最多的治疗 IC 的口服药物。关于 PPS 有效性的结果一直是相互矛盾的。存在多个安慰剂 RCT，将 PPS 与安慰剂进行比较，报告了相互矛盾的结果。一项包括 448 例患者的数据的荟萃分析，总结了其中四项试验的结果，结论为症状改善 50% 或以上，包括疼痛、紧迫感、尿频和夜尿。PPS 的治疗有效率为：疼痛 37%，紧迫感 28%，尿频 54%，夜尿 48%。与安慰剂相比，所有症状均有改善。观察性试验评估了 PPS 的长期益处，结果各不相同。平均 22 个月的随访研究发现，54.2% 的接受 PPS 治疗的患者报告症状改善 > 50%，而 Jepsen 等报告只有 6.2% ~ 18.7% 的患者在治疗 18 个月后保持受益。一项非安慰剂对照的随机对照试验研究了 PPS 剂量增加的影响。他们比较了 380 例受试者每天口服 300 mg、600 mg 与 900 mg 的 PPS 的区别，在 32 周时，49.6%、49.6% 和 45.2% 的患者报告症状改善超过 50%。不同剂量之间没有显著差异，但重要的是，研究发现，治疗有效率随着治疗时间的延长而提高。常见的不良反应包括：腹泻（25%）、头痛（18.2%）、恶心（15%）、盆腔疼痛（13%）、腹痛（13%）和脱发（5%）。22% 的患者因不良反应而停止治疗。最近，Nickel 等报告了 368 例患者随机服用安慰剂的结果，与 PPS 100 mg 每天 1 次与 PPS 100 mg 每天 3 次相比，持续 24 周，主要研究终点定义为 ICSI 总分下降 30% 或更多；安慰剂组、PPS 100 mg/d 组和 PPS 100 mg/d 组分别有 40.7%、39.8% 和 42.6% 的人达到主要终点，两组之间没有显著差异。

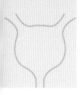

总体来说，专家小组认为，在开始或继续治疗之前，应与患者讨论 PPS 的益处和风险。临床医生应该就黄斑损伤和视力相关损伤的潜在风险向考虑使用 PPS 的患者提供咨询。临床原则上考虑到最近有文献报道称，一种特殊的视网膜色素性黄斑病变与 PPS 的使用有关，症状包括阅读困难，对光线较弱的环境适应缓慢，以及视力模糊。最初的证据包括小病例系列报告和大型回顾性队列分析，但随后的大型回顾性队列研究证实了这种联系。在 PPS 使用者中，黄斑病变的患病率差异很大，但似乎与 PPS 的累积接触量有关。考虑到这些担忧，FDA 于 2020 年 6 月批准了 PPS 的新警告标签，其中规定：①在开始使用 PPS 治疗之前，所有患者都应该提供详细的眼科病史；②对于既有眼科疾病的患者，建议在开始治疗之前进行全面的基线视网膜检查；③建议所有患者在开始治疗后 6 个月内进行视网膜检查，并在继续治疗期间定期进行检查，如果视网膜发生色素变化，则应重新评估继续治疗的风险和好处，因为这些变化可能是不可逆转的。基于以上数据，2022 年 EUA 指南明确提出 PPS 可以作为 IC 治疗的一种选择；然而，预计大多数患者的预期益处是微乎其微的。

5. 环孢素 A（Cyclosporin A，CyA）（作为炎症患者的最后手段，推荐等级 C 级）　CyA 是一种免疫抑制剂，属于脂肪肽类药物，用于抑制免疫系统的活性。其药理作用主要是通过抑制 T 淋巴细胞的活性，减少免疫系统的反应。CyA 主要用于器官移植手术后预防器官排斥，以及一些自身免疫性疾病的治疗，如类风湿性关节炎、银屑病等。

小样本的多项观察性试验表明，CyA 对 IC 有积极的治疗效果，尤其是在 Hunner 病变或伴有活动性膀胱炎的患者中，多名患有 Hunner 溃疡的患者似乎比没有 Hunner 溃疡的患者获得了更好的疗效（分别为 68% 和 30%）。CyA 与 PPS 的单一随机对照试验显示，与 PPS 相比，使用 CyA 治疗的 IC 症状显著改善（59% VS 13%，$P < 0.001$）。该试验没有安慰剂对照，94% 的 CyA 患者和 56% 的 PPS 患者出现不良反应。根据 IC 可能由自身免疫 / 炎症反应引起的理论，霉酚酸酯（MMF）也在安慰剂对照的 RCT 中进行了研究。不幸的是，这项研究过早地停止了，但对 56 例患者的中期结果进行分析，结果显示，治疗组和安慰剂组的反应没有差异（15% VS 16%，$P=0.67$）。

然而，由于接受治疗的患者数量相对较少，缺乏对大量患者的长期随访数据，以及可能发生的严重不良反应（如免疫抑制、肾毒性）的数据。

因此，2022 年 AUA 指南推荐，对于电灼术和（或）曲安奈德无效的 Hunner 溃疡的患者，可考虑给予口服 CyA。同时 2022 年 EUA 指南认为，CyA 可被认为是一种治疗 IC 的选择。指南均建议在将 CyA 用于 IC 患者的治疗时，需密切监测患者的血压、肌酸和 CyA 水平及肾功能，并同时强调由于可能出现严重的不良反应，CyA 应该保留给对其他治疗方案无效的重症患者。

6. 加巴喷丁（神经病理性疼痛患者的选择，推荐等级 C 级）　加巴喷丁属于抗癫痫药物，是一种 GABA（γ- 氨基丁酸）类似物。尽管加巴喷丁的确切作用机制尚未完全阐明，但其主要通过与神经元的高亲和性来发挥作用，通过这种结合，加巴喷丁可能抑制神经元内的钙通道，减少神经元的兴奋性，从而减缓或抑制异常的神经传导。在成功治疗其他神经病理性疼痛的基础上，加巴喷丁已用于 IC 的治疗。目前只有 2 个病例报告和 3 个小型观察性试验将加巴喷丁用于 IC 的治疗，其中唯一一项单独使用加巴喷丁的试验发现盆腔疼痛的改善率为 48%。

7. 米索前列腺醇 米索前列醇是一种调节各种免疫级联反应的前列腺素。有数据表明，使用米索前列醇治疗 3 个月后，25 例患者中有 14 例症状明显改善，其中 12 例患者在 6 个月后表现出持续反应。药物不良反应的发生率为 64%。

8. 槲皮苷（可选，推荐等级 C 级） 槲皮苷属于黄酮类化合物，是一种天然的生物活性物质，被认为具有抗炎、抗氧化和抗过敏等作用。槲皮苷已被成功用于治疗男性慢性盆腔疼痛综合征。一项小型观察性试验发现，在口服 4 周的 Cysta-Q 复合体（相当于每天两次口服槲皮苷 500 mg）后，19/22 例 IC 患者的症状有所改善。用法上可以考虑给予口服槲皮素 500 mg 每天两次，共 4 周。

三、指南中强调不应该提供的口服治疗药物

2022 年 AUA 指南强调了不应该提供的口服治疗药物，包括以下两个方面。

1. 不应长期口服抗生素（证据强度 B 级） 鉴于已经发表研究的未达显著意义的发现及长期使用抗生素的潜在危险（如培养抗生素耐药菌），专家小组认为，抗生素治疗应被禁止用于先前使用抗生素无效且尿培养阴性的患者。

2. 不应长期提供全身（口服）糖皮质激素（证据强度 C 级） 全身长期糖皮质激素给药不应作为 IC 症状的主要治疗。尽管已有研究报告了较高的有效率，但专家小组建议，鉴于相对严重的不良事件（如新发糖尿病、现有糖尿病恶化、感染性休克肺炎、血压升高），不应长期使用该疗法。这并不排除使用短期糖皮质激素治疗来管理症状发作。

第四节 非指南推荐的治疗药物

目前用于治疗 IC 的非指南推荐药物包括以下几种。①西地那非：是一种 PDE-5 抑制剂，用于治疗 IC 的原理是通过抑制平滑肌的收缩，抑制钾离子进入黏膜下层，诱发肥大细胞变性。每天给予低剂量西地那非 25 mg 的研究，证实了西地那非治疗 IC 患者的有效性，但尚需进一步实践研究。②甲磺司特（IPD-1151T）：是一种口服免疫调节剂，可抑制辅助性 T 细胞介导的过敏过程，包括抑制 IgE 生成和嗜酸性粒细胞浸润。甲磺司特是治疗 IC 患者的常用的处方药，每天口服 300 mg，疗程 1 年。用药后患者膀胱容量显著增加，排尿次数减少、疼痛症状减轻。尚缺少大数据的疗效评价。③孟鲁司特：白三烯由肥大细胞产生，促进炎症发生。IC 患者中白三烯 E4 受体增加，孟鲁司特是白三烯受体拮抗剂，可以防止炎性反应在 IC 患者组织中扩散。每日服用孟鲁司特 10 mg，3 个月为 1 个疗程，治疗 1 个月显效，24 h 尿频率下降，夜尿减少，疼痛减轻，无不良反应。目前该药治疗 IC 的有效性尚需进一步应加强研究。

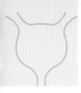

第五节　问题与展望

　　在保守和支持治疗的基础上，虽然目前指南有多种口服治疗药物的选择与推荐，但这些口服治疗药物普遍存在治疗效果在多项研究中不一致，或治疗疗效确定的患者群范围有限，或广泛 / 严重不良反应等问题。所以 IC 患者的口服药物治疗，仍需要针对每一个患者进行综合、个体化的考量，平衡治疗的获益及风险，联合膀胱内灌注等其他方式进行多模式的治疗。此外，为了缓解 IC 患者的痛苦，疗效确定且安全的口服治疗药物仍有待进一步研究和开发。

（杨小清　韩瑞发）

参考文献

[1] CLEMENS J Q, ERICKSON D R, VARELA N P, et al. Diagnosis and treatment of interstitial cystitis/bladder pain syndrome [J]. J Urol, 2022, 208（1）: 34–42.

[2] COX A, GOLDA N, NADEAU G, et al. CUA guideline: Diagnosis and treatment of interstitial cystitis/bladder pain syndrome [J]. Can Urol Assoc J, 2016, 10（5–6）: E136–155.

[3] FOSTER H E, HANNO P M, NICKEL J C, et al. Effect of amitriptyline on symptoms in treatment naive patients with interstitial cystitis/painful bladder syndrome [J]. J Urol, 2010, 183（5）: 1853–1858.

[4] FORREST J B, PAYNE C K, ERICKSON D R. Cyclosporine A for refractory interstitial cystitis/bladder pain syndrome: Experience of 3 tertiary centers [J]. J Urol, 2012, 188（4）: 1186–1191.

[5] FRIEDLANDER J I, SHORTER B, MOLDWIN R M. Diet and its role in interstitial cystitis/bladder pain syndrome（IC）and comorbid conditions [J]. BJU Int, 2012, 109（11）: 1584–1591.

[6] JAIN N, LI A L, YU Y, et al. Association of macular disease with long–term use of pentosan polysulfate sodium: Findings from a US cohort [J]. Br J Ophthalmol, 2020, 104（8）: 1093–1097.

[7] KATSKE F, SHOSKES D A, SENDER M, et al. Treatment of interstitial cystitis with a quercetin supplement [J]. Tech Urol, 2001, 7（1）: 44–46.

[8] KWON W A, AHN S H, OH T H, et al. Effect of low–dose triple therapy using gabapentin, amitriptyline, and a nonsteroidal anti–inflammatory drug for overactive bladder symptoms in patients with bladder pain syndrome [J]. Int Neurourol J, 2013, 17（2）: 78–82.

[9] NICKEL J C, HERSCHORN S, WHITMORE K E, et al. Pentosan polysulfate sodium for treatment of interstitial cystitis/bladder pain syndrome: Insights from a randomized, double–blind, placebo controlled study [J]. J Urol, 2015, 193（3）: 857–862.

[10] SAIRANEN J, TAMMELA T L J, LEPPILAHTI M, et al. Cyclosporine A and pentosan polysulfate sodium for the treatment of interstitial cystitis: A randomized comparative study [J]. J Urol, 2005, 174（6）: 2235–2238.

[11] SANT G R, PROPERT K J, HANNO P M, et al. A pilot clinical trial of oral pentosan polysulfate and oral hydroxyzine in patients with interstitial cystitis [J]. J Urol, 2003, 170（3）: 810–815.

[12] THEOHARIDES T C，SANT G R. Hydroxyzine therapy for interstitial cystitis［J］. Urology，1997，49（5A Suppl）：108-110.

[13] RABIN C，O'LEARY A，NEIGHBORS C，et al. Pain and depression experienced by women with interstitial cystitis［J］. Women Health，2000，31（4）：67-81.

[14] VAN OPHOVEN A，HERTLE L. Long-term results of amitriptyline treatment for interstitial cystitis［J］. J Urol，2005，174（5）：1837-1840.

[15] VAN OPHOVEN A，POKUPIC S，HEINECKE A，et al. A prospective，randomized，placebo controlled，double-blind study of amitriptyline for the treatment of interstitial cystitis［J］. J Urol，2004，172（2）：533-536.

[16] SHOSKES D A，NICKEL J C. Quercetin for chronic prostatitis/chronic pelvic pain syndrome：The Urologic clinics of North America［J］. Urol Clin North Am，2011，38（3）：81-89.

第十九章
中医对间质性膀胱炎的认识与辨证论治

第一节　中医学对间质性膀胱炎的认识

间质性膀胱炎（interstitial cystitis，IC）在中医古籍中无此病名，根据其临床表现及症状特点，归属于中医"淋证""血证""尿血"等范畴，其中尤以"淋证"最为贴切。《金匮要略·消渴小便不利淋病脉证并治》曰"淋之为病，小便如粟状，小腹弦急，痛引脐中"，说明淋证的主要临床表现为尿频、尿痛及小腹疼痛不适，其症状与 IC 基本相符。早在《黄帝内经·素问 – 六元正气大论第七十一》中云"阴阳司天之政，初之气……小便黄赤，甚则淋。"即确定了淋证的病名及症状，其后经过历代医家的反复临床实践，使中医对淋证的病因病机及相关治则治法的认识不断深入。

一、瘀热是本病病机的关键

《素问·调经论》曰："五脏之道，皆出于经隧，以行气血。血气不和，百病乃变化而生。"《伤寒论·辨太阳病脉证并治》第 106 条曰："太阳病不解，热结膀胱，其人如狂，血自下，下者愈。其外不解者，尚未可攻，当先解其外。外已解，但少腹急结者，乃可攻之，宜桃核承气汤。"第 124 条曰："太阳病，六七日表证仍在，脉微而沉，反不结胸，其人发狂者，以热在下焦，少腹当硬满，小便自利者，下血乃愈。所以然者，以太阳随经，瘀热在里故也，抵当汤主之。"第 125 条曰："太阳病，身黄、脉沉结、少腹硬、小便不利者，为无血也。小便自利，其人如狂者，血证谛也，抵当汤主之。"第 126 条曰："伤寒有热，少腹满，应小便不利，今反利者，为有血也，当下之，不可余药，宜抵当丸。"IC 症状、病机与伤寒"蓄血"证有诸多相似之处，其病机多因太阳经表邪不解，循经入里化热，热与血互结于下焦，即"太阳随经，瘀热在里故也"。《类证治裁·淋浊·论治》中言"有过服金石，入房太甚，败精瘀隧而成淋者"。

结合上述医家论述可知，瘀热实为本病病机关键，贯穿疾病发展始终。肝气不舒，致气滞血行不畅；久病入络，脉络不畅，气血瘀滞；久病气虚，气虚则气血运行不畅致瘀；嗜食肥甘，蕴湿生热，阻于下焦，血运受阻。瘀久化热，瘀热互结于下焦，遂致"淋证"。

二、湿热蕴结是本病主要病机

《素问·至真要大论》指出："诸转反戾，水液浑浊，皆属于热。"《诸病源候论·淋病诸候》曰："诸淋者，由肾虚而膀胱热故也。"朱丹溪在《丹溪心法·淋》中指出："淋有五，皆属于热。淋者，小便淋沥，欲去不去，不去又来，皆属于热也。"王肯堂在《证治准绳·杂病》中云："考之〈内经〉，则淋病之因……大纲有二曰热，曰湿。"程钟龄在《医学心悟·热淋》中说："淋者，小便频数……大抵由膀胱经湿热所致。"《古今名医汇粹·赤白浊遗精》云："故患浊者，茎中如刀割火灼而溺清，惟窍端时有秽物，如疮之脓，如目之眵，淋漓不断，与便溺绝不相混。大抵精败而腐者，十之六也；由湿热流注与虚者，十之二三。"《医宗必读·淋证》更是一语道破淋之病机，云"按〈内经〉言淋，湿与热两端而已。"

纵观历代医家之论可知，湿热确为该病主要病机之一。湿热之邪，既可外感，亦可内生。外阴不洁，秽浊之邪蕴结精室，或秽浊直犯，或饮酒过度，嗜食辛辣厚味，或水湿停聚，化热蕴结皆可酿成湿热，流于下焦，遂成淋证。湿性黏滞，缠绵不愈，易反复发作。临床症见：尿道灼热、尿频、尿急、尿痛，舌红、苔黄腻，脉滑数或濡数。

三、肾虚是本病发生的基础

《诸病源候论·淋病诸候》曰："诸淋者，由肾虚而膀胱热故也。"《诸病源候论·虚劳病诸候》言："肾气虚弱，不能藏水，胞内虚冷，故小便后水液不止而有余沥。"《素问·脉要精微论》云："水泉不止者，是膀胱不藏也。"

博览诸家之言可知，肾虚是发病的基础。平素体质虚弱，或久病及肾；或房事不节，损伤及肾，肾虚则膀胱气化不利导致该病的发生。临床常见症为尿频、尿急，时发时止，遇劳加甚，或伴腰膝酸软，气短、乏力，舌淡白或舌红、少苔，脉细弱或细数。

总之，该病病机主要是虚、实两端。虚指肾虚，实指血瘀、湿热。瘀热是本病的发病关键，湿热是本病主要病机，肾虚是本病发生的基础。病位在下焦、肾、膀胱，病机总属本虚标实。

第二节　中医分型与治则治法

一、中医辨证与分型

1. 气滞血瘀证　症见耻骨上膀胱区、会阴部疼痛不适，以膀胱充盈时明显，多伴心烦易怒，焦虑失眠，小便频涩，胁肋胀痛，舌淡黯、苔白或腻，脉弦、紧或涩，舌下络脉曲张。

2. 下焦湿热证　症见尿频、尿急、尿痛，尿道灼热、耻骨上膀胱区、会阴部等部位疼痛或不适，口渴不欲饮，舌红、苔黄腻，脉滑数或濡数。

3.肾气亏虚证 症见小便频急，耻骨上膀胱区、会阴部等部位疼痛或不适，小腹坠胀、面色㿠白、神疲乏力、腰膝酸软，舌淡红、苔薄白，脉细无力或细数。

二、治则与治法

中医辨证与治则治法包括以下三点。①气滞血瘀证治法：理气活血、化瘀通淋；②下焦湿热证治法：清热利湿、利尿通淋；③肾气亏虚证治法：温肾化气、通利小便。

第三节　中药方剂组成与药效作用

一、气滞血瘀证方剂组成与药效作用

1.桃核承气汤方药组成及方义　方药：桃仁、大黄、桂枝、芒硝、炙甘草。方中桃仁苦甘平，活血破瘀；大黄苦寒，下瘀泻热。两者合用，瘀热并治，共为君药。芒硝咸苦寒，泻热软坚，助大黄下瘀泻热；桂枝辛甘温，通行血脉，既助桃仁活血祛瘀，又防硝、黄寒凉凝血之弊，共为臣药。桂枝与硝、黄同用，相反相成，桂枝得硝、黄则温通而不助热；硝、黄得桂枝则寒下又不凉遏。炙甘草护胃安中，并缓诸药之峻烈，为佐使药。

2.抵当汤方药组成及方义　方药：水蛭、虻虫、桃仁、大黄。方中甘缓结、苦泄热，桃仁、大黄之甘苦，以下结热。苦走血，咸渗血，虻虫、水蛭之苦咸，以除蓄血。

3.少腹逐瘀汤方药组成及方义　方药：小茴香、干姜、延胡索、没药、当归、川芎、官桂、赤芍、蒲黄、五灵脂。方用小茴香、官桂、干姜味辛而性温热，入肝肾而归脾，理气活血、温通血脉；当归、赤芍入肝，行瘀活血；蒲黄、五灵脂、川芎、延胡索、没药入肝，活血理气，使气行则血活，气血活畅故能止痛。共成温逐少腹瘀血之剂。

二、下焦湿热证方剂组成与药效作用

八正散方药组成及方义　方药：车前子、通草、瞿麦、萹蓄、滑石、栀子、甘草、大黄。方中以滑石、通草为君药。滑石善能滑利窍道、清热渗湿、利水通淋；通草上清心火、下利湿热，使湿热之邪从小便而去。萹蓄、瞿麦、车前子为臣，三者均为清热利水通淋之常用品。佐以山栀子仁清泄三焦、通利水道，以增强君、臣药清热利水通淋之功；大黄荡涤邪热，并能使湿热从大便而去。甘草调和诸药，兼能清热、缓急止痛，是为佐使之用。煎加灯心草以增利水通淋之力。

三、肾气亏虚证方剂组成与药效作用

济生肾气丸方药组成及方义　方药：熟地黄、山茱萸、山药、茯苓、泽泻、牛膝、车前子、官桂、附子。方中地黄滋补肾阴，少加官桂、附子助命门之火以温阳化气，乃"阴中求阳"之意；山茱萸、山药补肝益脾，化生精血；牛膝滋阴益肾；泽泻、茯苓利水渗湿，并可防地黄之滋腻；车前子清热利湿。方中补中寓泻。诸药共奏温肾化气、利水消肿之功。

四、中成药方剂组成与药效作用

1. 宁泌泰

（1）方药组成与药效作用：宁泌泰胶囊源于苗药经典药方，由四季红、白茅根、大风藤、连翘、三颗针、仙鹤草、木芙蓉叶组成。组方中四季红是君药，具有清热利湿、利尿通淋、解毒散瘀的功效；白茅根甘寒清润、凉血止血；大风藤苦寒清热、凉血解毒；连翘辛凉宣散、消痈开结；三颗针、仙鹤草具有清热利湿、散瘀、收敛止血的作用；木芙蓉叶增强清热解毒、消肿排瘀、凉血活血的作用。全方具有清热解毒、利湿通淋、凉血止血的功效，且利湿而不伤阴、驱邪而不伤正。

（2）现代药效研究包括以下 5 个方面。①广谱抗菌作用：宁泌泰胶囊提取物具有广谱的抗菌活性和抑制细菌生物膜形成的能力，对金黄色葡萄球菌、大肠埃希菌、支原体、真菌等均有显著的抑菌、杀菌作用，与抗生素联用时，有协同抗菌的作用，可降低细菌对抗生素的耐药性。②抗炎作用：宁泌泰胶囊可下调炎性因子 IL-1β、IL-6、TNF-α 和雌激素 E_2 水平，抑制 IC 大鼠模型炎症细胞浸润及肥大细胞炎症介质释放。③抗氧化损伤：宁泌泰胶囊富含没食子酸、槲皮素、芦丁、延胡索酸等多种抗氧化损伤成分，有效减少氧化产物 MDA 的生成。④镇痛作用：宁泌泰胶囊通过直接作用于脊髓背根神经节或痛觉相关炎症因子并提高小鼠热刺激痛阈发挥镇痛作用，抑制 IC 大鼠模型的肥大细胞脱颗粒，减少 IL-10、PGE2、TNF-α 等疼痛相关炎症细胞因子的释放，提高痛阈值，降低疼痛觉敏化。⑤解痉作用：宁泌泰胶囊可明显缓解 IC 患者的尿频及夜尿次数增多的症状，表明宁泌泰胶囊可通过阻断乙酰胆碱 M 受体和钙离子通道，降低逼尿肌过度收缩和膀胱对刺激的敏感性，以改善 IC 患者的 LUTS 表现。

2. 黄柏八味片　黄柏八味片方药由黄柏、香墨、栀子、甘草、红花、荜茇、牛胆粉、黑云香组成，中医药效作用包括以下 6 个方面。①抗菌消炎作用：黄柏、香墨、栀子、甘草、红花、荜茇、牛胆粉、黑云香八味药材均具有抗菌消炎的作用。②芳香透窍作用：黑云香为芳香类药物，具有开通走窜、化瘀通络的作用，可以促进"瘀浊"排出，起到消肿止痛、引经透膜的作用，同时黑云香等芳香药物可以增加前列腺上皮屏障通透性，抑制炎症反应，促进前列腺上皮组织结构修复，有助于药物弥散穿透血睾屏障，提高血药浓度。另外，黑云香具有开窍醒神的作用，对于 CPPS 伴有焦虑、抑郁的患者起到调节中枢神经系统的作用，从而提高患者生活质量。③吸附作用：香墨具有疏松多孔的结构，具有较强的吸附作用，可载药下行，与黑云香芳香透窍作用相得益彰，有助于药物到达前列腺等血液系统不发达的结构与组织。④止痛作用：红花祛瘀止痛，荜茇下气止痛，甘草解痉止痛，黑云香、香墨、牛胆粉均消肿止痛，共同起效，针对 CPPS 引起的骨盆区域疼痛、尿痛及会阴部疼痛有较快的缓解作用。

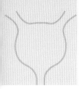

⑤止血作用：香墨的成分为高聚合碳，能明显缩短凝血酶原作用时间，香墨专入肝肾，主清肾热兼凉血，能明显改善前列腺炎所引起的血尿、血精等出血症状。⑥栀子清泄三焦、通调水道，导湿热自小便出，甘草解痉止尿道涩痛，对于伴有尿频尿急的患者，起到改善尿路刺激症状的作用。

3. 双石通淋胶囊

（1）方药组成与药效作用：①方药由关黄柏、粉萆薢、败酱草、青黛、滑石、车前子、石菖蒲、茯苓、苍术、丹参组成。②药效作用包括活血化瘀，清热利湿，化浊通淋，主要用于慢性前列腺炎等湿热壅阻证。症见尿道灼热、小便频急、尿后余沥不尽、尿后滴白、阴部潮湿、会阴、少腹、腰骶部疼痛或不适，舌质红苔黄，脉弦或弦滑等。

（2）现代药效研究包括以下 4 个方面。①抗炎、止痛作用：减少 TNF-α、NO、PGE2、IL-1、IL-6、IL-8、IL-10，抑制炎症细胞释放炎症介质，降低对痛觉神经末梢的刺激作用，降低炎症介质对疼痛刺激的敏化反应，发挥抗炎和止痛作用；②抗纤维化作用：通过抑制炎症因子释放抑制成纤维细胞的过度增生，对延缓 IC 膀胱黏膜下纤维化可能具有预防作用，但尚需进一步研究；③利尿作用：降低毛细血管的通透性，减少炎性渗出，改善局部组织血液循环，有利于减轻炎症组织水肿；④广谱抑菌作用：对大肠埃希菌、绿脓杆菌、变形杆菌、枯草杆菌、金黄色葡萄球菌等有一定的抑制作用。

第四节　中西药结合治疗方案与评价

一、中西医结合治疗方案

现代医学对 IC 的确切发病原因尚不明确，IC 作为泌尿外科的一种难治性疾病，尚无特异性的治疗药物和方法，目前大多以对症治疗缓解患者的临床症状为主。有研究表明采取中西医结合治疗的方法能取得满意的临床疗效。

文献报道中西医结合治疗方法能有效改善 IC 的临床症状，其主要结合治疗方案包括：① IC 药物治疗或膀胱水扩张术后联合西施泰修复 GAG 层缺失、药塞来昔布和中药宁泌泰胶囊或双石通淋胶囊或黄柏八味片联合治疗具有拮抗炎症因子、消炎镇痛之功效；②电针联合中药、芒针联合拔罐对改善 IC 疼痛和 LUTS 具有辅助治疗作用；③加强情志护理与患者健康教育，提高患者对疾病的认知行为、消除患者精神心理压力、焦虑或抑郁症的中西药治疗与精神心理护理，可有效降低患者周围神经与中枢神经对疼痛的敏化作用。必须强调，没有一种单一疗法能够治愈 IC，多学科、多模式中西医结合治疗是未来 IC 治疗的有效方案，但尚需临床深入研究与循证医学验证。

二、临床治疗与评价

朱旋等应用膀胱水扩张术结合中药联合灌注治疗 39 例 IC 患者，取得了良好的临床治疗效果。研究将患者随机分为消痔灵灌注组（20例）和透明质酸钠灌注组（19例），两组每日排尿次数、最大排尿量、视觉模拟评分、O'Leary-Sant IC问卷评分、生活质量评分较治疗前均有明显改善。消痔灵灌注疗效与透明质酸钠灌注评分相似，且不良反应较少。张崇科等采用中西医结合疗法综合治疗IC，在膀胱水扩张术联合膀胱药物灌注术治疗的基础上，配合行气止痛、清热利湿中药内服，有效改善患者的LUTS和疼痛症状。国医大师张琪教授应用清心莲子饮、薏苡附子败酱散、滋肾通关丸、知柏地黄丸四方化裁加减，也成功治疗了IC患者。但总体问题是报告病例较少，缺少长期随访报告。

三、问题与展望

中医学有着数千年的历史，是中华民族智慧的结晶，在古代唯物论和辩证法思想的影响和指导下，历代医家在实践中不断创新、补充，使中医逐步形成并发展成为独特的医学理论体系，为保障人类健康做出了巨大贡献。虽然中医在IC的治疗上有着不少成功的医案，但时至今日，仍存在一定的局限性：①目前研究大多数报道的病例较少，治疗上多属经验性治疗，循证医学证据不强，缺乏前瞻性多中心随机对照研究；②很多中药为复方制剂，临床多根据中药辨证论治用药，缺少IC精准症候分型用药；③中药材因产地、炮制方式、剂量、配比、毒性不同或制作工艺有别，致使中药有效成分和疗效差异较大；④在效应机制等基础研究方面，缺乏反映中医特点的病证结合动物模型；⑤由于患者体质不同和病情程度不一，尚未根据不同体质和病情程度进行IC辨证分型，并采用合理的治疗方剂，更缺乏规范性和大样本随访治疗与观察。

鉴于此，我们提出几点对策：①在国家大力扶持中医药的大背景下，依靠各类学会、学术平台，开展多中心、前瞻性随机对照研究，提高循证医学证据等级；②利用现代化信息技术，在中医理论指导下将组成剂量比例、中药炮制方式、药物提取工艺等相关要素标准化，建立中药药材生产、流通、监管及质量把关体系，保障中药材的可靠性；③借助网络药理学、现代生物学等技术，筛选中医药有效组分，阐释中医药治疗IC的效应靶点和作用机制。

（高宏君　张建强　张　婷）

参考文献

[1] CHEN H，XIE Y，DENG C，et al. The Anti-inflammatory and antioxidative effects of ningmitai capsule in the experimental autoimmune prostatitis rat model［J］. Evid Based Complement Alternat Med，2020，2020：5847806.

[2] HUNG H H，CHEN W C，CHEN Y H，et al. Evaluation of the efficacy of Chinese herbal medicine and acupuncture for the prevention of mental disorders in interstitial cystitis patients：A nationwide population-based study［J］. Medicine，2020，99（30）：e21422-e21422.

[3] LIU Y H，ZHANG P G，LIU M Y，et al. The clinical effect of traditional Chinese medicine on middle-aged women with interstitial cystitis：Protocol for a randomized controlled trial［J］. Medicine，2020，99（14）：e19673.

[4] SÖNMEZ M G，KOZANHAN B. Complete response to acupuncture therapy in female patients with refractory interstitial cystitis/bladder pain syndrome［J］. Ginekol Pol，2017，88（2）：61-67.

[5] 陈翔，郑雷，陈大可. 宁泌泰胶囊对葡萄球菌和大肠杆菌及其生物膜体外形成抑制作用的研究［J］. 中华

男科学杂志，2020，26（6）：553-558.

[6] 李远清，张鹏，张建忠，等.间质性膀胱炎的外科治疗研究进展［J］.国际泌尿系统杂志，2021，41（4）：734-737.

[7] 刘桂杰，倪腾凤.宁泌泰胶囊对表皮葡萄球菌生物膜的抑制作用［J］.中国中西医结合外科杂志，2017，23（6）：638-642.

[8] 宁泌泰胶囊"异病同治"共识编写组，俞旭君，高庆和.宁泌泰胶囊治疗泌尿生殖疾病"异病同治"专家共识［J］.中华男科学杂志，2020，26（3）：276-279.

[9] 曲立娟，钟瑞华，卢颖莹，等.宁泌泰胶囊对间质性膀胱炎大鼠炎性因子表达和激素水平的影响［J］.上海中医药大学学报，2018，32（3）：86-91.

[10] 宋竖旗，李灿，刘昭文，等.中医治疗间质性膀胱炎的认识与思考［J］.中国中西医结合外科杂志，2020，26（5）：1023-1026.

[11] 王玉升，王东文.协日嘎四味汤胶囊与加替沙星联合治疗尿路感染临床分析［J］.世界中医药，2014，9（5）：590-591，594.

[12] 薛鑫宇，刘昌孝，周英，等.基于UPLC-MS联用技术的头花蓼抗炎谱效关系初探［J］.中草药，2018，49（21）：5134-5141.

[13] 杨庆，胡洋，吴海啸，等.宁泌泰胶囊联合盐酸坦洛新缓释胶囊治疗ⅢB型前列腺炎效果及对前列腺液IL-10、TNF-α、PGE-2的影响［J］.中华中医药学刊，2018，36（11）：2750-2753.

[14] 于思明，刘艺涵，郭丹丹，等.对间质性膀胱炎中医辨治的几点探讨［J］.江苏中医药，2018，50（5）：12-13.

[15] 于思明，张德欣，刘艺涵，等.活血化瘀、温肾散寒治疗间质性膀胱炎验案2则［J］.江苏中医药，2018，50（10）：44-45.

[16] 俞旭君，高庆和.宁泌泰胶囊在下尿路症状中临床应用中国专家共识［J］.中华男科学杂志，2017，23（9）：852-855.

[17] 云成悦，李潇彬，郑奎玲，等.头花蓼多酚不同极性溶剂萃取物的抗氧化活性［J］.食品工业科技，2018，39（3）：61-64，70.

[18] 朱旋，范洁，高文喜，等.消痔灵灌注治疗膀胱疼痛综合征/间质性膀胱炎［J］.中国中西医结合外科杂志，2017，23（5）：506-509.

第二十章
中医络病学对间质性膀胱炎病因病机的认识与方药选择

第一节　概述

间质性膀胱炎（interstitial cystitis，IC），是一种累及膀胱全层的非细菌性慢性炎症性疾病，以耻骨上膀胱区疼痛，伴尿频、尿急为其特征，疼痛感在憋尿时加重，尿后减轻。美国泌尿外科学会（AUA）指南将其定义为：反复出现膀胱区疼痛，伴膀胱充盈加重，排空尿液后症状好转，无尿路感染，部分患者伴排尿困难、血尿，病理学可见膀胱壁深层纤维化，膀胱容量减少，黏膜变薄，出血，膀胱出现小的溃疡或裂隙。历史上，其作为单独的疾病被提出可追溯到1887年，但目前为止，病因、发病机制仍未明确，其病程长，发病率呈上升趋势，女性占52/10万～500/10万，男性仅占8/10万～41/10万。西医多采用膀胱灌注、麻醉下膀胱水扩张、行为治疗、心理干预、物理治疗等，但尚无有效方法，因此，IC是困扰泌尿科医师的难题之一，严重影响患者生活质量。实践表明，中医药作为IC综合治疗的一种方法，能缓解膀胱区疼痛，减轻尿路刺激症状，改善焦虑，提高生活质量。既往医家多从肝气郁滞、肾气不足、湿热下注、血脉瘀滞论治，已取得一定效果，而目前从络病论治的研究甚少。

络病学是近年来新发展的一门学科，是指从经脉分出逐层细分，遍布全身的络脉出现的各种病变的总称。络病学是研究与探索络病发生、发展，病因病机及络病诊疗规律的重要方法。络脉是气血运行的通道，也是病邪传变的通路，当病邪侵袭络脉及络气，形成复杂的病理状态，病邪伤及络脉易形成易滞易瘀、易入难出、易积成形的病机特点，出现络气郁滞、络脉瘀滞、络脉绌急、络脉瘀塞、热毒瘀滞、络脉损伤、络虚不荣等基本病机变化，与IC临床病理改变有一定相似性。因此，从络病论治本病，能为临床治疗提供新的思路与方法。

第二节　中医络病学与间质性膀胱炎的关系

中医学虽无"间质性膀胱炎"病名，据其表现，当属"淋证"范畴。淋证以小便淋漓不畅，小腹拘急引痛为主症。《素问·六元正纪大论》曰："凡此阴阳司天之政，气化运行后天……其病中热胀、面目浮肿……小便黄赤，甚则淋。"东汉张仲景在《金匮要略·消渴小便不利淋病脉证并治》提出"淋之为病，小便如粟状，小腹弦急，痛引脐中"。隋代医家巢元方《诸病源候论》指出："诸淋者，由肾虚膀胱热也。"明代张景岳在《景岳全书·淋浊》提出由于治疗、病情转归不同，可分为寒、热、虚、瘀。清代尤在泾在《金匮翼·诸淋》认为本病可相互转化。由此可见，IC 与淋证有许多相似之处，故临证多参考"淋证"辨证。

第三节　中医络病学与膀胱的解剖相关

由现代医学解剖可知，膀胱位于下腹部，居盆腔之内、双肾之下、大肠之前、耻骨之后，为中空的囊状器官，而在中医古代文献中没有对膀胱解剖的相关记载。膀胱在中医学中被称为"净府""水府"，是贮存尿液的场所，《诸病源候论·膀胱病候》中有云："津液之余者，入胞脬则为小便。"根据中医"络病理论"的经络循行分析，膀胱的生理病理与人体络脉有着密不可分的关系。《灵枢·经脉》对膀胱经的循行进行了详细的描述，"膀胱足太阳之脉……挟脊抵腰中，入循膂，络肾属膀胱；其支者，从腰中下挟脊，贯臀，入腘中；其支者……挟脊内，过髀枢""肾足少阴之脉……上股内后廉，贯脊属肾，络膀胱"，指出膀胱经及其支脉循行之处遍及人体全身，并与肾之经络密切相关。在《灵枢》中记载有脾、肝之脉络循行之处经过膀胱，"脾足太阴之脉……上膝股内前廉，入腹""肝足厥阴之脉……循股阴，入毛中，过阴器，抵小腹"。除此之外，任督二脉亦"行于阴毛部"，也说明了此二脉的畅通影响着膀胱的功能。

第四节　中医络病学与间质性膀胱炎的生理相关

中医经络学说认为经络是运行全身气血，联络脏腑肢节，沟通上下内外的通路。《医学入门》云"经者，径也；经之支脉旁出者为络"，指出络脉具有从经脉支横别出、遍及全身、纵横交错的结构特点。人体的脉络分为气络和血络，主司"行血气而营阴阳"，即输送全身的气血以供组织器官所需。"络病理论"中的血络的功能及概念与现代医学中的毛细血管、人体内微循环相对应。膀胱为六腑之一，

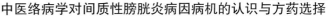

与肾通过经脉相互络属。《诸病源候论·卷十五·膀胱病候》对膀胱之功能进行了很好的阐释，如云"膀胱……肾之腑也，五谷五味之津液，悉归于膀胱，气化分入血脉，以成骨髓也，而津液之余者，入胞则为小便"，又如清代的姚止庵言"饮水入胃后……再经膀胱气化，下出为溺"，即膀胱的生理功能有二：一是贮藏津液之余小便的功能；二是藏津液，气化而出。膀胱的气化功能就是指其中的精、气、血、津液在血脉中输布流注并相互转换的过程。循行于膀胱周围的脉络输送血液到达膀胱局部的微循环，并充分发挥血液交换、营养代谢的作用。气和血密不可分，所谓"气中有血，血中有气"，两者相互促进，共同完成气血、津液等在膀胱内的运行，濡养膀胱乃至全身。

第五节　中医络病学与间质性膀胱炎的病理相关

IC 的临床表现以膀胱区疼痛、尿频、尿急等下尿路症状为主，严重者可见排尿困难、血尿。与其症状表现相近的中医病名有两种，一为淋证，病属膀胱与肾；二为阴痛，病多属肝，与情志密切相关。《黄帝内经》曰"支而横出者为络"，络脉纵横交错，网络全身，无处不至，其具有运行全身气血、联络脏腑肢节、沟通内外上下之功。因此，发生于经络系统深入到脏腑四肢百骸的终末段疾病，统属于"络病"范畴。病邪由经入络，偏聚于某一脏腑之络，络气郁滞即该脏腑之气的瘀滞，脏腑功能的失调，久则气滞血凝痰结，脉络瘀阻甚则瘀塞不通。络脉支横别出、逐级细分、络体细窄、网状分布的结构特点，决定了其中的气血流速缓慢、面性弥漫的运行特点，这就导致了络病具有易郁易滞、易入难出、易积成形的病机特点。

从 IC 的病机来说，在发病时，感染、免疫、神经支配、内分泌等各种病理因素互结于膀胱，使膀胱局部脉络气血运动障碍，络脉失于通畅，不通则痛，故首先表现为耻骨上膀胱区的疼痛；瘀血内阻，导致膀胱壁深层纤维化，膀胱容量减少，净府失于气化，津液代谢失常，致使下尿路功能减退，表现为尿频、尿急，甚至排尿困难等下尿路症状。瘀血阻于脉络严重时，血行不循常道而血溢于外，临床表现为血尿，或膀胱镜下见病变局部出现小的溃疡或裂隙。

根据中医络病学研究的"三维立体网络系统"，络脉在体内的网状层次与空间分布呈现外（体表阳络）—中（肌肉经脉）—内（脏腑阴络）分布规律。初病入络指外邪侵袭体表阳络，并由络入经，病邪在经阶段正邪相争，若正虚邪盛，邪气乘虚内侵则出现由经入络的病情加重的病理演变，正如《灵枢·百病始生》所说："留而不去，传舍于肠胃之外，募原之间，留着于脉，稽留而不去，息而成积，或着孙脉，或着络脉……"。"初为气结在经，久则血伤入络"。病邪邪势嚣张，病久正气耗损，肾络膀胱络脉空虚，病邪乘虚内袭，"邪之所凑，其气必虚"，肾与膀胱阴络络体细窄，气血流缓，有易入难出、易滞易瘀、易积成形的特点。邪气病久入深，盘踞不去，病情深痼难愈。初病在气，肾气机失调，膀胱气化失司，功能失调，久则气病及血，气滞血瘀阻络。

第六节　从中医络病辨证分析间质性膀胱炎的病因

中医认为本病的病因在于过食肥甘,中焦酿湿生热,下渗膀胱,或病后湿热余邪未清,湿毒蕴结下焦,清浊不分,而成尿浊;若湿热日久不去,停于络脉则成瘀,湿热淤血灼及络脉,络损血溢,故见尿血;饮食不节,或劳倦思虑太过,损伤脾气,脾虚中气下陷;或病延日久,或劳欲过度,或年老体弱,肾气亏虚,固摄无权,均可出现尿频尿急;若情志不畅,肝之疏泄受阻,致膀胱气化不利而成淋证。因此,从络病学的角度分析 IC 病机可从"络气郁滞""络脉瘀阻""热毒滞络""肾络不荣"进行。

一、络气郁滞

IC 是一种慢性疾病,络气郁滞是其发病因素之一,肝主人体气机的疏泄,肝气郁结,日久导致络气瘀滞。研究证实:精神过度紧张,会干扰大脑皮质发动和制止排尿的协调能力,导致自主神经功能紊乱,其支配的膀胱、尿道功能障碍,出现尿频、尿急、尿痛等症状。门诊尿频患者,常伴抑郁状态。加之女子"以肝为先天",而肝主疏泄,性喜畅达而恶抑郁。IC 症状反复发作,患者多有会阴区不适,排尿不畅,久治不愈,情绪低落,抑郁发生率较高。另人体津液输布、排泄与肝之疏泄密切相关,情志不畅,抑郁不舒,不能通利三焦,疏通水道,膀胱气化不利为淋证。《素问·痹论》曰:"肝痹者,夜卧则惊,多饮,数小便,上为引如怀。"东汉华佗《中藏经·卷中·论诸淋及小便不利第四十四》载:"诸淋与小便不利者……或忧思未宁……致起斯疾。"IC 还表现为腹痛及会阴疼痛,亦与络气郁滞有关。少腹乃肝经循行之部位,肝失条达,肝脾不和,气机不畅,多见腹痛,另肝在体合筋,足厥阴肝经及其络脉、经别、经筋过阴器,脏腑经络之气机郁滞的病变进而导致络气郁滞,络气郁滞则其温煦濡养功能失调,引起阴痛。从肝论治,其理有二:一则疏泄正常,畅达全身气机,气能运行津液,三焦通利,推动水液运行,小便排泄正常;二则疏达肝气,改善络气郁滞,患者腹痛、会阴疼痛及焦虑、抑郁状态自能减轻。

二、络脉瘀阻

IC 表现为耻骨上膀胱区、小腹部、尿道、外阴、腰骶等部位疼痛或不适,其病理特征为间质炎性浸润,有瘢痕组织包围,影响膀胱血液循环。曾有学者对 IC 患者膀胱黏膜微血管密度和膀胱上皮的增生情况进行了深入研究,发现其上皮下血管数量明显减少,与组织水肿、血管瘀滞相关;还有研究通过采用内镜激光多普勒流速检测仪,发现膀胱充盈时,IC 组血流明显减弱,而在正常组则血流增加,络脉瘀滞与中医"瘀证"相似。人体经隧乃流通气血、摄入精微、排泄废浊之通道。《内经·调经论》云:"五脏之道,皆出于经隧,以行气血,血气不和,百病乃变化而生。"故有气滞运血无力,血行不利为瘀之说,因而络脉瘀滞为其病机关键，贯穿疾病发展始终。早期以肝气郁结为主，中期络脉瘀滞，瘀久化热，瘀热互结下焦，膀胱充盈时下腹部及尿道刺痛。

三、热毒滞络

IC 表现为尿频、尿急、尿痛、尿道灼热，与热毒滞络下焦，引发尿路刺激症状有关。"毒"在中医理论体系里是指某些致病力强，容易引起危重表现的一类致病因素。患者阴阳气血失调，脏腑功能紊乱，热毒蕴结下焦，则尿频、尿急、尿痛。《素问·至真要大论》指出："诸转反戾，水液浑浊，皆属于热。"《金匮要略·五脏风寒积聚病脉证并治》认为："热在下焦者，则尿血。"朱丹溪提出"淋有五，皆属乎热。解热利小便，山栀子之类"。《景岳全书·淋浊》所言："淋之初病，则无不由乎热剧，无容辨矣"。李梴《医学入门·外感·火类》提出淋证病机为湿热蕴结。《证治准绳·淋》云："淋病必由热甚生湿，湿生则水液浑，凝结而为淋。"膀胱为湿热病邪所犯袭，气化功能失司，发生淋证。络毒之源，或因外感湿邪直犯膀胱，或因饮食不节、嗜食辛辣而内生湿热。湿、热、毒常相互转化，阳盛之体，以热重于湿为主，症见尿热、尿痛、尿频、尿急；湿重于热，以尿液浑浊为表现。可见，淋证以膀胱湿热为主线，以湿、热、毒的相互转化而生变。

四、肾络不荣

中医认为肾主水，司开合，为先天之本，与膀胱互为表里，而络脉具有运行气血、渗灌濡养等功能，络中气血充沛，输布渗灌正常，则五脏六腑、四肢百骸皆得其养，反之，若肾络不荣，络中气血不足，虚而不荣，伤及阳气，脏腑虚损。部分医家但见湿热蕴结膀胱，一味使用清热通淋之品，忽视肾虚乃发病之本，妄用苦寒之品，虽湿热能除，更伐肾气，膀胱气化无力，病情反复不愈。《素问·脉要精微论》云："水泉不止者，是膀胱不藏也。"可见，本病反复发作者，多因膀胱失约，乃肾气与中土之虚寒，温煦失责，气化失司，不能制水也，故肾络不荣是本病的发病关键，贯穿淋证发生发展始终。若人体肾气不亏，即使感受湿热毒邪，其病必微；反之，肾气不足，肾络不荣，正气不足无力抗邪，湿热久蕴，淋证难愈；湿热之邪蕴结下焦，淋证反复不愈，耗伤肾之气阴，使病性更偏本虚，缠绵难愈。

综上，本病病位在下焦、肾、膀胱，病机总属本虚标实，实指络气郁滞、络脉瘀、热毒滞络，虚指肾虚（气虚、阳虚）。

第七节 基于中医络病学探讨间质性膀胱炎治法与方药

基于"方从法出、法随证立"原则，对 IC 病因病机认识与临证组方多从络气郁滞、络脉瘀阻、热毒滞络、肾络不荣四个方面进行。

一、络气郁滞

小便涩痛，淋沥不畅，情志不舒，少腹胀闷疼痛，舌质淡红，苔薄白，脉弦。辨证：肝郁气滞，络脉郁滞。治则：疏肝理气，疏畅通络。方药：柴胡疏肝散、越鞠丸、沉香散加减；气滞甚而致脉络阻滞不通者，可用加味乌药汤、四逆散加减。常用柴胡、枳壳、沉香、乌药、醋香附疏肝理气；滑石、车前子、木通、薏苡仁、川牛膝利尿通淋；少腹胀满疼痛，佐延胡索、荔枝核、郁金、乌药畅达肝气，行气止痛。

二、络脉瘀滞

小便涩痛或夹有血块，少腹疼痛，其疼痛可向会阴部放射，舌质红，苔黄，脉滑数。辨证：血瘀阻滞，络脉瘀阻。治则：活血化瘀，搜剔通络。方药：血瘀轻者用桃核承气汤或血府逐瘀汤加减，重者用抵当汤或少腹逐瘀汤加减。常用桃仁、红花、赤芍、当归活血祛瘀；川牛膝、益母草、泽兰活血通经，利尿通淋，川牛膝兼能引瘀下行；柴胡、枳壳理气行滞，解气分郁结，行血分瘀滞。瘀滞明显者佐琥珀冲服，一则取其活血散瘀之效，二则取其利尿通淋之效。

三、热毒滞络

尿频，尿急，尿色黄，尿道灼热，伴少腹及尿道口疼痛，口苦，舌红，苔黄腻，脉滑数。辨证：湿热下注，热毒滞络。治则：清热化湿，利尿通络。方药：八正散、龙胆泻肝汤或四妙散加减。常用瞿麦、萹蓄、车前子、金钱草、芦根利尿通淋，清热祛湿；滑石善能滑利窍道，清热渗湿、利水通淋；通草上清心火，下利湿热，使湿热之邪从小便而去；黄柏、薏苡仁、蒲公英、山栀子清热解毒，使热毒从小便而去。

四、肾络不荣

反复尿频、尿急、尿痛，下腹冷痛，得温稍减，舌质淡暗，苔白，脉沉涩。辨证：肾气亏虚，肾络不荣。治则：温肾散寒，养血荣络。方药：济生肾气丸合缩泉丸加减。常用桂枝、乌药、干姜、小茴香、益智仁温经散寒，通达下焦；熟地黄滋补肾阴，少加肉桂、附子助命门之火以温阳化气，乃"阴中求阳"之意；川芎、蒲黄、当归活血化瘀；泽泻、茯苓、车前子利水渗湿，疼痛甚者加延胡索、没药化瘀止痛。

临证应用时，可根据患者症状侧重不同，灵活化裁。如尿急、夜尿次数明显增多者，加入覆盆子、桑螵蛸、金樱子，以达固尿止遗之目的；少腹满痛，情绪低落者，合入沉香散，以达疏肝行气之目的；尿色紫红、甚则夹有血块，苔黄脉数者，取意小蓟饮子，以达凉血止血之功效；下腹部疼痛，排尿时尿道刺痛，瘀血征象明显者，加川芎、牛膝、桃仁、红花以活血化瘀，行气止痛；小腹下坠，尿频症状明显者，可合补中益气汤，取之补中益气，升阳举陷之意。

第八节　基于中医络病学探索间质性膀胱炎的诊疗思路

目前西医学对 IC 发病的病因及机制尚不清楚，临床上对 IC 的治疗效果不尽如人意，该病仍是困扰泌尿外科医师的难题之一。以往的临床经验及实践表明，运用中医络病学的思路，能够缓解膀胱区疼痛，减轻尿路刺激症状，改善焦虑，提高患者的生活质量，因此，今后对 IC 的治疗可以参照以下治疗思路。

一、审察病机，标本兼治

IC 为一种慢性虚损性疾病，病程迁延且反复发作。本病初起常因饮食不节，过食肥甘，损伤脾胃，化生湿热，湿热蕴结于膀胱，膀胱气化失司所致。湿热之邪日久不去，停于血脉，甚则灼伤脉络。若兼有情志不畅，气滞则血不行，故气血运行不畅，渐成瘀血。同时，若患者年老体弱，脾肾亏虚，或中气下陷，或失于固摄，均可导致尿频、尿急等下尿路症状。故而认为 IC 的病位在肾和膀胱，发病以脾肾两虚为本病发生的基础，膀胱湿热为标，两者互为因果，互相影响。在临床上治疗 IC 时，应当审查证候虚实，实则治其标，虚则治其本，治标不忘培本，固本兼顾去标。

二、注重疏肝，兼顾通络

《素问·阴阳应象大论》有云："人有五脏化五气，以生喜怒悲忧恐。"中医对于情志的调节，多从肝入手。肝主疏泄，调畅全身气机，气能运化津液，推动水液运行，三焦通利，患者长期情绪低落，致使肝气郁滞，疏泄失常，推动无力，水液输布排泄障碍，可见小便异常。因此，疏肝调气法在治疗 IC 过程中占有重要地位，恢复肝之疏泄功能，一方面可以促进水液代谢，从而改善 IC 患者的下尿路症状；另一方面可以改善患者焦虑、悲观、抑郁等心理症状，提高患者对预后的信心。膀胱区疼痛是 IC 的主要症状之一，络病学说认为疼痛常因络中气血不通、络气郁滞所致，"痛则不通"。因气滞血凝或气虚血运无力而成血瘀，血瘀日久入络导致络脉瘀阻。肾络瘀阻则气化失司，小便不利，甚则发为水肿；"膀胱者，州都之官，津液藏焉，气化则出矣"，膀胱络脉瘀阻则出现尿频、尿急、排尿困难等症状，这也提示本病的发生发展与瘀血关系密切。因此，情志也是 IC 发病的关键因素之一，而瘀血为脏腑失和的病理产物。故在施治 IC 时，需注重疏肝调气，同时亦要兼顾活血化瘀，视具体病情随证化裁，重视经络在该病治疗中的作用，深度挖掘"诸痛皆属肝木""诸痛痒疮，皆属于心"等中医理论的内涵，筛选有效经穴，开展芒针、电针、针灸、磁疗、拔罐相结合的综合治法，不断提高临床疗效，展现中医络病学治疗 IC 的特色和优势，方可事半功倍，取得良效。

三、整体辨证，局部辨病

现代科技的发展促进了医学诊疗技术水平的提高，为祖国医学的研究发展扩展了视野，提供了新的思路。膀胱镜的引入，拓宽了中医诊疗 IC 的视野，丰富了疾病的诊断资料。膀胱镜下对黏膜的直接观察，更是突破了中医诊疗技术"司外揣内"的局限性，为中医局部辨病提供了可能，更有利于直观把握疾病特点，便于治疗。膀胱镜是中医望诊的延伸。当 IC 的临床症状不典型、舌脉亦无异常时，可以通过辨析局部病变部位的变化特点，判断整体疾病的病因、病机及病情进展，亦是体现了"司内揣外"的诊疗手段。

整体辨证是基础，局部辨病是补充，主要是辨析病变部位的特点、病理产物等。可根据膀胱镜下提示，在中药内服治疗的同时尝试给予局部用药（膀胱中药灌注）。膀胱中药灌注可直达病灶，有利于创面的愈合，改善局部血液循环，同时也避免了药物口服的首过效应，从而增加药效。膀胱镜下提示血块、瘀血征象严重者，予三七、蒲黄、茜草等中药灌注以活血化瘀；糜烂、溃疡明显者，予白及粉、珍珠粉等中药灌注以敛疮生肌；镜下提示充血红肿者，予黄连、黄柏、大黄等中药灌注以清热解毒。在中医整体观的基础上，引入膀胱镜下黏膜直接观察，结合病理的改变，将整体与局部结合，宏观与微观结合，给中医治疗 IC 提供了新的模式。

在临床上诊疗 IC 时，应有先辨病后辨证、整体与局部相结合的治疗理念，多维度把握本病的发展变化，以补肾健脾、清热利湿为基本治法，同时注重疏肝解郁、活血化瘀，审其主次缓急，兼顾治疗，多法并举，又侧重不同。此外，整体与局部相结合的治疗方法，充分体现了中医络病学的特色疗法。

（巩瑛杰　宋竖旗　张亚强）

参考文献

[1] CLEMENS J Q, MEENAN R T, ROSETTI M C, et al. Prevalence and incidence of interstitial cystitis in a managed care population［J］. J Urol, 2005, 173（1）: 98–102.

[2] DAVIS N F, BRADY C M, CREAGH T. Interstitial cystitis/painful bladder syndrome: Epidemiology, pathophysiology and evidencebased treatment options［J］. Eur J Obstet Gynecol Reprod Biol, 2014, 175（1）: 30–37.

[3] HANNO P M, ERICKSON D, MOLDWIN R, et al. Diagnosis and treatment of interstitial cystitis/bladder pain syndrome: AUA guideline amendment［J］. J Urol, 2015, 193（5）: 1545–1553.

[4] PANG R, ALI A. The Chinese approach to complementary and alternative medicine treatment for interstitial cystitis/bladder pain syndrome［J］. Transl Androl Urol, 2015, 4（6）: 653–661.

[5] 都靖, 王永传, 孙帅, 等. 前列汤联合超声电导治疗Ⅲ型慢性前列腺炎［J］. 中医学报, 2019, 34（3）: 647–650.

[6] 高雪松, 王永志, 李丽, 等. 疏肝类中药复方干预抑郁症药理机制的研究进展［J］. 现代中医临床, 2018, 25（2）: 46–49.

[7] 黄念文, 王伊光, 王成李, 等. 基于"整体与局部"探讨间质性膀胱炎的中医治疗思路［J］. 现代中医临床, 2021, 28（3）: 43–46.

[8] 贾竑晓, 尹冬青. 中医"五神藏"理论与常见精神症状的中医病位［J］. 现代中医临床, 2020, 27（5）:

68–72.

[9] 刘猷枋，张亚强.中西医结合泌尿外科学［M］.北京：人民军医出版社，2007：209–212.

[10] 张介宾.景岳全书［M］.上海：上海卫生出版社，1958：182–190.

[11] 尤在泾.金匮翼［M］.北京：中国中医药出版社，2015：310.

[12] 宋竖旗，李灿，刘昭文，等.中医治疗间质性膀胱炎的认识与思考［J］.中国中西医结合外科杂志，2020，26（5）：1023–1026.

[13] 王羽侬，王顺梅，唐莹，等.中医药促进创面愈合机制研究进展［J］.中国医药导报，2014，11（19）：156–158.

[14] 吴佳成，陆雅君，姜力.间质性膀胱炎治疗研究进展［J］.疑难病杂志，2018，17（1）：95–100.

[15] 吴以岭.络病理论体系构建及其学科价值［J］.前沿科学，2007，（2）：40–46.

[16] 吴以岭.络病学［M］.北京：中国科学技术出版社，2004：159–164.

第二十一章
中医学对女性性功能障碍的认识

第一节　概述

间质性膀胱炎（interstitial cystitis，IC）是一种不明原因的慢性非细菌性炎性疾病，是以不同程度的尿频、尿急，夜尿次数增加、盆腔疼痛和性功能障碍为主要临床特征的一组综合征。女性性功能障碍是诊断与评价 IC 患者精神心理健康与生活质量的重要指标。病因学研究证实，严重的膀胱疼痛、尿急、尿频，睡眠不足，焦虑或抑郁等精神心理障碍是影响女性性生活质量和夫妻和谐的重要病因学因素。女性 IC 性功能障碍指数评分结果显示，IC 患者性功能障碍主要表现为低性欲功能障碍、持续性唤起功能障碍、性高潮功能障碍、低享乐性高潮、性交困难、性交后生殖道和膀胱疼痛。

据统计，IC 患者外阴痛与性交痛的患病率为 40% ~ 74.5%，性活动与性功能障碍占成年 IC 妇女的 30% ~ 60%，其中性欲和性高潮障碍最为普遍。精神健康与生活质量下降也是 IC 患者性功能障碍的重要因素。IC 患者精神心理健康障碍发生率为 23%，大约 87% 的 IC 患者受严重的尿急、尿频、夜尿次数增加和膀胱区疼痛的困扰而导致失眠、睡眠质量差和焦虑；90% 的女性 IC 患者存在性欲减退或缺失，性厌恶及性享乐缺乏，生殖器反应丧失，性高潮功能障碍，非器质性阴道痉挛，非器质性性交困难、疼痛，以及对性交的心理恐惧。这些因素证实，IC 患者的精神心理健康障碍是导致性功能障碍和性生活质量降低不可忽视的临床诊疗问题。目前认为，有关 IC 的治疗尚无有效的单一治疗模式，其主要治疗策略是采取多模式治疗方法，以缓解 IC 患者的症状，减轻患者的痛苦，提高患者的生活质量为总的治疗原则。这也是国际间质性膀胱炎协会在间质性膀胱炎后面又冠上膀胱疼痛综合征的主要原因。鉴于此，中医药学在治疗尿急、尿频、排尿疼痛即"淋证"和"血淋"方面具有独特的优势，特别在调节女性生殖功能或性功能障碍相关疾病方面，中医药学有着丰富的实践经验和的良好的临床治疗效果。

中医学虽无 IC 这一专业术语和相关的文献描述，但从其疾病演变过程及症状特征来看，它归属于"淋证"和"血淋"等病范畴。有关女性性功能障碍的认识与治疗历史可追溯至历代相关的中医书籍。汉墓长沙马王堆出土竹简《养生方·天下至道谈》，书就记载了大量性医学内容，如对于女子性欲低下，

《马王堆医书·养生方》提出性交前将干姜、肉桂、蛇床子等辛热药物制后塞入阴道，可增强女子性欲。后世相关文献对女性性功能障碍的认识也多有描述，如《妇科经论》中的"妇人阴中痛，名小户嫁痛"，描述的是女性性交疼痛的表现。

祖国医药学治疗女性性功能障碍的历史悠久，对女性性功能障碍的认识和辨证论治有着丰富的实践经验。尽管现代中医药学治疗 IC 性功能障碍的文献甚少，但中医药学治疗 IC 所致的性功能障碍必将成为中西医结合多模式治疗 IC 的必然趋势，也是结合治疗研究的重要方向。鉴于此，为了提高中西医结合临床医护工作者对 IC 性功能障碍的中医学认识，增进对 IC 性功能障碍辨证论治、治则治法与方药等相关内容的了解，本章就中医学对女性性功能障碍病因机制的认识、中医分型和辨证论治与方药选择原理进行了论述，为中西医结合多模式治疗 IC 性功能障碍提供新的思路，期望对临床诊疗实有所裨益。

第二节　女性性功能的中医调节机制

一、肾对性功能的调节

中医学认为，女性正常性功能与肾之调控密切相关，女子成年后肾气充足，精血旺盛，性欲增加，故有"阴阳之道，合则聚，不合则离；合则成；不合则败"之说。另肾藏精，为先天之本，生命之根，水火之脏，寓元阴元阳。肾阴是维系性与生殖能力不可或缺的重要因素，女子肾阴不足，阴道干枯，失于润滑，性交时阴道疼痛，性活动时缺乏快感，对性活动不感兴趣，不容易引起性兴奋。肾阳是人体原动力，肾阳充足，女性性器官、性功能发育正常。如肾阳不足，女子易发阴萎、阴冷等性功能障碍。加之肾开窍于二阴，前阴为性器官所居，肾气通于阴器，男子阳事易起，女子玉液如雨，故有"肾精充盛，肾阴、肾阳平衡，则女子性功能正常"之说。此外，人类性活动不仅仅是生理功能的反映，还和语言、思维、情感、意识密切相关，而脑为元神之府，肾精生髓上充于脑，发挥大脑的正常功能，故肾借助肾阴、肾阳、脑、髓之间联系影响女性性功能。

二、天癸与性功能的相关性

春秋战国时代，古代医家认识到女性生殖和性功能与天癸相关。"天癸"出自《黄帝内经·素问·上古天真论》，即"女子……二七而天癸至，任脉通，太冲脉盛，月事以时下，故有子……"。"天"有两层含义，一指来源于先天，二指来源于后天的水谷之精微；"癸"指癸水，肾主水，故亦指肾脏。天癸虽非实性脏，但却包括促进人体发育和维持性功能的物质——"津液"，即现代医学所说的激素；从功能性而言，它又具备中医"气"之功能，与西医学所说的下丘脑–垂体–性腺轴功能大体相当。天癸的功能来源于先天之精，随肾中精气的充盈与后天水谷精气滋养发生、发展、成熟乃至衰竭。天癸具有物质性和功能性，并通过胞宫及冲、任、督、带脉调控人体性与生殖机能。人在出生之前，天癸可促进胎儿发育，出生后，天癸继续促进女子的生长与发育，至女子二七十四岁，天癸至，任脉通，冲脉充盈，经血渐盈，应时而下，此时月经初潮。女子七七四十九岁，天癸衰竭，任脉亏虚，太冲脉衰退，血海不满，月经停止，失去生殖能力，则性功能也逐渐衰退。

三、奇经八脉与性功能

冲脉、任脉、督脉和带脉属奇经八脉范围。冲脉起于胞中，下出会阴后，沿足少阴肾经，夹脐上行散入胸中，与任脉会于咽喉而络于唇口。冲为血海，而女子以血为本，其产生月经、孕育胎儿及分泌乳汁等生理功能都与冲脉有关。任脉起于胞中，下出会阴，经阴阜、沿腹部与胸部正中线上行，上至龈交穴，与督脉相会，任脉为妊养胞胎的主要经脉，为阴脉之海，主一身之阴。凡精、血、津液等阴液，都由任脉总管，为人体妊养之本。任脉能主宰人体阴液，又与胞宫相连接，任脉的精气充盈和流通，为孕育创造必要的条件。督脉与任脉同出胞宫，其分别循阴器分行前后，督脉出于会阴后，行于腰背正中，循脊上行，过头部，止于上唇系带处。督脉为阳经之海，调节全身阳经气血，统率全身阳经脉气，与任脉相对，任脉主全身之阴，督脉主全身之阳，两者维持脉气的阴阳平衡，气血调摄，保持女性月经的正常来潮，促进其受孕的作用。如肾阳虚损，督脉经气虚寒，则女子性欲减退。带脉起于季肋，围腰一周，状如束带，约束诸脉，与生育有关。《傅青主女科·白带下》曰："带脉者，所以约束胞之系也，带脉无力，则难以提系，胎胞不固，故曰带弱则胎易坠，带伤则胎不牢。"故而冲、任、督三脉同起于胞宫，又连同于带脉，为其约束，联成一个整体，外连十二经脉，内通于肝肾与阳明，内外相通，在肾与天癸的作用下，对女性性机能和生殖有着直接的影响。

四、中医对女性正常性反应的认识

关于人类性反应的全过程，中医认为夫妻交接大体要经过四个阶段，即"无始""有始""无极""太极"。"无始"即未交媾时，元气散布于全身脉络之中，从而具备正常的性机能。"有始"指性兴奋期，在心神的催动下，产生性欲与性兴奋，有交合的欲望。"无极"指性持续期，由于元气分布注于脉络中，全身阴阳气血鼓动，男女双方情意缠绵，如胶似漆，水乳交融。"太极"指性高潮期，阳泄阴受，男子射精，女子神受，入神入化，浑然一体，然后进入消退期。

女性从性唤起、性兴奋到性高潮各个阶段的心理生理的反应，中医以"五欲""五征""五音""五候""五至""十动""十已"等进行了详细的观测。"五欲"和"五征"的反应：其一，平心静气，呼吸屏息是女性已有性欲的要求；其二，鼻翼微动，口微张，表示要求交接；其三，情绪激动，身体抖动，拥抱男子，是女性性兴奋高涨；其四，粉汗微出，甚而渍湿衣裳，表示将近性高潮；其五，身体软躺，似睡非睡，如醉如痴是其高潮的征兆。"五欲""五征"包括从性兴奋到性高潮期的整个性生理和心理反应。故《广嗣纪要·协期篇》曰："女子……情冶意美，其候普有五也，娇吟低语，心也；合目不开，肝也；咽干气喘，肺也；两足或屈或伸，仰卧如尸，脾也；口鼻气冷，阴户沥出黏滞，肾也。有此五候，美快之极。"说明女子情欲正常，与五脏功能相关，娇声微语，此乃心气至的表现；两眼微微合拢，似睡非睡，此乃肝气至的表现；咽喉干燥，气息短促，此乃肺气至的表现；两足屈曲或伸展，仰卧人瘫软，此乃脾气至的表现；口鼻出气清冷，阴部分泌液多而黏滞，此乃肾气至之表现。有这五种表现，女性舒畅和快乐能达到高潮。

关于"十已"是指夫妇性生活过程中的十种不同的性生理反应，是马王堆汉墓出土竹简《合阴阳》中的内容。两千多年前的古人提出了性交时的嗅觉问题，这种观察是相当细致而深入的。"已"是指一个回合的结束。一已即交接一个回合，出现清新凉爽的感觉；二已是闻到烤骨头的气味；三已是闻到焦燥气味；四已是男女性器官如脂膏润泽，产生油膏状的分泌物；五已是可以闻到稻谷一般的清香之气；六已是女阴部润泽而易滑动；七已阴部分泌物较多交合能够持久；八已阴部分泌物犹如浓稠的凝脂；九已则阴部分泌物如胶似漆；十已两人感到精疲力尽，阴部分泌物增多，清新凉爽感觉又出现。性交完全结束的特点是女性鼻端微汗沁出，嘴唇发白，手足轻微颤动，臀部上抬不着床席。夫妇之间性生活达到这样一个和谐程度，就是一个高度的艺术享受，也是"乃生神明"，从而产生旺盛的活力。

第三节　中医对女性间质性膀胱炎性功能障碍的认识

一、概述

受"男尊女卑"思想的影响，中国古代社会对女性性问题难以启齿，加之女性特有的生理特点，以及传统文化思想和生活习俗的影响，女性在性生活中多处于被动地位，性欲长期受到压抑，阻碍大脑性欲中枢的兴奋，或夫妻性关系不协调。古代医家对女性性功能障碍的问题重视不多，对女性性功能障碍诊治内容涉及较少，内容也不够全面，仅有少量的文献记载，但其中也不乏一些闪光的精华。古代中医文献中，如《妇科经论》中的"妇人阴中痛，名小户嫁痛"，常见病名如"阴冷""嫁痛""失合症""阴痿""缩阴症"等症。①阴冷：在中医古籍中被称作"阴寒""玉门冷"等。本病最早出现在《诸病源候论·卷三·虚劳病诸候》，原指男女自觉阴器寒冷，冷及下腹，是导致性欲低下的一种病因。在现代医学体系中，通常指男女性欲偏低，性欲减退或缺乏，生殖器反应丧失，性厌恶与性快乐缺乏，性高潮功能障碍诸病，现阴冷多特指女性性欲低下。②嫁痛：出自《千金要方》卷三，原指女子新婚初次性交而阴户疼痛，名曰嫁痛，也被称作"阴肿痛"及"吊阴痛"。《备急千金要方》已有"治妇人阴阳过度，玉门疼痛，白玉汤主之"的记载。《诸病源候论》称之为"阴肿痛"，《竹林女科证治》称之为"吊阴痛"。③失合症：源自于《外科正宗》，最早记录出现在《左传》，其中记载有一女性因为"欲男子不得"而带来的症状，代表着女子因性欲无法获得满足，随之产生的特殊疾病。据现代有关认识，多指女子性欲亢盛，思欲男子不可得，不能交合发泄，性欲未遂。④阴痿：表现为女子性淡漠，缺乏性欲，甚至厌恶同房，性交时疼痛或不适，无性欲高潮，阴道润滑功能差。⑤缩阴症：代表着女子出现外阴内陷问题，存在一定强直性阴道痉挛收缩疼痛。有研究者提出，该症状和缩阳症是相对应的，接近于阴道痉挛的症状。女性性功能障碍病机与其他疾病相比，既有相似之处，也有自身特点，掌握其病机特点，能更好地指导临床。女性性功能障碍的病机特点可概括为基本病机、房事失节病机、七情内伤病机和脏腑病机。

二、基本病机

女性性功能障碍基本病机为阴阳失调，肾阴亏虚或肾阳被耗，出现的"阴虚"或"阳虚"表现。《内经》云："肾者，作强之官，伎巧出焉。"天癸－肾－性三者之间关系密切，肾藏精，乃生殖之本，天癸由肾中精气所化生，性之旺衰与否，反映天癸之盛衰。女子成年后肾气充，精血旺，则性欲正常。若肾阳亏虚，命门火衰，不能温煦下焦，冲任脉虚，气血不足，阴寒内盛，女子性欲冷漠，不易产生性兴奋，甚则厌恶房事。肾阴不足，阴液亏虚，失其濡润作用，即阴道干枯，女子性交时产生疼痛。

三、房事失节病机

中医认为，男女房事应遵守一定的法度，方有益于身心健康，若房事失于法度，轻则致病，重则损寿。女子房事失节病机包括房事过度、房事频繁、强力行房和性压抑过度等。《广嗣纪要·协阴篇》引《养生经》云："交合之时，如有五份之候，一者阴房尚闭不开，不可强刺，强刺则伤肺；两者女兴已动欲男，男或不从，兴过始交则伤心；三者少阴而遇老阳，玉茎不坚，茎举易软，虽入不得摇动，则女伤其目，必至子盲；四者女经水未尽，男强逼合则伤其肾；五者男子饮酒大醉，与女子交合，茎物坚硬，久刺之不止，女情已过，阳兴不休则伤腹。"此皆描述房事失节可引起女性性功能障碍。此外，性压抑对女性也有害处，因男不可无女，女不可无男，若孤阳绝阴，独阴无阳，情欲炽盛而不能宣泄，久则女子身心受损，多见性欲减退、阴痿、性高潮障碍等疾病。

四、七情内伤病机

七情内伤病机即怒、喜、忧、思、悲、恐、惊，这本是人体应对外界环境变化产生的正常生理反应。正常情况下，七情不会致病，然而情志变化过大，活动剧烈，超出人体承受的限度，势必会影响到脏腑气血功能。如怒伤肝，女子闷闷不乐，烦躁易怒，月事不调，性欲冷淡。喜伤心，喜则气缓，心气涣散，血运无力而血脉瘀滞，影响女子性功能。恐伤肾，恐则气下，肾气受伤，摄纳无权，女子带下淋漓。惊则气乱，六神无主，心慌意乱，性功能减退或出现怪癖的性行为。思伤脾，思虑过度，女子神疲乏力，食欲不振，性功能下降。

五、脏腑病机

1.肾　为先天之本，主生殖，女子肾气充盛，天癸至，来源于先天肾气的天癸作用于冲任、胞宫，促使冲任二脉通盛和生殖之精的成熟，胞宫开始正常生理活动，性功能方可正常，由此男女两精相合，自能交媾，合而成形。反之，早婚多产，房劳过度，或先天禀赋不足，耗伤肾精、肾阴，或惊恐伤志、肾气损伤，肾阳虚怯，女子性欲自会受到影响，主要包括以下四个方面。①肾精不足：肾精也叫生殖之精或先天之精，秉授于父母，来源于肾脏，女子肾精不足多因先天不足、后天失养，或因久病劳损、房事不节，耗伤肾精所致。肾精不足，女子天癸不足，生殖无源，性欲淡薄，经闭，不孕，舌淡，脉弱。②肾气不足：肾气指肾中精气所化之气，它反映肾的功能活动，对人体的生命活动尤为重要，若肾气不足，女子则月事不调、胎漏、不孕，性功能难以维持，舌淡，苔白，脉沉弱。③肾阳虚：肾阳为各脏阳气之本，又称之为"元阳"。肾阳充足，人体机能活动旺盛，性欲正常。女子房事过度，或久病伤肾，或老年肾亏，损伤肾阳，各脏腑温煦功能减弱，肾阳亏虚，温煦失职；或久病伤肾，或纵欲损阳，女子性欲冷淡、性高潮缺失，舌淡胖，苔白、脉沉弱无力。④肾阴虚：肾阴为五脏阴液之本，又称之为"元阴"。肾阴亏虚，多因或房事过度，或更年之期，重伤阴精，精亏血少，女子多见阴枯、阴痿等症，舌红少津、脉细数。

2. 肝　藏血，主疏泄，喜条达，恶抑郁，女子经、带、胎、产以血为用，男女交媾，情意绵绵皆以血为用，男女交合，乃气机条畅而行，若肝气郁滞，疏泄不及，或肝气太过，或肝血亏虚，气血不调，女子厌恶交合或不思交合。另肝经湿热引动相火，女子也会出现性功能障碍。①肝气郁结：肝喜条达，主疏泄，肝气疏泄失常，气机不畅，冲任不调，经脉瘀滞，女子性交阴痛、厌恶房事，性事冷淡，性高潮缺乏，胸胁、少腹疼痛，乳房胀痛，心烦易怒，舌质淡红，脉弦。②肝血不足：女子素体血虚或情志内伤，肝血暗耗或肾精不足，不能滋养肝阴，肝血亏虚，房事时阴道干涩，性交疼痛，舌淡，脉细。③肝经湿热：肝脉循少腹，绕阴器，湿热之邪，侵犯肝经，蕴积下焦，引动相火，致女子性欲亢进，或湿热之邪稽留阴中，性交时出现疼痛，舌红，苔黄腻，脉弦滑而数。

3. 脾　主运化，为后天之本，气血生化之源，脾气旺盛，男女交合之精力方可充沛。若素体脾胃虚弱或忧思伤脾，劳倦过度，倦怠萎靡，女子易见性欲淡漠，性高潮缺乏，厌恶房事，心悸失眠，气短乏力，精神不易集中及健忘等表现，其病因机制包括以下两个方面。①心脾两虚：忧思过度，阴血暗耗，女子性功能低下，性高潮缺乏，厌恶房事，健忘，心悸，失眠，气短乏力，精神不易集中，舌质淡，苔薄白，脉细弱。②脾气亏虚：饮食失调，劳累过度，忧思、久病损伤脾气，女子症见纳少、腹胀，食后尤甚，大便溏薄，肢体倦怠，少气懒言，面色萎黄，性欲减退，性高潮障碍，厌恶房事，舌淡苔白，脉缓软无力。

4. 心　主神志，心神居于主导地位，统率全身。女子特有的生理特点，倍受传统文化思想和生活习俗的影响，使女子在性生活过程中多处于被动地位。若性欲长期压抑，阻碍大脑性欲中枢的兴奋，会妨碍正常性发展，导致男女性关系不协调。①心肾不交：心居上焦，肾居下焦，正常情况下，心肾相互协调，相互制约，彼此交通，保持动态平衡状态，若久病伤阴、房事不节或思虑太过，情志致郁化火导致心肾不交。心火亢盛，肾水不足，心神不安，女子易见性欲亢奋，不能自制，房事过频，容易出现"鬼交病"，舌红，脉细数。②心神散乱：女子心火亢盛，痰火蒙闭清窍，多以种种怪异行为自行发泄性欲来排解，现称之为性变态行为。

第四节　女性间质性膀胱炎性功能障碍的症候分型

IC女性性功能障碍按照不同的临床表现分为"女子阴冷""女子阴痿""女子性高潮障碍""交接痛""缩阴症""阴枯"六型。

1. 女子阴冷　阴冷最早出现在《诸病源候论·卷三·虚劳病诸候》，中医文献也称之为"阴寒""玉门冷"，现多特指女性性欲低下，甚至冷及下腹的一种疾病，中医分型多为肾阳亏虚、寒凝肝经。

2. 女子阴痿　指女性长时间对性生活没有主动要求或者对配偶的性爱反应冷淡，甚至感到厌恶，又称"性欲降低""性欲淡漠""阴冷"等，中医分型多为天癸不足、肝气郁结、肾精亏虚、心脾两虚。

3. 女子性高潮障碍　马王堆竹简《合阴阳》对女子性高潮描述为"大卒之征，鼻汗唇白，手足皆作，尻不傅席""中极气张，精神入藏，乃生神明"。女子高潮的征象为鼻部出汗，口唇发白，手足抖动，臀部离开垫席，阴部血脉扩张，精气输盈于脏腑，双方达到最和谐的境地。因IC引起女性在交合过程中不出现上述情欲高潮现象者，称为"女子性高潮障碍"。中医分型多为肝郁不疏、肾阳衰微、奇经虚损、心肾不交。

4. 交接痛　性交时，女子阴部疼痛谓之"交接痛"，又称"小户嫁痛"。《妇科经论》中提到"妇人阴中痛，名小户嫁痛"，轻则可忍，重则阴内挚痛，牵引少腹，上连双乳，难以忍受。《备急千金要方》中有"治妇人阴阳过度，玉门疼痛，白玉汤主之"的记载；《诸病源候论》称之为"阴肿痛"，《竹林女科证治》称之为"吊阴痛"，中医分型多为肝气郁结、冲任虚损、肝肾阴虚、肝郁化火。

5. 缩阴症　指女性外阴内陷，伴有强直性痉挛收缩疼痛，放射至下腹部。此症在某些方面与现代医学的女性阴道痉挛相吻合，中医分型多为寒凝肝经。

6. 阴枯　女性性交时阴道内分泌物减少，性交时不能润滑，阴道干枯，阴茎插入时干涩难进，双方无法获得性快感，属于女性性唤起障碍，中医分型为肾阴亏虚。

第五节　中医辨证论治与方药选择

女性IC性功能障碍的疾病特点和病因病机及症候分型是中医辨证论治和个体化多模式治疗的基础。在为IC患者多模式治疗尿急、尿频、夜尿次数增加和膀胱疼痛的同时，要注重女性IC患者的精神心理与健康护理，要关注IC患者对接受性生活的意愿和感受，理解与减轻患者对性恐惧的精神心理压力，这也是女性IC性功能障碍多模式治疗的重要组成部分。

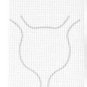

一、辨证论治与治则治法

1. 女子阴冷　患者主要表现为性欲低下，甚至冷及下腹。辨证分型与治则治法如下。①肾阳亏虚：女子房事过度，耗伤肾精，精不化阳，命门火衰，前阴失于温煦，形寒肢冷，少腹冷痛，舌质淡，脉沉细；治则治法为温补肾阳；代表方药为扶命生火丹（《辨证录》）。②寒凝肝脉：足厥阴肝经过阴器，抵少腹，若寒邪入侵，寒凝肝脉，气血运行不畅、筋脉挛急，女子会阴冷痛，或伴少腹冷痛，舌苔白、舌质紫暗或有瘀斑瘀点，脉沉紧；治则治法为暖肝温经散寒；代表方药为暖肝煎（《景岳全书》）。

2. 女子阴痿　患者3个月无主动性要求，对配偶性爱行为反应冷淡或抗拒；辨证分型与治则治法如下。①天癸不足：女子先天不足，天癸缺乏，性欲淡漠，小腹冷痛，腰膝酸软，时而经闭，舌苔薄白，脉沉细；治则治法为补肾养肝、填补奇经、充养天癸；代表方药为河车回春丸（《朱小南妇科经验选》）。②肝气郁结：女子性欲降低，郁郁寡欢，两侧胁肋胀痛，月事不调，舌淡，苔薄白，脉弦；治则治法为疏肝解郁、活血调经；代表方药为四逆散（《伤寒论》）或逍遥散（《太平惠民和剂局方》）。③肾精亏虚：女子性欲低下或缺失，腰膝酸软，眩晕耳鸣，盗汗，口干心烦，舌淡苔少，脉沉细；治则治法为补肾填精；代表方药为知柏地黄丸（《医方考》）。④心脾两虚：女子性欲低下，神疲乏力，失眠多梦，面色萎黄，纳食不佳，舌淡，苔薄白，脉沉细；治则治法为补益心脾和养血安神；代表方药为归脾汤（《济生方》）。

3. 女子性高潮障碍　IC疾病引起女性患者在交合过程中不出现上节《合阴阳》描述的情欲高潮现象称为女子性高潮障碍。辨证分型和论治如下。①肝郁不疏：IC症状导致女子情绪低落，能行交合但无法达到情欲高潮，胸闷善太息，胁肋胀痛，随情志变化而变化，舌淡，苔薄白，脉弦紧；治则治法为疏肝解郁、调补冲任；代表方药为达郁汤（《杂病源流犀烛》）合二仙汤（《妇产科学》）。②肾阳衰微：女子情欲高潮缺失，伴性欲淡漠，精神倦怠，形寒肢冷，腹部冷痛，便溏，舌淡，苔白，脉沉细；治则治法为补肾助阳、填精；代表方药为龟龄集（《中国药典》）。③奇经虚损：奇经八脉是中医经络的重要组成部分，其中冲脉和任脉对女性的性与生殖密切相关。临症以女子情欲高潮缺失，月经不调，胞胎不固，舌淡，苔薄白，脉沉细；治则治法为调补冲任；代表方药为补奇经膏（《朱小南妇科经验选》）。④心肾不交：女子情欲高潮缺失，心烦，口干，失眠，多梦，腰膝酸软，手脚心发热多汗，舌红，少苔，脉细数；治则治法为交通心肾，补肾养阴；代表方药为知柏地黄丸（《医方考》）。

4. 交接痛　IC女性患者在性交过程中发生外阴疼痛，中医称之为"交接痛"或"小户嫁痛"。辨证分型和论治如下。①肝气郁结：女子交接疼痛，疼痛随情绪变化而变化，胸闷太息，胁肋胀痛，舌淡，苔薄白，脉弦；治则治法以疏肝解郁、行气止痛为主；代表方药为柴胡疏肝散（《医学统旨》）。②冲任虚损：女子交接疼痛，月经量少，色淡，经期延迟，或伴有痛经，舌淡，苔薄白，脉沉细；治则治法为调补冲任、滋阴补阳；代表方药为龟鹿二仙胶（《医便》）。③肝肾阴虚：女子交接疼痛，心烦，口干，手脚心热，腰膝酸软，月经量多，色红，舌红，少苔，脉细数；治则治法为滋阴补肾、养肝；代表方药为知柏地黄丸（《医方考》）合二至丸（《医便》）。④肝郁化火：女子交接疼痛，烦躁易怒，眩晕耳鸣，头痛，胁肋胀痛，口苦口干，月经量多，色红，舌红，苔黄，脉弦数；治则治法为疏肝清热、养血健脾；代表方药为加味逍遥散（《内科摘要》）。

5. 缩阴症　IC 女性患者在性交过程中发生外阴内陷，伴有强直性痉挛收缩疼痛，或阴道痉挛。辨分型与治则治法为寒凝肝经，肝主筋，足厥阴肝经过阴器，抵少腹，寒邪入侵，寒凝肝脉，气血凝滞，经气不通致使阴器内缩疼痛，伴口唇青紫，舌质淡，脉沉细或沉；治则治法为祛寒暖肝、助阳行气；代表方药为当归四逆汤（《伤寒论》）。

6. 阴枯　IC 女性患者在性交过程中阴道干枯，阴道内分泌物减少，双方无法出现性快感。辨证分型和治则治法为肾阴亏虚，女子肾阴亏损，阴道中津液分泌不足，阴道无津湿润不足，不能濡养阴道，口干，舌质淡红，少苔，脉细；治则治法为滋阴生津；代表方药为六味地黄丸（《小儿药证直诀》）合增液汤（《温病条辨》）。

二、中药方剂的组成与药效作用

1. 扶命生火丹　方药组成：人参、巴戟天、山茱萸，熟地、附子、肉桂、黄芪、鹿茸、龙骨、生枣仁、白术、北五味子、肉苁蓉、杜仲。药效作用：补命门之火。该方出自《辨证录》卷九。此方填精补水以补火也，且在方中加入气分之药如人参、白术，使气旺精旺，精旺则火自能生，生于不已，况气乃无形之象，以无形之气补无形之火，则更为相宜。

2. 暖肝煎　方药组成：当归、枸杞子、小茴香、肉桂、乌药、沉香、茯苓、生姜。药效作用：温补肝肾，行气止痛。肉桂辛甘，温肾暖肝，祛寒止痛；小茴香暖肝散寒，理气止痛，二药合用，温肾暖肝散寒。当归辛甘性温，养血补肝；枸杞子味甘性平，补肝益肾，补肝肾不足；乌药、沉香辛温散寒，行气止痛，去阴寒冷痛。茯苓渗湿健脾；生姜辛温，散寒和胃。全方温补肝肾治其本，行气逐寒治其标，由此下元虚寒得温，寒凝气滞得散，女子会阴冷痛、少腹疼痛可愈。

3. 河车回春丸　方药组成：紫河车、鹿角霜、阿胶、龟甲胶、紫石英、附子、肉桂、当归、熟地、冬术、党参、山药、淫羊藿、巴戟天、制香附、丹参、狗脊、木香、杜仲、续断、茯苓、陈皮。药效作用：温养肝肾，填补奇经。该方为名家经验方，奇经虚证，八脉亏损，非血肉有情之品峻补，难以挽回，应予甘辛咸温之品。方中紫河车（人胎盘）、鹿角霜、龟甲胶均为血肉有情之品，附子、肉桂、淫羊藿、巴戟天、杜仲、续断温肾助阳；当归、熟地、党参、丹参益气养血，具有填补奇经、增加性欲的药效。

4. 四逆散　方药组成：柴胡、白芍、枳实、甘草。药效作用：疏肝理气，调理气机。现代临床可用于治疗肝郁气滞所致诸多临床疾病，包含女性附件炎、输卵管堵塞和乳腺炎等疾病，也可用于 IC 导致的女性性功能障碍。其中柴胡苦、微寒，具有疏肝解郁功效，是治疗肝郁气滞导致妇科疾病的要药，含有柴胡皂苷和挥发油等有效成分，可增加蛋白质生物合成，增强免疫力，镇静、抗炎和镇痛。白芍酸、甘、苦、微寒，具有养血敛阴，柔肝止痛等功效，为补血要药和妇科疾病常用药，主要含有芍药苷等有效成分，具有调节子宫平滑肌、抗炎和镇痛等药理作用。枳实辛、苦、微寒，行气化痰，含有橙皮苷、柚皮苷等有效成分，具有兴奋平滑肌的药理作用。甘草为常用补益心脾和调和药性的中药。

5. 逍遥散　方药组成：当归、柴胡、白芍、白术、茯苓、甘草、生姜、薄荷。药效作用：疏肝解郁，健脾养血。该方是妇科月经病和乳房疾病的常用方，还可用于女性围绝经期综合征。其中当归甘、辛、温，是补血、活血要药，且善于调经，也是妇科疾病治疗要药，含有挥发油、藁本内酯、当归酮等有效成分，可增强免疫力，促红细胞生成，具有兴奋子宫平滑肌、抗炎和镇痛等药理作用。白术甘、苦、温，可健脾燥湿，利水，含有挥发油、果糖、白术多糖等有效成分，具有调节细胞免疫、提升白细胞数量和延缓衰老等药理作用。茯苓甘、淡、平，具有利水渗湿、健脾、宁心安神的作用，主要有效成分为茯苓多糖，可增强免疫力、抗炎和抗衰老。生姜和薄荷在本方起疏肝和胃作用。

6. 知柏地黄丸　方药组成：知母、黄柏、熟地黄、山药、山萸肉、茯苓、泽泻、牡丹皮。药效作用：滋阴降火。知母苦、寒，清热泻火，养阴，生津止渴，含有知母皂苷等有效成分，具有解热、抗炎和改善记忆力的药效作用。黄柏苦、寒，清热燥湿，泻火，入肾经，退虚热，专治阴虚火旺、相火亢盛，含有小檗碱和黄柏碱等有效成分，具有解热、利尿和广谱抗菌的药效作用。熟地黄甘、微温，补血养阴，填补肾精，为中医补血和补阴的要药，含有毛蕊花糖苷、梓醇和地黄素等有效成分，具有促红细胞和血红蛋白生成、延缓衰老、利尿和改善血流量的药效作用。山药甘、平，为补宜脾、肺、肾气阴良药，健脾的药食同源佳品。含有薯蓣皂苷元、胆碱和山药碱等有效成分，具有促进细胞和体液免疫、抗衰老和抗氧化等药理作用。山萸肉酸、微温，补益肝肾，收敛固涩，含有山茱萸苷和有机酸等有效成分，具有调节免疫功能、抗氧化、抗疲劳和增强记忆等药效作用。泽泻甘、淡、寒，可利水渗湿，为治疗小便不利、尿道涩痛之药，含有萜类化合物和生物碱等有效成分，具有抗炎作用，对 IC 本身具有疗效。牡丹皮苦、辛、微寒，清热凉血、活血化瘀、清虚热，主要药效成分为丹皮酚，具有抗炎、镇静和镇痛的药效作用。

7. 归脾汤　方药组成：当归、人参、白术、茯苓、黄芪、龙眼肉、木香、酸枣仁、远志、甘草。药效作用：益气补血，健脾养心。人参甘温，可大补元气、补益脏气、生津止渴、安神益智，含有人参皂苷、挥发油和氨基酸的有效成分，具有促性腺激素样作用和提高免疫力的作用。黄芪甘、微温，益气养血、利尿，含有苷类、多糖、黄酮化合物和氨基酸等有效成分，具有较为广泛的药效作用，包括促进机体代谢、抗衰老、抗疲劳、兴奋呼吸、强心和雌激素样作用，非常适合用于 IC 女性性功能障碍的治疗。龙眼肉、远志和酸枣仁是中医养心安神常用药物组合，可养血、抗焦虑、兴奋子宫和增强免疫力。木香辛、苦、温，行气止痛，含有木香内酯等有效成分，具有良好的止痛作用，并可利尿，适合用于 IC 女性性功能障碍治疗。

8. 达郁汤　方药组成：升麻、柴胡、川芎、香附、桑皮、橘叶、白蒺藜。药效作用：疏肝解郁，通络。升麻辛、微甘、微寒，清热解毒、升举阳气，含有升麻碱和水杨酸等有效成分，适用于 IC 女性性功能障碍伴下腹部重坠胀痛和月经量多者。桑皮又称为桑白皮，甘、寒，利水消肿，含有东莨菪碱等有效成分，具有利尿和镇痛等药效作用。橘叶苦、辛，疏肝行气，止痛，含有挥发油和维生素等有效成分，适用于妇科疾病疼痛症。白蒺藜苦、辛、平，疏肝平肝、祛风止痒，含有皂苷类和黄酮类等有效成分，具有增强心肌收缩力、抗疲劳、抗衰老和增强性功能的药效作用。

9. 二仙汤　方药组成：仙茅、淫羊藿（旧称仙灵脾，故名二仙汤）、当归、巴戟天、黄柏、知母。药效作用：补肾填精，调补冲任。仙茅辛、热，温肾壮阳，散寒祛湿，含有仙茅苷等有效成分，具有调节免疫力和增强下丘脑－垂体－性腺轴功能的作用。淫羊藿甘、辛、温。补肾壮阳、强筋骨、祛风湿，常用于治疗女性宫寒不孕，含有淫羊藿苷、生物碱和黄酮类等有效成分，具有增强下丘脑－垂体－性腺轴及肾上腺皮质轴和胸腺轴等内分泌功能，调节免疫功能，增加雌激素含量的多重药效作用，适用于妇科疾病和女性性功能障碍治疗。巴戟天甘、辛、微温，补肾阳、益精血、强筋骨，含有蒽醌类、耐斯糖及微量元素等有效成分，具有明显的促肾上腺皮质激素作用，可增强下丘脑－垂体－卵巢促黄体功能，具有抗疲劳的药效作用。二仙汤是妇科疾病治疗、性功能调节常用方剂，适用于 IC 女性性功能障碍伴阳虚、冲任失调的证型。

10. 龟龄集　方药组成：人参、鹿茸、海马、枸杞子、丁香、雀脑、牛膝、锁阳、熟地黄、补骨脂、菟丝子、杜仲、石燕、肉苁蓉、甘草、天冬、淫羊藿、大青盐、砂仁等。药效作用：补肾填精，具有强身健脑、调整神经功能、促进新陈代谢和增强机体活力等功效。实验研究表明其具有促性激素样作用、强壮作用、保肝作用及对机体的免疫功能的刺激作用等药效作用。

11. 补奇经膏　方药组成：阿胶、龟甲胶、鳖甲胶、霞天胶、金樱子膏、桑葚子膏、牛角䚡、乌贼骨、党参、黄芪、熟地、制首乌、怀山药、制冬术、地榆炭、炙升麻、五味子、炒贯众、仙鹤草、仙桃草、菟丝子、覆盆子、狗脊、杜仲、续断、山萸肉、石莲肉、茯苓、陈皮、熟大黄炭。药效作用：调补冲任。本方也是经验方，与河车回春丸出自同一医家。相对前者，本方填补肾精，养血、止血和固精作用更强，更适用于 IC 女性性功能障碍，伴月经量多、精神萎靡、情绪抑郁的患者。

12. 柴胡疏肝散　方药组成：柴胡、香附、陈皮、川芎、枳壳、白芍、甘草。药效作用：疏肝解郁，行气止痛。相对于具有疏肝健脾、养血作用的逍遥散，本方行气活血止痛作用更加突出，故用于 IC 女性交接痛。其中香附辛、平，具有疏肝理气、调经止痛的功效，是妇科调经止痛要药，含有香附子烯、黄酮、生物碱等有效成分，具有松弛子宫平滑肌、明显的镇痛和抗炎药效作用。陈皮辛、苦、温，行气调中，含有橙皮苷、维生素和胡萝卜素等有效成分，具有抑制子宫痉挛、抗氧化、抗炎和抗菌的药效作用。川芎辛、温，活血止痛作用突出，含有川芎嗪、阿魏酸等有效成分，具有良好的改善微循环、解痉和镇痛的功效。

13. 龟鹿二仙胶　方药组成：龟板、鳖甲、枸杞、人参。药效作用：滋阴填精、益肾壮阳。现代应用于治疗内分泌障碍引发的发育不良、重度贫血、神经衰弱和性功能减退等疾病属于真元不足、阴阳两虚者。

14. 二至丸　方药组成：女贞子、墨旱莲。药效作用：补肝益肾，滋阴止血。主治肝肾阴虚所致疾病。其中女贞子甘凉，可补肝肾阴、退虚热、明目。《神农本草经》将女贞子列为上品，认为女贞子具有"主补中，安五脏，养精神，除百疾。久服肥健轻身不老"。按照中医"以形补形"的说法，入药的女贞子极像人的肾脏，能够补肾健体。女贞子含有齐墩果酸、苷类、挥发油、多糖、磷脂和微量元素等有效成分，可以增强非特异性免疫功能，具有抗衰老、强心和保肝等作用。墨旱莲酸、寒，可补肝肾阴，凉血止血，用于治疗肝肾阴虚导致头晕目眩，失眠多梦，腰酸腿软等，含有三萜皂苷、噻吩、黄酮和挥发油等有效成分，具有提高非特异性免疫功能、延缓衰老、止血、抗菌的药效。

15. 加味逍遥散　方药组成：牡丹皮、栀子、当归、柴胡、白芍、白术、茯苓、甘草。药效作用：

本方为逍遥散去生姜和薄荷，加牡丹皮和栀子，具有疏肝清热、解郁和营的功效，适合 IC 致女性性功能障碍兼肝郁有热患者，本方同时可兼顾 IC 女性患者之小腹疼痛、坠胀和小便涩痛的症状。其中逍遥散具有疏肝健脾的功效。牡丹皮清热凉血，栀子苦、寒，可泻火解毒，清三焦火邪，清热解毒，含有栀子苷和藏红花素等有效成分，具有保肝、抗炎、镇痛和镇静的药理作用，在 IC 致女性交接痛中发挥作用。

16.当归四逆汤　方药组成：当归、桂枝、细辛、通草、白芍、大枣、炙甘草。药效作用：祛寒暖肝，助阳行气，适用于 IC 女性患者血虚寒凝，症见性交过程中发生外阴内陷，或伴强直性痉挛收缩疼痛，或阴道痉挛。肝主筋，主藏血，足厥阴肝经经过阴器，寒邪侵犯足厥阴肝经，经脉感受寒邪，血行瘀滞不利，女子表现为外阴内陷，或阴道痉挛；寒凝经脉，营血瘀滞，滞而不通，不通则痛。当归四逆汤以当归养血和血，散寒止痛。桂枝助阳化气，温经通脉，细辛解表散寒、祛风止痛，当归中的多糖还具有止痛作用，对于女性 IC 伴外阴内陷或阴道痉挛可发挥止痛作用。

17.六味地黄丸　方药组成：山萸肉、山药、茯苓、丹皮、熟地黄、泽泻。药效作用：具有滋阴补肾的功效，适用于 IC 女性患者因肾阴亏虚导致阴道干枯，阴道内分泌物减少等。本方为滋阴补肾的代表方，方中熟地黄滋阴补肾，填精益髓；山萸肉补肝肾；山药补益脾阴，亦能固精，三药相配，滋养肝脾肾，重在以补肾为主，佐泽泻利湿泄浊；牡丹皮清泄相火；茯苓淡渗脾湿，适用于 IC 女性性功能障碍患者伴阴道干枯，阴道内分泌物减少。

18.增液汤　方药组成：玄参、麦冬、生地黄。药效作用：滋阴润燥，适用于 IC 女性患者因肾阴亏虚导致阴道干枯，阴道内分泌物减少。本方重用玄参滋阴降火，润燥生津，麦冬甘寒滋润，滋阴润燥，佐生地黄滋阴壮水，清热润燥。三药合而用之，补阴液，适用于 IC 女性性功能障碍患者因阴液亏虚导致的阴道干枯或阴道内分泌物减少。

三、中医其他疗法

1.中医外治　有报道根据中医外科名著《理瀹骈文》中"外治之理即内治之理，外治之药亦即内治之药，所异者法耳"的理论，自拟经验方将中药共同研成细末瓶装备用。治疗时取药末 10 g 以温开水调成糊状，用纱布包裹敷于脐部，胶布固定，3 天换药 1 次，治疗女性性功能障碍的性欲低下和性高潮障碍。具体辨证应用如下。①肾阳虚证：女子性欲减退，性厌恶，性高潮障碍，腰膝酸冷，神疲乏力，形寒畏冷，阴冷阴痛，小便频数或夜尿频，面色晦暗，舌质淡，苔薄白，脉沉细无力；治则为温肾扶阳，填精益气；常用方药有菟丝子、鹿茸、熟地黄、山药、枸杞子、炒杜仲、当归、肉桂、制附子、巴戟天。②肾阴虚证：女子性欲低下，或阴中干涩，性交时涩痛，或厌恶性生活，头晕耳鸣，腰腿酸软，五心烦热，潮热盗汗，失眠健忘，午后颧红，舌质红，苔少或无苔，脉沉细数；治则为滋肾育阴，养血益气；常用方药有熟地黄、山药、山萸肉、枸杞子、川牛膝、菟丝子、鹿角胶、龟板胶、当归、巴戟天、太子参、紫河车。③肾气虚证：女子性欲减退，性厌恶，性高潮障碍，腰腿酸软，头晕耳鸣，神疲乏力，小便频数而清，或尿后余沥不净或夜尿频多，舌淡，苔白，脉弱；治则为补肾益气，温养冲任；常用方药有人参、白术、茯苓、白芍、当归、川芎、熟地、菟丝子、杜仲、鹿角霜、川椒、巴戟天。④肝郁气滞：女子性欲低下，厌恶房事，或性交痛，胸胁、乳房胀痛，心烦易怒，善太息，或闷闷不乐，舌质正常或紫暗，脉弦或细弦；治则为养血柔肝，理气解郁；常用方药有醋柴胡、当归、白芍、何首乌、黄精、白术、茯苓、牡丹皮、山药、炒杜仲、仙灵脾。⑤脾虚证：女子性欲减退，性高潮障碍，或厌恶房事，体倦乏力，精神萎靡，气短嗜睡，面色萎黄，胃呆纳少，舌体胖大，质淡齿痕，苔薄白，脉细弱；治则为健脾益气，佐以补肾；常用方药有人参、炙黄芪、炙白术、茯苓、山药、陈皮、炙甘草、菟丝子、当归、巴戟天。⑥心脾两虚：女子性欲低下，性高潮缺乏，或厌恶房事，健忘，心悸，失眠，气短乏力，精神不易集中，或善虑多疑，心烦不安，面色苍白，舌质淡，苔薄白，脉细弱；治则为补益心脾，佐以养肾；常用方药有人参、白术、黄芪、茯神木、酸枣仁、远志、淮小麦、炙甘草、当归、龙眼肉、巴戟天、大枣、合欢花。

2. 针灸治疗　有报道将温针灸联合 Kegel 运动和盆底治疗仪，可增加盆底肌肉力量，改善盆底功能，对产后女性性功能障碍具有更好的治疗作用。其中温针灸选择穴位为百会、关元、气海、子宫、归来、水道穴等；针对寒凝湿滞患者，额外附加三阴交、中极等；针对气滞血郁患者，额外附加气海、足三里穴等；针对虚症患者，额外附加足三里、中脘穴等。上述方法对于 IC 女性性功能障碍值得尝试。

3. 推拿按摩　中医用手作用于人体上的经络、穴位，用推拿手法进行的一种治疗方法，也称为按摩。推拿是一种非药物的自然疗法、物理疗法。通常是指医者运用自己的双手作用于病患的特定的腧穴、体表不适之处，具体运用推、拿、按、摩、揉、捏、点、拍等形式多样的手法和不同的力道，以期达到平衡阴阳、疏通经络、推行气血、扶伤止痛和祛邪扶正等疗效。针对 IC 导致的女性性功能障碍可以采用的方法包括穴位推拿、敏感点推拿和区域推拿等。穴位推拿常包含会阴、长强、曲骨、肾俞、命门、腰眼、关元、气海、神阙、天枢、百会、足三里、太冲、太溪和涌泉等。其中女性敏感点推拿也包含穴位，又称为灵点按摩。女性常用灵点（穴位）包含会阴、会阳和京门等穴位。区域推拿包含推拿按摩腰腹部，可达到补肾益精、健脾和胃、疏肝和血的功效，可治疗阴冷、腰痛，提升性欲；推拿按摩骶尾部，可以达到温肾助阳、滋补肾精和调经止血的功效，治疗经带诸疾，对于 IC 女性患者，可提升性欲和减轻性交疼痛。

4. 中医食疗　马王堆汉墓出土竹简《十问》有黄帝问于天师一段："……食阴之道，虚而五藏，广而三咎，若弗能出朴。"提出服用滋阴之品的原则，在于补益五脏，充实三焦，使精气不离于体。常服滋阴填精的食物可延缓衰老，恢复性功能。关于食疗的作用，《备急千金要方·卷二十六》提出："夫为医者，当须先洞晓病源，知其所犯，以食治之，食疗不愈，然后命药。"性功能障碍这类疾病，患者身体羸弱，往往先天不足或后天失养，体内阴阳失调，精血亏虚，其证虚多实少，常用血肉有情之品，以滋养气血或补肾填精达到饮食治疗的目的。食物种类繁多，使用时要有主次之分。"五谷为养，五果为助，五畜为益，五菜为充。"其性质有寒热、温凉及酸苦甘辛咸五味，食品性质不同，对于疾病防治效果也不同，运用食疗时要遵循一定的法则。①辨证施食：病有阴阳、寒热、表里、虚实之分，食有寒热、温凉、酸苦甘辛咸之区别，在运用食疗时要根据人体阴阳偏胜偏衰进行，以调整脏腑功能的平衡。对于性功能障碍这类疾病，属于肾精亏损者，选用填精补髓的食物，如紫河车、鱼肚、蛤蚧、鸽肉、猪骨髓等，用于治疗女性不孕，阴冷症。属于肾阳虚损、命门衰微者，选用甘温食物，如鹿肉、鹿鞭、羊睾、麻雀、雄蚕蛾、核桃、韭菜、河虾等，用于治疗女子性欲减退、性高潮缺失等。属于气血亏虚者，选用补气养血的食品，如牛奶、鸡肉、燕窝、龙眼肉、荔枝、黑木耳、蜂蜜、桑葚、猕猴桃、葡萄等，用于治疗性欲低下、阴挺、不孕等。属于肾失封藏者，选用芡实、莲子、白果、莲须，用于治疗女子纵欲带下等。属于阴虚火旺者，选用墨鱼、龟肉、鳗鱼、鳖、牡蛎等。属于湿热者，可选用西瓜、冬瓜、苦瓜、丝瓜、绿豆、菊花、竹笋等，用于治疗阴痒、阴疮、带下等。②配伍有序：以药治病，有君臣佐使，用食疗疾同样要体现方剂组方配伍之法，如配伍合适，效果倍增，反之，效果倍减。如补肾益精治疗阴冷，用鲜胎盘与黄豆、红枣一同炖服，既可补肾益精，又能补益气血之功。当归与牛尾巴配伍，煨炖内服，益肾强筋骨。又如人参配蛤蚧、黄芪配红枣、海参配猪蹄等均是正确配伍。

5. 气功疗法　①时间：最好的时间是晚上子时（23：00—1：00）。②方位：早晨练功宜向东，中午向南，晚上向西，夜间向北。但亦可不受此限。③姿势：站式，头正直，双脚与肩同宽，双手自然下垂于身体两侧，两眼合上或微露，舌抵上腭，放松全身，去除杂念。④呼吸：采用腹式呼吸，即吸气时，当胸部吸到大部分气时收缩阴部和肛门，直到不能再吸气为止。呼出废气，随之放松阴部和肛门。⑤地点：取空气清新，安静无噪之地。⑥功效：本功法主要是保持与促进肾之经脉通畅和肾脏阴阳平衡，具有固肾滋阴的效果。可用于性功能障碍的治疗。⑦注意事项：每次练功30～60 min，练功完毕后，慢慢睁开眼睛，轻柔活动各个关节。

四、中西医结合多模式治疗的有关思考

综上所述，IC是目前泌尿外科难治性疾病之一，不仅给女性带来身体上和精神上的痛苦，加之女性由于传统性观念，对于性生活的问题往往羞于求助医生，常延误诊断与治疗，加重痛苦。目前，中西医结合治疗IC性功能障碍的临床报道甚少，也没有成熟的经验可供参考，故治疗缺乏指导性。本章就中医中药与辨证论治，为实施个体化中西医结合多模式治疗IC性功能障碍提供一种新的诊疗思路，但在临床实践中应注意以下问题：①应用现代诊断技术与诊断方法明确IC的西医诊断；②仔细询问收集患者的病史、既往史、生活史及引起女性性功能障碍的症状与诱因，由于大多数女性患者不愿谈及性生活这一敏感问题，需要医生运用与患者的沟通技巧；③加强IC女性患者与性功能障碍的基础与临床研究，不断挖掘传统中医的理论与治法，完善中西医结合多模式治疗思路，建立IC性功能障碍诊疗共识，开展各种形式的IC患者健康教育与科普宣传，逐步建立中西医结合规范化治疗体系，为女性IC性功能障碍患者的诊治带来新的突破，以提高患者的生活质量和战胜疾病的信心。

（张蜀武　周仕轶　谢　磊）

参考文献

[1] ALLEN-BRADY K, ROWE K, CESSNA M, et al. Significant linkage evidence for interstitial cystitis/painful bladder syndrome on chromosome [J]. J Urol, 2017, 7 (20): 1032-1035.

[2] ARORA H C, SHOSKES D A. The enigma of men with interstitial cystitis/bladder pain syndrome [J]. Transl

Androl Urol，2015，4（6）：668-676.

[3] DAVIS N F，BRADY C M，CREAGH T. Interstitial cystitis/painful bladder syndrome：Epidemiology，pathophysiology and evidencebased treatment options［J］. Eur J Obstet Gynecol Reprod Biol，2014，175（1）：30-37.

[4] HANNO P. Editoaal comment to efficacy and safety of augmentation ileocystoplasty combined with supratrigonal cystectomy for the treatment of refractory bladder pain syndrome/interstitial cystitis with Hunner's lesion［J］. Int J Urol，2014，21（Suppl 1）：74.

[5] HANNO P M，ERICKSON D，MOLDWIN R，et al. Diagnosis and treatment of interstitial cystitis/bladder pain syndrome：AUA guideline amendment［J］. J Urol，2015，193（5）：1545-1553.

[6] LIU B L，SU M Z，GHAN H L，et al. Adding a sexual dysfunction domain to UPOINT system improves association with symptoms in women with interstitial cystitis and bladder pain syndrom［J］. Urology，2014，84（6）：1308-1313.

[7] OFFIAH I，MCMAHON S B，O'REILLY B A. Interstitial cystitis/bladder pain syndrome：Diagnosis and management［J］. Int Urogynecol J，2013，24（8）：1243-1256.

[8] PALEA S，GUILLOTEAU V，REKIK M，et al. Netupitant，a potent and highly selective NK1 receptor antagonist，alleviates acetic acid-induced bladder over activity in anesthetized guinea-pigs［J］. Front Pharmacol，2016，7（495704）：234.

[9] PETERS K M，KILLINGER K A，CARRICO D J，et al. Sexual function and distress in women with interstitial cystitis：A case control study［J］. Urology，2007，70（3）：543-547.

[10] SACCO E，DADDCSSI A，RACIOPPL M，et al. Bladder pain syndrome associated with highest impact on sexual function among women with lower urinary tract symptoms［J］. Int J Gynaecol Obstet，2012，117（2）：168-172.

[11] WANG J P，CHEN Y，CHEN J W，et al. Sacral neuromodulation for refractory bladder pain syndrome/interstitial cystitis：A global systematic review and meta-analysis［J］. Sci Rep，2017，7（1）：1031.

[12] WANG Z，CHANG H H，GAO Y L，et al. Effects of water avoidance stress on peripheral and central responses during bladder filling in the rat；A multidisciplinary approach to the study of urologic chronic pelvic pain syndrome（MAPP）research network study［J］. PLoS One，2017，12（9）：e0182976.

[13] 陈朝晖，王娟，王志平. 女性间质性膀胱炎与性功能关系的研究进展［J］. 临床泌尿外科杂志，2016，31（2）：168-172.

[14] 程泾. 妇科疑难病现代中医诊断与治疗［M］. 北京：人民卫生出版社，2003：650-659.

[15] 冷方南. 中国男科临床治疗学［M］. 北京：人民军医出版社，2011：7-16.

[16] 缪乔，吴童. 女性性功能障碍疾病的中医诊治［J］. 福建中医药，2007，38（4）：59-60.

[17] 宋竖旗，李灿，刘昭文，等. 中医治疗间质性膀胱炎的认识与思考［J］. 中国中西医结合外科杂志，2020，26（5）：1023-1026.

[18] 王旭，邓晓敏. 膀胱疼痛综合征/间质性膀胱炎的研究进展［J］. 临床和实验医学杂志，2018，17（20）：2235-2238.

[19] 朱兰，娄文佳. 重视女性性功能障碍疾病［J］. 实用妇产科杂志，2018，34（6）：401-402.

第二十二章
间质性膀胱炎灌注药物与疗效评价

第一节　膀胱内常用灌注药物与原理

一、针对 GAG 层损伤的灌注药物

IC 的病因目前尚不明确，关于其病理生理机制相关的假说有许多。其中，葡萄糖氨基聚糖（glycosaminoglycan，GAG）层缺损理论在 AUA 指南及临床实践中被广泛接受。GAG 层的主要成分包括硫酸软骨素、硫酸肝素和透明质酸，其作用是保护膀胱黏膜，作为预防膀胱内尿液和病原体侵袭的保护屏障。当 GAG 层受损后，尿液中的钾离子和毒性分子就会弥散进入黏膜下层，引起膀胱组织炎症、肥大细胞的去颗粒化和感觉神经的去极化，导致组织损伤和膀胱疼痛。GAG 层缺损理论的基础主要是膀胱上皮屏障层的功能障碍，因此多使用修复膀胱黏膜葡萄糖氨聚糖苷层的药物进行灌注。膀胱灌注使药物直接作用于膀胱壁，局部药物浓度高，可明显提高疗效并减少不良反应的发生。鉴于此，为了判断患者对修复膀胱黏膜 GAG 层损伤的治疗方案是否有效，建议在选择膀胱灌注药物治疗前，应先进行经尿道钾离子敏感试验评分，验证与评估膀胱上皮组织的渗透性和黏膜屏障作用的损伤程度，为针对 GAG 损伤灌注药物的选择和灌注疗程的设计提供依据。

1. 硫酸软骨素　是一种糖蛋白，是 GAG 层的主要成分。其作为 GAG 层的替代治疗取得了较好的疗效。Steinhoff 等的研究显示，膀胱灌注 2% 硫酸软骨素，每周 2 次，持续 2 周，而后每周 1 次，持续 4 周，最后每月 1 次，持续 1 年，73% 的 IC 患者症状明显缓解。另一项研究也显示了相似的结论，膀胱灌注硫酸软骨素 40 mL，每周 1 次，持续 4 周，之后每月 1 次，持续 13 个月，92% 患者的症状得到改善，硫酸软骨素显示出良好的临床应用前景。这些研究均证实了膀胱内灌注硫酸软骨素对于补充 GAG 层、治疗 IC 具有较好的临床效果。

2. 肝素　是一种阴离子聚电解质，它是 GAG 的一种衍生物，具有抗炎、抑制成纤维细胞和平滑肌的血管生成的作用。肝素用于膀胱灌注，一般是 10 000 ～ 20 000 U 溶于 2 ～ 5 mL 的溶液，灌注后保留 1 h，每周 3 次。Kuo 等对 40 例严重 IC 患者每周 2 次，25 000 U/ 次膀胱灌注肝素，结果显示患者初始尿意容量和膀胱容量均有所改善。Parsons 等对 48 例 IC 患者膀胱灌注肝素 10 000 U/ 次，每周 3 次，

持续 3 个月。结果显示 27 例患者尿急、尿频症状得到明显改善。目前，肝素多用于 IC "鸡尾酒" 治疗方案的组成部分或作为 DMSO 控制症状后的维持药物。

3. 透明质酸　透明质酸是一种天然的黏多糖，主要存在于膀胱黏膜的 GAG 层。膀胱灌注透明质酸能外源性补给 GAG 层，修复膀胱黏膜。Nickel 等发现膀胱水扩张后给予膀胱灌注透明质酸钠，47% 患者的尿急症状和 51.8% 患者的尿频症状明显缓解。Cervigni 等对膀胱灌注透明质酸钠与 DMSO 进行了对照研究，研究发现透明质酸钠在改善膀胱疼痛症状方面明显优于 DMSO，并且透明质酸钠较少出现不良反应。Morales 团队的研究也显示了相似的结果，对 25 例患者应用透明质酸进行灌注治疗，每周 1 次，在研究的第 4 周 56% 的患者症状得到改善，在第 7 周 71% 的患者有明显疗效。上述几项研究显示，膀胱内灌注透明质酸治疗 IC 疗效确切且不良反应较少，能够有效地减轻患者疼痛、改善生活质量。

4. 戊聚糖多硫酸钠（pentosan polysulfate sodium，PPS）　是一种肝素样大分子，与 GAG 结构类似。PPS 是目前唯一经美国 FDA 批准口服治疗 IC 的药物，并且可采用膀胱内灌注给药。该药物通过修复膀胱尿道上皮的 GAG 层，降低其通透性，达到治疗的目的。Davis 等报道，PPS 能够显著减轻 IC 患者的症状，改善生活质量。同时，相关研究显示，PPS 膀胱灌注给药比口服起效更快，疗效更好。

二、针对 IC 免疫异常的灌注药物

很多学者认为自身免疫因素与 IC 是有关联的，同时相关文献也指出，IC 患者膀胱黏膜上抗核抗体增加，同时可在黏膜上发现 CD4$^+$、CD8$^+$ 淋巴细胞、浆细胞及免疫球蛋白。这为免疫调节药物治疗 IC 提供了理论基础。

卡介苗（bacillus calmette-guérinvaccine，BCGvaccine）是牛型结核杆菌灭活疫苗，具有免疫活性，膀胱内灌注 BCG 可诱导 T_1 型细胞因子的产生，强化机体的免疫系统。1997 年，Peters 首次将 BCG 用于 IC 的治疗，在一项双盲及对照试验中，试验组中 60% 的患者疼痛症状得到明显缓解，而对照组只有 27% 的患者疼痛症状改善。尽管有报告提出，BCG 灌注治疗 IC 组在两年后仍有 89% 的缓解率，但这一结果尚缺乏大数据研究结果的支持，其确切的治疗机制也不清楚。

需要指出的是，膀胱内灌注 BCG 可能引起较多的并发症，如尿急、尿频、血尿、膀胱挛缩、肝炎及脓毒血症等，接受 BCG 灌注治疗的一部分患者往往会因难以忍受上述并发症而放弃该治疗方式，这在一定程度上限制了 BCG 的临床应用。目前，临床已不推荐将膀胱内灌注 BCG 用于 IC 的生物免疫治疗。这是因为 BCG 与膀胱黏膜黏附后，其直接的细胞毒作用可导致尿路上皮表层细胞脱落，黏膜变薄，天然屏障功能遭到破坏，尿液中的有害分子和钾离子漏入间质产生炎症反应及感觉神经纤维和逼尿肌去极化，导致一系列病理生理变化和严重的 LUTS 和疼痛症状。BCG 菌体抗原是诱发适应变异反应的关键抗原，可导致免疫细胞释放多种细胞因子和炎症介质，特别是 IL-33 的表达水平与膀胱壁纤维化和小膀胱容量呈显著正相关。这提示，BCG 膀胱灌注产生的并发症和病因病机与 IC 的病因与发病机制的相关性，是临床放弃 BCG 灌注治疗 IC 的主要原因。

三、用于 IC 的联合灌注治疗药物

膀胱内药物灌注治疗 IC，具有膀胱内药物浓度高，吸收率高或直接修复缺失的 GAG，减低尿液高浓度钾离子和炎症介质的黏膜向间质的渗漏性等特点达到改善 IC 的临床症状和不良反应。用于 IC 的联合灌注治疗药物包括戊聚糖多硫酸钠、肝素、透明质酸、碳酸氢钠、DMSO 和局部麻醉药等，多药物混合的膀胱内灌注疗法，又称膀胱灌注鸡尾酒疗法。IC 多药联合灌注已成为中重度或难治性 IC 患者临床常用的有效治疗方法。

目前，临床常采用肝素钠 + 利多卡因 + 碳酸氢钠三药联合膀胱灌注治疗 IC 方案，其主要药理治疗作用包括：① IC GAG 层缺损为三联药物膀胱灌注治疗 IC 提供了理论依据；②膀胱灌注肝素钠可促进 GAG 层的修复，减低黏膜的渗漏性，阻止尿液钾离子、炎症介质和有害分子漏入间质，诱发神经源性炎症、平滑肌去极化导致膀胱过度活动；③利多卡因作用于膀胱黏膜感觉神经，减低对疼痛刺激分子敏化作用，有效缓解了 IC 患者膀胱疼痛症状；④ IC 患者尿液 pH 多为酸性，而碳酸氢钠可碱化膀胱内环境，减轻酸性尿液对膀胱壁的刺激，缓解疼痛；⑤三联药物同时作用于膀胱，既能迅速缓解 IC 患者盆腔疼痛及 LUTS，又能促进与修复膀胱黏膜的屏障功能。研究发现，膀胱三药联合灌注治疗后第 1 到 3 个月症状改善最明显，虽然治疗后 6 个月改善程度呈下降趋势，但治疗后 12 个月，O'Leary-Sant 症状评分、问题评分、排尿次数、夜尿次数、疼痛评分，均较治疗前明显改善。

第二节　药物灌注治疗与相关护理

膀胱药物灌注是治疗 IC 的重要方法之一，经膀胱的治疗方案取得了较好的临床效果。膀胱药物灌注的机制是 IC 患者尿路上皮细胞存在功能失调，灌注的药物直接接触膀胱黏膜上皮细胞，药物的吸收率高，且基本不通过肾、肠胃、肝代谢，对全身的影响较小。与口服药物相比，膀胱药物灌注具有膀胱内药物浓度高和对全身影响小的优点。但需要反复的经尿道插入尿管给患者造成一定的痛苦和尿路感染或尿道狭窄的风险性。

在实施膀胱药物灌注前，医生与护理要做好以下工作：①要充分与患者沟通交流，告知患者经尿道膀胱药物灌注是目前国际公认的治疗 IC 有效方法。②应及时与患者沟通，做好患者的心理疏导，消除患者对经尿道插入导尿管的紧张、焦虑或抑郁情绪，帮助患者正确的认知疾病的特点，缓解对疾病产生的恐慌，帮助患者更好地认知自身疾病，提高对治疗的依从性，增强对灌注治疗和战胜疾病的信心。③告知患者在灌注前最好不饮水并排空膀胱，因为尽量延长药物在膀胱内的存留时间，才能充分发挥药效作用，这对疾病的有效治疗十分重要。④临床医护人员在插管、灌药、拔管的过程中，动作要轻柔，避免因动作粗暴造成尿道、膀胱损伤和诱发盆腔疼痛。⑤研究发现，在直肠处于充盈状态时，膀胱初始感觉阈值、初始尿意感觉阈值和急迫尿意感觉阈值均明显低于直肠空虚状态时，提示直肠壁的牵张性刺激能够降低膀胱的感觉阈值。因此，在膀胱灌注药物前，针对便秘的患者可予以药物促进

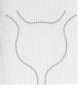

排便或予以灌肠处理，降低患者直肠充盈度，延长药物留存时间。⑥膀胱药物灌注后，嘱患者不能立即行走，尽可能在检查床上保留灌注 2 h，每 15 min 改变 1 次体位，即仰卧位、俯卧位、左、右侧位，以保证灌注药物能与膀胱黏膜充分接触，这是有效灌注治疗的重要因素。⑦饮食调整：有资料表明，IC 患者摄入柑橘类水果、番茄、山楂、维生素 C、人工甜味剂、咖啡、浓茶、巧克力、碳酸类饮料、含酒精类饮料、酸性食物、高钾食物、辛辣食物都会诱发膀胱疼痛或加剧膀胱疼痛症状。在一项问卷调查中发现，92% IC 患者至少有一种食物或饮品会诱发或加重膀胱疼痛症状，其中酸性饮料诱发疼痛占 54%，咖啡占 51%。⑧行为矫正的主要目标是通过膀胱功能训练，增加膀胱容量。敦促患者养成良好的卫生习惯，定期更换贴身衣物，预防泌尿道感染；⑨几乎所有 IC 患者因膀胱区疼痛、尿频、尿急、夜尿次数增加、情绪低落、焦虑等因素而导致 IC 患者睡眠障碍，而睡眠障碍会加剧患者膀胱疼痛症状；间质性膀胱炎患者严重的 LUTS 症状、低落情绪、焦虑、抑郁症以及对疾病恐惧产生的巨大精神心理压力，也是诱发或加剧 IC 患者膀胱疼痛症状或性交痛，文献报告 61% 的 IC 患者描述精神心理压力诱发或加重膀胱疼痛症状"。

第三节　药物灌注疗程与疗效的评估方法

二甲基亚砜（DMSO）是临床上最常用的灌注药物之一，是唯一被美国 FDA 批准的用于治疗 IC 的灌注药物。DMSO 经膀胱灌注进入膀胱黏膜，可以抑制肥大细胞的激活，并具有镇痛、抗炎、肌肉松弛和胶原溶解的作用。Rawls 等推荐膀胱灌注 50 mL 50% 的 DMSO 并持续 20 min，每周 1 次，持续 6 周，然后每月 1 次，维持 6 个月作为标准治疗方案。但是，相关研究也表明，在治疗初期 10% ～ 15% 的患者会出现短暂性症状加重，这可能使部分患者难以忍受痛苦而放弃治疗。

肝素应用于 IC 患者的灌注治疗，源于它可以对 GAG 层进行修复，还可以对膀胱平滑肌细胞起到保护作用，阻止膀胱黏膜受到尿液的损害。一项临床试验研究表明，单独给予灌注膀胱肝素的治疗，总体有效率可以达到 80%。Parsons 等研究显示，56% 患者灌注肝素后症状得到改善。但是肝素不能在膀胱保留时间过长，因为其抗凝作用可能造成膀胱过度充盈后破裂的血管止血困难。

透明质酸通过膀胱灌注可以外源性地补给 GAG 层，进而起到修复膀胱黏膜，减少尿液中的有毒成分对膀胱黏膜损害的作用。Riedl 等的研究显示，透明质酸治疗 IC 相对有效且无明显不良反应。与常规治疗的患者比较，应用透明质酸钠灌注治疗的患者疼痛症状的评分显著降低，排尿次数明显减少。VanAgt 等的一项前瞻性研究显示，膀胱腔内灌注 40 mg（50 mL）透明质酸，每周 3 次，持续 6 周，约 52% 的患者症状明显改善。

利多卡因是临床常用的局部麻醉药，膀胱腔内灌注 1% 利多卡因可以改善患者疼痛和尿频症状。Rosamilia 等的研究也表明，膀胱内灌注利多卡因可以缓解疼痛，但效果持续较短。由于利多卡因单药膀胱灌注治疗不能从根本上改善症状,临床上较少采用这种治疗方式，多推荐以多药物联合灌注的方式，取长补短，避免复发。

为加强膀胱灌注治疗的疗效，临床上常常采用多药联合灌注治疗的方法，包括二联、三联灌注疗法。一项三联药物膀胱灌注治疗（2% 利多卡因 20 mL+ 肝素钠 10 万 U+5% 碳酸氢钠 10 mL+0.9% 氯化钠溶液 20 mL）的临床试验研究表明，2 个月的灌注治疗周期后，患者的膀胱炎症状指数、盆腔疼痛及尿频评分、焦虑自评量表评分等有明显改善，24 h 日间、夜间排尿次数均较治疗前明显减少，平均每次排尿量较治疗前明显增加。吕坚伟等对 18 例男性 IC 患者口服托特罗定同时膀胱灌注治疗（2% 利多卡因 20 mL+ 肝素 3.75 万 U+5% 碳酸氢钠 5 mL），每周 2 次，持续 12 周，随访 19 个月，患者症状均有明显缓解。

第四节　问题与展望

通过上述研究，我们可以清楚地看到，膀胱内灌注给药的方式可以直达病灶，具有药物浓度高、吸收率高的优点。但是其不良反应和患者的依从性也应该引起我们的重视。因此，膀胱灌注治疗患者的随访也是我们的工作重点之一。生物 - 心理 - 社会医学模式不仅要求我们能够解除患者的病痛，还要关注患者的心理健康。罹患 IC 的患者不但饱受病痛的煎熬，还常常需要忍受疾病的反复发作带来的心理负担。同时，相关研究也表明，IC 患者抑郁症的风险较正常人群要更高。

目前，虽然我们对 IC 的研究取得了一定的进展，但是，我们也应该看到，关于其病因及发病机制仍尚未有明确的定论。因此，膀胱灌注治疗的方式也是百花齐放。随着研究的深入，部分治疗方法因不良反应较多、临床疗效不确切退出了历史的舞台，也有部分治疗方式取得了良好的临床效果，逐渐得到临床医师的认可。然而，截至目前，尚未有任何一种治疗方式能够彻底治愈该疾病。医学研究从来都不是一帆风顺的，也不是一蹴而就的，我们最终的目标不仅要做到知其然，还要做到知其所以然。

截至目前，我国在 IC 的临床研究方面多以小范围的研究为主，难以从宏观角度进行分析。在新时代背景下，我们反复强调智能医学在引领医学进步中的重要作用，而智能医学的发展必然极大地依托于大规模、大样本的医学数据库。因此，无论是 IC 这一特定的疾病抑或是其他疾病数据库的建立，对于临床医师诊疗方式和诊疗思维的开拓都具有重要意义。

（刘利维）

参考文献

[1] CERVIGNI M，SOMMARIVA M，TENAGLIA R，et al. A randomized，open-label，multicenter study of the efficacy and safety of intravesical hyaluronic acid and chondroitin sulfate versus dimethyl sulfoxide in women with bladder pain syndrome/interstitial cystitis［J］. Neurourol urodyn，2017，36（4）：1178-1186.

[2] RIEDL C R，ENGELHARDT P F，DAHA K L，et al. Hyaluronan treatment of interstitial cystitis/painful bladder syndrome［J］. Int Urogynecol J，2008，19（5）：717-721.

[3] VAN AGT S，GOBET F，SIBERT L，et al. Treatment of interstitial cystitis by intravesical instillation of hyaluronic

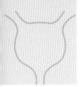
acid: A prospective study on 31 patients [J]. Prog Urol, 2011, 21 (3): 218-225.

[4] STEINHOFF G, ITTAH B, ROWAN S. The efficacy of chondroitin sulphate in treating interstitial cystitis [J]. European urology supplements, 2003, 2 (4): 14-16.

[5] JIN X W, LIU B K, ZHANG X, et al. Establishment of a novel autoimmune experimental model of bladder pain syndrome/interstitial cystitis in C57BL/6 Mice [J]. Inflammation, 2017, 40 (3): 861-870.

[6] KUO H C. Urodynamic results of intravesical heparin therapy for women with frequency urgency syndrome and interstitial cystitis [J]. J Formos Med Assoc, 2001, 100 (5): 309-314.

[7] NICKEL J C, HANNO P, KUMAR K, et al. Second multicenter, randomized, double-blind, parallel-group evaluation of effectiveness and safety of intravesical sodium chondroitin sulfate compared with inactive vehicle control in subjects with interstitial cystitis/bladder pain syndrome [J]. Urology, 2012, 79 (6): 1220-1225.

[8] PARSONS C L, HOUSLEY T, SCHMIDT J D, et al. Treatment of interstitial cystitis with intravesical heparin [J]. Br J Urol, 1994, 73 (5): 504-507.

[9] 王锐, 高靖达, 张卫, 等. 索利那新联合三联药物膀胱灌注治疗间质性膀胱炎/膀胱疼痛综合征疗效分析 [J]. 天津医科大学学报, 2016, 22 (4): 341-343.

[10] 陈强, 周述银, 张茂, 等. 间质性膀胱炎/膀胱疼痛综合征水扩张联合不同药物灌注疗效评估[J]. 武警医学, 2014, 25 (12): 1205-1208, 1211.

[11] 陈雪莲, 张慧玲. 间质性膀胱炎膀胱灌注药物保留时间的影响因素及护理 [J]. 名医, 2019, (7): 214.

[12] 褚凝萍, 唐彩虹. 间质性膀胱炎行膀胱水囊扩张联合膀胱灌注25例临床护理 [J]. 齐鲁护理杂志, 2014, 20 (4): 89-90.

[13] 戴轶. 间质性膀胱炎治疗的研究进展 [J]. 华西医学, 2009, 24 (9): 2489-2492.

[14] 黄健. 中国泌尿外科和男科疾病诊断治疗指南 [M]. 2019版. 北京: 科学出版社, 2020: 207.

[15] 柯鑫文, 张雁钢, 冯少勇, 等. 间质性膀胱炎/膀胱疼痛综合征的研究进展 [J]. 中华临床医师杂志(电子版), 2014, 8 (11): 2133-2137.

[16] 李旭东. 膀胱疼痛综合征/间质性膀胱炎的治疗策略及进展 [J]. 现代泌尿外科杂志, 2017, 22 (6): 404-409.

[17] 吕坚伟, 宁晔, 沙建军, 等. 男性间质性膀胱炎18例临床诊治分析 [J]. 中华泌尿外科杂志, 2012 (5): 356-359.

[18] 石兵, 赵凡, 胡青, 等. 三联药物膀胱灌注联合生物反馈治疗女性间质性膀胱炎/膀胱疼痛综合征的疗效分析 [J]. 浙江医学, 2018, 40 (4): 371-373.

[19] 田钰, 廖利民. 间质性膀胱炎治疗的研究进展 [J]. 中国康复理论与实践, 2013, 19 (9): 856-859.

第二十三章
膀胱壁肉毒杆菌毒素治疗疗效与评价

第一节　概述

泌尿系慢性盆腔疼痛综合征，是一种使患者身体衰弱，且难以治愈的慢性疾病。尽管自 1996 年以来硫酸戊聚糖酯已被美国食品药品监督管理局批准用于治疗 IC，但 IC 口服药物的几项大型多中心临床试验未能确定一种广泛有效的治疗方法。

BTX 是一种由肉毒杆菌天然产生的蛋白质。这种毒素被神经末梢的胞吞作用吸收，并在突触处抑制神经递质的囊泡释放。突触体相关蛋白 25（SNAP-25 蛋白）是正常囊泡与轴突突触的质膜融合所必需的，BTX 主要通过切割 SNAP-25 蛋白来实现抑制作用。根据受影响的神经，BTX 不仅抑制乙酰胆碱的突触释放，而且可以阻止所有来自神经末梢的神经递质的突触释放。

第二节　肉毒杆菌毒素 A 逼尿肌注射治疗作用机制

众所周知，BoNT 能够抑制乙酰胆碱的释放，从而导致肌肉麻痹，可以减轻膀胱疼痛。然而，目前的证据表明，使用 BTX-A 治疗 IC 的可能病理机制涉及额外的途径，包括尿路上皮的抗炎作用和感觉调节。BTX-A 是抑制神经纤维和尿路上皮释放神经递质的最强大的神经毒素之一。

1. 抑制逼尿肌活动　BTX-A 由通过弱二硫键连接的 50 kDa 轻链和 100 kDa 重链组成。在突触前神经末梢中，重链的 C 末端与神经元细胞膜上的突触小泡蛋白 2 结合，使得 BTX-A 能够通过内吞作用在神经末梢内化。虽然重链促进 BTX-A 进入神经元，但轻链是 BTX-A 的生物活性部分。SNAP-25 促进细胞内小泡对接和膜融合，并参与突触传递过程中神经递质的胞外释放。BTX-A 的轻链裂解突触前神经元中的 SNAP-25，从而通过破坏囊泡与神经元细胞膜的融合来抑制乙酰胆碱神经递质的释放，导致弛缓性肌肉麻痹。先前的研究表明 BTX-A 可以减弱膀胱收缩性。在一项对神经源性逼尿肌过度活动（NDO）患者膀胱内注射 BTX-A 200U 的临床研究中，充盈性膀胱测压期间的最大逼尿肌压力在 4 周后随访时显著降低。最近，平滑肌异常高张力或痉挛被认为是慢性内脏器官疼痛发展的潜在机制。内脏器官平滑肌中的张力敏感神经末梢可对腔扩张或拉伸做出反应。低阈值传入神经的机械转导与瞬时受体电位香草素受体 1（TRPV1）激活和导致的内脏疼痛相关。虽然缺乏人类膀胱中这种现象的电生理学证据，但患有 IC 的患者通常表现出具有膀胱痉挛样感觉或触痛。膀胱 – 肌肉张力的松弛可能是 BTX-A 治疗膀胱疼痛的机制。此外，尽管 IC 的核心症状是膀胱疼痛，但大多数 IC 患者也表现出尿频、尿急和尿失禁。已有研究表明，约 10% 的 IC 患者可检测到逼尿肌过度活动。注射 BTX-A 抑制逼尿肌过度活动可以减轻尿频和尿急症状，从而改善 IC 患者的生活质量。

2. 尿路上皮的感觉调节　一般来说，肉毒中毒患者不会失去感觉神经功能。然而，膀胱内注射 BTX-A 可导致感觉调节，减轻 IC 或 OAB 患者的疼痛和尿急症状。最近的实验室证据显示，BTX-A 注射确实可以改变膀胱中感觉神经递质和受体的表达水平。P 物质和降钙素基因相关肽是在伤害感受中作为神经递质的小肽。对患有环磷酰胺诱导的膀胱炎的大鼠，膀胱内注射 BTX-A 可显著降低 P 物质和降钙素基因相关肽的膀胱表达水平。谷氨酸是一种兴奋性神经递质，与其受体一起在中枢和外周疼痛通路中起着至关重要的作用。BTX-A 注射诱导人和大鼠皮肤谷氨酸表达水平显著下调。在膀胱中，腺苷 5' – 三磷酸作用于嘌呤能受体，作为中枢神经系统感知膀胱充盈的信号，在动物研究中，发现 BTX-A 膀胱内注射可抑制大鼠膀胱尿路上皮释放腺苷 5' – 三磷酸。TRPV1 是一种在伤害性传入神经元中表达的类香草酸受体，可被热、质子或类香草酸化学物质（如辣椒素和树脂毒素）激活。TRPV1 在疼痛途径的神经传递中起重要作用，在某些疾病中 TRPV1 的上调伴随着疼痛的增加。在一项对 OAB 患者进行膀胱内 BTX-A 注射的临床研究中，在膀胱活检标本中检测到 TRPV1 阳性神经显著减少。在 NDO 的患者中，逼尿肌 BTX-A 注射还导致膀胱毒蕈碱受体 M2 和 M3 及嘌呤能受体 P2X2 和 P2X3 的表达水平显著降低。因此，膀胱中感觉神经递质及其受体的调节构成了 BTX-A 治疗 IC 的重要机制。此外，在动物研究中已经观察到 BTX-A 注射后外周器官中中枢神经系统感觉受体的调节。据报道，注射 BTX-A 后，脊髓背角中 c-fos 和降钙素基因相关肽表达水平的降低与机械性异常性疼痛的减轻有关。在最近的一项研究中，将放射性标记的 BTX-A 注射到膀胱后逆行运输到腰骶背根神经节。理论上，膀胱内注射 BTX-A 可能会改变脊髓中感觉受体的表达水平，但需要进一步的研究来证实这一假设。虽然肉毒杆菌毒素 A 不直接阻断传入神经中释放的神经递质，但目前的临床和实验室证据表明，它通过病理变化间接调节膀胱中的感觉功能。

3. 尿路上皮的抗炎作用　尽管一些组织病理学研究报告了相反的证据，但大多数专家和指南目前认为膀胱炎症存在于 IC 患者中——膀胱炎症被认为在 IC 的发病机制中起着重要作用。IC 患者的膀胱固有层和逼尿肌中肥大细胞和浆细胞的浸润增加。免疫组织化学研究还显示 IC 患者膀胱中肥大细胞活性增加，促炎细胞因子上调，包括诱导型一氧化氮合酶、IL-6 和 IL-17A。据报道，在 IC 患者的尿液和血清中，炎性细胞因子（如 IL-1β、IL-6、IL-8、肿瘤坏死因子 -α 和 C 反应蛋白）升高。虽然 BTX-A 具有阻断神经递质的作用，但越来越多的证据表明 BTX-A 可以抑制不同器官炎症细胞因子的释放。在一项体外研究中，膀胱取自患有急性或慢性膀胱炎的大鼠，然后在含有 BTX-A 或载体的组织中孵育，结果证实，在急性和慢性膀胱炎模型中检测到膀胱中 P 物质释放减少。在另一项体内研究中，

BTX-A 膀胱内注射显示可减少环磷酰胺诱导的膀胱炎大鼠的膀胱组织炎症，BTX-A 注射组的膀胱中环氧化酶 2 和前列腺素 E$_2$ 受体表达水平也降低。在人类膀胱中，单次 BTX-A 注射似乎不能减少 NDO 患者的膀胱炎症，但可能改善膀胱纤维化。在 IC 患者中，已有研究表明，重复注射 BTX-A 可以显著减少膀胱中活化肥大细胞的数量，而单次注射则不能。反复注射 BTX-A 后，IC 患者膀胱中的血管内皮生长因子表达水平和凋亡细胞计数也降低；然而，这些水平仍然显著高于对照组的水平。此外，尿路上皮屏障功能受损是 IC 的一个可能的致病机制。尿路上皮屏障功能的改善也可能是 BTX-A 用于治疗 IC 的一种可能机制。尿路上皮屏障功能的恢复可能有助于改善下尿路炎症。已有研究表明，在 NDO 的患者中，反复注射 BTX-A 可以提高尿路上皮屏障功能蛋白 E- 钙黏蛋白和紧密连接蛋白闭锁小带 –1 的表达水平。然而，据我们所知，BTX-A 注射对 IC 患者尿路上皮屏障功能蛋白表达水平的影响尚未见报道。

4. 其他作用机制　　BTX 治疗 BPS 中的作用机制仍然是推测性的。随着近年来对 OAB 神经生物学的理解的不断发展。尿路上皮似乎起着机械和化学刺激的换能器的作用，并与其下面的神经丛、逼尿肌平滑肌和成纤维细胞有着直接的联系。尿路上皮细胞表达受体 / 离子通道也存在于尿路上皮下不同的神经细胞中，其中包括离子通道 TRPV1 和 ATP 门控的嘌呤能受体 P2X。还有许多神经递质参与尿路上皮的不同信号传导，包括 ATP、P 物质、一氧化氮、降钙素基因相关肽、速激肽和乙酰胆碱等。这些神经递质不仅从传入神经纤维释放，还有许多是从尿道上皮本身释放出来的。这样，通过其神经递质的释放，还有尿路上皮可以控制潜在传入神经和逼尿肌的放电阈值和活动。

传入神经的泌尿道黏膜下神经丛由有髓神经纤维 Aσ 纤维和无髓神经纤维 C 纤维组成。来自这些纤维的不同信号集中传递到中脑导水管周围的灰质区。正常膀胱拉伸激活 Aσ 纤维放电，而 C 纤维正常情况下不活动，在炎症条件下变得活跃。在神经源性逼尿肌过度活动中，尿道下 C 纤维变得更加突出和活跃，它们开始响应于机械刺激而放电，这导致膀胱的副交感神经刺激增加。越来越多的证据表明，类似的机制适用于特发性逼尿肌过度活动（IDO），其中观察到对 TRPV 1、P2X、P 物质和降钙素基因相关肽呈免疫反应性的 σ1 神经纤维密度增加。在用 BTX 注射成功治疗 OAB 后，表达 P2X 和 TRPV1 的皮下神经纤维的比例显著降低，而总的神经纤维密度没有改变。这些变化仅见于神经纤维；尿路上皮的受体表达没有改变。因此，BTX 对 DO 的治疗作用至少有一部分可能是由于在其他完整的不同神经中减少了感觉受体的表达。据推测，P2X 和 TRPV1 受体密度水平的降低可能会降低异常 C 纤维对拉伸的敏感性，从而降低逼尿肌的过度活动。已知病理生理学中涉及的许多机制也适用于 BPS。众所周知，膀胱充盈时发生的尿道上皮拉伸会导致尿道上皮细胞释放 ATP。在 BPS 患者的组织中也发现 ATP 呈显著升高。ATP 具有降低激活通过 TRPV1 受体的离子电流的阈值的作用。通过这种机制，受损或致敏的尿路上皮细胞在对损伤或炎症做出反应时释放出大量 ATP，从而引发疼痛感觉。BTX 消除了拉伸诱导的 ATP 从膀胱尿路上皮侧的释放，但不消除从膀胱基底 / 浆膜侧的释放。这表明尿道上皮的 ATP 释放是通过胞外释放发生的。这将排除 BTX 直接的作用。

最近的工作确定了 BTX 治疗对 BPS 的进一步影响，即神经营养因子 NGF 和脑源性生长因子（BDNF）的尿水平降低。NGF 由尿道上皮细胞和逼尿肌纤维产生，而 BDNF 来自尿道上皮细胞和感觉神经纤维。

尽管神经营养因子 NGF 和脑源性生长因子（BDNF）在尿液中表达水平降低的机制尚不清楚，但可能反映了膀胱三角区感觉神经密度的降低。

第三节　肉毒杆菌毒素 A 逼尿肌注射治疗方法与选择

2011 年 8 月，美国食品和药物管理局（FDA）批准肉毒杆菌毒素 A 用于治疗神经源性膀胱功能障碍。2013 年 1 月，该药物被批准用于治疗 OAB。肉毒杆菌毒素 A 分为几个亚型，但是最常使用的是肉毒杆菌毒素 A。肉毒杆菌毒素 A 通过膀胱镜注射到逼尿肌或膀胱三角区。FDA 规定用于治疗神经性膀胱功能障碍的允许剂量为 200 U；治疗 OAB 允许剂量为 100 U。

已知肉毒杆菌毒素 A 使用禁忌证包括对肉毒杆菌毒素 A 过敏、吞咽困难、先天性神经肌肉障碍和呼吸系统损害。FDA 将肉毒杆菌毒素 A 定为 C 类药物，因此没有关于孕妇的对照试验研究，哺乳期妇女慎用。打算接受肉毒杆菌毒素 A 注射治疗的患者应当被告知其风险和注射后可能出现的不良事件，包括术后尿潴留、尿道感染、血尿、疼痛和短暂身体虚弱。如果术后出现尿潴留或膀胱排空不全，可能需要自我间歇导尿或放置输尿管。另外，还需告知患者肉毒杆菌毒素 A 的治疗效果只是暂时的，能维持 6 ～ 15 个月；需要重复注射保证治疗效果。

大多数治疗是在全身麻醉下进行的，尽管局部麻醉使用膀胱内利多卡因和碳酸氢钠是一种有用的替代方法。作者发现在 BPS 患者中进行 BTX-A 注射比在 OAB 患者中进行更具挑战性。BPS 患者膀胱通常容量较小，并且具有发炎的尿路上皮，在每个注射部位都容易出血。故在注射 BTX-A 治疗后，原则上需要进行膀胱连续冲洗，以防出血导致膀胱填塞。IC 患者在实施 BTX-A 膀胱壁多点注射，全身麻醉是理想的选择。

患者术后 3 ～ 7 天应当与医生保持联系，以评估注射效果和膀胱排空情况。由于肉毒杆菌毒素 A 注射后可能出现膀胱排空不全，专家建议如果需要评估膀胱排空情况，应当使用导尿术或膀胱超声检查评估余尿量。如果余尿量超过 300 mL 或 150 mL 并且出现尿潴留症状，则建议使用自我间歇导尿。

患者是否适用于此种方法治疗取决于对患者症状严重程度、尿失禁对日常生活的影响、治疗史、风险比的评估，也取决于医疗人员处理术后不良事件的能力。基于现有数据和专家意见，美国妇产科学会和美国泌尿外科学会提出以下建议：① OAB 的诊断需要经过合理的评估；②肉毒杆菌毒素 A 为 OAB 的二线疗法，其使用需要患者和医疗人员共同决定，医疗人员需要告知患者治疗风险和术后可能出现的不良事件，包括尿潴留、膀胱排空不全和尿道感染；③进行肉毒杆菌毒素 A 注射治疗的医疗人员必须经过培训，对女性盆底功能失调的治疗有一定的经验，在患者膀胱注射肉毒杆菌毒素 A 后出现不良事件时有一定的诊断和处理能力。

第四节　肉毒杆菌毒素 A 逼尿肌注射临床疗效与评价

不同研究之间的患者改善率是不同的，患者选择的方法和用于测量结果的仪器也是不同的。然而，所有非随机对照研究显示 69% ～ 100% 的患者症状得到改善。

大多数泌尿科医生将 BTX 毒素注射到膀胱三角区，因为这是感觉神经最集中的地方。这也可以最小化术后尿潴留的风险。一项单独注射三角区的报告显示没有尿潴留问题，而注射三角区和其他区域的报告尿潴留的发生率在 3% ～ 18%。

尽管在已发表的随机对照试验中患者人数有限，但其中两项试验显示，与水扩张或 BTX-A 相比，注射 BTX-A 的患者改善率更高。Kou 和 Chancellor 在 67 例符合 NIDDK 标准的 IC 患者，尽管接受戊聚糖多硫酸盐治疗但仍有持续症状的患者中进行了一项随机对照试验，即膀胱内 BTX-A 加水扩张与单纯水扩张相比较。患者被随机分配到两种治疗方法中的一种：注射 BTX-A（100 U）2 周后进行水扩张，注射 BTX-A（200 U）2 周后进行水扩张或仅进行水扩张。虽然 3 个治疗组的所有患者的症状评分均显著下降，但接受注射 BTX-A 加水扩张治疗的患者的症状缓解优于仅接受水扩张治疗的患者，且持续时间更长。BTX 注射治疗的效果也是持久的，因为 55% 的患者在 12 个月后仍无症状。接受单剂治疗和两剂治疗的两组之间的疼痛控制程度和膀胱容量增加没有显著差异，但是，接受较大剂量的患者出现排尿功能障碍的概率较高，尽管没有人需要自行导尿，但有 3 例患者需要"临时导尿"。

一项埃及的研究将 28 例男性患者随机分为膀胱内注射 BTX-A 治疗组或灌注戊聚糖多硫酸酯组。这些妇女符合 NIDDK 标准。在治疗后 21 周，BTX-A 组在疼痛、尿频、夜尿症和尿急方面的改善明显大于接受 PPS 滴注的患者。然而，另一项试验表明，注射 BTX-A 和注射生理盐水没有区别。Gottsch 等随机安排 20 例患者接受 BTX-A（50 U）或生理盐水的尿道周围注射。在 3 个月时，任何一组的症状都没有明显改善，两个研究组之间也没有差异。然而，在这项研究中，BTX-A 是在超声引导下经会阴注射的，这是其他人没有使用过的技术。此外，注射体积小（两次注射，每次 1 mL）这可能是症状没有明显改善的原因。由于 BTX-A 仅由神经末梢吸收起效，这些神经末梢主要位于逼尿肌层和尿路上皮层之间，所以这种方法可能不会达到预期的目标。

第五节　问题与展望

BTX 治疗 BPS 的分子机制仍有待于进一步阐明，有四种可能的机制使 BTX 对 BPS 产生治疗作用：①防止突触前神经末梢释放乙酰胆碱；②传入神经上 P2X3 和 TRPV1 受体表达减少；③预防拉伸诱导的尿道上皮 ATP 释放；④神经营养因子 NGF 和 BDNF 的生成减少。只有真正阐明了治疗作用产生的机制和治疗的靶点，才能进一步提高疗效和改变用药方式及剂量。

尽管在技术、注射模式和患者选择方面存在这些差异，但几乎所有的非随机和随机对照试验都显示了 BTX 注射治疗 BPS 的明显益处。这确实是一个有前途的治疗选择，值得进一步研究。

（刘武江）

参考文献

[1] ANTONUCCI F, CORRADINI I, FOSSATI G, et al. SNAP-25, a known presynaptic protein with emerging postsynaptic functions [J]. Front synaptic neurosci, 2016, 8: 159.

[2] BIRDER L A. Pathophysiology of interstitial cystitis [J]. Int J Urol, 2019, 26 (Suppl. 1): 12-15.

[3] BITTENCOURT DA SILVA L, KARSHENAS A, BACH F W, et al. Blockade of glutamate release by botulinum neurotoxin type A in humans: A dermal microdialysis study [J]. Pain Res Manag, 2014, 19 (3): 126-132.

[4] CHEN S F, CHANG C H, KUO H C. Clinical efficacy and changes of urothelial dysfunction after repeated detrusor botulinum toxin A injections in chronic spinal cord-injured bladder [J]. Toxins (Basel), 2016, 8 (6): 164.

[5] CLEMENS J Q, ERICKSON D R, VARELA N P, et al. Diagnosis and treatment of interstitial cystitis/bladder pain syndrome [J]. J Urol, 2022, 208 (1): 34-42.

[6] DOBBERFUHL A D. Pathophysiology, assessment, and treatment of overactive bladder symptoms in patients with interstitial cystitis/bladder pain syndrome [J]. Neurourol urodyn, 2022, 41 (8): 1958-1966.

[7] DRINOVAC V, BACH-ROJECKY L, BABIĆ A, et al. Antinociceptive effect of botulinum toxin type A on experimental abdominal pain [J]. Eur J Pharmacol, 2014, 745: 190-195.

[8] HANNA-MITCHELL A T, WOLF-JOHNSTON A S, BARRICK S R, et al. Effect of botulinum toxin A on urothelial-release of ATP and expression of SNARE targets within the urothelium. [J]. Neurourol urodyn, 2015, 34 (1): 79-84.

[9] LOGADOTTIR Y, DELBRO D, LINDHOLM C, et al. Inflammation characteristics in bladder pain syndrome ESSIC type 3C/classic interstitial cystitis [J]. Int J Urol, 2014, 21 (Suppl 1): 75-78.

[10] MAEDA D, AKIYAMA Y, MORIKAWA T, et al. Hunner-Type (classic) interstitial cystitis: A distinct inflammatory disorder characterized by pancystitis, with frequent expansion of clonal B-Cells and epithelial denudation [J]. PLoS ONE, 2015, 10 (11): e0143316.

[11] MIN J W, LIU W H, HE X H, et al. Different types of toxins targeting TRPV1 in pain [J]. Toxicon, 2013, 71: 66-75.

[12] PANUNZIO A, TAFURI A, MAZZUCATO G, et al. Botulinum Toxin-A injection in chronic pelvic pain syndrome treatment: A systematic review and pooled meta-analysis [J]. Toxins (Basel), 2022, 14 (1): 25.

[13] PAPAGIANNOPOULOU D, VARDOULI L, DIMITRIADIS F, et al. Retrograde transport of radiolabelled botulinum neurotoxin type A to the CNS after intradetrusor injection in rats [J]. BJU Int, 2016, 117: 697-704.

[14] PENG C H, JHANG J F, SHIE J H, et al. Down regulation of vascular endothelial growth factor is associated with decreased inflammation after intravesical OnabotulinumtoxinA injections combined with hydrodistention for patients with interstitial cystitis-clinical results and immunohistochemistry analysis [J]. Urology, 2013, 82: 1452. e1-1452. e6.

[15] RUMMEL A. The long journey of botulinum neurotoxins into the synapse [J]. Toxicon, 2015, 107 (Pt A): 9-24.

[16] SCHULTE-BAUKLOH H, PRIEFERT J, KNISPEL H H, et al. Botulinum toxin A detrusor injections reduce postsynaptic muscular M2, M3, P2X2, and P2X3 receptors in children and adolescents who have neurogenic detrusor overactivity: a single-blind study〔J〕. Urology, 2013, 81（5）: 1052-1057.

[17] SHIE J H, LIU H T, WANG Y S, et al. Immunohistochemical evidence suggests repeated intravesical application of botulinum toxin A injections may improve treatment efficacy of interstitial cystitis/bladder pain syndrome〔J〕. BJU Int, 2013, 111（4）: 638-646.

[18] YEH T C, CHEN P C, SU Y R, et al. Effect of botulinum toxin A on bladder pain-molecular evidence and animal studies〔J〕. Toxins（Basel）, 2020, 12（2）: 98.

第二十四章
间质性膀胱炎膀胱水囊扩张术的应用与评价

第一节　概述

　　膀胱水囊扩张术是目前应用较为广泛的 IC 诊断与治疗方法。传统方法是在麻醉下以 80 cmH$_2$O 左右压力向膀胱内注入生理盐水直到自然停止，并维持 2～5 min。由于在麻醉状态下患者尿道括约肌松弛，往往当膀胱灌注达 70 cmH$_2$O 左右的压力状态下，灌注液就会从尿道溢出。因此，IC 患者膀胱水扩张试验，其膀胱内有效扩张压力很难达到 80 cmH$_2$O 并维持 2～5 min 的持续扩张时间。需要说明的是，膀胱水扩张试验最初被用于观察 IC 患者水扩张前后黏膜小球样点状出血改变，由于发现水扩张后 IC 患者疼痛和排尿次数减少，水扩张成为 IC 临床诊疗的一种有用的诊疗方法。

　　膀胱水囊扩张术最早由 Helmstein 应用，最初的目的是通过水囊可持续加压，导致膀胱肿瘤缺血坏死从而达到治疗不能手术切除的膀胱癌患者。后经过改良应用于 IC 的治疗，通过稳定的水囊扩张灌注压的扩张膀胱腔，以达到增加膀胱储尿量的目的，同时又不会造成膀胱壁坏死。膀胱水囊扩张用于小膀胱容量的 IC 患者，克服了传统水扩张的诸多缺点。2002 年 Glemain 应用膀胱水囊扩张治疗了 65 例 IC 患者，总有效率达到了 60%。2004 年，作者在国内首次使用膀胱水囊扩张加术后膀胱灌注透明质酸钠治疗 IC，并取得了令人满意的临床治疗效果。

第二节　膀胱水囊扩张术应用与评价

一、适应证与禁忌证

　　研究显示，IC 患者的膀胱最大容量 ≥ 150 mL 是膀胱水囊扩张治疗的适应证和重要的预测指标。膀胱容量过小是膀胱壁纤维化或膀胱挛缩病理组织学与生理功能改变的主要特征。膀胱壁纤维化、小容量膀胱是 IC 患者储尿功能障碍的病理组织学严重损伤的结果，增加 IC 患者膀胱容量，改善膀胱的储尿功能、改善 IC 患者严重 LUTS 和膀胱疼痛症状是膀胱水囊扩张术治疗的主要目的；目前膀胱水囊扩张术主要应用于经系统药物治疗效果不佳或其他保守治疗无效的 IC 患者；患者膀胱最大容量需 ≥ 150 mL；患者心、脑、肺、肝、肾等重要器官的功能与检查无明显异常并能够耐受麻醉与手术；必须排除尿路系统肿瘤、结石、输尿管反流、尿路感染，以及有无凝血功能障碍等疾病；术前应与患者或家属进行良好的交流与沟通，告知患者和家属膀胱水囊扩张术有发生膀胱破裂、出血和术后症状复发的风险性。

二、麻醉选择与术前准备

1. 麻醉选择　膀胱水囊扩张术须在麻醉下进行，可选择全身麻醉或区域性阻滞麻醉，包括全身麻醉、腰麻、硬膜外、腰硬联合及骶管麻醉。也有报道称使用局部麻醉也能安全有效地实施膀胱水囊扩张术。在实施膀胱灌注前 10 min，可给予膀胱内缓慢灌注 10 mL 利多卡因加 40 mL 生理盐水，再行膀胱水囊扩张术，当有排尿感觉或疼痛症状无法忍受时可暂时中断灌注。

2. 术前准备　膀胱水囊扩张的术前准备和一般泌尿外科患者的术前检查基本相同，包括病史、体格检查、泌尿外科的特殊检查及实验室检查如 PUF 评分、钾离子敏感试验和尿钾 / 尿肌酐测定，以及进行膀胱镜检查以确定 IC 患者小球样点状出血和 Hunner 病变的存在。

3. 水囊制备　手术采用自制三腔球囊扩张导管，具体制备包括：① F16 三腔尿管、无菌避孕套、手术丝线、压力计等；②将无菌避孕套用手术丝线固定于尿管头端，三腔尿管其中一个腔接囊灌注球压力计，另一腔接注水管（图 24-1、图 24-2）。

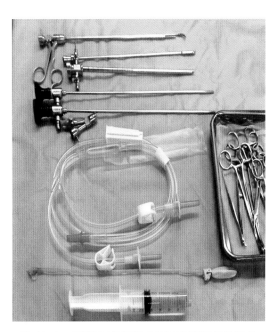

图 24-1　膀胱水囊扩张术自制水囊与相关器件

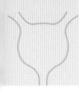

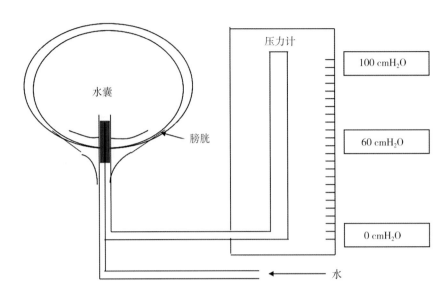

图 24-2　膀胱水囊扩张术水囊梯度加压示意

三、膀胱水囊扩张术操作要点

1. 水囊扩张术前贮备与检查　患者取截石位，常规消毒铺巾。灌注前需先进行膀胱镜检查，观察时应尽量避免黏膜损伤，以避免影响水囊扩张时黏膜出血的判断。观察内容包括膀胱尿道内的任何异常，如有无黏膜肿物、有无黏膜出血、有无黏膜白斑、有无黏膜溃疡、有无膀胱和尿道憩室、输尿管口有无异常、挤压尿道有无脓液渗出等。

2. 操作步骤与注意事项　膀胱镜检查完毕后排空膀胱，经尿道置入自制扩张球囊三腔尿管，向注水腔注水使水囊缓慢扩张形成梯度增压，充水时压力计监测膀胱水囊压力变化，确保水囊的压力（相当于膀胱内压）达到 80 cmH$_2$O 后维持 10 min 排空水囊，间隔 5 min，同法进行 3 次。需要指出的是，膀胱水囊扩张的压力在超过 145 cmH$_2$O 时有发生膀胱破裂、出血的风险性。因此，在 IC 患者进行水囊扩张的时候，必须将水囊压力控制在 80 ～ 120 cmH$_2$O，以避免膀胱破裂和发生出血的并发症。膀胱水囊扩张完毕后，进行膀胱镜检查并观察有无膀胱破裂或活动性出血点。术后应给予低压、缓慢、持续性膀胱冲洗并确保导管引流通畅。

第三节　术后并发症与随访治疗

一、术后并发症预处理

膀胱水囊扩张最早应用于膀胱肿瘤的治疗，其目的是诱导缺血坏死从而治疗膀胱肿瘤，其膀胱扩张压维持在 80 ～ 120 mmHg 持续扩张长达 6 h，被认为是造成膀胱损伤、术后发生膀胱挛缩的危险因素。

因此，在 IC 水囊扩张的治疗中，专家建议采取间歇扩张法，即每次水囊扩张 10 min，然后放空水囊生理盐水，休息 5 min 后，再重复进行水囊扩张，以降低对膀胱血运的影响，避免术后发生膀胱挛缩等并发症。

研究表明，通常膀胱水囊压力维持在 120 cmH₂O 以下不会出现膀胱破裂或出血等并发症，较长时间的扩张可增加膀胱壁缺血性损伤、膀胱顺应性减退和术后发生血尿与膀胱挛缩的风险性。因此，膀胱水囊扩张一定要梯度增压，间歇扩张，即在水囊压力达到 80 cmH₂O 后，可维持 10 min，然后排空水囊，间隔休息 5 min 后再重复 3 次操作。如果膀胱扩张压力超过 145 cmH₂O，发生膀胱破裂的风险性明显增高。据文献报告，膀胱水囊扩张引起的膀胱壁缺血性损伤可能是诱发膀胱挛缩的病因学因素，膀胱水囊扩张还可能导致双肾积水，甚至引起肾功能不全和钠水潴留。

二、术后随访与治疗

膀胱水囊扩张术后随访与治疗应重点关注 IC 患者尿急、尿频、夜尿次数、膀胱或盆腔疼痛症状的改善，其治疗效果的评估推荐使用 PUF 评分、膀胱最大容量测定，尿常规检测有无镜下血尿，多普勒超声可了解肾输尿管有无积水及腹腔有无积液，以排除膀胱壁有无破裂和漏尿。IC 水囊扩张术后的治疗目的是增加膀胱储尿容量，减轻 LUTS 和膀胱疼痛症状。但必须认知，IC 是膀胱慢性炎性疾病，水囊扩张并未改变 IC 的病因，这提示 IC 水囊扩张术后仍需要进行系统的多模式治疗，主要包括以下各方面：

1. 饮食选择与调节 饮食调节是 IC 治疗的基础方法。2014 年修订的 AUA 指南把饮食控制和行为控制纳入 IC 一线治疗方案。根据间质性膀胱炎协会（ICA）收集的资料，调节饮食对于 IC 患者的症状控制是个体化的，首先依据患者既往使用哪些食物、饮料可诱发疼痛症状，如酸性食物、腌制品、熏制品和刺激性太强的食物和饮品。有研究表明，超过 50% 的患者食用酸性食物后，疼痛症状会加重或再次出现。避免饮用酸性饮料、咖啡、酒精、茶水、苏打水，食用巧克力、辛辣的食物及人工甜味剂等可以缓解患者疼痛症状。

2. 口服药物治疗 口服药物属于 IC 的二线治疗方案，目前 AUA 指南推荐四种口服药物治疗 IC，另外，中药制剂也在 IC 的治疗中发挥了重要作用。

（1）阿米替林：是一种三环类抗抑郁药剂和抗焦虑药剂，能阻断乙酰胆碱受体，抑制释放的 5-羟色胺和去甲肾上腺素的再摄取，阻断组胺 H₁ 受体。阿米替林和其他抗抑郁药常用于慢性疼痛综合征患者。一项随机对照试验报告，口服阿米替林（每天 25 mg，耐受数周后调整为每天 100 mg）的疗效在 4 个月时优于安慰剂（治疗组临床改善率为 63%，而安慰剂组为 4%）。

（2）羟嗪和西咪替丁：①羟嗪是组胺 H₁ 受体拮抗剂，也具有抗胆碱能特性。其轻微的镇静作用有助于患者在夜间服用，以缓解躁动和失眠症状。桑特等随机对照试验研究证明羟嗪能显著改善患者的症状。在一项观察性研究中，患者在睡前服用 25 mg，然后增加到 50 mg 或 75 mg 耐受剂量，发现超过 90% 的患者的症状基线改善，最常见的不良反应是嗜睡和疲乏；②西咪替丁是一种 H₂ 受体拮抗剂，其作用机制与羟嗪相似。一项随机双盲安慰剂对照研究中，34 例患者分为西咪替丁 400 mg 每天两次组与安慰剂对照组，接受治疗的患者耻骨上疼痛和夜尿明显改善，但膀胱黏膜的组织学检查没有变化。

（3）非指南推荐的药物：如环孢素 A、加巴喷丁、普瑞巴林、槲皮素、西地那非、甲磺司特等药物也被纳入了 IC 药物治疗的研究范围中。

（4）戊聚糖多硫酸钠（PPS）：是 FDA 批准的唯一用于治疗 IC 的口服药物，也是迄今为止研究最多的用于修复 IC GAG 的治疗的口服药物。有许多临床随机对照试验证明其有效性，在比较 300 mg、600 mg 及 900 mg 的随机对照试验中，不同剂量均有显著的临床效果，且效果相似，因而认为治疗时间而不是剂量与治疗反应有关。

（5）中药血尿安胶囊　血尿安方药由肾茶、小蓟、白茅根、黄柏四味药组成，具有"清热利湿、凉血止血"之功效。方剂中的肾茶为君药，具有清热利湿、利尿通淋作用；小蓟为臣药，可祛瘀消肿、破宿血、生新血；白茅根具有清热利尿、凉血止血的作用；黄柏可清热燥湿、泻火解毒。

现代药理研究显示肾茶具有调节肾功能、抗菌、抗炎、镇痛和免疫调节等作用；小蓟具有抗菌消炎、抗氧化和止血作用；白茅根具有免疫调节、抗菌消炎、镇痛、止血及利尿排石之功效；黄柏具有抑菌抗炎、镇痛、抗氧化和抑制炎症因子释放等免疫调节作用。

IC 是一种由潜在病原微生物感染诱发的获得性免疫炎症反应，肥大细胞激活、脱颗粒释放多种炎症介质，可导致黏膜上皮 GAG 丢失、表层上皮细胞的完整性破坏，黏膜通透性改变，尿液中的毒性分子和高浓度钾离子漏入膀胱间质，诱发逼尿肌和神经纤维去极化，导致严重的尿急、尿频、夜尿次数增多和膀胱慢性疼痛。IC 水囊扩张术后合并尿路感染、血尿及严重膀胱疼痛等临床表现是选择中西医结合药物治疗的主要适应证。鉴于此，推荐血尿安胶囊作为 IC 术前与水囊扩张术后治疗用优选中药，主要基于以下理由：①血尿安方药具有抑菌作用，可用于水囊扩张术后预防与治疗尿路感染；②血尿安方药含有植物多糖又称多聚糖，可修复 IC 表层上皮缺损的 GAG，以降低黏膜的通透性，从而改善 IC 患者的尿急、尿频、夜尿增多症状；③血尿安方药具有有效抑制炎症因子释放的免疫调节作用，可降低 IC 的炎症反应，达到抗炎镇痛之功效；④IC 因严重的尿急、尿频、膀胱频繁的收缩导致膀胱血液灌注不足，故被认为是一种缺血性疾病，血尿安方药可祛瘀消肿，可改善膀胱微血循环，有利于炎症损伤组织的修复；⑤血尿是 IC 和水囊扩张术后的常见并发症，血尿安方药中的小蓟、白茅根具有祛瘀、凉血、止血之功效。

3. 膀胱灌注治疗　膀胱药物灌注是 IC 治疗的重要方法之一。与口服药物相比，膀胱药物灌注具有膀胱内有效药物浓度高和对全身影响小的优点。膀胱内可以灌注一种或多种药物，常用的灌注药物有二甲基亚砜、肝素、透明质酸、利多卡因、戊聚糖多硫酸钠、奥昔布宁、硫酸软骨素、类固醇、肉毒杆菌毒素 A 等。AUA 指南将膀胱内灌注二甲基亚砜、肝素和（或）利多卡因作为 IC 的二线的灌注治疗药物。

膀胱移行上皮细胞上的 GAG 层具有保护作用，它能阻止尿液及尿液中的溶质成分通过损伤的尿路上皮漏入膀胱壁的深层组织，如膀胱壁神经和逼尿肌等。IC 患者膀胱移行上皮细胞 GAG 层缺陷，通透性增加，使尿液中的毒性物质进入膀胱肌层，损伤肌肉和神经，引起尿急、尿频等刺激症状。因此，通过药物恢复 GAG 层的正常结构对 IC 的治疗至关重要。肝素是膀胱黏膜 GAG 层的重要组成成分，能促使形态上有缺陷的 GAG 层细胞恢复原态。利多卡因具有更广泛的抗炎作用，优于传统的非甾体抗炎药和类固醇药物，而且不良反应较少，可以用于 IC 的灌注治疗。IC 患者尿液多为酸性尿，可用碱性药物中和尿液中的酸性成分，以减轻酸性尿液对膀胱壁的感觉神经纤维的刺激，有助于缓解疼痛。基于以上原因，采用膀胱水囊扩张后膀胱灌注肝素钠、利多卡因和碳酸氢钠的综合治疗方案，取得了很好的效果，为 IC 的治疗提供了一种有效的多靶点药物治疗手段。

4. 盆底肌与膀胱自主扩张训练　约 87% 的 IC 女性患者，伴有盆底肌功能异常，盆底肌正常收缩和舒张是改善症状的重要因素，盆底肌锻炼也在多个临床研究中得到应用。有研究报道，盆底肌与膀胱自主扩张训练需要持续 2 ～ 3 个月才会有较明显效果，排尿症状及生活质量才能得到改善。行为治疗时间与治疗效果呈正相关。因此最重要的是，需要让患者掌握正确有效方法，并能坚持长期的盆底肌锻炼。通过自身体会和控制主动收缩和放松肌肉，使神经反射和肌肉活动恢复协调，从而缓解肌肉痉挛，进而有效缓解各种相关症状。

最初盆底肌训练需要护理人员的指导，以使患者准确定位盆底肌：①在排尿时试着中止和继续排尿过程，控制该活动的肌肉就是盆底肌。②让患者主动收缩肛门或阴道，使患者体会控制该活动的肌肉。③患者采取截石位，护理人员将食指和中指放入阴道，让患者收缩阴道 10 s，然后放松 10 s，如收缩时手指周围感觉到有压力增加，放松时压力消失，即达到盆底肌收缩的训练。如患者无明显感觉则引导患者正确收缩直至找到并记住准确的定位，让患者完全掌握盆底肌训练方法，并要求患者每天至少进行 3 次的盆底肌训练，即收缩肌肉 5 ～ 10 s，然后放松 5 ～ 10 s，根据个人耐受情况，每次练习 15 ～ 20 次，每次收缩持续时间可逐渐延长至 10 s，放松时间和收缩时间相等，一般训练以持续数月为宜。

第四节　临床疗效与评价要点

尽管在过去的几十年里，膀胱水扩张是 IC 治疗较为常用的手段，但由于水扩张不能达有效的扩张容量与扩张压力，实际上水扩张试验在临床上多作为观察 IC 患者膀胱黏膜小球样点状出血密度与分级的辅助诊断方法之一。膀胱水囊扩张术的兴起，弥补了单纯水扩张不能达到的膀胱扩张的有效容量和扩张压力及患者难以控制的不自主排尿等缺陷。由作者团队研究设计三腔球囊扩张导管，通过注水腔向水囊缓慢注入生理盐水，并形成梯度增压扩张，充水增压过程通过压力表监测膀胱水囊的扩张压力，并能确保水囊扩张的有效压力（相当于膀胱内压）达到 80 cmH$_2$O 后，维持 10 min 排空水囊，间隔休息 5 min，再用同法进行扩张 3 次。膀胱的扩张容量为水囊容量，有效的水囊扩张压力和间断的增压扩张是改善 IC 患者膀胱容量、延长储尿时间、减轻 LUTS 和膀胱疼痛的一种有效治疗手段。水囊扩张是一种有创的治疗方法，且还有膀胱损伤、血尿发生的风险性，但根据作者的经验水囊扩张治疗方法

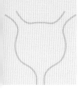

是安全有效的。随访研究结果显示，40例水囊扩张治疗IC小容量膀胱患者，术后3个月、6个月PUF评分减低、膀胱最大容量增加、夜尿次数减少（1～2次），膀胱充盈后耻骨上区或盆腔疼痛症状消失。需要指出的是，水囊扩张术后8个月至1年后仍有部分患者症状复发，再次出现憋尿后耻骨上区或盆腔疼痛或夜尿多于3次以上者，则被认为是为症状性复发。这提示，IC水囊扩张术后的患者需要持续进行药物或其他保守治疗，即IC患者水囊扩张术后仍需要给予GAG修复的替代药物、抗炎镇痛药物、a受体阻滞剂、中药血尿安胶囊和饮食调节等多模式治疗。

（张　卫　韩瑞发）

参考文献

[1] CLEMENS J Q，ERICKSON D R，VARELA N P，et al. Diagnosis and treatment of interstitial cystitis/bladder pain syndrome［J］. J Urol，2022，208（1）：34–42.

[2] COLE E E，SCARPERO H M，DMOCHOWSKI R R. Are patient symptoms predictive of the diagnostic and/or therapeutic value of hydrodistention？［J］. Neurourol urodyn，2005，24（7）：638.

[3] ENGELER（CHAIR）D，BARANOWSKI A P，BERGHMANS B，et al. EAU guidelines on chronic pelvic pain［C］. presented at the EAU Annual Congress Milan，2023：28–40.

[4] ERICKSON D R，KUNSELMAN A R，BENTLEY C M，et al. Changes in urine markers and symptoms after bladder distention for interstitial cystitis［J］. J Urol，2007，177：556.

[5] OTTEM D P，TEICHMAN J M. What is the value of cystoscopy with hydrodistension for interstitial cystitis？［J］. Urology，2005，66（3）：494.

[6] PLATTE R O，PAREKH M，MINASSIAN V A，et al. Spontaneous bladder rupture following cystoscopy with hydrodistention and biopsy in a female patient with interstitial cystitis［J］. Female Pelvic Med Reconstr Surg，2011，17（3）：149–152.

[7] 陈毓，丁安伟，杨星昊，等. 小蓟化学成分药理作用及临床应用研究述要［J］. 中医药学刊，2005，23（4）：614–615.

[8] 陈伊蕾，谭昌恒，谭俊杰，等. 肾茶的化学和药理研究进展［J］. 天然产物研究与开发，2009，21（5）：885–891.

[9] 冯媛，牛敏格，张清清. 关黄柏化学成分与药理活性研究进展［J］. 中国现代中药，2021，23（8）：1486–1498.

[10] 江灵礼，苗明三. 白茅根化学、药理与临床应用探讨［J］. 中医学报，2014，29（192）：713–715.

[11] 李嘉诚，吴岚，蔡同凯，等. 黄柏化学成分及其药理作用研究进展［J］. 药学实践杂志，2018，36（5）：389–391.

[12] 李鹏飞，苗明三. 小蓟的现代研究与应用分析［J］. 中医学报，2014，29（190）：381–383.

[13] 李文广，史刚刚，张卫，等. 膀胱水囊扩张联合药物灌注在间质性膀胱炎治疗中的应用［J］. 天津医药，2008，36（10）：813–814.

[14] 李晓妍，王华. 血尿安胶囊抗尿路感染的药效学研究［J］. 养生保健指南，2018，（11）：35.

[15] 马成勇，王元花，杨敏，等. 白茅根及其提取物的药理作用机制及临床应用［J］. 医学综述，2019，25（2）：370–374.

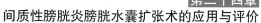

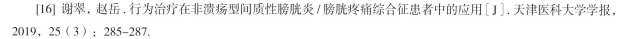

[16] 谢翠，赵岳.行为治疗在非溃疡型间质性膀胱炎／膀胱疼痛综合征患者中的应用［J］.天津医科大学学报，2019，25（3）：285-287.

[17] 张卫，史刚刚，李杰，等.水囊梯度加压扩张术治疗女性间质性膀胱炎［J］.天津医药，2009，37（6）：506-507.

[18] 吴家超，李水萍，张永怡，等.民族药甜茶化学成分与药理作用研究进展［J］.中华中医药杂志，2021，36（6）：5.

第二十五章
间质性膀胱炎外科治疗方法与评价

第一节　骶神经调控术治疗间质性膀胱炎

一、骶神经调控术的发展历程

骶神经调控术（sacral neuromodulation，SNM）是一种通过电刺激骶神经来治疗下尿路功能障碍的微创技术。自 20 世纪 80 年代初首次被提出以来，这一技术经历了快速发展并被广泛应用，已成为治疗 IC 等慢性盆腔疾病的重要手段之一。

最初，SNM 是基于对脊髓神经通路控制下尿路功能的理解（图 25-1）提出的。研究者们认识到，刺激位于脊髓下端的骶神经，可以影响膀胱和尿道功能，进而治疗某些类型的排尿障碍。1981 年加利福尼亚大学旧金山分校泌尿外科医生 Tanagho 和 Schmidt 首次在动物模型上实验了骶神经电刺激，并证明了这一理论的可行性。此后，这一技术很快被引入临床实践。

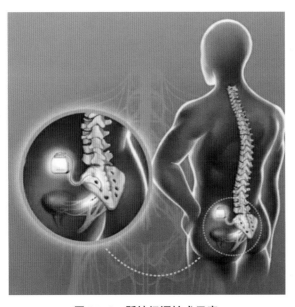

图 25-1　骶神经调控术示意

20 世纪 90 年代，随着微电子技术发展，SNM 设备得到显著改进，使治疗更加精确和安全。这一时期，多项临床研究开始探索 SNM 治疗不同类型下尿路功能障碍的有效性和安全性。诸多研究结果表明，SNM 对治疗难治性尿频、尿急、尿失禁及非梗阻性尿潴留等症状具有显著效果。

进入 21 世纪，随着医疗技术的进一步发展和对骶神经调控机制理解的深入，SNM 适应证不断扩大，其在治疗 IC 中的应用也逐渐受到关注。IC 是一种以膀胱疼痛和频繁排尿为特征的慢性疾病，其病因复杂，治疗困难。传统治疗方法往往效果有限，但 SNM 提供了一种新的治疗思路，即可通过调节骶神经活动，减轻膀胱过度活动性，缓解疼痛和尿频症状，改善患者生活质量。近年来，随着临床应用经验的积累，SNM 在治疗 IC 方面的疗效得到进一步验证。多中心、随机对照研究显示，相比于传统治疗，SNM 能够显著改善 IC 患者症状，提高治疗满意度。此外，随着植入技术的改进和植入器械的微型化，手术创伤进一步减小，患者接受度和满意度显著提高。

总之，SNM 自从 20 世纪 80 年代初被提出以来，经历了从理论探索到临床应用，再到技术改进和适应证扩展的全过程。在 IC 治疗中，SNM 已经证明是一种有效且安全的治疗选择，对于那些对传统治疗方法反应不佳的患者，尤其具有重要意义。

二、骶神经调控术的生理机制

SNM 的生理机制涉及多个层面。首先，通过电刺激骶神经，可以直接影响膀胱神经控制，改善膀胱的储存和排空功能。这种刺激有助于调节膀胱的过度活动，减少尿急、尿频和尿失禁症状，从而改善患者生活质量。其次，SNM 可通过激活中枢神经系统中的特定路径，间接影响膀胱控制。这种间接作用涉及大脑和脊髓中神经回路，通过调整这些回路活动，可以改善膀胱的感知和反应，从而减轻 IC 症状。此外，SNM 还能通过改善盆底肌肉的功能来发挥作用。电刺激可以增强盆底肌肉力量和耐力，帮助支持膀胱和尿道，减少尿失禁发生。这种对盆底肌肉的正面影响可进一步提高 IC 治疗效果。而在分子层面，SNM 可能通过调节炎症反应和免疫反应来发挥作用。相关研究表明，电刺激可以减少膀胱炎症，通过降低炎症介质水平，改善膀胱健康状况。此外，骶神经调控还可以影响膀胱血流，通过改善局部血液循环，促进受损组织修复和恢复。因此，SNM 的生理机制复杂多样，涵盖了直接和间接的神经调控、盆底肌肉功能改善及炎症和免疫反应的调节。SNM 通过这些机制的共同作用，为 IC 提供了一种有效的治疗方法。

三、骶神经调控术的技术原理

SNM 技术原理是基于对骶神经的电刺激，调节膀胱功能（图 25-2）。骶神经是位于脊柱末端的一组神经，负责调控下腹部许多功能，包括膀胱储存和排空。通过对这些神经的精确刺激，可以显著改善 IC 患者症状。而 SNM 技术原理的核心在于使用一个小型的植入式设备，该设备通过电极与骶神经相连。电极放置通常在骶骨第三个神经孔旁，这一位置被认为是最能有效调节膀胱功能的点。设备发出的电脉冲模拟骶神经自然活动，帮助恢复膀胱正常功能。

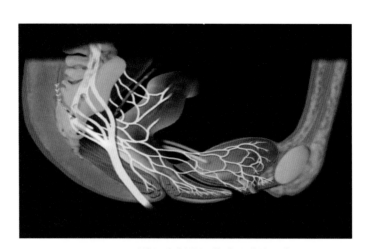

图 25-2　骶神经电刺激调节膀胱功能示意

在技术操作上，SNM 分为两个阶段：测试期和永久植入。测试期通常持续一至两周，通过外部设备发出电脉冲，评估患者对治疗反应。如果患者在测试期间表现出明显症状改善，则可进入永久植入阶段。在这一阶段，一个小型发射器会被植入患者体内，并通过编程调整电脉冲参数（脉冲宽度、频率和振幅），以最大化治疗效果，最小化不适感。例如，较低频率可能对改善膀胱过度活动更有效，而较高频率则更适合治疗膀胱无力。此外，SNM 的成功也依赖于精确的电极放置。电极位置需要通过术中测试来确定，确保电脉冲能够有效地刺激目标神经。这一过程通常需要借助 X 射线或其他成像技术来指导，以确保电极准确无误地放置在最佳位置。总体来说，SNM 的技术原理基于对骶神经的精确电刺激，通过植入式设备发出电脉冲，调节膀胱功能，从而治疗 IC。

四、骶神经调控术的操作步骤

SNM 操作步骤主要包括以下几个环节：①患者评估：手术前需要对患者进行全面评估，包括病史、体格检查、尿动力学检查等，以确认患者是否适合进行 SNM 治疗；②局部麻醉与皮肤切口：手术通常在局部麻醉下进行，在患者骶部选定位置进行皮肤切口，切口长度 2～3 cm；③导丝和电极植入：通过切口，使用专用导入工具将导丝引入骶神经附近，并利用 X 线透视或超声引导，确保导丝准确地放置在目标骶神经旁，随后将电极沿导丝插入，并固定在适当位置，确保电极能有效地刺激骶神经；④功能测试：在电极植入后，进行功能测试，以验证电极位置正确性和刺激效果，并通过调整电极发射电脉冲强度，观察患者反应，以确定最佳刺激参数；⑤发射器植入：确认电极位置和刺激参数后，将与电极连接的神经刺激器（发射器）植入患者体内（图 25-3），发射器通常植入臀部组织中；⑥术后管理：术后患者需要定期复查，以调整刺激参数和评估治疗效果，同时，指导患者正确使用和维护植入设备，以及识别和处理可能出现的问题。

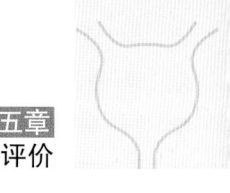

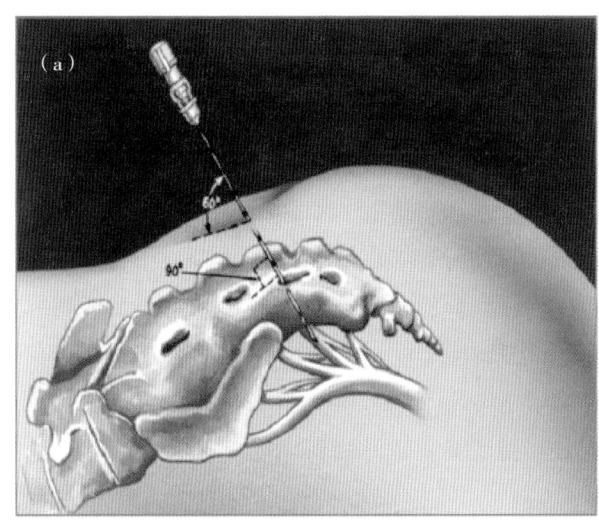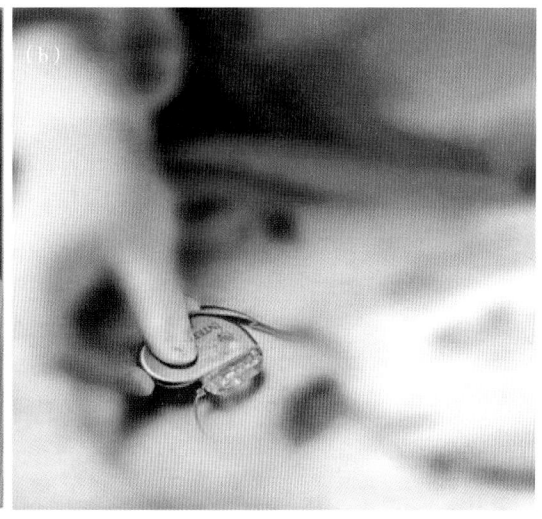

注：（a）骶神经调控术Ⅰ期骶孔穿刺电极植入；（b）骶神经调控术Ⅱ期神经刺激器植入。

图 25-3 骶神经操作关键步骤示意

五、骶神经调控术治疗间质性膀胱炎的应用

在中国，IC 作为一种复杂且难以治疗的慢性疾病，传统治疗方法往往难以满足部分患者需求。因此，新兴的治疗手段 SNM 受到越来越多的关注。近年来，国内在 SNM 治疗 IC 方面取得了一定进展。一些医疗机构通过尝试使用 SNM 治疗 IC，发现 SNM 能够显著改善 IC 患者尿频、尿急、夜尿和盆腔疼痛等症状。

然而，国内在该领域研究相比国际水平仍有一定差距，包括 SNM 治疗 IC 的长期疗效、安全性及最佳治疗参数等方面的研究还不够充分。此外，SNM 作为一种相对较新的治疗手段，在国内普及程度不高，很多医生和患者对其了解有限，导致这一治疗方法的应用不如国际上广泛。尽管如此，随着国内医疗技术的进步和医疗工作者对 IC 治疗认识的深入，预计未来 SNM 在国内治疗 IC 中的应用将会得到进一步推广和发展。

在欧美国家中 SNM 治疗 IC 方面的研究和应用更为成熟。在这些国家，SNM 已经成为治疗 IC 的常规手段之一。许多研究证实了 SNM 在改善 IC 患者症状方面的有效性，包括减少尿频、尿急、夜尿次数及减轻疼痛等。在国外的一些临床指南中，SNM 被推荐为当其他保守治疗无效时的一线治疗选项。此外，国外对 SNM 的研究不仅关注其疗效，还包括对其机制的深入探讨、患者生活质量的改善、长期跟踪研究及与其他治疗手段的比较等。并且国外有更多的多中心、大样本随机对照试验，为 SNM 治疗 IC 提供了更为严谨和可靠的科学依据。在临床实践中，国外医生对 SNM 适应证、操作技术、术后管理等方面拥有更为丰富的经验。值得一提的是，国外在推广 SNM 治疗 IC 方面也做了大量的工作，包括患者教育、专业人员培训及通过保险覆盖降低患者经济负担等，这些措施有效提高了 SNM 在 IC 治疗中的应用率和患者的接受度。

综上所述，SNM 在 IC 治疗中的应用，无论是在国内还是国外，都显示出良好的发展前景。国外

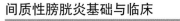

在该领域的研究和应用较为成熟，为国内提供了宝贵的经验和参考。并且随着国内医疗水平的提高和对该技术认识的深入，预期未来国内在 SNM 治疗 IC 方面将取得更大的进展。

六、骶神经调控术治疗间质性膀胱炎的效果评估

SNM 可以通过刺激骶神经，调整膀胱神经活动，改善膀胱功能，减轻 IC 症状，尤其是对于那些对传统治疗方法（如口服药物、膀胱冲洗等）无效的 IC 患者而言。在应用现状方面，多项研究和临床试验已经证实 SNM 在改善 IC 患者症状方面的有效性。如一项针对难治性 IC 患者的研究发现，经过 SNM 治疗后，83% 的患者膀胱症状得到了显著改善，包括减少尿急、尿频和夜尿次数，以及疼痛程度的明显减轻。这一结果表明 SNM 是一种有效治疗 IC 的方法。此外，SNM 不良反应相对较少，最常见的问题包括装置感染和移位，但这些问题通过适当的管理大多可以得到解决，且大多数患者能够很好地耐受。另一项研究则侧重于评估 SNM 长期效果持续性。在为期 5 年的随访研究中，70% 以上的参与者报告了持续症状改善。研究结果表明 SNM 不仅能够在短期内缓解 IC 症状，而且这种效果是持久的。这对于患者来说是一个非常积极的消息，因为它提供了一种长期管理策略。

在评估 SNM 治疗 IC 效果时，研究者通常依赖于多种评估工具，包括症状日记、生活质量问卷及客观的尿动力学检查。通过这些工具，能够全面地评估 SNM 减轻尿频、尿急、夜尿以及盆腔疼痛等症状的效果。并且有研究发现，绝大多数参与者在接受 SNM 治疗后 IC 症状显著改善，同时生活质量评分也显著提高，这也充分反映了 SNM 治疗的积极影响。

尽管 SNM 在治疗 IC 方面显示出了积极的结果，但仍有一些挑战和限制需要克服。首先，尽管大多数患者对治疗有良好反应，但仍有一小部分患者可能无法从中受益，这可能与个体差异有关。其次，由于 IC 症状和严重程度在患者之间存在较大差异，这使得评价治疗效果时需要个体化考虑。此外，目前尚缺乏统一的评价标准，不同研究之间的结果难以进行直接比较。最后，SNM 作为一种相对较新的治疗方法，其长期疗效和安全性仍需进一步研究和验证。

七、骶神经调控术的最新技术进展

SNM 是通过电刺激骶神经，调节膀胱的神经控制，进而改善 IC 患者症状的一种治疗方式。因此，其最新技术研究进展主要集中在提高刺激效率、减少不良反应及提高 IC 患者生活质量上。

1. 技术创新方面　最新 SNM 设备采用了更小型化、智能化的设计。这些设备不仅体积小，减少了植入时的创伤，而且能够根据患者生理反应自动调节刺激强度。这种智能调节机制大大提高了治疗个性化和精准度，使患者在接受治疗的同时，减少了不适感和不良反应风险。

2. 治疗方案优化方面　最新研究聚焦于探索不同刺激参数和模式，以寻找最有效的治疗方案。研究表明，通过调整刺激频率、宽度和强度，可以对不同类型的膀胱功能障碍进行更为精确的治疗。此外，周期性刺激模式被证明在某些情况下比连续刺激更有效，这为制订个性化治疗计划提供了更多的选择。再者，随着无线技术和遥控技术的发展，最新 SNM 设备支持远程编程和监控（图 25-4）。这意味着

医生可以不用见面就能调整治疗方案，患者也可以在家中通过专用设备自我管理。这种远程管理模式不仅为患者提供了更大的便利性，也使得治疗过程更加高效和安全。此外，SNM 不仅能够有效缓解 IC 症状，还能改善患者生活质量。通过长期追踪研究，研究人员也发现 SNM 治疗的效果具有持久性，而且不良反应较低。

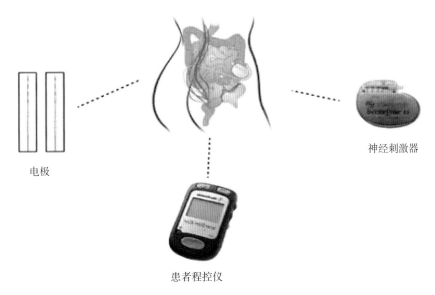

电极

神经刺激器

患者程控仪

图 25-4　骶神经调控术程控模式

　　综上所述，SNM 最新技术进展不仅在设备智能化、治疗方案个性化、远程管理方面及安全性上有较好表现，随着科学技术的不断进步和临床研究的深入，SNM 有望为更多 IC 患者带来更有效、更便捷的治疗选择。

　　3. 新兴应用领域　随着对 SNM 技术研究的深入，其应用领域也在不断扩展。在一些初步研究中，SNM 已开始被探索用于治疗某些类型的性功能障碍、慢性盆腔疼痛综合征及与胃肠道功能障碍相关的疾病，虽然这些应用还处于早期阶段，但展现出了广泛的治疗前景：①性功能障碍：SNM 在性功能障碍的治疗中是一个新兴的研究领域。初步研究表明，通过调节骶神经，可能改善性欲减退、性交疼痛等症状，为 IC 性功能障碍提供了新的治疗方法，有助于缓解 IC 患者 LUTS、膀胱疼痛，改善 IC 患者的生活质量。②大便失禁对患者的社交和心理都造成了重大影响。SNM 可通过调节肛门括约肌的控制，增强肛门闭合压力，从而帮助患者控制大便功能，并显著改善患者大便失禁的症状，提高了患者的生活质量。

八、骶神经调控术治疗间质性膀胱炎的挑战与限制

　　1. 技术操作的挑战　SNM 虽然在 IC 临床实践中显示出了一定疗效，但其技术操作过程中依然面临着不少挑战：① SNM 成功高度依赖于精确的电极植入位置。骶神经位于脊柱末端，紧邻多个重要解剖结构，这就要求手术操作者必须具备专业的解剖学知识和精细的手术技巧。电极位置的微小偏差都

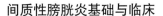

可能导致治疗效果大幅下降，甚至引起新的并发症。②SNM 操作过程需要在局部麻醉下进行，患者处于清醒状态，以便于通过患者反馈来调整电极位置。这一过程对患者耐受性和合作性提出了较高要求。部分患者可能因为焦虑、恐惧或是对手术过程不适而难以配合，影响电极植入准确性和手术顺利进行。③SNM 后期参数调整也是一个技术操作上的挑战。患者对电刺激反应存在个体差异，找到最适合患者的刺激参数需要时间和耐心，同时也需要患者积极参与。在这一过程中，医生需要根据患者反馈不断调整刺激强度、频率等参数，以达到最佳治疗效果。这不仅考验医生专业判断能力，也考验患者耐心。

除此之外，SNM 作为一种相对较新的治疗手段，其长期疗效和安全性仍在进一步研究和观察中。手术操作者需要不断更新自己的专业知识，以便于更好地解决手术过程中可能遇到的问题，为患者提供最新的治疗信息。

2. 患者适应证的限制　尽管 SNM 技术缓解了许多 IC 患者的症状，但在患者适应证选择上存在一定限制，主要包括：①首先，SNM 对于 IC 治疗效果与患者具体病情密切相关，主要适用于对传统治疗方法（如口服药物、膀胱灌注）无效的患者。这意味着，只有在传统治疗方法失败后，患者才可能被考虑 SNM 治疗。这一限制导致了许多初期或中期 IC 患者无法从 SNM 治疗中受益。②SNM 适应证受患者身体条件限制。例如，患有严重出血倾向、感染、心脏起搏器或其他电子医疗设备通常不适合进行 SNM 治疗。此外，患者解剖结构特点，如骶骨发育不良，也可能成为 SNM 治疗的障碍。这些因素限制了患者群体范围，使一些潜在受益者无法接受该治疗。③患者个体差异对 SNM 治疗效果的影响也不容忽视。IC 病因复杂，患者病情和身体状况差异较大，这意味着并非所有患者都适合接受 SNM 治疗。例如，有严重解剖结构异常或先天性神经功能障碍的患者，SNM 可能无法达到预期治疗效果。④SNM 治疗经济负担也是一个不容忽视的问题。尽管在国家医保政策的不断改革下，SNM 现阶段被纳入医保报销范围，但高昂的手术费用和后续维护成本使得许多患者难以承担，特别是在医疗资源有限的地区，这大大限制了 SNM 治疗的普及和应用。

九、间质性膀胱炎治疗的前景展望

1. 技术创新的方向　技术创新将是推动 SNM 在 IC 治疗中应用前景的关键驱动力，从而为 IC 患者带来更加有效、便捷和舒适的治疗体验，主要技术创新方向包括：①微创技术：其发展是 SNM 治疗技术创新的重要方向。目前，SNM 治疗需要通过外科手术植入神经刺激器，这一过程对患者而言侵入性较大。未来，随着微创技术进步，植入手术的侵入性有望大幅降低，手术恢复时间将大幅缩短，减少患者的身体和心理负担。例如，通过改进植入设备的设计，制造更小型化、更灵活的刺激器，可以通过更小的切口植入，甚至发展到无须开刀的植入技术。②智能化：是 SNM 技术创新的另一个关键方向。随着人工智能和机器学习技术的发展，未来的 SNM 设备有望实现智能化调控。这意味着刺激器可以根据患者的生理反应自动调整刺激强度和频率，实现个性化治疗。例如，通过持续监测患者的膀胱活动，智能刺激器能够实时调整刺激参数，以最优化治疗效果，减少不必要的刺激，从而提高治疗的舒适度和有效性。③远程技术：远程医疗技术将是 SNM 治疗技术创新的重要组成部分。通过将 SNM 设备与远程医疗平台相连，医生可以远程监控患者的治疗情况，及时调整治疗方案。患者也可以通过智能手机或其他移动设备实时反馈治疗感受和身体状态，实现治疗的动态管理（图 25-5）。这不仅可以提高治疗的便利性和效率，还有助于医生收集大量治疗数据，为治疗方案的优化提供依据。④材料科学进步：材料科学的进步将为 SNM 设备的改进提供物质基础。随着生物相容性材料和纳米技术的发展，未来 SNM 设备可以使用更加安全、稳定且对人体友好的材料，减少植入后排斥反应和并发症。同时，通过纳米技术，可以进一步缩小设备尺寸，提高刺激的精确度，降低患者的感知阈值，使治疗过程更加舒适。

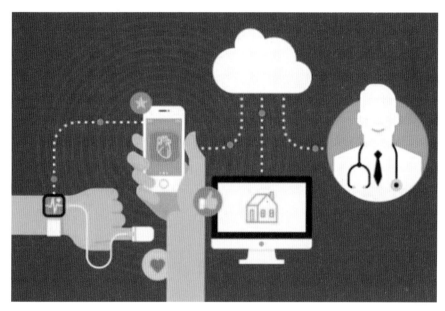

图 25-5　骶神经调控术远程程控与管理模式

2. IC 治疗的综合管理策略　展望未来，IC 治疗可能会朝着更加综合的管理策略发展，其中包括 SNM 在内的多种治疗方法结合使用：①个体化治疗计划：未来综合管理策略将更加强调个体化治疗计划。鉴于 IC 患者症状和治疗差异性，未来治疗方案将更加注重根据患者的具体情况制订个性化治疗计划。这可能包括对患者进行详细的评估，以确定哪种治疗方法最适合他们的病情和生活方式。例如，对于那些对传统治疗方法反应不佳的患者，SNM 可能会作为一种替代或补充治疗方法被考虑。②多学科团队合作：未来综合管理策略会更加重视多学科团队合作。IC 治疗团队可能包括泌尿科医生、疼痛管理专家、物理治疗师和心理健康专家。这种多学科治疗方法可以确保患者接受全面的治疗，不仅仅是针对他们的生理症状，也包括心理和情感上支持。例如，心理健康专家可以帮助患者应对与 IC 相关的情绪困扰，而物理治疗师可以提供有助于减轻疼痛和提高生活质量的练习和治疗方法。③自我管理策略：更加注重生活方式的调整和自我管理策略。教育患者关于饮食、锻炼和压力管理等方面的知识，可能会成为治疗计划的一个重要组成部分。通过改变生活方式，患者可能能够减轻症状并提高生活质量。例如，一些食物和饮料可能会刺激膀胱，加剧 IC 症状，因此指导患者调整饮食可能有助于控制病情。④新治疗方法和技术：随着对 IC 及 SNM 等研究不断深入，未来综合管理策略可能会包括新治疗方法和技术。持续研究可能揭示新的病理机制，从而发现新的治疗靶点。此外，技术进步可能会提高现有治疗方法的效率和安全性，或者开发出全新的治疗手段。

总之，IC 未来治疗前景看起来是多方面的，旨在通过个性化的治疗计划、多学科团队合作、生活方式调整及新治疗方法的开发，为患者提供全面性、综合性管理策略。而 SNM 作为其中的一部分，可能会为那些传统治疗方法无效的患者提供希望。随着对该疾病更深入的了解和治疗方法的不断创新，IC 患者的治疗结果有望得到显著改善。

十、问题与展望

1. SNM 用于 IC 治疗尚需关注的问题　SNM 能够显著改善 IC 患者症状，包括减少尿频、尿急和盆腔疼痛，同时还能促使患者生活质量提升。多数接受 SNM 治疗的患者报告称，他们能够更好地管理自己的症状，从而参与更多的社会活动和日常任务，这在很大程度上改善了他们的心理健康和提高了生活质量的满意度。值得注意的是，尽管 SNM 在治疗 IC 方面显示出了积极的效果，但它并非是适合所有患者的选择。IC 患者选择 SNM 治疗需要基于患者详细的医疗评估，包括症状严重程度、先前治疗反应及潜在并发症风险。此外，SNM 治疗需要患者进行手术植入设备，这一过程可能伴随有感染、设备移位或操作失败等风险性。

总之，SNM 为 IC 治疗提供了一种有效的替代方案。通过对 SNM 深入研究，我们不仅加深了对其治疗机制的理解，而且为患者提供了更多的治疗选择。然而，为了最大化 SNM 治疗效果并减少潜在风险，对患者的严格筛选和个体化治疗计划的制订至关重要。

2. 未来研究方向　①深化机制研究：未来研究需要更深入地探讨 SNM 治疗 IC 具体机制。虽然已有研究表明 SNM 能够通过调节神经系统来改善 IC 症状，但其具体作用机制，包括它如何影响膀胱的神经传导、炎症反应及膀胱黏膜的完整性等，仍不完全清楚。深入了解这些机制将有助于优化治疗方案，提高治疗效果。②评估长期疗效与安全性：目前关于 SNM 治疗 IC 的研究多集中于短期内的疗效评估，关于其长期疗效和安全性的数据相对缺乏。因此，未来应当设计长期跟踪研究，以评估 SNM 治疗 IC 的长期效果和可能的不良反应，为临床提供更加全面的治疗依据。③开发个体化治疗策略：IC 患者病情存在较大差异，未来的研究应当探索如何根据患者的具体病情和反应，制订个性化治疗方案。这可能涉及对不同患者群体进行分型和分层，以及开发更为精准的 SNM 参数设置方法。通过开展大规模的、多中心临床研究，评估不同年龄、性别、疾病严重程度患者的治疗效果和安全性，以帮助医生更好地为患者制订个性化的治疗计划，从而提高治疗个体化水平和总体疗效。④探索综合治疗模式：未来研究还应当包括 SNM 与其他治疗方法（如药物治疗、物理治疗等）的比较研究，以确定 SNM 在 IC 综合治疗体系中的位置和价值。此外，探索 SNM 与其他治疗方法的联合应用，可能为 IC 患者提供更为有效的综合治疗方案。⑤经济性评价：鉴于医疗资源的有限性，未来研究还应当包括 SNM 治疗 IC 的经济性评价，以确定其在临床实践中的经济可行性。这包括成本效益分析、成本效用分析等，以为医疗决策提供更为全面的经济学依据。

总之，尽管 SNM 在治疗 IC 方面展现出了积极的前景，但要将其作为一种标准治疗方法，仍需在机制研究、长期疗效与安全性评估、个体化治疗策略、综合治疗模式及经济性评价等方面进行更为深入和广泛的研究。通过这些研究，我们有望为 IC 患者提供更为有效、安全和经济的治疗选择。

（李　伟　方　平）

第二节　Hunner 溃疡与红斑 TUR 切除术

一、概述

IC 是一种已经被认识了一个多世纪的临床疾病，但病因与病理生理学机制仍不完全清楚，其最佳治疗方法也仍在讨论之中。IC 患者成功的治疗策略依赖于对症状、临床发现和病理组织学的精确评估。在这方面，解剖学上的膀胱容量起着重要作用，即膀胱大容量（≥ 400 mL）表明适合保守治疗，而小的膀胱容量不太可能对保守治疗产生治疗反应。

基于 IC 是一种良性疾病，临床上很少需要根治性手术。这提示，IC 患者只有在各种保守治疗方法用尽和失败时才考虑手术治疗。原则上，初始外科治疗应选择侵入性最小的治疗方法，如神经外科去神经术、膀胱周围去神经术、骶神经调节术和经尿道 Hunner 溃疡或红斑切除术。需要说明的是，经尿道 Hunner 溃疡或红斑切除术的主要依据包括：① IC 患者已明确分为 Hunner 病变和非 Hunner 病变两种 IC 表型，这表明与非 Hunner 病变 IC 相比，对有 Hunner 病变的 IC 患者更适合病灶靶向治疗，并使 Hunner 病变 IC 患者获得良好的治疗效果和更好的预后，同时消除了患者对尿流改道的精神心理压力与恐惧，提高了患者的生活质量。② TUR，经尿道切除手术用于消除 Hunner's 溃疡红斑，减轻局部炎症反应，改善患者 LUTS 及疼痛症状。尽管经尿道 Hunner 溃疡红斑切除术的治疗效果已经在临床实践中得到证实，其确切的手术治疗效果尚需大数据进一步研究与验证。

综上所述，本节结合文献资料和作者的临床实践经验，就经尿道 Hunner 溃疡或红斑切除术治疗 Hunner 病变 IC 等有关问题叙述于下。

二、手术适应证与禁忌证

1. 手术适应证　有 Hunner 溃疡，尝试非手术治疗无效。
2. 禁忌证　①全身情况差，多学科评估后不适合经尿道电切、电凝及 Nd：YAG 激光烧灼手术；②有出血倾向或凝血功能障碍；③多次进行 TUR 手术，同时上次手术效果差，需要谨慎对待，为相对禁忌证；④同时合并泌尿、生殖道急性感染。

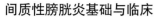
三、麻醉选择与体位

1. 麻醉选择　脊髓麻醉及全身麻醉。

2. 体位　截石位。

四、术前评估与准备要点

1. IC 症状评估　至少连续 3 天排尿日记、O'Leary Sant IC 评分及盆腔疼痛和尿频、尿急患者症状调查表（PUF）、疼痛视觉模拟评分（VAS）。

2. 准备要点　①可进入 TUR 快速康复围术期途径；②通常不需要备血；③可预防性应用二代头孢或葡萄糖氨聚糖贰类抗生素预防感染。

五、手术操作技巧与注意事项

TUR 缓解症状的作用机制推测为去除发炎的神经末梢，减少强效炎症介质和肥大细胞募集。虽然目前没有统一标准的操作指南，但还是有临床经验及文献可寻，包括：

（1）在低压冲洗膀胱时，用浅电凝标记双侧输尿管开口、Hunner 溃疡范围。

（2）可单纯行 TUR 操作，不同时进行膀胱水扩张治疗，切除深度可以达到浅肌层。

（3）水扩张后膀胱壁变薄，行 TUR 操作尽量避免深层切除。

（4）尽量留取标本送病理。

（5）电凝要考虑到深度，到黏膜层为宜。

（6）根据膀胱容量，尽量切除病灶。

六、手术并发症与术后处理

（1）膀胱出血需要仔细认真对待。电切部位的出血需要充分电凝止血，水扩张引发的出血通常是固有层小静脉撕裂，多次低压膀胱冲洗后会明显缓解，无须每个出血点都需要电凝止血。围术期外仍有可能膀胱出血，需要高度关注，及时放置尿管进行膀胱冲洗，可以避免膀胱填塞。

（2）膀胱穿孔需要较长时间的尿管置留，通常为 1 周，给予时间形成瘢痕性愈合。即使如此，患者仍有围术期外因膀胱舒适容量扩大、憋尿时间延长而致膀胱壁破裂出血风险。

七、临床疗效与评价

自 20 世纪 70 年代以来，有报道称 TUR 操作可暂时缓解症状，各研究报告缓解时间有较大差异，缓解时间从 2.4 个月到持续 3 年以上。缓解率相对稳定，75% ～ 86% 患者在治疗后经历了明显或完全的疼痛缓解。多次反复 TUR 手术应慎重。EAU 强烈推荐对 Hunner 溃疡进行经尿道切除、电凝或激光治疗，而 AUA 指南更偏向使用经尿道电灼术。

（汤　洋）

第三节　间质性膀胱炎原位膀胱扩大术

一、概述

原位膀胱扩大术（augmentation cystoplasty），也称为膀胱增容术，是一种用于治疗较年轻的 IC 患者的首选外科手术方法。IC 是一种以膀胱疼痛、尿频、尿急为主要症状的慢性疾病，严重影响患者的生活质量。当保守治疗，如药物治疗、膀胱扩张术、神经调节疗法等，无法有效缓解症状时或治疗失败，原位膀胱扩大术成为一种常用的治疗选择。该手术的治疗目的是通过增加膀胱容量和降低膀胱内压力，增加膀胱的储尿容量，延长排尿时间，从而减轻患者的尿频、尿急、夜尿次数增多和膀胱疼痛等症状，由于 LUTS 症状减轻、睡眠时间相对延长，改善了患者的生活质量。

手术通常涉及使用患者自身的回肠肠段，通过重塑带血管蒂的回肠段并与挛缩的膀胱壁吻合成形，以扩大膀胱的储尿容量。由于原位膀胱扩大术是一种具有一定风险和并发症的复杂手术，因此，在决定进行手术前，需要对患者进行全面的评估，包括膀胱功能的详细检查，以及对患者心理和生理状况的评估。此外，术前对患者的健康教育，告知并了解手术过程、预期效果和可能的风险至关重要。

总之，原位膀胱扩大术为 Hunner 表型 IC 患者发展到终末期膀胱挛缩并保守治疗失败的重症 IC 患者提供了一种有效的治疗选择，尽管手术具有一定的挑战性，但在经验丰富的外科医生手中，可以显著改善患者的症状和生活质量。患者术后需进行长期的随访和管理，监测膀胱功能和及时发现可能出现的并发症，是 IC 患者原位膀胱扩大术术后管理的主要原则。

二、手术适应证与禁忌证

1. 手术适应证　①原位回肠膀胱扩大成形术适合经过充分的保守治疗，包括药物治疗、膀胱扩张治疗、神经调节疗法等，仍然症状无缓解或效果不佳的典型 IC 患者；②膀胱壁纤维化和储尿功能障碍，膀胱容量小于 400 mL、伴有尿频、尿急和膀胱疼痛，严重影响患者的生活质量和日常活动；③患者经过充分的术前评估和健康教育，能够理解手术的目的，了解手术过程、预期效果、潜在感染和症状改善不明显的风险，并表示愿意接受手术治疗并配合医疗与护理康复治疗计划。

2. 手术禁忌证　①在制订手术计划前，应对患者进行全面的评估，包括症状的严重程度、膀胱功能、膀胱最大容量、心肺功能、有无脑血管疾病及患者的精神心理健康状态和认知行为，以确保手术的成功实施、安全性和有效性；②如果 IC 患者的最大膀胱容量 ≥ 400 mL，则不推荐原位回肠膀胱扩大成形术；③有活动腹腔结核或泌尿系统结核的患者；④泌尿系统存在活动性尿路感染时，手术可能加重感染，增加术后并发症的风险；⑤膀胱恶性肿瘤或原位癌的患者；⑥患有严重的心脏病、肺部疾病或其他全身性疾病，无法耐受手术和麻醉的风险；⑦患者有严重精神心理障碍，或抑郁症患者不能配合医疗、术后的护理或者无法理解和配合术后随访与管理的患者可能会影响术后继续治疗、手术效果评价并增加并发症发生的风险性。

三、麻醉选择与体位

1. 麻醉选择　IC 原位膀胱扩大术通常采用全身气管插管麻醉。在术前评估中，麻醉师会详细了解患者的病史，包括过敏史、用药史、麻醉史和并发症情况，以及进行全面的体格检查和实验室检查，以评估麻醉风险和制定个体化的麻醉方案。

在手术中，麻醉师会使用吸入麻醉药和静脉麻醉药的组合来维持麻醉，并通过气管插管保护患者的呼吸道。肌松药的使用是必要的，以提供充分的肌肉松弛，便于手术操作。麻醉过程中，麻醉师会密切监测患者的生命体征，包括心率、血压、呼吸、血氧饱和度和体温，以确保患者安全完成手术全过程。

2. 手术体位　手术通常在改良的头低脚高位（Trendelenburg 位）进行，倾斜角度为 15°～ 30°，具体角度根据患者的体型和手术需要进行调整。在这个体位中，患者的下肢需轻微屈曲并外展，固定在专用的腿架上，以保持稳定性并减少术中移动。为防止术中压迫神经损伤，需在腿架接触部位使用软垫，并确保患者的臀部不超过手术台边缘。同时，应注意保护患者的手臂和肩部，避免过度牵拉或压迫，特别是在采用较大倾斜角度时。

四、术前评估与准备要点

1. 术前评估与查体　术前对 IC 患者的病史及各项检查要全面系统地进行评估，主要内容如下。

（1）病史采集与体格检查：①详细记录患者的病史包括尿频、尿急、夜尿次数增多、膀胱疼痛与憋尿或饮食因素是否有关；②生育期女性 IC 患者膀胱或盆腔疼痛是否与性活动有关或存在性交痛；③仔细询问患者是否有复发性尿路感染的病史，包括每年发作次数、有无发热或腰疼症状及之前接受的药物治疗治疗和效果；④体格检查重点评估腹部和盆腔区域，了解有无膀胱刺激征或其他相关体征。

（2）实验室检查：①尿液常规检查和细菌培养，尽管 IC 患者尿急、尿频、夜尿次数增加和膀胱疼痛表现特点与细菌性膀胱炎患者的症状表现相似，但 IC 患者尿液常规检查和细菌培养多为阴性；②血液检查包括血常规、肝肾功能、凝血功能等，以评估患者的基本健康状况；③基于 IC 患者膀胱黏膜屏障功能损伤、通透性异常增加，尿液高浓度钾离子及尿素、肌酐等代谢溶质扩散到黏膜下组织，导致尿液钾离子、尿素或肌酐水平降低；④钾离子敏感试验阳性是判定 IC 患者黏膜通透性异常和定位盆腔疼痛源于膀胱最有价值的实验，对 IC 诊断特异性 85%，敏感性达 90%。

（3）膀胱镜检查：膀胱镜检查具有重要价值，一方面可排除膀胱可见性病变；另一方面膀胱镜下可见 Hunner 病变有助于 IC 表型判定，有 Hunner 病变 IC 终末期表现膀胱挛缩和小膀胱容量，是适用原位膀胱扩大术或尿流改道的重要标志。

（4）影像学检查：通过超声检查可无创、快速地对尿路系统有无器质病变做出准确的判断，对 IC 可以评估膀胱壁的厚度外，尚缺乏有诊断意义的发现，CT 或 MRI 能提供更详细的膀胱和周围组织的结构信息，对手术规划有一定的参考价值。

（5）心肺功能评估：心电图和胸部 X 光是评估心肺功能的常规检查，对于确保患者能够安全地接受手术和麻醉具有重要意义。

2. 术前准备要点

（1）禁食水：通常要求患者在手术前 6 ～ 8 h 禁食水，以减少麻醉过程中的吸入性肺炎风险。

（2）清洁肠道：可能需要通过灌肠或口服泻药清洁肠道，以减少手术过程中的肠道内容物泄漏和感染风险。

（3）预防性抗生素：根据患者的情况和手术类型，可能需要使用预防性抗生素减少术后感染的风险。

（4）术前健康教育：向患者详细解释手术过程、预期效果、可能的风险和并发症，以及术后的护理和恢复过程，帮助患者做好充分的心理准备。

（5）其他检查：根据患者的具体情况，可能还需要进行其他专项检查，如肺功能测试、心脏超声等，以进一步评估患者心肺功能状态和手术的风险性。

五、手术路径与操作要点

1. 麻醉与体位准备

（1）在全身麻醉和肌松药作用下进行手术。

（2）患者采取改良的头低脚高位（Trendelenburg 位），以改善盆腔的视野和操作空间。

2. 开放性手术路径与关键步骤

（1）选择下腹部横切口或中线切口，根据患者的体位和膀胱的解剖位置进行调整。

（2）切开皮肤、皮下组织和腹壁肌肉，进入腹腔。

（3）分离膀胱周围的脂肪和结缔组织，充分暴露膀胱。

（4）在膀胱顶部或侧壁选择合适的位置进行纵向切开。

（5）仔细检查膀胱内部，确保无肿瘤或其他病变。

（6）选择和处理肠段。

（7）选择适当长度的回肠段，距离回盲瓣 15 ～ 20 cm，以避免影响回盲瓣功能。

（8）切除选定的肠段，并进行端端吻合恢复肠道连续性。

（9）将切除的肠段沿反对称轴开放成片状，清洗肠腔内残留的粪便。

3. 膀胱扩大术

（1）将处理好的肠段平铺于膀胱切口处，进行边缘对边缘的吻合，扩大膀胱容量。

（2）使用连续或间断缝合技术，确保吻合线的密闭性和强度。

（3）注意保护肠段的血供，避免过度拉扯或压迫。

（4）输尿管再植（如有必要）。

（5）根据患者的具体情况，如有输尿管开口受累或需要预防尿液反流，可进行输尿管重植术，采用抗反流技术，确保输尿管的顺利排尿和防止尿液反流。

4. 引流管置入与切口闭合

（1）在膀胱附近和盆腔内置入引流管，以排出术后积液和监测出血情况。

（2）逐层缝合腹壁肌肉和筋膜，确保腹壁的完整性和强度。

（3）皮肤切口可使用皮肤钉或缝线进行闭合。

六、手术并发症与术后处理

1. 手术并发症

（1）出血：术中或术后可能出现出血，需密切监测引流液的量和性质，必要时进行止血处理或输血。

（2）感染：包括伤口感染、尿路感染和腹腔感染。需根据情况给予抗生素治疗，并注意个人卫生和切口护理。

（3）肠梗阻：肠段移植可能导致肠道蠕动异常，引起肠梗阻。需密切观察肠道功能，必要时进行手术干预。

（4）尿液渗漏：肠段与膀胱的吻合口可能出现渗漏，导致腹腔积液或感染。需及时发现并处理，可能需要再次手术。

（5）肠段并发症：包括肠段缺血、坏死或炎症，需密切监测肠段的血供和功能状态。

（6）膀胱功能障碍：术后膀胱可能出现容量不足、排尿困难或尿失禁等问题，需进行相应的康复训练和药物治疗。

2. 术后处理

（1）监测和维护生命体征：密切监测患者的心率、血压、呼吸和体温，维持生命体征的稳定。

（2）引流管管理：定期观察引流管的位置和引流液的量和性质，根据情况及时更换或拔除引流管。

（3）伤口护理：保持切口干燥清洁，定期更换敷料，观察切口愈合情况和是否有感染迹象。

（4）疼痛管理：根据患者的疼痛程度给予适当的镇痛药物，同时鼓励患者进行呼吸锻炼和下床活动，以预防术后并发症如肺部感染、深静脉血栓等。

（5）肠道功能恢复：术后早期给予肠内营养，观察肠道蠕动和排便情况，逐渐过渡到正常饮食。

（6）膀胱功能康复：指导患者进行膀胱功能训练，包括定时排尿、膀胱扩容训练等，以适应新的膀胱容量和提高排尿效率。

（7）定期随访和检查：术后定期进行膀胱功能检查、尿液检查和影像学检查，以评估手术效果和及时发现并处理并发症。

（8）术后处理的目的是确保患者的安全和舒适，促进切口和膀胱的愈合，恢复膀胱功能，并防止并发症的发生，同时患者和家属应接受相应的健康教育，以便知晓患者出院后的相关护理要点和注意事项。

七、临床疗效与评价

原位膀胱扩大术治疗 IC 的临床疗效主要评估术后 IC 患者的疼痛、尿急、尿频、功能性膀胱容量和最大膀胱容量的变化。文献报告 IC 患者手术后疼痛明显减轻，功能性膀胱容量和最大膀胱容量增加，而手术后尿频、尿急和夜尿显著减少，生活质量有明显的改善。随访期间没有出现与手术相关的严重并发症。

需要指出的是，由于原位膀胱扩大术保留了 IC 的大部分膀胱组织，这可能导致术后部分患者仍然经历尿急、尿频、膀胱疼痛等症状，对生活质量造成持续影响，进而需要再次行膀胱切除并联合尿流改道手术。据报道，大约 48.6% 的患者在此手术后症状得以缓解，生活质量明显改善。有作者认为，手术前确定 IC 的表型甚为重要，对非 Hunner 病变的 IC 患者不建议选择原位膀胱扩大术，而对有 Hunner 病变的难治性 IC 患者，回肠膀胱扩大成形术则是一种合适的治疗选择。

（郝云凯　吴长利）

第四节　膀胱切除与输尿管造口术

一、概述

间质性膀胱炎是一类以尿频、尿急、膀胱或盆腔及会阴区疼痛为主要临床表现的综合征，同时可伴有膀胱充盈时疼痛加重及排空尿液后疼痛症状好转，是一种慢性的良性疾病，但非手术治疗的效果通常欠佳，无法显著地长时间缓解多数患者的症状。症状的反复发作对患者的生活质量和精神心理造成了极其严重的负面影响。

近 10 年来，许多临床与基础研究均证实，IC 的临床表现与病理生理改变的病源在膀胱，其主要证据包括：①尿路上皮的完整性受损，黏膜层变薄，表层上皮糖胺聚糖丢失、黏膜生理屏障功能改变，通透性异常增高，尿液中毒性分子、炎症介质、细胞因子和高浓度钾离子漏入间质，导致膀胱间质炎症，逼尿肌和膀胱壁神经纤维去极化，是产生严重的下尿路症状（lower urinary tract symptoms，LUTS）和膀胱疼痛症状重要病因机制；②膀胱黏膜病理性血管生成，膀胱镜下可见黏膜小球样点状出血和 Hunner 溃疡病变；③病理组织学研究证实，膀胱壁纤维化或膀胱挛缩是膀胱储尿功能障碍，形成小容量膀胱的病理特征；④膀胱壁组织肥大细胞密度和脱颗粒比值显著增加，并释放多种炎症介质、P 物质、组胺和类胰蛋白酶，是导致膀胱神经源性炎症，周围神经和中枢神经对感觉疼痛敏化效应增强及膀胱或盆腔慢性疼痛的神经生物学机制。

有关 IC 实施外科手术治疗方法与观点尚未完全达成共识，这是因为全膀胱切除加尿流改道术对患者来说是一种不可逆的治疗手段，不论医生还是患者对 IC 外科手术治疗都必须谨慎考虑与选择，并且医生应与患者和家属对外科手术每种治疗方法与选择进行沟通与交流，告知患者外科手术的原因是对长期药物治疗无效，且膀胱或盆腔严重疼痛影响了患者生活质量，甚至因严重 LUTS 和膀胱疼痛症状，对生活失去信心，产生自杀的意念。

需要指出的是，虽然外科手术治疗的目的是改善严重的 LUTS 和膀胱疼痛症状，以提高和改善患者生活质量但同时也要告知患者，手术对每一位患者的治疗效果可能存在差异，有些患者膀胱疼痛症状可完全或接近完全缓解，而有些患者术后膀胱或盆腔疼痛症状的改善并不理想，术后可能持续存在不同程度的疼痛症状。这种情况可能与每一位 IC 患者对疼痛的感知的个体差异不同或是患者对外科手术治疗的期望值过高有关。这提示，医护人员在手术前应对患者进行良好的健康教育与心理疏导，增强患者对 IC 和手术治疗的认知，提高患者战胜疾病的信心，以配合术后进一步康复治疗计划的实施。同时，医护人员在手术治疗前应对难治性 IC 患者进行系统的评估，确定患者是 Hunner 型 IC，还是非 Hunner 型 IC，根据目前的研究，已知 Hunner 型 IC 是选择外科治疗方式的重要指征。

基于外科手术是 IC 患者最后的治疗选择，疗效与风险并存。如果患者决定选择外科手术治疗，建议术前应组织多学科团队进行诊疗评估，以确定合理的治疗方案和良好的术前准备与术后护理措施。IC 的外科治疗有多种方式，其中单纯输尿管皮肤造口术是最常选择的尿流改道术方式，与回肠导管术相比，输尿管皮肤造口术操作相对简化，手术时间、重症监护时间和住院时间相对较短，但由于输尿管直径较小，更容易发生造口狭窄和感染。尽管单纯输尿管造口术治疗难治性 IC 有上述诸多优点，但由于未去除产生 IC 疼痛的膀胱，故大约有 50% 以上的 IC 患者需要再次切除膀胱。这提示，"全膀胱切除 – 输尿管皮肤造口术"可能是外科手术治疗难治性 IC 更为合理的选择与方法。

二、手术适应证与禁忌证

目前，有关 IC 患者的治疗选择或最佳方法尚未达成共识。但必须指出，外科手术治疗绝不能被视为 IC 的首选治疗方法。目前认为，IC 外科手术治疗的可选择适应证主要包括：①临床特点：长期严重的尿急、尿频、夜尿次数增多、慢性或持续性膀胱疼痛或膀胱充盈疼痛加重、排尿后疼痛减轻；②严重的 LUTS，尿常规或细菌培养阴性并排除感染、结石、肿瘤、异物等膀胱相关的病理性疾病；③膀胱镜下水扩张试验可见典型的肾小球样点状出血和 Hunner 病变；④在建议手术治疗之前，每位患者都应接受膀胱钾离子敏感试验并进行心理和妇科检查与评估；⑤全膀胱切除加输尿管造口术适用于有严重 LUTS、膀胱疼痛、小膀胱容量，并经保守治疗 3 ～ 5 年无效的难治性 IC 病例；⑥ Hunner 溃疡型或麻醉状态下最大膀胱容量减小的患者可能手术效果较好；⑦难治性 IC 实施输尿管皮肤造口手术仅作为全身状态不能耐受手术的难治性 IC 患者的最后手段；⑧对高龄，神经衰弱，精神病，合并严重心、肺、肝、脑、肾等疾病患者及肠道疾病的患者不宜采用复杂性尿流改道术。

三、麻醉选择与体位

根据选择的手术方式，膀胱切除、输尿管皮肤造口术可选择硬膜外阻滞麻醉或全身麻醉，尿流改道的患者经全面评估后可选择全身麻醉手术；患者的体位通常选择头低仰卧位，骶尾部用海绵垫垫高。

第二十五章
间质性膀胱炎外科治疗方法与评价

四、术前评估

术前应与 IC 患者充分沟通，告知患者膀胱切除加输尿管造口术是外科治疗难治性膀胱炎的最终治疗方法，旨在改善 LUTS 和严重的膀胱疼痛症状，即使成功的切除膀胱和完成输尿管造口术，术后可能有疼痛症状改善不显著或持续存在的风险性。

原则上，IC 患者手术前评估主要明确以下几个问题：①术前应仔细评估 IC 患者的年龄与身体健康状况，重要器官心、肺、肝、肾功能，神经系统有无异常或功能障碍等情况；②仔细评估 IC 患者的精神心理有无障碍，如焦虑、抑郁症和认知行为障碍；③仔细了解患者的生活史，有无尿路感染病史、典型尿路症状量化表、排尿日记、最大膀胱容量，膀胱疼痛与性交痛的特点及诱发疼痛的因素；④ IC 尿常规检查和细菌培养通常为阴性，有助于尿路感染疾病的鉴别；⑤超声检查，可快速排除膀胱有无结石、肿瘤及有无膀胱残余尿量，可用于鉴别膀胱出口梗阻和神经源性膀胱疾病；⑥膀胱镜和水扩张试验肾小球样点状出血及 Hunner 病变的存在是 IC 诊断的金标准，同时通过水扩张试验可明确 IC 是 Hunner 溃疡型还是非 Hunner 溃疡型，Hunner 溃疡型 IC 是选择外科手术治疗的重要指征；⑦膀胱灌注钾离子敏感试验是判定 IC 患者疼痛来自膀胱的定位指征；⑧通过尿流动力学检查排除 OAB、神经源性膀胱或膀胱出口梗阻引起的 LUTS 症状。

五、手术路径与操作要点

1. 机器人辅助腹腔镜下膀胱切除手术的路径及操作要点

（1）患者取头低脚高仰卧位，按照机器人辅助腹腔镜下膀胱切除 – 输尿管造口术标准手术的路径建立端口（图 25-6）。

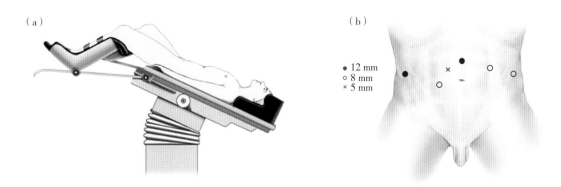

注：（a）手术体位；（b）手术端口与标记。

图 25-6　机器人辅助腹腔镜下膀胱切除手术示意

（2）游离输尿管：从髂血管交叉处向下至膀胱水平，然后结扎并横切输尿管（图 25-7）。

（3）用 Hem-o-lock 夹结扎并横切输尿管，将横断输尿管远离盆腔放置（图 25-8）。

（4）在直肠上方腹膜反射的正上方切开后腹膜，连接之前用于输尿管解剖的切口（图 25-9）。

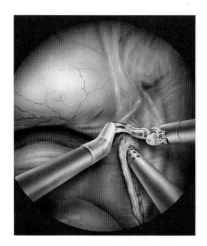
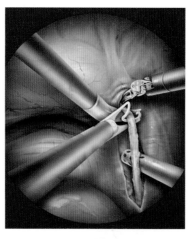
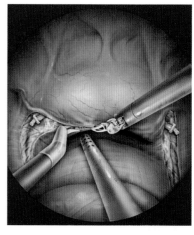

图 25-7　游离双侧输尿管　　　　图 25-8　横断输尿管　　　　图 25-9　分离膀胱后部和前列腺底部

（5）钝性分离精囊和输精管，灼烧或离断周围血管，钝性分离并显露直肠膀胱陷窝。抬起精囊，切开 Denovillier 筋膜，分离前列腺，直到顶部（图 25-10）。

（6）扩大膀胱和骨盆外侧侧壁之间的空间，暴露和隔离膀胱蒂，在腹膜两侧做侧切口以形成腹膜周间隙（图 25-11）。

（7）切除并离断主要的血管，识别并分离膀胱蒂，沿着内动脉向下延伸，在脐带动脉的起始处切开并用夹子固定，夹住并切开膀胱上动脉（图 25-12）。

（8）继续分离直至精囊前端（图 25-13）。

（9）在脐部下方，通过脐内侧韧带和尿道向前方切开腹膜，使膀胱向后下垂，以进入 Retzius 间隙（图 25-14）。

（10）确定并切开双侧骨盆内筋膜。将提肛肌纤维从膀胱外侧轻轻推开（图 25-15）。

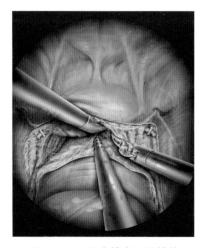
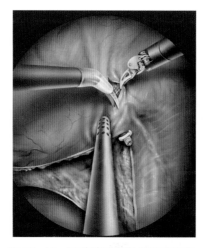
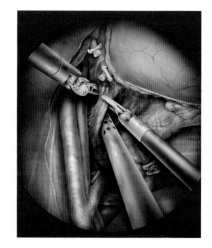

图 25-10　分离精囊和输精管　　　图 25-11　开放膀胱和骨盆侧壁空间　　　图 25-12　切除并离断膀胱主要血管

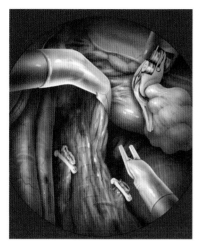
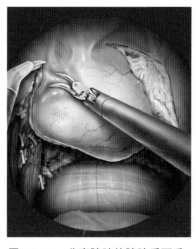
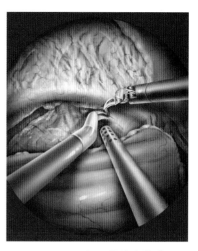

图 25-13　分离至精囊前端　　　图 25-14　分离膀胱使膀胱后下垂　　　图 25-15　打开骨盆内筋膜

（11）缝合切开的背静脉复合体，注意避免出血，随后切除所有周围尿道组织，以获得尽可能长的尿道长度（图 25-16）。

（12）将前列腺和膀胱向侧方和上方牵开，以暴露对侧前列腺蒂，用夹子固定，并用冷剪刀锐性分割（图 25-17）。

（13）完全分离膜性尿道。取出导管，将一个 Hem-o-lock 夹放在靠近前列腺顶端的尿道上。切开尿道。将标本放入一个大的内窥镜袋中，该内窥镜袋来自右侧辅助口的扩大开口。将袋子闭合并推入上腹部，直到手术结束。然后通过脐上中线切口取出（图 25-18）。

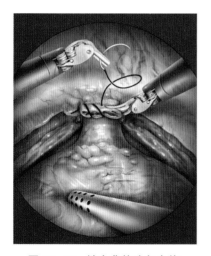
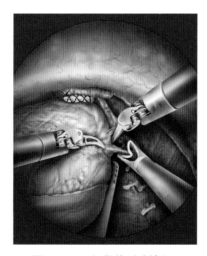
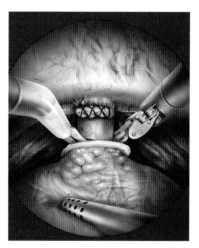

图 25-16　缝合背静脉复合体　　　图 25-17　保留前列腺神经　　　图 25-18　尿道切断

2. 输尿管皮肤造口手术的路径及操作要点

（1）在膀胱切除后，沿腹膜返折 Toldt 线打开侧腹膜，仔细分离输尿管至肾盂输尿管连接处，同时保留双侧输尿管系膜及睾丸动脉，避免输尿管成角；双侧输尿管分离完成后，右输尿管在 Treitz 韧带和肠系膜下动脉之间，降结肠后方无血管的宽系膜区域穿出，交叉至左侧；接着在选定位置呈圆形切开输尿管造口皮肤,直径为 4.5 ～ 5 cm,切口直径与双侧输尿管直径相关;清除脂肪组织后,横切腹直肌前肌片,尽可能减少筋膜对输尿管的压迫(图 25-19)。

(2)钝性分离腹直肌,并在背直肌片和下方手指尖端的腹膜处做十字状切口(图 25-20)。

(3)双侧输尿管至少高于皮肤上方 1.5 cm,并观察输尿管残端毛细血管血供和自发性排尿情况;两侧输尿管均向内侧分开,一侧在三点钟方向,另一侧在九点钟方向,将双侧输尿管连接形成一个"鱼嘴"样造口(图 25-21)。

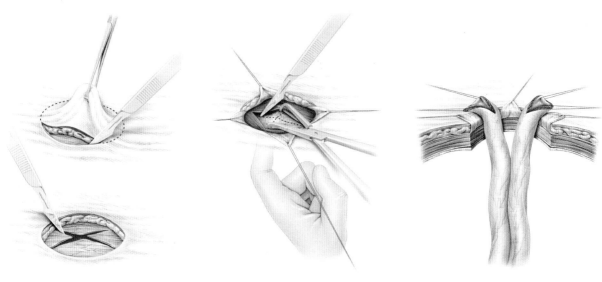

图 25-19　皮肤造口切口　　　　　图 25-20　打开腹直肌　　　　　图 25-21　游离双侧输尿管至皮下

(4)游离大网膜远端,确保无张力的情况下包裹双侧输尿管,置于皮下固定,再次明确输尿管残端血供和排尿情况(图 25-22)。

(5)"鱼嘴"样输尿管端用 5 号细丝线间断方式缝合,并固定在切口周边表皮上,然后,放置两根输尿管支架管并固定,放置造口袋(图 25-23)。

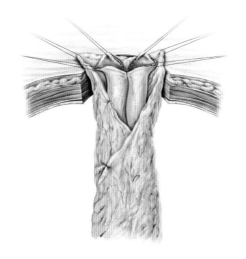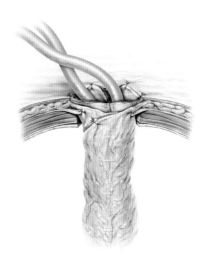

图 25-22　皮下固定双侧输尿管　　　　　图 25-23　固定支架管

六、手术并发症与术后处理

膀胱切除－输尿管造口术的常见的并发症主要包括：①输尿管末端坏死：输尿管末端坏死多数与输尿管末端血运较差、吻合后的张力大，以及术后留置输尿管支架管的压迫有关。因此在术中游离输尿管时应注意保护血运、吻合时注意减小张力，术后留置输尿管支架管避免过粗导致压迫缺血。一旦发生输尿管末端坏死，则可考虑在手术后2周修剪坏死组织并将输尿管断端与皮缘再次缝合。②皮瓣坏死：皮瓣底边太窄血运不足，张力太大或感染等因素易导致皮瓣坏死，皮瓣坏死后输尿管造口乳头回缩，需长期留置输尿管导管协助引流尿液。③输尿管造口狭窄：输尿管造口狭窄与输尿管末端血运差、张力大、感染等存在关系，在同侧输尿管皮肤造口的患者中左侧狭窄多于右侧，也与输尿管造口常选在右侧导致左侧输尿管张力较大有关。④输尿管造口狭窄是膀胱切除－输尿管造口术后最常见的并发症，其发生率大约为50%，一旦出现输尿管狭窄则应考虑定期扩张、长期留置输尿管导管引流。同时由于输尿管造口路径短，输尿管造口患者逆行感染发生肾盂肾炎的概率显著高于回肠导管转流术。

七、临床疗效与评价

对长期系统保守治疗失败的难治性IC，外科手术治疗仍然是一种有效缓解患者LUTS和严重膀胱疼痛症状，改善与提高IC患者生活质量的有效方法。目前对难治性IC长期保守治疗失败的患者，外科手术治疗方法的主要目的是增加膀胱的容量或切除导致LUTS和严重疼痛挛缩的膀胱与尿流改道，基于手术方法不同，其难治性IC术后的疗效与症状的缓解率也不相同：①膀胱扩大成形术，伴膀胱三角肌下切除术对于Hunner溃疡型IC患者，82%的患者术后症状得到改善，而非Hunner溃疡型IC患者仅有23%获得改善，这提示，Hunner溃疡型IC是外科手术治疗优选适应证；因此，临床医生必须严格地筛选合适的手术治疗患者；②大多数患者接受了尿流改道，而膀胱仍留在原位，这些患者中的65%在12个月后接受了膀胱切除术，最常见的原因是持续性膀胱疼痛症状没有改变；③对初始作了膀胱切除术伴尿流改道的所有难治性IC患者，术后中位随访时间为5.5年，75%的患者无疼痛，68%的患者对最终外科手术治疗结果满意；进一步研究发现，术后疼痛缓解最好的患者术前LUTS和膀胱疼痛症状持续时间较短，因此得出结论，较长的术前症状是术后持续疼痛的预测因素；④Rossberger等研究发现，难治性IC术后症状改善的患者往往术前功能膀胱容量及麻醉后膀胱最大容量均有明显下降；而术前膀胱容量较大者，术后症状无明显改善；因此，Hunner溃疡型IC患者或麻醉状态下最大膀胱容量显著减小的患者，应用尿路重建手术可能有更好的手术效果；⑤关于难治性IC患者根治性膀胱切除与尿流改道的手术干预的研究通常是单中心、小规模的，并且具有可变的评估结果，因此从这些数据中得出明确的结论是困难的；尽管如此，膀胱切除及输尿管造口术对伴有严重LUTS和膀胱疼痛症状的难治性IC患者，尤其身体状态不佳的患者，可能是最终选择的有效治疗方法，用来改善症状，提高生活质量；特别是对那些患有Hunner病变和小膀胱容量的患者来说，膀胱切除－输尿管造口术可能使患者受益更大；⑥以往研究发现，输尿管造口术可能是非可控尿流改道中相对安全的手术方式，具有手术时间短，术后并发症发生率低等优势，但对于接受了膀胱切除－输尿管造口术患者，术后仍有

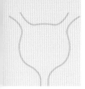
17%的患者出现持续性的耻骨上疼痛；这不仅给患者带来巨大的精神心理压力和疼痛症状，同时还给社会医疗保险费用和家庭增加了沉重的经济负担。需要说明的是，目前还没有任何一种单一的治疗方法能够治愈IC，外科手术治疗仅仅是治疗难治性IC的最后选择。

（田大伟　吴长利）

第五节　腹腔镜膀胱切除与回肠原位新膀胱术

一、概述

膀胱切除术联合回肠原位新膀胱术，是一种不可逆性外科治疗方法，只有在尝试所有无创的保守治疗方案失败，且患者仍持续存在严重的LUTS、膀胱疼痛症状和对生活质量的改善达不到患者可接受水平时，方可考虑选择外科手术治疗。在选择外科手术治疗前，必须明确患者IC的表型是Hunner病变型IC还是非Hunner病变型IC，必须确认患者的疼痛部位源于膀胱，必须精准测量膀胱的最大容量，必须排除任何泌尿系统其他疾病，同时要与患者进行良好的沟通与交流，告知患者每一种手术方式的利弊和风险性。如果选择尿流改道，则必须切除膀胱，如果选择回肠原位膀胱扩大术，术后可能出现膀胱疼痛症状改善不明显或生活质量提高达不到患者的期望值，并有可能需要二次切除膀胱。对于有Hunner病变的IC患者，当膀胱病变已发展到终末期胱挛缩的小膀胱，严重的LUTS、膀胱疼痛和对患者生活质量的影响程度与手术利弊比较提示一个正向的风险效益比时，选择外科手术治疗可能更有益于提高患者的生活质量。

就目前的研究报告看，膀胱切除联合尿流改道主要包括非可控性的尿流改道、可控性尿流改道术和原位新膀胱术。其中膀胱切除联合回肠原位新膀胱术，因其保留患者原有的生理排尿方式，不仅术后患者生活质量较高，同时也避免了因尿流改道对患者造成的精神心理压力产生的负面影响，而成为被患者所接受的理想手术方式。目前，有关原位新膀胱术储尿囊的构建主要有Studer、Vescica Ileale Padovana（VIP）、FloRIN及Hautmann W 4种模式（图25-24）。大量临床研究与实践证实，膀胱切除联合原位新膀胱构建的储尿囊具有足够的容量、低压储存和自主排尿功能，从而改善难治性IC患者严重的LUTS、膀胱疼痛，有效地提高了IC患者的生活质量。在原位新膀胱术构建的四种储尿囊的比较研究中，Hautmann W形新膀胱储尿囊具有膀胱容量大、术后控尿良好等优势，是目前原位新膀胱术构建储尿囊的最常用方法。

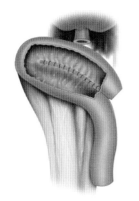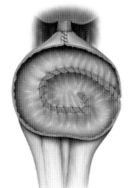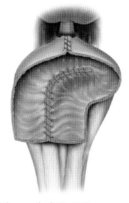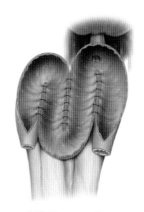

（a）Studer　　（b）Vsscica Ileale Padovana（VIP）　　（c）FloRIN　　（d）Hautmann W

图 25-24　原位新膀胱储尿囊构建方式

二、手术适应证与禁忌证

1. 手术适应证　IC 是一种良性疾病，膀胱切除术联合原位新膀胱术是一种不可逆的外科治疗方法。鉴于此，在决定进行膀胱切除术联合原位新膀胱术之前，应充分与患者或家属进行良好的沟通与交流，告知患者或家属手术的目的、主要解决患者哪些临床问题，手术主要过程与手术可能出现的风险及术后可能发生的并发症。对于手术治疗效果应实事求是地给予患者切合实际的期望。尽管目前对 IC 外科治疗的适应证与选择还没有可遵循的共识与标准，但大多数文献的支持依据包括：①对于经过药物治疗、行为疗法、膀胱扩张术、神经调节疗法等系统治疗失败后，其严重的 LUTS 和膀胱疼痛症状仍持续存在或无法控制，生活质量受到严重影响或有明显的上尿路并发症的 IC 患者，手术治疗可能是最后的选择治疗手段；②膀胱切除术联合原位新膀胱术仅适用于膀胱挛缩、小膀胱容量、严重的 LUTS、膀胱疼痛和生活质量受到严重影响的终末期 Hunner 病变型 IC 患者；③对终末期 Hunner 病变型 IC 患者，如脑、心、肺无严重的器质疾病，肾脏功能良好，尿道无良恶性疾病，尿道狭窄，括约肌功能良好，可选择全膀胱切除与原位新膀胱术；④应慎重选择适合每个患者的手术方式，以便使患者从治疗中获益；对于较年轻的终末期 Hunner 病变型 IC 患者可以选择原位膀胱扩大术，而对于较年长的患者更适合选择 Bricker 尿流改道术。对于术前有肛门括约肌功能减退的患者或肛门失禁患者，不推荐实施膀胱扩大或尿流改道术。

2. 手术禁忌证　①对非 Hunner 病变型 IC 患者，若膀胱最大容量在 400 mL，不推荐膀胱切除术联合原位新膀胱术，应被看作是相对禁忌证；②在严重全身性疾病（如心脏病、肺病、肝病、肾功能不全、低蛋白血症或严重贫血等）不能够耐受麻醉或较长时间手术的患者；③严重的尿道狭窄短期内不能治愈或膀胱尿道括约肌功能减退或失禁者；④全身性或泌尿系统存在活动性结核者；⑤有腹腔结核症或回肠病变并影响储尿囊构建及术后肠道功能恢复障碍的高风险患者；⑥有严重精神心理障碍，患者无法理解手术目的，不能配合临床诊疗过程及术后管理要求的患者。

三、麻醉选择与体位

1. 麻醉选择 气管插管全身麻醉是腹腔镜膀胱切除术联合原位新膀胱术首选方法。在确保患者的生理状态稳定的同时，可辅以肌松药以实现充分的肌肉松弛，从而为手术操作提供充足空间。

2. 手术体位 患者手术体位取 30° ～ 40° ，头低脚高仰卧位，即 Trendelenburg 位，其具体角度应根据患者的体型和手术需要进行调整。Trendelenburg 位有助于通过重力作用将腹部内脏向上移动，从而为盆腔手术区域提供更佳的视野和操作空间。同时，应注意保护患者的手臂和肩部，避免过度牵拉或压迫臂丛神经或肌肉引起一过性功能障碍。

四、术前评估与准备要点

1. 术前评估 详细全面地采集病史与发病时间，通过与患者术前面谈，准确识别 IC 患者的临床表现特征，明确症状持续时间、视觉模拟疼痛量表、PUF 评分、生活质量评分、排尿日记，进行膀胱最大容量测定、尿液分析与细菌培养、静脉尿路造影、膀胱镜检查确认 IC 患者有无 Hunner 病变，并排除膀胱其他可见的肿瘤或结石。通过详细全面的病史采集，可以准确识别并获得 IC 患者的临床表现特征。这包括症状持续时间、视觉模拟疼痛量表评分、PUF 评分、生活质量评分、排尿日记等。术前还应进行膀胱最大容量测定、尿液分析与细菌培养、静脉尿路造影以及膀胱镜检查。其中膀胱镜检查可以确认 IC 患者是否存在 Hunner 病变，并排除膀胱内其他可见的肿瘤或结石；水扩张试验可观察膀胱黏膜小球样点状出血。此外，组织活检和在选定病例中进行的尿动力学评估也是重要的诊断步骤。手术前获得并评估这些资料和数据，有助于判定 IC 患者的表型、膀胱疼痛部位、药物治疗效果，并为选择适当的外科治疗方法提供决策依据。

2. 术前准备 ①术前医护人员应与患者进行交流沟通并对其进行相应的健康教育，告知患者并详细解释手术过程、预期效果、术后可能的风险和并发症及术后快速康复过程护理工作需要注意的有关事项，鼓励患者增强战胜疾病的信心，加强对患者的关爱与医患之间的良好合作；②术前应仔细分析各项辅助检查结果，以评估患者心脑血管、肺、肝、肾等重要脏器的功能及患者对麻醉和较长时间手术的耐受能力；③术前 6 ～ 8 h 禁食，2 h 禁水，口服肠道抗生素、口服泻药和（或）进行清洁灌肠等肠道准备工作；④术前 0.5 ～ 2 h 预防性应用抗生素以降低感染的发生率；⑤尽管腹腔镜膀胱切除联合回肠原位新膀胱术的出血或失血量很少，但术前也应常规进行合血、备血不可或缺。

通过上述详细的术前评估和准备，为患者制定个性化的手术方案，降低手术风险和术后并发症的发生率，提高手术成功率和患者满意度，是医护人员平凡但又非常重要的医疗工作。

五、手术路径与操作要点

1. 腹腔镜膀胱切除手术手术路径有经腹腔入路及腹膜外入路。

2. 腹腔镜膀胱切除手术经腹腔入路操作要点

（1）男性患者腹腔镜膀胱切除手术：①气腹制备及布局套管，一般采用 5 孔操作，气腹压力维持在 12 ～ 15 mmHg；②锐性游离和腹壁粘连的肠管，将小肠从盆腔移向腹侧；③游离双侧输尿管：于髂总动脉分叉处打开侧腹膜，找到双输尿管，并向下游离达膀胱壁，分别用 Hem-o-lock 钳夹切断；④暴露直肠膀胱陷凹，横行切开腹膜，沿输精管向下游离双侧精囊，切开 Denovilliers 筋膜游离前列腺背侧；⑤游离膀胱侧壁、离断输精管，用 Hem-o-lock 夹闭脐动脉近段，处理膀胱侧血管蒂；⑥膀胱顶前高位切开腹膜，离断脐正中韧带及脐旁正中韧带，向下游离膀胱前间隙，进入耻骨后间隙并游离，充分暴露前列腺尖部，缝扎 DVC；⑦沿前列腺两侧分别钳夹切断两侧前列腺侧韧带，钝性切断前列腺周围纤维组织，离断尿道，完整切除膀胱。

（2）女性患者腹腔镜膀胱切除手术：①制备气腹和布局套管，一般采用 5 孔操作，气腹压力维持在 12 ～ 15 mmHg；②锐性游离和腹壁粘连的肠管，将小肠从盆腔移向腹侧；③髂血管分叉处剪开腹膜，找到输尿管，向下游离近膀胱壁，钳夹离断；④打开阴道后穹隆，游离膀胱后壁；⑤游离膀胱侧壁，将脐动脉在其与髂内动脉的交界处使用 Hem-o-lock 钳夹闭，处理膀胱侧血管蒂；⑥侧面解剖完成后，离断脐正中韧带及脐旁正中韧带，向下游离膀胱前间隙至阴蒂背深静脉复合体并将其电凝切断，离断尿道，完整切除膀胱。

3. 机器人辅助腹腔镜膀胱切除手术手术路径有经腹腔入路及腹膜外入路。

4. 机器人辅助腹腔镜膀胱切除手术经腹腔入路操作要点　①患者全身麻醉后手术体位取 30° ～ 40°，头低脚高仰卧位，既 Trendelenburg 位；进行气腹制备及布局套管，气腹压力维持在 12 ～ 15 mmHg，采用 5 孔操作。②向头侧牵拉肠管，于髂血管分叉处沿输尿管走形打开侧腹膜，向下至近膀胱处，向上至髂窝。在输尿管筋膜外层面游离双侧输尿管至膀胱入口处，使用 Hem-o-lock 钳切断。③4 臂抓钳向上牵拉膀胱底部暴露直肠膀胱陷凹，横行切开腹膜，游离输精管及精囊。4 臂抓钳向上提起精囊，切开 Denovillier 筋膜游离前列腺背侧直至尖部。④靠近盆壁游离膀胱侧壁、离断输精管，用 Hem-o-lock 夹闭脐动脉近段，继续向下游离膀胱侧壁，打开盆内筋膜，4 臂抓钳向对侧提拉膀胱，显露膀胱侧血管蒂，使用 KLS 系统及 Hem-o-lock 钳进行处理。⑤膀胱顶前高位切开腹膜，离断脐正中韧带及脐旁正中韧带，向下游离膀胱前间隙，进入耻骨后间隙并游离，充分暴露前列腺尖部，"8"字缝扎阴茎背深静脉复合体即 DVC。⑥沿前列腺两侧分别钳夹切断两侧前列腺侧韧带，钝性切断前列腺周围纤维组织，离断尿道，完整切除膀胱。

5. 体外回肠原位新膀胱构建（ECNB）——Hautmann W 形新膀胱　①行膀胱全切后，于下腹正中作 6 cm 左右的切口，将手术标本取出。将选取的回肠拉出体外，距回盲部 15 cm 处截取约 40 cm 回肠段以备制作新膀胱储尿囊。恢复肠道连续性并关闭肠系膜缺口后还纳肠管入腹腔。②体外 W 形折叠回肠，沿对系膜缘纵行剖开回肠进行去管化处理，相邻肠管连续内翻缝合形成新膀胱后壁；修剪输尿管残端，放置输尿管支架管，行输尿管再植；关闭新膀胱前壁，储尿囊构建完成（缝合新膀胱时底部留下约 1 cm 开口用于新膀胱与尿道的吻合）。③将储尿囊置入腹腔内，缝合腹壁切口。再次制备气腹，在可视条件下并在尿管引导的情况下单针法连续吻合尿道与新膀胱颈。检查无渗漏后，留置三腔气囊尿管和盆腔引流管。

6. 体内回肠原位新膀胱构建（ICNB）——Hautmann W 形新膀胱　①行膀胱全切后，确定回盲部位置，距回盲部约 15 cm 处量取 40 cm 长末段回肠进行截取并分离肠系膜。随后助手以直线切割闭合器恢复肠道连续性。②将截取肠段 4 等分，布置为 W 形，并选择右侧第一个返折点作为储尿囊的最低点与尿道吻合。③将尿管伸入肠管内沿长轴纵行剖开肠管行去管化处理（远端及近端分别留取 2～3 cm 肠管不做去管化处理，用于输尿管吻合）；用 3-0 可吸收线连续缝合相邻肠片，构建新膀胱后壁（图 25-25）。④将远端及近端留取的未去管化肠管进行部分缝合后分别与双侧输尿管残端吻合，期间放置单 J 输尿管支架管，单 J 管远端由新膀胱前壁引出进行体外引流尿液。⑤关闭新膀胱前壁及前顶壁并留置三腔尿管（图 25-26）。检查无渗漏后，留置盆腔引流管。

与体外新膀胱构建相比，全腔内尿流改道技术明创伤较小，失血量也相对较少，还能够精确地处理盆底结构，这主要归功于机器人技术的发展。此外，该技术在术中对尿道括约肌的损伤概率较低，有助于保留神经血管束，从而有利于术后尿控的恢复。膀胱切除手术用于恶性疾病的数量远远高于用于良性疾病的数量，膀胱切除原位新膀胱重建方面的研究也是在膀胱癌领域居多，其相关研究结果可以为 IC 的治疗提供借鉴。既往一项研究通过纳入多机构数据库的 732 例数据对男性患者行机器人辅助根治性膀胱切除术和完全腹腔镜下原位新膀胱重建后的功能结果进行报道，该研究表明在 12 个月后，白天的尿控率为 86%，夜间为 66%，勃起功能（EF）的恢复率为 55%，而 EF 很大程度上受神经保留程度、年龄和并发症的影响。

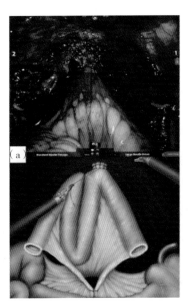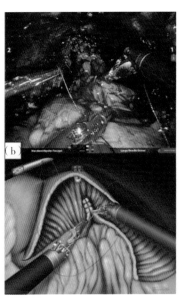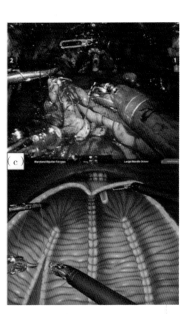

图 25-25　机器人辅助腹腔镜下 Hautmann W 形新膀胱后壁的构建

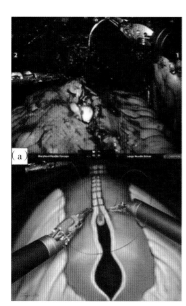
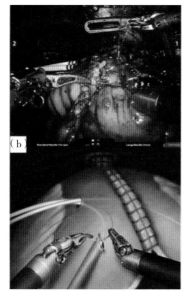
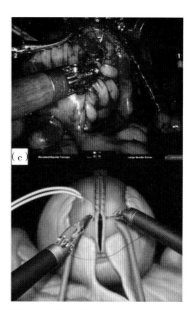

图 25-26　机器人辅助腹腔镜下 Hautmann W 形新膀胱前壁的构建及输尿管再植

Piramide 等对目前可用的 RARC 后 ICNB 技术首次进行全面描述，总共纳入 19 项研究，评估 886 名患者，相关的新膀胱术式包括 Studer、Hautmann、Y 形、U 形、Bordeaux、Pyramid、Shell、Florence Robotic Intracorporeal Neobladder（FloRIN）和 Padua Ileal Bladder（PIB）共 9 种。Y 形和 Bordeaux 技术显示出较低的手术时间，这可能与较容易的新膀胱折叠相关。观察到术后早期（＜ 30 天）3 级以上并发症发生率分别为：Studer 研究中 21%，Pyramid 研究中 19%，Hautmann W 形研究中 5%，Y 形研究中 10%，PIB 研究中 22%，FloRIN 研究中 5%，U 形研究中 8%，Bordeaux 研究中 2%，Shell 研究中 20%。晚期（≥ 30 天）3 级以上并发症发生较少，范围从最低的 5%（Bordeaux）到最高的 30%（Shell）。就术后 12 月新膀胱功能而言，Studer 的日间尿控率（每天一个或更少的垫子）为 88%，Pyramid 为 95%，Hautmann W 形为 95%，Y 形为 90%，Bordeaux 为 58.8%，PIB 为 64%，FloRIN 为 52%，U 形为 58%，Shell 为 73%。关于术后 12 月夜间尿控（每晚一个或更少的垫子）不同术式之间的差异较大，Hautmann 新膀胱的尿控率最高，为 90%。

Mistretta 等对 101 例行机器人辅助根治性膀胱切除联合回肠原位新膀胱患者进行回顾性分析，将患者分为全腔内回肠新膀胱和体外回肠新膀胱两组，结果提示组间并发症发生率（包括总体、早期和晚期）之间没有统计学上的显著差异，两组患者术后 12 月日间（89.4% VS 87.1%，ICNB VS ECNB）和夜间（63.8% VS 51.6%，ICNB VS ECNB）尿控恢复率及性功能恢复率均相似（59.1% VS 54.3%，ICNB VS ECNB）。

六、手术并发症与术后处理

1. 术后处理　①严密监测生命体征，重视管道护理，观察各引流液、尿液的性质和量，准确及时记录，术后第 4 天起应每日使用生理盐水低压冲洗新膀胱，每次冲洗时速度不可过快，冲洗量以 30 mL 为宜，否则会造成膀胱内压力增高而导致尿外渗；②在患者恢复饮食后，指导患者多饮水，每日饮水量在 2000 mL 以上，促进肠黏液的排出，以达到自然冲洗膀胱的目的；③鼓励患者早期下床活动，预防肺部感染和深静脉血栓形成；④如无异常，引流液每日< 200 mL 即可拔除盆腔引流管，术后 10 天左右拔除单 J 管，术后 21 天拔除尿管；⑤按时复查，定期评估新膀胱的形态和功能，及时发现并处理可能出现的并发症。

随着快速康复外科（enhanced recovery after surgery，ERAS）理念的提出及其在泌尿外科领域的应用，其减少手术患者心理及生理应激反应、并发症，加快术后快速康复，提高患者满意度方面的优势。不同中心有着不一样的 EARS 标准，现将天津医科大学第二医院的 ERAS 方案介绍如下：①术前咨询、教育，对贫血及其他可逆性共病进行矫正、营养支持（如存在低白蛋白血症进行纠正）、戒烟、术前 4 周减少饮酒量及鼓励进行体育锻炼；②全身麻醉诱导 6 h 前禁食，2 h 前禁饮；③入院即行血栓风险评估，对中高危患者使用低分子肝素至术前 12 h，手术 12 h 后继续抗凝治疗；④手术当天穿戴压力梯度弹力袜，直到术后首次行动（术后 6 h 或术后第 1 天）；⑤术中液体管理应适应个体化的心肺共病患者，以避免过度液体补充；⑥血液输注仅限于血红蛋白降至 6 g/dL 以下或 8 g/dL 以下（有心肺风险因素）的症状性患者；⑦术后促进肠道功能恢复的多模式方法包括：咀嚼口香糖、口服益生菌、使用质子泵抑制剂和甲氧氯普胺等；⑧鼓励术后第一天早期行动；⑨如无异常输尿管支架管在术后 10 天左右拔除，经尿道 Foley 导尿管于第 21 天拔除。

2. 手术并发症　膀胱切除及尿流改道是泌尿外科中（无论是恶性疾病还是良性病变）伴有严重创伤的外科手术，总体并发症率接近 67%，高容量中心的死亡率为 1.5%，并以膀胱全切除术和原位新膀胱术的并发症率最高。一项研究比较了接受膀胱切除手术的良性疾病患者与恶性疾病患者队列，发现对于良性疾病，膀胱切除手术同样伴随着高并发症率，围手术期并发症率达到 60%。两组患者的总体并发症或死亡率之间没有显著差异。在良性疾病组中，最常见的并发症是术后 72 h 内需要输血的出血（38.6%），其次是感染性并发症（31.1%）。吸烟和糖尿病被识别为这些患者并发症发生的预测因子。以往研究表明，术前 2 个月戒烟能够显著降低手术风险，而术前 6 个月戒烟可以使风险降低到与非吸烟者相同的水平。目前，有关手术常见的并发症及相关处理方法主要包括以下几种。

（1）出血：前列腺背血管复合体或膀胱和前列腺侧蒂出血，离断耻骨前列腺韧带时应靠近耻骨，缝扎背血管复合体时需确切；离断侧血蒂时可适当增加凝固或者 Hem-o-lock 钳夹次数。

（2）消化系统并发症：①直肠损伤：多发生在游离直肠前列腺间隙时，轻度损伤可一期进行缝合，术后坚持应用抗生素，延迟进食及引流管拔除时间，严重的损伤则需行结肠造口。②肠瘘：发生肠瘘应引流盆腔及腹腔，辅以积极内科治疗，必要时手术修补。③肠梗阻：通常保守治疗即可以缓解，必要时需行二次手术。

（3）泌尿系统并发症：①吻合口漏：轻度的吻合口漏可延长输尿管支架管留置时间，较长时间不能够自愈则需要再次进行手术修补。②可出现尿失禁、排尿困难、尿潴留等并发症。患者出现尿失禁应指导其进行盆底肌训练，增强外括约肌力量，一般数月后可以自主控尿。排尿困难可以行膀胱尿道造影及膀胱镜检查以进一步处理。③输尿管回肠吻合口狭窄：处理方式包括内镜下扩张、留置输尿管支架管甚至是永久性输尿管支架管植入或者肾造瘘甚至行输尿管新膀胱再植术。

（4）感染相关并发症：①泌尿系感染：多见于尿液引流不畅患者。在充分引流尿液的情况下感染多能够控制。②腹腔感染：多由于尿漏或肠道准备不充分所致。在使用抗生素的同时应充分引流，必要时穿刺置管。③呼吸道感染：多见于肺部有基础疾病的患者。术后应指导患者正确排痰及翻身拍背，鼓励早期活动。及时请呼吸科会诊，避免感染加重甚至严重影响呼吸。④切口感染：及时换药，必要时留置引流条，同时应用抗感染治疗。

（5）其他并发症：包括下肢深静脉血栓、切口疝、代谢相关并发症等。

七、临床疗效与评价

膀胱切除及原位新膀胱重建是一项复杂且具有挑战性的手术，该手术的成功实施需要泌尿外科医生具备丰富的手术经验和尿路重建技能。术后患者需接受定期的监测和综合性的护理，包括新膀胱的功能评估、尿路感染的预防和管理，以及必要时的康复训练，以保障手术效果和患者的生活质量。

对于 IC 患者进行膀胱全切除和原位新膀胱重建术后，临床疗效的评价主要依据症状改善率、新膀胱功能、并发症发生率及患者满意度等指标。一项针对 IC 行膀胱重建手术的系统性综述共纳入来自 20 项研究的 448 名患者。其中，48.6% 的患者行膀胱次全切除膀胱成形术，11.2% 的患者行膀胱切除回肠导管，21.9% 的患者接受了膀胱切除和原位新膀胱术，18.3% 的患者仅进行回肠导管的尿流改道。在所有接受手术的患者中，77.2% 报告了症状改善，而在完全膀胱切除和原位新膀胱组中改善率最高。新膀胱功能方面，多数研究表明术后 12 个月白天的尿控率在 90% 左右，夜间在 60% 左右。男性患者术后勃起功能恢复在 50% 左右。不同手术路径及新膀胱构建方法对临床疗效的影响已在上文中进行了详细介绍。术后随访计划的制订应涵盖短期至长期的评估，以全面监测患者的康复进程和新膀胱的功能稳定性。整体而言，膀胱全切除和原位新膀胱重建术为患者提供了一种有效的治疗选择，能够显著改善患者的症状和生活质量。

（胡海龙　郝云凯　吴长利）

参考文献

[1] ABELLEYRA LASTORIA D A，RAISON N. Comparing surgical interventions for interstitial cystitis：A systematic review［J］. Low Urin Tract Symptoms，2022，14（4）：218-241.

[2] AISEN C M，LIPSKY M J，TRAN H，et al. Understanding simple cystectomy for benign disease：A unique patient cohort with significant risks［J］. Urology，2017，110：239-243.

[3] ARGELLES ROJAS S，OVIEDO ORTEGA J G，VELASCO SORDO R. Interstitial cystitis：Diagnosis and treatment in a pregnant patient［J］. Cureus，2021，13（4）：14549-14549.

[4] ASHLEY C，NICOLE G，GENEVIEVE N，et al. CUA guideline：Diagnosis and treatment of interstitial cystitis/bladder pain syndrome［J］. Can Urol Assoc J，2016，10（5-6）：E136-E155.

[5] BRATT D，DOWNEY A P，OSMAN N I，et al. A systematic review of surgical interventions for the treatment of bladder pain syndrome/interstitial cystitis［J］. Eur Urol Focus，2021，7（4）：877-885.

[6] BSCHLEIPFER T, DOGGWEILER R, SCHULTZ-LAMPEL D, et al. Diagnosis and treatment of interstitial cystitis (IC/PBS): S2k guideline of the german society of urology [J]. Urologe A, 2019, 58 (11): 1313-1323.

[7] CASTILLO O A, MIRANDA-UTRERA N. Laparoscopic cystectomy and intracorporeal continent urinary diversion (Mainz Ⅱ) in treatment for interstitial cystitis [J]. Actas Urol Esp, 2014, 38 (3): 200-204.

[8] CHAKRAVARTI A, GANTA S, SOMANI B, et al. Caecocystoplasty for intractable interstitial cystitis: Long-term results [J]. Eur Urol, 2004, 46 (1): 114-117.

[9] CHO Y, YOUN S. Intravesical bladder treatment and deep learning applications to improve irritative voiding symptoms caused by interstitial cystitis: A literature review [J]. Int Neurourol J, 2023, 27 (1): 13-20.

[10] CLEMENS J Q, ERICKSON D R, VARELA N P, et al. Diagnosis and treatment of interstitial cystitis/bladder pain syndrome [J]. J Urol, 2022, 208 (1): 34-42.

[11] GERSHMAN B, EISENBERG M S, THOMPSON R H, et al. Comparative impact of continent and incontinent urinary diversion on long-term renal function after radical cystectomy in patients with preoperative chronic kidney disease 2 and chronic kidney disease 3a [J]. Int J Urol, 2015, 22 (7): 651-656.

[12] HANNO P. Diagnosis and treatment of interstitial cystitis/bladder pain syndrome letter [J]. J Urol, 2022, 208 (6): 970-973.

[13] JHANG J F, KUO H C. The Role of viral infection in the pathogenesis of interstitial cystitis/bladder pain syndrome [J]. Curr Bladder Dysfunct Rep, 2023, 18 (4): 374-380.

[14] KE H, ZHU L, WANG Q, et al. Neutrophil-to-lymphocyte ratio as a promising non-invasive biomarker for symptom assessment and diagnosis of interstitial cystitis/bladder pain syndrome [J]. BMC Urol, 2023, 23 (1): 180.

[15] KIM H J, LEE J S, CHO W J, et al. Efficacy and safety of augmentation ileocystoplasty combined with supratrigonal cystectomy for the treatment of refractory bladder pain syndrome/interstitial cystitis with Hunner's lesion [J]. Int J Urol, 2014, 21 (Suppl 1): 69-73.

[16] KIMBRELL T A, GEORGE M S, PAREKH P I, et al. Robot-assisted radical cystectomy versus open radical cystectomy in patients with bladder cancer (RAZOR): An open-label, randomised, phase 3, non-inferiority trial [J]. Lancet, 2018, 391 (10139): 2525-2536.

[17] KO K J, KOO M J, BANG S, et al. Recurrence after postoperative intravesical instillation therapy in Hunner type interstitial cystitis [J]. Sci Reports, 2023, 13 (1): 18256.

[18] KOSLOV D S, VILSON F, COLACO M, et al. Impact of Cystectomy with urinary diversion upon tracked receipt of opioid prescriptions among patients with interstitial cystitis/bladder pain syndrome [J]. Urology, 2018, 114: 83-86.

[19] LUSUARDI L, LODDE M, PYCHA A. Cutaneous ureterostomy [J]. BJU Int, 2005, 96 (7): 1149-1159.

[20] MALDE S, PALMISANI S, AL-KAISY A, et al. Guideline of guidelines: Bladder pain syndrome [J]. BJU Int, 2018, 122 (5): 729-743.

[21] MARTINI A, FALAGARIO U G, RUSSO A, et al. Robot-assisted radical cystectomy with orthotopic neobladder reconstruction: Techniques and functional outcomes in males [J]. Eur Urol, 2023, 84 (5): 484-490.

[22] MISTRETTA F A, MUSI G, COLL RUVOLO C, et al. Robot-assisted radical cystectomy for nonmetastatic urothelial carcinoma of urinary bladder: A comparison between intracorporeal versus extracorporeal orthotopic ileal neobladder [J]. J Endourol, 2021, 35 (2): 151-158.

[23] NIELSEN K K, KROMANN-ANDERSEN B, STEVEN K, et al. Failure of combined supratrigonal cystectomy

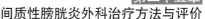

and Mainz ileocecocystoplasty in intractable interstitial cystitis：Is histology and mast cell count a reliable predictor for the outcome of surgery？［J］. J Urol，1990，144（2 Pt 1）：255-258.

[24] NORUS T，FODE M，NORLING J. Ileal conduit without cystectomy may be an appropriate option in the treatment of intractable bladder pain syndrome/interstitial cystitis［J］. Scand J Urol，2014，48（2）：210-215.

[25] PEEKER R，ALDENBORG F，FALL M. The treatment of interstitial cystitis with supratrigonal cystectomy and ileocystoplasty：Difference in outcome between classic and nonulcer disease［J］. J Urol，1998，159（5）：1479-1482.

[26] PIRAMIDE F，TURRI F，AMPARORE D，et al. Atlas of intracorporeal orthotopic neobladder techniques after robot-assisted radical cystectomy and systematic review of clinical outcomes［J］. Eur Urol，2024，85（4）：348-360.

[27] PYCHA A，COMPLOJ E，MARTINI T，et al. Comparison of complications in three incontinent urinary diversions［J］. Eur Urol，2008，54（4）：825-832.

[28] REDMOND E J，FLOOD H D. The role of reconstructive surgery in patients with end-stage interstitial cystitis/bladder pain syndrome：Is cystectomy necessary？［J］. Int Urogynecol J，2017，28（10）：1551-1556.

[29] ROSSBERGER J，FALL M，JONSSON O，et al. Long-term results of reconstructive surgery in patients with bladder pain syndrome/interstitial cystitis：Subtyping is imperative［J］. Urology，2007，70（4）：638-642.

[30] SHABSIGH A，KORETS R，VORA K C，et al. Defining early morbidity of radical cystectomy for patients with bladder cancer using a standardized reporting methodology［J］. Eur Urol，2009，55（1）：164-174.

[31] SNOW-LISY D C，CAMPBELL S C，GILL I S，et al. Robotic and laparoscopic radical cystectomy for bladder cancer：Long-term oncologic outcomes［J］. Eur Urol，2014，65（1）：193-200.

[32] TOLLE J，KAFTAN B T，Bschleipfer T. S2k guideline on the diagnosis and treatment of interstitial cystitis（IC）：Discussion of the current guideline using a case study［J］. Urologe A，2022，61（3）：250-259.

[33] VOLPE K A，MANDELBAUM R，RODRIGUEZ L V，et al. Does obtaining a diagnosis of interstitial cystitis/bladder pain syndrome improve symptoms or quality of life？ a cross-sectional questionnaire-based study［J］. Female Pelvic Med Reconstr Surg，2020，27（5）：328-333.

[34] WARNER M A，OFFORD K P，WARNER M E，et al. Role of preoperative cessation of smoking and other factors in postoperative pulmonary complications：A blinded prospective study of coronary artery bypass patients［J］. Mayo Clin Proc，1989，64（6）：609-616.

[35] WILLIAMS S B，CUMBERBATCH M G K，KAMAT A M，et al. Reporting radical cystectomy outcomes following implementation of enhanced recovery after surgery protocols：A systematic review and individual patient data meta-analysis［J］. Eur Urol，2020，78（5）：719-730.

[36] WITJES J A，COMPRAT E，COWAN N C，et al. EAU guidelines on muscle-invasive and metastatic bladder cancer：Summary of the 2013 guidelines［J］. Eur Urol，2014，65（4）：778-792.

[37] 昂小杰，蒋昱枫，张林，等. 间质性膀胱炎/膀胱疼痛综合征尿动力学检查价值分析［J］. 临床泌尿外科杂志，2021，36（1）：24-27.

[38] 昂小杰，周奇，徐泽坤，等. 膀胱疼痛综合征/间质性膀胱炎疼痛机制及治疗策略［J］. 医学综述，2022，28（4）：742-747.

[39] 蔡国钢，周泽禹，谢群. 间质性膀胱炎/膀胱疼痛综合征发病机制及相关危险因素［J］. 临床与病理杂志，2019，39（6）：1304-1310.

[40] 何霞. 间歇性导尿治疗神经源性膀胱的研究进展［J］. 中外医学研究，2022，20（27）：181-184.

[41] 李健，于朝春，杨周，等.脊髓拴系综合征伴神经源性膀胱的治疗进展［J］.中国中西医结合外科杂志，2021，27（4）：658-661.

[42] 梁雅楠，廖利民.经皮胫神经刺激治疗膀胱过度活动症的研究进展［J］.现代泌尿外科杂志，2021，26（9）：798-802.

[43] 刘晓东，孟令峰，张威，等.骶神经电刺激治疗膀胱过度活动症的多中心研究［J］.现代泌尿外科杂志，2019，24（11）：897-901.

[44] 王佳文，刘敬超，孟令峰，等.间质性膀胱炎/膀胱疼痛综合征患者生活质量及相关因素分析［J］.北京大学学报（医学版），2021，53（4）：653-658.

[45] 王佳文，马天明，孟令峰，等.骶神经调节术治疗间质性膀胱炎二期转化率的影响因素及预测模型［J］.临床泌尿外科杂志，2021，36（3）：178-181.

[46] 朱国辉，刘珊珊，赵耀瑞.膀胱水扩张联合三联药物治疗间质性膀胱炎/膀胱疼痛综合征［J］.武警医学，2021，32（3）：239-242.

第二十六章
间质性膀胱炎患者预防调护与健康教育

第一节　概述

　　间质性膀胱炎（interstitial cystitis，IC）是一种病因与发病机制尚未完全阐明，临床以严重的尿急、尿频、盆腔疼痛、精神心理和性功能障碍为表现特点的慢性膀胱炎性疾病，IC 对患者生活质量产生的负面影响程度不亚于癌症，其生活质量评分比肾功能衰竭需要透析治疗的患者还低。目前，有关 IC 的治疗方法主要包括中西医口服药物治疗、膀胱药物灌注、外科手术和精神心理治疗等多学科、多模式结合治疗方法。强调 IC 的预防调护与健康教育已成为间质性膀胱炎临床多模式治疗的重要组成部分。鉴于此，本节就 IC 患者的健康教育、精神心理支持与护理、饮食调控与指导、行为治疗与疼痛护理、性功能障碍与调护，以及 IC 外科治疗术后的相关护理等内容进行了归纳总结与描述，期望在 IC 的临床治疗与护理工作中对读者有所裨益。

第二节　患者的健康教育

　　加强 IC 患者的健康教育与科普知识宣传，让患者了解正常的膀胱功能和排尿次数，认识到膀胱致病微生物显性或隐性感染可能是间质性膀胱炎发病的高危因素，增强患者对预防尿路感染的认识和防治意识。健康教育和与患者的心理沟通，使患者认识到当长期尿急、尿频、夜尿次数增多，憋尿时膀胱区疼痛加重，排尿后疼痛减轻，反复尿常规检查与尿细菌培养阴性时，应考虑存在间质性膀胱炎的可能性，而并非尿路感染，建议其到专科医院进一步检查明确诊断并进行合理的治疗，以避免因延误诊断和治疗，导致 IC 发展产生膀胱挛缩的不良后果。此外，与 IC 患者的沟通和交流，要让患者知会哪些饮食因素会加重 IC 膀胱疼痛和 LUTS，了解患者的生活质量和性生活中存在哪些困惑，以及是否存在对疾病的恐惧、焦虑心理和抑郁症等表现。提高 IC 患者对疾病的认知，增强自我健康保健意识，消除 IC 患者的精神心理障碍，增强患者战胜疾病的信念，是 IC 预防与调护的重要内容。

第三节　精神心理支持与护理

对 IC 患者心理健康状况的评估，了解日常生活习惯、职业性质、工作情况、家庭状况、夫妻性生活、参加社交活动等情况是精神心理支持与护理的重要内容。女性 IC 患者因严重的尿急、尿频、夜尿次数增多、膀胱疼痛、睡眠不良、性功能障碍以及沉重的家庭经济负担是导致 IC 患者精神心理障碍的主要原因，其精神心理障碍的主要临床表现包括：①精神心理压抑、情绪低落、自卑无用感；②由于对疾病长期不能治愈患者常产生对疾病的恐惧，精神焦虑、抑郁等状等精神心理障碍。这提示，加强 IC 患者的健康教育与精神心理疏导，提高 IC 患者对疾病的认知并针对患者个体情志问题进行精神心理疏导与情感交流，在沟通交流过程中要表现出对患者的理解和隐私的尊重，通过精神心理疏导与情志关怀，调整患者的精神心理状态，增强患者树立战胜疾病的信心和对美好生活充满希望，是 IC 患者精神心理支持与护理不可或缺的重要治疗措施。

第四节　饮食调控与指导

良好的饮食对于避免诱发 IC 症状和防止 IC 症状加重具有重要作用。2014 年修订的 AUA 指南把饮食控制纳入 IC 的一线治疗方案。饮食调整是患者自我护理治疗的首选方法。据统计，超过 50% 的患者食用酸性食物后，疼痛症状会加重。专家建议 IC 患者的饮食管理包括：①蔬菜、水果类：忌食豆腐、豆类、洋葱、苹果、番茄、杏仁、金瓜、香蕉、柑橘、葡萄、蔓越莓、桃子、梅子、李子、石榴、菠萝、草莓等水果及原汁，可食用哈密瓜、西瓜、香瓜、西洋梨；②牛奶及乳制品类：忌食过期的奶酪、奶油、发酸的奶制品、酵母乳、巧克力，可食用白巧克力、未过期的奶酪及奶油、冰冻的酵母乳；③鱼、肉类：忌食罐头食品，以及烟熏、腌制、特殊调制的鱼子酱、鸡肝、腌牛肉等，可以吃新鲜鱼、肉及家禽；④饮料类：忌喝酒精饮料、碳水化合物饮料、蔓越莓汁、葡萄酒，可以喝矿泉水、无酸性的茶、一些草药茶；⑤其他种类：忌食黑麦面包、酵母面包、加香料食物、色拉酱、人工防腐剂、口味重食物、咖喱、味素、人工原料、香烟、油炸垃圾食物、冷的食物，可以吃稻米、马铃薯及蒜头调味品。

第五节　行为治疗与疼痛护理

间质性膀胱炎的行为治疗与护理主要包括：①膀胱训练（bladder training，BT）：鼓励患者尽量延迟排尿间隔时间，最好能做到定时排尿，需要注意循序渐进地增加两次排尿的间隔时间。通过控制与延迟排尿间隔时间，提高膀胱储尿能力，增加膀胱容量，减少排尿次数以改善 LUTS。在训练的过程中，告知患者可进行膈式呼吸，选择宽松舒适的衣物，避免穿着系腰带的裤子，以防止增大腹部的压力。在膀胱训练时亦可选择听轻松的音乐，以分散注意力的方式来控制尿意，从而减少排尿次数并改善 LUTS。②认知行为护理，旨在帮助患者更好地认识 IC 是一种慢性膀胱炎性疾病，改变诱发疼痛的饮食与生活习惯，降低对慢性疼痛的易感性，用理性的思维认识 IC 是一种难治的慢性疾病，通过参加瑜伽锻炼与适当的社交活动，增强患者克服精神与心理对疾病的灾难性恐惧，帮助患者排解精神心理压力和对疾病的焦虑，以增强患者战胜疾病的信心，降低患者对疼痛的易感性。③IC 患者常因精神紧张、恐惧、情绪激动、噪声和强光等加重疼痛，因此，护理人员应细心了解患者个体情况，制订个体化护理计划，从细节入手，注重情志关怀，避免诱发和加重患者疼痛的各种因素。根据患者意愿提供和谐安静的环境，根据医嘱必要时可应用止痛药物或抗焦虑药物，有助于提高睡眠质量，缓解疼痛症状，同时还要争取家属配合，鼓励、安慰和关心患者，以增强患者战胜疾病的信心。④针刺疗法是一种通过针刺相关穴位经络调节脏腑功能的疾病防治方法，刺激机体内啡肽的产生，可明显改善患者的 LUTS 与疼痛症状，也是中西医结合治疗与护理不可或缺的调护方法。⑤通过对患者疼痛的耐受程度进行评估，根据疼痛等级制定并实施针对性预防调护措施，如消除紧张情绪、避免恐惧和噪声刺激，给予针灸、穴位按压与推拿、拔罐、物理治疗、音乐疗法，并与家属沟通来配合医护多鼓励、关心、安慰精神与心理情绪不稳定的患者，以缓解患者的疼痛和不适症状。⑥有些饮食、饮料和调味品是诱发 IC 疼痛的常见原因，良好合理的饮食是间质性膀胱炎的一线预防调护措施。要告知患者"避免食用豆制品、腌制品、酱油饮食调味品、酸奶奶酪及辣椒、洋葱等刺激性强的食物、禁止饮用啤酒、咖啡饮品，对预防诱发膀胱疼痛或加重疼痛症状甚为重要。⑦告知 IC 患者的运动必须适量，避免剧烈运动，以免刺激膀胱，增加疼痛和 LUTS 症状。指导患者放松盆腔肌肉的运动，合适的瑜伽锻炼，理疗或热水浴，也是缓解疼痛症状的调护方法。

第六节　性功能障碍与预防调护

性生活在一个人的生活中占有十分重要的地位，尤其在婚姻家庭生活中扮演着十分重要的角色。性功能障碍是指个体不能参与到他或她所期望的性活动中的一种状态。据统计，女性间质性膀胱炎患者均存在不同程度的性功能障碍，包括性欲减退或缺失、性厌恶、性快乐感缺乏、生殖器反应丧失、性高潮功能障碍、非器质性阴道痉挛、非器质性性交疼痛和性冷淡。严重的 LUTS、膀胱和会阴区疼痛、睡眠障碍、精神心理压力、不能有效的工作、较高的医疗费用和给家庭经济带来的沉重负担，是女性 IC 患者产生不同程度性功能障碍的主要原因。尽管 IC 患者性功能障碍严重影响了她们的生活质量和夫妻情感生活，但由于女性 IC 患者对性事羞于启齿，她们就诊时很少与男性医生诉说她们的性事痛苦并寻求帮助。事实上，她们更需要一个具有专业护理技能，并能提供全面和富有同情心的护理与指导。

1. 基于 IC　患者的年龄和个体差异，使其对性功能障碍的认知不同，需仔细采集病例，询问既往

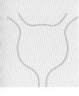

病史、生活史及对性功能障碍各种表现的认知，主要包括：①性欲障碍：是指性厌恶、性欲低下、性冷淡；②性唤起障碍：表现为主观性兴奋、性器官及身体其他部位的性反应缺失、阴道润滑不良、阴蒂及阴唇的感觉作用减退；③性交疼痛：多指性交时阴道疼痛、阴道痉挛和非接触式外阴痛。

2. 针对 IC 患者性功能障碍的表现不同，其预防护理的要点主要包括：①严重的 LUTS、膀胱疼痛、外阴与性交痛和精神心理障碍是 IC 患者产生性功能障碍的主要原因；②加强情志护理，坦诚与患者交流沟通，倾听她们的诉说与痛苦，同情并尊重患者的隐私，告知患者积极配合医护治疗 IC，消除患者对疾病和性爱的恐惧与焦虑情绪，积极治疗抑郁症，增强患者战胜疾病的信心，令其产生对美好生活的憧憬，是 IC 预防与调护不可或缺的重要措施；③加强与患者丈夫的交流与沟通，使他能够理解女性的性冷淡、性交困难或因疼痛回避房事生活是疾病所致，劝其理解、同情和关爱患者，并避免因为房事不愉快造成夫妻情感的误解与伤害；④通过与患者情感交流和相关知识的普及与健康教育，增强患者战胜疾病的信心，患者积极接受中西医结合药物治疗与初始预防调护措施，可显著改善 LUTS、膀胱疼痛症状和性功能障碍等。关爱 IC 患者的精神心理健康是预防与调护的责任，让她们的爱回到从前，是预防与调护的奉献。

第七节　外科治疗与术后护理

一、膀胱药物灌注的护理

膀胱药物灌注是临床治疗 IC 的经典方法，常用的灌注药物有二甲基亚砜、肝素、透明质酸和戊聚糖多硫酸钠等。膀胱药物灌注前应与患者进行交流沟通，告知患者药物灌注的相关注意事项：①告知患者在药物灌注治疗前 1 ~ 2 h 内禁止饮水，并在膀胱灌注药物之前要排空膀胱尿液；②灌注药物后，要告知患者右侧卧位、左侧卧位、平卧位交替，每 15 min 变换一次体位，以便使药物能与膀胱黏膜充分接触充分发挥药物治疗作用；③灌注后，要耐心倾听患者治疗后的不适感受，鼓励患者坚持治疗完成治疗计划，增强其战胜疾病的信心和疗效；④IC 患者出院时，护士要做好心理健康疏导工作，告诉患者 IC 是一种需要长期治疗的慢性疾病并遵照医生的随访计划，按时随诊，继续接受医生的进一步治疗与调护指导。

二、逼尿肌内肉毒杆菌毒素 A 注射的护理

肉毒素冻干粉剂需要在 -20 ℃冰箱保存，并由专人负责保管。使用时用无菌生理盐水稀释，稀释后的肉毒素溶液需要保存在 4 ℃条件下，并在 4 h 内使用完毕。肉毒素注射后要观察记录患者有无尿频、尿急、尿痛及排尿困难表现，记录每日排尿次数、尿液性状和排尿量。出院后嘱患者定时排尿和学习并应用自我扩张膀胱容量的相关知识与方法。根据尿频、尿急情况制定排尿时间间隔，指导患者逐步

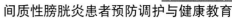

延长排尿间隔时间，以增加膀胱最大容量，达到减少排尿次数、改善 LUTS 的目的。

三、TUR-Hunner 溃疡切除术的护理

TUR-Hunner 溃疡切除术的护理与经尿道膀胱电切术相同，术后应妥善固定尿管和膀胱冲洗管，保持通畅，避免脱出或扭曲，留置尿管期间，每日注意使用碘附消毒尿道口两次，预防感染的发生。术后评估患者的疼痛程度，并给予对症护理措施。要密切观察冲洗液的颜色，如膀胱冲洗液颜色变红，也不应加压、加快冲洗速度，以避免膀胱冲洗内压过高，发生膀胱意外穿孔不良事件。故 TUR-Hunner 溃疡切除术膀胱冲洗的护理要尽量保持低压缓慢冲洗和引流通畅。如果导尿管引流液颜色鲜红或有血块堵塞尿管，同时要注意询问患者有无腹痛，观察腹部有无隆起、检查腹部有无触痛，如有上述情况，应立即通知主诊医生协助检查及处理。

四、回肠原位膀胱扩大术的护理

回肠原位膀胱扩大术的术后护理与回肠新膀胱术后护理原则基本相同，主要包括以下护理要点。①密切监测生命体征：患者术后返回病房后，先将患者头偏向一侧以防止患者呕吐误吸，随后，护理团队应严密监测生命体征，并正确记录体温、呼吸、脉搏、血压、血氧饱和度等生命体征变化。②引流管的护理：将各种引流管妥善固定并注明标记，防止脱落、扭曲、牵拉，定时挤压引流管，保持管道通畅，向患者及家属做好引流管相关知识宣教，观察各引流管引流液的性质和量并准确及时记录。③回肠原位膀胱扩大术后肠黏膜分泌的黏液易造成堵管，术后应每日使用生理盐水低压冲洗，每次冲洗时速度不可过快，冲洗量以 30 ~ 50 mL 为宜，并瞬时排出，以避免膀胱内压力增高引起尿外渗而导致回肠 – 膀胱吻合口漏尿的严重并发症。④术后患者留置胃管，应保持胃管引流通畅，观察胃液的量及性质，询问患者有无腹胀、腹痛等现象，待患者排气后方可拔除胃管。⑤饮食护理：患者留置胃管期间，待患者肠蠕动恢复后方可指导患者进少量流食，当能耐受流食后逐步改为半流食，直到恢复正常饮食。在患者恢复正常饮食后，应指导患者每天多饮水，每日饮水量在 2000 mL 以上，可以促进膀胱肠黏液的排出，达到自然冲洗膀胱的目的，恢复患者的排尿功能。⑥膀胱功能训练：术后两周即指导患者进行排尿功能训练，先夹闭导尿管，然后定时开放，保持膀胱的自行扩张与排空功能，夹闭时间可从 30 min 逐渐增加到 1 ~ 2 h，随后指导患者进行提肛肌功能锻炼，以尽快恢复尿道括约肌功能。拔除尿管后，指导患者定时排尿或延迟排尿，以增加膀胱最大储尿容量。

（范文燕　刘　玉　程　茹）

参考文献

[1] THOMAS H N，NEAL-PERRY G S，HESS R. Female sexual function at midlife and beyond［J］. Obstet Gynecol Clin North Am，2018，45（4）：709-722.

[2] WARREN J W，LANGENBERG P，GREENBERG P，et al. Sites of pain from interstitial cystitis/painful bladder syndrome［J］. J Urol，2008，180（4）：1373–1377.

[3] Warren J W. Interstitial cystitis/painful bladder syndrome［J］. Urol Nurs，2007，27（3）：185–189.

[4] GRINBERG K，SELA K，NISSANHOLTZ–GANNOT R. New insights about chronic pelvic pain syndrome［J］. Int J Environ Res Public Health，2020，17（9）：3005.

[5] MACMULLEN N J，DULSKI L A，MARTIN P B. Nursing care of women with interstitial cystitis/painful bladder syndrome［J］. Nurs womens health，2016，20（2）：168–180.

[6] BOGART L M，SUTTORP M J，ELLIOTT M N，et al. Prevalence and correlates of sexual dysfunction among women with bladder pain syndrome/interstitial cystitis［J］. Urology，2011，77（3）：576–580.

[7] BURRELL M，HURM R. Care of the patient with interstitial cystitis：Current theories and management［J］. J Perianesth Nurs，1999，14（1）：17–22.

[8] 俞旭君，高庆和. 宁泌泰胶囊在下尿路症状中临床应用中国专家共识［J］. 中华男科学杂志，2017，23（9）：852–855.

[9] 冯小军，魏新春，吴建贤，等. 电针治疗不完全性脊髓损伤神经源性膀胱 23 例［J］. 安徽中医药大学学报，2014，33（3）：43–45.

[10] 陈朝晖，王娟，王志平. 女性间质性膀胱炎与性功能关系的研究进展［J］. 临床泌尿外科杂志，2016，31（2）：168–172.

[11] 缪乔，吴童. 女性性功能障碍疾病的中医诊治［J］. 福建中医药，2007，38（4）：59–60.

[12] 宋竖旗，李灿，刘昭文，等. 中医治疗间质性膀胱炎的认识与思考［J］. 中国中西医结合外科杂志，2020，26（5）：1023–1026.

[13] 于思明，张德欣，刘艺涵，等. 活血化瘀、温肾散寒治疗间质性膀胱炎验案 2 则［J］. 江苏中医药，2018，50（10）：44–45.

[14] 余扬. 对间质性膀胱炎的中医病机认识［J］. 中西医结合研究，2015，7（5）：270–272.

第二十七章
间质性膀胱炎与相关综合征

第一节　前列腺疼痛综合征

一、前列腺炎的认识史与演变

有关前列腺炎的认识与诊疗进程主要包括：① 1815 年 Legneau 首次提出了前列腺炎的概念并对症状做了初步描述；② 1838 年 Verdes 准确地描述了前列腺炎的病理表现；③ 1906 年 Young、Gereghty 等描述了前列腺炎的典型临床症状，并建立了下尿路细菌定位检查的方法；④ 20 世纪 30 年代，前列腺反复按摩是治疗慢性前列腺炎的首选方法；⑤ 1938 年磺胺类药物问世，并用于前列腺炎的抗感染治疗，抗生素成为那个时代的主流治疗模式；⑥ 1956 年前列腺按摩液白细胞和细菌培养为细菌性前列腺炎的主流诊断指标；⑦ 1968 年下尿路尿液四杯分段检测白细胞，用于前列腺炎和膀胱感染的定位鉴别诊断。随后，前列腺按摩液中白细胞在诊疗中的意义被质疑，遂放弃了前列腺按摩用于慢性前列腺炎的治疗模式；⑧ 1995 年 NIH 专家组将前列腺炎分为 4 个类型，Ⅰ 型为急性细菌性前列腺炎，Ⅱ 型为慢性细菌性前列腺炎，Ⅲ 型为慢性非细菌性前列腺炎和无症状前列腺炎。同年，中国中西医结合泌尿外科专业委员会依据中医证候分型将前列腺炎分为湿热下注型、气滞血瘀型、肾阳虚型和肝肾阴虚型，为中医药物分型辨证论治前列腺炎确立了治则与治法；⑨ 1998 年 Nickel 提出，大部分Ⅲ型前列腺炎接受了错误的抗生素治疗；⑩ 2004 年，对Ⅲ型前列腺炎建立了 UPONIT 作为新的分类标准，提出了临床六大症状表现，分别为排尿症状（urination symptoms）、社会心理异常（psychosocial abnormalities）、器官特异性表现（organ-specific manifestations）、感染（infection）、神经功能障碍（neurological dysfunction）和盆底肌疼痛（tenderness）；⑪ 2016 年，加拿大和欧洲泌尿学会提出，Ⅲ A 和Ⅲ B 型前列腺炎与前列腺疼痛综合征（prostatic pain syndrome，PPS）是同一个疾病，同时提出了对Ⅲ型前列腺炎患者长期使用抗生素治疗的时代应当结束；⑫ 2019 年 J. Quentin Clemen 提出，泌尿系慢性盆腔疼痛综合征主要包括间质性膀胱炎和前列腺疼痛综合征，其临床共同表现为疼痛、LUTS、性功能障碍和精神心理障碍；⑬ 2020 年欧洲泌尿学会提出，疼痛综合征是一个排除性诊断与鉴别过程。尽管人们认识到慢性前列腺炎有很长的使用历史，但指南专家组认为，如果疼痛综合征仅局限在一个器官，在没有病理证据的情况下，可以使用一个更具体的表型术语来定义这个疾病，如间质性膀胱炎和前列腺疼痛综合征。当疼痛综合征涉及盆腔多个器官，如肠易激综合征、慢性肛门疼痛综合征、纤维肌痛、盆底肌疼痛综合征时，使用慢性盆腔疼痛综合征这一术语更为合理。必须指出，前列腺疼痛综合征的病因不清，发病机制复杂，是泌尿外科最难治愈的一种良性疾病，其有效治疗方法仍有待于基础与临床科学家的不断探索与实践。

二、流行病学与患病率

慢性前列腺炎的全球患病率为 2.2% ～ 9.7%，每年大约有 500 万例新增慢性前列腺炎患者。欧美慢性前列腺炎的患病率为 4.5% ～ 9%，中国男性人群慢性前列腺炎的患病率为 8.4%。慢性前列腺炎可发生在各个年龄阶段，多见于 20 ～ 59 岁青壮年。人群总的患病率为 9% ～ 16%，复发率达 50%。在全部前列腺炎病例中 Ⅰ 型急性前列腺炎发病率约 1%，Ⅱ 型慢性前列腺炎为 10%，Ⅲ 型慢性前列腺炎／前列腺疼痛综合征（PPS）约占 90%。PPS 的总体人群患病率为 2% ～ 10%。PPS 的发病率与缺血性心脏病相近，但高于糖尿病。PPS 对生活质量的影响与心肌梗死、心绞痛和糖尿病相当。PPS 导致性功能障碍总的患病率为 62%，包括 ED、早泄、射精痛、延迟射精等性功能障碍。疼痛强度和抑郁症是影响 PPS 患者生活质量的主要病因学因素。

基于 PPS 较高的人群发病率和复发率，其昂贵的医疗费用也给医疗保险费用的支付带来巨大的经济负担。据统计，在美国每年用于慢性前列腺炎治疗的医疗费用约为 8400 万美元；在中国平均每个慢性前列腺炎患者支付的医药费用为 8059 元。

三、中西医对病因病机的认识

1. 现代医学对 PPS 的认识　前列腺疼痛综合征是一种炎症和非炎症引起的以疼痛为特征的一组临床综合征，其病因复杂，发病机制尚未完全阐明，主要认识包括：①潜在细菌感染、不可培养的纳米菌和致病菌残留的抗原诱发的获得性免疫可产生多种炎症因子如 IL-1、IL-6、IL-8、IL-15、IL-17 细胞因子，导致导管上皮细胞损伤、通透性增高，其反流的尿液中的炎症因子、高浓度的钾离子漏入前列腺间质是产生炎症和疼痛的病理生理学基础；②在前列腺组织中 T 细胞约占 70%，肥大细胞占 15% ～ 20%，B 细胞约占 15%，慢性前列腺炎组织中的免疫细胞的密度比正常前列腺组织高 28 倍；③前列腺疼痛综合征（Ⅲ 型前列腺炎）被认为是因 Th2、B 细胞免疫效应产生的 IgE 抗体激活肥大细胞（mast cell，MC）脱颗粒并释放趋化因子、神经生长因子、P 物质、组胺、类胰蛋白酶等炎症介质，刺激前列腺周围神经纤维产生神经源性疼痛，其传导通路包括前列腺感觉神经、脊髓次级神经元和中枢神经对疼痛敏化上调的级联效应和对疼痛的敏化效应增强。这提示，前列腺疼痛综合征患者通常存在的精神心理障碍，如焦虑、抑郁、消极的认知行为以及性功能障碍，被认为是诱发前列腺疼痛敏化效应的主要病因学因素。

2. 中医学对 PPS 的认识　中医学没有慢性前列腺炎和前列腺疼痛综合征这两个名词，历代医家将前列腺归为"精室、精窍、精道"。前列腺炎属中医学"精浊""淋证""白浊"等范畴。

Ⅲ型前列腺炎病变初期往往以湿热下注为主，中期多为湿热瘀阻，经久不愈时多表现为气滞血瘀、损耗肾气、脾肾亏虚。湿热蕴结是本病的主要病机，气滞血瘀是Ⅲ型前列腺炎或前列腺疼痛综合征的关键病因。病位在精室，病机在肾和膀胱，但肾虚是本病的病机之本。总的病机属本虚标实，临床以虚实夹杂居多。"湿、热、瘀、滞、虚"贯穿在慢性前列腺炎的不同阶段：①湿热瘀滞型，相当于ⅢA型炎性前列腺炎。证候表现，小便频急，排尿困难，排尿时灼热涩痛，尿后余沥不尽，会阴胀痛或小腹、耻骨、腰骶部及腹股沟等部位不适或疼痛。小便黄浊，尿道滴白，口苦口干，阴囊潮湿。舌质红，苔黄腻，脉弦数或弦滑。②气滞血瘀型，相当于ⅢB型非炎性前列腺炎。证候表现为小腹、少腹、腰骶部、会阴部、阴茎、睾丸、肛周疼痛或坠胀，排尿时尿道刺痛、淋漓不畅，尿后滴沥不尽，可伴有血精或血尿。舌质暗或有瘀点、瘀斑，苔白或黄，脉弦或涩。③肾阳不足型，多见于ⅢB型前列腺炎。患者会阴区以疼痛为主，其他证候表现为小便频数，尿后余沥不尽，劳后白浊，神疲乏力，形寒肢冷，腰膝酸软，舌淡胖，苔白，脉沉迟或弱，常伴有阳痿、早泄或性欲低下等性功能障碍的临床表现。

四、PPS 诊断与鉴别要点

1. 临床表现与体征　由于前列腺疼痛综合征缺乏已知病因和发病机制复杂，在临床上很难做出明确的诊断。目前，有关前列腺疼痛综合征的诊断与鉴别要点主要包括：①源于前列腺的下腹部和会阴部疼痛的患者，至少在过去 6 个月里有 3 个月有持续或周期性盆腔或会阴部疼痛的病史；②前列腺痛的患者可伴有或不总伴随尿急、尿频、尿痛等下尿路刺激征；③PPS 是一种对患者精神心理健康产生严重影响的难治性复杂疾病，PPS 患者常伴有睡眠障碍，焦虑或精神抑郁表现；④严重的疼痛、精神心理障碍对性功能的影响主要有射精痛、早泄、性欲低下，甚至阳痿等性功能障碍，严重影响了 PPS 患者的生活质量。

2. NIH-CPSI 评分与 UPOINT 分类系　统用于慢性前列腺炎诊断与鉴别诊断的 NIH-CPSI 评分系统，是最有用的症状量化评分指标（表 27-1），共有 9 个问题（0～43 分），主要内容包括 3 部分：第一部分评估疼痛部位、频率和严重程度，由问题 1～4 组成（0～21 分）；第二部分为排尿症状，评估排尿不尽感和尿频的严重程度，由问题 5～6 组成（0～10 分）；第三部分评估对生活质量的影响，由问题 7～9 组成（0～12 分）。总分 43 分，按症状严重程度分为轻度 1～14 分，中度 15～29 分，重度 30～43 分。慢性前列腺炎 UPOINT 分类系统："主要针对Ⅲ型前列腺炎排尿症状、社会心理异常、器官特异性表现、神经功能障碍、盆底肌压痛不适以及排除感染因素有关临床六大症状表现，作为Ⅲ型前列腺炎（前列腺疼痛综合征）的鉴别与诊断的评分要点（表 27-2）。"

表 27-1　NIH-CPSI 评分表

1. 近一周你经历了哪个部位疼痛或不适?	A. 在直肠（肛门）和睾丸（阴囊）之间即会阴部	是（1分）		否（0分）			
	B. 睾丸	是（1分）		否（0分）			
	C. 阴茎头部（与排尿无关）	是（1分）		否（0分）			
	D. 腰部以下，膀胱或耻骨区	是（1分）		否（0分）			
2. 近一周你是否有这些经历?	A. 排尿时疼痛或不适	是（1分）		否（0分）			
	B. 性高潮后（射精）或性交期间疼痛或不适	是（1分）		否（0分）			
		是（1分）		否（0分）			
3. 过去一周是否总是感觉上述部位疼痛或不适?	从没有（0分）	很少（1分）	有时（2分）	经常（3分）	几乎总是（4分）	总是（5）	
4. 哪个数字可以描述你近一周发生疼痛或不适的"平均程度"?	0　1	2　3	4　5	6　7	8　9	10	
5. 近一周，完成排尿后是否经常排尿不尽?	没有（0分）	少于1/5（1分）	少于1/2（2分）	大约1/2（3分）	多于1/2（4分）	总是（5分）	
6. 近一周，在完成排尿后是否经常在2h内又排尿?	没有（0分）	少于1/5（1分）	少于1/2（2分）	大约1/2（3分）	多于1/2（4分）	总是（5分）	
7. 近一周，你的症状是否经常影响你的正常工作?	没有（0分）	少于1/5（1分）	少于1/2（2分）	大约1/2（3分）	多于1/2（4分）	总是（5分）	
8. 近一周，是否总是想到你的症状?	没有（0分）	仅一点（1分）		一些（2分）		总是（3分）	
9. 如果在你以后的日常生活中，过去一周出现的症状总是伴随着你，你感觉怎样?	快乐（0分）	高兴（1分）	大多数时候满意（2分）	满意和不满意各占一半（3分）	大多数时候不满意（4分）	不高兴（5分）	难受（6分）

表 27-2　慢性前列腺炎 UPOINT 分类系统

分类	内容
排尿症状	① CPSI 排尿症状评分＞4；②患者主诉受尿频、尿急或夜尿的困扰；③尿流率＜15 mL/s 及 / 或出现梗阻；④残余尿＞100 mL

分类	内容
社会心理功能障碍	①临床抑郁症；②应对方式或行为不良，如灾难化（症状的反复思虑、夸大或无助）或不良的人际关系
器官特异性表现	①特异性前列腺疼痛；②前列腺液中白细胞增多；③血精；④广泛的前列腺钙化
感染	①排除急性或慢性细菌性前列腺炎（Ⅰ型或Ⅱ型）；②前列腺液中有革兰氏阴性杆菌或肠球菌感染
神经系统功能障碍	①腹部及盆腔区以外的疼痛；②肠易激综合征；③纤维肌痛；④慢性疲劳综合征
骨骼肌压痛不适	会阴或盆底或侧壁压痛及/或肌肉痉挛或触点痛

3. 体格检查与体征　①直肠指检时前列腺触痛是明确 PPS 诊断的典型体征，并能诱发下腹或盆腔疼痛；②依据前列腺触诊时患者疼痛表情进行量化评分，即 0 分正常、2 分轻度疼痛、5 分重度疼痛、10 分剧烈疼痛。

4. 实验室检查

（1）尿液常规分析：①所有慢性前列腺炎患者都应实施尿常规检查，主要用于初步评估与鉴别尿路感染性炎症；②急性前列腺炎或慢性细菌性前列腺炎患者尿液白细胞、细菌检测，通常有阳性发现，但 PPS 患者尿液常规检查白细胞或细菌检测结果通常为阴性。

（2）细菌学检查：①急性前列腺炎患者应进行中段尿镜检与细菌染色、细菌培养与药敏试验；②"两杯法"是通过获取前列腺按摩前、后的尿液，再对其进行显微镜检查和细菌培养，适用于慢性细菌性前列腺炎诊断与鉴别诊断；③ PPS 患者尿液反复细菌培养结果为阴性表现。

（3）PSA 检测：急性前列腺炎患者前列腺特异性抗原（prostate-specific antigen，PSA）水平明显升高，可作为诊断急性前列腺炎的一个辅助指标，50 岁以上慢性前列腺炎/前列腺疼痛综合征患者应常规检测 PSA 水平，用于排除前列腺癌的鉴别诊断。

（4）超声检查：包括经腹部或经直肠超声两种检查途径。经直肠超声检查为最常用、最准确的途径，是诊断前列腺疾病包括急、慢性前列腺炎的重要手段。①急性前列腺炎超声检查可见腺体肿胀增大或低回声脓肿样改变；②慢性前列腺炎超声检查主要表现为腺体质地回声不均、局部钙化灶或存在前列腺结石等影像特点；③慢性前列腺炎伴良性前列腺增生的患者 B 超表现特点为前列腺各径线增大，增生腺体可引起膀胱颈部抬高变形，中叶增生者腺体向膀胱腔内凸出。如超声显示位于外腺区低回声结节边界不清等超声表现时，也应进行 PSA 检测，以便排除前列腺癌的可能性。

（5）经尿道钾离子灌注试验：钾离子敏感试验（potassiumion sensitivity test，PST）的原理是基于黏膜上皮的渗漏理论，当尿道或前列腺导管上皮炎性损伤，通透性增强，尿液中高浓度钾离子顺浓度梯度扩散至尿道黏膜或前列腺间质，刺激局部感觉神经纤维导致前列腺神经源性疼痛。经尿道钾离子灌注试验最早在 1994 年由 Parsons 等用高浓度的 0.4 mol/L 氯化钾溶液（400 mEq/L）进行膀胱内灌注检测黏膜的通透性改变与感觉神经对钾离子刺激引起疼痛的反应能力，为临床医师提供了一种方法来确定盆腔疼痛是否来源于膀胱的疼痛。具体做法包括：在患者清醒和没有麻醉的情况下，以两种不同

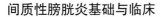
溶液灌注膀胱，溶液1为生理盐水40 mL，溶液2为0.4 mol/L的氯化钾溶液40 mL，受试者于测试时均不知是何溶液，先灌注生理盐水再灌注氯化钾溶液，分别保持5 min，对前后两种溶液灌注时膀胱的感觉和疼痛对比。然后对患者尿急、疼痛的严重程度进行评分（0～5分），0分代表无症状，5分代表极度疼痛，总分大于或等于2分为阳性。需要提出的是，有作者对Ⅲ型慢性前列腺炎进行对比研究，结果，钾离子尿道灌注试验可诱发85%的慢性前列腺炎患者产生明显的前列腺疼痛。这提示，经尿道钾离子灌注试验是否作为PPS诊断与鉴别方法，尚需大量临床研究与实践验证。

五、中西医结合治疗与药物选择

1.抗生素应用　原则上对PPS患者不建议给予抗生素治疗，但有作者报告，对初始Ⅲ型前列腺炎/前列腺疼痛综合征患者，可先给予氟喹诺酮类等抗生素治疗2～4周，根据疗效反馈评估和荟萃分析表明，使用抗生素可以改善患者的下尿路症状和生活质量评分，但目前对初始Ⅲ型前列腺炎/前列腺疼痛综合征患者给予抗生素治疗仍有争议，大多数作者对PPS患者不推荐抗生素治疗，因为对治疗PPS疼痛症状无缓解作用，也增加了对抗生素多重耐药的风险性。

2.抗炎药物治疗　①对PPS患者建议以非甾体抗炎镇痛药治疗为主，如塞来昔布、双氯芬酸钠、力美松等抗炎症介质的药治疗，其主要药效作用是通过抑制环氧化物水解酶-2的活性，减少前列腺素的合成，抑制或降低慢性疼痛过程的中枢敏感化效应；②非甾体抗炎镇痛药是治疗前列腺炎疼痛综合征症状的经验性用药，NIH-CPSI总评分和疼痛症状评分均有所改善，但不推荐长期使用；③对有消化道溃疡的患者应禁用，以防胃肠道出血或穿孔等不良反应事件的发生。

3.α-受体阻滞剂　①选择性α1A-受体阻断剂能松弛前列腺和膀胱颈等部位的平滑肌张力以缓解后尿道压力和盆底肌痉挛，从而改善下尿路症状和疼痛，常用的α-受体阻滞剂主要有坦索罗辛（tamsulosin）、多沙唑嗪（doxazosin）、萘哌地尔（naftopidil）、特拉唑嗪（terazosin）等，对照研究结果显示，α-受体阻滞剂对患者的排尿症状、疼痛及生活质量评分等有不同程度的改善；②α-受体阻滞剂治疗过程中可能发生眩晕、体位性低血压、心悸、阴茎异常勃起、逆行射精等不良反应；③单用α-受体阻滞剂的疗程至少应在12周以上，而与抗生素合用治疗慢性细菌性前列腺炎患者，其疗程应在6周以上；④α-受体阻滞剂对未治疗过或新诊断的Ⅲ型前列腺炎患者的疗效优于难治性前列腺疼痛综合征；⑤α-受体阻滞剂应用疗程（12～24周）治疗，其治疗效果优于较短程治疗。

4.抗焦虑药物　阿米替林是一种三环类抗抑郁和抗焦虑药物，能阻断乙酰胆碱受体，抑制释放的5-羟色胺和去甲肾上腺素的再摄取，阻断组胺（H1）受体。阿米替林和其他抗抑郁药常用于慢性疼痛综合征患者。具体而言，三环类抗抑郁药具有抗胆碱能作用，减轻IC/PPS患者的尿急、尿频和疼痛症状。阿米替林最佳给药量为每天50 mg，适用于IC/PPS患者伴有焦虑和抑郁症的患者。必须指出，阿米替林与其他药物结合治疗LUTS、疼痛症状有效，患者NIH-CPSI评分明显降低。

5.中医辨证论治与方药选择　依据Ⅲ型前列腺炎/前列腺疼痛综合征的症状表现，中医将其分为湿热瘀滞型、气滞血瘀型、肾阴亏虚型和肝气郁结型，其中湿热瘀滞型、气滞血瘀型和肾阴亏虚型为前列腺疼痛综合征主要证候分型，临床以下腹、会阴、阴囊区疼痛和性功能障碍为主要临床证候特点。根据上述证候分型，其治则治法以清热利湿，行气活血，化瘀止痛为主，佐以温补下元，补肾壮阳，滋肾填精，养阴清热等辨证论治。

必须强调，没有任何单一的治疗药物和方法能够治愈 PPS。临床治疗多采用抗炎药物、α1A- 受体阻滞剂、抗焦虑药物、微能量物理治疗、针灸和中成药多模式分层治疗方案以改善患者的临床症状。目前，依据中医辨证分型，大量临床实践与现代药理研究，下列中成药在 PPS 中西医结合临床治疗实践中已被证实具有良好的治疗效果。

（1）双石通淋胶囊：①方药组成：由关黄柏、粉草薢、败酱草、青黛、滑石、车前子、石菖蒲、茯苓、苍术、丹参组成。②药效作用：君药为黄柏、粉草薢，两者具有清热利湿之功。败酱草和青黛既能清热解毒，又能凉血化脓，用滑石、车前子以清热、利湿、通淋，四药合用增强君药清热利湿之功，是为臣药。石菖蒲、丹参、茯苓与苍术健脾胃、调水道、化瘀滞、通经脉，为佐使药。另外石菖蒲可交通心肾，可使心火不亢于上、相火不旺于下、心肾相交，其与草薢合用，具有利湿开窍、分清化浊之功效。综合全方，具有清热利湿、化浊通淋的功效。③现代药效作用：a. 抗炎作用，双石通淋胶囊能有效降低 TNF-α、NO、PGE2、IL-1、IL-6、IL-8、IL-10 水平，抑制炎症细胞释放炎症介质，降低毛细血管的通透性，减少炎性渗出和组织水肿。b. 降低对痛觉神末梢的刺激作用和疼痛刺激的敏化反应，发挥抗炎和止痛作用。c. 通过抑制炎症因子释放，抑制成纤维细胞的过度增生和纤维化。d. 利尿作用，改善局部组织血液循环有利于减轻炎症组织水肿。e. 双石通淋胶囊对大肠埃希菌、绿脓杆菌、变形杆菌、枯草杆菌、金黄色葡萄球菌等有一定的抑制作用。④适应证选择：用于湿热所致的尿频、尿急、尿痛。尿道灼热，尿后余沥不尽，尿后滴白，阴部潮红，会阴、少腹、腰骶部疼痛或不适等Ⅲ型慢性前列腺炎诸症患者。

（2）前列舒通胶囊：①方药组成：由黄柏、赤芍、三棱、土茯苓、马鞭草、虎耳草、马齿苋、川芎、川牛膝、柴胡、当归、泽泻、甘草组成。②药效作用：君药黄柏苦寒沉降，清热燥湿，善除下焦湿热，赤芍清热凉血，活血散瘀。两者合用，清热燥湿，除下焦湿热，清热凉血，活血化瘀。臣药泽泻渗利湿热，土茯苓除湿解毒，川芎行气活血止痛，三棱破血消积散结，善治症积，四味合用，共助君药除湿热瘀结。佐药马齿苋、马鞭草、虎耳草、柴胡、当归、川牛膝有清热活血、调畅气血之功效，配合君臣药清热活血消症。使药川牛膝性善下行，有引药达病所之用。③现代药效研究：动物实验研究结果显示，a. 前列舒通胶囊对大肠埃希菌、绿脓杆菌、枯草杆菌、金黄色葡萄球菌等有明显的抑菌作用。b. 抑制前列腺炎间质白细胞浸润，降低白细胞介素和炎症介质表达所致的炎症反应。c. 降低实验鼠血清 MDA 水平，抑制氧化应激反应所致的前列腺炎及组织性损伤。d. 肿瘤坏死因子（TNF-α）可导致前列腺微血管损伤和渗出，前列舒通胶囊通过降低 TNF-α 的表达水平发挥抗炎作用。e. 神经递质（NGF）是导致前列腺疼痛、周围神经和中枢神经对疼痛感觉敏化的主要介质，通过激活肥大细胞释放炎症介质、P物质和组胺，是导致慢性前列腺疼痛症状的主要介质之一，前列舒通胶囊能有效降低大鼠神经生长因子（NGF）的表达，抑制肥大细胞激活与炎症介质的释放达到镇痛作用。④适应证选择：前列舒通胶囊适用于湿热瘀滞型、气滞血瘀型Ⅲ型前列腺炎 / 前列腺疼痛综合征。

（3）宁泌泰胶囊：①方药组成与药效作用：宁泌泰胶囊源于苗药经典药方，由四季红、白茅根、大风藤、连翘、三颗针、仙鹤草、木芙蓉叶组成。全方具有清热解毒、利湿通淋、凉血止血之功效。②现代药效研究：a. 广谱抗菌作用，宁泌泰胶囊提取物具有广谱的抗菌活性和抑制细菌生物膜形成的能力。b. 抗炎作用，宁泌泰胶囊可下调炎性因子 IL-1β、IL-6、TNF-α 和雌二醇水平，抑制 IC 大鼠模型炎症细胞浸润及肥大细胞炎症介质释放。c. 抗氧化损伤，宁泌泰胶囊富含没食子酸、槲皮素、芦丁、延胡索酸等多种抗氧化损伤成分，能有效减少氧化产物 MDA 的生成。d. 镇痛作用，宁泌泰胶囊通过直接作用脊髓背根神经节或痛觉相关炎症因子，并提高小鼠热刺激痛阈发挥镇痛作用，抑制 IC 大鼠模型的肥大细胞脱颗粒，减少 IL-10、PGE2、TNF-α 等疼痛相关炎症细胞因子的释放，提高疼痛阈值，降低疼痛觉敏化。e. 解痉作用。宁泌泰胶囊治疗 IC/PPS 可明显缓解患者的尿频及夜尿，表明宁泌泰胶囊可通过阻断乙酰胆碱 M 受体和钙离子通道，降低逼尿肌过度收缩和膀胱对刺激的敏感性，以改善 IC/PPS 患者的 LUTS。

（4）黄柏八味片：①方药组成：由黄柏、香墨、栀子、甘草、红花、荜茇、牛胆粉、黑云香组成。②药效作用：君药黄柏可清热燥湿、泻火除蒸、解毒疗疮。香墨主清肾热，助君药清泻之功。栀子可泻火除烦，在本方中助君药清热泻火，凉血解毒。牛胆粉可利胆通便，在本方中助君药疏肝利湿，泻火通便护肝。红花可活血通经、祛瘀止痛，助君药活血通经，止痛解毒。黑云香开窍醒神，为引经佐药，助君药消肿止痛。荜茇可温中散寒，下气止痛。全方药效作用以清利结合，瘀热并治，血水通调，共奏清热凉血、利尿通淋、活血通经、固精扶正之功效。③适应证选择与治则治法：黄柏八味片以清热利湿、行气止痛、活血化瘀为治则治法，是治疗Ⅲ型前列腺炎 / 前列腺疼痛综合征的经典蒙方成药，该方药对治疗前列腺疼痛综合征有良好的镇痛效果。

六、结语

目前认为，前列腺疼痛综合征与Ⅲ型前列腺炎是同一种疾病，也是男性最常见的非炎性疾病。由于 PPS 病因不明，发病机制复杂，自然病史尚不清楚，故认为 PPS 是一种涉及前列腺导管上皮通透性损伤、尿液中高浓度的钾离子及有害分子反流进入前列腺导管并漏入前列腺间质，引起神经、肌肉和炎症免疫反应，其免疫炎症介质与周围神经和中枢神经系统之间的相互作用，可导致外周神经源性炎疼痛及中枢神经系统对疼痛敏化效应的增强。这可能解释了为什么经尿道钾离子灌注试验可引起 85% 的Ⅲ型前列腺炎患者产生疼痛，并诱发患者下腹部和会阴部疼痛不适的原因。

需要说明的是，PPS 是一种异质性疾病，患者的临床表现各异，下腹部和会阴区慢性疼痛是 PPS 的主要临床特征，可伴有或不伴有尿急、尿频和排尿不畅，但 PPS 患者通常存在精神心理、认知行为和性功能障碍，严重影响了 PPS 患者的生活质量。这表明，PPS 是一种涉及泌尿、疼痛、尿控、骨科、神经外科、微能量、精神心理护理和中医药辨证论治等多学科、多模式结合治疗的难治性疾病。

祖国医学认为"湿、热、瘀、滞、虚"贯穿在慢性前列腺炎的不同阶段。湿热蕴结、气滞血瘀是本病的发病关键。Ⅲ型前列腺炎 / 前列腺疼痛综合征病变初期，患者以湿热下注为主，中期多为湿热瘀阻，经久不愈者多表现为气滞血瘀，损耗肾气，脾肾亏虚。湿热蕴结是本病的主要病机，气滞血瘀是Ⅲ型前列腺炎疼痛的关键病因。基于前列腺炎的分型不同，其个体症候表现多样，如排尿刺激症状、疼痛、性功能障碍、精神心理症状等。在慢性前列腺炎诊治体系中，中医强调辨证论治与整体治疗观，重在个体化治疗，依据中西医分型，制定合理的多模式治疗方案已达成共识。

大量临床实践证明，Ⅲ型前列腺炎/前列腺疼痛综合征采用单一疗法治疗效果不佳，并可能导致失败。中西医结合治疗方案可提高临床效果：①抗炎镇痛药物、α–受体阻滞剂可减低 NIH-CPSI 总评分，对初始治疗疼痛无缓解的患者，应考虑早期使用针对神经性疼痛的抗炎症因子治疗药物；②中药可选择双石通淋胶囊或黄柏八味片，对合并良性前列腺增生（BPH）的前列腺疼痛综合征患者可选择前列舒通胶囊；③针灸、微能量物理治疗、温水坐浴有助于改善患者局部微循环；④多模式治疗：PPS 患者的诊治涉及多个学科的协同治疗，包括泌尿专家、疼痛专家、专业物理治疗师、精神心理与性健康专家组成的多学科分层诊疗多模式，这也是未来Ⅲ型前列腺炎/前列腺疼痛综合征多模式治疗的探索思路，但尚需临床进一步深入研究与实践验证。

（沈海山　高文喜　韩瑞发）

第二节　膀胱过度活动症

一、概述

根据国际尿控协会（International Continence Society，ICS）的定义，膀胱过度活动症（over active bladder, OAB）是一种没有尿路感染（urinary tract infection，UTI）或其他明确的病理改变，以尿急为特征，常伴有尿频和夜尿次数增多，伴或不伴有急迫性尿失禁（urgency urinary incontinence，UUI）的综合征。在临床上，一些 IC 患者初始诊断时易误诊为 OAB。由于 OAB 与 IC 两者病因、发病机制都尚不明确，病理学表现截然不同，但排尿异常却有着相似的临床表现，这提示，加强对 OAB 病因与临床表现的认识，对于两种疾病的鉴别诊断与初始治疗策略的制定，具有重要意义。

流行病学研究表明，OAB 的患病率随年龄增长而增加，女性的患病率高于男性。欧洲五国的调查结果显示：OAB 总患病率为 11.8%，其中男性为 10.8%，女性为 12.8%。我国首次 OAB 流行病学的调查结果显示，OAB 的总患病率为 6%，其中男性患病率为 5.9%，女性患病率为 6.0%。

二、病因与发病机制

膀胱过度活动症病因与发病机制复杂，确切病因与发病机制尚不明确，各种学说和不同观点尚有争议，但从目前的研究和认识来看，可能与下列因素有关。

1.上皮性假说　尿路上皮细胞可以释放信号分子对邻近的传入神经元产生兴奋或抑制作用，从而对机械刺激、化学刺激、渗透压变化和炎症做出适应性反应。一些神经递质包括缓激肽、神经营养因子、嘌呤、去甲肾上腺素和乙酰胆碱（acetylcholine，ACh）等能够作用于尿路上皮细胞膜表面的受体、Na$^+$通道和瞬时受体电位通道（transient receptor potential channel，TRP channel），进而对逼尿肌活动进行调节（图27-1）。这提示，OAB 的病因与发病机制，可能是尚不明确的局部刺激因子，诱发异常的神经传入分子信号，从而导致尿路上皮或固有层的稳态失衡。

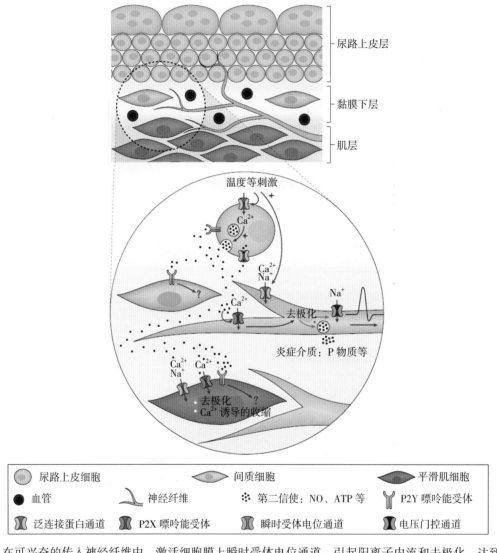

注：在可兴奋的传入神经纤维中，激活细胞膜上瞬时受体电位通道，引起阳离子内流和去极化，达到一定程度时引起电压门控通道开放，产生动作电位。在不可兴奋的尿路上皮细胞中，瞬时受体电位通道介导钙内流引起 ATP 和 NO 等信号分子释放。平滑肌细胞上的瞬时受体电位通道激活后介导钙内流引起了钙诱导的平滑肌收缩。平滑肌细胞及黏膜下间质细胞上 P2Y 嘌呤能受体激活后的作用尚不清楚（图中标注"？"）。

图 27-1　膀胱壁上可兴奋细胞和不可兴奋细胞细胞膜上瞬时受体电位通道机制

2. 肌源性假说　膀胱逼尿肌功能异常或不稳定，是导致 OAB 的重要病理机制之一。尿动力学检查发现部分患者在膀胱充盈期会出现逼尿肌的不自主收缩。在电子显微镜下观察，逼尿肌活动过度的患者可见逼尿肌细胞间的细胞连接异常（图27-2、图27-3）。这种超微结构的改变可能引起平滑肌细胞的兴奋－收缩耦联异常，从而使肌细胞的生理性微运动转变为膀胱的不自主收缩。

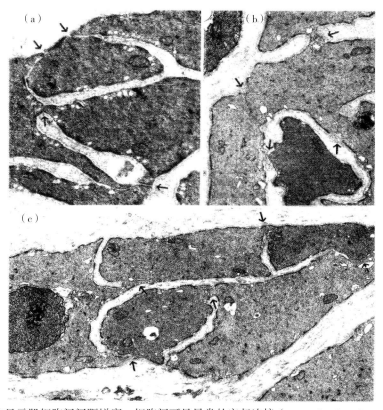

注：电镜超微结构显示肌细胞间间距增宽，细胞间可见异常的突起连接（protrusion junctions，黑色箭头所指）放大倍数：A，38，950×；B，15，450×；C，13，000×。

图 27-2　DO 患者的逼尿肌超微结构改变

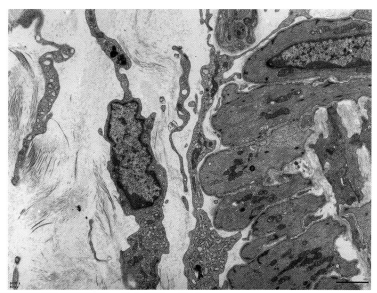

注：可见逼尿肌间紧密排列的缝隙连接，放大倍数：8000×。

图 27-3　正常豚鼠膀胱肌层的超微图像

先前的研究发现，在人和多种动物的膀胱中存在一种类似于胃肠道蠕动的起搏细胞，即 cajal 间质细胞（interstitial cells of cajal，ICC）的特殊细胞，取名为 Cajal 样细胞（cajal interstitial cell-like cells，ICCs），并推测 ICCs 可能是膀胱逼尿肌的起搏细胞，其功能异常可能与 OAB 的发生机制有关。但最新的研究将膀胱与肠道组织同时进行免疫组织化学染色，发现在人和多种鼠类膀胱中并未发现与肠道 ICC 形态相同的间质细胞。研究还表明肥大细胞也表达酪氨酸激酶受体（c-kit），因此膀胱中 c-kit 标记阳性的细胞实为肥大细胞。由于肠道中的 ICC 细胞与肠道的分节运动和蠕动紧密相关，而膀胱的生理功能与肠道截然不同，在膀胱充盈过程中并不会发生自发性的收缩。因此，在膀胱壁组织细胞结构中，并不存在类似于肠道的 Cajal 样间质细胞。这表明，OAB 的病因与发病机制仍不清楚，还有许多问题需进一步研究与验证。

3. 神经假说　功能性磁共振成像（functional magnetic resonance imaging，fMRI）研究表明，OAB 患者的腹外侧前额皮质和岛叶在膀胱排空时脑区活动显著减弱，而小脑在膀胱充盈时脑区活动明显增强（图 27-4）。OAB 患者经骶神经调控（sacral neuromodulation）治疗后，也可见双侧岛叶、双侧眶额叶皮质、左侧前扣带回皮质及左背外侧前额皮质脑区活动减弱。提示大脑对膀胱感觉信息处理和调节异常可能是 OAB 的发病机制。

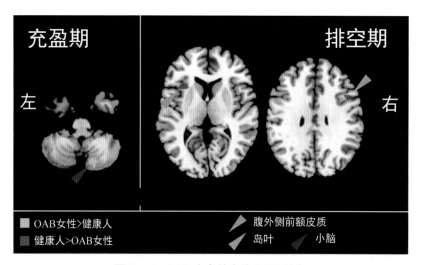

图 27-4　OAB 患者的大脑 fMRI 图像

4. 泌尿系微生物群（microbiota）　有研究报道了泌尿系微生物群在 OAB 发病中的作用，发现微生物群的丰富度越高，OAB 的症状越严重。

5. OAB 病因分类

OAB 的分类方法源自 2003 年美国开展的一项流行病学调查。根据是否存在急迫性尿失禁，OAB 可分为干性 OAB 和湿性 OAB 两类。具体标准如下：①干性 OAB：指患者 1 个月内尿急次数不少于 4 次，且每天排尿次数超过 8 次；②湿性 OAB：也称为急迫性尿失禁，指患者 1 个月内经历急迫性尿失禁的次数至少 3 次。多见于女性。然而，AUA 指南认为，当前的分类方法未能将压力性尿失禁和夜尿症（nocturia）这两个症状纳入其中，这反映出我们对 OAB 的认识仍不够深入。因此，需要进一步研究并完善对 OAB 的分类方法，以便更准确地反映患者的实际情况并提供更有效的治疗方案（图 27-5）。

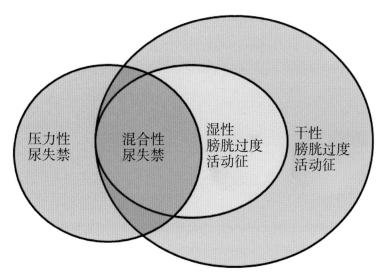

注：尿失禁包括压力性尿失禁、急迫性尿失禁和混合性尿失禁。SUI 可合并"干性"OAB，从而产生压力性尿失禁和尿急的混合症状。

图 27-5　OAB 与尿失禁的关系示意

三、诊断和鉴别诊断

1. 临床表现　对 OAB 患者每一个症状都要进行评估，包括症状出现的频率、严重程度、影响因素和对生活质量的影响：①尿急：尿急表现为突然的、迫不及待的排尿感，且难以控制，是 OAB 的特征之一；②尿频：尿频是指患者感到有尿意的次数明显增加。在正常饮水量的情况下，白天排尿次数大于 8 次，夜尿大于 2 次，且每次尿量小于 200 mL；③急迫性尿失禁：急迫性尿失禁是指与尿急相伴或尿急之后立即出现尿失禁，对于女性患者，还可能伴有压力性尿失禁，部分患者可能同时出现急迫性尿失禁和压力性尿失禁的混合性尿失禁。

2. 病史采集与查体　病史采集的临床症状包括储尿期症状（尿频、尿急、夜尿和尿失禁）、排尿期症状（排尿踌躇、排尿无力、尿线细和间断排尿）、排尿后症状（尿不尽感、排尿后滴沥）和其他症状（夜间遗尿、尿痛、性生活情况及胃肠和神经系统症状）。OAB 症状为储尿期症状。记录每天排尿次数、夜尿次数、尿失禁的发作次数、是否使用尿垫、使用尿垫的数量以评估尿失禁的严重程度，评估患者症状对患者生活质量的影响，并对尿失禁的可能类型（压力性尿失禁、急迫性尿失禁、混合性尿失禁和充溢性尿失禁）进行分析判断。

同时应注意询问：①有无服用引起尿失禁药物，如可乐定、酚苄明、特拉唑嗪等；②有无引起膀胱和括约肌功能障碍疾病，如糖尿病、脑卒中、多发性硬化、脊髓损伤、脊髓发育不良、帕金森病，这些疾病可以造成或加重 OAB 症状；③有无妇科手术史、前列腺增生史和放疗史等。

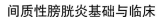

完成病史采集后应进行体格检查。其中一般体格检查包括患者的性别、年龄、体温、呼吸、脉搏、血压、发育、营养、意识状态、面容表情、体位、姿势、步态等。同时也要注意观察患者的仪容服饰、个人卫生、呼吸或身体气味及精神状态等。一般体格检查以视诊为主，也可配合使用触诊。根据患者具体情况进行泌尿及男性生殖系统、神经系统、女性生殖系统的特殊体格检查。

3. OAB 问卷调查与评分　可使用膀胱过度活动症评分表（OABSS）（表 27-3）、膀胱过度活动症问卷（OAB-q）（表 27-4）、IIQ-7 中文简体版问卷（表 27-5）、膀胱过度活动症 – 膀胱评估工具（OAB-BAT）（表 27-6）进行评估。

表 27-3　膀胱过度活动症评分表（OABSS）　　　　　　　　　　　单位：次

姓名：　　　　　　年龄：　　　　　　性别：

问题	症状	频率次数	得分
1. 白天排尿次数	从早上起床到晚上入睡的时间内，小便的次数是多少？	≤ 7	0
		8 ～ 14	1
		≥ 15	2
2. 夜间排尿次数	从晚上入睡到早上起床的时间内，因为小便起床的次数是多少？	0	0
		1	1
		2	2
		≥ 3	3
3. 尿急	是否有突然想要小便，同时难以忍受的现象发生？	无	0
		每周＜ 1	1
		每周≥ 1	2
		每日 =1	3
		每日 2 ～ 4	4
		每日≥ 5	5
4. 急迫性尿失禁	是否有突然想要小便，同时无法忍受并出现尿失禁的现象？	无	0
		每周＜ 1	1
		每周≥ 1	2
		每日 =1	3
		每日 2 ～ 4	4
		每日≥ 5	5
总得分			

注：1. OAB 的诊断标准：问题 3（尿急）的得分≥ 2 分，且总得分≥ 3 分。

2. OABSS 对 OAB 严重程度的定量标准：3 ≤总得分≤ 5，轻度 OAB；6 ≤总得分≤ 11，中度 OAB；总得分≥ 12，重度 OAB。

表 27-4　膀胱过度活动症问卷（OAB-q）

在过去 4 个星期中，您是否曾因以下症状而感到困扰？	没有困扰	有点困扰	有些困扰	相当困扰	非常困扰	极其困扰
1. 因尿急而感到不适						
2. 有些预兆或毫无预兆突发尿急						
3. 偶有少量的漏尿						
4. 夜尿						
5. 夜间因排尿而苏醒						
6. 因尿急而出现漏尿症状						

注：这份问卷主要用于评估在过去 4 周中，以上症状对您的困扰程度。请在与您症状相符的表格内打√。

在过去 4 个周内，您是否曾因为以下症状而困扰？	从来没有	很少时候	有些时候	相当多时候	多数时候	所有时候
1. 需在公共场所设计到厕所的最快路径						
2. 觉得好像身体的某些地方出问题了						
3. 在夜间无法良好休息						
4. 因经常去厕所而感到沮丧和烦恼						
5. 尽量避免远离厕所的活动（如散步、跑步或远足等）						
6. 在睡眠中苏醒						
7. 减少体育活动（如体育锻炼、运动等）						
8. 与伴侣或配偶之间产生矛盾						
9. 在与他人结伴旅行时因需反复停下来去厕所而感到不自在						
10. 和家人或朋友之间的关系受到影响						
11. 睡眠时间不足						
12. 感到尴尬						
13. 一到陌生地点就尽快找出最近的厕所						

注：请仔细回顾在过去的 4 周中，您所有的膀胱相关症状及其对您生活的影响。请尽可能回答每一道有关您多少时间有此感觉的问题，并在最合适的空格内打√。

表 27-5　IIQ-7 中文简体版问卷

尿失禁是否影响你	完全没有影响	有一点影响	中度影响	严重影响
做家务事的能力，如做饭、清扫房屋、洗衣服？				
体力活动，如走路、游泳或者其他锻炼活动？				
娱乐活动，如看电影或者听音乐会？				

续表

尿失禁是否影响你	完全没有影响	有一点影响	中度影响	严重影响
坐汽车或公交车离家半小时以上？				
对家庭以外社交活动的参与程度？				
情感健康，如紧张或抑郁等？				
感到沮丧？				

表 27-6　膀胱过度活动症 – 膀胱评估工具（OAB–BAT）

1. 在过去的 7 天里，从您早上醒来一直到晚上入睡，您每天的平均排尿次数是多少？

□ 每天 7 次或更少

□ 每天 8 ～ 9 次

□ 每天 10 ～ 11 次

□ 每天 12 ～ 13 次

□ 每天 14 ～ 15 次

□ 每天 ≥ 16 次

2. 在您从入睡到醒来的这段时间里，您通常会起床排尿多少次？

□ 0 次

□ 1 次

□ 2 次

□ 3 次

□ 4 次

□ ≥ 5 次

3. 从白天到夜晚，您通常有多少次感到无法控制的迫切排尿感？

□ 一次也没有

□ 每天一次

□ 每天 2 ～ 3 次

□ 每天 4 ～ 5 次

□ 每天 6 ～ 7 次

□ 每天 ≥ 8 次

4. 从白天到晚上，由于尿急您通常会发生多少次不自主的尿液漏出？

□ 一次也没有

□ 每天一次

□ 每天 2 ～ 3 次

□ 每天 4 ～ 5 次

□ 每天 6 ～ 7 次

□ 每天 ≥ 8 次

5. 在一天中，您排尿的次数对您的困扰程度如何？

□ $_0$ 完全不

□ $_1$ 有一点

☐₂ 中度

☐₃ 重度

☐₃ 极度

6. 当您从睡眠中醒来，起床排尿对您的困扰程度如何？

☐₀ 我没有从睡眠中醒来起床排尿

☐₀ 完全不

☐₁ 有一点

☐₂ 中度

☐₃ 重度

☐₃ 极度

7. 迫不及待的排尿感对您的困扰程度如何？

☐₀ 我没有迫不及待的排尿感

☐₀ 完全不

☐₁ 有一点

☐₂ 中度

☐₃ 重度

☐₃ 极度

8. 由于尿急而导致的漏尿对您的困扰程度如何？

☐₀ 我没有漏尿

☐₀ 完全不

☐₁ 有一点

☐₂ 中度

☐₃ 重度

☐₃ 极度

9. 由于膀胱问题导致的尴尬情况对您的困扰程度如何？

☐₀ 完全不

☐₁ 有一点

☐₂ 中度

☐₃ 重度

☐₃ 极度

10. 在某些场所，由于难以找到厕所，您是否不得不改变出行计划或避免进入这些场所？例如，在做户外活动、参加会议或乘坐公共交通工具时，这样的情况发生过多少次？

☐₀ 从来没有

☐₁ 很少

☐₂ 有时

☐₃ 通常

☐₃ 总是

11. 由于迫切的排尿感让您难以集中注意力的情况，在您身上发生过多少次？

☐₀ 从来没有

续表

□₁ 很少

□₂ 有时

□₃ 通常

□₃ 总是

12. 您认为自己对于膀胱问题的控制能力如何？

□₀ 很棒

□₁ 满意

□₂ 部分控制

□₃ 稍微控制

□₃ 无法控制

说明：满意度评分（13～15 题）仅针对目前采取治疗的 OAB 患者。

13. 您对于膀胱治疗的满意程度为

□ 非常满意

□ 总体满意

□ 既不是满意，也不是不满意

□ 总体不满意

□ 非常不满意

14. 基于您的治疗经验，您还会继续目前的治疗吗？

□ 肯定会

□ 可能会

□ 不确定

□ 可能不会

□ 肯定不会

15. 您所接受的治疗在多大程度上改善了您日常生活的质量？

□ 极大

□ 中等

□ 一些

□ 轻微

□ 完全没有

注：1. 这一问卷是根据文献〔CHAPPLE C，KELLEHER C，SIDDIQUI E，et al. Validation of the Overactive Bladder-Bladder Assessment Tool（OAB-BAT）：A Potential Alternative to the Standard Bladder Diary for Monitoring OAB Outcomes[J]. Eur Urol Focus，2021，7（5）：1176-83.〕翻译而来；

2. 问题 1～4 是为了采集病史，不用于计分，患者的回答应基于过去 1 周内的实际情况。问题 5～12 所有患者都需回答，合计分值后通过图 27-6 找到对应的膀胱评估工具（BAT）得分。BAT 得分越高，说明 OAB 症状越严重。问题 13-15 是接受 OAB 治疗的患者回答，用于对患者治疗效果的评估，不计分。

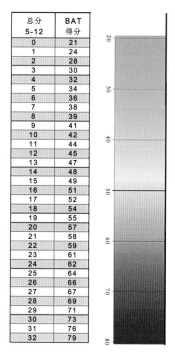

总分 5-12	BAT 得分
0	21
1	24
2	28
3	30
4	32
5	34
6	36
7	38
8	39
9	41
10	42
11	44
12	45
13	47
14	48
15	49
16	51
17	52
18	54
19	55
20	57
21	58
22	59
23	61
24	62
25	64
26	66
27	67
28	69
29	71
30	73
31	76
32	79

图 27-6　膀胱评估工具（BAT）得分

4. 排尿日记（voiding dairy）　又称频率尿量表（frequency volume chart），是客观评估白天和夜间尿频及多尿最主要的方法。能够客观地记录液体的摄入量及尿频、尿急与尿失禁的发生，是对患者进行初步评估的重要手段。应常规记录 3～7 天。正常饮水时出现排尿量少且多变提示 OAB。但若存在排尿频率非常低或尿量非常多应考虑其他诊断，如糖尿病。生理性多尿的患者通过减少液体摄入后尿频症状会消失。嘱咐患者将初始排尿情况与治疗后情况进行对比评估疗效。

5. 尿液分析　是必做的检查，以排除泌尿系感染、血尿和脓尿。必要时行尿液细菌培养。对于血尿的患者应按照血尿的诊断流程评估。部分有临床意义的细菌感染由于细菌含量较低，常规的尿液分析结果为阴性，此时应进行细菌培养。

6. 残余尿（post-void residual，PVR）　ICS 指南认为若通过超声检查发现两次排尿后 PVR 超过 50 mL，即可怀疑存在排尿困难。值得注意的是，这一数值是基于专家共识为男性患者所推荐的阈值。PVR 的出现通常是由于逼尿肌收缩无力（detrusor underactivity，DU）或膀胱出口梗阻（bladder outlet obstruction，BOO）。为了准确诊断和治疗，建议对所有患者进行 PVR 检查，以排除尿潴留。

7. 尿动力学检查（urodynamics）　主要目的是重现患者的症状，识别可能影响治疗决策的相关因素。操作流程应严格遵循 ICS 的尿动力学指南。与 OAB 相关的两个主要尿动力学诊断是逼尿肌活动过度（detrusor overactivity，DO）及膀胱充盈感增强或提前出现。ICS 将 DO 定义为"尿动力学检查过程中观测到的充盈期自发性或诱发性逼尿肌收缩"。根据 ICS 的描述，存在两种类型的 DO：①期相性逼尿肌过度活动（phasic detrusor overactivity）：膀胱测压充盈期出现一连串典型的逼尿肌不可抑制收缩波，其间可伴或不伴有尿失禁（图 27-7）；②终末性逼尿肌过度活动（terminal detrusor overactivity）：在膀胱测压过程中发生的单次不可抑制的逼尿肌不自主收缩，伴有尿失禁，且通常膀胱完全排空。

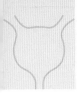

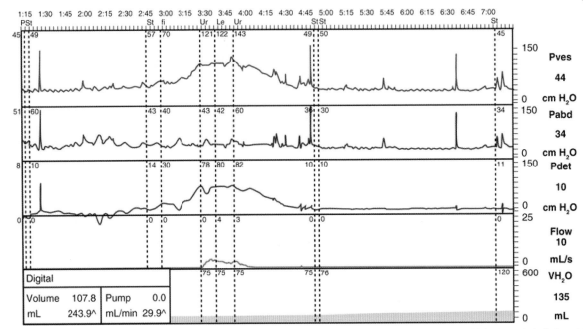

注：图中蓝色为膀胱压（P_{ves}，顶端），红色为直肠压（P_{abd}），紫色为逼尿肌压（P_{det}），棕色为尿流率曲线，橘色为灌注量（V_{H_2O}，底部）。与基线水平相比，膀胱压和逼尿肌压在开始灌注时明显升高，在 3 min 30 s 和 4 min 之间（顶部横轴）尿流率曲线上可见尿失禁并伴有尿急。

图 27-7　充盈期膀胱测压可见逼尿肌过度活动性尿失禁（detrusor overactivity incontinence）

不论逼尿肌压（detrusor pressure，P_{det}）的波幅大小，任何充盈期内的期相性逼尿肌收缩都是 DO 的组成部分。即使在尿动力检查过程中未观察到 DO，也不能排除 OAB 的诊断。在许多 OAB 患者中，DO 可能不会出现，但其与 OAB 的严重性及尿失禁的发生相关。在 DO 缺失的患者中，通常会报告膀胱感觉增加，即来得更早和持续时间更长的排尿感。

此外，对于怀疑膀胱出口梗阻（BOO）存在的患者，尿动力学检查具有指导意义。评估 BOO 的存在或膀胱不完全的排空状况至关重要，这主要涉及两个因素。首先，OAB 的治疗侧重于提高膀胱的储尿能力，如使用 M- 受体阻滞剂和 A 型肉毒毒素等手段。然而，这些治疗方法可能会导致尿潴留，如果患者同时存在 BOO 或膀胱不完全排空的情况，尿潴留的症状可能会进一步加重。其次，BOO 的严重性与 DO 之间存在关联。在未处理膀胱梗阻的情况下，OAB 的症状可能不会得到改善。重要的是要认识到，治疗 BOO 并不一定会直接改善 OAB 的症状。

值得注意的是，即使通过检查发现 DO，也不会影响 OAB 的治疗决策。因此，对一些病情并不复杂的患者，不常规推荐尿动力检查。然而，对于那些自由尿流率低或残余尿增多、首选治疗失败、药物治疗后发生尿潴留的患者，以及任何侵袭性治疗前，应进行侵入性尿动力学检查。

8. 影像学检查　①体格检查：由于体格检查在评估大部分泌尿系统疾病方面的局限性，超声检查发挥着至关重要的作用。超声检查可排除泌尿系结石与膀胱占位性病变。需要指出的是，膀胱壁增厚见于膀胱出口梗阻、前列腺增生及糖尿病膀胱病变等疾病，目前没有确切的证据支持膀胱壁厚度（bladder wall thickness，BWT）用于诊断 OAB。②磁共振检查：通过磁共振（MRI）的三维重建技术，研究者们发现 OAB 患者的尿道压肌（urethral compressor）与尿道括约肌的主要部分在体积和厚度上均有所减小。

9. IC 与 OAB 鉴别要点 ①疼痛特征，IC 患者在膀胱充盈量增大时疼痛加重，排尿后疼痛减轻，即使疼痛加剧，IC 患者也可以推迟排尿，耻骨上疼痛是 IC 的典型部位，并有会阴部疼痛和性交痛。而 OAB 患者疼痛性质和特点不明显，主要表现为尿急、尿频和急迫性尿失禁。②IC 患者的临床结局是小膀胱或膀胱挛缩，膀胱容积小于 400 mL，而 OAB 患者膀胱容积的改变不明显，很少有膀胱挛缩的报告。③IC 膀胱镜和水扩张试验可发现 Hunner 溃疡和小球样出血红斑征，Hunner 溃疡组织学表现有尿路上皮剥脱、淋巴滤泡形成、黏膜下层浆细胞和嗜酸性粒细胞浸润及 S-100 染色可见神经增生，磁共振弥散加权成像可见膀胱壁高信号，而 OAB 通常没有这些发现。④抗上皮增殖因子（APF）是 IC 的特有的表达因子。⑤免疫因素在 IC 发病中起重要作用，如 Th1 细胞过度活化、肥大细胞数目增加和脱颗粒比值增高等，但 OAB 的病因与免疫因素是否有关联尚不清楚。⑥尿流动力学检测发现 15% ～ 19% 的 IC 患者有膀胱逼尿肌过度活动表现。Ackerman 报道 35% 的 OAB 患者有膀胱充盈性疼痛，25% 的 IC 患者会出现急迫性尿失禁。这提示，根据 OAB 与 IC 早期的 LUTS 表现很难鉴别两者（图 27-8）。因此，当 OAB 出现膀胱疼痛或膀胱容量减小时，应考虑 IC 诊断的可能性，但尚需做进一步检查。

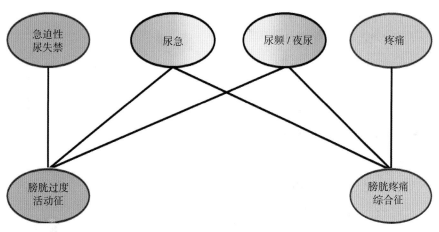

图 27-8 OAB 与膀胱疼痛综合征的关系

四、临床治疗原则

1. 行为治疗 ①生活方式指导：对于有湿性 OAB 的患者考虑使用尿垫。有咖啡饮用习惯的患者可以劝其减少饮用量，能够控制尿频和尿急症状，但对于尿失禁没有改善。对于肥胖或超重的患者鼓励减肥。对于吸烟的患者应劝导戒烟。②膀胱训练（bladder training）：是为恢复膀胱功能，增强排尿及控尿能力所进行的一系列康复训练。首先推荐 OAB/UUI 患者采用膀胱训练。患者要做到两点，其一是延迟排尿，延长排尿间隔时间，逐渐使每次排尿量大于 300 mL。该方法的治疗原理是让患者重新学习和掌握控制排尿的技能，打断精神因素导致的恶性循环，降低膀胱的敏感性。该方法要求患者切实按计划实施治疗，可通过排尿日记等方式增强患者信心。该方法严禁用于充盈期末逼尿肌压大于 40 cmH$_2$O 的低顺应性膀胱患者。其二是定时排尿，该方法主要针对尿失禁严重且难以控制者。目的是减少尿失禁次数，提高生活质量。③盆底肌训练（kegel exercise）：是对以肛提肌为主的盆底肌肉进行自主收缩训练进而达到治疗或改善尿失禁的训练。可参照如下方法实施。患者可取站立位，两脚并拢，两踝关节逐渐离开地面，用脚尖支撑身体重量，持续收缩盆底肌（提肛运动）2 ~ 6 s，松弛休息 2 ~ 6 s，如此反复 10 ~ 15 次。每天训练 3 ~ 8 次，持续 8 周以上或更长。主要用于改善尿失禁症状。必要时可重复数个疗程或长期训练。④生物反馈疗法（biofeedback therapy）：是借助置于阴道或直肠内的电子生物反馈治疗仪，监视盆底肌肉的肌电活动，并将这些不易被觉察的信息转换为视觉或听觉信号反馈给患者，从而指导患者进行正确的、更有效的盆底肌肉训练，以达到治疗目标。生物反馈通过激活多种神经通路，增加盆底肌肉觉醒的同时促进肌肉主动收缩，提高患者治疗的依从性，增强盆底肌训练的疗效。若是联合盆底电刺激，经阴道或肛门电极给予弱电流刺激盆底肌肉和神经，可增加盆底肌强度及力量，更易掌握正确的盆底肌训练方法，同时起到被动收缩和主动收缩训练的作用。多项研究已证实，生物反馈联合盆底电刺激治疗效果更佳。

2. 药物治疗　①M- 受体阻滞剂：可以阻断 M 胆碱能受体，从而抑制膀胱收缩力，降低逼尿肌压力，但有可能造成口干、尿潴留及便秘等不良反应。治疗的药物主要有托特罗定（tolterodine）、索利那新（solifenacin）等，是目前最重要的 OAB 治疗药物，对于保守治疗失败的患者应首先考虑。闭角型青光眼的患者不能使用 M- 受体阻滞剂。对于合并认知功能障碍的老年人，应当谨慎使用长效 M- 受体阻滞剂。②β3 受体激动剂：可以在膀胱储尿期松弛逼尿肌，从而增加膀胱容量，减轻尿急和尿频的症状。治疗的药物主要有米拉贝隆（mirabegron）。研究表明，β3 受体激动剂与 M- 受体阻滞剂在治疗效果上相当，因此可以作为抗胆碱能药物的替代治疗选择。不良反应主要有高血压与鼻咽炎等。目前 EAU 指南和 AUA 指南对于两者联合治疗 OAB 仍然是高级别证据的弱推荐。

3. A 型肉毒毒素（botulinum toxin A，BTX-A）膀胱壁注射　①BTX 是肉毒杆菌产生的外毒素，根据其免疫方面的不同分为 A ~ G 7 种亚型，其中 A 型肉毒毒素的结构与作用机制已较为清楚，也是最早应用于临床的生物制剂；②BTX-A 的作用机制是通过结合神经末梢处的 SNAP-25 蛋白来阻断含乙酰胆碱的突触囊泡与神经肌肉接头后膜的结合，使得乙酰胆碱无法正常释放，从而抑制神经肌肉接头的兴奋传递。国产 BTX-A 的 RCT 研究表明，BTX-A 可以减少 OAB 患者的尿频与尿急的次数，增加每次排尿量。对于保守治疗与药物治疗失败的难治性 OAB/UUI 患者，推荐采用膀胱壁注射 BTX-A 治疗。不良反应主要有 PVR 增加和尿路感染等。

4. 骶神经刺激（sacral nerve stimulation，SNS）　又称骶神经调节（sacral nerve modulation，SNM），它是指利用介入手段将一种短脉冲的刺激电流连续施加给 S3 骶神经，人为地激活兴奋或抑制性神经通路，干扰异常骶神经反射弧，进而调节膀胱、尿道括约肌及盆底等骶神经支配的效应器官的行为，起到"神经调节"的作用。SNM 治疗难治性 OAB 与急迫性尿失禁已被多个专业国际指南高度推荐。对于难治性或药物治疗无效的 OAB，可以考虑采用骶神经刺激疗法。SNM 测试期效果评价标准为：24 h 排尿次数较基线减少≥ 50% 或恢复正常（＜ 8 次 / 天）或日均漏尿次数较基线减少≥ 50%。患者选择标准有：行为治疗失败、单用药物治疗 6 ~ 12 周疗效未达预期或无法耐受口服药物不良反应的 OAB 患者。然而，也有研究指出，尽管骶神经刺激设备在治疗难治性急迫性尿失禁方面具有一定疗效，但鉴于其高昂的价格，从性价比的角度来看，它并不优于肉毒毒素膀胱壁注射治疗。

（袁建林　杨可勋）

第三节　子宫内膜异位症

一、概述

子宫内膜异位症（endometriosis）是一种慢性神经炎性妇科疾病，主要特征表现为子宫内膜组织在子宫外生长和浸润，并伴随疼痛、不孕和其他症状。子宫内膜异位症常发生在盆腔内，根据病灶主要分为：浅表腹膜型子宫内膜异位症（约占80%），卵巢型子宫内膜异位症和深部浸润型子宫内膜异位症。此外还有发生在盆腔外的子宫内膜异位症，包括上腹部内脏器官、腹壁和胸膜及中枢/外周神经系统。近年来，子宫内膜异位症的发病率呈上升趋势，对患者的生活质量和健康状况造成严重影响。间质性膀胱炎（IC）是一种慢性炎症性疾病，主要特征为膀胱壁的炎症和疼痛。IC在临床上常表现有尿频、尿急和尿痛等症状，给患者带来极大的痛苦。目前IC的病因尚不清楚，可能与免疫系统异常、化学物质刺激等多种因素有关。

子宫内膜异位症在临床症状表现部位不同，但它们都涉及炎症和疼痛（图27-9）。膀胱是泌尿系子宫内膜异位症最常见的累及器官，约占泌尿系子宫内膜异位症的83%，病变部位多位于膀胱后壁和顶壁，其中膀胱后壁较顶壁多见，可能是因为膀胱后壁与子宫毗邻有关。子宫内膜异位症和IC在特定情况下可能同时存在，且子宫内膜异位症可能增加患者患IC的风险。这两种疾病都可能涉及免疫系统的异常，且在治疗方法上也有一定的相似之处。但两者是独立的疾病，治疗方法也有所不同，因此确诊时需要根据病情进行综合评估和处理。

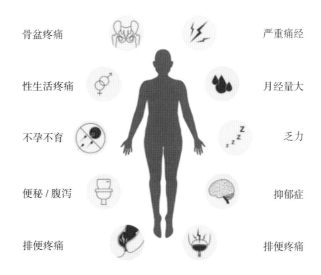

图 27-9　子宫内膜异位症的典型症状

二、流行病学与患病率

子宫内膜异位症是一种慢性疾病，除了在手术中明确存在子宫内膜组织病变，高达 50% 患者是在不孕不育检查治疗过程中被确诊。据相关文献报道，子宫内膜异位症在育龄期女性中的患病率为 10% ～ 15%，这表明该病在女性中较为普遍。流行病学报告指出，患有子宫内膜异位症的女性患卵巢癌、乳腺癌、黑色素瘤、哮喘、类风湿关节炎和心血管疾病的风险更大。而 IC 在一般人群中的患病率为 1.5% ～ 7.0%，相较于子宫内膜异位症略低，但也表明该病在人群中具有一定的普遍性。在一些特殊人群中，如长期存在慢性盆腔痛、尿急、尿频、尿痛等症状的女性，子宫内膜异位症与 IC 的患病率更高。这表明这两种疾病在特定情况下可能更容易发生。

在所有被诊断为子宫内膜异位症的患者中，膀胱是泌尿系统内最有可能受影响的部位，但这种情况并不常见。据报道，子宫内膜异位症患者 3 年内发生 IC 的风险是未患有子宫内膜异位症患者的 3 ～ 4 倍。医生应该对这两种疾病可能在的联系保持警惕，以便及时诊断和治疗，以减轻患者的痛苦和提高患者的生活质量。

三、病因与病理

子宫内膜异位症的病因目前尚不完全明确，但可能与经血逆流、淋巴或静脉播散、遗传因素、免疫因素及神经血管生成和炎症等多种因素有关。经血逆流是指月经期子宫内膜碎片随经血逆流至盆腔，种植于卵巢或盆腔腹膜表面，形成内异症。淋巴或静脉播散可能是子宫内膜组织通过淋巴或静脉途径扩散至全身，形成内异症。遗传因素可能是一些个体存在易感基因，使其容易患上内异症。有研究发现，子宫内膜异位症是"家族遗传"，研究结果提示遗传率高达 50%。全基因组关联研究发现单核苷酸多态性（single nucleotide polymorphism，SNP）在病情较严重的女性中出现的频率更高。表观遗传学调控对子宫内膜异位症影响也不容小觑。研究人员发现子宫内膜和子宫内膜异位组织之间与 WNT 信号通路相关的分子甲基化程度有显著差异，并且子宫内膜的 DNA 甲基化改变导致了对雌激素的反应发生改变，从而诱导子宫内膜异位症的发生。免疫因素可能是一些个体免疫系统异常，导致子宫内膜组织在子宫外生长和浸润。子宫内膜异位症病变是多细胞结构的复杂变化，新血管的生成在其中发挥重要作用。新血管的生长和神经纤维之间的交叉联系可以解释子宫内膜异位组织的存在和疼痛通路之间的关系。而神经炎症也被报道在子宫内膜异位症的中枢和外周疼痛通路中起到激活作用。

IC 的病因则较为复杂，可能与免疫异常、遗传因素、化学物质刺激等多种因素有关。免疫异常可能是免疫系统异常导致膀胱黏膜炎症和疼痛。遗传因素可能是某些个体存在易感基因，使其容易患上 IC。化学物质刺激可能是某些化学物质刺激膀胱黏膜，引起炎症和疼痛。

在病理学上，子宫内膜异位症和 IC 炎均表现为炎症和纤维化的特征。子宫内膜异位症可累及盆腔脏器、泌尿系统、直肠等部位，其中泌尿系统受累主要表现为输尿管子宫内膜异位症和膀胱子宫内膜异位症。输尿管子宫内膜异位症可引起肾积水、输尿管扩张等表现，而膀胱子宫内膜异位症则可引起尿频、尿急、尿痛等症状。IC 则主要表现为膀胱壁的炎症和纤维化，可累及膀胱全层，并伴有大量的炎症细胞浸润和疼痛。IC 和子宫内膜异位症也有共同的病理机制，包括通过一些潜在的介质（如化学因子或细胞因子）发生炎症改变。此外，细胞因子包括白细胞介素 –6（IL–6）和肿瘤坏死因子（tumor necrosis factor，TNF）在 IC 膀胱黏膜的间质和泌尿上皮中表达。

四、诊断与鉴别要点

1. 子宫内膜异位症　子宫内膜异位症（endometriosis）是指有活性的内膜细胞种植在子宫内膜以外的位置，而形成一种女性常见的周期性盆腔疼痛性疾病，其临床表现特点包括：①痛经是子宫内膜异位症最典型的症状，疼痛在月经期间最为明显，常于月经来潮前 1 ～ 2 天开始疼痛，经期第 1 天疼痛最为严重，以后逐渐减轻，至月经干净时疼痛消失或缓解，通常疼痛可持续数天甚至数周。②子宫内膜异位症所致盆腔疼痛多位于下腹腰骶部及盆腔中部，有时可放射至会阴部，如果子宫内膜异位在子宫直肠陷凹、阴道直肠隔则可以引起性交痛或深部触痛，经期排便次数增加和小腹坠痛。③除了盆腔疼痛，子宫内膜异位症还可能导致月经周期不规则、出血过多或出血不畅等问题。这些症状会让患者在月经期间感到更加痛苦和不适。④多数子宫内膜异位症可影响卵巢的功能，患者可以发生卵巢功能失调，如排卵异常等表现为月经过多或者周期紊乱，子宫内膜异位症 40% ～ 50% 的病例发生不孕。⑤膀胱子宫内膜异位症，较为少见，主要症状是周期性尿频、尿痛及血尿，血尿可以为肉眼血尿或镜下血尿，这与 IC 很相似，常被误诊成膀胱炎。若病变位于肌层尚未侵及膀胱黏膜，可不出现血尿，而仅有下腹疼痛感。若病变累及膀胱黏膜而未穿透黏膜，也可无血尿，而只出现膀胱刺激征。病变已穿透黏膜者，在月经前后可有明显的周期性肉眼血尿、尿频、尿急等 LUTS 表现，也是需要与 IC 或其他膀胱疾病进行鉴别的重要指征。⑥诊断方法与要点：根据本病的特点，凡在生育年龄的妇女有进行性加剧的痛经或伴不孕史，妇科检查可扪得盆腔内有不活动包块或痛性结节者，一般即可初步诊断为盆腔子宫内膜异位症。诊断子宫内膜异位症应行三合诊检查，必要时可在月经周期的中期和月经的第二天，各做一次检查。病情稍复杂者可进一步借助其他辅助检查方法进行诊断：a. B 型超声检查为妇产科常用的检查方法之一，且对妇产科疾病的诊断具有重要的作用，可确定盆腔炎性包块的位置、大小、形状以及发现妇科检查时未触及的包块，并可排除膀胱肿瘤、结石、有无残尿等相关疾病。b. 磁共振成像（MRI）通过多平面直接成像，直观了解病变的范围、起源和侵犯的结构，可对病变进行正确的定位，对软组织的成像具有明显优势。因此，MRI 诊断子宫内膜异位症及了解盆腔病变具有很大诊断价值。c. 腹腔镜检查借助腹腔镜直接窥视盆腔，见到异位病灶或对可见之病灶进行活检确定诊断，并可根据镜检的情况决定盆腔子宫内膜异位症的临床分期及确定治疗方案。在腹腔镜下应注意观察子宫、输卵管、卵巢、子宫骶骨韧带、盆腔腹膜等部位有无子宫内膜异位病灶。根据腹腔镜检查或手术所见情况，对子宫内膜异位症进行分期及评分。

2. IC　是指在膀胱区域出现持续或复发性疼痛，并伴有至少一种其他症状，如疼痛恶化伴膀胱充盈和白天和（或）夜间尿频，没有被证实的感染或其他明显的局部病理证据存在。IC 通常与消极的认知、行为、性或情感后果，以及提示下尿路和性功能障碍的症状有关。IC 被认为代表了一种异质性的疾病谱系，可能有特定类型的炎症作为患者的特征。通过检查来定位疼痛是困难的，因此，需要根据另一种症状来定位症状。膀胱镜检查伴水扩张膀胱镜下小球样出血或 Hunner 溃疡可确其表型。IC 是一种病因尚不完全清楚，存在尿频、尿急、夜尿次数增加，膀胱充盈疼痛加重，排尿后疼痛减轻，尿常规和细菌培养阴性，膀胱最大容量小于 350 mL 等症状，并伴有性功能障碍的一组综合征。膀胱镜和水扩张试验可见黏膜小球样点状出血或 Hunner 溃疡是其特征性改变，钾离子敏感试验几乎 100% 阳性，黏膜上皮的完整性破坏，肥大细胞侵入密度和脱颗粒比值增高，大量炎症介质的释放和尿液高浓度的钾离子漏入膀胱间质是导致 LUTS 和膀胱疼痛的病理生理学病因学基础。

3. 鉴别要点　不管是子宫内膜异位症患者，还是 IC 患者，医生首先要进行详细的病史采集并对两者的临床表现特点进行评估。①对子宫内膜异位症患者要询问腹痛是否与月经周期有关，而 IC 患者的疼痛特点是膀胱充盈疼痛加重，排尿后减轻，同时伴有会阴痛或（和）性交痛；② IC 患者典型的特点是小膀胱容量引起的严重 LUTS 表现，但子宫内膜异位症通常不会引起膀胱容量减小或发生膀胱挛缩引起的 LUTS；③尽管子宫内膜异位症患者与 IC 患者皆可表现盆腔疼痛，但 IC 患者膀胱镜和水扩张试验可视化镜下可见小球样点状出血或典型的 Hunner 溃疡是 IC 与子宫内膜异位症鉴别的特征表现；④对于疑似膀胱子宫内膜异位症的患者，最可靠的方法是进行膀胱镜检查，医生可以直接观察到隆起的新生物为紫色、蓝紫色、蓝褐色、褐色结节（图 27-10），为了证实膀胱黏膜隆起肿物性质，必须通过组织活检做定性诊断（图 27-11）。

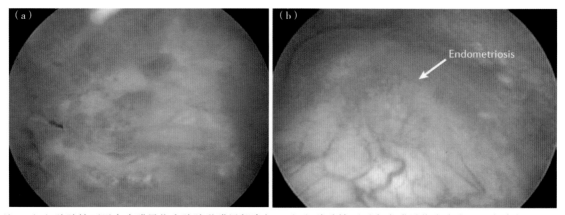

注：（a）膀胱镜下子宫内膜异位症膀胱黏膜局部隆起；（b）膀胱镜下子宫内膜异位症病变呈蓝色隆起。

图 27-10　膀胱子宫内膜异位症膀胱镜下表现

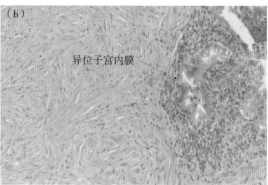

注：（a）膀胱壁内被细胞源性绒毛膜包围的子宫内膜腺体结构；（b）岛状或串状分布的子宫内膜腺体或基质，HE 染色。

图 27-11　膀胱子宫内膜异位症组织活检病理

五、临床处理原则

子宫内膜异位症是一种常见的妇科疾病，指子宫内膜组织在子宫以外的部位出现并生长。这种异位的内膜组织可以侵犯全身任何部位，但大多数位于盆腔脏器和壁腹膜。IC 是一种慢性疾病，其特征为膀胱壁的炎症和纤维化，常伴有疼痛和尿频等症状。这两种疾病都是影响女性健康的常见疾病，且治疗方法不同。子宫内膜异位症的治疗方法取决于疾病的严重程度、症状、年龄、生育需求及患者的个人偏好。治疗目标主要是减轻疼痛，控制疾病进展，减少复发并提高生育率。治疗方法包括药物治疗、手术治疗、联合治疗和新型靶向治疗。

1. 药物治疗　药物治疗是子宫内膜异位症的常用治疗方法。主要药物包括非甾体抗炎药（nonsteroidal antiinflammatory drugs，NSAIDs）、口服避孕药（oral contraceptive steroid，OCs）、孕激素、抗孕激素、促性腺激素释放激素激动剂（gonadotropin-releasing hormone agonist，GNRH ago）和芳香酶抑制剂等，这些药物在子宫内膜异位症的治疗中具有广泛的应用。NSAIDs 是治疗子宫内膜异位症引起的疼痛和炎症的主要药物之一。这些药物可以减轻疼痛和消炎，抑制内膜生长，使内膜萎缩或脱落。常见的非甾体抗炎药包括布洛芬、吲哚美辛等。OCs 是一种有效的治疗子宫内膜异位症的药物，可以抑制卵巢功能，减少雌激素的分泌，抑制内膜的生长和脱落，从而减少月经流血，减少逆行血流或抑制月经疼痛相关的炎症通路。常用的 OCs 包括炔雌醇环丙孕酮片、去氧孕烯炔雌醇片等。孕激素类药物可以抑制内膜的生长和脱落，同时也可以缓解疼痛和炎症。常用的孕激素类药物包括甲羟孕酮、己酸孕酮等，但这种药物可能会引起一些不良反应，如体重增加、水肿、毛发增多、肝肾功异常等。

对于想要保留子宫和卵巢而药物治疗又不能改善身体状况的女性患者，研究人员正在开发新的治疗药物来满足市场需求，如靶向炎症和血管生成等相关通路的新药。子宫内膜异位症是一种炎性疾病，患者腹膜液中炎症因子白细胞介素 -1、白细胞介素 -6、白细胞介素 -8 和肿瘤坏死因子与胰岛素样生长因子都上调。研究人员利用质谱流式技术（cytometry by time-of-flight，CyTOF）和免疫组织化学（immunohistochemical，IHC）分析发现了子宫内膜异位症患者的腹膜液中细胞群的多样性，提示免疫细胞、间皮细胞等可能通过逆行月经到达子宫内膜组织。与病灶相关的免疫细胞中，最受关注的是单核细胞 / 巨噬细胞。研究表明免疫细胞可促进血管生成，通过靶向巨噬细胞 / 单核细胞招募有望减低疼痛症状或抑制病变进展。另有研究人员利用小鼠实验证明，针对白细胞介素细胞因子家族成员（IL-33 和 IL-1β）和受体开发单克隆抗体可以减少子宫内膜异位症病变体积。此外，AKR1C3 酶的抑制剂在灵长类动物模型中显示出良好前景，新型雌激素受体配体和抗蠕虫药物尼氯胺在小鼠动物模型中都显示出良好的应用前景。

2. 新药研究与开发　子宫内膜异位症是一种慢性疼痛疾病，有研究发现患者病灶和中枢神经系统中的神经活动会发生变化。降钙素基因相关肽、P 物质和神经激肽在子宫内膜异位症病变组织中高表达，且感觉神经来源的肽段可促进与疾病病理相关的纤维化反应，开发这些分子的靶向抑制剂用于治疗疼痛性疾病正在被广泛研究。在子宫内膜异位症小鼠模型中，研究人员检测到 TRPV1 过表达会调控多种信号通路来加剧疼痛，开发 TRPV1 抑制剂对子宫内膜异位症治疗具有良好的前景；P2X3 受体拮抗剂在子宫内膜异位症大鼠模型中可缓解痛感。这些研究表明，靶向子宫内膜异位症患者中枢神经调节药物的开发有可能为治疗或缓解患者疼痛带来福音。

3. 手术治疗　对于子宫内膜异位症药物治疗无效或病情较重的患者手术治疗是最后的选项：①保守性手术：旨在保留患者的生育能力，通过切除异位内膜组织来缓解症状，使患者的生活质量得到改善；②根治性手术则是将子宫和卵巢切除，这种方法主要适用于年龄较大、无生育要求的患者，这些手术方法是基于对患者的全面诊断和医生的经验判断来选择；③手术方式的选择：国际指南建议，所有亚型的子宫内膜异位症均可行腹腔镜切除手术，尽管没有科学证据表明手术治疗"浅表型子宫内膜异位症"比非手术治疗更能改善患者生活质量，但手术切除被认为是治疗子宫内膜异位症的最佳方法，因为药物治疗"治标不治本"，不能达到根除的功效。

4. 联合治疗　联合治疗是一种药物和手术治疗相结合的有效方法，以提供更加全面和个性化的治疗方案。这种治疗方法旨在根据患者的具体病情和个人特征，制定出最合适的方案，以实现更好的治疗效果。在联合治疗中，药物治疗和手术治疗相互配合，互相补充，以达到更好的治疗效果。药物治疗可以缓解症状，减轻疼痛，改善病情，而手术治疗则可以去除病灶，恢复器官功能，提高患者的生活质量。

5. 子宫内膜异位症的预防　①定期妇科检查：定期进行妇科检查可以帮助及早发现子宫内膜异位症，及时采取措施进行治疗；②避免人流手术：人流手术可能会增加子宫内膜异位症的发病率，因此应尽量避免或减少人流手术；③保持健康的生活方式：如均衡饮食、适量运动、避免吸烟和酗酒等，提高身体免疫力，预防子宫内膜异位症的发生。

总之，子宫内膜异位症和IC都是影响女性健康的常见疾病。对于这两种疾病，早期发现、早期诊断和及时治疗是关键。同时，通过预防措施可以降低这两种疾病的发生率。在日常生活中，女性应该注意保持个人卫生和健康生活方式，定期进行妇科检查，以预防子宫内膜异位症和间质性膀胱炎的发生。

（袁建林　鞠东恩　侯广东）

第四节　纤维肌痛综合征

一、概述

纤维肌痛综合征（fibromyalgia syndrome，FMS）是慢性广泛性肌肉骨骼疼痛最常见的原因，患者常有疲劳、认知障碍、精神症状和多种躯体症状。该综合征的病因尚不清楚，病理生理学也不明确，但最近的研究表明FMS病因机制可能与相关的遗传多态性有关。尽管存在累及肌肉、韧带与肌腱的软组织疼痛症状，但这些组织并无炎症证据。与许多其他常见的慢性疼痛综合征一样，FMS在病因学因素和诊断也存在争议。患者在体格检查时除了有盆腔或广泛的软组织压痛外，实验室和影像学检查均正常。由于患者未发现器质性疾病的病理证据，一些学者常认为FMS是精神性或心身疾病。然而，目前的研究结果显示，FMS 被认为是一种疼痛调节障碍，并归因于中枢神经对疼痛刺激的敏化增强（图 27-12）。

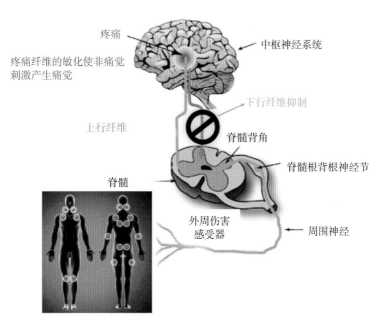

疼痛

中枢神经系统

疼痛纤维的敏化使非痛觉
刺激产生痛觉

下行纤维抑制

上行纤维

脊髓背角

脊髓根背根神经节

脊髓

外周伤害
感受器

周围神经

图 27-12　影响疼痛敏感性的上行和下行通路

间质性膀胱炎（interstitial cystitis，IC）患者黏膜的完整性遭到严重损伤，糖胺聚糖（glycosaminoglycan，GAG）层损伤丢失，黏膜通透性增高，毒性分子、细胞因子 P 物质、组胺和尿液高浓度钾离子漏入膀胱间质诱发平滑肌和神经纤维去极化，是产生下尿路症状（lower urinary tract symptoms，LUTS）和膀胱疼痛的病理生理学基础。IC 的病因学因素被认为是肥大细胞介导的获得性免疫，病理组织学表现为间质炎症损伤和纤维化，结局是膀胱挛缩，导致严重的 LUTS 和膀胱疼痛。尽管 IC 与 FMS 的病因学因素不同，但这两种疾病都与慢性压力有关，且两者有相似的盆腔疼痛症状，亦可能同时存在肠易激综合征或慢性疲劳综合征。这提示，对 FMS 的认识与了解将有助于间质性膀胱炎的鉴别诊断，这对于 IC 合理的药物治疗与综合治疗方案的选择尤为重要。

二、病因与发病机制

早在 20 世纪，人们认为 FMS 是一种可能会和软组织炎症有关的肌肉疾病，因此称之为纤维组织炎（fibrositis）。但是，目前研究没有找到 FMS 患者存在明显的肌肉结构或神经肌肉功能异常的证据。目前认为，FMS 的病因学因素与自身免疫、神经生物学因素和精神心理因素有关。

FMS 具有遗传易感性，在其病因中起着重要作用。全基因组关联研究和连锁分析已确定某些遗传因素与 FMS 之间的关联。疼痛传递和相关基因的多态性，如血清素、多巴胺和儿茶酚胺系统中的基因多态性与 FMS 的发生、发展有关。此外，关于家族和遗传因素的研究可能有助于增加对 FMS 和相关疾病的认识。FMS 的发生可能涉及多个基因，需要进一步研究以更好地了解遗传学在其发生中的确切作用。

目前有证据显示，FMS的多种特征是由中枢神经系统对疼痛刺激反应敏化增强所致。大脑功能性磁共振成像（functional MRI，fMRI）发现中枢神经对痛的刺激敏化的证据，主要包括对实验性疼痛刺激产生过度反应，以及结构、神经递质功能和静息状态下功能连接的改变（图27-13）。

研究表明，FMS的一些神经系统特征可能有助于诊断和治疗。引起广泛性疼痛的病因较多，目前尚无证据表明，单一病因学因素可诱发FMS发生与发展，但躯体和（或）心理情绪的应激反应、睡眠障碍、认知障碍及影响自主神经系统的应激因素，均可诱发中枢神经系统对疼痛的刺激信号反应敏化并导致FMS症状恶化。另外，遗传和环境因素的相互作用，亦可导致中枢和周围神经系统长期处于高应激状态。研究发现，FMS患者的周围神经可能存在异常，与健康对照组相比，FMS感觉神经动作电位的潜伏期降低，幅度显著增加，对疼痛刺激信号的传导速度增快。FMS患者与一些常见的中枢性疼痛疾病，如偏头痛、紧张性头痛、颞颌关节紊乱、肠易激综合征和IC患者的临床和病理生理改变有部分相似的表现特征。这些疾病都表现出广泛性疼痛、睡眠和精神心理障碍，其遗传学机制和中枢处理疼痛的机制也与FMS相似。值得注意的是，尽管IC与FMS有着相似的广泛性疼痛或盆腔疼痛症状，但IC诱发疼痛的因素主要与饮食、性活动增加、月经周期和精神心理压力及生活环境因素有关。

纤维肌痛综合征的功能性磁共振成像

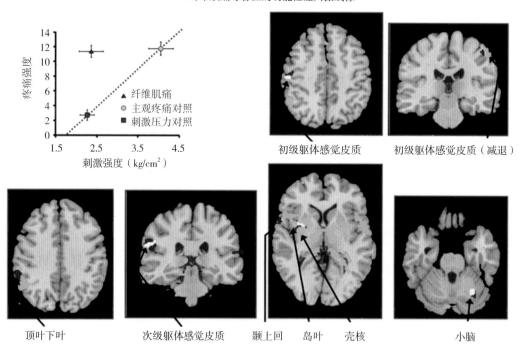

注：患有FMS（红色三角形）的个体被给予低强度刺激（如左上图所示），这导致中度疼痛（0～20 Gracely量表用于评估疼痛强度）。将他们的fMRI BOLD反应与给予大致相同强度刺激（蓝色方框）或引起相同疼痛所需的更高强度刺激（绿色圆圈）的对照组进行比较。在对照组中，这种低强度刺激没有显著的神经元激活，但在FMS患者中有。并且对照组需要给予近两倍的压力，对照组的大脑激活模式与FMS患者的神经元激活区域显著重叠，引起相当程度的疼痛。

图27-13　功能性磁共振成像研究疼痛刺激与中枢神经元激活位点

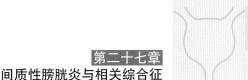

三、诊断与鉴别要点

1. 诊断方法与要点　1990 年发布了最早版本的 FMS 诊断标准，该标准主要强调具有多个压痛点的慢性广泛性疼痛。但是该标准只是研究分类标准，不能作为严格的临床诊断标准。该标准中，因为女性比男性有更多的压痛点，导致了几乎所有被诊断为 FMS 的患者都是女性。2011 年的新标准为了更加简便地评估 FMS 患者的状况，引入了一种不再需要进行压痛点检查的替代方法，这些标准包括患者填写症状调查问卷，记录自己的疼痛位置和其他相关症状，如感到疲劳、睡眠问题、记忆困难、头痛、肠易激综合征和情绪改变的情况（图 27-14）。

2016 年 ACR 修订了 2011 年发布的 FMS 初步诊断标准，提出满足以下 3 个条件即可确定 FMS 的诊断：①广泛性疼痛指数（WPI）≥ 7 且症状严重程度量表（SSS）评分 ≥ 5 或 WPI 为 4 ~ 6 且 SSS 评分 ≥ 9；②全身疼痛定义为 5 个区域（左上、右上、左下、右下、躯干）中至少 4 个区域的疼痛必须存在（下颌、胸部和腹部疼痛不包括在广义疼痛定义中）；③症状已持续至少 3 个月。

无论其他诊断如何，FMS 的诊断都是有效的，FMS 的诊断并不排除其他临床重要疾病的存在。在临床实践中，这种方法更适合医生做出决策，将症状集中在疼痛方面，还可以更好地做出男性患者 FMS 的诊断。如果患者出现肌肉骨骼性疼痛，但没有明显的损伤或炎症迹象，应该考虑 FMS 的可能性。

图 27-14　2011 年美国风湿病学会（ACR）纤维肌痛综合征评估患者自我报告调查问卷

2. 鉴别方法与要点　FMS 的特点之一是由于全身疼痛通路的异常放大，疼痛可能会出现在身体各个部位，包括头痛、喉咙痛、内脏疼痛和过敏感觉等。因此，关注 FMS 的疼痛特征，在鉴别其他疾病的诊断中至关重要。IC 和 FMS 的诊断都依赖症状量表，疼痛是两者最明显的共同症状。

（1）FMS 疼痛症状：FMS 的疼痛较为分散，严重影响患者的生活质量，其主要表现为肌肉骨骼疼痛症状。弥漫性肌肉骨骼疼痛在 FMS 中常见，大部分患者会伴有其他躯体和精神症状，特别是疲乏和睡眠障碍及认知和精神障碍。

（2）IC 疼痛症状，其疼痛特征包括：① IC 疼痛部位主要在膀胱和骨盆区域，特点是膀胱充盈疼痛加重，排尿后疼痛减轻；②阴道疼痛、外阴疼痛、尿道疼痛和性交疼痛是 IC 患者常有的疼痛症状；③严重的 LUTS 和膀胱储尿容量减少和膀胱挛缩是 IC 患者主要病理生理改变；④膀胱镜和水扩张试验膀胱黏膜小球样点状出血和 Hunner 溃疡是 IC 独有特征可与 FMS 综合征鉴别。

四、临床治疗原则

FMS 是一种慢性疼痛性疾病，通常难以治愈。尽管人们对 FMS 背后机制的理解不断增加，但迄今为止尚未形成治疗的黄金标准。近年来，相关研究显示，药物治疗的作用非常有限，仅少部分患者可以通过特定的药物治疗获得明显的疗效。FMS 的治疗必须是个体化与多学科的结合，需要多学科医疗专业人员的协作制定针对个体的个性诊疗方案。经过健康教育和增加对疾病的认知，很多患者仅通过非药物治疗也能获得较好的治疗效果。目前有关 FMS 患者的初步治疗主要包括：

1. 非药物治疗　多学科联合非药物治疗是 FMS 患者早期治疗中的首选措施。包括认知行为治疗（cognitive behavioral therapy，CBT）、患者宣教、体育锻炼、心理治疗等措施。①多项研究表明，多学科结合治疗可以在短期内改善疼痛的症状和患者的生活质量；②运动治疗对于所有 FMS 患者有益，促进与改善心肺功能锻炼，低强度的有氧运动对于减轻疼痛，提高睡眠质量有着显著的效果；③非药物治疗随机试验结果得到系统评价数据的支持，是初始治疗 FMS 的有效方法。

2. 药物治疗　①对于大多数 FMS 患者的早期治疗，建议使用低剂量的三环类药物，如阿米替林（10 mg），药物剂量可能受到不良反应的限制；②还可以在睡前使用阿米替林的结构类似物环苯扎林取代阿米替林，通常情况下，开始治疗时应采用小剂量，后逐渐增加剂量；③对于阿米替林治疗无效伴有严重疲劳或抑郁症状的 FMS 患者，可以考虑使用 5- 羟色胺 - 去甲肾上腺素再摄取抑制剂作为早期治疗的首选，随机对照试验已证明了该药物的有效性；④对于存在严重睡眠障碍的患者，早期治疗的另一个合理替代方案是使用 α2δ 钙通道调节剂，它们的镇痛作用来自阻止相关神经递质的释放，可用于治疗 FMS 患者慢性疼痛；⑤普瑞巴林和加巴喷丁被证明是可以用来减轻疼痛水平并改善生活和睡眠质量的药物；⑥含有大麻素成分的药物，特别是大麻，作为治疗 FMS（和其他形式的慢性疼痛）的候选药物，一直被持续关注，但是，有关这些化合物的安全性和有效性的循证数据有限，少数个例和理论框架支持在 FMS 治疗中使用大麻素，既可以减轻疼痛，又可以改善睡眠，但需要进一步的研究来证明大麻素在 FMS 治疗中的功效和安全性，并了解大麻素调节 FMS 症状的相关机制；⑦镇痛药物和阿片类药物是 FMS 患者首要想到使用的药物，但是目前的研究结果证明它们的治疗效果很差，而在关于 FMS 患者使用非甾体抗炎药的综述中，相关报道结果并不理想，此外，不建议 FMS 患者使用强效的阿片类药物，因为阿片类药物会导致明显的不良反应，甚至会加重 FMS 症状，有研究结果显示，不服用阿片类药物的患者预后要好于服用阿片类药物的患者。

3. 合并症治疗　① FMS 会伴有睡眠障碍、情绪紊乱、头痛、肠易激综合征等症状，这些症状应作为 FMS 整体治疗方案的一部分，特别对于睡眠问题、情绪障碍，以及与肌肉骨骼和其他疼痛性疾病有关的症状应该重点关注并且纳入 FMS 治疗的联合治疗方案中；② FMS 的治疗重点在改善患者中枢神经对疼痛的过度敏化，提高患者对疾病的认知，使患者形成积极健康的生活方式，维持患者身体功能，注重患者的睡眠质量，改善患者的精神与心理压力，从而提高患者的生活质量。

五、结语

综上所述，FMS 是一种复杂的弥漫性疼痛综合征，以肌肉骨骼自发痛、压痛、痛觉过敏与异常性疼痛为主要表现特征。FMS 在临床上具有高度异质性，发生机制仍未完全阐明，更缺乏特异的规范诊断与治疗措施。FMS 与 IC 具有显著的症状重叠，但 IC 病变主要发生在膀胱，而 FMS 发生于盆底肌。在临床诊疗实践中，两者的鉴别对患者治疗方法的选择尤为重要。目前我国还没有 FMS 中西医结合诊疗共识。中西医结合治疗 FMS 将成为 FMS 未来基础与临床研究的重要内容与方向。

（袁建林　朱　政　刘克普　郑万祥）

第五节　阴囊疼痛综合征

一、概述

慢性阴囊疼痛是一组病因多样性综合征，其病因不仅来自位于阴囊内的睾丸炎、附睾炎、精索静脉曲张、输精管切除术后、精子肉芽肿和附睾囊肿等，亦可来源于男性间质性膀胱炎和前列腺疼痛综合征。需要指出的是，大约 25% 的慢性阴囊疼痛患者没有明显的病因或器质性病变，这些不明原因的阴囊疼痛被归纳为慢性特发性阴囊疼痛或阴囊疼痛综合征（scrotal pain syndrome，SPS）。

已知患有间质性膀胱炎（interstitial cystitis，IC）的妇女其疼痛表现为外阴疼痛和性交痛，但 IC 女性患者外阴区域的疼痛经妇科检查未发现任何可识别的疼痛来源。这种外阴疼痛被认为是来自间质性膀胱炎的牵涉性疼痛。如果患有 IC 的女性有外阴或生殖道疼痛或不适，那么患有 IC 的男性也会出现阴囊、外生殖器的不适或疼痛。这提示，阴囊疼痛综合征的疼痛可来源于原发性阴囊疾病和前列腺疼痛综合征、男性间质性膀胱炎等慢性特发性阴囊疼痛。近年研究发现，男性 IC 和前列腺疼痛综合征患者除了表现有不同程度的尿急、尿频、夜尿次数增加外，其疼痛亦可发生在盆腔、膀胱、尿道、阴茎

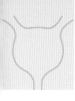
和阴囊部位。据统计，男性 IC 可表现与膀胱充盈无关的阴囊或睾丸疼痛，7% 男性 IC 患者的初始症状表现为背部、会阴或阴囊疼痛，45% 男性 IC 患者阴囊疼痛逐渐发展为主要临床症状。慢性前列腺炎的初始治疗不成功患者在 2.5 ～ 4 年后才被诊断为 IC。Ⅲ型前列腺炎即前列腺疼痛综合征，可能是引起会阴或阴囊疼痛这类较常见初始症状的原因。这提示，在临床实践中对阴囊疼痛综合征患者的初始诊断与治疗时，除了考虑来源于阴囊内的相关疾病外，也应注意前列腺疼痛综合征和男性间质性膀胱炎与阴囊疼痛疾病的鉴别诊断与治疗。

二、病因机制与发病率

1. 病因机制　阴囊疼痛综合征包括原发于阴囊的慢性睾丸炎、附睾炎、精索静脉曲张、输精管结扎术后、精子肉芽肿、精子囊肿、附睾囊肿及腹股沟疝修补术和末段输尿管结石相关疾病引起的阴囊牵涉性疼痛。有关阴囊疼痛的病因机制主要包括髂腹股沟神经、生殖股神经和阴部神经分布于阴囊、睾丸、附睾、精索、输精管及腹股沟和末段输尿管区域，当阴囊内因疾病发生任何病理改变时均可能导致阴囊疼痛，其中精索神经在阴囊疼痛中起着重要作用。需要指出的是，25% ～ 50% 阴囊疼痛的患者通常没有特定阴囊内容物的病理改变，如间质性膀胱炎和前列腺疼痛综合征所致的阴囊疼痛皆被归因为慢性特发性阴囊疼痛综合征。目前的研究认为，阴囊疼痛综合征根据其病因可分为 3 种类型：①慢性睾丸炎、附睾炎、输精管结扎术后产生的阴囊疼痛为原发性阴囊疼痛综合征；②男性间质性膀胱炎和前列腺疼痛综合征所致的阴囊疼痛被称作特发性阴囊疼痛综合征，其主要病因学机制包括肥大细胞密度与脱颗粒比值的增加，激活的肥大细胞释放多种炎症因子、组胺、P 物质和神经生长因子，炎症因子、组胺、P 物质和神经生长因子反复刺激局部与周围感觉神经，通过自发放电将疼痛刺激信号传入脊髓二级神经元和中枢神经，导致患者对疼痛的敏化效应增强，这也是前列腺炎和间质性膀胱炎导致阴囊疼痛综合征的神经生物学基础，又称作神经源性疼痛；③腹股沟疝修补术后发生阴囊疼痛被认为是疝修补术的并发症。有报道指出，腹腔镜疝修补术和外科开放性腹疝修补术的阴囊疼痛发病率存在差异，腹腔镜组疝修补术阴囊疼痛的发生率常明显高于开腹组，但该结论尚需临床随访与大数据对照研究进一步验证。

2. 发病率　目前研究鲜有报道阴囊疼痛综合征的发病率，对于阴囊疼痛综合征发病率评估常基于现有关于慢性阴囊疼痛发病率的相关报道。在特定的男性群体中，慢性阴囊疼痛发病率从 0.4% 到 4.75% 不等，在男性不育诊所就诊的男性中有 4.3% 被确认患有慢性阴囊疼痛，慢性阴囊疼痛常发生共病现象，其中慢性前列腺炎或前列腺疼痛综合征患者的慢性阴囊疼痛发病率高达 58%。据瑞士泌尿外科医生的调查研究表明，慢性阴囊疼痛总的发病率为 350/10 万～ 400/10 万。

依据阴囊疼痛综合征特殊类型患病率显示：①输精管结扎后阴囊疼痛的患病率为 1% ～ 15%；②腹股沟疝修补术后发生慢性阴囊疼痛的患病率占 3% ～ 6%；③大约 10% 的精索静脉曲张患者有慢性阴囊疼痛的经历；④在男性 IC，大约 2/3 的疼痛常牵涉到多个部位，包括耻骨上、会阴区、阴囊和尿道。其中尿道和生殖器疼痛有更广泛的感觉，包括烧灼感、刺痛和锐痛。尿道疼痛发生率为 38%，生殖器疼痛占 27%。这提示，间质性膀胱炎或前列腺疼痛综合征可能是非原发性阴囊疼痛综合征一种特殊的表型。鉴于此，在阴囊疼痛综合征临床诊疗实践中，应注意鉴别与排除间质性膀胱炎或前列腺疼痛综合征。

三、诊断与鉴别诊断

1. 病史采集　对阴囊疼痛综合征患者应详尽询问以下问题：①患者疼痛的位置；②疼痛的性质（刺痛、钝痛、烧灼痛）；③疼痛的严重程度；④疼痛时间（发病时间、持续时间、持续性和间歇性）；⑤疼痛的放射性；⑥疼痛加重诱因，如活动、体位改变、憋尿排便、射精是否加重疼痛；⑦疼痛与饮食是否有关；⑧阴囊是否有肿胀感或摸到肿块；⑨既往是否有慢性前列腺炎、间质性膀胱炎及性传播疾病；⑩有无既往手术史，如腹股沟疝修补术、精索静脉曲张切除术、隐睾手术，以及有无精神心理病史（如焦虑、抑郁）等。

2. 临床表现

（1）疼痛：①原发性阴囊疼痛：发生于阴囊或阴囊内结构的持续性或阵发性疼痛，这种疼痛症状可能是慢性睾丸炎、附睾炎、输精管结扎术、阴囊手术和腹股沟疝修补术所致，在接诊阴囊疼痛的患者时，应对阴囊的每个组成部分进行温和的触诊，以寻找肿块和痛点；②慢性特发性阴囊疼痛：若阴囊疼痛的患者尿急、尿频、夜尿次数增加、憋尿时疼痛加重、排尿后疼痛减轻，应考虑慢性特发性阴囊疼痛，多见于 IC。

（2）性生活质量下降：慢性阴囊疼痛会对性生活造成不同程度的影响，致使患者性欲下降、性高潮感觉降低、性行为次数减少和总体性满意度降低，性行为往往加剧患者疼痛，导致患者对性缺乏兴趣，甚至会避免性行为。由于阴囊疼痛，患者性交和射精时可能会加剧疼痛或导致性交活动中断，造成夫妻双方性生活不和谐和性生活质量严重下降。

（3）精神心理健康障碍：阴囊疼痛综合征患者由于慢性疼痛、性生活质量下降导致精神心理压力和负担沉重，严重影响睡眠质量，常发生焦虑、抑郁症等精神心理障碍，对工作、家庭、经济和夫妻性生活都产生多方面影响。

3. 影像学检查　对于原发性阴囊疼痛患者，推荐使用阴囊超声，超声检查可确定阴囊内的结构与病因，包括肿瘤、囊肿或亚临床型精索静脉曲张等，并且超声在诊断急性阴囊病变，如附睾炎或睾丸扭转时具有极好的敏感性和特异性；对疑有间质性膀胱炎和前列腺疼痛综合征患者超声检查可了解其膀胱壁的结构、膀胱最大容量、残余尿量及盆腔器官有无结构异常；如果患者表现有任何潜在的肌肉骨骼系统疾病，需要对脊柱或髋部进行相关影像学检查。

4. 鉴别诊断要点　慢性阴囊疼痛病因较为复杂，涉及多种疾病，最常见的非源于阴囊疾病的阴囊疼痛综合征为男性间质性膀胱炎和前列腺疼痛综合征，其诊断与鉴别诊断要点（见第 16 章和第 27 章相关内容）。如果患者阴囊疼痛症状发病较为紧急，需要注意排除睾丸扭转，其临床表现特点是阴囊突然剧烈疼痛，疼痛特点往往首先出现在下腹部或腹股沟区，且通常在休息或睡梦中出现，疼痛可伴

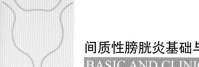

有恶心、呕吐等全身症状，该特征有助于与其他阴囊急症相鉴别。青春期前男孩阴囊疼痛的更罕见原因亦有报道为特发性阴囊脂肪坏死。有关阴囊疼痛综合征与相关疾病鉴别诊断方法如下（表27-7）。

表27-7 阴囊疼痛综合征与相关疾病鉴别诊断方法

病因	病史	体检	化验/影像
急性附睾炎	单侧疼痛逐渐发作，伴有尿路感染症状和性活动史	附睾肿胀伴压痛 提睾反射正常 阴囊抬高缓解疼痛	尿液分析、尿培养 多普勒超声显示血流增加
睾丸扭转	单侧睾丸疼痛急性发作	睾丸高位 提睾反射异常 提睾疼痛	多普勒超声显示血流减少
睾丸肿物	程度：无痛到隐痛 急性疼痛不常见	触诊肿块	超声确定睾丸内和睾丸外肿块
精索静脉曲张	站立、紧张或活动增加而加剧的隐匿性疼痛、跳痛	触诊蚯蚓状突起	彩色多普勒显示精索静脉 直径 > 3.0 ～ 3.5 mm Valsalva 实验反流
精子囊肿	通常无症状	附睾上光滑、圆且通常为小透光肿块	体检效果不佳者超声可能帮助诊断
鞘膜积液	阴囊肿胀通常是双侧的，大部分不痛，疼痛可能伴随肿胀发生	透光试验阳性	不可触及睾丸
输精管切除术后疼痛	阴囊不适 输精管切除史	附睾压痛 输精管结扎部位可触及结节	无
疝修补术后疼痛	烧灼痛或刺痛 活动加重	生殖器检查正常	无
间质性膀胱炎	耻骨上疼痛，疼痛可能包括下背部	腹壁、骨盆、盆底、膀胱底部和尿道的不同压痛	尿液分析 尿液培养 膀胱残余尿
盆底功能障碍	排尿、排便、性活动和盆底疼痛的主诉	直肠检查盆底压痛	尿液分析 尿液培养
输尿管末段结石	单侧疼痛，性质绞痛	生殖器检查正常	尿液分析 腹部 X 线
腹股沟斜疝	严重的单侧疼痛	检查发现疝气	超声评估睾丸血流量减少
主动脉瘤或髂总动脉瘤	腹部绞痛放射至睾丸；疼痛可呈持续或间歇性	生殖器检查正常	CT 或超声显示动脉瘤
背部疾病	单侧阴囊疼痛随着咳嗽和身体前倾而加重	生殖器检查正常 直腿抬高加重痛疼 神经检查正常	MRI

附睾，应充分评估手术的适应证，并与患者和家属进行良好的沟通，达成手术治疗共识。

五、结语

阴囊疼痛病因多样，发病机制尚未完全阐明，其病因与临床症状可涉及多个学科。近年的文献报告提出，慢性特发性阴囊内容物疼痛可能是男性 IC 的可变症状之一。这种阴囊疼痛被称为膀胱引起的疼痛。采用多硫酸戊聚糖（pentosan polysulfate，PPS）碱化利多卡因和肝素膀胱内灌注对 IC 进行标准治疗可能会缓解这些患者的症状。这提示，在临床实践中对特发性阴囊疼痛综合征进行诊断与治疗时，应注意间质性膀胱炎和前列腺疼痛综合征的鉴别诊断。需要指出的是有关阴囊疼痛综合征的命名尚不一致。有将阴囊疼痛综合征用阴囊内容物疼痛（chronic scrotal content pain，CSCP）来定义阴囊部位的疼痛，这一定义亦不强调和明确疼痛来自睾丸、附睾、输精管还是精索部位的疼痛病因，但在大部分文献中"阴囊内容物疼痛"多聚焦于睾丸疼痛。这表明，阴囊疼痛综合征这一专业术语，尚需大量的临床实践与研究来规范并达成阴囊疼痛综合征诊疗共识。

（陈业刚）

第六节　睾丸疼痛综合征

一、定义

对于发生于睾丸以疼痛为主要表现的一组典型征候症状，欧洲泌尿外科学会（EAU）采用了"睾丸疼痛综合征"这一术语。欧洲泌尿外科学会最新指南将睾丸疼痛综合征与附睾疼痛综合征、输精管切除术后疼痛综合征一并看作阴囊疼痛综合征的组成部分。

原发性睾丸疼痛综合征：在无明确感染或其他异常病理时，睾丸发生持续性或阵发性疼痛，并可能引发下尿路症状与性功能障碍，可对认知、行为、性、心理产生负面影响的一组征候症状，睾丸疼痛综合征是阴囊疼痛综合征的组成部分。美国泌尿协会（AUA）和欧洲泌尿外科学会（EAU）目前没有为慢性睾丸痛的诊断、评估和治疗提供正式指南，本章节拟根据现有文献提供睾丸疼痛综合征的指南。

二、病因机制与发病率

睾丸疼痛是泌尿男科的常见疾病，其病因复杂、诊断困难、治疗棘手。由精索静脉曲张或腹股沟疝引等原因引起的慢性睾丸疼痛有明确的解释，但多数病因仍然无法解释。依据不同的病因，睾丸疼痛可分为特发性和继发性，特发性慢性睾丸疼痛约占慢性睾丸疼痛的 50%，其可能与精索神经的沃勒变性及外周致敏有关；继发性慢性睾丸疼痛能找到引起疼痛的直接病因，治疗主要针对解决原发病进行，发生疼痛的原因通常包括感染、肿瘤、腹股沟疝、鞘膜积液、精液囊肿、精索静脉曲张、牵涉痛、外伤、手术史等。具体病因如：腹股沟解剖异常、睾丸发性肿瘤、睾丸血管性病变、输精管结扎术后、便秘、睾丸微小结石、射精管梗阻、睾丸囊性扩张、间断性睾丸扭转、神经系统疾病、牵涉性疼痛等。输精管结扎后疼痛是泌尿男科医生最常见到的慢性睾丸疼痛疾病，报道的发病率为 0.9% ～ 54%，疼痛最快可在术后立即发生，报道的慢性疼痛发生平均时间是术后 2 年。研究显示输精管结扎后，近端血管和附睾管腔内的压力增高，以及断端产生的精子肉芽肿可能是导致疼痛的原因。也有学者发现，腹股沟疝修补术后，患者可能会出现睾丸疼痛，其疼痛也可以分为神经性疼痛（神经损伤）和伤害性疼痛（睾丸组织损伤），病因都可能是手术中的缺血性或机械性神经损伤。慢性附睾炎也是引起慢性睾丸疼痛的常见原因之一，其病因不明，近来有研究认为轻度附睾炎是部分特发性睾丸疼痛的潜在原因。

有学者将睾丸疼痛按起病速度分为两大类：急性或慢性。急性疼痛可归因于创伤、睾丸或附件扭转、附睾炎、静脉血栓形成、绞窄性疝气、肾结石，甚至阑尾炎；慢性疼痛的发展往往是多种因素共同作用的结果，如鞘膜积液、精子囊肿、肿瘤、感染、精索静脉曲张、输精管结扎或腹股沟疝修补术后、神经系统疾病、特发性等。睾丸疼痛还可能是其他部位病变引起的牵涉痛，牵涉痛常起因于输尿管中段结石、腹股沟斜疝、腹主动脉或髂总动脉瘤、腰骶部疾病，以及神经周围纤维化所致的神经卡压。

睾丸疼痛可能是慢性前列腺炎 / 慢性骨盆疼痛综合征的一部分，其神经功能障碍可能与泌尿外科常见的其他慢性疼痛综合征，如膀胱疼痛综合征、慢性前列腺炎、慢性盆腔疼痛综合征的周围神经病变成分有相似的机制。睾丸痛还可能是慢性非细菌性前列腺炎 / 慢性骨盆疼痛综合征（CAP/CPPS）的一部分，因为多达 50% 的这类患者有睾丸疼痛的症状。CPPS 的病因可能与盆底功能紊乱有关，即盆底肌协同失调、活动过度或张力亢进，从而导致会阴和阴囊内容物疼痛。这类患者通常还会有便秘或排便痛、尿频或排尿困难、射精痛或性交痛。睾丸与附睾头和附睾体存在共用神经，通过伴随精索内血管的神经纤维接受来自精索上神经丛的主要神经支配，由精索下神经丛参与支配。鞘膜和提睾肌的壁层和内脏层接受起源于 L_1 ～ L_2 的传入神经，由生殖股神经的生殖支携带。

瑞士泌尿外科医生报道慢性睾丸疼痛患者占所有泌尿外科患者的 2.5%，估计总发病率为 4/1000，而英国报道的发病率为 1%。据估计，约 2.5% 的泌尿外科门诊就诊可归因于慢性睾丸疼痛。

三、诊断与鉴别诊断

1. 病史采集　在对睾丸疼痛综合征患者进行病史采集时，应进行全方位评估，以防遗漏。成功评估的关键在于病史采集和与患者建立良好的沟通与交流，病史采集主要包括：①患者疼痛的位置（放射点）；②疼痛的严重程度可用疼痛影响问卷（PIQ-6）或视觉模拟评分法（visual analogue scale，VAS）对疼痛程度进行评级；③疼痛的持续时间（发病时间、持续时间、持续性和间歇性）；④疼痛的性质；⑤疼痛的放射性；⑥疼痛加重和缓解因素；⑦既往生殖器有无感染；⑧有无泌尿系统症状（尿频、尿急、尿痛等）；⑨有无外伤史（如背部受伤史）；⑩有无手术史（尤其是骨盆、腹股沟或阴囊手术等）；⑪ 止痛药物使用史；⑫ 精神心理病史。在病史采集期间，应重视患者的精神心理疾病或诈病行为。

2. 临床表现　①疼痛：睾丸疼痛可以是单侧或双侧发病，持续性或间歇性的发作，可自行发作或通过活动和局部挤压诱发。疼痛往往局限于阴囊内，也可累及腹股沟、会阴部、背部或下肢。体检时睾丸可有轻度触痛，多数患者触痛不明显。慢性睾丸疼痛的临床症状很多与慢性盆腔疼痛综合征相重叠，可将其归类于后者的一部分。②性生活质量下降：慢性睾丸痛的患者往往性欲下降、性高潮感觉降低、性行为次数减少、总体性满意度下降，对性生活产生不利影响。大多数数据表明，慢性前列腺炎 / 慢性骨盆疼痛综合征（CP/CPPS）和泌尿生殖道疼痛损害总体生活质量，导致性功能障碍。③负性心理反应：由于常常无法找到确切的发病原因，患者长时间受疾病困扰而容易产生抑郁和焦虑等精神症状，严重影响患者的生活质量。

3. 影像学检查　①超声：睾丸和腹股沟的超声检查是最可靠的成像方式。如经直肠超声可能有助于排除潜在的前列腺结石、先天性囊肿或前列腺炎。当慢性阴囊疼痛患者的体格检查（所有患者均立位和仰卧位进行详细检查，以评估腹部和骨盆、睾丸、附睾、输精管），直肠指检评估前列腺和尿液分析正常时，不需要进行阴囊超声检查。②计算机断层扫描（CT）：无论有没有尿路造影，计算机断层扫描都将有助于发现尿路结石和其他腹部疾病，CT 平扫是诊断泌尿生殖道结石的最好方法，如患者有背部或臀部疼痛史，则应行脊柱 CT 或 MRI 检查。③磁共振成像（MRI）：如主诉腰痛或任何神经症状的男性应进行腹部 CT 扫描和（或）脊柱磁共振成像。MRI 对神经根炎的诊断有一定作用。近年来 MRI 被应用于阴囊的成像和超声不确定的睾丸病变。在超声诊断不明确的情况下，MRI 还提高了对不可触及的睾丸病变的恶性诊断的确定性。MRI 可以将阴囊肿块定性为睾丸内或睾丸外。它还显示各种类型的病变，如囊肿或液体、实性肿块、脂肪和纤维化。④阴囊镜检查：有报道称阴囊镜可直接观察评估阴囊内容物并采集组织样本以评估病理生理学。阴囊镜检查因其有创性，故应谨慎选用。

4. 鉴别诊断要点　①通过体格检查和阴囊彩超等检查，可排除肿瘤、炎症、睾丸扭转、精索静脉曲张、鞘膜积液等；②以阴囊疼痛为躯体表现的精神心理障碍患者，应与精神心理医生多学科协同诊断；③既往有腰椎间盘源性睾丸疼痛的病例，应警惕腰椎间盘源性睾丸疼痛的可能性；④通过彻底的病史采集、实验室分析和超声检查排除了慢性盆腔疼痛所有与睾丸疼痛的相关疾病后，应考虑睾丸疼痛综合征的诊断。

四、治疗方法与选择

睾丸疼痛在临床上并不罕见，但该病的诊断和治疗却十分困难。在临床上，目前对慢性睾丸疼痛尚缺乏有效和标准的治疗手段，故其仍是泌尿男科医师所面临的难题。美国泌尿外科学会（AUA）和欧洲泌尿外科学会（EAU）目前没有为慢性睾丸疼痛的诊断、评估和治疗提供正式指南，故本节拟根据现有文献提供睾丸疼痛综合征的指南。与阴囊疼痛综合征类似，睾丸疼痛综合征治疗方法亦可分为非手术治疗和手术治疗两类，临床上一般首选侵袭性较小的非手术治疗。

1. 非手术治疗　①非甾体抗炎药和抗生素：首选非甾体抗炎药包括塞来昔布、布洛芬、对乙酰氨基酚等抗炎症因子和镇痛药物，当存在感染性慢性睾丸炎征象时，多西霉素和奎诺酮类抗生素常作为首选，因为它们在睾丸组织内有较好的穿透性，疗程至少 4 周。②三环类抗抑郁药：如阿米替林 10 ～ 25 mg 每日临睡前服用、去甲替林 10 ～ 150 mg/d，这类药物能抑制初级神经元和次级神经元释放去甲肾上腺素，三环类抗抑郁药 TCA 在特发性睾丸疼痛患者中的缓解率达 66.6%，但加巴喷丁可能仅对特发性睾丸疼痛有效，对输精管切除术后睾丸疼痛无效。③抗惊厥药：加巴喷丁、普瑞巴林，这类药物作为中枢神经系统内的钙通道调节剂从而减少神经病理性疼痛，如加巴喷丁开始每日睡前服300 mg，逐渐递增至每日 3600 mg，分 3 次服用，该药在中枢神经系统中充当钙通道调节剂，可减轻神经性疼痛。抗惊厥药物在特发性睾丸疼痛患者中缓解率较好（61.5%），但去甲替林仅对特发性睾丸疼痛有效，对输精管结扎术后疼痛治疗效果不佳甚至无效。④阿片类药物：弱阿片类药物通常与对乙酰氨基酚一起使用，构成世卫组织疼痛治疗阶梯的第二步，如可卡因或曲马多为治疗中度神经病理性疼痛的首选阿片类药物，对疼痛程度严重的患者，可选用更强的阿片类药物，如吗啡和丁丙诺啡治疗睾丸疼痛综合征被看作更复杂的泌尿生殖道局灶性疼痛综合征治疗的一部分。⑤神经阻滞：运用局部麻醉药和类固醇的精索封闭术能短期甚至长期缓解疼痛症状，而疼痛复发的时间也有长有短。肉毒素精索注射有短期缓解慢性睾丸疼痛的作用，其他神经阻滞方法还有经直肠注射局部麻醉药和类固醇的盆神经丛阻滞等。⑥脉冲射频：脉冲射频是物理治疗的手段，已经证明脉冲射频治疗睾丸疼痛是成功的，其治疗要点包括：a. 将电极探针放置在精索神经附近，可在局部释放高密度电流，不会造成局部温度过高和其他组织损伤；b. 生殖股神经和髂腹股沟神经的生殖支为阴囊前壁提供感觉神经支配；c. 可用局部麻醉药和类固醇进行诊断性神经阻滞，如果诊断性神经阻滞成功，则可以安全地提供或重复脉冲射频治疗；d. 经直肠注射阻断盆腔神经丛后症状可缓解，有研究报道将脉冲式电流通过穿刺电极针输出至精索与生殖股神经，并证实这种方法应用在精索封闭得到局部缓解的患者上效果较好。但有待大样本研究来进一步证实。⑦羊膜固定注射：注射用脱水羊膜 / 同种异体绒毛膜移植（amniofix）是一种来源于人羊膜的物质，已被证明可以减少瘢痕组织的形成，减少炎症，促进愈合。由于其抗炎特性，它有可能为难治性疼痛患者提供另一种非侵入性治疗选择。⑧家庭护理：可嘱咐患者尽量抬高阴囊，卧床休息，有一定缓解作用。⑨心理治疗：心理咨询也可对睾丸疼痛综合征患者病情起到一定缓解作用，可适时实行心理疏导等干预措施，缓解患者痛苦。

2. 手术治疗　睾丸疼痛综合征是一种难以控制的疾病，治疗应遵循系统方案，当睾丸疼痛综合征严重影响了患者的生活质量，且所有保守治疗均失败，与患者进行详细的沟通与交流后，必要的情况下，可升级为手术治疗。总体的治疗原则为尽可能减少睾丸疼痛综合征患者精神心理障碍和疾病折磨的痛苦，即使考虑手术，也首选择显微类手术并且首选保留睾丸。诊疗过程中发现有确切原因的睾丸疼痛综合征患者，如合并精索静脉曲张等，应对其进行原发病治疗，治疗方法包括：①精索显微去神经术（micro denervation of the spermatic cord，MDSC）：MDSC 是保守治疗无效的一种治疗选择。MDSC 是一种有效、微创、持久的方法，术后长期随访显示疗效良好。术后根据症状的缓解情况，患者可以停止服用药物。并发症很少，睾丸得以保留，这对患者的生理和心理都有好处。MDSC 是无明显病因的特发性睾丸疼痛时常选的一种术式，特别适用于对精索封闭术有阳性反应的患者，在一项长期随访研究中，发现对阻断精索后呈阳性结果的患者术后效果良好，因此欧洲泌尿外科学会对精索阻滞后睾丸疼痛改善的患者，推荐 MDSC。②达芬奇机器人平台辅助的外科治疗已经应用于显微外科，包括MDSC，并可能提供潜在优势。③超声引导下精索周围靶向冷冻消融（UTC）可用于 MDSC 持续疼痛的治疗选择。④显微输精管复通术：显微输精管复通术是缓解输精管结扎术后疼痛较好的手术治疗方法，使用这种手术治疗输精管结扎后疼痛的患者中，50% ～ 69% 疼痛完全缓解，几乎均可得到症状改善，但目前只有少量的研究提供证据支持。⑤睾丸切除术：睾丸切除术是其他保守或手术治疗方式失败后最极端的选择，应当作为不得已的最后治疗手段。文献报告睾丸切除术治疗睾丸疼痛综合征的有效率在 40% ～ 75%；少量研究显示，经腹股沟路径的睾丸切除术比经阴囊入路有更好的疼痛缓解率；因其潜在的幻觉疼痛，尽管进行了睾丸切除术，一部分患者睾丸疼痛症状仍持续存在。因此，睾丸切除术治疗睾丸疼痛综合征是绝对的不得已的最后选择。

五、问题与评价

欧洲泌尿外科学会将原发性睾丸疼痛综合征定义为在无明确感染或其他异常病理时，持续性或阵发性疼痛，并可能引发下尿路症状与性功能障碍的一组征候症状，可对患者认知、行为、性、心理产生负面影响，不再推荐以前的睾丸炎、睾丸痛等术语。

目前，在慢性盆腔疼痛综合征中将睾丸疼痛定义为患者持续 3 个月或更长时间的间歇性或持续性阴囊疼痛。由于睾丸疼痛综合征的病因与机制尚不清楚，命名与术语多样性，大量研究将睾丸疼痛综合征与慢性睾丸疼痛、慢性阴囊（内容物）疼痛视为一种疾病，甚至有研究将慢性睾丸疼痛定义为包括附睾疼痛在内的阴囊疼痛。慢性阴囊（内容物）疼痛或阴囊疼痛综合征病变位置或临床表现往往不局限于睾丸，因此慢性阴囊（内容物）疼痛或阴囊疼痛综合征与睾丸疼痛综合征的关系，可以更恰当地理解为前两者包括但不限于睾丸疼痛综合征。亦有研究将睾丸疼痛综合征定义为单侧或双侧睾丸疼痛，疼痛可呈间歇性或持续性的不同程度疼痛，持续至少 3 个月，是导致日常活动显著减少并寻求医疗护理的一种慢性睾丸疼痛性疾病。

（蔡启亮）

第七节　附睾疼痛综合征

一、定义

欧洲泌尿外科学会（EAU）对于发生于附睾区域以疼痛为主要表现的一组典型征候症状，应用了"附睾疼痛综合征（epididymal pain syndrome）"这一术语，欧洲泌尿外科学学会最新指南将睾丸疼痛综合征与附睾疼痛综合征、输精管切除术后疼痛综合征一并看作阴囊疼痛综合征的组成部分。

原发性附睾疼痛综合征：在无明确感染或病理异常时，发生于附睾的持续性或阵发性疼痛，并可能引发下尿路症状与性功能障碍的一组征候症状。原发性附睾疼痛综合征通常可对认知、行为、性、心理产生负面影响。欧洲泌尿外科学会等机构目前没有为慢性附睾疼痛的诊断、评估和治疗提供正式指南，临床上附睾疼痛的相关文献也往往是基于附睾炎的相关研究，本章节拟根据现有有关附睾疼痛及阴囊疼痛综合征、睾丸疼痛综合征等文献提供附睾疼痛综合征的相关阐述。

二、病因与发病率

附睾疼痛综合征是在附睾区域出现疼痛症状的一组征候症状，对于原发性附睾疼痛综合征，目前病因机制相关研究较少，认识不甚清楚。阴囊部位疼痛通常与任何特定的病理无关，疼痛可以在附睾出现，髂腹股沟神经、生殖股和阴部神经等支配阴囊。大多数因疼痛行附睾切除术和睾丸切除术的标本均未显示任何病理异常，睾丸和附睾有共同的神经元供应，这使得临床上难以区分疼痛的主要部位。也有文献指出将慢性附睾疼痛作为慢性附睾炎的一种类型，其科学性尚存疑问，慢性附睾疼痛与慢性睾丸疼痛，两者在病因和机制上的联系与区别有待进一步研究。

附睾疼痛的潜在病因被认为是由于机械性阻塞和输精管、附睾管扩张，导致神经周围炎症，该变化在输精管切除术组和非输精管切除术组中均可观测到，但输精管切除术组更明显。慢性附睾疼痛的其他原因包括附睾囊肿和继发于慢性附睾炎的瘢痕。在临床上区分慢性附睾炎和慢性睾丸疼痛是很困难的，因为睾丸和附睾存在共享神经。轻度附睾炎是一种未被充分认识的特发性慢性阴囊疼痛病因，其特征为阴囊轻度疼痛，附睾轻度至中度压痛，附睾无异常增大。慢性附睾炎是引起慢性睾丸疼痛的常见原因之一，其病因不明，可能包括先前的细菌感染，如前列腺炎、性传播、手术、创伤、导尿或逆行排尿导致的感染。最近，有研究认为轻度附睾炎是部分特发性睾丸疼痛的潜在原因。

有研究将慢性附睾炎又分为炎性附睾炎、阻塞性附睾炎、慢性附睾疼痛3种类型。炎性附睾炎伴有异常肿胀、硬结、疼痛或不适及其他炎症表现，包括感染性（如衣原体）、感染后性（如急性细菌性附睾炎的迁延不愈）、肉芽肿性（如结核病）、药物诱导性（如胺碘酮）、综合征相关性（如behcet病）及特发性（如无明确病因的炎症）；阻塞性附睾炎伴有先天性、获得性或医源性的附睾或输精管梗阻所致的疼痛或不适（如先天性梗阻或输精管结扎术后瘢痕形成）；慢性附睾疼痛指触诊附睾形态质地正常，但有无明确病因的附睾疼痛或不适。无明显诱因的慢性附睾疼痛与原发性附睾疼痛综合征类似。

输精管结扎术后附睾疼痛是慢性附睾疼痛的常见原因，疼痛的发生率为5%～52%。但对原发性附睾疼痛综合征的流行病学目前缺少相关研究。

三、诊断与鉴别诊断

1. 病史采集　在对附睾疼痛综合征患者进行病史采集时，应该主要询问以下问题：①患者疼痛的位置；②疼痛的严重程度；③疼痛的发作频率；④疼痛的伴随症状；⑤疼痛加重和缓解因素；⑥疼痛的放射性；⑦对生活质量的影响；⑧性生活史（包括避孕措施的类型和性病史）；⑨泌尿系统病史（如结石、尿路感染等）；⑩有无手术史（尤其是阴囊内手术，如输精管结扎等）；⑪ 药物使用史。问诊时若有体格检查环境，可对阴囊及其内容物检查，有助于判断疼痛的定位及与精索、附睾、睾丸的变硬、炎症或团块的关系。单侧发病，应先检查正常一侧，可对下腹部、外生殖器及前列腺进行问诊及体检。

2. 临床表现　附睾疼痛综合征患者除本身疾病所具有的疼痛和因特定原因（如感染）引起的炎性

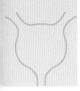

表现外，无其他特殊临床表现。因其疼痛症状对心理的危害性，附睾疼痛综合征患者临床表现主要分为躯体临床表现和心理临床表现。

（1）躯体临床表现：原发性阴囊疼痛综合征患者附睾区域可呈持续性或阵发性疼痛，并可能引发下尿路症状与性功能障碍的征候症状。有许多患者查体时附睾形态质地是正常的，无炎性表现，也不伴有如附睾远端阻塞等可导致疼痛的明确病变，但却表现为不同程度的慢性疼痛，有时可出现明显的触痛，可理解为附睾的神经痛。因感染等原因导致附睾疼痛的患者，根据其时间长短大致可分为急性炎症、慢性炎症，急性的病因如感染、自身免疫性疾病、药物诱导、创伤和血管炎；慢性的症状和体征包括疼痛持续至少3个月、附睾痛点压痛，有些患者伴有慢性前列腺炎或慢性睾丸疼痛，某些活动如射精可能会加重症状。

（2）心理临床表现：部分患者可有焦虑等心理不适。慢性附睾炎多见于处在性活跃期的中青年男性，除了疼痛外，也给患者带来较大的心理负担。尽管该病是临床常见病，但相关文献报道却很少。附睾疼痛是极大的焦虑和痛苦根源，对患者的生活质量具有显著负面影响。84%的慢性附睾疼痛患者对生活质量不满意，并且这些患者中的大多数长期经历这些症状。

3. 影像学检查　附睾疼痛综合征患者其影像学检查与阴囊疼痛综合征、睾丸疼痛综合征类似，主要依靠超声等影像学手段与病史相结合，对患者进行排除性诊断。

超声检查在附睾疾病（如睾丸炎）的诊断或鉴别诊断中，可用以确认附睾炎的存在，有重要的临床价值。睾丸超声检查是目前常见的检查方法，它们容易获得，成本效益高，没有不良反应。进行超声检查包括疼痛的多种适应证，也可以用来进行疑似睾丸扭转、可触及肿块、创伤、腹股沟疝、鞘膜积液、男性不育患者的筛查。彩色多普勒超声诊断睾丸扭转和附睾睾丸炎的敏感性分别为84.09%和92.59%，医生注重结合阴囊体格检查。

4. 鉴别诊断要点　可根据症状持续时间、相关症状、外伤史、疼痛发作特点、使用的药物、性活动和其他医疗问题进行睾丸扭转鉴别排除，体格检查受累睾丸的一侧是否有红斑、肿胀；睾丸或附睾上的压痛；睾丸的位置；尿道分泌物及有无提睾反射等。阴囊部位鉴别诊断可参见本书"阴囊疼痛综合征"部分鉴别诊断表格。

四、治疗方法与选择

与阴囊疼痛综合征和睾丸疼痛综合征治疗类似，附睾疼痛综合征的治疗亦可分为非手术治疗的保守治疗和手术治疗。

1. 非手术治疗

（1）局部治疗：抬高阴囊、局部热敷、热水坐浴、理疗等有时可缓解症状。

（2）镇痛、消炎：局部附睾疼痛的治疗选择包括保守措施，如非甾体抗炎药。对于伴随附睾炎症的患者，若患者存在感染征象，可采用经验性抗生素治疗。但对于附睾感染征象的儿童，若小于13岁，且是由感染后对病原体（如肺炎支原体、肠道病毒、腺病毒）的炎症反应引起的，病程良性、自限性，通常不需要抗生素治疗。若炎性症状体征在 3 天内仍未消退，需要重新评估诊断和治疗。关于附睾炎性症状的患者抗生素的选用可见下（表 27-8）。

表 27-8　附睾炎推荐抗生素方案

危险因素	推荐的抗生素方案
性传播感染，如淋病和衣原体感染	头孢曲松 250 mg 肌内注射加多西环素 100 mg 口服，每日两次，持续 10 天
近期前列腺活检、输精管切除术、尿路器械，或与肠道微生物相关的操作	左氧氟沙星 500 mg 口服，每日一次，持续 10 天；氧氟沙星 300 mg 口服，每日一次，持续 10 天
性传播肠道微生物（如插入性肛交）	上述剂量的头孢曲松和左氧氟沙星或氧氟沙星

2. 手术治疗　患者附睾局部疼痛剧烈，反复发作，影响生活和工作，可考虑做附睾切除。附睾疼痛综合征患者如果疼痛局限于附睾，附睾切除术是患者的合理选择，在输精管结扎后疼痛的患者中预后较好，附睾切除术后疼痛缓解率在 10% ~ 92%。其成功的预测因素有附睾触痛和与附睾无关的轻度膀胱损伤。手术效果不良的预测因素有体检和超声无检出结构病变的慢性炎症和包括睾丸和精索在内的临近组织的疼痛。有报道称附睾切除术的适应证包括输精管切除术后疼痛、附睾囊肿和慢性附睾炎。对于术前临床和放射学证据良好的附睾管阻塞患者，无论症状出现的时间和持续时间如何，附睾切除术都能提供持久的缓解，特别是对于输精管切除术后附睾疼痛的适应证。但欧洲泌尿外科学会认为，对阴囊疼痛不确切发生于附睾者，且附睾具有正常的超声外观，附睾切除术效果同样不确切。术前应提示患者该手术对于自然生育的不可逆性，仔细判断手术预后效果，并为保守措施失败的患者提供详细咨询服务。

五、结语

欧洲泌尿外科学会将原发性附睾疼痛综合征定义为：在无明确感染或病理异常时，发生于附睾的持续性或阵发性疼痛，并可能引发下尿路症状与性功能障碍的一组征候症状。

与之类似的定义如慢性附睾疼痛：阴囊、睾丸或附睾至少 3 个月的不适或疼痛症状，临床检查局限于单侧或双侧附睾。在此定义中附睾慢性疼痛也包括了阴囊或睾丸，而不局限于附睾的病变。此定义也与文献中慢性附睾炎定义类似。慢性附睾炎是指：3 个月或更长时间的定位于单侧或双侧附睾的阴囊、睾丸或附睾的疼痛或不适症状。这一定义主要从临床表现上进行描述，因而包括了各种病因和病理类型，如附睾结核及无病理改变的附睾疼痛。有文献指出将慢性睾丸疼痛作为慢性附睾炎的一种类型，其科学性尚存疑问，也有文献指出轻度附睾炎是一种未被充分认识的特发性慢性阴囊疼痛病因。因此现有文献很多将慢性附睾炎、慢性附睾疼痛定义为一类疾病，附睾疼痛综合征更注重于其发病确切位置（附睾），原发性附睾疼痛更注重于排除感染等一系列原发病因。

（梁恩利）

第八节 阴茎疼痛综合征

一、概述

阴茎疼痛综合征（penile pain syndrome）是指在阴茎内发生的疼痛，而不主要是在尿道，在没有被证实的感染或其他明显的局部病理证据的情况下。阴茎疼痛综合征通常与消极的认知、行为、性或情感，以及提示下尿路和性功能障碍的症状有关。基于对盆腔疼痛综合征是一个病因机制复杂并涉及多器官，临床表现多样的综合征已被务实的确定，提高了基于单一器官的治疗方法导致治疗管理的失败的认识，并增强了患者对疼痛无法治愈的印象。阴茎疼痛综合征的这些疼痛亚型与神经性疼痛、中枢疼痛敏感化（纤维肌痛）、复杂区域疼痛综合征和类似于创伤后应激障碍中观察到的情绪因素相关联。因此，骨盆疼痛不能用器官疾病来定义疼痛，通过更好地了解慢性骨盆和会阴疼痛的机制，对患者进行优化的多学科综合治疗慢性骨盆和会阴疼痛，可获得疼痛症状较好的治疗效果和症状改善。这提示，造成持续性伤害感受因素的器质性病变的概念，已逐渐被骨盆和会阴伤害感受信息失调的概念所取代。在这种情况下，由器官专家确定的疼痛性疾病通常也参与其中，并具有触发和诱发疼痛因素的几个共同特征。这些疾病包括膀胱疼痛综合征、肠易激综合征、外阴疼痛和慢性骨盆疼痛综合征。

尽管慢性疼痛的患者常归因于特定的器官，这也导致疼痛持续到器官时才被治疗。但实际上，这种疼痛的病因可能并非源自器官，而只是通过该器官表现出来的疼痛症状。因此，当骨盆疼痛不能用器官疾病来解释时，用神经性疼痛、中枢疼痛敏感化（纤维肌痛）、复杂区域疼痛综合征和类似于创伤后应激障碍这四种病因中的每一种因素定义病因机制，这种观点可用于提出个性化治疗的方案，还可用于术后骨盆疼痛高危患者（如多次手术患者）中枢痛敏感化、创伤后应激障碍的鉴别，这对于术后骨盆疼痛高危患者的预防，以及产生的社会影响和对这些类型疼痛的防治具有重要意义。

佩罗尼病是一种阴茎正常的白膜组织转化为无弹性瘢痕组织，并累及阴茎整个白膜瘢痕化的疾病。佩罗尼病主要表现是阴茎勃起疼痛，在持续勃起疼痛的患者中，阴茎超声检查发现，阴茎白膜呈环状无弹性瘢痕表现。需要指出的是，阴茎超声检查进一步发现，被定义为阴茎骨筋膜室综合征的患者，可能会影响泌尿科医生治疗阴茎硬结症手术方法的选择。这可能解释这些患者持续阴茎疼痛的病因基础。有作者建议，影像学和泌尿外科学者在临床诊疗实践中使用阴茎间隔疼痛综合征这一术语描述阴茎疼痛综合征。

2004 年，欧洲泌尿外科学会（european association of urology，EAU）在慢性盆腔疼痛指南中首次提出了阴茎疼痛综合征的概念，但仍将阴茎疼痛综合征归类于慢性骨盆疼痛综合征的一个特殊类型。2010 年，D. Delavierrea 第一次对阴茎疼痛综合征做出了较明确的定义：①疼痛的部位只限于阴茎而非尿道；②非癌性慢性阴茎疼痛尚无明确病因；③同时排除感染或恶性肿瘤导致的疼痛；④体育锻炼，下尿路症状或性功能障碍等可诱发阴茎持续性、复发性或自发性的疼痛。

二、病因与发病率

相对于慢性骨盆疼痛综合征分类中的其他综合征，慢性阴茎疼痛综合征的发病是极其罕见的。关于慢性阴茎疼痛流行情况的文献少有报告。据估计，7% 的佩罗尼病患者在阴茎处于松弛状态时发生疼痛，几乎没有报道称因注射药物、外伤、静脉血栓、海绵体炎症等导致的急性阴茎疼痛会迁延成为慢性疼痛。英国文献中仅有 1 例报告，患者描述其有反复阴茎疼痛发作的病史。入院体检诊断为腹股沟疝，行疝修补手术后，患者没有再出现阵发性阴茎疼痛。这提示，该患者的阴茎反复疼痛症状可以解释为疝囊和疝内容物刺激了腹股沟管中的髂腹股沟神经所致（该神经支配腹侧阴茎）慢性阴茎疼痛的非癌病因。

三、诊断与鉴别诊断

1. 诊断要点

（1）症状与体征：①阴茎疼痛综合征除能明确疼痛部位在阴茎，无其他特异性临床症状；②疼痛发作频率可以是持续性、周期性或偶发性；③疼痛表现特征为烧灼痛、刺痛、电击痛或一些无法描述的痛感或不适。

（2）超声检查：阴茎疼痛综合征患者的超声表现包括如下。①所有患者超声检查都有阴茎白膜斑块；②多普勒超声可见持续性静脉功能不全，动态血流评估中观察到动脉供血不足，收缩期低峰值流速伴有异常的海绵窦动脉结构；③患者阴茎白膜中有广泛的圆形斑块，并限制了海绵体在勃起过程中的扩张，在阴茎勃起阶段与健侧相比，患侧海绵体直径恒定；④在阴茎双功能超声检查中，有斑块收缩环的患者在勃起时及海绵体注射血管活性药物后都有持续的阴茎疼痛。

（3）磁共振成像（MRI）：MRI 在许多良性阴茎疾病的评估中具有潜在的应用价值，可提供良好的阴茎解剖结构信息。当用 T_1 和 T_2 加权序列时，MRI 可以清楚地描绘白膜结构，是阴茎折断和阴茎硬结病诊断首选的检查方法，所以在阴茎折断及阴茎硬结病这两种疾病中，磁共振成像均可有助于手术方法选择与明确诊断。在阴茎勃起功能障碍的评估中，MRI 的价值有限。对于尿道狭窄，MRI 尚未充分证明其优于其他方式，不推荐作为常规使用方法。

（4）阴茎海绵体造影：阴茎海绵体造影有助于观察阴茎解剖结构及评估静脉漏。由于其他静脉、骨骼或海绵体的重叠，传统 X 线海绵体造影并不总能显示精确的阴茎静脉。在海绵体造影中使用三维计算机断层扫描（3D-CT）是一项新进展，相比于 X 线海绵体造影，3D-CT 海绵体造影的造影剂量、辐射剂量更少，以及不良反应（疼痛和包皮血肿）发生率更低，检查时间更短，并且在脚静脉、闭孔静脉、前列腺静脉丛和阴部外静脉的显影率更高，是一种值得推广的诊断静脉漏性 ED 的方法。

2. 鉴别诊断　Baranowski 在《泌尿生殖系统疼痛》一书中提出，阴茎疼痛综合征是非癌性慢性阴茎疼痛的一种特殊表现，阴茎疼痛综合征鉴别诊断是一种排除性诊断过程。尽管患者通常将慢性疼痛归因于特定的器官，但这种疼痛通常不再来自器官，而是通过该器官表现出来。如膀胱疼痛综合征、肠易激综合征、外阴疼痛和慢性骨盆疼痛综合征也参与阴茎疼痛的病因之中，并具有触发因素，诱发

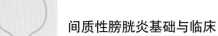

疼痛的几个临床共同特征。因此，在阴茎疼痛综合征临床诊断过程中，需要对下列非癌性疼痛的病因进行鉴别（表27-9）。

表27-9　慢性阴茎疼痛的非癌病因

1. 解剖异常（包皮粘连，包茎，包皮系带过短，生殖器畸形）
2. 术后或创伤后疼痛
3. 神经放射痛
4. 背神经压迫综合征
5. 心理或精神上的疼痛
6. 皮肤病伴病理损害，合并或不合并感染。
7. 佩罗尼病（阴茎海绵体硬结）

四、治疗方法及选择

1. EAU 推荐的初始治疗方案　目前最新的 EAU 指南并没有关于阴茎疼痛综合征的治疗建议，而是将其作为慢性盆腔疼痛综合征的一种亚型。按照 EAU 慢性盆腔疼痛综合征治疗指南基本原则，对所有阴茎疼痛综合征的患者进行初始治疗（表27-10、表27-11）。

表27-10　阴茎疼痛综合征生理和心理治疗

治疗方式	证据等级	推荐等级	
放松心情，缓解压力	1b	A	放松心情可配合生物反馈治疗或物理治疗，适用于男性骨盆疼痛
多学科疼痛管理	1a	A	对于慢性骨盆疼痛可以应用心理治疗；几乎没有关于骨盆疼痛的临床试验

表27-11　阴茎疼痛综合征药物治疗

药物	疼痛种类	证据等级	推荐等级	
对乙酰氨基酚	躯体疼痛	1b	A	受益有限，合并关节疼痛时建议应用
COX-2 拮抗剂		1b	A	心血管危险因素的患者忌用
NSAID	痛经	1a	A	比安慰剂好，但效果无法区分
三环类抗抑郁药	神经病理性疼痛	1a	A	
	骨盆疼痛	3	C	有证据表明盆腔疼痛与神经性疼痛相似
加巴喷丁	神经病理性疼痛	1a	A	
阿片类药物	慢性非恶性肿瘤性疼痛	1a	A	长期数据有限；应该只由有使用经验的临床医生使用
	神经病理性疼痛	1a	A	疗效可能具有临床意义；使用时要谨慎，应该只由有使用经验的临床医生使用

2. 阴茎背神经冷冻消融治疗　　阴部神经支配阴茎的感觉及尿道、周围的横纹肌，其中阴茎背神经（dorsal nerve of the penis，DNP）是阴部神经发出的一个重要分支。阴茎背神经的感觉神经分布于阴茎、龟头、尿道和海绵体等部位，主要传递躯体痛觉、温度觉、触觉，并通过接收来自龟头的体感传入大脑皮层的感觉，在阴茎感觉、勃起和射精过程中起着重要作用。

冷冻消融技术是一种医疗手段，用冷却物质将体内的组织冻结，并使其逐渐死亡消融。这种技术通常用于治疗体内的肿瘤、白血病、肝脏癌瘤等病症，被公认为一种比较安全、有效、无创的治疗方法。阴茎背神经冷冻消融技术治疗慢性阴茎疼痛是通过冷冻消融阴茎背神经阻断疼痛传导通路，可能起到缓解疼痛症状的作用。此外冷冻消融具有多种优点：可以利用影像学技术监测治疗区域，并可利用 MR 温度图表法监测冰球的温度梯度，观察冷冻组织损伤情况；冷冻时周围神经冷损伤可以产生麻醉效应，因此冷冻消融的痛苦性较小；冷冻可以使小血管收缩或形成血栓，减少消融区出血；在单个治疗区域可同时应用多冷冻探针适形排布，使治疗区域更符合治疗计划；冷冻消融可以刺激免疫系统，使机体的免疫系统对冷冻消融的组织更敏感，这可以使冷冻后病灶边缘未完全破坏或处于亚致死带区域的组织通过免疫调节作用死亡。但冷冻消融治疗也有其缺点：冷冻消融后所致的炎症反应可以导致全身免疫反应综合征，称为 cryoshock；冷冻治疗后冷脆性增加，在组织内过度旋转或移动冷冻探针可以导致器官断裂，从而引起大出血。尽管阴茎背神经冷冻消融对慢性阴茎疼痛治疗可能具有潜在的治疗作用，但尚需进一步临床实践与随机性对照研究验证其治疗价值。

五、结语

2004 年，欧洲泌尿外科学会（EAU）在慢性盆腔疼痛指南中首次提出了阴茎疼痛综合征的概念。2010 年，D. Delavierrea 第一次对阴茎疼痛综合征给出了较明确的定义是：①疼痛的部位只限于阴茎而非尿道；②慢性非癌性阴茎疼痛尚无明确病因；③同时排除感染或恶性肿瘤导致的疼痛；④体育锻炼、下尿路症状或性功能障碍等可诱发阴茎持续性、复发性或自发性的疼痛，但仍将阴茎疼痛综合征归类于慢性骨盆疼痛综合征的一个特殊类型。

由于阴茎疼痛综合征的病例极为少见，其确切的病因与发病机制知之甚少，对该病的诊断主要依靠排除法，在治疗上主要采取对症治疗和心理治疗。在临床实践中，前列腺疼痛综合征（属于Ⅲ型前列腺炎）和男性间质性膀胱炎也常表现会阴、阴囊或阴茎疼痛的症状，而这些被疑为阴茎疼痛综合征的患者采用抗炎药物、α- 受体阻滞剂、中药宁泌泰胶囊、黄柏八味片和微能量物理治疗后其疼痛症状得到明显改善或缓解。这提示，对阴茎疼痛综合征的患者采用中西医结合多模式治疗，有望成为阴茎疼痛综合征临床治疗的有效手段，但尚需进一步临床实践与验证。

（封玉宏）

第九节　尿道疼痛综合征

一、定义

尿道疼痛综合征（urethral pain syndrome，UPS）是在确诊没有感染和其他明显局部病理变化的情况下，尿道发生持续或复发性疼痛。该疼痛仅局限于尿道疼痛，伴有不愉快的感觉，排尿困难且通常伴有尿频和尿急，在没有可识别原因的情况下症状持续出现超过 6 个月定义为尿道疼痛综合征。

二、病因机制与发病率

有关尿道疼痛综合征的确切病因机制尚不完全清楚，多数学者认为可能与感染、心理性认知因素有关。早期的病因学研究认为间质性膀胱炎、慢性前列腺炎、尿道痉挛、性激素减退症、尿道上皮鳞状化生及妇科盆腔与阴道炎等相关因素可能是尿道疼痛综合征的危险因素。事实上，尿道疼痛综合征是一种排除性疾病。尽管假设存在多因素病因，但病理生理学上有一个共同的途径：功能失调的尿道上皮通透性改变，尿液毒性分子和钾离子渗漏入尿道黏膜间质，导致间质炎症反应和疼痛感受敏化作用增强，并最终由于慢性炎症损伤而导致尿道间质纤维化。通过体内交叉偏振光学相干断层扫描（cross-polarization optical coherence tomography，CP OCT）方法，可根据尿道疼痛综合征患者尿道壁层 OCT 信号的厚度和特征的定性比较发现，尿道黏膜的上皮细胞和结缔组织结构与结缔组织基质成分的发生显著重组性变化，且这种变化与慢性炎症病理改变相似，并观察到上皮细胞发生肥大或萎缩性改变，以及下层结缔组织的纤维化等多种组织细胞改变。这可能是尿道疼痛综合征发生的前期改变与危险因素。

尿道疼痛综合征另一种可能的机制是尿路感染后的周围神经炎与感觉疼痛敏化反应。在一组尿道疼痛综合征的产妇患者中，应用单因素分析发现，多胎次和无会阴切开术分娩的患者，其发生尿道疼痛综合征更为常见。

三、诊断与鉴别诊断

1.病史采集包括　①仔细询问与膀胱充盈相关的疼痛，即膀胱充盈时下腹不适，严重者出现疼痛感，排尿后这种不适或疼痛即消失；②随之相伴的尿频及尿急：每天排尿次数超过 8 次，尤其夜尿次数增多更有临床意义，频繁排尿的原因为下腹部不适或盆腔及会阴其他部位不适所致；③排查相关疾病史：a.膀胱炎疾病：如细菌性、病毒性、结核菌、放射性和化学性膀胱炎；b.阴道炎；膀胱、尿道、子宫、宫颈和阴道肿瘤；c.尿道憩室；膀胱及输尿管下段结石；d.前列腺炎；骨骼肌疼痛（骨骼肌痉挛、关节病和脊椎关节强硬）；e.神经源性疼痛，腰椎间盘突出等疾病。

2. 临床表现　临床症状主要有尿频、尿急、尿痛以下 3 种表现。①尿频：尿频是指单位时间内排尿次数明显增多，病情严重者可能在半小时以内就会排尿 3 ～ 4 次，然而正常成人正常情况下每天日间的平均排尿次数为 4 ～ 6 次，夜间就寝后为 0 ～ 2 次，尿频既可以是生理性、精神神经性的，也可能是许多疾病的症状之一。由于饮水过多、精神紧张或是气候变冷导致的排尿次数增多，特点是每次尿量不少，也不伴随尿频、尿急等其他症状，这种尿频就是生理性尿频。病理性尿频每次尿量不多，但排尿次数却明显增加，或者仅有尿意并无尿液排出，有些患者还会有尿急、尿痛等症状。此外病理性尿频还可能是由于膀胱容量减少、下尿路梗阻、神经源性膀胱、尿淋漓不止和膀胱有残余尿。②尿急：尿急是指一旦有尿意就必须排尿，不能受意志控制，有的人甚至尿液经尿道直接流出，出现漏尿的现象。③尿痛：尿痛是指排尿时膀胱区域及尿道受到刺激，产生疼痛感，其疼痛程度有轻有重，常为烧灼感，重者痛如刀割。

3. 实验室及影像学检查　①尿液分析及尿培养：主要用于鉴别与排查有无泌尿系感染；需要指出的是即使存在复发性泌尿系感染，尿液 pH 值降低也可能引起尿道疼痛综合征；有研究提出，复发性尿道炎伴有严重的膀胱疼痛症状应警惕间质性膀胱炎的可能性，也被认为是尿道疼痛综合征的一种临床表现类型；②尿细胞学检查：主要用于排除泌尿上皮肿瘤，尤其是膀胱原位癌，亦是引起膀胱、尿道疼痛较常见的病因；③钾离子敏感试验：主要用于轻中度尿道疼痛患者的诊断，确定是否为膀胱源性疼痛，该试验阳性者被用于预估黏膜保护剂的疗效；④膀胱黏膜活检：用于排除膀胱其他局部病变引起的膀胱疼痛疾病，有助于治疗方法的选择；⑤尿动力学检查：充盈期膀胱测压是必需的检查项目之一，本方法可用于了解患者的膀胱容量，即膀胱容量超过 350 mL 或不超过 150 mL，且无急迫排尿感者即可除外间质性膀胱炎；⑥膀胱镜检查与膀胱水扩张：可同时进行麻醉下水扩张，如麻醉下水扩张后膀胱镜检见膀胱黏膜下点状出血或 Hunner 溃疡。根据膀胱镜检间质性膀胱炎可分为溃疡型（Hunner 溃疡）和非溃疡型。溃疡型表现为膀胱底或侧壁可见一个或多个小的溃疡，检出率大约 10%。非溃疡型表现为水扩张后膀胱黏膜片状出血点，90% 见于间质性膀胱炎的患者。

4. 鉴别诊断要点　尿路刺激征又被称为尿道综合征，尿路刺激征包括尿频、尿急、尿痛和尿不尽的感觉，是膀胱颈和膀胱三角受刺激所致，大部分是由尿路感染、非感染性炎症和理化因素引起的，常见于尿路感染、尿路结核、泌尿系结石等疾病。

四、治疗方法与选择

尿道疼痛综合征是一种慢性炎性疾病，其特征是在尿道处感觉到令人不安的感觉或疼痛，本病目前并没有有效的治疗方法。研究发现神经电刺激（electrical pudendal nerve stimulation，　EPNS）与肝素和碱化利多卡因膀胱内长期滴注治疗尿道疼痛综合征对控制疼痛有明显效果，能有效地缓解下尿路症状，建议临床深入研究与实践。此外，通过回顾性研究与长期随访结果表明，尿道滴注丙酸氯倍他索和利多卡因对女性尿道综合征患者的治疗有所帮助。

尿道疼痛综合征也是一组多种临床症状共存的疾病，包括排尿困难、尿急和尿频、夜尿，以及持续或间歇性尿道和（或）盆腔疼痛，但未证实感染。这些症状与其他几种疾病重叠，如间质性膀胱炎和膀胱过度活动症。尿道疼痛综合征可能发生在男性中，但在女性中更常见。

尿道疼痛综合征是慢性盆腔疼痛综合征的一个亚组，在泌尿外科实践中相对具有挑战性。目前的治疗已经使用了几种不同的治疗方法来管理该病，如慢性盆腔疼痛的治疗指南中使用舍曲林和加巴喷丁治疗的一部分年轻男性尿道综合征患者，取得了令人满意的临床治疗效果。

尿道疼痛综合征有时与泌尿系统的感染是密切相关的，从预防角度来看，通过预防与治疗尿路感染，绝大部分尿急症状都是可以得到改善的。这提示，对患者良好的健康教育和提高对尿道疼痛综合征的认知，是本病预防与护理的重要管理内容，具体措施如下。①休息与饮食：急性期或发作期要注意卧床休息，尽量不要站立或坐直。进食清淡富有营养的食物，补充多种维生素，尽量多饮水，每天摄水量应不低于 2000 mL，对增加尿量、减少尿路炎症有利。且要勤排尿，每天 2～3 h 排尿一次。②尿痛不适的护理：多饮水，可饮用白开水或茶水，使尿量增多以冲刷尿路，减少细菌在尿路停留，减少炎症对膀胱刺激。另外，分散患者注意力，听轻音乐、看电视、与他人聊天、适当运动，可分散注意力，减轻焦虑。③高热护理：当体温超过 39 ℃的时候，应对其进行物理降温，必要时可按医嘱给予药物降温。④疼痛护理：对患者膀胱区进行热敷或者按摩，以减轻疼痛。⑤健康护理：平时要保证个人卫生，及时清洁会阴部，注意休息，合理安排工作生活，性生活后冲洗会阴部并排尿。⑥药物护理：遵医嘱给予药物护理，按疗程服用，注意观察药物服用反应，减轻尿路刺激征。⑦尿道疼痛综合征有多种病因，必须对患者进行全面评估，包括完整的病史和体格检查。病因包括感觉功能障碍、盆底功能障碍、心理性因素（抑郁和焦虑）、饮食、梗阻、感染和低雌激素状态。治疗策略包括压力管理的行为管理、饮食调整、盆底治疗、局部雌激素、伴或不伴降温的麻醉药、针对相关下尿路症状可给予口服抗焦虑药或抗抑郁药，同时建议对这些患者进行健康教育、精神心理疏导与支持，也是尿道疼痛综合征预防与治疗的重要组成部分。

综上所述，目前关于尿道疼痛综合征的临床与基础研究很少，目前对本病的临床治疗主要采用抗炎镇痛、抗生素、α-受体阻滞剂和肌肉松弛剂、抗毒蕈碱治疗、局部阴道雌激素、心理支持和物理治疗。但仍缺乏规范性诊疗指南和大样本多中心的循证医学研究与验证。这提示，应该加强尿道疼痛综合征诊疗共识与研究，为临床中西医多模式治疗与预防尿道疼痛综合征，提供新的诊疗思路。

（王　建　韩从辉）

第十节　输精管切除术后阴囊疼痛综合征

一、概述

自 20 世纪 70 年代，输精管结扎术在临床上被广泛用于男性节育措施。在时空进入 21 世纪的今天，输精管结扎术多是应用于主动要求做节育手术的健康男性。输精管结扎术又称输精管切除术（vasectomy deferentectomy，VD），是公认的操作简便、安全有效的永久性绝育措施。1985 年，Stuart M. Selikowttz 和 Alan R. Schned 首次提出了输精管切除后，晚期阴囊疼痛综合征的概念。2020 年，EAU 在慢性盆腔疼痛综合征指南强调，疼痛综合征是一个由排除过程来定义疼痛的。特别是终末器官疼痛综合征，应该没有感染或炎症的证据，如果疼痛仅局限于一个器官，那么可以使用一个更具体的表型术语来定义这个疾病，如输精管切除术后阴囊疼痛综合征；如果疼痛局限于多个器官，那么该综合征使用盆腔疼痛综合征更为合理。除了通过特定的终末器官表型来定义患者外，还需要考虑其他几个更一般的描述，如认知、情感、性功能、心理和行为因素是与生活质量问题和预后相关的既定因素。

在美国，每年约有 50 万例健康男性做了输精管切除术，其中输精管结扎术后大约 1% 的病例发生输精管结扎术后慢性阴囊疼痛综合征。1% ～ 2% 的患者在手术 3 个月后有慢性睾丸疼痛的病史。在连续两年的随访时间里，有 18 位患者在输精管结扎术 5 ～ 7 年后，出现持续性的附睾疼痛或阴囊疼痛。病理组织学研究发现，输精管结扎后阴囊疼痛综合征的病理表现特征包括精子外溢、小管扩张、精子填充小管，但没有急性炎症细胞浸润及精子肉芽肿的病理改变。遗憾的是，上述这些病因与病理改变尚不能明确为阴囊疼痛综合征的确切病因。因此，输精管结扎术后发生阴囊疼痛综合征被认为是男性盆腔疼综合征的一种特殊形式，并伴有下尿路症状和性功能障碍。

尽管输精管结扎术后阴囊疼痛综合征的病因机制尚不清楚，但输精管结扎后阴囊疼痛综合征的临床表现与病因学研究发现，输精管结扎术后。患者可出现痛性结节或附睾淤积症等引起阴囊疼痛的病因，其中痛性结节发生率为 0.29%，附睾淤积发生率为 1.5%。部分患者的临床症状较重，对其精神心理造成很大的影响，患者常伴有认知、行为、性和情感方面的负面影响，以及中枢神经系统对疼痛的敏化作用增强。需要指出的是，输精管切除术后引起的顽固性阴囊疼痛是最令医患头痛的并发症之一，其病因复杂且临床表现多样，常见的有痛性结节、附睾淤积症，A K. Nangia 在输精管吻合术中分别切取伴有术后疼痛和无疼痛的患者的输精管断端组织，通过比较两者的结节性血管炎、慢性炎症浸润及神经增生这三个指标，发现两者的组织学特征无显著差异，这提示，有关输精管结扎术后阴囊疼痛综合征的病因机制尚待深入研究与论证。

二、病因与发病机制

输精管切除术后睾丸和附睾疼痛的发生率为 15 000/10 万～ 20 000/10 万，总的发生率不超过 1%。大约 30% 的输精管切除术患者术后出现睾丸或附睾短暂性疼痛，亦可在术后两年内发生。据统计，每 1000 例输精管切除术的患者中就会有 1 例出现需要特殊治疗慢性阴囊或睾丸疼痛症状。

迄今为止，有关输精管切除术后顽固性阴囊疼痛综合征的病因尚不清楚，如果患者有明确的输精管痛性结节、输精管精子肉芽肿性炎症、输精管残端感染引起的炎性肉芽肿，以及手术时输精管分离不彻底或将部分精索神经纤维一并结扎导致精索神经纤维损伤，或因输精管结扎后，附睾管内压力持续增高，精子外溢至间质，诱发无菌性炎症等病理证据存在的情况下，依据 EAU 疼痛综合征的定义，如果这些病理表现存在，则不符合输精管切除术后阴囊疼痛综合征的概念与定义。

鉴于此，EAU 将慢性、持续性或复发性不定期阴囊疼痛或附睾疼痛，其病程超过 3 个月，伴有或无睾丸、附睾炎症或其他明显病理学原因下尿路症状或性功能障碍的患者定义为输精管切除术后疼痛综合征（post-vasectomy pain syndrome，PVPS）。尽管对 PVPS 的形成病因尚存争议，但多数作者认为 PVPS 是目前较为合理的输精管切除术后阴囊疼痛或附睾疼痛的病因学因素，其支持 PVPS 的主要依据包括：①手术操作过程中周围组织损伤较多，结扎线过粗，异物诱发局部无菌性炎症、感染、瘢痕组织形成、血管淤滞，周围神经纤维化，导致痛性结节形成或周围神经对疼痛刺激敏化效应的增强。②"游离精索，结扎输精管、分离鞘膜周围组织是不充分，导致结扎组织过多、周围神经瘤样增生性结节或疼痛性血管瘤是形成痛性结节的主要原因；"③精子从残端漏出而导致的周围组织慢性炎性浸润，即形成精子肉芽肿。④输精管结扎后，精液的持续产生导致慢性充血性附睾炎症，这可能解释了患者性兴奋和射精时附睾或阴囊疼痛的病因学因素。⑤输精管切除术后输精管近端段的组织病理检查发现精子变性、基底膜增厚和负责维持正常附睾压的 Sertoli 细胞吞噬作用增加。当压力达到一定水平后，组织无法代偿，形成精子肉芽肿，并导致附睾破裂或输精管血管炎。⑥输精管切除术后，通过定量形态学分析发现睾丸组织的生精小管扩张、生精细胞减少、间质纤维化。⑦输精管切除后，射精时附睾受到两个相反力的作用，附睾管和输精管的平滑肌细胞，在射精过程中有节奏地收缩，以促进精子通过导管，但在输精管切除术患者中，这种收缩导致睾丸液无法通过梗阻的输精管，从而逆行流入附睾，导致附睾压力升高，进而导致附睾纤维化和附睾破裂的风险性。⑧输精管切除术后，其血睾屏障可被破坏，睾丸内可检测到血清抗精子抗体的概率为 60%～80%，7%～30% 的输精管切除术患者在附睾内也检测到抗精子抗体。⑨在动物实验发现，抗精子抗体可促进精子凝集，激活补体级联反应，形成免疫复合物沉积于附睾基底膜，这提示，自身免疫反应亦可能是输精管结扎术后产生阴囊疼痛或附睾疼痛的病因机制。综上所述，输精管结扎术后阴囊疼痛或附睾疼痛综合征的病因机制尚不完全清楚，且输精管结扎术后阴囊疼痛综合征、附睾疼痛综合征不符合疼痛综合征的概念与定义，故尚有许多不同观点与存争议问题。欧洲泌尿外科学会将慢性、持续性或复发性阴囊疼痛或附睾疼痛定义并命名为"输精管切除术后疼痛综合征"，被认为更符合输精管结扎术后阴囊或附睾疼痛诊断的病因与发病机制。

三、诊断与鉴别诊断

1. 诊断要点

（1）全面的病史采集：①病史应包括，输精管结扎的时间，术后是否出现疼痛，以及疼痛持续时间、部位、性质、严重程度，性兴奋与射精是否诱发疼痛加重；②是否存在精神心理、认知行为、睡眠障碍，以及是否存在社会心理问题、性虐待史、孟乔森综合征或其他躯体形式障碍；③仔细询问患者输精管结扎术后排尿、排便、性生活、站立、行走或久坐是否会加重疼痛；仔细询问患者既往是否有脊柱、腹股沟、阴囊、骨盆和腹膜后间隙的手术及外伤史。

（2）临床表现与体征：PVPS 发病的平均时间为 7～24 个月，其临床主要表现为：①睾丸疼痛、射精疼痛，可放散至阴囊、腹股沟区及大腿内侧等部位；②性功能障碍：包括性交困难或早泄；③精神心理障碍：大约 49.5% 的男性在输精管结扎术后 3 个月会出现心身症状，包括焦虑、情绪低落、抑郁等精神心理症状，严重影响了患者的工作和生活质量；④主要体征：输精管结扎处可触硬结，附睾增大饱满，有明显的触痛或压痛。

（3）体格检查：①患者可采取站立位或仰卧位，先查健侧，再查疼痛一侧；②对睾丸、附睾、输精管进行仔细触诊，初步判定体积大小，有无肿块、结节，以及有无触痛；③直肠检查以排除直肠有无肿瘤或其他疾病，评估前列腺有无异常，包括体积大小、有无结节或压痛；④下肢和生殖器的神经系统检查，以排除神经根性疼痛综合征和神经感觉障碍。

（4）实验室与物理检查：①常规进行尿液分析，尿和精液的细菌培养，排除感染性疾病；②合并血尿患者，则需进行腹部超声或（和）骨盆 CT 断层扫描，以排除输尿管结石引起的阴囊放射疼痛；③所有慢性睾丸疼痛的患者应接受高分辨率阴囊彩色超声，以评估阴囊内容物有无异常，观察睾丸血流灌注情况，排除睾丸肿瘤，精索静脉曲张，睾丸、附睾及附件扭转等疾病；④伴有背部或髋部疼痛病史的患者，建议行脊柱磁共振成像（MRI）扫描，以排除神经根受压导致的放射性疼痛；⑤必要时进行精索阻滞，将 20 mL 不含肾上腺素的 0.25% 布比卡因 / 罗哌卡因注射到耻骨结节水平的精索中，通过阻断试验以确定疼痛是否来自阴囊内，如果疼痛是通过精索的神经传导的，那么精索阻滞后疼痛会暂时缓解。

2. 鉴别诊断　PVPS 是一种排除性诊断，鉴别诊断对于 PVPS 诊断的判定尤其重要。必须完全排除其他能够导致睾丸或阴囊疼痛的相关疾病，其需要鉴别的疾病包括精索静脉曲张、鞘膜积液、感染、肿瘤、间歇性睾丸扭转、腹股沟疝、创伤、盆底肌痛、牵涉痛和心因性原因。

四、治疗方法与选择

1. 药物治疗与评价　目前药物治疗仍是 PVPS 的一线治疗，常用药物为非甾体抗炎药（nonsteroidal antiinflammatory drug，NSAID）、加巴喷丁。输精管切除术后一年内的 PVPS 患者口服非甾体抗炎药效果最好。加巴喷丁通过调节 N 型钙通道的 α2δ 亚基抑制疼痛传入神经纤维起到镇痛作用。一项针对 61 例 PVPS 患者接受加巴喷丁治疗 5 个月的试验研究发现，有 13.3% 的特发性睾丸疼痛患者，其疼痛症状得到改善。尽管精索神经阻滞治疗可以阻断痛感觉神经的传入途径，达到缓解睾丸疼痛的目的。但这种技术不建议作为长期缓解疼痛的方法，因为精索神经阻滞治疗效果只能维持在局部麻醉药的有效作用时间内。物理微能量治疗、理疗、针灸或盆底生物反馈治疗亦可使 PVPS 患者受益。

2. 外科治疗方法与选择　仍有部分 PVPS 患者通过上述方法治疗后未能改善症状，需要采取其他治疗措施。输精管痛性结节切除术和输精管复通术是一种较好的手术治疗方法。输精管再通术可缓解附睾淤积引起的阴囊疼痛有一定效果，但仍有部分患者疗效不佳。1997 年 S A Myers 等人报告了 32 例输精管结扎术后并发顽固性阴囊疼痛的患者，通过接受输精管吻合或附睾输精管吻合手术，疼痛均得到缓解，8 例患者治疗后疼痛复发，其中 6 名患者接受了第 2 次输精管复通术，3 例症状缓解。我国长庚医院在评估输精管吻合术后复通率及伴侣受孕概率时发现，5 例输精管切除术后阴囊疼痛的患者接受输精管吻合手术，有 3 例患者认为疼痛有所改善。

显微外科输精管吻合手术已成为输精管结扎术后再次生育的经典方法。显微外科手术可完整去除输精管痛性结节，并在显微镜下行输精管黏膜、肌肉和浆膜的分层吻合，且输精管吻合处张力小，复通率可高达 96.70%，Goldstein 等报告为 99.50%。显微外科输精管吻合手术能有效地降低附睾管内的压力，减轻附睾淤积症引起的无菌性炎症和阴囊疼痛等症状。Lee 等研究了通畅率是否与疼痛症状改善相关。结果表明，输精管吻合通畅组术前和术后平均视觉模拟评分（visual analogue scale，VAS）差异为 1.25 ± 4.8，无通畅组为 0.98 ± 3.6（P=0.014），差异有统计学意义。

精索显微去神经术（microscopic denervation of the spermatic cord，MDSC）是一种相对较新的手术方法，在过去 20 年中被广泛应用。该手术的目标是横断精索中的所有神经，同时保留睾丸、提睾肌、输精管动脉及淋巴管，以减少发生鞘膜积液。Ahmed 等对 560 例输精管切除术后的患者进行了回顾性调查，发现 17 名患者诊断为 PVPS 并接受了 MDSC 治疗，其中 13 名患者在首次随访时报告疼痛完全缓解，缓解率达到 76.5%，4 名患者疼痛明显改善，并满意手术效果。Tan 等对 27 名患有 PVPS 的患者实施 MDSC，发现手术成功率达到 71%，对于疼痛涉及多个阴囊内器官（精索、睾丸、附睾）时，手术成功率高达到 81%（P < 0.001）。作者认为，MDSC 对于疼痛累及多个器官的 PVPS 患者可能更加有效。Larsen 等随访了 68 名 PVPS 患者，平均随访时间为 10 个月。首选 MDSC 治疗的患者，其术后 VAS 疼痛平均评分为 2 分（图 27-15），平均疼痛下降 79%；选择其他术式治疗 PVPS 但疼痛缓解不明显的患者，再次进行 MDSC 手术，术后疼痛评分是 3 分，平均疼痛下降 67%。

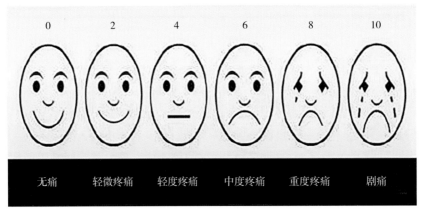

图 27-15 输精管切除术后阴囊疼痛综合征视觉模拟评分

附睾切除术在欧洲仍然是比较流行的治疗 PVPS 手术方法。2004 年的一份调查问卷显示，在瑞士 74% 的泌尿科医生会选择附睾切除术，7% 会选择腹股沟睾丸切除术，仅有 6% 的医生对 PVPS 患者实施 MDSC。据报道，如果查体或超声检查时发现附睾中存在囊肿、肉芽肿或肿块时，那么选择附睾切除术可有效缓解慢性阴囊疼痛。

睾丸切除术，被认为是上述所有治疗方案均无效时所采取的最后手段。Davis 等回顾了 24 例接受睾丸切除术治疗慢性单侧或双侧睾丸疼痛患者，共有 15 例患者接受了经腹股沟睾丸切除术，其中 11 例报告疼痛完全缓解，4 例部分缓解；另外接受经阴囊切口睾丸切除术的 9 名患者，5 例（55.6%）报告疼痛完全缓解，3例（33.3%）部分缓解，1例（11.1%）没有缓解。基于数据结果，当其他治疗方法无效时，建议选择经腹股沟入路切除睾丸作为治疗慢性睾丸疼痛的首选术式。目前，已有有关输精管切除术后阴囊疼痛综合征患者的治疗流程（图27-16）。

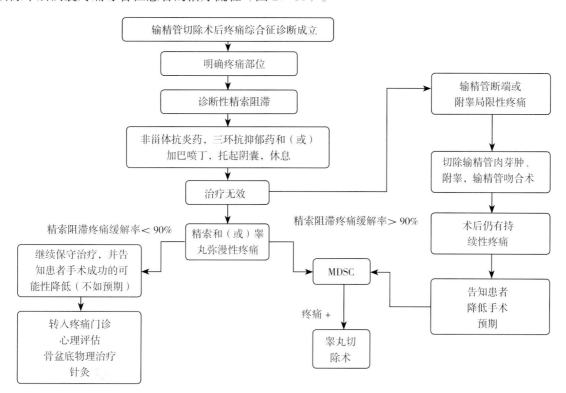

图 27-16　输精管切除术后阴囊疼痛综合征患者的治疗流程

五、问题与思考

2004年，欧洲泌尿外科学会重新定义了慢性骨盆疼痛，作为慢性骨盆疼痛的一个亚临床病种，输精管切除术后疼痛综合征成为具有挑战性的泌尿外科疾病之一。对于患者和临床医生来说，从诊断到治疗方案的选择及最终疗效评估，这一过程会使医生和患者同时沮丧，因为目前对输精管切除术后阴囊疼痛综合征的病因与发病机制尚不清楚，诊断缺乏明确的指标，临床也没有权威专家提出可参考的治疗意见与方案。这导致大部分患者常常到多家医院的各个专科医生就诊，所有的检查都不能明确诊断和治疗，最终的结局仍是无法缓解伴随余生的疼痛。这是由于每一种方案都存在着各种局限性，且治愈率达不到100%。从解剖的角度来看，当人体内的脉管发生梗阻，产生症状时，医生的第一反应都是解除梗阻。虽然切除了输精管痛性结节并在显微镜下进行了输精管吻合复通，3个月后复查精液发现正常精子的密度增加，提示复通成功，但仍有部分患者感觉阴囊坠痛不适，这种情况的出现可能是因为精索神经损伤、心理恐惧等因素，造成精神上的负担而引起精神症状和躯体症状，也有可能是长期附睾淤积后，附睾组织慢性炎症介质持续性刺激诱发周围神经和中枢神经系统对疼痛刺激的敏化作用增强所致。因此，对输精管切除术后阴囊疼痛综合征这类患者治疗应采取中西医结合

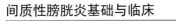

多模式措施与方案：①实施输精管结扎手术前医护工作者要与患者或家属进行充分的沟通，告知患者术后可能会出现哪些常见的并发症和不明原因的疼痛；②术前医护人员要做好充分的心理疏导，认知输精管结扎术的目的和可能出现的不适症状；③实施输精管结扎术要严格无菌操作，规范手术流程，术中动作轻柔，避免过度牵拉及钳夹输精管，完整剥离输精管周围组织，结扎输精管残端时结扎线不可保留过长，止血彻底；术后预防感染，是预防或减少输精管结扎术后阴囊疼痛症状的重要措施；④采用传统的开放，游离输精管并切除术，其术后阴囊疼痛的发生率比采用无切口输精管切除术（non-scalpel vasectomy，NSV）高 3 倍以上；进一步研究发现，NSV 手术方式是用皮外环夹夹紧输精管和其上方覆盖的皮肤，并使用尖嘴分离钳刺穿皮肤游离输精管，这可能是 NSV 术式减少输精管结扎术后疼痛与并发症的重要因素；⑤ Jae Hoon Chung 等认为，输精管切除术后疼痛综合征的致病因素与输精管的直接损伤、炎症、纤维化、粘连与硬结压迫神经有关；⑥术后建议半个月内注意休息，禁止性生活，避免剧烈运动及重体力劳动，减少长时间久站；⑦输精管结扎术后阴囊疼痛的保守治疗包括：a. 抗炎镇痛药物如塞来昔布、沙巴棕等抗炎症因子药物；b. 中成药包括宁泌泰胶囊、双石通淋胶囊或黄柏八味片，具有清热利湿、活血化瘀、软坚散结、通经活络、抗炎止痛之功效；c. 微能量物理治疗；d. 如有精神焦虑、抑郁症状的患者，阿米替林具有抗抑郁和抗焦虑作用，能阻断乙酰胆碱受体，抑制释放的 5- 羟色胺，阻断组胺（H1）受体，阻断神经递质具有去神经疼痛敏化的镇痛作用。

综上所述，输精管结扎术后阴囊疼痛综合征病因机制不清楚。疼痛症状通常与输精管结扎术手术方法的选择、操作不规范、术中周围组织损伤，以及患者认知、行为、性、情感、精神心理等功能障碍产生的负面影响有关。因此，输精管结扎术后阴囊疼痛或疼痛综合征被认为是阴囊疼痛综合征的一种特殊形式。有关输精管结扎术后阴囊疼痛的治疗方法与方案，作者推荐中西医结合多模式治疗，但尚需进一步深入研究与实践验证。

（封玉宏）

第十一节　阴部神经卡压综合征

一、定义

阴部神经卡压综合征（pudendal nerve entrapment syndrome，PNES）又称阴部神经痛或 Alcock 管综合征。是一种阴部神经因机械性卡压、非机械性周围组织粘连导致损伤，并诱发其神经支配区产生慢性、严重甚至致残的神经性疼痛综合征。

二、流行病学与发病率

PNES 是一种临床罕见的神经性疼痛综合征，根据国际阴部神经痛基金会的数据估计，其发病率约为 1/10 万，男性和女性均可患病。阴部神经卡压综合征多为个案报告，病因病机尚不完全清楚，诊断与评估缺乏明确的指标，影响了流行病学与患病率的研究与评估，其实际发病率可能远高于以前的文献报告。据最近的文献报告，阴部神经卡压综合征患病率在普通人群中的患病率为 1%，在疼痛疾病患者中，阴部神经卡压综合征的患病率可高达 4%，且女性的患病率是男性的两倍。

三、病因与发病机制

临床研究发现，阴部神经卡压综合征的病因复杂多样，如骑车、运动、妊娠、慢性便秘、解剖结构异常、盆腔手术后及放射治疗后，皆可导致阴部神经与骶棘韧带或骶结节韧带等组织粘连或卡压。已知阴部神经由骶神经丛从 S2、S3 和 S4 根的腹侧支发出，包括感觉、运动和自主神经纤维。在梨状肌和尾骨肌之间走行，通过坐骨大孔腹侧骶结节韧带穿出，再通过坐骨棘水平的骶棘韧带内侧下方，经坐骨大孔进入骨盆腔（图 27-17）。

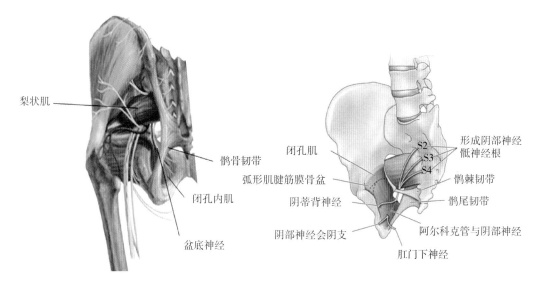

图 27-17　阴部神经走行

阴部神经的最后三个分支终止于坐骨肛窝。它们是阴茎或阴蒂的直肠下支、会阴支和背侧感觉神经，亦有研究发现阴部神经解剖变异案例。Alcock 管是骨盆中阴部内动脉、阴部内静脉和阴部神经通过的"管状"结构（图 27-18），由闭孔内肌的筋膜或闭孔筋膜形成，当阴部神经通过阴部管受压时，可能会导致阴部神经卡压引起神经性疼痛综合征。基于上述解剖结构的特殊性，导致 PNES 发生的卡压或粘连部位不同，其疼痛症状也不尽然。如果阴部神经或分支在坐骨脊或骶棘韧带处受损，常会引起坐骨内侧疼痛。同样，当阴部神经在这个位置发生卡压时，坐骨大切迹上可产生定位性压痛。Alcock 管内的压迫可导致闭孔内肌的压痛和痉挛痛。鉴于此，PNES 根据受压部位可分为四种类型：Ⅰ型，梨状肌下卡压或损伤；Ⅱ型，卡压在骶棘韧带和骶结节韧带之间，也是阴部神经卡压最常见的部位；Ⅲ型，Alcock 管卡压；Ⅳ型，阴部神经终末分支卡压。

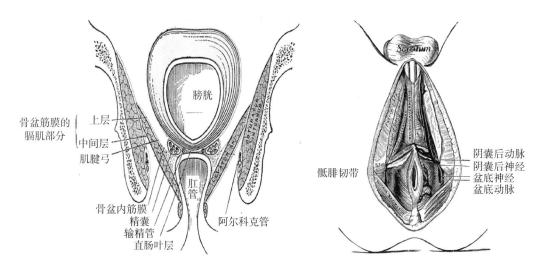

图 27-18　Alcock 管定位及血管、神经分布

四、诊断与鉴别诊断

1. 病史采集　目前诊断主要根据患者完整的病史、详细的体格检查、实验室检测及排除其他疾病。完整的病史采集应包括有无盆腔手术，盆腔放疗、外伤，性生活不适等相关病史，这对疾病的诊断和鉴别诊断非常重要；对女性患者在采集病史和询问疼痛部位与诱因时，应注意与患者的沟通与交流技巧，明确患者私密部位的症状，性生活与精神心理障碍等症状，对疾病诊断、鉴别和治疗方法的选择具有重要意义。

2. 症状与体征　目前 PNES 尚无特异性诊断方法，患者的疼痛症状对于判定损伤的精确部位和严重程度是甚为重要的诊断指标，其主要症状包括：①疼痛特点：PNES 典型的症状是会阴疼痛，坐时疼痛加剧，站立或坐姿改变时疼痛减轻；②依据阴部神经分布与卡压或粘连的病因，还可引起患者其他的症状：a. 感觉麻木：主要在会阴区和生殖器有麻木感；b. 功能障碍包括男女性功能障碍和器官功能障碍，如男性可出现尿急、尿频，射精疼痛和勃起功能障碍；女性患者表现为持续性觉醒功能障碍、性交困难和外阴痛；c. 括约肌功能障碍男女均可发生，表现为便秘、排尿困难、排尿迟缓、大便失禁，以及肛门、直肠、尿道或阴道异物感。

3. 常用 PNES 诊断与检查方法　Roger Rober 等发布的 Nantes 阴部神经卡压的诊断标准（表 27-12）准确性得到许多欧洲医生的验证，并认为如果患者符合所有的 Nantes 标准，一般不需要进一步的检测即可基本判定 PNES 的诊断。但实际在临床工作中发现，多数患者往往不能完全符合 Nantes 标准。这提示，完善的常规检查是必要的，常规检查内容包括：①疼痛部位定量感觉阈值测试：这是基神经卡压或黏连损伤的患者通常不能敏锐感受温度的变化，以至于对检测仪器探针的温度变化感觉阈值更高，从而反应患者的神经损伤程度；②阴部神经末梢运动潜伏期测试是一种神经生理学检查，测量神经信号从坐骨脊柱传递到肛门括约肌所需的时间，与热感觉阈限测试相比，这种方法更具侵入性，操作更具挑战性，对患者来说也更不舒服；③多普勒超声在阴部神经卡压的诊断中的作用：由于阴部神经和血管在神经血管束中共同运行，如果存在神经卡压，也会发生动静脉压迫，多普勒超声检查血管的形态，动脉血流阻力等超声表现，有助于 PNES 诊断；④建议对骨盆进行 MRI（磁共振成像）检查，有助于确定阴部神经卡压的确切位点，明确显示出周围神经剖学的详细特征，包括神经束的细节，神经的血液供应及精细的三维解剖学影像，也有助于排除慢性疼痛的其他原因，同时，强烈建议在实施任何阴部卡压手术前进行 MRI 检查；⑤功能性磁共振成像技术对诊断神经阻滞和判定患者中枢神经对疼痛敏化的定位可能具有一定辅助诊断价值，尚需进一步研究与实践。

表 27-12　Nantes 阴部神经卡压的诊断标准

纳入标准	1. 疼痛与阴部神经的解剖分布有关； 2. 疼痛主要是发生在坐姿上； 3. 患者由于疼痛导致夜间起床困难； 4. 会阴感觉缺失不明显； 5. 阴部神经阻滞可以缓解疼痛。
补充性诊断标准	1. 疼痛被描述为灼烧或刺痛，并伴有麻木； 2. 触痛或痛觉敏感； 3. 直肠或阴道内的异物感或沉重感； 4. 疼痛逐渐增加，并在夜间达到高峰，躺下睡觉时消失； 5. 疼痛多在一侧； 6. 在排便后几分钟或几小时触发疼痛加重； 7. 阴道或直肠指检时，坐骨、脊柱周围有压痛； 8. 神经生理学测试的异常结果。
排除标准	1. 疼痛只发生在阴部神经不控制的区域，如胃下肌、尾骨、耻骨或臀肌区域； 2. 疼痛与皮肤损伤有关； 3. 突发性疼痛； 4. 确定疼痛原因的成像异常。
相关标志	1. 臀部疼痛； 2. 牵涉性坐骨疼痛； 3. 大腿内侧疼痛（表示闭孔神经受累）； 4. 耻骨上区疼痛； 5. 排尿频率增加或膀胱充盈时疼痛； 6. 射精后疼痛； 7. 性交数小时后疼痛加重； 8. 勃起功能障碍。

　　4. 鉴别诊断　阴部神经卡压综合征发病极为少见、病因复杂，每个患者的临床表现不同，更缺乏规范性诊断试验，常需要与多种疾病进行鉴别诊断和排除，其主要排除与鉴别的疾病包括：①良性或恶性肿瘤；②阴部皮肤感染；③骶神经病变；④分娩创伤导致会阴拉伸；⑤复杂性局部疼痛综合征；⑥慢性前列腺炎；⑦前列腺疼痛；⑧外阴前庭炎；⑨慢性盆腔疼痛综合征；⑩尾骨痛；⑪骶髂关节功

能障碍；⑫ 梨状肌综合征；⑬ 滑囊炎；⑭ 间质性膀胱炎。

五、治疗方法与评价

1. 保守治疗　避免诱发疼痛刺激是患者初始治疗的最重要组成部分之一。尽量避免或减少骑车与剧烈运动或适当停止活动，久坐诱发疼痛的患者应该改变生活方式，这些初始治疗措施可使 20% ～ 30% 的患者疼痛症状可以得到缓解。

2. 物理疗法　盆底物理疗法最适用于由肌肉痉挛和肌筋膜疾病引起疼痛的患者。物理治疗有助于缓解骨盆底肌肉的痉挛和肌肉伸展。一般推荐 6 ～ 12 周为疗程。

3. 行为认知疗法　行为疗法对于各种类型的慢性盆腔疼痛综合征是有效的。当存在诸如焦虑、抑郁、绝望、情绪不稳定等心理问题的证据时，通常建议将其作为辅助治疗。

4. 药物治疗　常用的治疗药物有止痛药、肌肉松弛剂和抗惊厥药。目前还没有随机试验来研究和评估这些药物的疗效，或哪些组合可能最有效。目前，临床上常用的几种药物可结合使用。典型的药物组合包括三环类抗抑郁药（阿米替林）、SSNRI（度洛西汀），神经递质类似物，如加巴喷丁和（或）普瑞巴林，抗炎止痛药物塞来昔布，以及活血化瘀、通经活络、行气止疼的中成药。①阿米替林，从 10 mg 夜间临睡开始，逐渐增加到 50 mg；②度洛西汀（一种选择性 5- 羟色胺 - 去甲肾上腺素再摄取抑制剂）从每天 30 mg 开始，持续 7 天，然后增加到每天 60 mg；③普瑞巴林（联用或不联用加巴喷丁）从 75 mg 每日两次开始，效果不佳可增加剂量到 300 mg 每日两次；可乐定 0.1 mg 夜间临睡前口服；④塞来昔布，抗炎止痛，拮抗炎症介质；⑤黄柏八味片，8 味中药，6 味具有消炎止痛之功效；⑥中西医多模式治疗包括西药、中药、针灸、微能量物理治疗，这可能是未来 PNES 保守与药物治疗有效方案，但尚需深入研究与实践验证。

5. 阴部神经阻滞　在超声或 X 射线计算机断层成像（CT）的引导下，实际定位局部阻滞麻醉或类固醇药物封闭治疗。常用的混合麻醉药物包括 1% 利多卡因，0.25% 布比卡因和皮质类固醇，如曲安奈德等。短效麻醉药在 20 min 或更短时间内开始起作用，布比卡因止痛作用可以持续更长的时间，类固醇类药物在注射后，在 3 ～ 5 天开始起效，药效作用可以持续大约一个月。如需要可再注射一次。大约 25% 的患者阴部神经阻滞后疼痛缓解可持续一个月以上，但常在两年后失去效力。

6. 外科手术减压　外科手术直接游离阴部神经被认为是最有效的长期治疗和潜在的治愈阴部神经卡压方法。4 种不同的入路分别是经会阴、经臀、经横直肠和腹腔镜途径。手术减压的总体成功率约为 70%。

7. 骶神经调节　这种治疗通过使用外周神经刺激器，调节坐骨肛门窝阴部神经。骶神经调节通常被用来作为最后的治疗手段，当患者所有其他治疗失败，包括手术减压。在这种情况下，神经调节对大约三成患者有效。这种治疗的最佳设置和标准尚未建立，但有一些证据表明，更高的频率（> 20 Hz）可能提供更好的结果。

8. 脉冲射频消融术　脉冲射频消融术是一种相对较新的阴部神经调节方法。通过减少与热相关的并发症，它被认为比连续射频治疗更安全。与阴部神经阻滞相比，脉冲射频消融术显示出相同的疼痛缓解效果，但效果延长了很多，达到 3 个月。最近的一项研究显示，在 90 例阴部神经痛患者中，89%的患者在脉冲射频消融术治疗后能够持续缓解疼痛 6 个月及以上。

（潘建成）

第十二节　功能性肛门直肠痛

一、概述

功能性肛门直肠痛（functional anorectal pain，FARP）是发生在肛门直肠区域反复发作的慢性疼痛性疾病。临床主要表现以肛门直肠不同程度的反复发作性疼痛、坠胀不适，严重者表现为肛门剧痛，疼痛可因久站、久坐、性交或排便而加重，严重者可影响患者的睡眠和生活质量，并伴有不同程度的焦虑、抑郁等精神心理障碍。根据功能性肛门直肠痛的不同特点、疼痛发作的持续时间和是否存在肛门直肠触痛，2016 年《罗马Ⅳ - 功能性胃肠疾病》将 FARP 分为 3 种类型：①痉挛性肛门直肠痛（proctalgia fugax）：是指直肠区域突发剧烈疼痛（90% 病例疼痛位于直肠），疼痛性质为绞痛、刺痛或啮咬痛，持续数秒乃至数分钟后，可完全缓解。大约 51% 的典型患者每年发作不少于 5 次，部分患者描述疼痛可以忍受，但大约 50% 患者在发作时不得不中断正常活动，甚至夜间痛醒。②肛提肌综合征（levator ani syndrome）：又称肛提肌痉挛、耻骨直肠肌综合征和盆底张力性肌痛，是由提肌紧张或痉挛引起的慢性肛门疼痛。其病因学因素为神经末梢受压或因外周神经敏化导致患者对疼痛的易感性增加。临床中常将其疼痛表述为模糊的钝痛或直肠内的压迫感，且坐位比立位或卧位时疼痛更为严重。肛门直肠指检可见肛提肌过度收缩，触诊盆底或阴道有触痛，触痛部位常不对称，左侧较右侧常见，其原因尚不清楚。③非特异性功能性肛门直肠痛（unspecified functional anorectal pain，UFAP）：是指有肛提肌综合征的症状诊断标准，但向后牵拉耻骨直肠肌时无肛提肌的触痛表现，UFAP 与 FARP 两者之间的鉴别主要通过病史及直肠指检来明确诊断。同时须结合电子结直肠镜、X 线排粪造影、腔内超声等检查排除相关器质性病变。FARP 常用的治疗方法有生物反馈和直肠电刺激治疗、针灸治疗、温水或中药坐浴、局部神经阻滞、心理治疗和手术治疗。虽然 FARP 治疗方法繁多，但由于肛门直肠疼痛临床尚缺乏统一的诊疗标准，这也是文献报道的临床治疗效果差异较大的主要原因。

二、病因与发病率

FARP 是一种慢性盆底疼痛的功能性胃肠道疾病。目前对其病因和发病机制尚不完全清楚，对功能性肛门直肠痛的生理病理研究也较为有限，但推测主要是由于生理和心理因素的综合作用所致。

根据统计，普通人群中由各种原因引起的肛门直肠疼痛的患病率为 11.6%，其中肛提肌综合征症

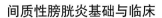
状的患病率为 6.6%。在缺乏直肠指检的情况下,很难区分肛提肌综合征和非特异性功能性肛门直肠痛。痉挛性肛门直肠痛在人群中的患病率为 8% ～ 18%。一项对 300 多例慢性肛门直肠疼痛患者的调查显示,患者的发病年龄范围为 6 ～ 90 岁,主要集中在 30 ～ 60 岁。青春期前很少有症状发作的报道,虽然已有 7 岁儿童的病例报道,但尚无证据表明患病率是否存在年龄差异和性别差异。

三、诊断方法与要点

1. 病史采集　FARP 是一种慢性疼痛症状,它通常与肛门或直肠有关,但并没有明显的器质性病变。这种疼痛可能与肛门直肠功能障碍有关,如排便习惯异常或肌肉紧张等,在采集患者的病史时,通常关注以下几个方面:①疼痛特点。②疼痛的部位:如肛门、直肠或周围区域。疼痛的性质:刺痛、烧灼、钝痛等。③疼痛的持续时间和频率:持续性疼痛还是间歇性疼痛,以及疼痛发作的频率。④疼痛的严重程度:使用疼痛评分量表,如视觉模拟评分(VAS)判定疼痛的程度。⑤疼痛与排便的关系:要询问患者排便前、排便时或排便后疼痛的变化及排便习惯,如便秘、腹泻、排便困难,以及是否有排便感觉异常或不完全排便感。⑥其他症状:是否伴有肛门出血、黏液分泌或异物感,是否有尿频、尿急、尿痛等泌尿系统症状,以及是否有性功能障碍。⑦个人和家族病史:个人的医疗病史,包括手术、慢性疾病、精神心理状况等,以及家族中是否有人患有类似疼痛或胃肠道疾病。⑧生活方式和社会心理因素:如饮食习惯、运动习惯。工作和生活压力、情绪状态、焦虑或抑郁症状。生活质量的影响,包括睡眠、社交和日常活动。⑨治疗经历:使用过的药物和其他治疗方法,以及效果如何。是否进行过相关检查,如结肠镜、肛门直肠功能检查等。通过详细的病史采集,可以对患者有一个全面的了解,从而为进一步的诊断和治疗提供重要信息。

2. 临床表现与体征　有关 FARP 的临床症状主要包括肛门和直肠区域的疼痛、坠胀等不适感。患者通常会伴随不同程度的情绪问题,如抑郁和焦虑,而男性患者可能还会出现勃起功能障碍。痉挛性肛门直肠痛、肛提肌综合征,以及非特异性功能性肛门直肠痛是 FARP 的几种不同类型,它们各自有特定的临床表现。①痉挛性肛门直肠痛:a. 疼痛特点:表现为突然发生肛门或直肠剧烈痉挛性疼痛;b. 疼痛持续时间:通常持续几秒至几分钟,最长不超过 20 min,有时在夜间睡眠时发作,可能导致患者惊醒;c. 疼痛频率:发作可能非常少见,有些患者一年只有几次,而有些患者可能频繁发作;d. 疼痛缓解:疼痛自行缓解,患者在发作间隙通常无疼痛感,疼痛与排便活动无明显关联;②肛提肌综合征:a. 疼痛特点:慢性或间歇性的钝痛,感觉像是肛门或直肠区域有重压或异物感。疼痛持续时间:疼痛持续时间较长,可能数小时甚至数天;b. 疼痛位置:疼痛通常位于骶尾骨或肛门后方;c. 疼痛加剧:长时间坐立或压力增加时疼痛可能加剧;d. 触诊发现:在直肠指检时,医生可能触摸到紧张或痉挛的肛提肌;e. 相关症状:可能伴有下腹部不适、性交或排便困难;③非特异性功能性肛门直肠痛:a. 疼痛特点:慢性或复发性的肛门直肠疼痛,但不符合痉挛性肛门直肠痛或肛提肌综合征的特定诊断标准;b. 疼痛描述:疼痛可以是钝痛、刺痛或灼痛感,且疼痛模式不固定;c. 疼痛与排便的关系:疼痛可能与排便有关,也可能没有明显关系;d. 疼痛缓解:疼痛可能自行缓解,也可能持续存在,且难以找到明确的缓解因素；e. 其他症状：患者可能会报告其他功能性胃肠道症状，如腹痛、便秘或腹泻。在诊断这些疼痛时，需要详细询问病史，评估症状特点，并进行体格检查和其他必要的检查，以排除器质性疾病（表 27-13）。

表 27-13　慢性肛门疼痛症状与主要诊断类型

诊断类别	诊断或综合征	假设的病因学	主要症状	检查结果
局部肛门直肠状况	裂隙、肛周败血症、肿瘤、溃疡、血栓性痔疮、严重直肠炎	病因明确	出血、流脓、肿块、肛门瘙痒	公开结论（可能需要 EUA）
痉挛性肛门直肠痛	痉挛性肛门直肠痛	未知的	持续时间短（几秒或几分钟）的剧烈直肠深部刺痛或绞痛。没有辐射。发作间隙没有肛门直肠痛	没有发现
	肛提肌综合征	盆底肌肉紧张或痉挛	慢性隐痛或压迫感。辐射到臀部（> 30 min），阴道，大腿。其他常见的功能诊断（如 IBS、FDD、纤维肌痛）	耻骨直肠肌触痛明显，且疼痛持续（通常在左侧）
	未特指的功能性肛门直肠疼痛	未知的	慢性隐痛或压迫感（> 30 min）。其他功能性诊断非常常见（如 IBS、FDD、纤维肌痛）	没有发现
神经病理性疼痛综合征	尾骨痛	尾骨创伤导致外周过敏	坐着引起会阴疼痛	尾骨压痛或捏痛
	阴部神经痛	阴部神经卡压：外周源性或神经性疼痛	单侧会阴疼痛伴感觉异常，坐着更严重	坐骨棘经阴道压力引起的疼痛
	幻肢直肠综合征	神经性疼痛（去传入神经）	未知的	未知的
	阵发性极度疼痛障碍	神经病理性疼痛（遗传）	未知的	未知的

3. 直肠指检　FARP 进行直肠指检的主要目的是发现异常、鉴别诊断和评价功能性疼痛的意义，其具体包括检查肛门括约肌紧张度，是否存在肌肉痉挛，检查直肠壁和周围组织，是否存在肿块、炎症，检查黏膜质地，是否有异常增生或溃疡。通过直肠指检可以帮助排除其他病因，如肛裂、肛周脓肿、直肠癌、直肠炎，直肠内部是否有异物或粪便嵌塞等，这些病变都可能引起肛门直肠疼痛。

通过触诊可以评估疼痛的触发点，有助于诊断如痉挛性肛门直肠痛（Proctalgia Fugax）、肛提肌综合征 Levator Ani Syndrome 等特定类型的功能性疼痛。对于接受治疗的患者，直肠指检可以用于监测治疗效果，如肛门括约肌注射肉毒素治疗后括约肌松弛程度的评估。

这提示，直肠指检对于 FARP 的诊断具有价值，有助于发现病变、排除其他病因、确定疼痛类型，也可以监测治疗效果。但指检只是整个诊断和治疗过程的一部分，还需要结合病史和其他检查进行综合判断。

4.肛肠测压和盆底肌电评估　肛肠测压和盆底肌电图是评估盆底肌功能的重要手段,有文献报道,在 FARP 患者中,可以发现患者肛管静息压偏高,表现为肛管高张力,但也有文献报道,FARP 的患者肛门静息压降低,表现为低张力,可见 FARP 患者肛管静息压往往表现异常。盆底肌电评估通常显示盆底快速纤维收缩力下降、慢速纤维持续收缩力下降、变异性升高、收缩波幅下降,代表盆底肌募集能力差、稳定性不佳、运动不协调,且女性患者盆底肌较男性患者更加不协调,部分患者还能发现会阴神经潜伏期延长,提出除了有肌肉电活动功能异常之外,可能存在会阴神经的损伤。因此,肛肠测压与盆底肌电检测,对于评估 FARP 患者的盆底功能非常重要。

5.排粪造影　排粪造影是检查盆底运动功能的重要方法,传统的 X 线排粪造影可以做出直肠黏膜内套叠、盆底下降、盆底疝、盆腔脏器脱垂及直肠前突等临床诊断。尽管 X 线排粪造影是最经典排粪造影检查,但是近些年发展起来的腔内超声排粪造影除可以发现直肠黏膜内套叠、盆底疝、直肠前突等变化以外,还具有动态观察盆底肌运动情况、可以发现肛提肌或括约肌的缺损、对黏膜内套叠的评估更为精准等优势,FARP 病因复杂,治疗手段也比较多,临床常常选用几种方法联合应用,以提高临床疗效。

6.FARP 的罗马Ⅳ诊断标准　罗马Ⅳ诊断标准是根据罗马基金会发布的一系列用于诊断功能性胃肠疾病的标准。罗马Ⅳ是最新版本,发布于 2016 年,它对 FARP 的诊断标准进行了更新,以帮助医生更准确地诊断和分类疼痛。根据罗马Ⅳ诊断标准,对不同类型 FARP 必须包括以下所有条件方可确诊:①肛提肌综合征的诊断标准:a.慢性或复发性直肠疼痛或隐痛;b.发作持续 30 min 或更长时间;c.向后牵拉耻骨直肠肌时有触痛;d.排除其他原因导致的直肠疼痛,如缺血、炎症性肠病、肌间脓肿、肛裂、血栓性痔、前列腺炎、尾骨痛和明显的盆底结构性改变;e.诊断前症状出现至少 6 个月,近 3 个月符合以上诊断标准;②非特异性功能性肛门直肠痛的诊断标准:a.符合肛提肌综合征的症状诊断标准,向后牵拉耻骨直肠肌时无触痛;b.诊断前症状出现至少 6 个月,近 3 个月符合以上诊断标准;③痉挛性肛门直肠疼痛的诊断标准:a.反复发作的位于直肠部位的疼痛,与排便无关,发作持续数秒至数分钟,最长时间 30 min;b.发作间歇期无肛门直肠疼痛;c.排除其他原因导致的直肠疼痛,如缺血、炎症性肠病、肌间脓肿、肛裂、血栓性痔、前列腺炎、尾骨痛和明显的盆底结构性改变;④诊断前症状出现至少 6 个月,近 3 个月符合以上诊断标准。

四、FARP 与 IC 鉴别要点

临床症状、体征及辅助检查是诊断 FARP 的最重要手段,需要对患者仔细询问病史、详尽的查体,以及进行肠镜、盆腔磁共振检查,以排除器质性病变;同时要鉴别肛门部其他疾病引起的肛门坠胀疼痛,特别是合并肛裂或混合痔的 FARP,如果肛门坠胀疼痛主要由 FARP 导致,而医生选择了为患者进行混合痔或肛裂手术,肛门坠胀疼痛可能不会缓解甚至会加重。

FARP 与间质性膀胱炎(interstitial cystitis,IC)是两种不同的疾病,它们影响的身体部位不同,但有时它们的一些症状可能相似,特别是在涉及盆底疼痛和不适时,需要对这两种疾病进行鉴别。

1. FARP　①疼痛位置：疼痛集中在肛门或直肠区域；②疼痛性质：可能表现为间歇性的剧烈痉挛（痉挛性肛门直肠痛），或慢性、持续性的压迫感或钝痛（肛提肌综合征）；③与排便的关系：疼痛可能与排便无关，或者在排便后加剧或缓解；④其他症状：除疼痛外，可能没有其他主要症状；⑤检查发现：直肠指检可能发现肛提肌紧张或痉挛，但没有明显的器质性病变；

2. IC　①疼痛位置：疼痛或不适主要集中在下腹部、盆腔区域，尤其是膀胱周围；②疼痛性质：疼痛可能是持续性的，并且与尿频、尿急有关；③与排尿的关系：疼痛通常与排尿周期有关，尿频和尿急是常见症状，疼痛可能在膀胱充满时加剧，在排尿后减轻；④其他症状：可能伴有慢性盆腔痛、性交痛或排尿困难；⑤检查发现：膀胱镜检查可能显示膀胱壁的炎症和（或）溃疡，尿液分析通常不显示感染。

3. 鉴别要点　①症状位置：FARP 的症状集中在肛门直肠区域，而 IC 的疼痛症状集中在膀胱和会阴部；②相关症状：FARP 通常不伴有尿频和尿急，而 IC 则以这些症状为特征；③诊断测试：FARP 的诊断主要依靠排除器质性疾病，IC 的诊断可能需要膀胱镜检查和尿液分析。

需要说明的是，在临床实践中，需要通过详细的病史询问、体格检查和必要的辅助检查来鉴别这两种疾病。有时，患者可能同时存在多种盆底功能障碍，可能两种疾病产生相似和混淆症状的肛门直肠和盆腔疾病，因此需要对盆底疼痛的整体情况进行综合评估（表 27-14）。

表 27-14　直肠痛综合征的鉴别诊断

疾病	症状	指诊直肠检查	肛镜检查
隐窝炎：肛腺感染	排便时疼痛加剧	疼痛，偶尔触痛的耻骨直肠肌	肛镜检查时脓性分泌物
脓肿：肛腺化脓过程	坐下时疼痛加剧，偶尔发热	肛门直肠疼痛性隆起	影像学检查可见病变
肛裂	排便疼痛	极度疼痛，肛门高张力	肛镜检查时看到哨兵痔
血栓性痔	排便疼痛，肛门出血	突出的疼痛性血管	肛镜检查时血栓化血管
肛癌	轻微肛门疼痛，偶尔出血	硬性肛门肿块	肛镜检查时看到疣状溃疡生长物
多种病因的直肠炎	盆腔不适紧迫感，合并失禁	直肠血液和黏液分泌	直肠镜检查时直肠黏膜质脆，有溃疡样表现
孤立性直肠溃疡	通常排便时加剧的钝痛、直肠疼痛	直肠溃疡，息肉状肿块	直肠镜检查时类似癌症或溃疡型直肠炎的直肠溃疡
直肠肛门脱垂/肠套叠	排便时加剧的钝痛、直肠疼痛	用力时直肠肛门黏膜隆起	影像学检查时直肠肛门脱垂/肠套叠，直肠排空不完全
尾骨痛	坐在硬表面上时引发的尾骨疼痛，可能放射到盆腔	偶尔触痛的耻骨直肠肌，不一般疼痛	动态(坐/站)尾骨 X 光检查，骨科医生会诊
阴部神经痛	坐下时加剧的盆腔疼痛，会阴/生殖器麻木感	无	泌尿科/妇科泌尿科医生会诊，盆腔 MRI
马尾和圆锥髓综合征	盆腔疼痛和鞍区麻木或麻木感	无	神经科医生会诊，脊柱 MRI

五、临床治疗原则

1. 临床诊断评估和生活质量评估   为了提高临床疗效，首先要对患者进行全面的临床评估，根据临床评估结果选择适合的治疗手段。FARP 的临床评估需进行患者的生活质量评估，一般选用胃肠生活质量评分（GIQLI）或生活质量评分（SF-36）进行评估。患者症状轻微，生活质量评分不高的，说明疾病对生活质量的影响不大，可以不予处理或给予简单处理；症状较重，生活质量评分较高的，则需要进行干预治疗。因此，对 FARP 患者进行生活质量评分，可以评估疾病对患者的影响，从而选择适当的治疗方案（表 27-15）。

表 27-15   肛提肌综合征的治疗方法

类别	示例	证据水平	评估
行为疗法	改善排便动力学的生物反馈	B	在单一随机对照试验中对肛提肌综合征最有效的治疗方法
肌肉松弛疗法	电流刺激	B	在单一随机对照试验中比按摩更有效
肌肉松弛药	地西泮	C	长期效果不佳；有成瘾潜力
肌肉松弛疗法	肛提肌的手指按摩	D	没有标准化的方法论；通常与坐浴一起提供
抗胆碱药	肉毒杆菌素 A 注射	B	在 3 个随机对照试验中作为经阴道或经肛注射无效
抗炎药	盆底肌肉类固醇注射	D	与物理治疗同样有效的试点随机对照试验
抗抑郁药	阿米替林	D	作用机制不明确
神经调节	骶神经调节	D	剂量多样，在小型观察性研究中结果矛盾

2. 心理评估   FARP 患者由于病程较长，坠胀疼痛持续时间较长，治疗效果不理想等原因，35%～80% 患者合并心理疾患，因此对于 FARP 患者，要进行常规的心理评估，可以使用精神卫生自评量表（SAS）、精神卫生自评量表（SDS）等自评量表进行初筛，发现有心理疾患的 FARP 患者，请心理或精神科医师进行汉密尔顿他评量表的评估，并对症治疗。

3. 肛提肌综合征的治疗   对于肛提肌综合征的治疗通常包括电刺激治疗、生物反馈训练、肌肉松弛药、手术治疗等。而对于大多数痉挛性肛门直肠痛患者而言，疼痛发作短暂、不频繁，预防治疗也不可行。因此，通常的治疗手段是采取心理安慰。

4. 电刺激治疗   通过对骶神经不同神经根的电刺激，以恢复抑制性反射和兴奋性反射之间的平衡，从而改善盆底的功能活动。临床发现对大便失禁、便秘和慢性肛门直肠疼痛患者有益。骶骨神经调控是一个不断发展的领域，期待未来有更广阔的应用。

5. 生物反馈训练   生物反馈是一种没有不良反应的治疗形式，该疗法依赖于患者学习如何通过专用机械和教学来影响其身体功能的能力。临床上发现结合力量训练和感觉辨别训练的生物反馈对大约 75% 的患者有效，比安慰剂更有效。

6. 肌肉松弛药   在罗马Ⅳ标准中针对盆底横纹肌张力的药物治疗方法，如美索巴莫（methocarbamol）、地西泮（diazepam）和环苯扎林（cyclobenzaprine）口服吸入及局部运用等。该作用机制是通过药物缓解肛门括约肌的异常收缩，松弛肌肉，从而达到止痛的目的。

7. 手术治疗　括约肌挑断术、肛门局部神经阻滞术。但由于括约肌挑断术容易引发肛门松弛，故在临床上应用较少。

综上所述，痉挛性肛门直肠痛被认为是无害的、令人不愉快的及不能治愈的一种病症。对于大多数患者而言，疼痛发作是如此短暂，对症治疗显得不切实际；且通常疼痛发作不频繁，预防治疗也不可行。由于此病的无害性，因此，通常的处理只是解释和消除患者疑虑。然而，小部分患者疼痛发作较频繁，可能会要求治疗。一项随机对照试验显示，与安慰剂相比，吸入沙丁胺醇（β_2 肾上腺素能受体激动剂）能有效缩短疼痛发作 ≥ 20 min 患者的发作持续时间。其他推荐的药物有可乐定、亚硝酸异戊酯或硝酸甘油。痉挛性肛门直肠疼痛与 IC 或膀胱疼痛综合征患者有相似的认知行为和精神心理障碍，包括焦虑、抑郁及疑病倾向，因此，当患者存在这些症状时，可能需要使用阿米替林等抗抑郁药，但目前没有关于其疗效的证据基础。

FARP 是当前临床常见的疼痛性疾病，由于其生理病理机制尚不清楚，发病原因及机制也尚不清楚，故临床治疗也较为棘手，是临床较难处理的一种疾病。当前对 FARP 的研究越来越多，研究手段也在不断发展，相信在不久的将来，我们对 FARP 的认识会越来越清晰，治疗手段会更加全面，患者的痛苦也将更好地解除！

（许　晨）

第十三节　肠易激综合征

一、概述

间质性膀胱炎又称膀胱疼痛综合征或慢性骨盆疼痛综合征，该综合征被定义为持续的、非周期性的盆腔疼痛，伴有尿急、尿频、夜尿次数增多。目前，间质性膀胱炎的病因机制尚未完全阐明，通常被认为与其他功能性躯体疼痛综合征如肠易激综合征、非特异性慢性疲劳综合征等有关，鉴于此，本节将重点对肠易激综合征的相关问题进行论述，以提高对间质性膀胱炎 / 膀胱疼痛综合征在诊断、鉴别诊断及关联治疗方面的帮助。

肠易激综合征（irritable bowel syndrome，IBS）是最常见的胃肠道疾病之一，严重影响患者的生活质量。在没有其他病因的情况下，IBS 以腹痛、腹胀或腹部不适为主要症状，伴随排便习惯，包括排便频率和（或）粪便性状等改变。IBS 还没有可通过临床常规检查发现解释其症状的器质性病变。根据患者排便异常时的主要粪便性状，可将 IBS 分为腹泻型肠易激综合征（irritable bowel syndrome with predominant diarrhea，IBS-D）、便秘型肠易激综合征（irritable bowel syndrome with predominant constipation，IBS-C）、混合型肠易激综合征（irritable bowel syndrome with mixed bowel habits，IBS-M）

和未定型肠易激综合征（irritable bowel syndrome unclassified，IBS-U）4 种亚型。根据 IBS 的分类，可以通过药物和非药物方法控制症状。肠易激综合征的治疗应个体化，影响治疗效果的重要因素是患者的依从性和患者与医生之间的密切交流和沟通。

二、病因与发病率

肠易激综合征的病因复杂多样，确切病因目前尚不清楚，运动、内脏感觉、脑 - 肠相互作用和精神心理因素等都可能在 IBS 的发展中发挥作用。IBS 的患病率为 10% ～ 15%，约 12% 的患者因 IBS 相关主诉就医，大多数患者未寻求治疗。IBS 在南美洲发生率最高，约占 21%，在东南亚最低，为 7%。女性以腹痛和便秘常见，而男性以腹泻常见。IBS 的患病率随着年龄的增长而降低。中国人群 IBS 患病率为 1.4% ～ 11.5%，女性略高于男性，以中青年（18 ～ 59 岁）常见，到医院就诊的 IBS 患者为 25%。肠道感染是中国人群患 IBS 的重要危险因素；急性和慢性应激均可诱发或加重 IBS 症状，焦虑及抑郁障碍是 IBS 的显著危险因素。

IBS 的病理生理学比较复杂，大多认为是多种因素共同作用引起的脑 - 肠相互作用异常，其外周因素主要表现为胃肠动力异常、内脏高敏感、黏膜通透性增加、肠道免疫激活、肠道微生态紊乱、中枢神经系统对外周传入信号的处理存在异常，以及外周与中枢因素相互影响。内脏高敏感即内脏组织对于刺激的感受性增强，包括痛觉过敏和痛觉异常，是 IBS 发病的重要机制；肠道感染、肠道菌群紊乱、心理应激、炎症和免疫、肠—脑相互作用、饮食和基因等是导致腹痛、腹部不适等症状的主要因素。肠道低强度炎症可通过激活肠道免疫 - 神经系统参与感染后肠易激综合征（post infectious irritable bowel syndrome，PI-IBS）和 IBS-D 的发病。

肠道菌群与中枢神经系统存在双向沟通，通过"脑 - 肠轴"进行双向调节，肠道菌群与 IBS 脑 - 肠相互作用构成"脑 - 肠 - 菌群轴"，维持正常的机体平衡。肠道微生态失衡在 IBS 发病中发挥重要作用。IBS 患者存在肠道菌群多样性及构成比例的改变，代谢产物作为肠道微生物发挥作用的重要方式也参与了 IBS 症状的发生。

IBS 患者肠黏膜的组织病理学检查可显示慢性炎症细胞、肥大细胞、肠内分泌细胞和肠神经。IBS-D 黏膜 T 淋巴细胞通常比 IBS-C 更多。此外，神经元特异性烯醇化酶、P 物质和 5-HT 染色阳性的神经纤维数量可能增加。肥大细胞周围的神经纤维密度也明显增加。

三、症状与体征

IBS 通常包括腹痛或不适、排便习惯改变，以及便秘、腹泻或两者兼而有之。IBS 患者的其他主诉包括腹胀、进食引起症状、疼痛部位和排便方式随时间变化。相关特征包括 50 岁以后发病、严重或进行性症状、原因不明的体重减轻、夜间腹泻、直肠出血、缺铁性贫血或器质性胃肠疾病家族史，如结肠癌、腹腔疾病或炎症性肠病（inflammatory bowel disease，IBD）。

四、诊断与鉴别要点

IBS 的诊断应以患者症状为主，针对性检查为辅。IBS 与其他功能性肠病及功能性排便障碍病（如功能性腹泻、功能性腹胀或腹部膨胀、功能性便秘、非特异性功能性肠病）的症状存在转换、重叠，应基于主要症状群做出鉴别诊断。目前多采用罗马Ⅳ诊断标准用于 IBS 诊断。

罗马Ⅳ诊断标准：反复发作腹痛、腹胀、腹部不适，在过去 3 个月平均不少于一周一次，或存在下列 2 个或以上的情况：①腹痛发作与排便有关；②伴有排便频率的改变；③伴有粪便性状或外观改变。而且诊断必须在症状发生 6 个月后才可以进行。

中国 IBS 诊断标准建议：反复发作腹痛、腹胀、腹部不适，具备以下任意 2 项或 2 项以上：①与排便相关；②伴有排便频率改变；③伴有粪便性状或外观改变，诊断前症状出现至少 6 个月，近 3 个月符合以上诊断标准。

IBS 的报警征象包括年龄＞40 岁、便血、粪便隐血试验阳性、夜间排便、贫血、腹部包块、腹水、发热、非刻意体重减轻、结直肠癌和炎症性肠病家族史。临床医师应全面询问符合诊断标准的 IBS 患者是否存在报警征象，有针对性地选择辅助检查，排除器质性疾病，尽早做出 IBS 诊断，以避免不必要的检查和手术。

如果症状不是 IBS 的典型症状或出现报警症状，应进行全血细胞计数、血生化、炎症标志物（如血沉率或 C 反应蛋白）、促甲状腺激素水平。如果腹泻明显，应在适当情况下安排检测乳糜泻、粪便白细胞和粪便艰难梭菌、贾第鞭毛虫和隐孢子虫试验；当有炎症性肠病、结肠癌或警报症状的家族史时，可进行结肠镜检查和随机活检。

鉴别诊断：IBS 的鉴别诊断是广泛的，取决于患者是否有腹泻或便秘。如果患者伴有腹泻，则鉴别包括乳糖不耐受、咖啡因摄入、酒精摄入、胃肠道感染（贾第鞭毛虫、阿米巴、HIV）、炎症性肠病、药物引起的腹泻（抗生素使用、质子泵抑制剂、非甾体抗炎药、ACE 抑制剂、化疗）、腹腔疾病、恶性肿瘤、结直肠癌、甲状腺功能亢进、舒血管活性肠肽瘤和缺血性结肠炎。如果便秘是主要症状，鉴别可能包括纤维素摄入不足、帕金森病、多发性硬化症、脊髓损伤、糖尿病、甲状腺功能减退、高钙血症、药物引起的疾病（阿片类、钙通道阻滞剂、抗抑郁药、可乐定）、恶性肿瘤、肠梗阻、子宫内膜异位症和憩室疾病等。

五、治疗方法与选择

IBS 的治疗目标是改善症状、提高生活质量，应采取包括饮食、生活方式调整、药物治疗、精神心理、认知和行为学干预在内的个体化综合治疗策略。通过医患积极交流与沟通，建立信任的医患关系，设定现实的治疗期望。使患者确信 IBS 是不会危及生命的疾病，预后良好；细致解释产生症状的原因；帮助患者建立合理的生活方式，增强对治疗措施的依从性。IBS 疾病管理流程应从调整饮食和生活方式开始，避免诱发或加重症状的因素。对于便秘患者，可给予纤维补充剂和泻药，而对于腹泻患者，洛哌丁胺或益生菌等药物可能有帮助。运动锻炼可以增加结肠转运时间并改善症状。小麦制品、洋葱、水果、蔬菜、山梨醇和一些乳制品等食品可能含有短链、不易吸收、高度可发酵的碳水化合物，称为FODMAP，FODMAP 与 IBS 患者胃肠道症状增加相关。神经递质调节药物（包括三环类抗抑郁药和 5 - 羟色胺再摄取抑制剂）可用于存在精神心理障碍、躯体症状与精神症状界限不清的 IBS 患者的治疗。阿洛司琼可用于治疗女性 IBS-D，但可引起缺血性结肠炎。精神心理因素是中重度 IBS 患者就诊的重要因素，临床医师在诊疗过程中应重视 IBS 患者是否曾经经历急性或慢性应激事件，及时发现患者的精神心理症状并进行治疗。中医药可对患者进行整体调护。

六、结语

间质性膀胱炎 / 膀胱疼痛综合征（IC）和 IBS 常无明显原因同时发生，慢性腹痛、便秘或腹泻是 IBS 或炎症性肠病患者的主要症状，慢性盆腔疼痛、尿急和尿频是下尿路疾病如 IC 患者的主要症状，其症状有相当的重叠，IBS 患者经常出现以 IC 为特征的泌尿系统症状，表现为膀胱和结肠之间共同神经支配通路的交叉致敏。确定这两种疾病之间的关系很重要。慢性腹痛和盆腔痛的起源通常来自肠道和膀胱，具有共同的生理功能（废物的收集、储存和排出）。解剖上这些内脏器官彼此相邻，有来自脊髓传入通路的共同神经支配。这两种疾病分别与支配尿路和肠道的传入神经的高兴奋性有关，5- 羟色胺（5-HT）是一种兴奋性介质，在胃肠道的肠 - 脑信号传导中发挥生理作用，同时也发现 5-HT 直接作用于膀胱传入神经以增强神经信号传递。在功能性胃肠道疾病如 IBS 中 5-HT 失调，目前认为神经交叉致敏是 IC 和 IBS 等慢性盆腔疼痛疾病症状重叠的潜在机制，患有实验性结肠炎的动物显示出膀胱过度活动，表现为频繁排尿；结肠炎通过结肠到膀胱和结肠到尿道的交叉致敏激活 C 纤维传入通路，增加膀胱和尿道的疼痛敏感性，表明盆腔器官交叉致敏机制与 IC 和 IBS 的疼痛症状有关。短暂性的结肠炎性损伤在体外可通过胆碱能神经支配的改变显著减弱膀胱逼尿肌收缩的程度。

结肠炎引起结肠传入的超敏反应，可诱导膀胱传入通路持续超敏反应，导致膀胱排尿功能障碍，使用作用于胃肠道的鸟苷酸环化酶 -C 激动剂逆转结肠传入超敏反应，还可以逆转持续性膀胱传入性超敏反应，并恢复正常膀胱排尿。鸟苷酸环化酶 -C 并不抑制膀胱传入，而是通过减少结肠的伤害性信号间接抑制膀胱传入，实现膀胱功能正常化。因此跨器官致敏是内脏共病发生和维持的基础，而抑制结肠传入的药物治疗也可能通过共同的感觉通路改善泌尿系统症状。

在一项为期 12 年的队列研究中，证明 IBS 会增加 IC 的风险。从 IBS 诊断到 IC 的时间为 5.35±3.18 年。IBS 和 IC 可能有共同病理生理学基础。临床医生应该注意这种联系，并重视对这两种疾病的综合治疗。

（姜　睿）

第十四节　慢性疲劳综合征

一、概述

间质性膀胱炎是一组以盆腔疼痛为主要临床表现并伴有严重 LUTS 的综合征。需要提出的是，间质性膀胱炎 / 膀胱疼痛综合征的临床表现还与其他非泌尿系统慢性疼痛疾病（COPCs）之间有一定的关联，包括慢性疲劳综合征（chronic fatigue syndrome，CFS）和肠易激综合征（irritable bowel syndrome，IBS）、纤维肌痛、神经卡压疼痛等。在间质性膀胱炎鉴别时，对这些综合征不仅要了解疼痛与月经，疼痛与性活动，疼痛与排尿、排便之间的关系，而且也要系统掌握每一种综合征病因特点和治疗措施。尤其要注意间质性膀胱炎与泌尿系统疾病、胃肠、骨骼肌和神经系统疾病的症状有无关联。

CFS，也叫作肌痛性脑脊髓炎（myalgic encephalomyelitis，ME）或慢性疲劳免疫功能紊乱综合征（chronic fatigue immune dysfunction syndrome，CFIDS）。CFS 是一种复杂的多系统疾病，通常以长期严重疲劳，并伴有肌肉和关节疼痛、头痛、淋巴结肿痛、喉咙痛、流感样症状，以及认知功能障碍、睡眠障碍、自主神经功能障碍等为特征，严重损害患者日常活动能力。鉴于此，了解和认识 CFS，对早期诊断和及时合理的治疗选择，改善患者的临床症状，提高患者的生活质量非常重要。

二、病因与发病率

CFS 的病因复杂。CFS 是免疫、感染、神经炎症、精神因素、遗传和内分泌多重因素共同作用导致的临床综合征。CFS 发病机制包括氧化应激、线粒体损伤、代谢紊乱及神经炎症机制等。其中外周及中枢免疫炎症反应失调可能是 CFS 复杂发病机制的重要因素。胃肠道因素是 CFS 发病的独立危险因素，肠道菌群改变导致肠道功能失调，诱发机体产生免疫级联反应和代谢功能异常是 CFS 发生和发展的重要原因。胃肠道的细菌可以通过迷走神经逆行到中枢神经系统，直接影响中枢神经系统的功能，导致 CFS 患者焦虑和抑郁。

1. 遗传学　越来越多的证据支持遗传易感性在 CFS 患者中的作用，该疾病的家族和遗传易感性增加，对 CFS 的家族史研究表明具有 CFS 或类似疲劳症状的患者家族成员患病比例明显较高，CFS、特定基因突变及病毒感染之间存在联系。

2. 感染　各种感染性病因，包括 EB 病毒、人类疱疹病毒（HHV-6）和人类细小病毒 B19，都可能引发该疾病，获得传染性单核细胞增多症等病毒感染也可能诱发 CFS。与普通人群相比，在 CFS 患者的外周血中检测到抗 HHV-6 IgM 抗体和 HHV-6 抗原的比例增加，表明该人群中该病毒的发病率高，且更易重新激活。细小病毒 B19 患者的肿瘤坏死因子和干扰素 γ 水平较高，与 CFS 的发生有关。

3. 免疫系统的改变　CFS 患者的 B 细胞亚群发生改变，包括 CD21$^+$CD19$^+$ 和活化的 CD5$^+$ 细胞，这些患者的过渡性 B 细胞和浆细胞减少，CD24⁺B 细胞数量增加。部分患者免疫球蛋白 IgG 水平升高。一些研究报告患者存在抗核和膜结构及抗神经递质受体的自身抗体。

4. 发病率　根据所使用的定义类型、研究设计、调查的人群类型等获得的 CFS 发病率差异较大，有报告 CFS 患病率为 0.4% ~ 1% 和 3% ~ 20%。地理区域和种族群体差异不明显，发病高峰年龄在 20 ~ 40 岁，女性与男性的比例为 6∶1，低收入人群的患病率明显高于高收入和高教育人群，表明压力等社会风险因素影响 CFS 的发生。

三、症状与体征

主要症状是劳动后疲劳，并与许多神经、心血管、呼吸及胃肠道症状相关。疲劳因劳累和直立性低血压而恶化，休息不能缓解，并且找不到明确的原因。通常发病前的健康状态较好，发病突然，类似流感发作，劳动之后会出现不适和疲劳加剧的症状，恢复延迟，通常需要一天以上。患者还抱怨新发慢性头痛，每周波动不一。肌肉疼痛更常见于儿童患者。可伴有关节疼痛，可能存在相关的自身免疫性风湿病。睡眠障碍，白天嗜睡和夜间失眠。认知能力下降，思维速度减慢，学习能力差，对新信息的处理能力受损，记忆力、注意力及多任务处理能力下降。此外，这些患者还可能表现出自主症状，包括恶心、呕吐、盗汗、头晕、对酒精和其他药物的耐受性下降。患者还可伴有不受控制的焦虑、恐慌发作和社交功能受损的症状。大多数患者的工作能力下降。

四、诊断与鉴别要点

CFS 缺乏特异性诊断标准和特殊的检测手段，其诊断主要依靠临床表现。患者至少有 6 个月在脑力及体力劳动后 24 h 内出现明显的疲劳感且睡眠后改善不明显，同时排除其他疾病导致的疲劳，通过临床检查后可确诊。重点是确定潜在症状并排除任何潜在的严重疾病。目前常用的是美国疾病控制和预防中心（the center for disease control and prevention，CDC）于 1994 年提出的 CFS 诊断标准，主要包括：新出现的临床上不能解释的持续或反复出现 6 个月及以上、非正在从事的劳动引起的严重疲劳，经休息后不能缓解，导致患者的工作能力、日常活动能力等方面较患病前明显下降 50% 以上；排除引起疲劳的活动性或未治愈的或可疑的躯体疾病、精神病学的抑郁或双相障碍、痴呆、神经性厌食或贪食、酒精或药物滥用、严重肥胖等疾病；具有下列 8 项症状中至少 4 项：①短时记忆力下降或注意力难以集中；②咽喉疼痛；③颈部或腋窝淋巴结肿大；④肌肉疼痛；⑤不伴红肿的多发性关节痛；⑥新出现的头痛；⑦睡眠障碍（如失眠、多梦、睡眠中断等）；⑧体力或脑力劳动后疲劳持续超过 24 h。没有 CFS 的病理学或诊断测试或单一生物标志物。排除其他病因的测试是在特定患者的情况下进行的。由于 CFS 的病因不明，缺乏特异性诊断标准，常根据病史、实验室检查及症状等进行排除诊断，因而鉴别诊断对 CFS 的明确诊断有重要的意义。其他有助于 CFS 的诊断或鉴别诊断的检查包括：①实验室检查：如血细胞计数、血生化、红细胞沉降率、炎性标志物检测、尿液分析；②特殊检查：如抗核抗体（ANA）、风湿因子（RF）用以排除风湿性关节炎和系统性红斑狼疮；甲状腺功能、肾上腺激素水平检查；病毒感染检测、免疫功能检测；神经影像学检查等。实验室检查不能确诊 CFS，而是用于检出其他疾病以排除 CFS。2015 年美国医学研究所（institute of medicine，IOM）提出了诊断慢性疲劳综合征的标准，同时出版了多种临床问卷，为诊断 CFS 提供了便利有效的工具。应注意 38% 抑郁患者与 CFS 同时存在，其他如肠易激综合征、甲状腺功能减退、焦虑、感染性疾病等也常与 CFS 同时存在。

五、治疗原则

CFS 病因不明，症状表现复杂多样，没有统一的治疗方案，目前认可的治疗手段主要有药物治疗、认知行为治疗、运动治疗等综合性的干预措施，目的是帮助患者减轻症状，改善功能状态。

1. 非药物治疗　① 2011 年在英国进行的一项随机对照试验比较了认知行为疗法（CBT）、分级运动疗法（GET）、适应性起搏疗法（APT）和专科医疗护理在慢性疲劳综合征治疗中的有效性和安全性，克服疲劳和改善身体功能被视为有效措施，而安全性评估包括记录所有不良反应，增加 CBT 和 GET 后能改善效果，而 APT 的益处不大。CDC 建议治疗相关的抑郁、压力和焦虑，但指出这不是治疗 CFS 的主要方法。深呼吸和肌肉放松、按摩、瑜伽和太极等技巧可能会有所帮助。应对同时存在的疾病进行治疗，以尽量减少症状负担。② 在 CBT 治疗中，强调思维过程的作用及其对患者行为和感觉的影响，并识别导致患者感到劳累的行为，从而将其最小化。多项试验及 Cochrane 回顾表明 CBT 在改善青少年和成人患者的疲劳、不良情绪和劳累后不适方面具有积极的意义。③ GET 包括在监督下逐渐增加体力活动强度和持续时间，GET 对疲劳和功能损害有效。该方法鼓励参与者逐渐增加体力活动时间，分 52 周进行，最终目标是每周 5 天进行 30 min 的轻度运动，同时尽量避免过度劳累。目标是学会平衡休息和活动，以避免 CFS 发作。

2. 药物治疗　① 止痛药：非甾体抗炎药，包括 COX-2 抑制剂，具有缓解疼痛和相关炎症的作用。阿片类药物易上瘾，因此仅在最短时间内用于严重的病例。② 三环类抗抑郁药：多种三环类抗抑郁药在改善睡眠、疼痛水平及疲劳程度方面表现出不同程度的作用。治疗 CFS 使用的剂量通常低于抑郁症治疗中使用的剂量。③ 选择性 5- 羟色胺再摄取抑制剂（SSRI）和 5- 羟色胺去甲肾上腺素再摄取抑制剂（SNRI）：许多 SSRI，如氟西汀、舍曲林、帕罗西汀，已被用于治疗抑郁症和焦虑症，这些症状可能伴随疾病进程，或作为疾病的后果而出现。SNRI 除了具有抗抑郁作用外，还具有减轻神经病理性疼痛的疗效。然而，SSRI 和 SNRI 对疾病过程的潜在病理生理学都没有任何直接作用。④ 抗病毒治疗：比较核苷酸类似物抑制剂（如阿昔洛韦、伐昔洛韦和更昔洛韦）、干扰素与安慰剂疗效的随机对照试验表明，这些抗病毒治疗在症状控制等方面均没有明显的益处。⑤ 免疫球蛋白：2001 年进行的一项系统性审查评估了五项随机对照试验对 CFS 患者使用免疫球蛋白的影响，四项随机对照试验显示了积极的效果，一项研究没有报告任何益处。⑥ 皮质类固醇：2005 年对类固醇进行的多个随机对照试验和系统评价显示了不同的反应。小剂量氢化可的松可能有短暂的效果和不良反应。⑦ 其他药物：必需脂肪酸、镁、乙酰 -1- 肉碱、维生素 B12 和抗氧化剂仅显示了部分反应，需要进一步的研究来解释明确的关系。

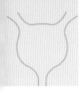

3. 新的治疗方法　① rintatolimod 是加拿大和欧洲最新批准的免疫调节剂，是治疗 CFS 的新型抗病毒药物。2001 年发表在《美国医学会杂志》（JAMA）上的一项随机对照试验表明，该药物对 CFS 患者有一定的益处。美国食品和药物管理局（FDA）以安全性和有效性数据不足为由，拒绝了将在美国上市的治疗 CFS 的药物。② 利妥昔单抗：利妥昔单抗是一种可导致 B 细胞耗竭的抗 CD20 单克隆抗体。一项针对 30 名接受利妥昔单抗治疗的 CFS 患者的初始双盲安慰剂对照试验显示了部分疗效，然而，另有研究表明接受利妥昔单抗治疗的患者与未接受利妥昔单抗治疗的患者之间没有疲劳差异。此外，接受利妥昔单抗治疗的患者表现出更多的不良反应，包括中性粒细胞减少和感染。③ 粪便微生物群移植：认为 CFS 患者胃肠道微生物群的改变是病因之一，粪便微生物群移植试验是一种令人兴奋、相对安全且发展迅速的治疗方式，目前正在进行包括 CFS 的多种医疗试验，包括将健康捐赠者的粪便转移到患者的肠道，部分患者的症状显著缓解。

CFS 的远期预后不是非常清楚，通过及时、合理的治疗，可有 5% 完全康复，40% 得到改善，而青少年 CFS 经早期干预和治疗，恢复比较快，预后比成人好，有 60%～80% 完全或部分康复。

六、结语

CFS 常与肠易激综合征和间质性膀胱炎等其他综合征共存或重叠。慢性应激与这些疾病的发病机制有关。交感神经系统是应激反应系统的重要组成部分，交感神经系统优势在纤维肌痛、CFS、肠易激综合征和间质性膀胱炎中常见，这些综合征中常伴有交感神经功能障碍，这种一致性增加了交感神经功能障碍可能是导致临床特征重叠的共同潜在发病机制的可能性。认识到这 4 种综合征中交感神经占优势可能具有潜在的临床意义，成为使用恢复自主神经平衡的药物治疗的依据。

一项研究比较了间质性膀胱炎 / 膀胱疼痛综合征与对照组之间的临床表型关联对潜在相关疾病特别是肠易激综合征、纤维肌痛和 CFS 的影响。患有间质性膀胱炎 / 膀胱疼痛综合征的女性患者和没有间质性膀胱炎 / 膀胱疼痛综合征的对照组填写生物心理社会表型问卷，其中包括人口统计、病史表、自我报告的相关情况史，10 份有效问卷集中于症状、痛苦 / 应对和行为 / 社会因素，205 名间质性膀胱炎 / 膀胱疼痛综合征患者和 117 名年龄匹配的对照者完成了问卷调查，发现间质性膀胱炎 / 膀胱疼痛综合征患者同时存在的疾病发生率为肠易激综合征 38.6%，纤维肌痛 17.7%，CFS9.5%，而对照组的患病率分别为 5.2%、2.6%、1.7%，具有显著差异。在间质性膀胱炎 / 膀胱疼痛综合征队列中，50.3% 报告没有其他相关症状，24.4% 仅患有间质性膀胱炎 / 膀胱疼痛综合征 + 肠易激综合征，2.5% 仅患有间质性膀胱炎 / 膀胱疼痛综合征 + 纤维肌痛，1.5% 仅患有间质性膀胱炎 / 膀胱疼痛综合征 + 慢性疲劳综合征，而 20.2% 患有多种相关疾病。随着相关疾病数量的增加（即局部、区域、全身），疼痛、压力、抑郁和睡眠障碍增加，而社会支持、性功能和生活质量恶化。在所有组中，焦虑和 CFS 恶化增加。症状持续时间与这种明显的症状进展相关。表明肠易激综合征、纤维肌痛和慢性疲劳综合征在间质性膀胱炎 / 膀胱疼痛综合征患者中比无症状对照受试者更为普遍，基于重叠综合征模式的识别，至少有 3 种不同的临床表型。有待纵向研究证实的推测是：随着时间的推移，可能会从以器官为中心发展为区域性疼痛综合征，最终发展为全身性疼痛综合征，症状严重程度不断恶化，认知和心理社会参数也会恶化。

（姜　睿）

参考文献

[1] ABLIN J N. Genetics of fibromyalgia［M］//ABLIN J N, SHOENFELD Y. Fibromyalgia syndrome. Cham：Springer International Publishing, 2021：109-118.

[2] AKIYAMA Y, SONEHARA K, MAEDA D, et al. Genome-wide association study identifies risk loci within the major histocompatibility complex region for Hunner-type interstitial cystitis［J］. Cell Rep Med, 2023, 4（7）：101114.

[3] ALAN W P, LOUIS R K, CRAIG A P, et al. Campbell walsh wein handbook of urology[M]. 1st Edition. Philadelphia, PA：Elsevier, 2021.

[4] ALGHAMDI M, ALYAMI M, FAQEEH S, et al. Beyond germ cell tumors, unusual testicular and extra-testicular masses and mass-like lesions：MRI and US pictorial review［J］. Clinical imaging, 2021, 74（2）：106-122.

[5] ALJUMAILY A, AL-KHAZRAJI H A J, GORDON A, et al. Chronic scrotal pain may lead to reduced sexual function and interest, while sexual activity may worsen chronic scrotal pain："double jeopardy"［J］. Translational andrology and urology, 2018, 7（S1）：S23-S28.

[6] ANDRES M, ARCOVERDE F, SOUZA C, et al. Extrapelvic endometriosis：A systematic review［J］. J Minim Invasive Gynecol, 2020, 27（2）：373-389.

[7] ARNOLD L M, CLAUW D J. Challenges of implementing fibromyalgia treatment guidelines in current clinical practice［J］. Postgraduate medicine, 2017, 129（7）：709-714.

[8] ATAN T, KARAVELIOLU Y. Effectiveness of high-intensity interval training vs moderate-intensity continuous training in patients with fibromyalgia：A pilot randomized controlled trial［J］. Archives of physical medicine and rehabilitation, 2020, 101（11）：1865-1876.

[9] AUYEUNG A B, ALMEJALLY A, ALSAGGAR F, et al. Incidence of post-vasectomy pain：Systematic review and meta-analysis［J］. Int J Environ Res Public Health, 2020, 17（5）.

[10] BAFORT C, BEEBEEJAUN Y, TOMASSETTI C, et al. Laparoscopic surgery for endometriosis［J］. Cochrane database of systematic reviews, 2020, 10（10）：CD011031.

[11] BASOL G, KALE A, GURBUZ H, et al. Transvaginal pudendal nerve blocks in patients with pudendal neuralgia：2-year follow-up results［J］. Arch gynecol obstet, 2022, 306（4）：1107-1116.

[12] BATEMAN L, BESTED A C, BONILLA H F, et al. Myalgic encephalomyelitis/chronic fatigue syndrome：Essentials of diagnosis and management［J］. Mayo Clin Proc, 2021, 96（11）：2861-2878.

[13] BEERTEN S G, CALABR R S. Pudendal Neuralgia：The need for a holistic approach-lessons from a case report［J］. Innov Clin Neurosci, 2021, 18（4-6）：8-10.

[14] BIRGITTA L I, ERIK B L, MATTS O, et al. Treatment of urethral pain syndrome（UPS）in Sweden［J］. PloS One, 2019, 14（11）：e0225404.

[15] BOETTCHER M, BERGHOLZ R, KREBS T F, et al. Differentiation of epididymitis and appendix testis torsion by clinical and ultrasound signs in children［J］. Urology, 2013, 82（4）：899-904.

[16] BOSCH P, PARSONS C L. Chronic scrotal pain：A variable symptom of interstitial cystitis/bladder pain

syndrome [J]. Urology annals, 2019, 11 (3): 261.

[17] BOWEN D K, DIELUBANZA E, SCHAEFFER A J, et al. Chronic bacterial prostatitis and chronic pelvic pain syndrome [J]. BMJ Clin Evid, 2015, 2015: 1802.

[18] BROWN J, CRAWFORD T, DATTA S, et al. Oral contraceptives for pain associated with endometriosis [J]. Cochrane database of systematic reviews, 2018, 5 (5): CD001019.

[19] BRYK D J, SHOSKES D A. Using the UPOINT system to manage men with chronic pelvic pain syndrome [J]. Arab J Urol, 2021, 19 (3): 387-393.

[20] BYRNES K G, SAHEBALLY S M, MCCAWLEY N, et al. Optimal management of functional anorectal pain: A systematic review and network meta-analysis [J]. European journal of gastroenterology & hepatology, 2022, 34 (3): 249-259.

[21] CALIXTE N, BRAHMBHATT J, PAREKATTIL S. Chronic testicular and groin pain: Pathway to relief [J]. Current urology reports, 2017, 18 (10): 83.

[22] CAMPBELL K, LIPSHULTZ L. Current trends and therapies in orchialgia management [J]. Therapeutic advances in urology, 2021, 13: 17562872211026433.

[23] CARRINGTON E V, POPA S L, CHIARIONI G. Proctalgia syndromes: Update in diagnosis and management [J]. Current gastroenterology reports, 2020, 22 (7): 35.

[24] CHARLES H K, RICHARD C C. Chronic anal pain: A review of causes, diagnosis, and treatment [J]. Cleveland Clinic journal of medicine, 2022, 89 (6): 336.

[25] CHAUDHARI R, SHARMA S, KHANT S, et al. Microsurgical denervation of spermatic cord for chronic idiopathic orchialgia: Long-term results from an institutional experience [J]. The world journal of mens health, 2019, 37 (1): 78.

[26] CHEN H W, WANG H H, YU K J, et al. The dilemma in the diagnosis of acute scrotum: Clinical clues for differentiating between testicular torsion and epididymo-orchitis [J]. Biomedical journal, 2012, 35 (1): 38.

[27] CHEY W D, KURLANDER J, ESWARAN S. Irritable bowel syndrome: A clinical review [J]. JAMA, 2015, 313 (9): 949-958.

[28] CHOWDHURY M L, JAVAID N, GHONIEM M G. Urethral pain syndrome: A systematic review [J]. Current bladder dysfunction reports, 2019, 14 (4): 1-8.

[29] Chronic anal pain: A review of causes, diagnosis, and treatmentCharles H. Knowles, PhD, FRCS, FACCRS (Hons) and Richard C. Cohen, MD, FRCS Cleveland Clinic Journal of Medicine June 2022, 89 (6): 336-343.

[30] CHUNG J H, CHUNG Y, CHA Y J, et al. Anti-adhesion agent to prevent of post-operative adhesion and fibrosis after vasectomy: A study using a rat model [J]. Transl Androl Urol, 2022, 11 (9): 1234-1244.

[31] CHUNG J H, MOON H S, HAN J H, et al. Inhibition of adhesion and fibrosis improves the outcome of epididymectomy as a treatment for chronic epididymitis: A multicenter, randomized controlled, single-blind study [J]. J Urol, 2013, 189 (5): 1730-1734.

[32] CLAYTON D R, RUIZ W G, DALGHI M G, et al. Studies of ultrastructure, gene expression, and marker analysis reveal that mouse bladder PDGFRA (+) interstitial cells are fibroblasts [J]. Am J Physiol Renal Physiol, 2022, 323 (3): F299-F321.

[33] CLEMENS J Q, ERICKSON D R, VARELA N P, et al. Diagnosis and treatment of interstitial cystitis/bladder

pain syndrome［J］. J Urol，2022，208（1）：34-42.

[34] DAVIES S J，COPPING R，KUMAR R. Idiopathic scrotal fat necrosis：An unusual cause of scrotal pain［J］. BMJ Case reports，2018，bcr2017224087.

[35] DE NUNZIO C，BRUCKER B，BSCHLEIPFER T，et al. Beyond antimuscarinics：A review of pharmacological and interventional options for overactive bladder management in men［J］. Eur Urol，2021，79（4）：492-504.

[36] DESROCHERS G，BERGERON S，KHALIF S，et al. Provoked vestibulodynia：Psychological predictors of topical and cognitive-behavioral treatment outcome［J］. Behav Res Ther，2010，48（2）：106-115.

[37] DIZNER-GOLAB A，LISOWSKA B，KOSSON D. Fibromyalgia-etiology，diagnosis and treatment including perioperative management in patients with fibromyalgia［J］. Reumatologia，2023，61（2）：137-148.

[38] DOGGWEILER R，WHITMORE K E，MEIJLINK J M，et al. A standard for terminology in chronic pelvic pain syndromes：A report from the chronic pelvic pain working group of the international continence society［J］. Neurourol urodyn，2017，36（4）：984-1008.

[39] DONG L，SUN T，TONG P，et al. Prevalence and correlates of depression and anxiety in patients with functional anorectal pain［J］. Journal of pain research，2023，16：225-232.

[40] DREGER N M，DEGENER S，ROTH S，et al. Urethral pain syndrome：Fact or fiction--an update［J］. Urologe A，2015，54（9）：1248-1255.

[41] DROSSMAN D A，CAMILLERI M，MAYER E A，et al. AGA technical review on irritable bowel syndrome［J］. Gastroenterology，2002，123（6）：2108-2131.

[42] DUTTA M，SINGH B，JOSHI M，et al. Metabolomics reveals perturbations in endometrium and serum of minimal and mild endometriosis［J］. Scientific reports，2018，8（1）：6466.

[43] EID M M，RAWASH M F，SHARAF M A，et al. Effectiveness of transcutaneous electrical nerve stimulation as an adjunct to selected physical therapy exercise program on male patients with pudendal neuralgia：A randomized controlled trial［J］. Clin Rehabil，2021，35（8）：1142-1150.

[44] ELBADAWI A，YALLA S V，RESNICK N M. Structural basis of geriatric voiding dysfunction. Ⅲ. Detrusor overactivity［J］. J Urol，1993，150（5 Pt 2）：1668-1680.

[45] EMMA V C，STEFAN L P，GIUSEPPE C P. Syndromes：Update in diagnosis and management［J］. Curr Gastroenterol Rep，2020，22（7）：35.

[46] ENGELER D S，BARANOWSKI A P，DINIS-OLIVEIRA P，et al. The 2013 EAU guidelines on chronic pelvic pain：Is management of chronic pelvic pain a habit，a philosophy，or a science？ 10 years of development［J］. Eur Urol，2013，64（3）：431-439.

[47] ENGELER(CHAIR) D，BARANOWSKI A P，BERGHMANS B，et al. EAU guidelines on chronic pelvic pain［C］. presented at the EAU Annual Congress Milan，2021：5-58.

[48] FALL M，BARANOWSKI A P，FOWLER C J，et al. EAU guidelines on chronic pelvic pain［J］. Eur Urol，2004，46（6）：681-689.

[49] FANUCCI E，MANENTI G，URSONE A，et al. Role of interventional radiology in pudendal neuralgia：A description of techniques and review of the literature［J］. Radiol Med，2009，114（3）：425-436.

[50] FARAG F，SAKALIS V I，ARTEAGA S M，et al. What are the short-term benefits and potential harms of therapeutic modalities for the management of overactive bladder syndrome in women？ A review of evidence under the

auspices of the European Association of Urology, female non-neurogenic lower urinary tract symptoms guidelines panel [J]. Eur Urol, 2023, 84 (3): 302-312.

[51] FATABHOY M G, HASSETT A L. Psychiatric comorbidity and fibromyalgia [M] //ABLIN JN, SHOENFELD Y. Fibromyalgia syndrome. Cham: Springer International Publishing, 2021: 91-108.

[52] FLORES J M, SALTER C, NASCIMENTO B, et al. The prevalence and predictors of penile pain in men with peyronies disease [J]. Sex Med, 2021, 9 (4): 100398.

[53] FOX M, MARKOPOULOS K, FLCKIGER M. Investigations of anorectal function [J]. Therapeutische umschau revue therapeutique, 2021, 78 (9): 513-521.

[54] FUNADA S, YOSHIOKA T, LUO Y, et al. Bladder training for treating overactive bladder in adults [J]. Cochrane Database Syst Rev, 2023, 10 (10): Cd013571.

[55] GALLAGHER C, MKINEN N, HARRIS H, et al. Genome-wide association and epidemiological analyses reveal common genetic origins between uterine leiomyomata and endometriosis [J]. Nat Commun, 2019, 10 (1): 4857.

[56] GARZON S, LAGAN A S, CASARIN J, et al. An update on treatment options for interstitial cystitis [J]. Przeglad menopauzalny menopause review, 2020, 19 (1): 35-43.

[57] GHANAVATIAN S, LESLIE SW, DERIAN A. Pudendal Nerve Block [M]. Treasure Island (FL): StatPearls Publishing, 2022: 1-13.

[58] GIUDICE L, AS-SANIE S, ARJONA FERREIRA J, et al. Once daily oral relugolix combination therapy versus placebo in patients with endometriosis-associated pain: two replicate phase 3, randomised, double-blind, studies (SPIRIT 1 and 2) [J]. The Lancet, 2022, 399 (10343): 2267-2279.

[59] GUAN X, ZHAO C, OU Z Y, et al. Use of the UPOINT phenotype system in treating Chinese patients with chronic prostatitis/chronic pelvic pain syndrome: A prospective study [J]. Asian J Androl, 2015, 17 (1): 120-123.

[60] GUO K K, WANG L, LIU F, et al. Sacral nerve stimulation in patients with refractory pudendal neuralgia [J]. Pain physician, 2022, 25 (4): E619-E627.

[61] GUO M, BAFLIGIL C, TAPMEIER T, et al. Mass cytometry analysis reveals a distinct immune environment in peritoneal fluid in endometriosis: A characterisation study [J]. BMC Medicine, 2020, 18 (1): 3.

[62] GUPTA A, DOGRA V. Role of color flow doppler ultrasound in the evaluation of acute scrotal pain [J]. Andrology, 2021, 9 (5): 1290-1297.

[63] HARRIS H, EKE A, CHAVARRO J, et al. Fruit and vegetable consumption and risk of endometriosis [J]. Human reproduction, 2018, 33 (4): 715-727.

[64] HEINRICH H, MISSELWITZ B. High-resolution anorectal manometry: New insights in the diagnostic assessment of functional anorectal disorders [J]. Visceral medicine, 2018, 34 (2): 134-139.

[65] HIBNER M, DESAI N, ROBERTSON L J, et al. Pudendal neuralgia [J]. J Minim Invasive Gynecol, 2010, 17 (2): 148-153.

[66] HITE M, CURRAN T. Biofeedback for pelvic floor disorders [J]. Clinics in colon and rectal surgery, 2021, 34 (1): 56-61.

[67] HOMMA Y, AKIYAMA Y, TOMOE H, et al. Clinical guidelines for interstitial cystitis/bladder pain syndrome [J]. International journal of urology: Official journal of the japanese urological association, 2020, 27 (7): 578-589.

[68] HORI S, SENGUPTA A, SHUKLA C J, et al. Long-term outcome of epididymectomy for the management of

chronic epididymal pain［J］. Journal of urology，2009，182（4）：1407–1412.

[69] HORNE A，AHMAD S，CARTER R，et al. Repurposing dichloroacetate for the treatment of women with endometriosis［J］. Proceedings of the national academy of sciences，2019，116（51）：25389–25391.

[70] HOU D S，LONG W M，SHEN J，et a1. Characterisation of the bacterial community in expressed prostatic secretions from patients with chronic prostatitis/chronic pelvic pain syndrome and infertile men：A preliminary investigation［J］.Asian J Androl，2012，14（4）：566–573.

[71] HOUSHDARAN S，OKE A，FUNG J，et al. Steroid hormones regulate genome-wide epigenetic programming and gene transcription in human endometrial cells with marked aberrancies in endometriosis［J］. PLoS Genetics，2020，16（6）：e1008601.

[72] HSU L N，TSAI Y S，TONG Y C. Low-pressure hydrodistension induces bladder glomerulations in female patients with interstitial cystitis/bladder pain syndrome［J］. Neurourol urodyn，2022，41（1）：296–305.

[73] JHANG J F，KUO H C. Bladder dysfunction in 2016：New insights into interstitial cystitis and chronic pelvic pain syndromes［J］. Nature publishing group，2017，14（2）：69–70.

[74] JHANG J F，LIU C D，HSU Y H，et al. EBV infection mediated BDNF expression is associated with bladder inflammation in interstitial cystitis/bladder pain syndrome with Hunner's lesion［J］. J Pathol，2023，259（3）：276–290.

[75] JIANG Y H，JHANG J F，HSU Y H，et al. Usefulness of urinary biomarkers for assessing bladder condition and histopathology in patients with interstitial cystitis/bladder pain syndrome［J］. Int J Mol Sci，2022，23（19）.

[76] JJ L，DELAVIERRE D，SIBERT L，et al. Symptomatic approach to chronic penile pain［J］. Prog Urol，2010，20（12）：958–961.

[77] KATO T，YASUDA K，MATSUSHITA K，et al. Interleukin-1/-33 signaling pathways as therapeutic targets for endometriosis［J］. Frontiers in immunology，2019，10：2021.

[78] KAVOUSSI P K，COSTABILE R A. Orchialgia and the chronic pelvic pain syndrome［J］. World journal of urology，2013，31（4）：773–778.

[79] KAVOUSSI P，CALIXTE N，BRAHMBHATT J，et al. Robot-assisted microsurgery for chronic orchialgia［J］. Translational andrology and urology，2017，6（S1）：S6–S9.

[80] KEOGHANE S R，SULLIVAN M E. Investigating and managing chronic scrotal pain［J］. British medical journal，2010，341（dec0.2）：c6716–c6716.

[81] KHURSHID H，QURESHI I A，JAHAN N，et al. A systematic review of fibromyalgia and recent advancements in treatment：Is medicinal cannabis a new hope？［J］. Cureus，2021，13（8）：e17332.

[82] KINTER K J，NEWTON B W. Anatomy，Abdomen and pelvis，pudendal［M］. Treasure Island（FL）：StatPearls Publishing，2023：1–10.

[83] KNOWLES C H，COHEN R C. Chronic anal pain：A review of causes，diagnosis，and treatment［J］. Cleveland Clinic journal of medicine，2022，89（6）：336–343.

[84] KODURI S. Interstitial cystitis/bladder pain syndrome［M］//TILSTRA S A，KWOLEK D，MITCHELL J L，et al. Sex-and gender-based women's health：A practical guide for primary care. Cham：Springer International Publishing，2020：461–470.

[85] KOZACIOGLU Z，KIRAY A，ERGUR I，et al. Anatomy of the dorsal nerve of the penis，clinical implications［J］.

Urology, 2014, 83（1）: 121-124.

[86] KUGENER A, BAUMANN P. Anorectal and perineal pain［J］. Therapeutische umschau revue therapeutique, 2021, 78（9）: 533-539.

[87] LAI H H, PICKERSGILL N A, VETTER J M. Hunner lesion phenotype in interstitial cystitis/bladder pain syndrome: A systematic review and meta-analysis［J］. The journal of urology, 2020, 204（3）: 518-23.

[88] LARSEN S M, BENSON J S, LEVINE L A. Microdenervation of the spermatic cord for chronic scrotal content pain: Single institution review analyzing success rate after prior attempts at surgical correction［J］. The Journal of urology, 2013, 189（2）: 554-558.

[89] LEE J Y, CHANG J S, LEE S H, et al. Efficacy of vasectomy reversal according to patency for the surgical treatment of postvasectomy pain syndrome［J］. Int J Impot Res, 2012, 24（5）: 202-205.

[90] LEI J, LUO C, SU X, et al. How to treat chronic idiopathic testicular pain？ Scrotoscopy with a novel percutaneous endoscopy equipment［J］. BioMed research international, 2018, 2018: 1-8.

[91] LESLIE S W, ANTOLAK S, FELONEY M P, et al. Pudendal neuralgia［M］. Treasure Island（FL）: StatPearls Publishing, 2024: 1-30.

[92] LEVINE L A, HOEH M P. Evaluation and management of chronic scrotal content pain［J］. Current urology reports, 2015, 16: 1-8.

[93] LI J, YI X, AI J J. Broaden horizons: The advancement of interstitial cystitis/bladder pain syndrome［J］. IJMOS, 2022, 23（23）: 14594.

[94] LI K, CHEN C, ZENG J, et al. Interplay between bladder microbiota and overactive bladder symptom severity: A cross-sectional study［J］. BMC Urol, 2022, 22（1）: 39.

[95] LI T, FENG X Y, FENG X M, et al. The short-term efficacy of electrical pudendal nerve stimulation versus intravesical instillation for the urethral pain syndrome: A randomized clinical trial［J］. World journal of urology, 2021, 39（10）: 1-6.

[96] LIAN F, SHAH A, MUELLER B, et al. Psychological perspectives in the patient with chronic orchialgia［J］. Transl Androl Urol, 2017, 6（Suppl 1）: S14-S19.

[97] LIANG Y, SI G W, HU H J, et al. Prevalence, risk factors, and psychological effects of overactive bladder in chinese university students［J］. Int Neurourol J, 2022, 26（4）: 342-348.

[98] LIAO L, ZHOU Z, CHEN G, et al. Sacral neuromodulation using a novel device with a six-contact-point electrode for the treatment of patients with refractory overactive bladder: A multicenter, randomized, single-blind, parallel-control clinical trial［J］. Eur Urol Focus, 2022, 8（6）: 1823-1830.

[99] LIN B, WANG Y, ZHANG P, et al. Gut microbiota regulates neuropathic pain: potential mechanisms and therapeutic strategy［J］. The journal of headache and pain, 2020, 21（1）: 103.

[100] LINDSTROM B E, HELLBERG D, LINDSTROM A K. Urethral instillations of clobetasol propionate and lidocaine: A promising treatment of urethral pain syndrome［J］. Clinical and experimental obstetrics gynecology, 2016, 43（6）: 803-807.

[101] LONG H, BAI W, ZHANG X, et al. A clinical study on microsurgical denervation of spermatic cord for refractory chronic orchialgia［J］. Urologia Internationalis, 2019, 103（1）: 62-67.

[102] MA H F, ZHANG Y Y, YU Q, et al. Erectile dysfunction, depression, and anxiety in patients with functional

anorectal pain：A case–control study ［J］. The journal of sexual medicine，2021，20（8）：1085–1093.

[103] MAGISTRO G，WAGENLEHNER F M E，GRABE M，et al. Contemporary management of chronic prostatitis/ chronic pelvic pain syndrome ［J］. Eur Urol，2016，69（2）：286–297.

[104] MALAGUTI S A，LUND L. Gold standard care of chronic scrotal pain ［J］. Res Rep Urol，2021，13：283–288.

[105] MALDONADO P A，CHIN K，GARCIA A A，et al. Anatomic variations of pudendal nerve within pelvis and pudendal canal：Clinical applications ［J］. Am J Obstet Gynecol，2015，213（5）：727. e1–6.

[106] MALONE M，WAHEED A，SAMIULLAH S. Functional gastrointestinal disorders：Functional lower gastrointestinal disorders in adults ［J］. FP essentials，2018，466：21–28.

[107] MARCONI M，PALMA C，TRONCOSO P，et al. Microsurgical spermatic cord denervation as a treatment for chronic scrotal content pain：A multicenter open label trial ［J］. Journal of urology，2015，194（5）：1323–1327.

[108] MARDINOGLU A，WU H，BJORNSON E，et al. An integrated understanding of the rapid metabolic benefits of a carbohydrate：Restricted diet on hepatic steatosis in humans ［J］. Cell Metab，2018，27（3）：559–571. e5.

[109] MASHEB R M，KERNS R D，LOZANO C，et al. A randomized clinical trial for women with vulvodynia：Cognitive–behavioral therapy vs. supportive psychotherapy ［J］. Pain，2009，141（1–2）：31–40.

[110] MASQUELIER E，D'HAEYERE J. Physical activity in the treatment of fibromyalgia ［J］. Joint bone spine，2021，88（5）：105202.

[111] MOHSENI-RAD H，RAZZAGHDOUST A，MISHAN M A，et al. Terazosin or baclofen in young men with chronic orchialgia：A cohort study of 499 patients ［J］. Urologia journal，2020，87（1）：35–40.

[112] MORLEY C，ROGERS A，ZASLAU S. Post–vasectomy pain syndrome：Clinical features and treatment options ［J］. The canadian journal of urology，2012，19（2）：6160–6164.

[113] MOUBASHER A，WAQAR M，RAISON N，et al. A review of the management of chronic scrotal pain ［J］. Cureus，2020，12（12）：e11979.

[114] NAMBIAR A K，ARLANDIS S，B K，et al. European association of urology guidelines on the diagnosis and management of female non–neurogenic lower urinary tract symptoms part 1：Diagnostics，overactive bladder，stress urinary incontinence，and mixed urinary incontinence ［J］. Eur Urol，2022，82（1）：49–59.

[115] NOOR N，URITS I，DEGUEURE A，et al. A comprehensive update of the current understanding of chronic fatigue syndrome ［J］. Anesth Pain Med，2021，11（3）：e113629.

[116] OCCHIPINTI K，SMITH J W. Irritable bowel syndrome：A review and update ［J］. Clin Colon Rectal Surg，2012，25（1）：46–52.

[117] OOIJEVAAR R E，FELT–BERSMA R J F，HAN–GEURTS I J，et al. Botox treatment in patients with chronic functional anorectal pain：Experiences of a tertiary referral proctology clinic ［J］. Techniques in coloproctology，2019，23（3）：239–244.

[118] OOMEN R J A，WITJENS A C，VAN WIJCK A J M，et al. Prospective double–blind preoperative pain clinic screening before microsurgical denervation of the spermatic cord in patients with testicular pain syndrome ［J］. Pain，2014，155（9）：1720–1726.

[119] PENG L，JIN X，LI B Y，et al. Integrating single–cell RNA sequencing with spatial transcriptomics reveals immune landscape for interstitial cystitis ［J］. Signal Transduct Target Ther，2022，7（1）：161.

[120] PLOTEAU S, LABAT J J, RIANT T, et al. New concepts on functional chronic pelvic and perineal pain: Pathophysiology and multidisciplinary management [J]. Discov Med, 2015, 19 (104): 185-192.

[121] POLACKWICH A S, SHOSKES D A. Chronic prostatitis/chronic pelvic pain syndrome: A review of evaluation and therapy [J]. Prostate Cancer Prostatic Dis, 2016, 19 (2): 132-138.

[122] RAMALHO J A, GORGONIO I F, LIRA AB, et al. Dosage of resistance exercises in fibromyalgia: Evidence synthesis for a systematic literature review up-date and meta-analysis [J]. Rheumatology international, 2022, 42 (3): 413-429.

[123] RAPHAEL E, VAN DEN EEDEN S K, GIBSON C J, et al. Interpersonal violence and painful bladder symptoms in community-dwelling midlife to older women [J]. Am J Obstet Gynecol, 2022, 226 (2): 230. e1-e10.

[124] RAYALA B Z, VIERA A J. Common questions about vasectomy [J]. American family physician, 2013, 88 (11): 757-761.

[125] REES J, ABRAHAMS M, DOBLE R, et al. Diagnosis and treatment of chronic bacterial prostatitis and chronic prostatitis/chronic pelvic pain syndrome: A consensus guideline [J]. BJU Int, 2015, 116 (4): 509-525.

[126] RINER T L, PENNING T M. Aldo-keto reductase 1C3-Assessment as a new target for the treatment of endometriosis [J]. Pharmacological research, 2020, 152: 104446.

[127] RNK K, VIRONEN J, KOKKI H, et al. Role of orchiectomy in severe testicular pain after inguinal hernia surgery: Audit of the finnish patient insurance centre [J]. Hernia, 2015, 19 (1): 53-59.

[128] RONGQING G, YAFEI W, ZHIMIN W, et al. Treatment outcome of acute sacral nerve stimulation in functional anorectal pain [J]. Pain practice: The official journal of world institute of pain, 2019, 19 (4): 390-396.

[129] ROTH T M. Successful treatment of paradoxical puborectalis contraction and intractable anorectal pain with sacral Neuromodulation [J]. Female pelvic medicine & reconstructive surgery, 2018, 24 (4): e21-e22.

[130] SAMPLASKI M K, LI J, SHOSKES D A. Clustering of UPOINT domains and subdomains in men with chronic prostatitis/chronic pelvic pain syndrome and contribution to symptom severity [J]. J Urol, 2012, 188 (5): 1788-1793.

[131] SANCAK E B, AVCI E, ERDOGRU T. Pudendal neuralgia after pelvic surgery using mesh: Case reports and laparoscopic pudendal nerve decompression [J]. Int J Urol, 2016, 23 (9): 797-800.

[132] SAUNDERS P, HORNE A J C. Endometriosis: Etiology, pathobiology, and therapeutic prospects [J]. Cell, 2021, 184 (11): 2807-2824.

[133] SHARLIP I D, BELKER A M, HONIG S, et al. Vasectomy: AUA guideline [J]. J Urol, 2012, 188 (6 Suppl): 2482-2491.

[134] SHERMAN A K, MACLACHLAN L S. A review of urinary tract endometriosis [J]. Current urology reports, 2022, 23 (10): 219-223.

[135] SHOR B A D, WEITZMAN D, DAHAN S, et al. Adherence and persistence with drug therapy among fibromyalgia patients: Data from a large health maintenance organization [J]. The journal of rheumatology, 2017, 44 (10): 1499-1506.

[136] SHOSKES D A, NICKEL J C. Classification and treatment of men with chronic prostatitis/chronic pelvic pain syndrome using the UPOINT system [J]. World journal of urology, 2013, 31 (4): 755-760.

[137] SIBERT L, RIGAUD J, DELAVIERRE D, et al. Chronic pelvic pain: Epidemiology and economic impact [J]. Prog Urol, 2010, 20（12）: 872–885.

[138] SIEGER N, DI QUILIO F, STOLZENBURG J U. What is beyond testicular torsion and epididymitis ? Rare differential diagnoses of acute scrotal pain in adults: A systematic review [J]. Annals of medicine and surgery, 2020, 55: 265–274.

[139] SIGALOS J T, PASTUSZAK A W. Chronic orchialgia: epidemiology, diagnosis and evaluation [J]. Translational andrology and urology, 2017, 6（S1）: S37–S43.

[140] SINHA V, RAMASAMY R. Post-vasectomy pain syndrome: Diagnosis, management and treatment options [J]. Transl Androl Urol, 2017, 6（Suppl 1）: S44–S47.

[141] SIRACUSA R, PAOLA R D, CUZZOCREA S, et al. Fibromyalgia: Pathogenesis, mechanisms, diagnosis and treatment options update [J]. International journal of molecular sciences, 2021, 22（8）: 3891.

[142] SIU W, OHL D A, SCHUSTER T G. Long-term follow-up after epididymectomy for chronic epididymal pain [J]. Urology, 2007, 70（2）: 333–335.

[143] STARKE N R, COSTABILE R A. Medical management of chronic orchialgia [J]. Translational andrology and urology, 2017, 6（S1）: S48–S50.

[144] STREBEL R T, LEIPPOLD T, LUGINBUEHL T, et al. Chronic scrotal pain syndrome: Management among urologists in Switzerland [J]. European urology, 2005, 47（6）: 812–816.

[145] STRELTSOVA O S, BOLDYREVA M N, KISELEVA E B, et al. Study of the structure and microflora of urethral tissues in urethral pain syndrome [J]. Urologiia, 2021, （5）: 41–49.

[146] STRELTSOVA O, KUYAROV A, MOLVI M S A M, et al. New approaches in the study of the pathogenesis of urethral pain syndrome [J]. Diagnostics（Basel, Switzerland）, 2020, 10（11）: 860.

[147] SU F, ZHANG W, MENG L, et al. Multimodal single-cell analyses outline the immune microenvironment and therapeutic effectors of interstitial cystitis/bladder pain syndrome [J]. Adv Sci（Weinh）, 2022, 9（18）: e2106063.

[148] TAKESHITA N, OE T, KISO T, et al. A KCa3.1 channel opener, ASP0819, modulates nociceptive signal processing from peripheral nerves in fibromyalgia-like pain in rats [J]. Journal of pain research, 2021, 14: 23–34.

[149] TAN W P, LEVINE L A. An overview of the management of post-vasectomy pain syndrome [J]. Asian J Androl, 2016, 18（3）: 332–337.

[150] TAN W P, LEVINE L A. What can we do for chronic scrotal content pain ? [J]. World J Mens Health, 2017, 35（3）: 146–155.

[151] TAN W P, TSAMBARLIS P N, LEVINE L A. Microdenervation of the spermatic cord for post-vasectomy pain syndrome [J]. BJU Int, 2018, 121（4）: 667–673.

[152] TAYLOR S N. Epididymitis: Table 1 [J]. Clinical infectious diseases, 2015, 61（suppl 8）: S770–S773.

[153] TAYLOR S N. Epididymitis [J]. Clinical infectious diseases, 2015（8）: S770–S773.

[154] THABIT M N, ABDELMOMEN M, ABOELFADL E, et al. Enhanced sensory conduction in primary fibromyalgia: A case-control pilot study [J]. The egyptian journal of neurology, psychiatry and neurosurgery, 2021, 57（1）: 131.

[155] TOJUOLA B, LAYMAN J, KARTAL I, et al. Chronic orchialgia: Review of treatments old and new [J].

Indian journal of urology，2016，32（1）：21.

[156] TRIGUI M，OUANES Y，CHAKER K，et al. Bladder endometriosis：A serious disease［J］. Urology case reports，2023，48：102400.

[157] URAL O C，NURULLAH H，EMRE U，et al. Efficacy of sertraline and gabapentin in the treatment of urethral pain syndrome：Retrospective results of a single institutional cohort［J］. Central European journal of urology，2018，71（1）：78-83.

[158] VALLINGA M S，SPOELSTRA S K，HEMEL I L，et al. Transcutaneous electrical nerve stimulation as an additional treatment for women suffering from therapy-resistant provoked vestibulodynia：A feasibility study［J］. J Sex Med，2015，12（1）：228-237.

[159] VANNESTE M，SEGAL A，VOETS T，et al. Transient receptor potential channels in sensory mechanisms of the lower urinary tract［J］. Nat Rev Urol，2021，18（3）：139-159.

[160] WALDINGER M D，VENEMA P L，VAN GILS A P，et al. New insights into restless genital syndrome：Static mechanical hyperesthesia and neuropathy of the nervus dorsalis clitoridis［J］. J Sex Med，2009，6（10）：2778-2787.

[161] WALTER M，LEITNER L，BETSCHART C，et al. Considering non-bladder aetiologies of overactive bladder：A functional neuroimaging study［J］. BJU Int，2021，128（5）：586-597.

[162] WANG Y，YAO J，CHEN N，et al. Study of female pelvic floor muscle in overactive bladder based on MRI 3D reconstruction［J］. BMC Urol，2022，22（1）：132.

[163] WATT-WATSON J，MCGILLION M，HUNTER J，et al. A survey of prelicensure pain curricula in health science faculties in Canadian universities［J］. Pain research and management，2009，14（6）：439-444.

[164] WAXWEILER C，DOBOS S，THILL V，et al. Selection criteria for surgical treatment of pudendal neuralgia［J］. Neurourol urodyn，2017，36（3）：663-666.

[165] WEBER T，TATZL E，KASHOFER K，et al. Fibromyalgia-associated hyperalgesia is related to psychopathological alterations but not to gut microbiome changes［J］. PloS One，2022，17（9）：e0274026.

[166] WEI Y，LIANG Y，LIN H，et al. Autonomic nervous system and inflammation interaction in endometriosis-associated pain［J］. Journal of neuroinflammation，2020，17（1）：80.

[167] WEST A F，LEUNG H Y，POWELL P H. Epididymectomy is an effective treatment for scrotal pain after vasectomy：Epididymectomy for scrotal pain after vasectomy［J］. BJU International，2000，85（9）：1097-1099.

[168] WORDEKEMPER B，CLIFTON B，DEIBERT C M. Cryoablation of the penile nerves for chronic penile pain［J］. Int J Impot Res，2023，35（5）：415-418.

[169] WU C，JARVI K. Chronic scrotal pain［J］. Curr Urol Rep，2018，19（8）：59.

[170] WU C，JARVI K. Management of chronic scrotal content pain［J］. Canadian urological association journal，2018，12（6S3）：S164-S166.

[171] XIAO J，REN L，LV H，et al. Atypical microorganisms in expressed prostatic secretion from patients with chronic prostatitis/chronic pelvic pain syndrome：Microbiological results from a case-control study［J］. Urol Int，2013，91（4）：410-416.

[172] YAN Y，ERDOGAN A，ADAME E C，et al. Pathoetiology of levator ani syndrome and its treatment with translumbosacral neuromodulation therapy［J］. The American journal of gastroenterology，2023，118（12）：2242-2246.

[173] YANG K，WANG Q. 50 week ultrasound imaging and ultrastructural abnormalities of bladder after sugar diuresis and diabetes mellitus in rats［J］. Int Urol Nephrol，2021，53（10）：1995-2005.

[174] ZHANG Q，LIU Y，ZHANG Q，et al. Impaired anorectal afferents is a potential pathophysiological factor associated to functional anorectal pain［J］. Frontiers in neurology，2020，11：577025.

[175] ZHAO J，YANG C，LIANG B，et al. Single-cell profiling reveals various types of interstitial cells in the bladder［J］. Cell prolif，2023，56（9）：e13431.

[176] ZONDERVAN K T，BECKER C M，MISSMER S A. Endometriosis［J］. The new England journal of medicine，2020，382（13）：1244-1256.

[177] 中华医学会消化病学分会胃肠功能性疾病协作组，中华医学会消化病学分会胃肠动力学组. 2020 年中国肠易激综合征专家共识意见［J］. 中华消化杂志，2020，40（12）：803-818.

[178] 陈丽敏. 辨证治疗慢性前列腺炎［J］. 中医临床研究，2012，4（1）：91-92.

[179] 艾伦 J 维恩. 坎贝尔 - 沃尔什泌尿外科学：第 5 卷 尿控与盆底外科学（11 版）［M］. 夏术阶，纪志刚，译. 郑州：河南科学技术出版社，2020：370.

[180] 李兰群，李海松，郭军，等. 慢性前列腺炎中医证型临床调查［J］. 中华中医药杂志，2011，26（3）：451-454.

[181] 宋春生，赵家有.《EAU 慢性盆腔疼痛指南（2012 年版）》前列腺疼痛综合征解读［J］. 中国性科学，2012，21（11）：3-13.

[182] 张敏建. 慢性前列腺炎中西医结合诊疗专家共识［J］. 中国中西医结合杂志，2015，35（8）：933-941.

[183] 张强，张振宇. 郭军教授分型论治慢性前列腺炎［J］. 现代中西医结合杂志，2010，19（9）：1111-1112.

[184] 张志超，彭靖. 慢性前列腺炎 / 慢性盆腔疼痛综合征的新诊断 / 治疗模式：UPOINT 系统［J］. 中华男科学杂志，2013，19（7）：579-582.

[185] 蒋少华，李颖毅，张辉，等. 利多卡因合剂精索封闭治疗慢性睾丸痛临床疗效观察［J］. 中华男科学杂志，2018，24（6）：571-572.

[186] 宋卫东，辛钟成，郭应禄. 慢性睾丸痛的诊断治疗进展［J］. 现代泌尿外科杂志，2014，19（1）：1-5.

[187] 涂响安，余敬威. 慢性睾丸痛的诊断与治疗［J］. 中华男科学杂志，2016，22（3）：195-199.

[188] 吴兵，何鑫，高春华，等. 腰椎间盘源性睾丸痛的个案报道［J］. 中国疼痛医学杂志，2020，（11）：879-880.

[189] 高龙，陈斌. 慢性附睾炎的研究现状［J］. 中国男科学杂志，2009，23（9）：69-72.

[190] 涂响安，余敬威. 慢性睾丸痛的诊断与治疗［J］. 中华男科学杂志，2016，22（3）：195-199.

[191] 冯哲. 输精管结扎术后痛性结节 18 例治疗体会［J］. 中国社区医师：医学专业，2012，14（14）：133.

[192] 郝建伟，石红林，徐豪，等. 显微外科分层和全层输精管吻合两种方法的比较［J］. 中华显微外科杂志，2017，40（2）：2.

[193] 黄华，杜宏玉. 输精管结扎术后痛性结节 36 例原因分析及预防［J］. 现代医药卫生，2012，28（11）：1675-1676.

[194] 刘方苇，熊世敏，周远忠，等. 男性输精管结扎术及术后安全性［J］. 广东医学，2017，38（20）：3210-3212.

[195] 毛永富，王成跃，吴志平.输精管结扎术后合并血管瘤1例［J］.中国现代医学杂志，2016，26（14）：143-144.

[196] 温小鲜，张伟强，陈晓梅.预见性护理干预在输精管结扎术后并发症预防中的应用［J］.中国医药科学，2015，5（17）：136-138.

[197] 赵心云.输精管结扎术后21例痛性结节临床分析［J］.中国实用医药，2012，7（13）：85-86.

第二十八章
间质性膀胱炎动物模型的建立与评价

第一节　鱼精蛋白法建立小鼠膀胱上皮GAG损伤模型与评价

一、概述

间质性膀胱炎（interstitial cystitis，IC），多发生于中年女性，男女发病比例为1∶9。IC被认为是一种在没有感染或其他可识别疾病的情况下，产生与膀胱有关的疼痛、尿急、尿频、夜尿次数增多、精神心理与性功能障碍等一组综合征。尽管对IC的认识还有许多不同的观点，但由于对IC的确切病因尚不清楚且发病机制较为复杂，目前还没有一种理论可以准确地解释IC的初始病因与发病机制。

覆盖在逼尿肌表面的膀胱黏膜是由伞状细胞构成的表层细胞、中间层细胞和基底细胞层组成。膀胱黏膜表层细胞是一种渗透性非常低的结构，其基本功能是在尿液和黏膜下组织之间提供有效的屏障作用。已知膀胱黏膜表层细胞被一层葡萄糖胺聚糖类物质（glycosaminoglycan，GAG）所覆盖，包括透明质酸（hyaluronic acid，HA）、硫酸角质素（keratan sulfate，KS）、硫酸皮肤素（dermatan sulfate，DS）、硫酸软骨素（chondroitin sulfate，CS）、肝素和硫酸乙酰肝素（heparan sulfate，HS）。进一步研究发现，覆盖在膀胱黏膜表层细胞上的GAG可使尿液水分子与黏膜表层细胞保持70埃的非接触距离，这避免了尿液溶质和有害毒性分子对黏膜上皮细胞的直接接触与损伤。如果膀胱黏膜表层细胞与GAG的结构与完整性遭到破坏，可导致膀胱黏膜防渗漏屏障作用的消失、黏膜的通透性或渗漏性会异常增加，使得IC患者尿液中的炎症介质、毒性分子和高浓度的钾离子可直接漏入膀胱间质，并引发膀胱间质炎症、感觉神经与平滑肌去极化，这可能是IC患者尿急、尿频、夜尿次数增多和膀胱疼痛的病理生理学基础。这提示可采用鱼精蛋白法建立鼠膀胱黏膜GAG损伤模型以探索与验证膀胱黏膜表层细胞损伤与GAG丢失的关系，有望揭示IC患者LUTS与膀胱疼痛的初始病因机制。

鱼精蛋白（protamine）发现于1870年，20世纪40—60年代曾作为抗菌剂进行研究并引起药理学家和生物学家的关注与探索。研究发现，鱼精蛋白是一种存在于深海鱼类（如鲑鱼、鳟鱼、鲱鱼等）成熟精子中的碱性蛋白质，在细胞核中作为与DNA结合的核精蛋白而存在。在分子组成上，鱼精蛋白与胶原蛋白成分相似，都是由不同种类的氨基酸组成。鱼精蛋白还是一种弱抗凝剂，过量应用可引起凝血时间的短暂延长。鱼精蛋白（protamine sulfate，PS）是一种强碱性蛋白，能与强酸性肝素钠或肝素钙形成稳定的盐而使肝素失去抗凝血作用。基于肝素与膀胱黏膜 GAG 的分子结构和作用相同，故应用鱼精蛋白灌注建立小鼠膀胱上皮 GAG 损伤模型，为探索与揭示膀胱黏膜表层细胞 GAG 损伤与 IC 发生、发展的初始病因机制提供翔实的科学依据。

二、鱼精蛋白法小鼠建模过程中的关键问题

鱼精蛋白法建立小鼠膀胱上皮 GAG 损伤模型的关键问题主要包括以下几个方面：①建立一套标准且流程化的小鼠模型构建方法，其内容包括：小鼠标准化的选取及饲养，膀胱灌注鱼精蛋白的方法及时间间隔，处死小鼠的标准方法等；②评估膀胱上皮破坏的方法及相关标准，如获取小鼠膀胱上皮组织的标准方法是先将病理组织固定及染色，然后观察膀胱上皮细胞特征性病理变化、选取和识别等；③评价鱼精蛋白法小鼠 GAG 损伤模型与 IC 患者临床症状的相关性，以揭示 GAG 损伤与丢失在 IC 中的病因机制，并为临床应用 GAG 替代药物修复 IC 缺失的 GAG 治疗提供了科学依据。

三、模型建立方法与关键技术

鱼精蛋白法建立小鼠膀胱上皮 GAG 损伤模型的方法、步骤及关键技术如下。

1. 实验小鼠的准备要点　①小鼠的选择：多采用成年雌性小鼠；②饲养环境的建立：标准饲料，分笼饲养，自由取水，人工模拟 12 h 光照及 12 h 黑暗；③适应性饲养：实验前所有小鼠均适应性饲养 48 h；④分组的建立：将小鼠随机分为 PS 灌注组及生理盐水灌注组；⑤小鼠准备及实验过程中遵循实验动物使用条例。

2. 标准化鱼精蛋白灌注液及小鼠麻醉药的制备　①鱼精蛋白灌注液（50 mg/mL）的配制：将 100 mL 0.9% 的生理盐水溶解 5 g 硫酸鱼精蛋白粉剂，（先将 5 g 粉剂于 20 mL 0.9% 生理盐水中，待完全溶解后定容至 100 mL）；②用聚四氟乙烯微孔膜过滤除菌后置无菌容器内，4 ℃保存备用；③ 5% 水合氯酸溶液配制：取 5 g 水合氯酸固体溶于 100 mL 蒸馏水中，使用前 30 min 制备。

3. 小鼠的麻醉及体位固定要点　①小鼠麻醉部位的选择：选取小鼠腹部外侧注射麻醉，竖起针头使针头与皮肤呈 45 度方向穿过腹肌和腹膜，此时有落空感，回抽时注意无肠液和尿液；②麻醉剂量：以 0.06 g/10 g 5% 水合氯酸麻醉小鼠，初始麻醉约给总剂量的 1/2 ～ 2/3，密切关注小鼠体征，以镊子夹住小鼠下腹皮肤无四肢反射为麻醉满意标准，麻醉满意后停止注射，若不满意可后续追加；③体位固定：麻醉满意后用丝线固定在解剖台上。

4. 膀胱灌注操作及模型构建要点　①膀胱灌注前需排空膀胱；②取医用硬膜外麻醉导管并截取前端 12 cm 作为导尿管，以导管自由刻度为参照，留置深度距尿道外口刻度 4 ～ 5 cm，留置尿管时如遇阻力切忌暴力，以免损伤尿道；③ PS 灌注组灌注 50 mg/mL 0.4 mL PS 留置 30 min，排空后使用 0.9% 0.4 mL 生理盐水冲洗 3 次，每次持续 3 s，以相同方法用 0.9% 0.4 mL 生理盐水灌注生理盐水组；④每 3 天重复以上灌注步骤 1 次，持续周期为 1 月，结束后随机选取小鼠并在 48 h 内处死。

四、模型建立的评估方法与指标

鱼精蛋白法建立小鼠膀胱上皮 GAG 损伤模型的评估方法与指标主要包括组织形态学检查和实验室检验两大方面。

1. 模型组织细胞形态学评估方法　多应用 HE 染色方法，观察膀胱黏膜上皮的炎症反应，表层上皮有无水肿、溃疡、局部伞状细胞有无脱落，以及膀胱壁全层炎性免疫细胞浸润和相关炎症反应情况。

2. 甲苯胺蓝染色　在高倍视野下（×400）观察肥大细胞（mast cell）的形态及数目和脱颗粒比值，临床研究发现，IC 膀胱黏膜、间质及逼尿肌肥大细胞计数 ≥ 20/mm^2 及脱颗粒比例 ≥ 50% 是 IC 病理诊断的特征性指标。

3. 透射电镜检查　可进一步观察与评估膀胱表层伞状细胞形态学与超微结构的改变，以验证肥大细胞激活与脱颗粒释放的多种炎症介质对黏膜表层细胞的损伤表现。

4. IC 动物建模　于建模后 7 天内，收集小鼠 24 h 尿液，应用 ELISA 检测尿液中的 GAG，S-GAG 浓度、HA 浓度及 24 h 尿肌酐和尿素等黏膜渗漏评估指标。

天津市泌尿外科研究所韩瑞发、王晓佳等将 SD 小鼠分为 PS 短期损伤组、短期对照组、PS 长期损伤组和长期对照组：①建模方法包括：a. PS 短期损伤组，即在排空膀胱尿液后，灌注 50 mg/mL PS 0.4 mL，膀胱内保留 30 min，用生理盐水冲洗。b. PS 长期损伤组：首次处理为排空膀胱尿液后，灌注 50 mg/mL PS 0.4 mL，保留 30 min 后，用生理盐水冲洗。于首次处理后，每间隔两天灌注 50 mg/mL PS 0.4 mL 作为一次处理周期，重复进行 20 个周期的处理。c. 长期对照组以生理盐水灌注作为对照。PS 损伤后第 1 天，上皮细胞层发生明显损伤，膀胱黏膜表面部分伞状细胞脱落，甚至上皮细胞出现局部全层脱落，形成局限性溃疡；膀胱壁尤其是黏膜下层和肌层出现明显水肿，血管充血，破裂出血，黏膜固有层结缔组织和黏膜小血管周围出现大量多形核中性白细胞浸润，伴有少量单核细胞浸润。短期 PS 损伤后第 7 天，对照组黏膜上皮细胞恢复正常形态。按周期反复灌注 PS 长期损伤处理，第 1 天和第 7 天后模型鼠的病理改变基本相同，损伤表现得不均一，部分区域膀胱黏膜上皮脱落或局部溃疡形成，部分区域黏膜上皮增生明显。膀胱上皮下层纤维组织增多，组织间隙水肿和血管充血并伴有明显小血管增生。各种急慢性炎症细胞，包括 PMN、淋巴细胞、浆细胞和肥大细胞浸润（图 28-1）。②甲苯胺蓝染色：PS 长期损伤组肥大细胞明显增多。透射电镜观察也发现 PS 长期损伤组镜下表现更接近于 IC 的病理改变，移行细胞游离腔面结构低平，失去扇贝样外观，细胞间隙显著增宽。肥大细胞密度与对照组相比，富含炎症介质、组胺、P 物质等 MC 脱颗粒细胞比值显著增大。MC 胞质内脱颗粒后可见大量的空泡小囊。黏膜下层血管内可见血小板聚集（图 28-2）。

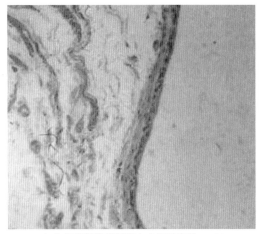

（a）短期损伤组尿路上皮细胞完整 ×400

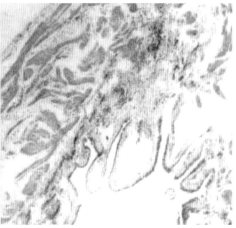

（b）短期损伤后 1 天组织水肿血管充血 ×400

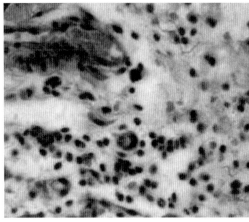

（c）PS 短期损伤后 1 天大量急性炎症细胞浸润 ×1000

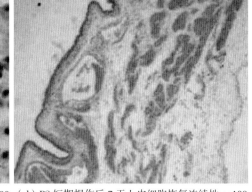

（d）PS 短期损伤后 7 天上皮细胞恢复连续性 ×100

图 28-1　鱼精蛋白小鼠动物模型膀胱短期形态学改变

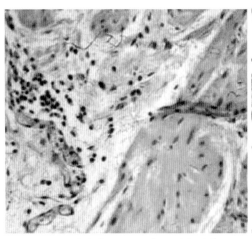

（a）PS 长期损伤后 7 天黏膜下层慢性炎症细
胞浸润 ×400

（b）PS 长期处理后肥大细胞浸润明显 ×400

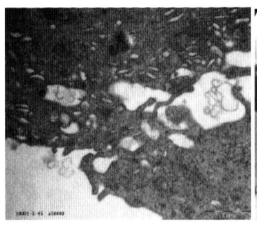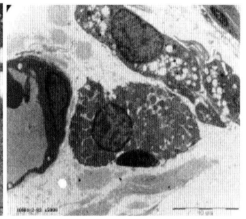

（c）PS 长期损伤组电镜下细胞间隙明显增宽　　（d）PS 长期损伤组电镜下脱颗粒和部分脱颗粒的
肥大细胞

图 28-2　鱼精蛋白小鼠动物模型膀胱长期形态学改变

五、问题与评价

膀胱内灌注 PS 构建 IC 动物模型，能很好地模拟人 IC 的初始病因与病理组织学表现特点。但多数学者认为，这项 PS 建模技术不是针对 GAG 特异性的损伤，而是对膀胱黏膜整个伞状细胞层的损伤与脱落。实际上，这一观点是对 GAG 损伤与黏膜防渗透理论机制提出了挑战。多数学者认为针对 IC 患者所表现的尿频、尿急、夜尿次数增多、严重膀胱疼痛的症状和精神心理健康障碍与神经源性炎症和神经压力有关，而长期 PS 膀胱灌注小鼠模型的构建，通常需要反复麻醉，对小鼠的健康状态会产生影响，这对仅用 GAG 破坏导致膀胱屏障通透性增加来解释尿频、尿急这一现象提出了挑战。同时，对小鼠进行反复尿道插管有导致尿道狭窄的可能，在膀胱灌注时稍有不慎会导致 PS 外溢造成模型构建失败，这对操作者的技术提出了一定的要求。尽管鱼精蛋白法建立小鼠膀胱上皮葡萄糖胺聚损伤模型尚有不同的观点，但膀胱内灌注 PS 构建 IC 动物模型的建立与黏膜表层细胞、间质及逼尿肌病理组织学和免疫炎症反应的实验结果层面至少证实膀胱黏膜表层细胞的完整性与 GAG 损伤丢失是 IC 的初始病因机制。

第二节　脂多糖灌注法建立小鼠间质性膀胱炎模型与评价

一、概述

IC 患者临床表现的主要特点是严重的膀胱疼痛、尿急、尿频、夜尿次数增多和性功能障碍，这些症状被认为是 IC 患者的高敏感性五联症。既往研究发现，肥大细胞激活，脱颗粒释放的多种炎症介质、神经生长因子、组胺、P 物质、类胰蛋白酶、神经激肽酶 -1 及血管活性物质参与了 IC 炎症反应。小球样点状出血，神经递质释放产生神经源性炎症和周围神经与中枢神经对疼痛的敏化效应增强，是 IC 产生疼痛的获得性免疫机制。

内毒素脂多糖（endotoxin lipopolysaccharide），又称脂多糖（lipopolysaccharide，LPS）是革兰氏阴性杆菌外膜外叶的一种糖脂。既往有研究认为，LPS 是局部免疫炎症反应的关键抗原，LPS 与 CD14/Toll 样受体 4/MD2 的受体形成复合物后，可促进获得性免疫炎症反应。其获得性免疫 Th2 细胞分泌多种细胞因子并激活 B 细胞产生 lgA 和 lgE 抗体，导致肥大细胞激活、脱颗粒产生多种细胞因子，包括趋化因子、P 物质、组胺、类胰蛋白酶并将肥大细胞祖细胞趋化并募集到膀胱黏膜和膀胱壁组织诱导 IC 患者产生严重的 LUTS 和膀胱疼痛症状。另外，LPS 还以 TLR4 依赖的方式增加三叉神经中 TRPV1 的表达和敏感性。TRPV1 被认为是慢性神经源性疼痛的敏化分子，可通过周围神经和中枢神经对疼痛刺激分子敏化作用增强，导致膀胱或盆部慢性疼痛。在组织病理方面，已知急性细菌性膀胱感染是一种先天免疫反应，细菌中的 LPS 可在 2～6 h 即可招募大量中性粒细胞并快速侵入细菌抗原组织，引起黏膜充血水肿，尿液中可见大量凋亡的白细胞。如果膀胱黏膜反复受到细菌感染，其免疫反应也由先天免疫转为获得性免疫反应，其免疫反应细胞主要是 T 细胞、树突状细胞、巨噬细胞、肥大细胞和 B 细胞。其中肥大细胞经甲苯胺蓝染色发现，MC 局部密度显著增加，脱颗粒细胞比值增大，LPS、lgE 与 MC 受体结合，激活 MC 脱颗粒并产生多种炎症介质，导致 IC 患者膀胱疼痛、LUTS 和相似的病理组织学改变。这些相关的免疫学研究成果为 LPS 灌注法建立小鼠 IC 模型提供了理论上的支持。

二、LPS 灌注法建立小鼠模型过程中的关键问题

LPS 灌注法建立小鼠 IC 模型与评价的关键问题主要为以下几个方面：LPS 灌注法建立小鼠间质性膀胱炎模型与评价的关键问题主要为建立一套标准且流程化的小鼠模型构建方法，其内容包括：①小鼠标准化的选取及饲养，膀胱灌 LPS 的方法及时间间隔；②处死实验组与对照组小鼠的标准方法等；③建立评估膀胱上皮损伤的方法及相关标准，如获取小鼠膀胱上皮组织的标准方法，病理组织的固定及染色，以及模型鼠膀胱黏膜上皮特征性病理变化的选取及识别；④建立评价小鼠盆腔慢性疼痛的标准方法，既往实验多应用 von Frey 细丝刺激的骨盆疼痛反应，并进行评分记录，以便统计学判定疼痛反应的程度与分级。

三、模型建立方法与关键技术

LPS 膀胱灌注建立小鼠膀胱上皮 GAG 损伤模型的方法步骤及关键技术如下。

1. 实验小鼠的准备要点　①小鼠的选择：多采用成年雌性小鼠；②饲养环境的建立：标准饲料，分笼饲养，自由取水，人工模拟 12 h 光照及 12 h 黑暗；③适应性饲养：实验前所有小鼠均适应性饲养 48 h；④分组的建立：将小鼠随机分为 LPS 灌注组及 PBS 灌注组。

2. LPS 溶液及小鼠麻药的制备　①LPS 溶液的制备：电子天平称取 LPS 26250 μg，溶于 35～45 mL 生理盐水，充分震荡，常温保存；②5% 水合氯酸溶液配制 5g 水合氯酸固体溶于 100 mL

蒸馏水中，使用前 30 min 制备。

3. 小鼠的麻醉及体位固定要点　①小鼠麻醉部位的选择：选取小鼠腹部外侧注射麻醉，竖起针头使针头与皮肤呈 45° 方向穿过腹肌和腹膜，此时有落空感，注意回抽有无肠液、尿液；②麻醉剂量：以 0.06 g/10 g 5% 水合氯酸麻醉小鼠，初始麻醉约给总剂量的 1/2 ～ 2/3，密切关注小鼠体征，以镊子夹住小鼠下腹皮肤无四肢反射为麻醉满意标准，麻醉满意后停止注射，若不满意可后续追加；③麻醉满意后用丝线将实验鼠固定在解剖台上。

4. 膀胱灌注操作及模型构建要点　①膀胱灌注前需排空膀胱；②取医用硬膜外麻醉导管作为导尿管，截取导管前端 12 cm 作为导尿管，以导管自由刻度为参照，留置深度距尿道外口刻度 4 ～ 5 cm，留置尿管时如遇阻力切忌暴力，以免损伤尿道；③ LPS 灌注组：750 μg/mL 1 mL LPS 留置 30 min，排空后使用 1 mL PBS 冲洗 3 次，每次持续 3 s，以相同方法用 1 mL PBS 灌注 PBS 组；④每 3 天重复以上灌注步骤 1 次，持续周期为 1 月，结束后随机选取小鼠并在 48 h 内处死。

四、模型建立的评估指标

模型组织的评估方法与指标包括：① HE 染色，主要用于观察膀胱上皮的炎症反应，包括膀胱黏膜上皮的水肿、血管扩张、溃疡，局部可见伞状细胞的脱落，膀胱黏膜可见局部或全层炎症反应和炎性细胞浸润；②甲苯胺蓝染色，在高倍视野下（×400）观察肥大细胞的形态、数目和脱颗粒 MC 比值；③透射电镜检查，可以进一步观察膀胱黏膜上皮的形态与超微结构的改变；④盆腔慢性疼痛评分，啮齿类动物某部位受到一个机械痛阈或触觉阈时会产生缩回反射，利用 von Frey 细丝刺激的骨盆疼痛反应，通过选择 0.008 ～ 300 g 的刺激力，可对实验动物进行定量的痛觉测试。将 von Frey 细丝垂直于骨盆表面，记录小鼠的反应，评估耻骨上骨盆区域的触觉敏感度。其疼痛阳性行为表现包括腹部急剧缩回、瞬间舔挠或跳跃；试验从最小的细丝开始，每个细丝总共施加 10 次，持续 3 s，每次刺激时间间隔为 8 s。判定结果以每根单丝的阳性反应百分比（响应频率）表示。根据响应频率与 von Frey 力的对数曲线线性部分绘制回归线，计算出每只小鼠 50% 时间（50% 阈值）的 von Frey 力。

五、问题与评价

LPS 可增强肥大细胞、细胞因子和神经介导的内脏神经敏感性，并以 TLR4 依赖的方式增加三叉神经培养中 TRPV1 的表达和敏感性，这使得用 LPS 膀胱灌注构建的小鼠模型在模拟 BPS 症状具有相对的优势。同时 LPS 膀胱灌注小鼠模型也为寻找膀胱疼痛综合征（BPS）相关基因表达与寻找潜在治疗靶点提供了简便的基础模型，这对临床治疗寻找新的药物或途径有着重要的意义。同时，我们不能忽略的是 LPS 在较好的模拟 BPS 症状的同时，也在模拟膀胱黏膜上皮病理变化上暴露了不足，有研究发现，LPS 组 HE 染色可见尿路上皮细胞数量增加，并出现异常增厚的上皮增生。再生上皮化组的细胞层数从 5 层增加到 10 层，这与一般认为 GAG 层脱落相矛盾，与 PS 建立 IC 模型的不足一样，LPS 动物模型是对整个膀胱上皮的破坏，也不能做到针对某个单一组织的破坏，这对实验结果的病理分析提出了挑战。对小鼠进行膀胱灌注对操作技术提出了进一步的要求，反复留置尿管增加了尿道狭窄的可能性，这对分析动物模型尿频、尿急等症状造成了一定的影响。综上所述，LPS 灌注法建立小鼠 IC 模型是一种简便的构建动物模型方案，并且该模型为研究 BPS 相关基因表达及传导通路提供了基础研究模型，为 IC 患者提供了新的潜在治疗靶点与抗生素结合治疗观点的依据，因为 LPS 是革兰氏阴性杆菌的主要抗原成分。

第三节　鱼精蛋白／脂多糖联合灌注
用于鼠间质性膀胱炎模型的建立与评价

一、概述

单一的 PS 或 LPS 膀胱灌注构建 IC 模型都不能满足对于 IC 临床表现的全面模拟。前者 PS 能够很好模拟 IC 患者膀胱尿路上皮的严重损伤，但在慢性盆腔疼痛模拟上略有不足；后者 LPS 能够很准确地模拟出 IC 慢性盆腔疼痛，但在模拟膀胱尿路上皮病理变化上与以往已有的认知相矛盾。这提示，为了更好更全面地模拟 IC 患者病理和临床症状，可以将 PS 和 LPS 联合灌注构建模型鼠 IC 的应用模型。

二、PS 联合 LPS 膀胱灌注建立小鼠模型的关键问题

PS 联合 LPS 膀胱灌注建立小鼠模型的关键问题包括：①建立一套标准且流程化的小鼠模型构建方法，其内容包括小鼠标准化的选取及饲养，膀胱灌注 LPS 和 PS 的方法与灌注间隔时间和处死模型鼠的标准与方法；②加强认知膀胱上皮黏膜损伤的方法及相关评估标准，其内容包括：获取小鼠膀胱上皮组织的标准方法，病理组织的固定及染色，IC 膀胱上皮特征性病理变化的选取及识别等；③ PS 与LPS 联合药物灌注建模对比单一膀胱药物灌注，更需要建立完整的科研、教学评价体系与标准。

三、模型建立方法与关键技术

PS 联合 LPS 膀胱灌注构建小鼠模型的方法如下。

1. 总体步骤　①准备用于模型构建的小鼠并分组；②配置 PS 与 LPS 膀胱联合灌注液；③模型鼠的麻醉及体位固定；④实验设计的膀胱灌注液剂量实施常规经尿道膀胱灌注；⑤有关构建鼠 IC 模型的具体操作方法及注意事项。

2. 实验小鼠的选择与准备要点　①多采用成年雌性小鼠；②饲养环境的建立包括标准饲料、分笼饲养、自由取水、人工模拟 12 h 光照及 12 h 黑暗；③适应性饲养内容包括实验前所有小鼠均适应性饲养 48 h 并将小鼠随机分为 PS+LPS 灌注组和 PBS 灌注组。

3. PS 溶液、LPS 溶液及小鼠麻药的制备　①PS 溶液的制备：按每 100 mL 0.9% 生理盐水溶解 5 g 硫酸鱼精蛋白粉剂，先将 5 g 粉剂溶于 20 mL 0.9% 生理盐水中，待完全溶解后定容至 100 mL。聚四氟乙烯微孔膜过滤除菌无菌容器 4 ℃储存备用；②LPS 溶液的制备：电子天平称取 LPS 26250 μg，溶于 35 ～ 45 mL 生理盐水，充分震荡，常温保存；③5% 水合氯酸溶液配制：5 g 水合氯酸固体溶于 100 mL 蒸馏水中，使用前 30 min 制备。

4. 小鼠的麻醉及体位固定要点　小鼠麻醉部位的选择：选取小鼠腹部外侧注射麻醉，竖起针头使针头与皮肤呈 45° 方向穿过腹肌和腹膜，此时有落空感，注意回抽无肠液、尿液。

5. 麻醉剂量　以 0.06 g/10 g 5% 水合氯酸麻醉小鼠，初始麻醉约给总剂量的 1/2 ～ 2/3，密切关注小鼠体征，以镊子夹住小鼠下腹皮肤无四肢反射为麻醉满意标准，麻醉满意后停止注射，若不满意可后续追加，麻醉满意后用丝线固定在解剖台上。

6. 膀胱灌注操作及模型构建要点　①膀胱灌注前需排空膀胱；②取医用硬膜外麻醉导管作为导尿管，截取导管前端 12 cm 作为导尿管，以导管自由刻度为参照，留置深度距尿道外口刻度 4 ～ 5 cm，留置尿管时如遇阻力切忌暴力，以免损伤尿道；③PS+LPS 灌注组：先灌注 50 mg/mL 0.4 mL PS，留置 30 min，排出后使用 PBS 冲洗 3 次，每次 3 s；再次经膀胱灌注管灌注 750 μg/mL LPS 1 mL，保留 30 min。排尽药物后用 PBS 冲洗 3 次，以相同方法灌注 PBS 组；④每 3 天重复以上灌注步骤 1 次，持续周期为 1 月，结束后随机选取小鼠并在 48 h 内处死。

四、模型建立的评估指标

尽管构建 IC 小鼠模型的方法不同，但模型的评估标准基本相似，主要分为形态学检查、实验室检验及盆腔慢性疼痛评分 3 个方面：①HE 染色：主要用于观察膀胱上皮的炎症反应，如膀胱上皮的水肿、血管扩张、溃疡和局部伞状细胞的脱落以及膀胱上皮局部或全层炎症反应及炎性细胞浸润；②甲苯胺蓝染色：用于观察膀胱粘层和膀胱壁肥大细胞的形态、脱颗粒及 MC 数目与脱颗粒 MC 比值；③透射电镜观察膀胱上皮细胞形态、伞状细胞层脱落及超微结构的改变；④实验室检查多在 IC 动物建模 7 天开始收集小鼠 24 h 尿液，主要用 ELISA 检测尿液中的 GAG，包括 S-GAG 浓度、HA 浓度、24 h 尿肌酐、尿素及尿液钾离子测定，用以评价 IC 模型鼠膀胱黏膜渗漏性改变；⑤盆腔慢性疼痛评分：应用 von Frey 细丝刺激骨盆疼痛反应，设定 0.008 ～ 300 g 的刺激力可对多种动物模型痛觉进行定量的测试。当啮齿类动物某部位受到一个机械痛阈或触觉阈时会产生缩回反射。将 von Frey 细丝垂直于骨盆表面并记录小鼠的痛反应，以评估耻骨上骨盆区域的触觉敏感度。实验鼠有以下行为为阳性表现，如腹部急剧缩回，瞬间舔挠或跳跃。从最小的细丝开始，每个细丝总共施加 10 次，持续 3 s，每次刺激间隔 8 s。结果以每根单丝的阳性反应百分比（响应频率）表示疼痛评分。根据响应频率与 von Frey 力的对数曲线线性部分绘制回归线，计算出每只小鼠 50% 时间（50% 阈值）的 von Frey 力。

五、问题与评价

PS+LPS 联合膀胱灌注很好地解决了单一膀胱灌注模型无法很好模拟 IC 患者多个症状的不足，同时也能将 PS 破坏膀胱尿路上皮的优势与 LPS 模拟盆腔慢性疼痛的特点很好结合，且该模型价格低廉，易于推广和应用。但联合构建依旧存在弊端，PS 与 LPS 都将膀胱尿路上皮整体破坏，无法做到对 GAG 特异损伤，同时有研究发现 LSP 组 HE 染色可见尿路上皮细胞数量增加，并出现异常增厚的再上皮化（尿路上皮增生）。再上皮化组的细胞层数从 5 层增加到 10 层，这与一般认为 GAG 层脱落相矛盾，这对于膀胱尿路上皮病理变化的结果造成不可预测的影响。联合灌注意味着麻醉时间及留置尿管时间的延长，前者对于小鼠的整体健康影响加大，后者增大了尿道损伤的可能。同时，联合灌注也增加了灌注液漏出的概率，增大了实验模型构建失败的可能性。综上所述，PS+LPS 联合膀胱灌注很好地满足了模拟 IC 患者多个临床表现的要求，其低廉的价格使其成为构建基础 IC 小鼠模型的一个不错的选择。

第四节　环磷酰胺腹腔注射法建立鼠间质性膀胱炎模型的应用与评价

一、概述

无论是用 PS 还是 LPS 膀胱灌注构建小鼠模型，都无法很好的同时模拟 IC 患者 LUTS 及膀胱疼痛这两大经典症状。为了满足同时模拟这两大经典症状的需求，环磷酰胺（cyclophosphamide，CYP）腹腔注射法建立鼠 IC 模型已成为全球应用最为广泛的 IC 动物模型。CYP 是进入人体内被肝脏或肿瘤内存在的过量的磷酰胺酶或磷酸酶水解，转化为具有活化作用的磷酰胺氮芥从而发挥作用的氮芥类衍生物，其诱导的膀胱炎被认为是通过其有毒的代谢性丙烯醛在膀胱中积累所致。CYP 不仅可破坏膀胱黏膜上皮，病理可见黏膜下水肿和尿路上皮松散，这通常被认为是 IC 特征性病理表现，而且同时能模拟出典型的慢性疼痛症。有研究认为，CYP 通过血管内皮生长因子（VEGF）可使小鼠膀胱感觉纤维密度增加，同时将腰骶背根神经节中电压门控性的钠通道上调形成盆腔超敏反应，从而引发慢性疼痛，这与 IC 患者病理发现膀胱上皮有着丰富的神经这一特点相符合。

二、CYP 腹腔注射建立大鼠模型过程与关键问题

CYP 给药途径多样，大多用腹腔注射给药，无须麻醉（无反复麻醉对动物整体健康的影响），且操作简便。值得注意的是，既往研究对于小鼠及大鼠的选择有区别，本文主要以腹腔注射 CYP 构建大鼠 IC 模型，并就相关问题做一简要论述。

有关 CYP 腹腔注射建立大鼠模型的关键问题可大致分为以下几个方面：①建立一套标准且流程化的大鼠模型构建方法，其内容包括大鼠标准化的选取及饲养，膀胱灌注 CYP 的方法及时间间隔，处死大鼠的标准方法和建立正确抓取大鼠与分组方法；②评估膀胱黏膜上皮破坏的方法及相关标准，获取大鼠膀胱上皮组织的标准方法，病理组织的固定及染色以及 IC 模型鼠膀胱上皮特征性病理变化的选取与识别；③有关 CYP 腹腔注射构建大鼠模型的方法与总体步骤。

三、CYP 腹腔注射建立大鼠 IC 损伤模型的方法步骤及关键技术

1. 实验大鼠的准备要点　①大鼠的选择：多采用成年雌性大鼠；②饲养环境的建立：标准饲料，分笼饲养，自由取水，人工模拟 12 h 光照及 12 h 黑暗；③适应性饲养：实验前所有大鼠均适应性饲养 48 h；④分组的建立：将小鼠随机分为 CYP 灌注组及生理盐水灌注组。

2. CYP 溶液的制备　将环磷酰胺溶于生理盐水配置成质量分数 30 mg/mL 的溶液。

3. 大鼠的抓取要点　右手抓取大鼠尾提起大鼠置于试验台上并向后拉拽鼠尾，大鼠反射性向前爬行。此时用左手拇指和食指抓取大鼠的两耳和颈部皮肤，将大鼠置于左手心中，拉直后肢，以无名指按住鼠尾，小指按住后腿，大鼠抓取即完成。

4. CYP 腹腔注射及模型构建要点　①可在无麻醉的情况下行腹腔注射；② CYP 腹腔注射部位：以 150 mg/kg 于大鼠下腹部靠外侧进行腹腔注射；③生理盐水注射部位：0.9% 0.4 mL 于大鼠下腹部靠外侧进行腹腔注射；④每 3 天重复以上灌注步骤 1 次，持续周期为 1 个月，结束后随机选取大鼠并在 48 h 内处死。

四、模型建立的评估指标

模型的评估标准主要分为形态学检查及盆腔慢性疼痛评分两大方面：

1. 形态学检查　模型鼠膀胱组织标本采用 HE 染色方法，光镜下观察膀胱黏膜上皮的炎症反应，膀胱上皮水肿、溃疡，尿路上皮松散，局部伞状细胞脱落，黏膜下局部或全层组织炎症反应和炎性细胞浸润。

2. 甲苯胺蓝染色　在高倍视野下可观察肥大细胞的形态、数目及肥大细胞脱颗粒比值。

3. 透射电镜检查　可以进一步观察膀胱上皮改变。IC 多可见膀胱屏障浅层中伞状细胞层脱落，炎性细胞及肥大细胞浸润局部或逼尿肌全层。

4. 盆腔慢性疼痛评分　利用 von Frey 细丝刺激的骨盆疼痛反应：将 von Frey 细丝垂直于骨盆表面，从最小的细丝开始，每个细丝总共施加 10 次，持续 3 s，每次刺激之间间隔为 8 s 并记录小鼠的反应，用以评估耻骨上骨盆区域的触觉敏感度；

5. 骨盆疼痛阳性行为的判定　其疼痛阳性行为表现包括腹部急剧缩回、瞬间舔挠或跳跃。结果以每根单丝的阳性反应以响应频率的百分比表示，根据响应频率与 von Frey 力的对数曲线的线性部分绘制回归线，算出每只小鼠 50% 时间（50% 阈值）的 von Frey 力。

6. 自主疼痛评分　毛色光亮，活动正常 =0 分；皮毛缺乏光泽伴毛发竖立 =1 分；呼吸急促费力伴活动减少 =2 分；精神萎靡伴眼上睑下垂 =3 分；蹲坐不动且舔抚腹壁 =4 分；跛行或弓背蜷缩 =5 分。上述行为持续 1 min 以上即进行记录，连续观察 2 h，累积相加得出疼痛评分。评分原则应以双人评分，实验操作人员不做为记录评分人员。

五、问题与评价

CYP 腹腔注射法建立鼠 IC 模型是目前全球范围内应用最为广泛的 IC 动物模型。CYP 作为一种氮芥类衍生物，可由脱氢酶转变为羧磷酰胺而失活，或以丙烯醛形式排出。丙烯醛是一种刺激性化合物，通过肾脏过滤清除，在膀胱中积聚导致组织损伤。相比于 PS、LPS 膀胱灌注法构建鼠 IC 模型只能很好地模拟某一种 IC 临床表现的这一不足，CYP 腹腔注射法建立鼠 IC 模型可以很好地模拟 IC 患者盆腔慢性疼痛及膀胱尿路上皮的病理变化。同时，CYP 腹腔注射法建立鼠 IC 模型另一大明显优势是可以在无须麻醉的条件下进行构建，这在降低操作难度的同时也消除了反复麻醉对鼠整体健康的影响，因为这也被认为是 IC 的病因之一。此外，CYP 腹腔注射法建立鼠 IC 模型在模拟盆腔慢性疼痛的优势为临床治疗寻找新的靶点或途经提供了可能。

CYP 腹腔注射法建立鼠 IC 模型也存在着明显的不足，目前对于 CYP 的注射剂量并没有一个统一的标准，过低的剂量无法模拟 IC 患者膀胱尿路上皮的破坏，而过高的剂量病理往往提示急性膀胱炎，且动物模型多在 48 h 之内死亡，死亡率远远大于临床。同时既往已有的研究对于鼠的选择也有一定的差异，这使得鼠的选择会对实验结果造成一定的影响。

有研究将成年雌性大鼠随机分为 CYP-4 h、CYP-48 h 和 CYP-10 d 组，CYP-4 h 和 CYP-48 h 组的大鼠接受单次高剂量 CYP（150 mg/kg，腹腔内）给药，而 CYP-10 d 第 1、4、7 和 10 天重复接受低剂量 CYP（75 mg/kg，腹腔内）给药，结果显示重复低剂量 CYP 腹腔注射产生了更明显的炎症反应、黏膜侵蚀、溃疡、水肿区域及瘀点出血，而高剂量组较低剂量组发生了明显的自身行为改变及活动度的降低。CYP 诱导的动物模型经济且给药方便，通常单次高剂量 CYP 腹腔注射就可诱发 IC 的许多典型特征，如疼痛相关行为、膀胱水肿、大量炎性细胞浸润、出血和黏膜破坏。如反复给予低剂量 CYP 腹腔注射也可很好地诱发 IC 患者的疼痛症状及下尿路症状。通常认为单次高剂量给药诱导出急性出血性膀胱炎，而重复多次低剂量给药诱导出慢性膀胱炎，且小鼠与大鼠不同，长期注射 CYP 后可引起小鼠膀胱尿路上皮增生改变，不符合溃疡型 IC 的特征，目前更主张将其应用到非溃疡型 IC 中。

综上所述，CYP 腹腔注射法建立鼠 IC 模型因其操作简便，模拟效果良好成为应用最广泛的 IC 动物模型，并在创新和推动治疗 IC 患者盆腔慢性疼痛方面有着极为重要的作用。

第五节　转基因小鼠间质性膀胱炎模型的建立与评价

一、概述

IC 是一种复杂的慢性疾病，有关其发病机制虽有多种理论提出，但仍未形成一个统一的理论。越来越多的证据表明，IC 是一种自身免疫性疾病，既往有研究证明 IC 与其他自身免疫病有关，且 IC 多常伴有系统性红斑狼疮、类风湿性关节炎等其他自身免疫性疾病。随着转基因技术的不断成熟及 IC 与自身免疫性疾病的关联，自身免疫性理论越来越受到学界的关注。1995 年，Sun 率先发现在 uroplakin Ⅱ（UP Ⅱ）启动子基因下，可以使得一种报告基因在膀胱中特异性表达，这使得 IC 模型的建立进入基因水平变成可能。同时，在胰岛、肠、皮肤和前列腺中的自身免疫性疾病所应用的卵清蛋白（ovalbumin，OVA）小鼠模型进一步阐述了相关的免疫机制并体现了转基因小鼠模型的可靠性。如今利用含有 UP Ⅱ基因启动子的质粒构建转基因膀胱上皮 – 卵清蛋白（URO-OVA）小鼠模型技术较为成熟且在全球范围内被广泛应用。本节以 URO-OVA 小鼠模型为例，介绍转基因小鼠的构建。

二、转基因小鼠模型构建与关键问题

转基因小鼠模型构建的关键问题主要分为转基因小鼠 IC 模型的建立的方法和模型建立的评价标准及方法。hTrfR–OVA（1.9kb）嵌合序列由 hTrfR 跨膜区和 OVA 编码序列组成，位于 UP Ⅱ基因启动子（UP Ⅱ Pro，3.6 kb）下游。在 UP Ⅱ Pro 和 hTrfR–OVA 之间放置内含子序列，以便于在 RT-PCR 扩增中区分 OVA mRNA 和基因组 DNA。序列中包含起始密码子 ATG，终止密码子 TAA，Poly（A）和额外的 Poly（A）位点。OVA mRNA 在 Uro-OVA 小鼠膀胱中的特异性表达为膀胱上皮自身抗原，在此基础上对小鼠注射 OVA 特异性 T 淋巴细胞诱导膀胱炎反应，形成小鼠的 IC 模型。

三、构建转基因小鼠模型的方法步骤及关键技术

1. 实验小鼠的准备要点　①小鼠的选择：多采用 C57BL/6（B6）成年雌性小鼠；②饲养环境的建立：标准饲料，分笼饲养，自由取水，人工模拟 12 h 光照及 12 h 黑暗；③适应性饲养：实验前所有小鼠均适应性饲养 48 h。

2. 转基因 OVA 的构建　①质粒的选择：含有 UP Ⅱ基因启动子的质粒。②转基因质粒的构建：切除基因启动子 UP Ⅱ，切除后嵌合在上游与人体转铁蛋白受体（hTrfR）形成（hTrfR– 卵细胞；1.9 kb）基因。一个内含子序列之间插入 UP Ⅱ基因启动子和 hTrfR–OVA 基因，以方便在 RT-PCR 扩增基因组 DNA 中识别 OVA mRNA 的表达；URO-OVA 小鼠的建立及传代。③ URO-OVA 小鼠的建立：将上一步骤中的结构注射到 B6 小鼠的受精卵中。④ URO-0VA 小鼠的传代：转基因小鼠与 B6 小鼠逆向杂交并

繁殖六代，产生 B6 同源的 URO-OVA 小鼠，利用 PCR 技术进行每代小鼠的尾部基因分型确定。⑤该序列的 PCR 引物 5_-GTCGAGACAGAGAAGACT 为上游，5_-ACAGCAAGTTTCATCTCCAC 为下游。将 URO-OVA 小鼠与先天性肥大细胞缺乏小鼠（Kit^{w-sh} 小鼠）进行杂交繁殖，形成第 6 代膀胱上皮表达 OVA 为自身抗体且体内先天性缺如肥大细胞小鼠。

3. OT-I T 细胞（CD8$^+$ T cells）的转移 ①紫外线消毒操作台 1 h 以上，洗手并用酒精擦手；②研磨槽中加入 10 mL 小牛血清培养液；处死 OT-I 小鼠，酒精浸泡后取出脾脏；③将脾脏放入研磨槽中研磨，吸取研磨液体进行离心（1100 转，5 min）；④弃去上清液，将细胞成分打散并加入 5 mL ACK 细胞裂解液使红细胞裂解后尽快离心，弃去上清液；⑤将细胞成分打散，加入 10 mL 小牛血清培养液，充分混匀后离心；⑥弃去上清液，细胞成分打散后加入 10 mL 小牛血清培养液，充分混匀后，稀释 10 倍，进行细胞计数；⑦正常脾脏为 1×10^8 个白细胞，稀释到 5×10^6 个白细胞时最适宜培养；以千分之一的比例加入抗原（卵清蛋白中的 SIINFEKL 氨基酸肽段）和还原剂二疏基丙醇后放入二氧化碳培养箱中培养；⑧3 天后，以 1∶1 容量加入到 ficoll-paque plus 溶液中；白细胞培养液要贴壁缓慢加入（2000 转，20 min）；⑨液体下层为重的死细胞，抽出中层白细胞进行 5-M CFSE 标识；⑩经洗涤后，每只 URO-OVA 小鼠被经静脉注射 1 ~ 10^7 个细胞；⑪1、3、7 天后，脾脏和膀胱淋巴结被收集进行 CFSE 标识及流式细胞仪分析；⑫静脉注射提纯的脾细胞注射液来调查研究局部淋巴结 T 的细胞浸润和细胞活化及一定时间点上膀胱细胞因子的产生；⑬ficoll-paque 梯度离心后，每只 URO-OVA 小鼠静脉注射 5-106 个 OT-I CD8$^+$ T 细胞；⑭在注射 1、4、7 和 14 天后，处死小鼠，收集膀胱并做炎症分析。

四、模型建立的评估指标

模型评估标准主要分为 OVA 相关抗体表达的检验及形态学检查两大方面。

1. OVA 相关抗体检验 ①膀胱上皮 OVA 的表达及诱导 T 细胞的耐受；② OVA 的表达：利用 PCR 技术进行每代小鼠的尾部基因分型确定；③ PCR 引物设计：该序列的 PCR 引物结构为 5_-GTCGAGACAGAGAAGACT 为上游和 5_-ACAGCAAGTTTCATCTCCAC 为下游；④ T 细胞的耐受：这种 OVA 表达使小鼠全身免疫系统能耐受这种 OVA，因无法检测 URO-OVA 小鼠胸腺和脾脏的 OVA 耦合的 CD8$^+$ T 细胞，也不能通过注射 OVA 作为抗体来诱导 OVA 特异性 CD8$^+$ T 淋巴细胞的产生。

2. 形态学的检查 ①标本的 HE 染色：观察膀胱上皮的炎症反应、模型鼠膀胱上皮的水肿、溃疡，局部伞状细胞的脱落，以及膀胱上皮可见局部或全层炎症反应及炎性细胞浸润；②标本的甲苯胺蓝染色：高倍视野下（×400）观察肥大细胞的形态、数目及 IC 肥大细胞脱颗粒比值。

3. 透射电镜检查 进一步观察膀胱上皮层的损伤改变，膀胱黏膜表层中伞状细胞的脱落，膀胱壁炎性细胞和肥大细胞浸润密度及肥大细胞脱颗粒比值显著增加（图 28-3）。

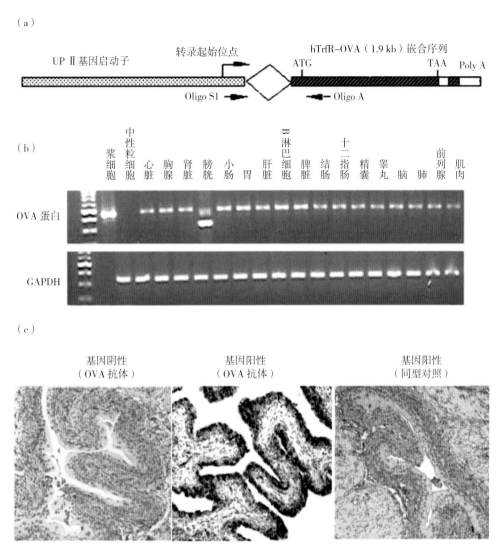

注：（a）hTrfR-OVA（1.9 kb）嵌合序列由 hTrfR 跨膜区和 OVA 编码序列组成，位于 UP Ⅱ 基因启动子（UP Ⅱ Pro；3.6 kb）下游。在 UP Ⅱ Pro 和 hTrfR-OVA 之间放置内含子序列，以便于在 RT-PCR 扩增中区分 OVA mRNA 和基因组 DNA。（b）OVA mRNA 在 URO-OVA 小鼠膀胱中的特异性表达。PC，含有内含子 hTrfR-OVA 序列的质粒（阳性对照）；NC，B6 小鼠膀胱（阴性对照）。（c）OVA 在 UROOVA 小鼠膀胱上皮上的表达。由左向右分别是阴性对照，OVA 转基因小鼠膀胱，用兔对照基因型阳性膀胱。

图 28-3　转基因小鼠模型构建

五、问题与评价

膀胱尿路上皮通常生活在无菌、无抗原的环境中，其受到病原体侵犯时往往表现为急性炎症反应，URO-OVA 转基因小鼠模型的建立为膀胱尿路上皮表达抗原提供了可能。转基因小鼠模型相对于传统的通过膀胱灌注 PS、LPS 及腹腔注射 CYP 小鼠模型，前者不需要反复麻醉、注射及留置尿管，这不但降低了操作难度，而且也去除了对小鼠整体健康及精神压力的影响，同时通过 PT-PCR 技术也能更量化地研究病理变化中相关细胞因子的变化。转基因小鼠在能在很好地模拟 IC 典型病理表现的同时，也为研究 IC 相关免疫机制提供了可靠稳定的基础模型。已有研究表明 TNF、酰氧基酰基水解酶调节骨盆

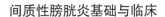
疼痛的严重程度基因等在 IC 炎症反应中起着关键的作用，这为 IC 的治疗提供了潜在的治疗靶点，对于临床有着重要的指导意义。同时，我们也不能忽略转基因小鼠模型价格昂贵、转基因模型构建复杂的显著缺点。综上所述，转基因小鼠 IC 模型在研究 IC 自身免疫机制方面有着巨大的优势，对理解 IC 发病机制，临床寻找新的治疗靶点及寻找新的治疗途径有着深远的意义。

除上述 IC 动物模型外，心理和生理压力 / 自然模型在 IC 动物模型的建立也是一种不可忽视的方法。这一类别动物模型包括各种应激模型如避水应激（WAS）、约束应激，猫科动物 IC 模型，以及涉及注射去甲肾上腺素和操纵环境温度或光照的模型。虽然动物不能自我报告是否能感觉到疼痛，但它们对各种有害或刺激性刺激的反应可以被观察和评分。研究表明，其他因素，包括各种类型的心理和身体形式的压力，在许多情况下都会产生镇痛或痛觉过敏。即使是环境温度和社会因素的差异也会改变疼痛测量的结果。大量研究表明，压力会显著改变（皮肤、膀胱和肠道）- 大脑轴的沟通，针对这些信号机制可能会影响健康和疾病。此外，IC 患者参与膀胱感觉感知和疼痛的大脑区域功能激活。易患焦虑症鼠的慢性 WAS 会导致许多临床和功能特征，与诊断为 IC 的人类相似。慢性心理压力会引起尿频、持续的膀胱痛觉过敏、触觉后爪异常疼痛和耻骨上痛觉过敏。WAS 模型也被证明表现出胃肠道（GI）的改变，作为 IBS 的模型，IBS 可能是一种与下尿路症状（LUTS）和 IC 相关的合并症。

虽然将心理压力与 IC 等功能性疼痛综合征联系起来的事件序列尚未明确，但人们认为自主神经系统交感神经分裂的激活可能起着关键作用。据报道，交感系统参与了许多慢性疼痛情况，包括复杂的区域疼痛综合征和纤维肌痛。对于后者，研究表明交感 - 肾上腺轴不仅在机械性痛觉过敏的诱导中发挥作用，而且在维持中也发挥作用。无论是对膀胱功能的长期影响还是对结肠直肠扩张的影响，肾上腺素刺激已被证明可以介导盆腔内脏的超敏反应。因此，慢性压力会导致神经系统的持久变化，从而改变交感神经的活动，这可能是压力增强疼痛症状的严重性和持续时间的机制。

猫 IC 模型是一种自然发生的 IC 模型。没有其他模型能像该模型那样再现 IC 的许多特征，包括与其他无法解释的临床状况的合并症和去甲肾上腺素含量增加。啮齿类动物的慢性 WAS 被认为对膀胱超敏综合征（如 IC）具有较高的结构和表面有效性。其特征是尿频、膀胱痛觉过敏和应激反应性增强。WAS 动物的膀胱表现出黏膜中的炎症细胞浸润，并且由于表浅伞状细胞的损失，尿路上皮表面出现斑片状减少，尿路上皮变薄，肥大细胞增多。WAS 模型和苯肾上腺素模型目前似乎是最令人感兴趣的，因为它们不仅显示了膀胱的变化，还显示了 IC 患者可能出现的全身性改变（如中枢敏化），为 IC 提供了新的研究方向。猫科动物 IC 模型是最类似人类疾病的模型，但受到动物稀缺性的限制，维持和处理猫的成本较高，目前使用较少。

（刘利维　田宁宁　王树林）

参考文献

[1] AKIYAMA Y, LUO Y, HANNO P M, et al. Interstitial cystitis/bladder pain syndrome: The evolving landscape, animal models and future perspectives [J]. Int J Urol, 2020, 27 (Suppl 1): 491-503.

[2] AUG C，GAM X，VERGNOLLE N，et al. Characterization and validation of a chronic model of cyclophosphamide：Induced interstitial cystitis/bladder pain syndrome in rats［J］. Front pharmacol，2020，11：1305.

[3] BIRDER L，ANDERSSON K E. Animal modelling of interstitial cystitis/bladder pain syndrome［J］. Int Neurourol J，2018，22（Suppl 1）：3-9.

[4] BJORLING D E，WANG Z Y，BUSHMAN W. Models of inflammation of the lower urinary tract［J］. Neurourol urodyn，2011，30（5）：673-682.

[5] BLEIDORN J，GGYOR I，KOCHEN M M，et al. Symptomatic treatment（ibuprofen）or antibiotics（ciprofloxacin）for uncomplicated urinary tract infection？ --results of a randomized controlled pilot trial［J］. BMC Med，2010，8（1）：30.

[6] DIOGENES A，FERRAZ C C，AKOPIAN A N，et al. LPS sensitizes TRPV1 via activation of TLR4 in trigeminal sensory neurons［J］. J Dent Res，2011，90（6）：759-764.

[7] HANNO P M，ERICKSON D，MOLDWIN R，et al. Diagnosis and treatment of interstitial cystitis/bladder pain syndrome：AUA guideline amendment［J］. J Urol，2015，193（5）：1545-1553.

[8] IZGI K，KENAN I，ALTUNTAS C Z，et al. Uroplakin peptide：Specific autoimmunity initiates interstitial cystitis/painful bladder syndrome in mice［J］. PLoS One，2013，8（8）：e72067.

[9] LAI H H，SHEN B，VIJAIRANIA P，et al. Anti-vascular endothelial growth factor treatment decreases bladder pain in cyclophosphamide cystitis：A multidisciplinary approach to the study of chronic pelvic pain（MAPP）research network animal model study［J］. BJU Int，2017，120（4）：576-583.

[10] LEE T. New insights into the mechanism of the down-regulation of mast cells in the treatment of interstitial cystitis：Possible role of siglecs［J］. Int Neurourol J，2011，15（2）：59-60.

[11] LEWIS S A. Everything you wanted to know about the bladder epithelium but were afraid to ask［J］. Am J Physiol Renal Physiol，2000，278：F867-874.

[12] LIU W，EVANOFF D P，CHEN X，et al. Urinary bladder epithelium antigen induces CD8 T cell tolerance，activation，and autoimmune response［J］. J Immunol，2007，178（1）：539-546.

[13] MADERSBACHER H，VAN OPHOVEN A，VAN KERREBROECK P E. GAG layer replenishment therapy for chronic forms of cystitis with intravesical glycosaminoglycans：A review［J］. Neurourol urodyn，2013，32（1）：9-18.

[14] SHIBAKI A，SATO A，VOGEL J C，et al. Induction of GVHD-like skin disease by passively transferred CD8T-cell receptor transgenic T cells into keratin 14-ovalbumin transgenic mice［J］. J Invest Dermatol，2004，123（1）：109-115.

[15] SONG P H，CHUN S Y，CHUNG J W，et al. Comparison of 5 different rat models to establish a standard animal model for research into interstitial cystitis［J］. Int Neurourol J，2017，21：163-170.

[16] TAMBARO S，CASU M A，MASTINU A，et al. Evaluation of selective cannabinoid CB（1）and CB（2）receptor agonists in a mouse model of lipopolysaccharide-induced interstitial cystitis［J］. Eur J Pharmacol，2014，729（4）：67-74.

[17] WENBIN Y，YAGGIE R E，JIANG M C，et al. Acyloxyacyl hydrolase modulates pelvic pain severity［J］. Am J Physiol Regul Integr Comp Physiol，2018，314（3）：353-365.

[18] WYNDAELE J J J，RIEDL C，TANEJA R，et al. GAG replenishment therapy for bladder pain syndrome/interstitial cystitis［J］. Neurourol urodyn，2019，38（2）：535-544.

[19] YANG W，SEARL T J，YAGGIE R，et al. A MAPP Network study：Overexpression of tumor necrosis factor-in mouse urothelium mimics interstitial cystitis［J］. Am J Physiol Renal Physiol，2018，315：36-44.

[20] 昂小杰，李淼，周峰，等 . 间质性膀胱炎动物模型的研究进展［J］. 中国实验动物学报，2020，28（1）：148-152.

[21] 王晓佳，韩瑞发 . 硫酸鱼精蛋白介导的鼠膀胱黏膜上皮损伤模型的建立及其相关机制的研究［D］. 天津：天津医科大学，2010.

第二十九章
间质性膀胱炎临床数据库的设计与应用

第一节　概述

　　间质性膀胱炎（interstitial cystitis，IC）是一种病因尚未阐明，以尿急、尿频、膀胱充盈后疼痛而排尿后疼痛减轻、尿常规检查和细菌培养阴性为临床表现特征的膀胱疼痛综合征。盆腔疼痛综合征或膀胱疼痛综合征定义的是临床症状，而不是疾病的本质，也不能阐明疾病的发生、发展、病理生理变化与临床症状的相关性。间质性膀胱炎诊断主要依靠临床症状和医师的经验，治疗通常以改善症状、延缓疾病进展为主要目的的。目前我们对间质性膀胱炎的认识还处在初级阶段，在寻找间质性膀胱炎病因机制、早期诊断、基本防治等方面，还需努力探索并充分利用现代分子生物学、分子免疫学、分子病理学、神经生物学、基因组学、表观遗传学等精准医学手段。目前医疗数据采集、整理统计已进入信息化时代，建立规范的间质性膀胱炎数据库是亟待解决的重要工作。要科学地储存与应用间质性膀胱炎系统信息资源，就需要泌尿外科医生按照间质性膀胱炎用于评价疾病的信息资源、诊疗过程中的相关信息和随访参数进行系统的记录与存储，包括临床医生书写的住院志、病程记录、会诊记录、手术记录、出院记录等相关信息，以及医技科室发出的影像、内镜、心电、病理等检查报告，这些叙述性资料构成了病历大部分的信息内容。这就需要临床医生和数据库工作人员对间质性膀胱炎患者诊疗与随访信息资料的记录要做到原始性、真实性、准确性、连续性和完整性，否则将影响数据库信息价值和临床科研与成果转化的科学评价作用。

　　随着现代计算机技术的不断发展，医院信息化工作的进程也得到了极大地推动，各临床相关诊疗科室的信息数据，可通过计算机信息管理系统存储在医院的数据库中，如医院信息系统（hospital information system，HIS）、医学图像存档与传输系统（picture archiving and communication system，PACS）与实验室管理系统（labo information system，LIS）等，纸质病历的使用也逐渐被电子病历（electric medical records，EMR）取代，这也为医学数据库的建立提供了大量便利。但由于临床信息的复杂性和灵活性，完全使用现有的信息结构化技术无法真实、准确的还原全部病历信息，因此目前数据库在进行大量数据结构化的同时，也保留了原始的叙述性文本，既保证了数据库的便捷检索、精确提取，又不会牺牲病历宝贵的原始信息。通过建立间质性膀胱炎临床信息资源数据库，将使间质性膀胱炎临床的大量信息资源实现数据信息化，并且能够程序化和规范化管理的科学临床领域。

综上所述，我们在前期工作的基础上结合间质性膀胱炎的相关文献，通过对间质性膀胱炎大量临床与随访完整信息资料的存储和信息分析，在临床医生与数据库工作人员反复、细致的沟通、协作下，建立了间质性膀胱炎临床信息资源数据库，以增强我国对间质性膀胱炎流行病学与发病率研究、规范临床诊疗信息资源的存储，并且更容易从中发现新问题、找出新规律，荟萃临床新技术、新疗法诊疗共识。

第二节　数据库系统的概念

计算机数据（data）的存储一般以硬盘为数据存储空间资源，从而保证计算机内的数据能够持续保存。对于数据的处理，一般会采用数据库相关的技术进行处理，从而保证数据处理的高效性。采用数据库的管理模式不仅提高了数据的存储效率，而且在存储的层面上提高了数据的安全性。通过分类的存储模式让数据管理更加便捷，更能实现对数据的调用和对比，并且更容易实现增删改查等操作。

数据库是数据管理的有效技术，是由一批数据构成的有序集合，这些数据被存放在结构化的数据表里。数据表之间相互关联，反映客观事物间的本质联系。数据库能有效地帮助一个组织或企业科学地管理各类信息资源。数据是数据库中存储的基本对象，是按一定顺序排列组合的物理符号。数据有多种表现形式，可以是数字、文字、图像，甚至是音频或视频，它们都可以经过数字化后存入计算机。

数据库是数据的集合，具有统一的结构形式并存放于统一的存储介质内，是多种应用数据的集成，并可被各个应用程序所共享。在日常生活中，人们可以直接用中文、英文等自然语言描述客观事物。在计算机中，则要抽象出对这些事物感兴趣的特征，并组成一个记录来描述。

第三节　数据库设计技术

一、数据库系统的特征

有关数据库系统的特征主要包括：

1. 数据结构化　数据库系统实现了整体数据的结构化，这是数据库的最主要的特征之一。这里所说的"整体"结构化，是指在数据库中的数据不再仅针对某个应用，而是面向全组织；这种结构化不仅体现在数据内部的有序组织上，更在于数据之间建立了联系，形成了整体性向结构化。

2. 数据共享性　数据的共享性高，冗余度低，易扩充。因为数据是面向整体的，所以数据可以被多个用户、多个应用程序共享使用，可以大大减少数据冗余，节约存储空间，避免数据之间的不相容性与不一致性。

3. 数据独立性高　数据独立性包括数据的物理独立性和逻辑独立性。物理独立性是指数据在磁盘上的数据库中如何存储是由数据库管理系统（DBMS）管理的，用户程序不需要了解，应用程序要处理的只是数据的逻辑结构，这样一来，当数据的物理存储结构改变时，用户的程序不用改变。逻辑独立性是指用户的应用程序与数据库的逻辑结构是相互独立的，也就是说，数据的逻辑结构改变了，用户程序也可以不改变。数据与程序的独立，把数据的定义从程序中分离出去，加上存取数据的方法由DBMS负责提供，从而简化了应用程序的编制，大大减少了应用程序的维护和修改。

4. 数据由 DBMS 统一管理和控制　数据库的共享是并发的（concurrency）共享，即多个用户可以同时存取数据库中的数据，甚至可以同时存取数据库中的同一个数据。DBMS 必须提供以下几方面的数据控制功能：① 数据的安全性保护（security）；② 数据的完整性检查（integrity）；③ 数据库的并发访问控制（concurrency）；④ 数据库的故障恢复（recovery）。

二、数据库技术的应用与进展

数据库技术是计算机系统的一项核心技术，是对数据信息的获取、存储、组织和处理的过程。从数据库应用技术的角度来讲，数据库技术是以信息资源处理技术和计算机网状技术两大核心要素为构建基础的一项计算机应用科学。计算机数据库技术经过了几十年的发展，经历了网状和层次数据库系统、关系型数据库系和以面向对象数据模型为主要特征的数据库系统 3 个发展阶段。目前应用较多的是第二代和第三代的数据库技术，常见的软件有 Access、FoxPro 等。随着多媒体应用越来越广泛，数据库技术也不断增加对图形、声音等较为复杂对象的接入，管理行为也越来越复杂。

随着计算机技术和数据库技术的不断发展，数据库技术已显现出了良好的应用前景和强大的技术生命力。应用范围也快速扩大，覆盖了人们生产生活的方方面面，并在高端行业的应用也日渐深入。同时，由于计算机数据库技术具有优秀的安全性和广泛的适用性，其研发工作也得到了世界各国的广泛重视。

从数据库的发展过程可以看出，数据库的建立与数据存储、展示、分析等实际需求是分不开的。按照数据模型的特征可以将传统的数据库体系划分为层次型数据库、关系型数据库、网状型数据库三类。用户在数据库建立后，可以根据实际需要进行数据查询、分析、对比等操作，从而实现对数据库中的数据的应用。而当数据库的信息量达到一定程度时，可以根据一定的规律或需求对数据进行分类、汇总，从而形成一个具有关联性的信息数据集合。随着技术的发展，数据分析、展示等方式也发生了很大变化，例如，可以在输入数据后以表格、图形等形式进行展示和对比，利用输入的计算公式对各种数据进行计算、汇总等。例如，在网站的建设中，可以通过向数据库上传用户信息以实现信息存储、统计，并通过用户账号、安全许可等手段增强风险管理，进一步提高用户数据的安全性。再如，数据分析技术在工程成本核算方面的应用，工程成本核算需要对大量数据进行核对，并汇总计算，对准确性要求极高，对工程进行中的数据进行动态管理也非常重要。数据库技术则可以通过对输入的数据应用统计方法进行计算，并对工程中的各种支出实现有效管理，从而提高工作效率，提高成本核算的质量。

三、数据库技术在信息系统开发中的应用

数据库技术与互联网 + 技术协同发展，在此过程中，利用数据库技术及互联网技术，并结合具体的编程语言，可以开发一个信息系统，从而解决业务数据的输入和管理问题。如在文献管理系统中，计算机数据库管理系统（RDBMS）的主要功能均能体现出来。文献管理系统的首要功能就是实现对文献相关信息的存储、检索与浏览。管理系统在进行数据存储后，可以通过应用程序实现数据的定义、分类、重组，从而让使用者能够快速获取批量信息，实现快速检索，有利于文献使用者对数据的利用。

在数据库中提供面向对象的技术是为了满足特定应用的需要，其具有易维护、质量高、效率高、易扩展的优点，更有利于确保用户在数据传输及应用过程中的安全性。随着许多基本设计应用（如 MACD 和 ECAD）逐渐转向采用面向对象数据库，而面向对象方法及技术也在逐步同复杂程度较高的数据应用系统及其相关软件相结合，如辅助软件工程（CASE）、计算机辅助印刷（CAP）和材料需求计划（MRP）等。这些应用在程序设计方面及数据类型方面均体现出了其数据密集型等特征。

第四节　间质性膀胱炎系统相关数据库的设计

一、技术总体设计

基于医疗数据的复杂性及可扩展性要求，平台采用 Hadoop 技术框架，Hadoop 现在已成为了事实上的大数据智能平台作为非结构化数据处理的标准配置，其将为半结构化及非结构化的临床数据提供分布式数据存储资源，并为 NLP（自然语言处理）、模型算法提供分布式计算资源。基于 Hadoop 技术框架，采用大数据存储技术（HDFS），支持并行计算基础架构，以确保大数据存储访问及分布式计算任务调度的能力。平台部署在基于企业级 Linux 服务器 CentOS 发行版的操作系统上，所有服务都采用 Docker 容器部署。平台基于 LINUX 操作系统，运用虚拟化技术构建大规模 Hadoop 集群，自主研发运维管理平台，自动监控平台的各组件问题，为医疗数据处理提供深度调优，提高效率。平台可扩展性非常强，存储、计算、应用资源松耦合，方便进行扩展，灵活满足业务需求，二次开发成本低。

二、数据环境部署

采用基于容器的微服务架构部署，业务逻辑以微服务的形式进行封装，实现服务本身的高弹性和水平可扩展。平台物理位置在易泰达公司指定机房内，部署在易泰达公司的私有云。平台分为大数据处理集群和大数据应用集群两部分。大数据处理集群基于 linux 操作系统和 hadoop 系技术，可提供大规模高性能分布式数据存储和计算能力。大数据应用集群采用基于容器的微服务架构提供灵活、高效的应用开发、部署、运维能力。在规模较大和应用较复杂的场景下，大数据应用集群可以运用 OpenStack 虚拟化技术进一步增强存储、计算、网络资源的灵活性、可靠性、隔离性和可管理性。

当服务出现异常时，请求可以自动导向到正常服务。此框架具有如下特点：①基于 Docker 容器技术，比传统虚拟化技术轻量，额外开销小，同样资源可以部署更多应用，资源弹性更好；②不限制应用和服务的开发语言或开发框架；③服务自动部署、升级；④服务自动注册；⑤服务自动发现；⑥服务自动负载均衡、容错；⑦服务自动扩容缩容；⑧应用间、服务间资源网络隔离。

三、数据采集和汇聚

数据库平台支持 CDC 等方式，在不对生产数据库进行操作的情况下，数据实时同步到数据中心。具备数据库同步技术和 ETL 技术，在不影响医院原始生产业务数据库的情况下，对数据进行抽取、同步、汇集，实现针对医院多源异构数据的采集和汇聚。

平台可支持多中心临床研究，可以将各个医院相关信息系统的历史数据及增量数据进行集成接入，包括但不限于下列系统及系统中的信息：①医疗机构信息系统（HIS）：患者、挂号、入出院、转诊、就诊、处方/医嘱、申请、收费三测单等信息；②实验室系统（LIS）：标本、检验结果等信息；③超声信息系统：超声检查、超声报告等信息；④病理信息系统：病理检查、病理标本、病理报告等信息；⑤内镜信息系统：内镜检查、内镜报告等信息；放射信息系统：放射检查、放射报告等信息；⑥核医学信息系统：核医学检查、核医学报告等信息；⑦放疗信息系统：放疗处方、放疗记录等信息；⑧心电信息系统：心电检查、心电报告等信息；⑨电子病历系统（EMR）：入院记录、出院记录、病程等病历信息；⑩护理系统：护理记录、观察记录、护理文书、用药记录等信息；⑪病案管理系统：病案首页信息；⑫重症监护系统：重症护理记录、观察记录、护理文书、用药记录等信息；⑬手术麻醉系统：手术记录、用药等信息；⑭生物信息系统（基因检测）；⑮生物样本库。

平台通过数据库同步技术和 ETL 等技术，在取得授权后对数据进行抽取、同步、汇集，实现针对医院多源异构数据的采集和汇聚。通常情况下，平台的数据更新周期为 T+7 天（每 7 天更新一次最新数据，当前数据为 7 天前数据）；如有实际工作需求，可实现 T+1 天或准实时。

四、搜索引擎部署

为了提高搜索效率，在基础环境中搭建分布式搜索引擎，可以实现千万份病历中秒级返回搜索结果；可以支持复杂的查询条件并支持全文检索。

数据库的搜索服务能够支持 TB 级数据的在线实时查询，支持各搜索业务场景下复杂的条件搜索、事件搜索，并在秒级时间内响应，所用技术包括：①搭建高可用、高性能、可扩展的分布式搜索引擎系统，支持数十亿级数据的存储和索引，支持全文检索、数值范围、正则匹配、层级关联等多种查询方式；②对医疗数据建模，形成具有层级性的患者－＞病历－＞诊断/用药/检验/检查等子项的数据模型；③提供查询语言智能构建引擎，对各业务场景查询条件进行智能分析，生成搜索引擎能够识别的搜索语句，并从搜索引擎系统中召回精确相关的患者病历数据；④支持医疗语言语义引擎系统，可对用户查询（query）进行智能纠错、主干词识别、相似查询、归一匹配等分析，从而精确识别用户真正的搜

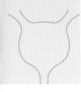
索需求；⑤可以扩展预警功能（持续的查询分析某个数据，如果超过一定的值，就进行警告）。

五、spark 实现高效数据分析

通过 spark 实现高效数据分析，Spark 是通过 Scala 语言进行实现，它是一种面向对象、函数式编程语言，能够像操作本地集合对象一样轻松地操作分布式数据集，具有以下特点：①运行速度快 Spark 拥有 DAG 执行引擎，支持在内存中对数据进行迭代计算；②易用性好 Spark 不仅支持 Scala 编写应用程序，而且支持 Java 和 Python 等语言进行编写，特别是 Scala 是一种高效、可拓展的语言，能够用简洁的代码处理较为复杂的工作；③通用性强 Spark 生态圈即 BDAS（伯克利数据分析栈）包含了 Spark Core、Spark SQL、Spark Streaming、MLLib 和 GraphX 等组件，这些组件分别处理 Spark Core 提供内存计算框架、SparkStreaming 的实时处理应用、Spark SQL 的即席查询、MLlib 或 MLbase 的机器学习和 GraphX 的图处理；④随处运行 Spark 具有很强的适应性，能够读取 HDFS、Cassandra、HBase、S3 和 Techyon 为持久层读写原生数据，能够以 Mesos、YARN 和自身携带的 Standalone 作为资源管理器调度工作，来完成 Spark 应用程序的计算。

六、全文检索功能

采用分布式搜索引擎（elasticsearch）等技术，实现数据的快速查询及调阅，并可支持不同平台的应用，进行全院范围数据检索；支持根据关键字快速搜索全库符合条件的患者；支持使用智能联想的关键词一同搜索，精准扩大搜索范围；支持相关主题词、高频原始词推荐；支持搜索时选用自然语言处理切词技术，提升搜索准召率；支持搜索结果命中飘红等；支持查看与关键字相关的中英文文献。

七、支持 Kafka 消息中间件

在本数据库中 Kafka 应用在将前置机的数据提取到大数据治理集群的环节，其优点包括：

1. 解耦　在项目启动之初就预测将来项目会碰到什么需求，是极其困难的。消息系统在处理过程中间插入了一个隐含的、基于数据的接口层，两边的处理过程都要实现这一接口。这允许独立的扩展或修改两边的处理过程，只要确保它们遵守同样的接口约束。

2. 冗余　有些情况下，处理数据的过程会失败。除非数据被持久化，否则将造成丢失。消息队列把数据进行持久化直到它们已经被完全处理，通过这一方式规避了数据丢失风险。

3. 扩展性　因为消息队列解耦了你的处理过程，所以增大消息入队和处理的频率是很容易的，不需要改变代码、调节参数。

4. 灵活性与峰值处理能力　在访问量剧增的情况下，使用消息队列能够使关键组件顶住突发的访问压力，而不会因为突发的超负荷的请求而完全崩溃。

5. 可恢复性　系统的一部分组件失效时，不会影响到整个系统。

6. 顺序保证　在大多使用场景下，数据治理的顺序都很重要。大部分消息队列本来就是排序的，并且能保证数据会按照特定的顺序来处理。Kafka 保证一个 Partition 内的消息的有序性。

7. 缓冲　在任何重要的系统中，都会有需要不同的处理时间的元素。消息队列通过一个缓冲层来帮助任务最高效率地执行——写入队列的处理会尽可能的快速。

8. 异步通信　很多时候，用户不想也不需要立即处理消息。消息队列提供了异步处理机制，允许用户把一个消息放入队列，但并不立即处理它。

八、支持实时流处理，实现实时数据处理

1. Golden Gate 软件　是一种基于日志的结构化数据复制软件，它通过解析源数据库在线日志或归档日志获得数据的增量变化，再将这些变化应用到目标数据库，从而实现源数据库与目标数据库同步。其主要优点包括：①安装、配置简单；②管理维护相对直观，通过其自带的 Oracle Management Pack for Oracle GoldenGate 管理工具，能够对其进行图形化界面的管理；③支持异构复制，如不同用户，不同数据库平台的复制，这也是其亮点所在。

2. WebService 接口推送与 SFTP 定期同步　① WebService 接口推送平台对外提供一个统一的 webservice 接口，和各业务系统进行业务数据交互，具体的交互根据接口参数 methodName 进行区分；② SFTP 是 SSH File Transfer Protocol 的缩写，安全文件传送协议。SFTP 与 FTP 有着几乎一样的语法和功能。SFTP 为 SSH 的其中一部分，是一种传输档案至 Blogger 伺服器的安全方式。

九、数据库系统可视化操作界面的实现

1. 数据集成参数配置　配置数据集成参数：①配置目录，用于接受备份文件并进行存储，根据配置可保存多次的备份数据；②邮件和短信息可接收告警信息。配置数据集成参数（图 29-1）。

2. 数据来源配置新建和修改数据来源数据库信息　①配置数据来源信息，包括数据库基础信息、数据库系统信息和数据库备份恢复机制；②图示中蓝色标记可查看医院信息配置（图 29-2）；③数据库和数据库所在系统的基础信息通过调研获得；④数据发布器选择数据库类型适合的发布器，其发布器配置，参数信息为 json 字符串，包含发布器所需参数配置完成后，数据源会按照其配置去进行备份和恢复数据库（图 29-3）。

3. 数据目标配置　有关新建和修改数据目标数据库信息包括：①数据来源等同于是一个数据库来源，数据目标等同于数据库来源对应的目标数据库；②数据来源可以对应多个目标数据库，配置目标数据库信息，可以把数据库来源的备份恢复到多个目标数据库；③目标数据库信息包括数据库 url（数据库所在服务器的路径），数据库名等（图 29-4）。

4. 监控　①数据集成平台可集成多家医院的生产系统，并监控数据库备份和恢复情况；②提供入口选择性查看某家医院的数据库备份和恢复情况（图 29-5）。

5. 数据集成备份信息监控　①可查看医院数据源的备份详情，表格中列出数据源对应的所有的

备份文件；②可查看每个备份文件对应的备份日志；③若备份文件恢复数据库时出现错误或者对恢复数据库有特殊需求，则可选择指定目标数据库，手工调度用该备份文件恢复选择的目标数据库（图29-6）。

6. 数据集成恢复信息监控　①可查看医院数据源的恢复详情，表格中列出数据源对应的所有目标数据的恢复信息；②可查看每个目标数据库的恢复日志；③若目标数据库恢复出错或者目标数据库有特殊恢复需求，则可为目标数据库选择指定的备份文件，手工调度恢复目标数据库（图29-7）。

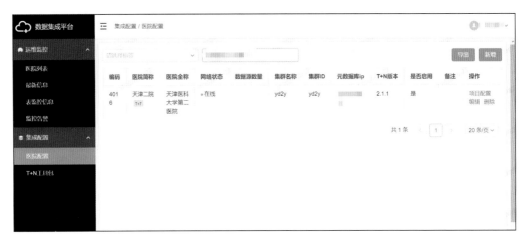

图 29-1　配置数据集成参数示意

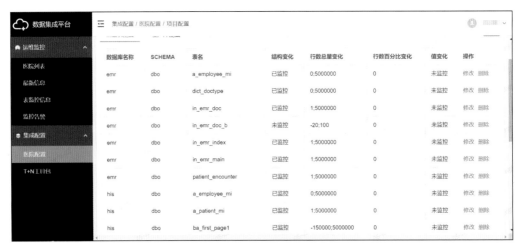

图 29-2　数据来源配置图

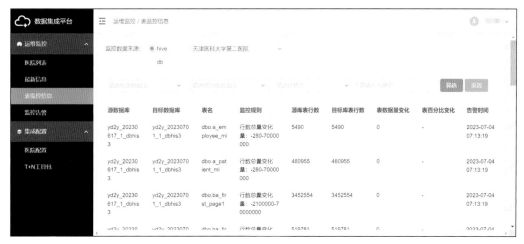

图 29-3　数据来源配置完成示意

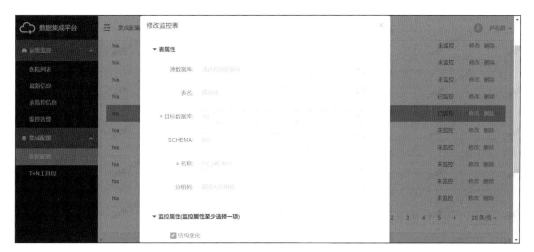

图 29-4　数据目标配置示意

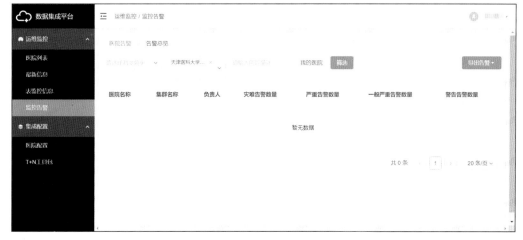

图 29-5　监控入口示意

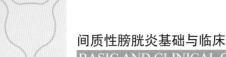

間质性膀胱炎基础与临床
BASIC AND CLINICAL OF INTERSTITIAL CYSTITIS

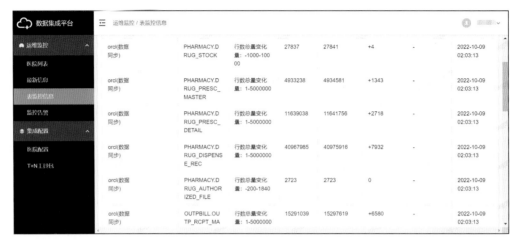

图 29-6 备份信息监控示意

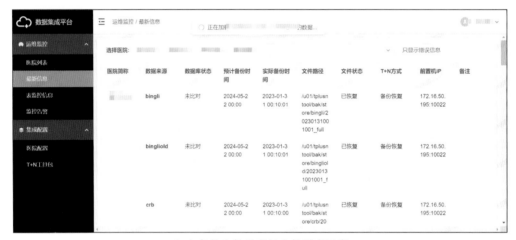

（a）备份文件对应的文件列表示意

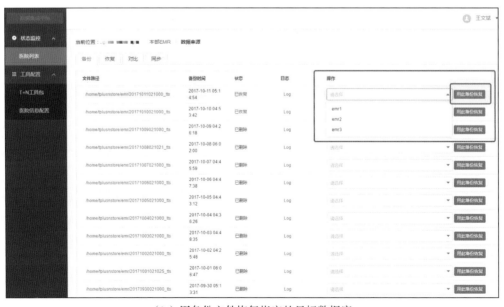

（b）用备份文件恢复指定的目标数据库

460

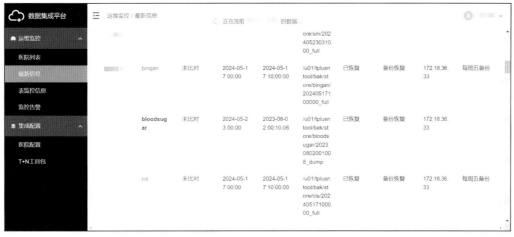

（c）备份文件对应的日志

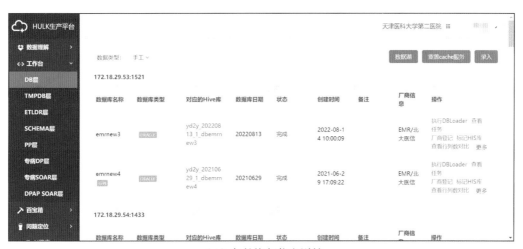

（d）备份恢复信息详情

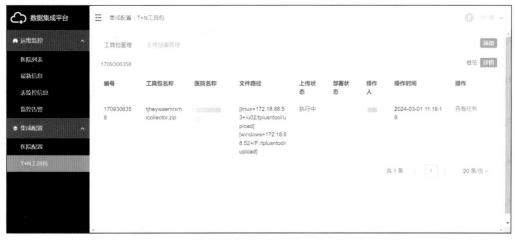

（e）数据库恢复日志示意

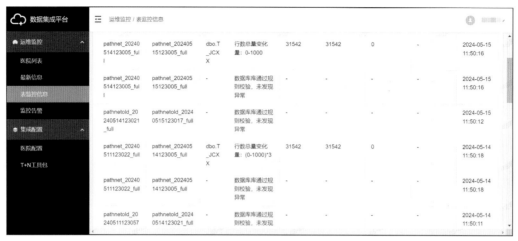

（f）数据库恢复日志示意

图 29-7　备份文件示意

十、IC 数据库系统表开发与定制

IC 数据库系统表开发与定制，示例如表 29-1 至 29-5 所示。

表 29-1　患者病案首页主表信息

序号	项目名称	项目名称编码	数据类型
1	患者 ID	patient_id	数字
2	住院次数	admiss_times	数字
3	病理号	pathology_no	数字
4	治疗类别	cure_type	文本
5	实施临床路径情况	clinic_route	文本
6	主任（副主任）医生	chief_doctor	文本
7	进修医生	learn_doctor	文本
8	实习医生	practice_doctor	文本
9	质控医生	q_medic	文本
10	质控护士	q_nurse	文本
11	病案质量	ba_quality	文本
12	离院方式	leave_type	文本
13	拟接收医疗机构	hospital_name	文本
14	是否死亡患者尸检	s_check1	文本
15	过敏源	allergic_diag1	文本
16	病理诊断	pathology_diag	文本
17	病理诊断编码	pathology_diag_code	数字

表 29-2　患者病案首页手术信息

序号	项目名称	项目名称编码	数据类型
1	患者 ID	patient_id	数字
2	住院次数	admiss_times	数字
3	手术操作时间	operation_date	时间
4	手术医生标识	operator_code	文本
5	手术第一助手标识	first_asis	文本
6	手术第二助手标识	second_asis	文本
7	麻醉医生标识	anaesthesia_doct	文本
8	手术名称	operation_name	文本
9	手术 icd9 编码	operation_code	数字
10	切口等级、愈合情况	cut_heal_grade	文本
11	麻醉方式	anaesthesia_methn	文本

表 29-3　患者病案首页诊断信息

序号	项目名称	项目名称编码	数据类型
1	患者 ID	patient_id	数字
2	住院次数	admiss_times	数字
3	诊断名称	comment	文本
4	诊断名称	dis_diag_comment	文本
5	诊断编码	dis_diag	数字
6	入院病情	admiss_status	文本
7	是否并发症、是否主诊断	dis_diag_type	文本
8	诊断顺序号	dis_diag_no	数字

表 29-4　患者检验主表信息

序号	项目名称	项目名称编码	数据类型
1	患者 ID	patno	数字
2	审核医生姓名	Checker	文本
3	审核医生用户账号 ID	lischeckerno	文本
4	申请医生	doctor	文本
5	检验状态	resultstatus	文本
6	报告医生姓名	Operator	文本
7	已登记时间	inceptdate	时间
8	已检验时间	OperDate	时间
9	已审核时间	TestDate	时间

间质性膀胱炎基础与临床

BASIC AND CLINICAL OF INTERSTITIAL CYSTITIS

续表

序号	项目名称	项目名称编码	数据类型
10	已报告时间	CheckDate	时间
11	样本号	sampleno	数字
12	标本采样时间	collectdate	时间
13	标本接收时间	ReceiveTime	时间
14	标本类型	sampletypeno	文本

表 29-5　患者病理结果信息

序号	项目名称	项目名称编码	数据类型
1	检查唯一标识符	F_BLH	文本
2	门诊号	F_MZH	数字
3	住院号	F_ZYH	数字
4	申请科室	F_SJKS	文本
5	检查方法	f_blk	文本
6	已检查时间	F_SDRQ	时间
7	已报告时间	F_BGRQ	时间
8	临床诊断	F_LCZD	文本
9	检查状态	F_BGZT	文本
10	审核医生	F_SHYS	文本
11	病理取材所见	F_RYSJ	文本
12	病理镜下描述	F_JXSJ	文本
13	病理诊断	F_BLZD	文本
14	报告医生姓名	F_BGYS	文本
15	标本名称	F_BBMC	文本
16	标本类型	F_BBLX	文本
17	检查唯一标识符	orderguid	文本
18	患者唯一标识符	hisid	文本
19	就诊类型	patienttype	文本
20	申请科室	applydept	文本
21	申请医生姓名	applydoctor	文本
22	申请时间	createdt	时间

第五节　间质性膀胱炎数据库系统应用方法

一、数据库登录

数据库可采用【短信 + 验证码】及【用户名 + 密码】两种方式登录，若需要修改密码，可在登录专病页面点击“忘记密码”，按照系统提示修改密码（图 29–8）。

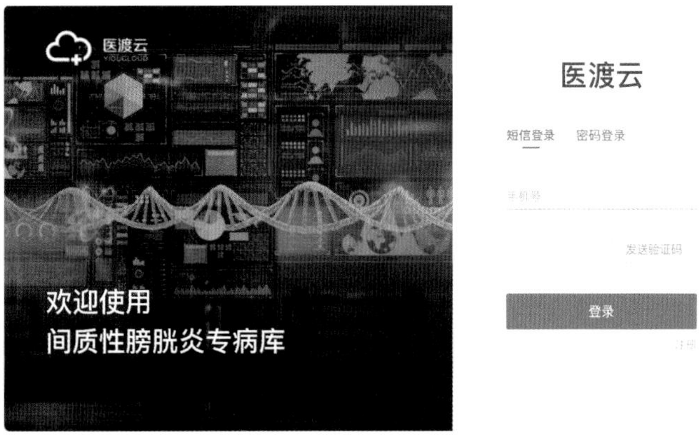

图 29–8　数据库登录界面

二、洞察分析

在顶部可以看到 IC 数据库内患者就诊时间跨度、专病库纳排条件说明、全库患者数、时间跨度、总项目数等信息（图 29–9）。

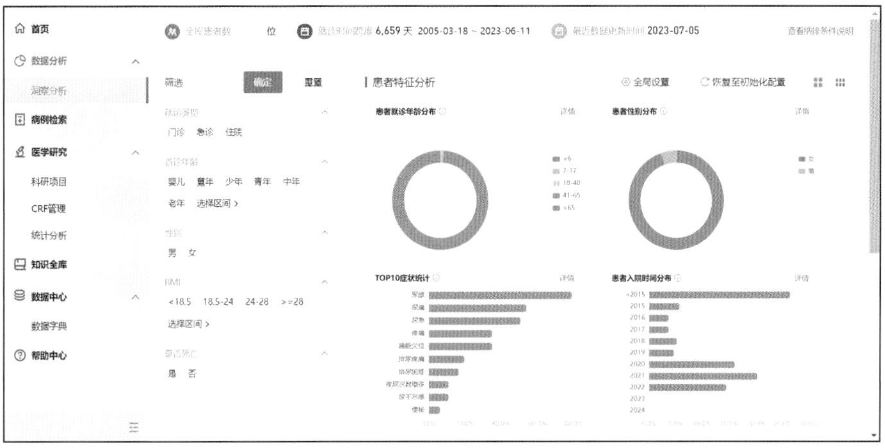

图 29–9　数据库主界面

三、患者列表

支持以患者列表的形式展示数据库内的患者数据，并且能够根据患者的疾病特征对患者进行筛选（图 29-10）。

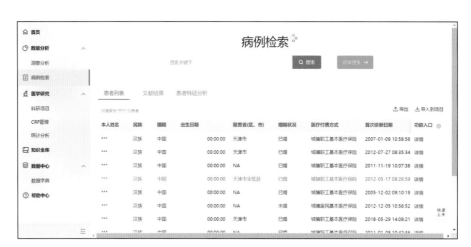

图 29-10　数据库内患者数据

四、病例搜索（简单搜索、高级搜索）

数据库提供的病例搜索功能能够支持 TB 级数据的在线实时查询，不但支持简单、精确搜索，还支持各搜索业务场景下复杂的高级搜索，例如条件树搜索、事件搜索，并在较短时间内快速响应。

数据库搜索是高可用、高性能、可扩展的分布式搜索引擎系统，支持大量数据的存储和索引，支持全文搜索、数值范围、正则匹配、层级关联等多种查询方式；数据库有自主研发的在线搜索计算平台，支持搜索结果的二次计算和搜索；数据库搜索提供医疗语言语义引擎系统，可对用户查询进行智能纠错、主干词识别、相似查询、归一匹配等分析，识别用户真正的搜索需求；并可基于条件树的搜索结果继续事件搜索。

支持搜索患者数据导出，可接入统计软件展开医学统计分析；通过漏斗式搜索＋实时样本量计算，可辅助科研思路查找，帮助用户一步步查找验证科研思路；支持对搜索关键词推荐相关文献，帮助用户快速找到与搜索人群相关的近年文献研究，探索科研思路。

1. 简单搜索　支持根据关键字快速搜索全库符合条件的患者；支持使用智能联想的关键词一同搜索，精准扩大搜索范围（例如：搜索"胃癌根治术"时，自动使用"根治性胃切除术"一同搜索）；支持相关主题词、高频原始词推荐；支持搜索时选用自然语言处理切词技术，提升搜索准召率；查看搜索到的患者数量，支持搜索结果命中飘红等；支持查看与关键字相关的中英文文献。

2. 高级搜索概介　①为具体指标设置搜索条件，精确搜索患者（如"首诊名称"包含"间质性膀胱炎"）；②支持纳入搜索、排除搜索两种搜索模式，且支持两种模式同时作用，快速完成科研纳排过程；③通过韦恩图进一步筛选患者：支持对条件树搜索、事件搜索、精确搜索所搜到的患者，使用韦恩图的方式筛选患者，灵活设置 3 种搜索方式的"交并补"；④支持条件树搜索、事件搜索、精确搜索 3 种搜索方式，且支持 3 种方式灵活搭配；⑤保存搜索条件，便于条件复用，尤其在多个队列大部分条件相同时格外方便；⑥快速查看搜索到的患者列表及患者详细数据。

3. 高级搜索 – 条件树搜索　支持搜索条件复杂的高级搜索，在高级搜索功能里，可以通过漏斗式搜索 + 实时样本量计算，快速检索目标患者并查看患者分析，帮助科研人员一步步查找验证科研思路和项目可行性。

①以树状形式添加多个搜索条件，支持复杂条件搜索。可设置多个搜索条件间的逻辑关系。

②支持纳入搜索、排除搜索两种搜索模式，且支持两种模式同时作用，快速完成科研纳排过程。

③支持通过节点随时添加更多的搜索条件，可计算全部条件节点综合搜出的总患者数量，可计算每个条件节点上搜索出的患者数量，快速了解患者流向。

④可为具体指标设置多种灵活搜索条件，不同类型数据不同搜索规则：a. 多个搜索条件之间的"并且""或者"关系灵活切换。b. 支持单字段条件值域的多值复选，支持多个搜索条件的搜索数据范围灵活限定（例如：患者所有病历数据、一份病历所有数据、一份报告单上的数据）。c. 不同类型数据不同搜索规则，数值型指标采用"大于""小于""等于"等规则，文本型指标采用"精确等于""包含""不包含"等规则。d. 支持在搜索条件上添加"首次""末次"的限定条件（如首次手术名称包含"经尿道膀胱电灼术"）。e. 支持为数值型指标添加"最高""最低"的限定搜索条件（如最高白蛋白＜ 40 g/L）。f. 支持为检验指标添加"高于 / 低于几倍正常高值 / 低值"的限定搜索条件（如淋巴细胞计数＞ 2 倍正常高值）（图 29–11）。

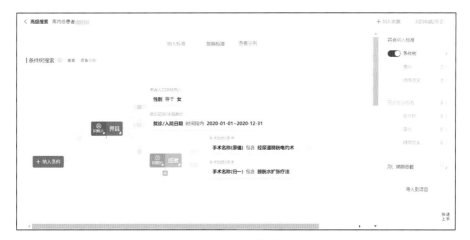

图 29-11　条件树检索

4. 高级搜索 – 事件搜索　事件搜索功能，是通过加入相对时间或绝对时间、发生次数等条件，综合组成事件高级搜索方式。

①可基于条件树搜索的基础上，继续进行事件检索。

②可设置定义完整事件，增加筛选条件，进行逻辑设置，可以增加多个事件，同时可以选择事件

定义满足任意一项或全部。a. 通过定义 T0 事件与事件前后的条件，精确搜索患者（例如：行膀胱电灼术之前行膀胱水扩张疗法的患者）。b. 支持基于 T0 事件，在其前后添加多个限定条件。c. 可设置定义完整事件，增加筛选条件，进行逻辑设置，可以增加多个事件，同时可以选择事件定义满足任意一项或全部。d. 灵活配置事件前后多个条件之间的关系（例如：满足任意条件，满足全部条件）。e. 计算满足 T0 事件与前后限定条件，综合搜索出的总患者数量。f. 计算满足 T0 事件的总患者数量。h. 基于 T0 事件，分别计算满足各个条件的患者数量与占比（图 29-12）。

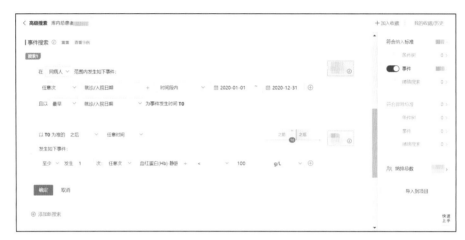

图 29-12　事件检索

5. 高级搜索 – 精确搜索　通过姓名、身份证号、住院号、病案号、门诊编号等信息，精确搜索找到目标患者。

五、患者详情

1. 患者时间轴　可参看搜索到的患者列表，可按照任意指标排序患者。自定义患者列表页需展示的重要基线指标。

每一例研究对象，都可以看到基于这个患者重点数据的全周期时间轴。此功能可以明确地绘制出患者的疾病发展、治疗情况。

支持通过设置按钮，定制要在时间轴上展示的内容。

进入一个患者的时间轴页面，查看重点诊疗事件各项指标，以及重要指标的时序进展情况（图 29-13）。

2. 患者详情　通过切换一级目录，进入对应的患者详情页。点击每一例研究对象，可以看到单个患者患病周期数据分类展示，包含患者人口学信息，每次诊断记录，检验，病案记录，物理检查等内容（图 29-14）。

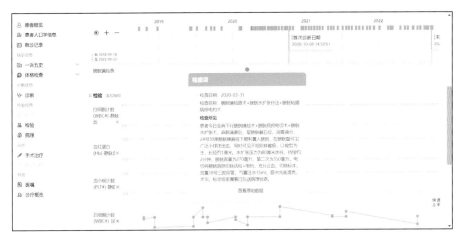

图 29-13　时间轴展示可清晰查看患者全周期诊治情况

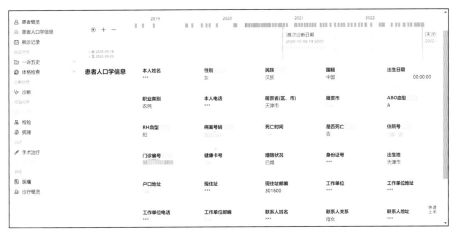

（a）患者人口学信息界面

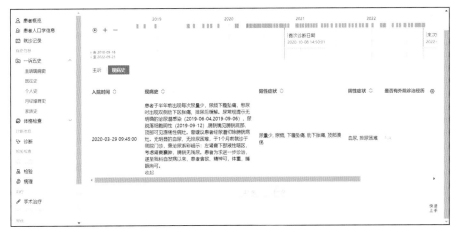

（b）患者主诉现病史信息界面

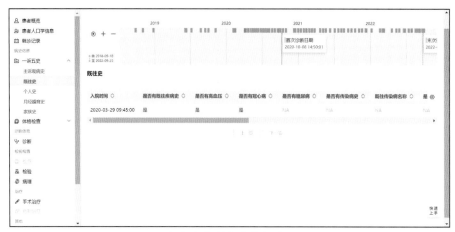

（c）患者既往史信息界面

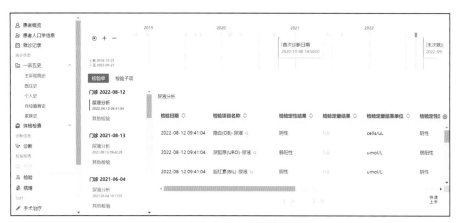

（d）患者检验尿液分析结果界面

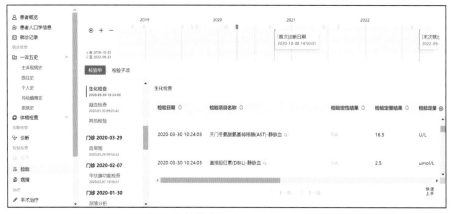

（e）患者检验血清生化结果界面

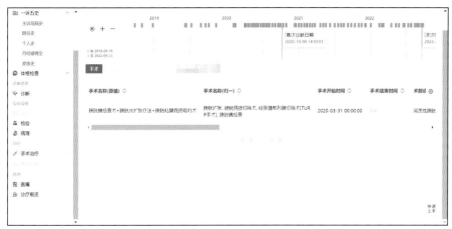

（f）患者手术治疗信息界面

图 29-14　患者详情页面

六、科研项目

科研项目列表页展示该账号下所有相关项目。支持通过项目状态进行筛选。每个项目卡片展示项目名称、创建时间、创建人信息、研究对象总数、参与中心等项目信息。支持搜索和筛选项目（图 29-15）。

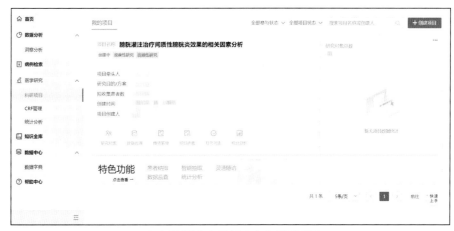

（a）数据库内可创建个人科研项目

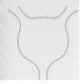

（b）科研项目筛选患者信息列表

图 29-15　科研项目查询界面

七、统计分析

科研项目发布后，可以在项目中针对项目数据进行统计分析。只有项目创建者能够在本项目中使用统计分析。在锁定项目数据后，可以开始进行统计分析。支持针对科研项目中的数据及上传到数据库的数据集进行统计分析，多种统计分析方法全方位支持科研数据分析和数据情况洞察，包括多因素分析、逻辑回归、线性回归、生存分析、单因素方差分析、t 检验、卡方检验等（图 29-16）。

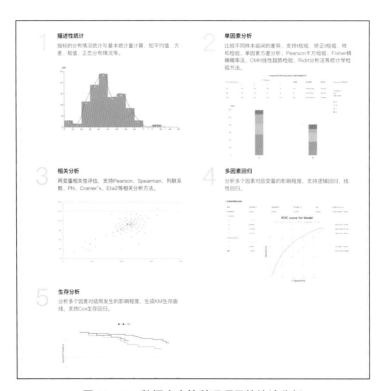

图 29-16　数据库支持科研项目的统计分析

八、数据导出

可以通过"导出数据"对每个分组下的数据进行导出。可以根据需要确定导出的指标范围及导出文件格式。导出支持 excel 和 csv 两种格式（图 29-17）。

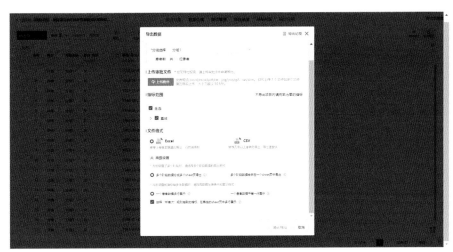

（a）数据库支持患者脱敏信息导出

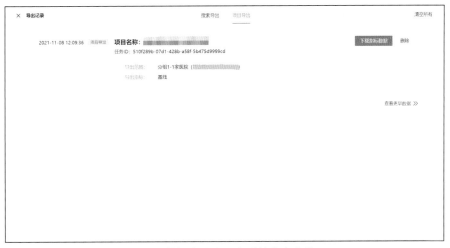

（b）数据库导出患者脱敏信息文件

图 29-17 数据导出界面

九、知识全库

点击"知识全库"一级目录，弹出与该专病库相关的"文献、临床指南、药品说明书"推荐，并支持关键词搜索相关的"文献、临床指南、药品说明书"（图 29-18）。

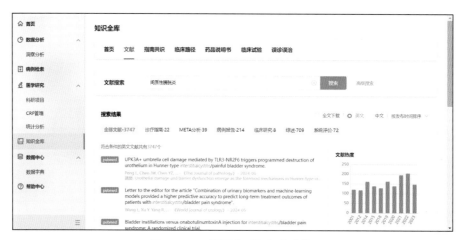

图 29-18　数据库"知识全库"

十、帮助中心

帮助中心会集成一些产品功能的使用教学视频和使用指导内容及常见使用问题 Q&A，帮助大家更好地去理解和使用数据库（图 29-19）。

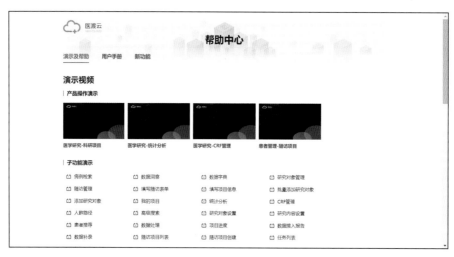

图 29-19　数据库帮助中心

第六节　结语

时至今日，距离 IC 首次作为病例报道已有百年历史，在较早时期是注重于临床医生对 IC 的诊断，后来逐渐增加了临床医生及患者问卷报告的统计分析，随着对该病认知的不断深入及流行病学研究，逐渐明确了疼痛和下尿路症状在该病患者中普遍存在，但 IC 的病因尚未明确，感染、自身免疫/炎症、神经性因素、肌肉功能紊乱、精神心理因素及其他潜在因素，都可能引起 IC 的发病。我国唯一的一篇

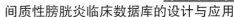

较大规模以布利斯托尔下尿路症状问卷为依据的流行病学调查报告，反映了福州女性的 IC 患者率，由此可见，我国缺乏关于 IC 的大规模人群流行病学调查，未有确切患病率的统计数据，在定义与诊断标准尚不统一的情况下，调查与统计的偏差更是难以避免。因此建立 IC 数据库的必要性和迫切性不言而喻。完整的保留病历信息在电子病历时代已经实现，但大量的临床信息如何做到便捷检索、精确提取，如何改变传统临床信息资源的存储与数据获取的局限性，这就需要建立全面、规范的 IC 临床信息资源数据库，通过对临床信息资源的结构化，使得大量碎片化的信息转变为可检索、提取、统计、分析的临床科研资料。

想要科学的解答我国间质性膀胱炎的患病率、年龄分布、男女比例、病因学因素、疾病症状，以及新技术、新方案、新疗法、创新药物的有效性等相关问题，科学完善的现代临床信息资料数据库不可或缺，为优化诊疗路径、推动建立规范性诊疗共识提供依据，这不仅是疾病研究、成果转化医学的重要平台，也是现代泌尿外科科学临床建设与应用管理的必然途径。

（张　坤）

参考文献

[1] ZHANG C，HUANG Y，OUYANG F，et al. Extracellular vesicles derived from mesenchymal stem cells alleviate neuroinflammation and mechanical allodynia in interstitial cystitis rats by inhibiting NLRP3 inflammasome activation［J］. J Neuroinflammation，2022，19（1）：80.

[2] AKIYAMA Y，LUO Y，Hanno P M，et al. Interstitial cystitis/bladder pain syndrome：The evolving landscape，animal models and future perspectives. International journal of urology［J］. Int J Urol，2020，27（6）：491-503.

[3] AKIYAMA Y. Biomarkers in interstitial cystitis/bladder pain syndrome with and without hunner lesion：A review and future perspectives［J］. Diagnostics（Basel），2021，11（12）：2238.

[4] BAROCAS D A，BOORJIAN S A，ALVAREZ R D，et al. Microhematuria：AUA/SUFU guideline［J］. The journal of urology，2020，204（4）：778-786.

[5] CHEN A，SHAHIYAN R H，ANGER J T. Interstitial cystitis/bladder pain syndrome treatment：A systematic review of sexual health outcomes［J］. Sexual medicine reviews，2022，10（1）：71-76.

[6] CLEMENS J Q，ERICKSON D R，LAI H H. Diagnosis and treatment of interstitial cystitis/bladder pain syndrome［J］. The journal of urology，2022，208（1）：34-42.

[7] YU H Y，LEE S，JU H，et al. Intravital imaging and single cell transcriptomic analysis for engraftment of mesenchymal stem cells in an animal model of interstitial cystitis/bladder pain syndrome［J］. Biomaterials，2022，280：121277.

[8] DOBBERFUHL A D. Pathophysiology，assessment，and treatment of overactive bladder symptoms in patients with interstitial cystitis/bladder pain syndrome［J］. Neurourol urodyn，2022，41（8）：1958-1966.

[9] GOUSSE A，VETTER J，LAI H H. Assessment of bladder pressure and discomfort symptoms：How do overactive bladder differ from interstitial cystitis/bladder pain syndrome patients？［J］. BMC Urol，2023，23（1）：53.

[10] HOMMA Y，AKIYAMA Y，TOMOE H，et al. Clinical guidelines for interstitial cystitis/bladder pain syndrome［J］. International journal of urology，2020，27（7）：578-589.

[11] WEN C，XIE L，HU C. Roles of mesenchymal stem cells and exosomes in interstitial cystitis/bladder pain syndrome［J］. J Cell Mol Med，2022，26（3）：624-635.

[12] KIRKHAM A，SWAINSTON K. Women's experiences of interstitial cystitis/painful bladder syndrome［J］. West J Nurs Res，2022，44（2）：125-132.

[13] LI J，YI X，AI J. Broaden horizons：The advancement of interstitial cystitis/bladder pain syndrome［J］. international journal of molecular sciences，2022，23（23）：14594.

[14] LIN H Y，LU J H，CHUANG S M，et al. Urinary biomarkers in interstitial cystitis/bladder pain syndrome and its impact on therapeutic outcome［J］. Diagnostics（Basel），2021，12（1）：75.

[15] LIN Z，HU H，LIU B，et al. Biomaterial-assisted drug delivery for interstitial cystitis/bladder pain syndrome treatment［J］. Journal of materials chemistry B，2021，9（1）：23-34.

[16] MOODY C C，FASHOKUN T B. Painful bladder syndrome/interstitial cystitis and high tone pelvic floor dysfunction［J］. Obstet Gynecol Clin North Am，2021，48（3）：585-597.

[17] SU F，ZHANG W，MENG L，et al. Multimodal single：Cell analyses outline the immune microenvironment and therapeutic effectors of interstitial cystitis/bladder pain syndrome［J］. Advanced science（Weinh），2022，9（18）：e2106063.

[18] UEDA T，HANNO P M，SAITO R，et al. Current understanding and future perspectives of interstitial cystitis/bladder pain syndrome［J］. International neurourology journal，2021，25（2）：99-110.

[19] SULTANA S，BERGER G，LEHMANN C. Components of the endogenous cannabinoid system as potential biomarkers for interstitial cystitis/bladder pain syndrome［J］. Diagnostics（Basel），2021，12（1）：19.

第三十章
间质性膀胱炎网络资源查询与应用

第一节 概述

信息学是现代临床医学与基础医学交流，并获取新知识、新理论、新技术与新进展的重要平台。随着现代科学技术的发展与应用，信息资源的存储介质、传播载体及获取科学信息的方法已经从以传统的杂志、专业书籍为载体的信息资源逐步发展为以文字、图像、声音、动画等为信息载体的多媒体模式。随着互联网传播信息模式的快速发展，信息资源已经进入了大数据时代。网络资源存储的各种新知识、新理论、新技术与新进展的信息量巨大，每天都在不断地增长和更新。互联网对于信息快速储存与传播的功能特点，已成为临床与基础医学工作者快速、高效地获取各种科技前沿信息的主要方法与途径。

医学信息资源是目前应用范围最广的信息资源，其基本特征包括：①随着数据库技术和医学信息技术的不断发展，医学信息资源的增长日新月异，资源类型分门别类，传播途径多样；②临床与相关基础研究医学文献信息资源占全部科学文献的首位，基于医学信息内容与读者专业不同，其传播的医学专业信息在各类文献数据库中的存在较为分散。这表明，在浩瀚的文献中如何利用网络资源查询与获取相关的专业信息已经成为临床医生、基础研究工作者和专业研究生需要掌握的方法；③医学信息更新频率较快，时效性较短，大数据环境下的医学信息半衰期约为 4.8 ～ 7.7 年，最短为 3 年；④ 网络医学信息资源主要是指出版商和数据库生产商在网络上发行的数据库，包括电子图书、电子期刊、电子报纸等一次文献数据库，而以文摘、索引、目录等为二次文献数据库；⑤ 电子出版物资源，包括电子期刊、报纸、图书、电子法规等，在网上浏览并订阅该出版物已成为获取临床与基础研究信息的重要方法；⑥ 网络医学信息资源搜索引擎和馆藏连机目录，搜索引擎自动搜索采集网页信息，医学专业搜索引擎如 MedMatirx、MedwebPlus 等。多数网络检索工具同时具有关键词检索和目录检索功能，馆藏连机目录是各图书馆馆藏文献的检索系统，在馆藏利用和馆际互借、资源共享等方面发挥重要的互补作用；⑦ 网络医学教育信息资源包括针对医学从业人员的职业教育和针对普通大众的科普知识及患者健康教育等信息资源。

间质性膀胱炎（interstitial cystitis，IC）是一种涉及多学科的复杂疾病，其病因机制尚未完全阐明，疾病命名与临床表现多样，不同作者对 IC 的认识、研究内容与治疗观点的视角不同，其研究内容与结果可在多种相关专业学术期刊发表，如 IC 膀胱疼痛与排尿异常多发表在各种泌尿外科杂志；子宫内膜异位症多见于妇科学杂志；IC 性功能障碍文章多发表在男科或性医学杂志；IC 排尿异常、急迫性尿失禁或膀胱过度活动症（overactive bladder）常见于尿控学或尿流动力学杂志；慢性盆腔疼痛、膀胱疼痛综合征、纤维肌痛（fibromyalgia）、肠易激综合征（irritable bowel syndrome）等多见于疼痛医学杂志或神经生物学杂志；有关 IC 病因、病机、病理分型等基础研究文章可查询病理学、免疫学和影像学杂志；IC 健康教育与护理常发表在护理医学杂志；精神心理异常如焦虑或抑郁症方面信息可查询神经内科学或心理学杂志。

基于间质性膀胱炎病因、病机、临床表现、诊断与治疗方法涉及医学各个领域，其研究内容在多学科之间相互关联。这表明，要想从庞大的互联网信息资源中查询与获取间质性膀胱炎的相关基础知识、诊疗指南及多模式治疗新方案，了解与掌握医学网络搜索引擎，常用医学文献数据库，间质性膀胱炎的相关机构、期刊及其网址等信息资源，才能便捷、快速、有效的获取所需的 IC 文献及前沿信息，这也是作者撰写"间质性膀胱炎网络资源查询与应用"的主要目的。

第二节 医学网络搜索引擎

一、概述

搜索引擎（search engine）是一个对互联网信息资源进行搜索、整理、分类并存储在网络数据库中工具，搜索引擎由信息搜集、信息分类、用户查询三部分组成，其功能有助于使用者快速、有效、简便地检索和获取互联网上丰富信息的检索工具。搜索引擎也以是一个独立的网站或附在其他类型网站或主页上的一个搜索工具。搜索引擎根据功能分为通用搜索引擎和专业搜索引擎。通用搜索引擎覆盖面广、信息量大，可满足获取各种知识的需求，其中比较著名的搜索引擎有 Yahoo、Google、AOL Search、Lycos、百度、雅虎中国、搜狗、爱问、网易等。专业搜索引擎涉及某些特殊领域，学术性强，有一定深度和专业侧重，服务主要面向科技工作者，有严格准入评价标准。医学信息的获取与查询主要通过医学相关专业网站或医学网络搜索引擎进行检索，如由医学专业技术人员组建的网站 Medweb，Medical Matrix 或 Yahoo、Google 等综合性的搜索引擎。

二、医学专业搜索引擎与分类

1. 医学搜索引擎的分类 医学搜索引擎按照检索语言的不同，可分为"分类检索和关键词检索"两类。分类检索是将网站按资源类型、学科内容或地理分布分成多级分类目录式结构进行检索，而关键词检索是根据网站中的文本文件内容或主题进行检索。对需要检索比较大的学科或特定类型的信息资源通常采用分类检索。对专用名词、术语资源或需要限定条件的检索，多采用关键词检索。如果采用分类检索与关键词检索结合使用，其检索的信息量更大、更加简便、快速、准确地获取所需要的信息。

2. 常用医学搜索引擎

（1）Google Scholar（https://scholar.google.com）目前 Google Scholar 是国际上最好的免费学术搜索引擎，能帮助临床医学与基础研究工作者快速查找相关学术信息或资料的常用搜索引擎。尽管世界上绝大部分科研工作者都在使用 Google Scholar，但在中国尚不能访问 Google Schola 搜索引擎。因此搭建了很多的镜像站点的导航（https://ac.scmor.com/）。

（2）SemanticScholar（https://www.semanticscholar.org/）SemanticScholar 是由微软联合创始人 Paul Allen 建立的免费学术搜索引擎，其检索内容主要来自于期刊、学术会议或学术机构的信息与文献。该搜索引擎能够检索到 80% 的免费论文文献，并直接提供图表预览，为临床与基础研究人员提供丰富的图文信息资料。

（3）Microsoft Academic Search（https://academic.microsoft.com/home）Microsoft Academic Search 是微软建立的搜索引擎，与 Google Scholar 搜索引擎相比，其主要优点是能够在中国被访问，但微软学术搜索不支持中文。

（4）Medmatrix（https://www.medmatrix.org/）Medical Matrix 是由 American Medical Informatics Associations Internet Working Group 的医师和医学图书馆成员于 1994 年创建的，该专业搜索引擎收录近 4600 多个医学网址，是目前最重要的，且最适合临床医师使用的医学搜索引擎。按医学信息类别分为医学专题、临床实践、疾病、文献、教育、保健、职业信息、医学计算机、互联网技术、市场等十大类。每一大类下，根据内容分为摘要、全文、多媒体、教科书、病例、影像学和临床病理、患者健康教育等二级目录。每个网址均有评语，便于用户选择是否进入该主页。所有网站严格按标准评价，按其重要程度分为 1 ~ 5 星级，便于用户检索与选择。Medical Matrix 为免费 MEDLINE 检索节点，发布、评注并不断更新可供自由访问的网上临床医学资源，提供关键词检索和分类检索两种途径。另外需要说明的是，Medical Matrix 是一种概念驱动的免费智能搜索引擎，用户只需第一次检索 Medical Matrix 时注册，就可以定期收到网上新增的医学相关站点及最新医疗动态。

（5）Medweb（https://www.medweb.emory.edu/medweb/）Med Web 是由美国 Emory 医科大学 Health Sciences Center Library 于 1994 年开发的生物医学网站，链接与医学研究、教育及诊疗相关的多种信息资料。该网站资料细分为网络资源目录、会议情报、医学关联团体信息、各个专业涉及 100 多个主题。设有快速检索、高级检索和主题检索三种检索途径，其特点是检索速度快、操作简便、界面简洁、提供的站点质量高。

（6）Medical World Search（https://www.mwsearch.com/）Medical World Search 是由 The Polytechnic Research Institute 于 1997 年创建，收集了近 10 万个网页全文，采用美国国立医学图书馆研制的统一医学语言系统进行标引分类，几乎包含了所有医学词汇。Medical World Search 与大多数常用的搜索引擎不同的是：可以理解医学术语，检索时可根据词表自动扩大或缩小检索范围。Medical World search 为其选择的成千上万个站点所对应的网页中出现的全部词汇和医学术语作了索引，用户通过单词检索就

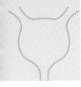

可查到所有网页的全文。点击输入的检索词，即可显示关联的同义词、更为专指的主题词和该词的定义，以利于使用者更为合理有效的查询相关信息。除检索自身资源外，Medical World Search 还能将检索词发送到其他特定的搜索引擎并超链接其他检索工具，实现多种检索工具的综合和全面检索所关注的科技信息。

（7）Medscape（https://www.medscape.com/）Medscape 是由美国 Medscape 公司于 1994 年研制，是由 lta Vista 支持的搜索引擎，是医生和其他卫生专业人员的网络资源。它以同行评审的原始医学期刊文章、CME（继续医学教育）、MEDLINE 数据库的定制版本、每日医学新闻、主要会议报道、医学图像、医学词典和药物信息（包括药物数据库 Medscape 药物参考，或 MDR 和药物相互作用检查器）为特色。Medscape 中的所有内容对专业人士和消费者都是免费的，但需要注册。主页包括 NEWS&PERSPECTIVE、DRUGS&DISEASES、CME&EDUCATION、ACADEMY、VIDEO、DECISIONPOINT，是网络上最大的免费提供医学全文文献和继续教育资源的网站。可以根据疾病名称、学科及查询内容进行分类检索。

（8）Medworld（http://medworld.Stanford.edu/home/）Medworld 是由美国斯坦福大学医学院于 1996 年创建，包括了 Yahoo、Alta Vista、Excite、Lycos 等综合性搜索引擎及 Medical Matrix、Medweb 等医学专业搜索引擎，也包括了医学教育与学习、医学新闻与信息、医学图像和多媒体等数据库。

（9）Cliniweb International（https://www.ohsu.edu/）1995 年美国（Oregon health sciences university，OHSU）研发成一种能提供 5 种检索入口语言搜索引擎，除直接链接 MEDLINE 进行文献检索外。还具有与 Medical Matrix、Yahoo Health、MedWeb 检索的连接和查准率较高的主题词自动转换系统。

（10）MedExplorer（http://www.medexplorer.com/）1996 年美国 MedExplorer 公司研制一种集分类检索和关键词检索于一体的搜索引擎，近 30 个类目按字顺排列，还通过下拉式菜单提供分类，主要检索医学信息，还可检索 250 多个医学新闻信息和世界各地召开的会议消息，并提供与 HealthGuide 的连接的全文免费搜索引擎，关键词检索时大小写不影响检索结果与效率。

（11）其他搜索工具 百度学术（https://xueshu.baidu.com/）；科研狗专用导航（https://scholar.chongbuluo.com/），这个导航集合了"谷歌学术""微软学术""百度学术""OA 文献库"（OALib）"sci-hub""CNKI"等常用网。

三、使用医学搜索引擎应注意的有关问题

目前医学搜索引擎种类繁多，无论是国外搜索引擎还是国内搜索引擎，其搜集的网站数量和质量千差万别，由于信息检索用户的查询目的、需求内容、操作工具及方法不同，其搜索信息或许达不到理想的结果，鉴于此，要想达到理想的查询信息或资料的效果，就需要熟知每一个搜索引擎提供的信息资源并掌握正确的搜索方式与方法，才能获取所需要的信息结果。在使用医学搜索引擎查询相关信息资源时，应注意以下相关问题：①熟悉网上搜索引擎的特点，了解与本专业相关的信息资源；②一些搜索引擎只有在注册成功后，用户方可进行检索，虽然给用户带来麻烦，但在注册成功后往往会得

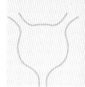

到更完善地服务，如定期收到新的资源及消息，并搞清楚是否收费；③在检索时，应根据不同的需要选择有效的搜索引擎，并了解各类搜索引擎的检索规则和特性，检索前应仔细阅读这些搜索引擎使用说明，如操作、运算符、大小写、布尔规则、默认值、逻辑运算符（AND、OR、NOT）、通配符、排序规则、有无限制等相关使用信息，有助于检索到所需要的信息；④选择合适的医学搜索引擎是非常重要的，在检索中采用几种搜索引擎联合进行检索，有助于获取更加完整满意的检索结果；⑤为了避免检索结果过多的无关信息，注意适当地调整和精确组配或限定关键词；⑥当应用逻辑组配放宽检索条件时，在检索中应注意避免使用生僻词，但可多采用关键词的同义词或近义词；⑦医学信息搜索引擎应关注其相关性、准确性、权威性、专业性、可用性、时效性、易操作性；此外，个性化、智能化、服务深化与细化也是需要重点关注的优化方向；⑧支持多媒体功能，更新快、查全率高、死链率低、界面有亲和力；及时获取网上多媒体格式相应的播放器，充分利用多媒体获取信息；⑨科学地确定检索的目标和主题，以保证有的放矢，获取所需求的信息。

第三节　医学文献英文数据库

间质性膀胱炎或膀胱疼痛综合征，涉及多学科基础与临床研究的相关学术信息，依据医学文献数据库所关注的焦点、内容与文献类型不同，其医学文献数据库主要包括英文和中文文献数据库，其中英文数据库的特点与类型包括：① 全文收录数据库（Elsevier、SpingerNature、Wiley）；② 文摘型数据库（PubMed、EmBase）；③ 事实型数据库（Cochranelibrary、Clinical Evidence）；④ 专业型数据库（Pfam、ATLAS、HMDB）；其中 PubMed、EmBase、Web of Science（WOS）被称为英文数据库"三杰"。本节重点介绍中英文文献数据库的相关信息与特点。

一、PubMed 数据库

1. PubMed 和 Medline 数据库的特点　1997 年美国国立医学图书馆（NLM）创建的，是当今世界上最具权威性的文摘类医学文献数据库之一。收录范围从 1946 年至今，部分收录的文献可以回溯至 1856 年。PubMed 和 Medline 数据库收录全球 80 多个国家和地区的 5600 多种生物医学期刊的题录和文摘，所收录的文献由 NLM 和各专业协会的数据协作采集专家推荐，经美国卫生健康研究院文献选择技术委员会评估后方可入选收录。收录的文献质量较高，累积收录了 3000 多万篇文献，涉及 44 个语种，大约有 75% 为英文文献。尽管语种不同，但大多数收录的文献都有英文文摘。学科范围主要收录生物医学和健康科学领域的文献，内容覆盖了基础医学、临床医学、护理医学、牙科学、兽医学、卫生保健、营养卫生、职业卫生、卫生管理及部分生命科学、行为科学、化学、生物工程学等与健康科学密切相关专业领域的文献。Medline 被 Web of science（WOS）、Ovid、EBSCO、OCLC Firstsearch、scifinder scholar（CA）、Embase 等知名数据库检索平台收录，这些平台均可进入 Medline 数据库。

2. pubmed 数据库的检索方式

（1）基本检索：在 Pubmed 的基本检索输入想要查找的检索词，可以用主题词、关键词、著者姓名、刊物名等进行检索，检索时使用字段标识要用方括号（[ ]），主要字段标识如表 30-1 所示。

表 30-1　Pubmed 主要字段标识

字段标识	字段名称	标识含义
AB	Abstract	摘要
AD	Affiliation	第一负责人的单位、地址
AU	Author Name	著者姓名
DP	Publication Date	论文发表日期
EDAT	Enters Date	录入 Pubmed 的日期
IP	Issue	期刊的期号
TA	Journal Title	刊名
LA	Language	语种
MH	MeSH Terms	MeSH 主题词
MHDA	MESH Date	标引 MeSH 主题词的日期
SH	MESH Subheadings	MeSH 副标题
PG	Pagination	页码
PS	Personal Name as Subject	人名主题词
PT	Publication Type	文献类型
PMID	Pubmed ID	Pubmed 号
SB	Subset	于限定检索 Pubmed 下属数据库
SO	Source	文献来源
TI	Title Word	论文题名
VI	Volume	期刊的卷

（2）高级检索（advanced）：在进行高级检索时需注意，输入同一检索词时同时输入它的近义词并以"OR" 进行连接，以便查全文章。pubmed 高级检索页面里的检索历史记录（History and Search Details）可以查看以往检索式及检索结果，系统会对既往检索式赋予检索式序号，用户可以利用逻辑运算符来连接多个检索式序号或检索式序号与新的检索词来编制新的检索策略，Pubmed 最多可储存 100 个检索式，若超过 100 个，则自动删除最早的检索式。

（3）主题词检索（MeSH database）：主题词检索注意只能选一个核心词录入，且不支持任何逻辑的组配。需要说明的是，主题词检索和基本检索所获取的结果存在差异，主题词检索具有支持副主题词的限定功能，使检索更具专指性。如主题词检索 "Interstitial cystitis"/"diet therapy" 可以确保文献主题一定是间质性膀胱炎，而基本检索 "Interstitial cystitis" AND "diet therapy" 只能保证 " Interstitial cystitis " 和 "diet therapy" 出现，但不能保证这两个词是否一定与 IC 有关联。主题词检索核心概念是通过一个唯一概念代替多个同义词、近义词、不同形式语词及下位词，检出信息更加全面。如主题词检索 "Interstitial cystitis" 可以包含许多入口词，这些词都可以替代主题词，而基本检索 " Interstitial cystitis " 只代表多个同义词中的一个，检出的结果往往更片面，加权限定使查询的结果更准确。但主题词也有其不可忽视的缺点，它只对来源是 Medline 的文献记录有效。pubmed 数据库中只有 Medline 数据源有主题词，Publisher-Supplied Citations、In-process citation 数据源是没有主题词的，由此所查的相关文献数量会减少。

（4）期刊检索（journals）：pubmed 数据库中可以获取期刊的创刊年、出版者等信息，并检索该期刊发表的所有文献。

（5）临床查询（clinical queries）：pubmed 数据库可通过输入疾病名称和主题，选择相应的临床研究类型如治疗、临床预防建议、诊断、病因、预后主题词，即可查询获取所需的文章。

综上所述，了解和掌握 PubMed 数据库的主要检索方式已成为互联网时代基础，同时该数据库临床医学科技工作者快速获取医学生物信息和文献资源的首选数据库。

二、EMBASE 数据库

Embase（https://www.embase.com）是由荷兰 Elsevier Science 出版公司建立的数据库，收录 70 多个国家出版的 4550 种左右期刊的医药文献，每年约 50 万条文献记录，累积约 994 万条，80% 的文献带有文摘。近 2000 种 Medline 以外的特有期刊，1100 万条记录，覆盖更多疾病和药物的信息。EMBASE 中的内容涉及药学、临床医学、基础医学、预防医学、法医学和生物医学工程等。除了可以检索丰富的医学文献，还支持药物和疾病检索。EMBASE 医学外文文献数据库中收录药物方面的文献量大，占 40% 左右，并设置了与药物有关的副主题词 17 个和与疾病有关的副主题词 14 个，2000 年又新增与给药途径有关的副主题词 47 个，增加了与药物有关的字段，如药物主题词字段（DR）、药物分类名称字段（EL）、药物商品名字段（TN）等，不足的是该数据库需要收费。

三、Web of Science 数据库

Web of Science（http://apps.webofknowledge.com）是美国汤姆森科技信息集团（Thomson Scientific）创建的全球最大，覆盖学科最多的综合性学术信息资源，它涵盖了自然科学，生物医学和社会科学领域等六个引文索引，我们所熟知的 SCI 就是其中收录的重要文献之一。目前，Web of Science 推出的影响因子已成为评价国际学术期刊和学术论文质量的重要指标。Web of Science 数据库是国际公认的反映科学研究水准的数据库。该数据库可通过校园网进入 Web of Science 数据库。

四、HighWire Press 数据库

High Wire Press（http://portal.highwire.org/lists/allsites.dtl?view=by+publisher#O）是 1995 年由美国斯坦福大学图书馆创立的，特点是能提供全文的免费数据库。目前该数据库已收录各类电子期刊 340 余种，累积收录文献达 130 余万篇，其中超过 47 万篇文献可免费获得全文。通过该界面还可以检索 Medline 收录的 1200 多万篇文献。High Wire Press 收录的期刊覆盖以下学科：生命科学、医学、物理学、社会科学。

五、science online 数据库

Science Online（https://www.sciencemag.org/）由美国科学促进会（American Association for the Advancement of Science，AAAS）建立的期刊数据库，主要收录 *Science* 和 *Science Magazine* 的电子版文献，是国际学术界享有盛誉的综合性科学周刊，其影响因子在所有科技类出版物中排名第一。除 *Science* 之外，该数据库还收录 *Science Advances*、*Science Immunology*、*Science Robotics*、*Science Signaling*、*Science Translational Medicine*、*Science Partner Journals* 6 种子刊，其中 *Science Advances* 可以免费下载全文。

第四节　中文文献数据库

一、中国知网数据库

知网数据库（https://www.cnki.net/）是我国创建的收录、存储文献信息资源内容最丰富的数据库，包括《中国学术期刊》《中国学术文献网络出版总库》《中国博士学位论文全文数据库》《中国重要会议论文全文数据库》《中国重要报纸全文数据库》等，其中《中国学术文献网络出版总库》存储中文学术文献资源约 2.2 亿篇，每日更新 1 万～3 万篇，覆盖 12 种信息资源类型。可全方位满足科学研究、临床应用、学术创新、经济管理、政策决策等需求的信息资源，CNKI 已存储 7000 多种期刊、1000 种报纸、18 万本博士 / 硕士论文、16 万册会议论文、30 万册图书及国内外 1100 多个专业数据库。主要特点为信息量最大，数据全，是检索中文期刊的首选数据库。

二、万方医学数据库

万方医学数据库（http://med.wanfangdata.com.cn/）是万方数据股份有限公司旗下的网站。拥有 220 多种中文独家医学期刊全文、1000 多种中文医学期刊全文、4100 多种国外医学期刊文摘（全文以电子邮件原文传递方式获得，核心期刊全部收齐），其中包括中华医学会、中国医师协会等独家合作期刊

220 余种；中文期刊论文近 360 万篇，外文期刊论文 455 万余篇。整合数亿条全球优质学术资源，集成期刊、学位、会议、科技报告、专利、视频等十余种资源类型。

三、维普数字期刊数据库

维普数字期刊数据库（http://www.cqvip.com/）是 2000 年中国建立的最大数字期刊数据库，该库也是我国网络数字图书馆建设的核心资源之一。维普数字期刊数据库，自建成并开始应用以来，受到国内图书信息界的广泛关注和高等院校、公共图书馆和科研机构的普遍赞誉，它不仅是高校图书馆文献保障系统的重要组成部分，也是科研工作者进行科技查证和科技查新的理想数据库。维普网已经成为全球著名的中文专业信息和中国综合性文献最大的服务网站。

四、中国生物医学文献数据库（CBM）

中国生物医学文献数据库（http://www.sinomed.ac.cn/）由中国医学科学院医学信息研究所于 1994 年研制开发的综合性中文医学文献数据库。它收录 1978 年以来 1600 余种中国生物医学期刊，以及汇编、会议论文的文献记录。涉及学科包括基础医学、临床医学、预防医学、药学、中医学及中药学等生物医学的各个领域。主要特点是集检索、免费获取、个性化定题及全文传递服务于一体的生物医学中外文献服务系统。

第五节　间质性膀胱炎常用相关网址

一、IC 相关研究机构及网址

1. 美国间质性膀胱炎协会　1984 年由 Vicki Ratner 医学博士创立的美国间质性膀胱炎协会是唯一致力于改善间质性膀胱炎患者医疗保健和生活质量的非营利性慈善机构，是最早通过新闻媒体、电视直播、典型病例介绍、专家专题讲座、组织各种学术会议等方式提高医患对 IC 的认识，推动了多学科对间质性膀胱炎临床诊疗与病因病机研究的深入开展，网站（https:// www.ichelp.org/）为需要帮助的间质性膀胱炎患者提供各种咨询服务。

2. 美国泌尿外科学协会（American Urological Association，AUA）　AUA 是国际著名的泌尿外科学术组织，会员来自世界各国著名泌尿外科医生。AUA 除每年组织世界大型泌尿年会外，还组织各国专家学者制定与更新泌尿外科疾病指南，其中包括 2011 年 AUA 间质性膀胱炎诊治指南；2014 年 AUA 间质性膀胱炎 / 膀胱疼痛综合征的诊疗指南；2015 年，美国泌尿外科学会发布了间质性膀胱炎 / 膀胱疼痛综合征的诊断和治疗指南修订案；2019 年间质性膀胱炎 / 膀胱疼痛综合征：当前诊断和治疗未来趋势等引领工作，https://www.auanet.org. 是世界泌尿外科医生最热门的专业学术网站。

3. 美国国立卫生研究院泌尿外科（National Institute of Health-Urology Section）　是研究间质性膀胱炎/膀胱疼痛综合征流行病学、病因病理研究、组织 IC 各种专题研讨会、参与制定 IC 诊疗指南的重要学术研究机构。https://www.niddk.nih.gov 是其网站的网址。

4. 欧洲泌尿外科学会（European Association of Urology，EAU）　欧洲泌尿外科学会（https://uroweb.org/），是世界知名的泌尿外科专业学会。EAU 除每年组织欧洲大型泌尿外科学术年会外，还组织各国专家学者制定与更新泌尿外科疾病指南，更新与发布慢性盆腔疼痛管理指南，针对慢性盆腔疼痛患者提出诊疗和管理等指导建议。2008 年 EAU 发布慢性盆腔疼痛治疗指南；2010 年 EAU 公布慢性盆腔疼痛指南；2014 年 EAU 更新慢性盆腔疼痛指南；2016 年、2017 年、2019 年，EAU 对慢性盆腔疼痛指南内容进行了多次修订和补充。

5. 国际膀胱疼痛综合征研究学会　国际膀胱疼痛综合征研究学会又称间质性膀胱炎的欧洲研究会（ESSIC）https://www.essic.org/，2004 年 ESSIC 在哥本哈根成立，由哥本哈根赫利夫大学泌尿学教授耶尔根·诺德林组织成立。2008 年，ESSIC 公布了间质性膀胱炎的新诊断标准；2010 年，ESSIC 更名为国际膀胱疼痛综合征研究学会，但继续使用简称 ESSIC。国际膀胱疼痛综合征（BPS）研究学会是一个非盈利专业组织。其成员是来自世界各地的科学家或医学从业者，针对膀胱疼痛综合征的研究和治疗。ESSIC 学术工作的主要目标：① 在最广泛的意义上促进和支持对 BPS 的研究；② 提供一个论坛，让参与 BPS 相关研究的个人和团体进行专业的学术交流，包括组织会议和专题研讨会，交流关于 BPS 的研究成果、经验和想法；③ 建立委员会指导小组，对流行病学、病因学、治疗和其他领域进行研究。

6. 国际尿控学会（International Continence Society，ICS）　https://www.ics.org/ 是世界首屈一指的多学科科学学会，为盆底疾病、尿失禁、盆腔脱垂和 LUTS 的研究和治疗带来最好、最新和最先进的技术。ICS 年会汇集了 LUTS、失禁和盆底疾病研究和治疗领域最著名的国际专家。

7. 国际疼痛研究协会（International Association for the Study of Pain，IASP）　国际疼痛研究协会（IASP）成立于 1973 年，是在疼痛领域领先的组织机构，在 133 个国家有 7000 多名成员，90 个国家分会和 20 个特别兴趣专题学组（SIG）

8. 日本泌尿外科学协会本协会（Japanese Urological Association）　日本泌尿外科学协会本协会 https://www.urol.or.jp 除了组织世界泌尿年会外，还制定有关间质性膀胱炎的临床指南，如在 2009 年、2015 年、2020 年 JUA 临床指南中制定了间质性膀胱炎和过度敏感性膀胱综合征；间质性膀胱炎和过度敏感性膀胱（更新版）及间质性膀胱炎/膀胱疼痛综合征诊疗指南及相关症状管理指南的更新，内容涉及相关定义、流行病学、组织病理学、诊断、治疗等 IC 相关内容。

二、IC 相关学术期刊的网址

1. 概述　尽管间质性膀胱炎的概念历经两个世纪，但由于对 IC 的不认识、病因不清，诊疗方法不确定，疾病命名混乱，发表论文题目的多样性等原因，导致 IC 诊疗和病因病机发表的学术论文有限。有关系统论述间质性膀胱炎的论文最早应追溯到 1929 年 A Peterson，B H Hager 在 Cal West Med 发表的间质性膀胱炎病理报告（Interstitial Cystitis：Report of Cases）报告。1984 年上海第二医科大学江鱼教授首次应用硫唑嘌呤，磷酸氯喹治疗间质性膀胱炎的成功经验。北京大学肿瘤医院杨勇教授长期致力于间质性膀胱炎临床诊疗研究，自 2002 年以来共发表间质性膀胱炎相关学术论文 21 篇。2005 年天津医科大学第二医院韩瑞发教授带领学术团队长期致力于间质性膀胱炎基础研究工作，先后在国内外发表学术论文 25 篇。有关国内外发表的学术论文，时间节点与论文数量的比较见（图 30-1、图 30-2）。

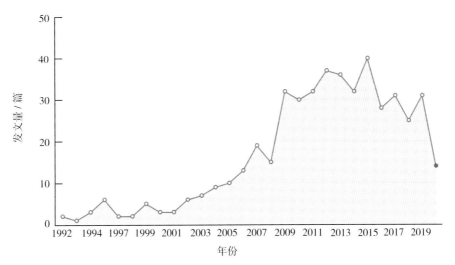

图 30-1　国外发表间质性膀胱炎学术论文的时间节点与数量趋势

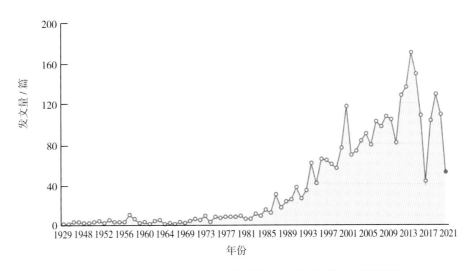

图 30-2　国内发表间质性膀胱炎学术论文的时间节点与数量趋势

　　2. IC 相关学术期刊与网址　间质性膀胱炎的临床表现、病因病机复杂，其基础与临床研究发表的学术论文涉及多学科相关学术领域与学术期刊，包括泌尿外科、妇产科、疼痛学、男科学、性医学、尿控学、骨科与盆底学、病理生理学、精神心理学、免疫与分子免疫学、神经生物学等学术期刊。为了便于读者在临床与基础研究工作能快速、准确的查询有关 IC 所需要的文献信息，作者汇总了与间质性膀胱炎相关的学术期刊及网址：① 间质性膀胱炎英文期刊的网址（表 30-2）；② 间质性膀胱炎中文期刊的网址（表 30-3）；③ 间质性膀胱炎英文综述期刊的网址（表 30-4）；④ 间质性膀胱炎与肥大细胞相关期刊的网址（表 30-5）；⑤ 间质性膀胱炎与子宫内膜异位症相关期刊的网址（表 30-6）；⑥ 间质性膀胱炎与女性外阴疼痛相关期刊的网址（表 30-7）；间质性膀胱炎与睾丸、阴囊疼痛相关期刊的网址（表 30-8）；⑦ 间质性膀胱炎与前列腺炎相关期刊的网址（表 30-9）；⑧ 间质性膀胱炎影像学相关期刊的网址（表 30-10）；⑨ 间质性膀胱炎与病理相关期刊的网址（表 30-11）；⑩ 间质性膀胱炎在多领域多学科相关疾病发表在同一期刊汇总（表 30-12）。

表 30-2　间质性膀胱炎英文期刊的网址

期刊	网址
The Journal of urology	https://www.auajournals.org/
Urology	https://www.journals.elsevier.com/urology
International journal of urology	https://onlinelibrary.wiley.com/journal/14422042
Neurourology and urodynamics	https://onlinelibrary.wiley.com/journal/15206777
British journal of urology	https://bjui-journals.onlinelibrary.wiley.com/journal/1464410x
International urogynecology journal	https://bjui-journals.onlinelibrary.wiley.com/journal/1464410x
BJU international	https://www.bjuinternational.com/
European urology	https://www.journals.elsevier.com/european-urology
International urogynecology journal and pelvic floor dysfunction	http://www.springer.com/medicine/gynecology/journal/192
PloS one	https://journals.plos.org/plosone/
Translational andrology and urology	https://tau.amegroups.com/
Reviews in urology	http：//medreviews.com/journal/reviews-in-urology
International neurourology journal	https://www.koreamed.org/JournalVolume.php?id=1092
American journal of physiology. Renal physiology	https://journals.physiology.org/journal/ajprenal
The Urologic clinics of North America	https://www.urologic.theclinics.com/

表 30-3　间质性膀胱炎中文期刊的网址

期刊	网址
中华泌尿外科杂志	http://zhmnwkzz.yiigle.com/
临床泌尿外科杂志	https://lcmw.cbpt.cnki.net/WKC/WebPublication/index.aspx?mid=lcmw
国际泌尿系统杂志	http://gjmnxtzz.yiigle.com/

续表

期刊	网址
中华腔镜泌尿外科杂志（电子版）	http://jendourol.cma-cmc.com.cn/Corp/10.aspx
现代泌尿外科杂志	http://xdmnwkzz.ckan.cn/
中华实验外科杂志	http://www.yiigle.com/Journal/Detail/74
中国医药指南	http://www.zgyyzn2004.com/
中华外科杂志	http://www.yiigle.com/Journal/Detail/5
医药前沿	http://www.chinajj.org/
第三军医大学学报	http://aammt.tmmu.edu.cn/
中华医学杂志	http://www.yiigle.com/Journal/Detail/2
天津医药	http://www.tjyyzz.cn/
齐鲁护理杂志	http://www.qlhlzzs.com/
浙江临床医学	http://www.zjlcyx.com/ch/index.aspx
国际外科学杂志	http://www.yiigle.com/Journal/Detail/104

表 30-4 间质性膀胱炎英文综述期刊的网址

期刊	网址
Urology	https://www.journals.elsevier.com/urology
Translational andrology and urology	https://tau.amegroups.com/
Current urology reports	https://www.springer.com/journal/11934
The Urologic clinics of North America	https://www.urologic.theclinics.com/
International urogynecology journal	https://www.springer.com/journal/192
International journal of urology	https://onlinelibrary.wiley.com/journal/14422042
The Journal of urology	https://www.sciencedirect.com/journal/the-journal-of-urology
Toxins	https://www.mdpi.com/journal/toxins
Neurourology and urodynamics	https://onlinelibrary.wiley.com/journal/15206777
World journal of urology	https://www.springer.com/journal/345
Current opinion in obstetrics & gynecology	https://journals.lww.com/co-obgyn/pages/default.aspx
Urologic nursing	https://www.suna.org/resources/urologic-nursing-journal
BJU international	https://www.bjuinternational.com/
European urology	https://www.journals.elsevier.com/european-urology
American family physician	http://www.aafp.org/journals/afp.html

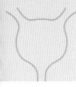

表 30-5　间质性膀胱炎与肥大细胞相关期刊的网址

期刊	网址
The Journal of urology	https://www.auajournals.org/
Urology	https://www.journals.elsevier.com/urology
British journal of urology	https://bjui-journals.onlinelibrary.wiley.com/jou
BJU international	https://www.bjuinternational.com/
International neurourology journal	https://www.koreamed.org/JournalVolume.php?id=1092
PloS one	https://journals.plos.org/plosone/
American journal of physiology. Renal physiology	https://journals.physiology.org/journal/ajprenal
International journal of immunopathology and pharmacology	https://journals.sagepub.com/home/iji
International urogynecology journal	http://www.springer.com/medicine/gynecology/journal/192
International journal of urology（official journal of the Japanese Urological Association）	https://www.urol.or.jp/en/journal.html
Histopathology	https://onlinelibrary.wiley.com/journal/13652559

表 30-6　间质性膀胱炎与子宫内膜异位症相关期刊的网址

期刊	网址
JSLS：Journal of the Society of Laparoendoscopic Surgeons	http://jsls.sls.org/
Neurourology and urodynamics	https://onlinelibrary.wiley.com/jour
The Journal of urology	https://www.auajournals.org/
American family physician	https://www.aafp.org/journals/afp.html
International urogynecology journal	https://bjui-journals.onlinelibrary.wiley.com/jou
Journal of minimally invasive gynecology	https://www.jmig.org/
Journal of pediatric and adolescent gynecology	https://www.journals.elsevier.com/journal-of-pediatric-and-adolescent-gynecology
Obstetrics and gynecology clinics of North America	https://www.sciencedirect.com/journal/obstetrics-and-gynecology-clinics-of-north-america
The Journal of reproductive medicine	http://www.reproductivemedicine.com/index3.html
Urology	https://www.journals.elsevier.com/urology
American journal of obstetrics and gynecology	https://www.ajog.org/
Archives of gynecology and obstetrics	https://www.springer.com/journal/

表 30-7　间质性膀胱炎与女性外阴疼痛相关期刊的网址

期刊	网址
The Journal of urology	https://www.sciencedirect.com/journal/the-journal-of-urology
Urology	https://www.journals.elsevier.com/urology
International urology and nephrology	https://www.springer.com/journal/11255/

期刊	网址
British journal of urology	https://bjui-journals.onlinelibrary.wiley.com/journal/1464410x
European urology	https://www.journals.elsevier.com/european-urology
Archivos espanoles de urologia	https://ores.su/en/journals/archivos-espanoles-de-urologia/
Internal medicine（Tokyo，Japan）	https://www.jstage.jst.go.jp/browse/internalmedicine/
Medicine	https://journals.lww.com/md-journal/pages/default.aspx
PloS one	https://journals.plos.org/plosone/
Translational andrology and urology	https://tau.amegroups.com/
The Canadian journal of urology	https://www.canjurol.com/

表 30-8　间质性膀胱炎与睾丸、阴囊疼痛相关的期刊及网址

期刊	网址
Neurourology and urodynamics	https://onlinelibrary.wiley.com/journal/15206777
International urology and nephrology	https://www.springer.com/journal/11255/
The Journal of urology	https://www.sciencedirect.com/journal/the-journal-of-urology
Urology	https://www.journals.elsevier.com/urology
Cell cycle（Georgetown，Tex.）	https://www.tandfonline.com/loi/kccy20#.V4iIR0z9cSQ
Current pain and headache reports	https://www.springer.com/journal/11916
International journal of urology：official journal of the Japanese Urological Association	https://www.urol.or.jp/en/journal.html
International urogynecology journal	https://www.springer.com/journal/192/
Nature reviews. Urology	https://www.nature.com/nrurol/
Translational andrology and urology	https://tau.amegroups.com/
Urologia internationalis	https://www.karger.com/Journal/Home/224282
World neurosurgery	https://www.sciencedirect.com/journal/world-neurosurgery

表 30-9　间质性膀胱炎与前列腺炎相关期刊的网址

期刊	网址
The Journal of urology	https://www.sciencedirect.com/journal/the-journal-of-urology
Urology	https://www.journals.elsevier.com/urology
Neurourology and urodynamics	https://onlinelibrary.wiley.com/journal/15206777
BJU international	https://www.bjuinternational.com/
Current urology reports	https://www.springer.com/journal/11934
International journal of urology：official journal of the Japanese Urological Association	https://www.urol.or.jp/en/journal.html
European urology focus	https://www.sciencedirect.com/journal/european-urology-focus

续表

期刊	网址
Reviews in urology	https://www.lugpa.org/reviews-in-urology
Current opinion in urology	https://journals.lww.com/co-urology/pages/default.aspx
Nature reviews. Urology	https://www.nature.com/nrurol/
Toxins	https://www.mdpi.com/journal/toxins

表 30-10　间质性膀胱炎影像学相关期刊的网址

期刊	网址
The Journal of urology	https://www.sciencedirect.com/journal/the-journal-of-urology
Urology	https://www.journals.elsevier.com/urology
International urology and nephrology	https://www.springer.com/journal/11255/
British journal of urology	https://bjui-journals.onlinelibrary.wiley.com/journal/1464410x
European urology	https://www.journals.elsevier.com/european-urology
Archivos espanoles de urologia	https://ores.su/en/journals/archivos-espanoles-de-urologia/
Internal medicine（Tokyo，Japan）	https://www.jstage.jst.go.jp/browse/internalmedicine/
Medicine	https://journals.lww.com/md-journal/pages/default.aspx
PloS one	https://journals.plos.org/plosone/
Translational andrology and urology	https://tau.amegroups.com/
The Canadian journal of urology	https://www.canjurol.com/

表 30-11　间质性膀胱炎与病理相关期刊的网址

期刊	网址
The Journal of urology	https://www.sciencedirect.com/journal/the-journal-of-urology
Urology	https://www.journals.elsevier.com/urology
International urology and nephrology	https://www.springer.com/journal/11255/
British journal of urology	https://bjui-journals.onlinelibrary.wiley.com/journal/1464410x
European urology	https://www.journals.elsevier.com/european-urology
Archivos espanoles de urologia	https://ores.su/en/journals/archivos-espanoles-de-urologia/
Internal medicine（Tokyo，Japan）	https://www.jstage.jst.go.jp/browse/internalmedicine/
Medicine	https://journals.lww.com/md-journal/pages/default.aspx
PloS one	https://journals.plos.org/plosone/
Translational andrology and urology	https://tau.amegroups.com/
The Canadian journal of urology	https://www.canjurol.com/

表 30-12　间质性膀胱炎在多领域多学科相关疾病发表在同一期刊汇总

期刊	本期刊与间质性膀胱炎相关的内容
International journal of urology：official journal of the Japanese Urological Association	间质性膀胱炎、男性性器官疼痛、肥大细胞、前列腺炎、间质性膀胱炎病理
Urology	间质性膀胱炎、男性性器官疼痛、肥大细胞、前列腺炎、间质性膀胱炎影像、子宫内膜异位症、间质性膀胱炎病理
The Journal of urology	间质性膀胱炎、男性性器官疼痛、肥大细胞、女性外阴痛、前列腺炎、间质性膀胱炎影像、子宫内膜异位症、间质性膀胱炎病理、尿流动力学
PloS one	间质性膀胱炎、肥大细胞、间质性膀胱炎影像、间质性膀胱炎病理
European urology	间质性膀胱炎、间质性膀胱炎影像、间质性膀胱炎病理
International neurourology journal	间质性膀胱炎、肥大细胞、间质性膀胱炎病理
Translational andrology and urology	间质性膀胱炎、间质性膀胱炎影像、间质性膀胱炎病理
Archivos espanoles de urologia	间质性膀胱炎、间质性膀胱炎影像、间质性膀胱炎病理
BJU international	间质性膀胱炎、肥大细胞、女性外阴痛、前列腺炎、间质性膀胱炎病理
Neurourology and urodynamics	间质性膀胱炎、男性性器官疼痛、前列腺炎、子宫内膜异位症、间质性膀胱炎病理
International urology and nephrology	间质性膀胱炎、男性性器官疼痛、间质性膀胱炎影像、尿流动力学
Nature reviews. Urology	间质性膀胱炎、男性性器官疼痛、前列腺炎
British journal of urology	间质性膀胱炎、肥大细胞、间质性膀胱炎影像
International urogynecology journal	间质性膀胱炎、肥大细胞、女性外阴痛、子宫内膜异位症
Obstetrics and gynecology clinics of North America	间质性膀胱炎、女性外阴痛、子宫内膜异位症

三、结语

在 21 世纪的今天，信息学是现代临床与基础医学交流与获取 IC 新知识、新理论、新技术与新进展的重要平台。随着现代传媒科学技术的发展与应用，信息资源的存储介质、传播载体及获取 IC 信息的方法已经从以传统的讲座、专业书籍为载体的信息资源逐步发展为以多语种杂志、电视广播、互联网和多媒体传播信息的新模式。这些新型 IC 信息传播平台的建立与应用，唤醒了数以百万的患者对 IC 疾病的认识，促进了医学各个领域的专家学者在间质性膀胱炎基础与临床研究工作中不断取得新知识、新理论、新成果和新的诊疗经验。在 IC 基础与临床研究信息资源快速增长、日新月异的今天，如何为读者提供快速查询、准确地获取间质性膀胱炎基础与临床相关信息资源和网络资源查询方法和平台服务，不仅是从事间质性膀胱炎基础与临床研究工作者需要了解的重要内容，也是作者撰写本章的目的。

（倪文丽　韩瑞发）

参考文献

[1] AHANGARI A. Prevalence of chronic pelvic pain among women：An updated review ［J］. Pain physician，2014，17：141–147.

[2] WU C C，CHUNG S D，LIN H C. Endometriosis increased the risk of bladder pain syndrome/interstitial cystitis：A population–based study ［J］. Neurourol urodyn，2018，7（4）：1413–1418.

[3] DUNSELMAN G A，VERMEULEN N，BECKER C，et al. ESHRE guideline：Management of women with endometriosis ［J］. Hum Reprod，2014，29：400–412.

[4] HANNO P M，E R ICKSON D. Diagnosis and treatment ofinterstitial cystitis /bladder pain syndrome：AUA guideline amendment ［J］. JU–rol，2015，193（5）：1545–1553.

[5] INIS S，LIVEI R A J T，PINTO R，et al. From bladder to systemic syndrome：Concept and treatment evolution of interstitial cystitis ［J］. Womens Health，2015，23（7）：735–744.

[6] JIN X W，LIU B K，ZHANG X，et al. Establishment of a novel auto–immune experimental modelof bladder pain syndrome /interstitial cystitisin C57BL /6 mice ［J］. Inflammation，2017，40（3）：861–870.

[7] ŠEVA J，WIEGANDT D L，GÖTZE J，et al. VIST–a variant–information search tool for precision oncology ［J］. BMC bioinformatics，2019，20（1）：429.

[8] RHEAL A T，AMY B W，DEE H W，et al. A feasibility study to determine whether clinical contrast enhanced magnetic resonance imaging can detect increased bladder permeability in patients with interstitial cystitis ［J］. Urol，2016，195（3）：631–638.

[9] ROURKE W，KHAN S A，AHMED K，et al. Painful bladder syndrome/interstitial cystitis：Aetiology，evaluation and management ［J］. Archivio italianodi urologiae andrologia，2014，86：126–131.

[10] SANDHU B K，PAUL S P. Irritable bowel syndrome：Pathogenesis，diagnosis，treatment，and evidence–based medicine ［J］. World journal of gastroenterology，2014，20：6759–6773.

[11] WANG X，LIU W，O'DONNELL M，et al. Evidence for the role of mast cells in cystitis–associated lower urinary tract dysfunction：A multidisciplinary approach to the study of chronic pelvic pain research network animal model study ［J］. PloS One，2016，11（12）：768–772.

[12] YUKIO H，YOSHIYUKI A，HIKARU T，et al. Clinical guidelines for interstitial cystitis/bladder pain syndrome ［J］. Int J Urol，2020，27（7）：578–589.

[13] ZHANG W，DENG X，LIU C，et al. Intravesical treatment for interstitial cystitis/painful bladder syndrome：A network meta–analysis ［J］. International urogynecology journal，2017，28（4）：515–525.

[14] 昂小杰，蒋昱枫，张林，等. 间质性膀胱炎 / 膀胱疼痛综合征尿动力学检查价值分析［J］. 临床泌尿外科杂志，2021，36（1）：24–33.

[15] 陈硕，毛智. PubMed 实用技巧 | 三步追踪 PubMed 中某领域最新文献 ［J］. 临床与病理杂志，2015，19（11）：1916–1917.

[16] 黄韬，应桂英，徐静. 中文医学文献数据库的使用问题 ［J］. 中华医学图书情报杂志，2015，24（8）73–74.

[17] 黄河，苏焕群，贺莲. 大数据环境下医学信息资源建设与共享的经济效益分析 ［J］. 中华医学图书情报杂志，2016，25（8）70–72.

[18] 李华福，谢群，叶啸. 肥大细胞应用于间质性膀胱炎 / 膀胱疼痛综合征特异性诊断 Meta 分析 ［J］. 国

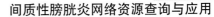

际泌尿系统杂志，2018，38（5）：771-775.

[19] 王晓娟，吴珞华. 卫生信息化时代疾控中心医学图书馆信息资源建设与服务［J］. 中华医学图书情报杂志，2015，24（4）：48-50.

[20] 王旭，邓晓敏，韩瑞发. 膀胱疼痛综合征／间质性膀胱炎的研究进展［J］. 临床和实验医学杂志，2018，17（20）：2235-2238.

英汉关键词对照

英文	中文
A	
Abdominal Leak Point Pressure（ALPP – unit：cmH$_2$O）	腹压漏尿点压
Abdominal Pressure（Pabd – unit：cmH$_2$O）	腹压
Acupuncture	针灸
Adaptive Immunity	获得性免疫
Adaptive Pacing Therapy，APT	适应步调疗法
Advanced Search	高级检索
Allodynia	异常疼痛
American Association for the Advancement of Science，AAAS	美国科学促进会
American Urological Association，AUA	美国泌尿外科学会
Amitriptyline	阿米替林
Anergy	失能
Animal Model	动物模型
Anti-epithelial Proliferation Factor	抗上皮增殖因子
Antigen Receptor Repertoire	抗原受体库
Antigen Presenting Cells，APC	抗原呈递细胞
Antimicrobial Peptides，AMPs	抗菌肽
Anti-proliferative Factor，APF	抗增殖因子
Augmentation Cystoplasty	原位膀胱扩大术

Auxiliary Software Engineering，CASE	辅助软件工程
Axon	轴突

B

B Cell Development	B 细胞发育
Bacillus Calmette-Gu é rin Vaccine，BCG vaccine	卡介苗
Basal Cell	基底细胞
Bazheng Powder	八正散
Bechcet Syndrome	白塞综合征
Behavior Nursing	行为护理
Benign Prostate Hyperplasia，BPH	良性前列腺增生
Berkeley Data Analysis Stack，BDAS	伯克利数据分析栈
Bladder（detrusor）Compliance（unit：mL/cmH$_2$O）	膀胱（逼尿肌）顺应性
Bladder Cancer	膀胱癌
Bladder Fissure	膀胱裂隙
Bladder Outlet Obstruction，BOO	膀胱出口梗阻
Bladder Oversensitivity	膀胱感觉过敏
Bladder Pain Syndrome，BPS	膀胱疼痛综合征
Bladder Training，BT	膀胱训练
Bladder Urothelial Cells	膀胱尿路上皮细胞
Bone Marrow-derived Mast Cells，BMMCs	骨髓源肥大细胞
Botulinum Toxin A	A 型肉毒毒素
Brain-derived Neurotrophic Factor，BDNF	脑源性神经营养因子

C

Calcitonin Gene-related Peptide，CGRP	降钙素基因相关肽
Canadian Urological Association，CUA	加拿大泌尿外科学会
Central Sensitization	中枢敏化
Chaihu Shugan Powder	柴胡疏肝散

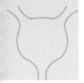

Chemokine	趋化因子
Chemokine Receptor 2，CR2	趋化因子受体 -2
China Biology Medicine Disc，CBM	中国生物医学文献数据库
Chondroitin Sulfate	硫酸软骨素
Chronic Abacterial Prostatitis，CAP	慢性非细菌性前列腺炎
Chronic Fatigue Immune Dysfunction Syndrome，CFIDS	慢性疲劳免疫功能紊乱综合征
Chronic Fatigue Syndrome，CFS	慢性疲劳综合征
Chronic Pelvic Pain，CPP	慢性盆腔疼痛
Chronic Pelvic Pain Syndrome，CPPS	慢性盆腔疼痛综合征
Chronic Prostatitis，CP	慢性前列腺炎
Chronic Scrotal Content Pain，CSCP	慢性阴囊内容物疼痛
Chymase-type Mast Cells，CTMC	糜酶型肥大细胞
Clinical Queries	临床查询
Cognitive Behavioral Therapy，CBT	认知行为疗法
Cold Congeals in The Liver Channel	寒凝肝脉
Yin Cold	阴寒
Collagen Fiber	胶原纤维
Computer Aided Printing，CAP	计算机辅助印刷
Concurrency	并发
Connective Tissue Mast Cells，CTMC	结缔组织型肥大细胞
Corticotropin-Releasing Hormone，CRH	促肾上腺皮质激素释放激素
Corticotropin Releasing Hormone Receptor	促肾上腺皮质激素释放激素受体
Cortisol Awakening Response，CAR	皮质醇觉醒反应
Cross-polarization Optical Coherence Tomography，CP-OCT	体内交叉偏振光学相干断层扫描
Cyclooxygenase-2，COX-2	环氧合酶 -2
Cyclophosphamide，CTX	环磷酰胺
Cyclosporin A，CsA	环孢素 A
Cystectomy	膀胱切除术

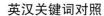

Cystometric Volume（units：mL）	膀胱测压容积
Cystometrogram	膀胱内压测定图

D

Damage–associated Molecular Patterns，DAMPs	损伤相关的分子模式
Dampness–heat in The Liver Meridian	肝经湿热
Dampness–heat Amassment Pattern	湿热蕴结
Danggui Sini Decoction	当归四逆汤
Data	数据
Database Administrator，DBA	数据库管理员
Database Developer	数据库开发工程师
Database Engineer	数据库工程师
Database Management System，DBMS	数据库管理系统
Dayu Decoction	达郁汤
Debility of The Thoroughfare and Conception Vessels	冲任虚损
Dendritic Cells，DC	树突状细胞
Dermatan Sulfate	硫酸皮肤素
Detrusor Leak Point Pressure（DLPP – unit：cmH$_2$O）	逼尿肌漏尿点压
Detrusor Overactivity	逼尿肌过度活动
Detrusor Pressure（Pdet – unit：cmH$_2$O）	逼尿肌压
Detrusor Sphincter Dyssynergia，DSD	逼尿肌尿道括约肌协同失调
Diacylglycerol，DAG	甘油二脂
Didang Decoction	抵当汤
Dietary Care	饮食调护
Dietary Therapy of Traditional Chinese medicine	中医食疗
Dimethylsulfoxide，DMSO	二甲亚砜
Dorsal Nerve of the Penis，DNP	阴茎背神经
Dorsal Root Ganglia，DRG	背根神经节
Dual Deficiency of The Heart–spleen	心脾两虚

Dyspareunia	性交困难

E

Eight Extra Meridians	奇经八脉
Elasticsearch	弹性搜索
Electric Medical Record，EMR	电子病历
Electrical Pudendal Nerve Stimulation，EPNS	阴部神经电刺激
Electromyogram，EMG	肌电图
Endometriosis	子宫内膜异位症
Energy Fluxdensity，EFD	能流密度
Epidemiology	流行病学
Epidermal Growth Factor Receptor	表皮生长因子受体
Epididymal Pain Syndrome	附睾疼痛综合征
Erxian Decoction	二仙汤
European Society for The Study of Interstitial Cystitis，ESSIC	欧洲间质性膀胱炎研究学会
Estrogen	雌激素
Estrogen Receptor	雌激素受体
European Association of Urology，EAU	欧洲泌尿外科学会
External Treatment of Traditional Chinese Medicine	中医外治
External Urethral Sphincter，EUS	尿道外括约肌
Extracorporeal Neobladder	体外新膀胱

F

Female Impotence	女性阴痿
Female Prevalence	女性患病率
Female Sexual Dysfunction，FSD	女性性功能障碍
Female Sexual Pain	女性性交痛
Female Vulva Pain	女性外阴痛

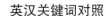

Fibromyalgia，FM	纤维肌痛
Focal Adhesion Kinase，FAK	黏着斑激酶
Focal Adhesion，FA	黏着斑
Functional Anorectal Pain，FAP	功能性肛门直肠痛

G

Glucosaminoglycan，GAG	葡萄糖胺聚糖
Germinal Center	生发中心
Glial Cell Derived Neurotrophic Factor，Gdnf	胶质细胞源性神经营养因子
Global Response Assessment，GRA	全球反应评估
Glomerulations Hemorrhage	肾小球出血
Glomerular Punctate Hemorrhage	肾小球点状出血
Graded Exercise Therapy，GET	分级运动疗法
Granulocyte Macrophage Colony- Stimulating Factor，GM-CSF	粒细胞巨噬细胞集落刺激因子
Growth Factor，GF	生长因子
Guilingji Capsules	龟龄集
Guilu Erxian Glue	龟鹿二仙胶
Guipi Decoction	归脾汤

H

Hadoop Distributed File System，Hdfs	Hadoop 分布式文件系统
Health Education	健康教育
Heart And Mental Distraction	心神散乱
Hunner Lesion	Hunner 病变
Heparan Sulfate，HS	硫酸乙酰肝素
Heparin	肝素
Histamine	组胺
Historical Evolution	历史演变

Hospital Information System，His	医院信息系统
Hot Site Bath	热水坐浴
Hyaluronic Acid	透明质酸
Hydrodistention	水扩张
Hydroxyzine	羟嗪
Hypaphrodisia /Anaphrodisia	性欲减退或缺失
Hyperalgesia	痛觉过敏
Hypothalamic–Pituitary Axis，HPA	下丘脑 – 垂体轴

I

Irritable Bowel Syndrome with Constipation，IBS–C	便秘型肠易激综合征
Irritable Bowel Syndrome with Diarrhea，IBS–D	腹泻型肠易激综合征
Irritable Bowel Syndrome–Mixed，IBS–M	混合型肠易激综合征
Interstitial Cystitis / Bladder Pain Syndrome，IC	间质性膀胱炎 / 膀胱疼痛综合征
Initial Bladder Filling Sensation	初始充盈感
Initial Voiding Sensation	初始排尿感
Immune Memory	免疫记忆
Immunoglobulin E，Lge	免疫球蛋白 E
Inflammatory Mediators	炎症介质
Inflammatory Pain	炎性疼痛
Innate Immune	先天免疫
Inositol Triphosphate，IP_3	三磷酸肌醇
Insecurity of Kidney Qi	肾气不固
Integrity	完整性
Interferon Regulatory Factor，IRF	干扰素调节因子
Interferon，IFN	干扰素
Interleukin，IL	白细胞介素
Interleukins 6，IL6	白细胞介素 6
Intermediate Cell Layer	中间细胞层

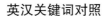

International Association for the Study of Pain，IASP   国际疼痛研究协会

International Society for Sexual Medicine，ISSM   国际性医学学会

International Continence Society，ICS   国际尿控学会

Internet   互联网

Interstitial Cystitis Association，ICA   间质性膀胱炎协会

Interstitial Cystitis Database，ICDB   间质性膀胱炎数据库

Intracorporeal Neobladder，ICNB   体内新膀胱

Intravesical Pressure（Pves – Unit：cmH$_2$O）   膀胱压

Irritable Bowel Syndrome–Unsubtyped，IBS–U   未定型肠易激综合征

Irritable Bowel Syndrome，IBS   肠易激综合征

J

Japanese Urological Association，JUA   日本泌尿外科学会

Jisheng Renal Qi Pill   济生肾气丸

Journal Search   期刊检索

K

Keratan Sulfate   硫酸角质素

Kidney Deficiency Pattern   肾虚证

Kidney Yang Deficiency   肾阳虚

Kidney Yin Deficiency   肾阴虚

L

Labo Information Management System，LIMS   实验室信息管理系统

Lack of Sexual Pleasure   性享乐缺乏

Larger–Conductance Calcium–Activated Potassium Channels，BKCA   大电导钙激活钾通道

Leukotriene B4，LTB4   白三烯 B4

Levator Ani Syndrome   肛提肌综合征

Lipopolysaccharide，LPS	脂多糖
Literature Selection Technical Review Committee，LSTRO	文献选择技术评估委员会
Liuwei Dihuang pill	六味地黄丸
Liver Blood Deficiency	肝血虚
Liver Qi Depression	肝气郁结
Local Estrogen Therapy	局部雌激素治疗
Loss of Genital Response	生殖器反应丧失
Low Hedonic Orgasm	低享乐性高潮
Low Intensity Pulsed Ultrasound，LIPUS	低强度脉冲式超声波
Low Sexual Desire Dysfunction	低性欲功能障碍
Lower Energizer Dampness-heat Pattern	下焦湿热证
Lower Urinary Tract Dysfunctions	下尿路功能障碍
Lower Urinary Tract Symptoms，LUTS	下尿路症状
Low-Intensity Shockwave Therapy	低强度体外冲击波治疗

M

Macrophage	巨噬细胞
Major Histocompatibility Complex，MHC	主要组织相容性复合体
Male Prevalence	男性患病率
Massage	推拿
Mast Cell	肥大细胞
Mast Cell Activation	肥大细胞激活
Mast Cell Degranulation	肥大细胞脱颗粒
Mast Cell Progenitor Cells	肥大细胞前体细胞
Masturbation	手淫
Material Requirement Planning，MRP	材料需求计划
Maximum Flow Rate（MFR Qmax，Unit：mL/s）	最大尿流率
Medical Insurance	医疗保险
Medical Subject Headings，Mesh	医学主题词

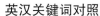

Methylhistamine	甲基组胺
Mice，Transgenic	小鼠，转基因
Micro Denervation of Spermatic Cord，MDSC	精索显微去神经术
Microsurgical Denervation of Spermatic Cord，MDSC	显微镜下精索神经切除术
Mononuclear Phagocyte	单核吞噬细胞
Mucosal Injury	黏膜损伤
Mucosal Mast Cells，MMC	黏膜型肥大细胞
Multimodality	多模态
Myalgic Encephalomyelitis，Me	肌痛性脑脊髓炎

N

National Institute of Diabetes and Digestive and Kidney Diseases，NIDDK	美国糖尿病、消化及肾病学会
National Institute of Health – Urology Section	美国国立卫生研究院泌尿外科部
The United States National Library of Medicine，NLM	美国国立医学图书馆
Natural Killer Cells，NK Cell	自然杀伤细胞
Natural Killer T Cell，NKT	自然杀伤 T 细胞
Natural Language Processing，NLP	自然语言处理
Nerve Growth factor，NGF	神经生长因子
Neurogenic inflammation	神经源性炎症
Neurokinin Receptor	神经激肽受体
Neuropeptide substance	神经肽物质
Neurosensitization	神经敏化
Neurotrophic factor 3，NT-3	神经营养因子 -3
Neurotrophins	神经营养因子
Nociceptor	伤害性感受器
Non-Henner's Lesion	非 Hunner 病变
Non-interaction between The Heart and Kidney	心肾不交
Non-Organic Dyspareunia and Pain	非器质性性交困难和疼痛

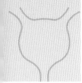

Non-Organic Vaginismus	非器质性阴道痉挛
Non-Scalpel Vasectomy，NSV	无切口输精管切除术
Nonsteroidal Anti-inflammatory Drug，NSAID	非甾体抗炎药
Normal Desire to Void	正常尿意
Nuangan Decoction	暖肝煎

O

Orgasm Dysfunction	性高潮功能障碍
Orthotopic Neobladder	原位新膀胱
Ovalbumin，OVA	卵清蛋白
Overactive bladder，OAB	膀胱过度活动症

P

P substance	P 物质
Pain nursing	疼痛护理
Paruria	排尿异常
Pathogen-associated Molecular Patterns，PAMPs	病原体相关的分子模式
Pattern of Depressed Liver Qi Transforming into Fire	肝郁化火证
Pattern Recognition receptors，PRR	模式识别受体
Pelvic Pain and Urgency/Frequency Patient Symptom Scale	盆腔疼痛和尿急 / 尿频症状评分量表
Pentosan Polysulfate Sodium，PPS	戊聚糖多硫酸钠
Peripheral Sensitization	外周敏化
Persistent Sexual Arousal Dysfunction	持续性生殖器唤起功能障碍
Phagocytosis	吞噬作用
Picture Archiving and Communication System，PACS	医学图像存档与传输系统
Platelet derived growth factor，PDGF	血小板衍生细胞生长因子
Poor Lubrication	润滑不良
Postoperative Care	术后护理
Post-vasectomy Pain Syndrome，PVPS	输精管切除术后疼痛综合征

Postvoid Residual（PVR – unit：mL） 残余尿

Potassiumion Sensitivity Test，PST 钾离子敏感试验

Preganglionic Neurons 节前神经元

Pressure-Flow Studies 压力流率测定

Preventive Nursing 预防护理

Primary Bladder Pain Syndrome，PBPS 原发性膀胱疼痛综合征

Primary Lymphoid Organs 中枢淋巴器官

Proctalgia Fugax 痉挛性肛门直肠痛

Prostatitis 前列腺炎

Protamine 鱼精蛋白

Protease Activated Receptor，PAR 蛋白酶激活受体

Proteoglycan 蛋白聚糖

Psychological Nursing 心理护理

Pudendal Nerve Entrapment Syndrome，PNES 阴部神经卡压综合征

Pulsed Electromagnetic Field，PEMF 脉冲电磁场

Q

Qi Counterflow 气逆

Qi Deficiency 气虚

Qigong Therapy 气功疗法

Quality of Life Score 生活质量的评分

Questionnaire 问卷调查

R

RAND Corporation 兰德公司

Regulatory T cells，Treg 调节 T 淋巴细胞

Relational Database Management System，RDBMS 关系数据库管理系统

S

Sacral Neuromodulation，SNM	骶神经调控术
Scrotal Pain	阴囊疼痛
Scrotal Pain Syndrome，SPS	阴囊疼痛综合征
Search Engine	搜索引擎
Secondary Lymphoid Organs，SLO	次级淋巴器官
Security	安全
Selective Serotonin Reuptake Inhibitors，SSRIs	选择性五羟色胺再摄取抑制剂
Serotonin and Norepinephrine Reuptake Inhibitors，SNRIs	血清素 – 去甲肾上腺素再摄取抑制剂
Sertraline	舍曲林
Sexual Activity	性活动
Sexual Aversion	性厌恶
Sexual Dysfunction	性功能障碍
Sexual Function of Both Sexes	男女性功能
Sexual Sensory Disturbance	性感觉障碍
Shaofu Zhuyu Decoction	少腹逐瘀汤
Sini Powder	四逆散
Small-conductance Calcium-activated Potassium Channels，SKCa	小电导钙激活的钾通道
Smooth Muscle	平滑肌
Sodium Hyaluronate	透明质酸钠
Somatic Hypermutation，SHM	体细胞超突变
Spermatic Cord Block，SCB	精索阻滞
SSH File Transfer Protocol，SFTP	安全文件传送协议
Stasis and Heat	瘀热
Stem Cell Factor，SCF	干细胞因子
Stranguria	淋证
Stress Urinary Incontinence，SUI	压力性尿失禁
Stromal cell	基质细胞
Strong Desire to Void	强烈尿意

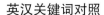

Structured Query Language，SQL	结构化查询语言
Sulfated Polysaccharide Glycosaminoglycan	硫酸化多糖氨基多糖
Surgical Treatment	外科治疗
Sympathetic Nerve	交感神经
Symptom Score Index	症状评分指数
Syndrome of Qi Stagnation and Blood Stasis	气滞血瘀证
Symptom prevalence	症状患病率

T

Tricyclic Antidepressants，TCAs	三环类抗抑郁药
T Cell Development	T 细胞发育
T Cell Differentiation	T 细胞分化
T Cell Exhaustion	T 细胞耗竭
Tamoxifen	他莫西芬
Taohe Chengqi Decoction	桃核承气汤
Testicular Pain	睾丸疼痛
Insufficiency of Kidney Essence	肾精不足
The Interstitial Cystitis Problem Index，ICPI	间质性膀胱炎问题评分
The Interstitial Cystitis Symptom Index，ICSI	间质性膀胱炎症状评分
Tic douloureux	膀胱三叉神经痛
TLR4– TIR Domain Containing Proteins，TCPs	TLR4-TIR 结构域蛋白质
Toll/Interleukin–1 like Receptor，TIR	Toll/ 白细胞介素 – 1 样受体
Toll–like Receptors，TLR	Toll 样受体
Trained immunity，TI	训练免疫
Transcatheter Arterial Chemoembolization，TACE	肝动脉化疗栓塞术
Transforming Growth Factor–beta，TGF-β	转化生长因子 -β
Transient Receptor Potential（TRP）Channels Family	瞬时受体电位通道家族
Transient Receptor Potential，TRP	瞬时受体电位
Tryptase–like Mast Cells，TIMC	类胰蛋白酶肥大细胞

Tumor Necrosis Factor-α，TNF-α	肿瘤坏死因子 -α

U

Umbrella cell	伞状细胞
University of Wisconsin Interstitial Cystitis，UWIC	Wisconsin 症状评分表
Unspecified Functional Anorectal Pain，UFAP	非特异性功能性肛门直肠疼痛
Urethral Pain Syndrome，UPS	尿道疼痛综合征
Urgency	尿急
Urinary Diversion	尿流改道术
Urinary Tract Infections，UTI	尿路感染
Urine flow rate（UFR – unit：mL/s）	尿流率
Urodynamic Study	尿流动力学检查
Urodynamics	尿流动力学
Uroflowmetry	尿流率测定
Urology	泌尿外科学
Uropathogenic Escherichia Coli，UPEC	尿道致病性大肠杆菌
Uroplakin	尿斑蛋白

V

Vaginal Dryness	阴道干涩
Vascular Endothelial Cell Adhesion Molecule-1，VECAM-1	血管内皮细胞黏附分子 -1
Vascular Endothelial Growth Factor，VEGF	血管内皮生长因子
Vasectomy	输精管切除术
Videourodynamics	影像尿流动力学检查
Visual Analogue Scale/Score，VAS	视觉模拟评分（法）
Vulva Dryness	外阴干涩
Vulva Spasm	阴缩
Vulvodynia	外阴痛

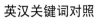

W

Work Efficiency   工作效率

X

Xiaoyao Powder   逍遥散

Y

Yin Deficiency of Liver and Kidney   肝肾阴虚

Z

Zhibai Dihuang Pill   知柏地黄丸

α–galactosylceramide，α–GalCer   α– 半乳糖神经酰胺